D1704706

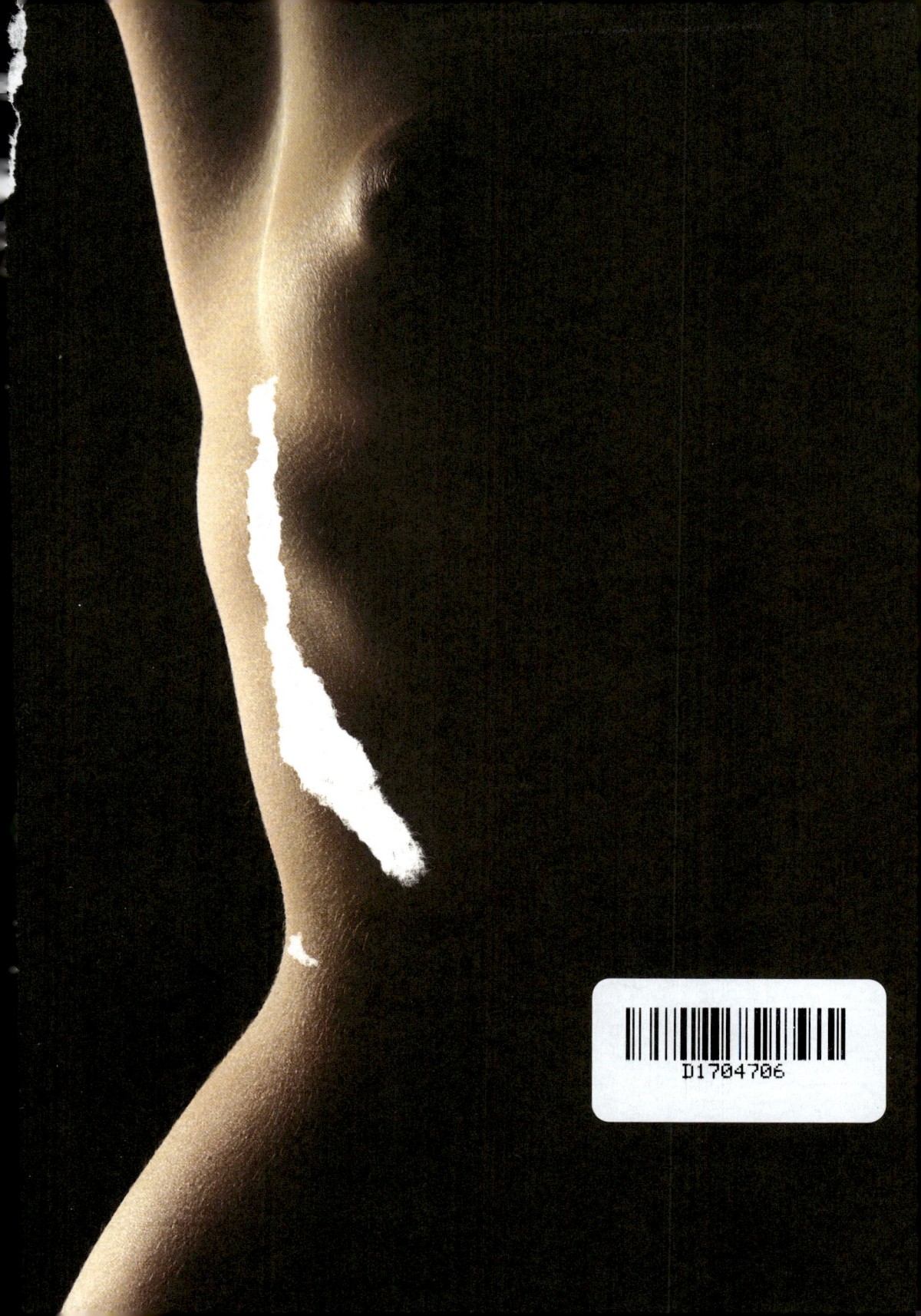

Peter Raba

EROS
UND
SEXUELLE ENERGIE
DURCH
HOMÖOPATHIE

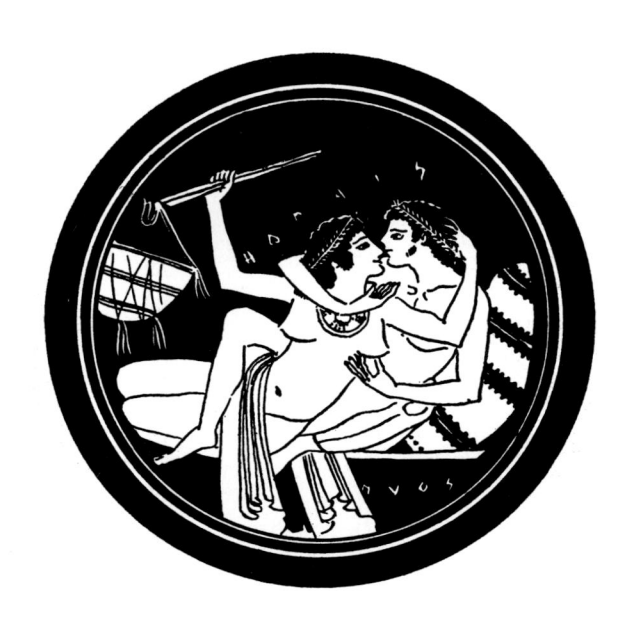

Schönheit ist ein Kind der Liebe;
Du erkennst sie
am Glanz der Güte auf ihrem Antlitz.
Liebe ist der Selbstausdruck Gottes;
Du erkennst sie
mit den Augen des Herzens.

PETER RABA

Peter Raba

EROS
UND
SEXUELLE ENERGIE
DURCH
HOMÖOPATHIE

unter besonderer Berücksichtigung
der „sieben Todsünden"

mit Photographien von
Adrian Bela Raba und Peter Raba

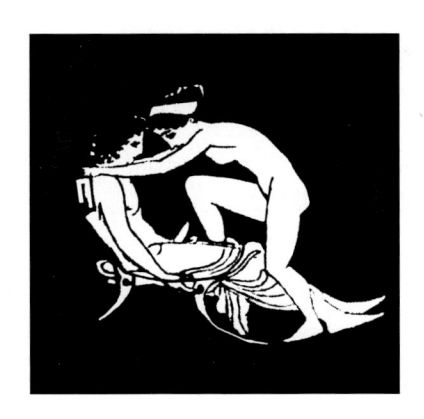

ANDROMEDA

*„Homöopathie ist Katalysator
der Evolution der menschlichen Seele.
Sie verfeinert die Natur aller Lebewesen
und veredelt deren Charakter."*

PETER RABA

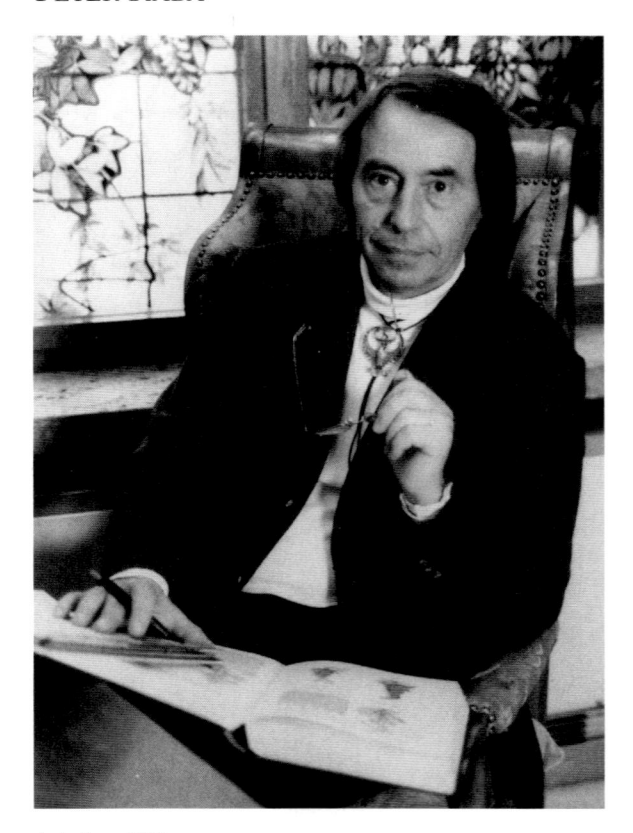

1. Auflage 1998

ANDROMEDA-Verlag für geisteswissenschaftliche und ganzheitsmedizinische Literatur Peter Raba, 82418 Murnau, Tel. 0 88 41 / 95 29, Fax 4 70 55
Alle Rechte der Vervielfältigung auf diversen Informationsträgern sowie deren – auch auszugsweisen – Wiedergabe und Verbreitung über die Medien Presse, Film, Funk und Fernsehen beim Autor und Verlag.

Titelbild auf dem Schutzumschlag: Albert Belasco, London, Copyright Curt Reich, Baden-Baden
Titelbild auf dem Einband: Altgriechisches Vasenbild
Photos: Adrian Bela Raba, Peter Raba u.a.
Satz, Druck und Bindung: Graphische Kunstanstalt Jos. C. Huber KG, 86911 Dießen/Ammersee

ISBN 3-932938-38-0

WICHTIGER HINWEIS

Die eigenverantwortliche medizinische Versorgung des mündigen Patienten, wie sie durch das Heilsystem der Klassischen Homöopathie SAMUEL HAHNEMANNs in vielen Fällen möglich und gegeben ist, wird sich in der Zukunft als ein immer wichtiger werdender Bestandteil medizinischer Vorsorge erweisen. Auch im Sinne einer Dämpfung der explodierenden Kosten im Gesundheitswesen, sind die Möglichkeiten der Homöopathie beachtenswert.

Die in diesem Buch beschriebenen Heilmittel und Methoden müssen jedoch mit Vorsicht und Umsicht angewandt werden. Ein gewisses homöopathisches Grundwissen ist unabdingbar. Ich empfehle deshalb allen Lesern u.a. das aufmerksame Studium meines diesbezüglichen Werks HOMÖOPATHIE - DAS KOSMISCHE HEILGESETZ sowie den Besuch von Seminaren zur Grundausbildung und Fortbildung in Klassischer Homöopathie. Näheres zu meinen eigenen Seminaren findet sich im Anhang dieses Werks.

Weder Verlag noch Autor können für Folgen verantwortlich gemacht werden, die durch unrichtige, unvollkommene oder übertriebene Anwendung der hier beschriebenen Methoden oder Pharmaka entstehen sollten. Das Angebot der etablierten Medizin zur Sicherstellung klarer klinischer Diagnosen sollte wahrgenommen werden. Für die Behandlung der Infektionskrankheiten, speziell der meldepflichtigen, akuten Geschlechtskrankheiten, ist die Lehrmedizin bzw. der Facharzt zuständig. Bei chronischen Beschwerden empfiehlt es sich darüber hinaus, einen homöopathischen Arzt oder Heilpraktiker aufzusuchen.

Heilreaktionen in Form sogenannter Erstverschlimmerungen sind bei der Homöotherapie nicht unerwünscht, sollen aber gegebenenfalls dem behandelnden Arzt angezeigt werden. „Nebenwirkungen" durch Anwendung der hochpotenzierten Arznei sind ausgeschlossen.

Bisher gewohnte allopathische Medikamente auf die der Patient ärztlicherseits eingestellt wurde, können bzw. müssen noch über das Einsetzen einer heilenden Wirkung des homöopathischen Mittels hinaus eingenommen werden. Eine gegenseitige Beeinträchtigung oder Unverträglichkeit ist nicht zu befürchten, da die homöopathische Arznei auf andere und höherstrukturierte Schaltkreise einwirkt, als ein Pharmakon chemischer Provenienz. Erst nach deutlich erkennbarer Heilwirkung können solche Mittel allmählich abgesetzt, bzw. „ausgeschlichen" werden.

PRÄAMBEL

Das Heilsystem des Deutschen Arztes Samuel Hahnemann, die
Klassische Homöopathie hat durch die Verleihung
des Alternativen Nobelpreises im Jahr 1996
weltweite Anerkennung erfahren

WIDMUNG

Dieses Buch widme ich all jenen
unglücklichen Frauen und Männern,
die sich nach Zärtlichkeit und sexueller Erfüllung sehnen,
in der Hoffnung, daß sie durch das hier dargebotene Wissen
um die weitreichenden Möglichkeiten der Homöopathie
zu neuer Selbstsicherheit und Lebensfreude
finden mögen.

DANKSAGUNG

Ich danke meinen Lehrmeistern, die den Weg der Erkenntnis
vor mir gegangen sind und ohne deren lebendige Erfahrungen
dieses Buch nicht hätte geschrieben werden können.
Im besonderen verneige ich mich vor meinem
geistigen Führer ADOLF VOEGELI
und meinem Mentor OTTO EICHELBERGER

Darüber hinaus danke ich meiner Frau Eva-Maria,
für ihre besonders liebevolle Fürsorge während der Zeit in der ich
am Schreibtisch saß sowie meinem Sohn Adrian-Bela, für seinen
Einsatz bei der Erstellung der Photographien zu den 7 Todsünden.

INHALT

Vorwort Dr. Otto Eichelberger	17
Einführung	23
Sexualität und Erotik heute	23
Am Anfang war der Sex	28
Die Geburt des Eros	32
panta rhei - alles fließt	42
Die leidende Lebenskraft	45
Hauptteil **WAS IST - WAS KANN - WIE WIRKT** **HOMÖOPATHIE ?**	52
Ähnliches heilt das ihm Ähnliche	52
Heilwerden bedeutet Ganzwerden	59
Wie wirkt die homöopathische Information und wie vollzieht sich die Heilung?	60
Die Funktion unserer Träume	64
DIE SIEBEN TODSÜNDEN **UND DAS ERLÖSENDE FEGEFEUER -** **HOMÖOPATHIE**	73
Zorn (Wut, Haß)	81
Geiz (Habgier)	89
Neid (Eifersucht)	97
Stolz (Hochmut)	106
Feigheit: Mangel an Selbstbewußtsein	109
Eitelkeit: Putzsucht oder Selbstliebe	111
Argentum metallicum - Spieglein, Spieglein...	114
Völlerei - Disharmonie von Emotionalkörper und materiellem Leib	118
Angst vor dem Leben	121

Trägheit (Faulheit) 129
    EROS ALS SCHÖPFERISCHE TRIEBKRAFT 135
    Begabungssperren und Schulschwierigkeiten
    Vergeßlichkeit, Leichtsinn, Diebstahl etc. 141
Wollust 146
    Sexueller Vampirismus 148
    Sexuelle Exzesse 50
    Syphilinum - Denn sie wissen nicht, was sie tun 153

DIE WICHTIGSTEN SEXUELLEN STÖRUNGEN UND LEIDEN 160

Seelische Anomalien
IMPOTENZ
Die Impotenz des Mannes 160

Physiologische Hintergründe 160
der Erektionsschwäche
Das aphrodisierende Feuer 163
„Wie steht's?" - „Wie stets!" 167
Die Potenzpille Viagra 170

Psychische Hintergründe 179
Seelische Traumata
    Lycopodium: „Herren-Pils" und Hosenträger 184
Das Paradies wieder betreten 192
Auf Schlacken brennt kein Feuer 193
    Stoffwechselstörungen 193
    Genau wenn's drauf ankommt 196
    Impotenz bei Diabetes 200
    Impotenz durch Enthaltsamkeit 201
    Impotenz durch Trunksucht 201
    Impotenz bei alten Menschen 202
Der Aussteiger *(Coitus interruptus)* 205
    Spagyrik: Trennen - Reinigen - Wiedervereinigen 206

INHALT

Die Kerze an beiden Enden anzünden	208
Masturbation	
Psycho-Homöopathie - Heilung durch	216
Therapeutische Metaphern	
Eile mit Weile	216
Vorzeitiger Erguß (*ejaculatio praecox*)	221
BACH-Blüten gegen zu schnellen Erguß	221
Nur keine unvornehme Hast	223
Miasmatische Ursachen	
Die „geistige Entweihung" des Erbguts	227
Geschlechtskrankheiten und ihre Folgen	
Seid fruchtbar und mehret euch	238
Oligospermie - ein Mangel an Beweglichkeit	238
Die Impotenz der Frau	**243**
Frigidität - eine besondere Fähigkeit	243
mit dem Körper „Nein" zu sagen	
BACH-Blüten bei Gefühlskälte	246
Mangelndes Verlangen und Verlust an Empfindung	247
Causticum - Der Mensch im Fegefeuer	248
Sepia - Die Verletzung der weiblichen Würde	250
Natrium-muriaticum - Innere Erstarrung -	256
Angst vor Nähe	
Phosphoricum-acidum - Wiederholte Enttäuschung	261
Magnesium-carbonicum - Mangel an Licht und Liebe	262
Coitus ohne Lustgefühl	268
Hier kommt mir niemand mehr rein!	270
Vaginismus	270
Cactus-grandiflorus - Herz und Schoß - Krampf laß los	271
Platina - Die Falle schnappt zu	273
Die letzte Konsequenz weiblicher Impotenz -	
Sterilität	278
Zwischen-Bilanz	**284**
Was läuft falsch beim Liebe-Machen?	284
Die Vagina - das natürliche Zuhause des Penis	288
Der Weg aus der Sackgasse	289

Übersteigertes Verlangen und seine Heilung — 294
Die Vielweiberei des Mannes — 294
Metalle und Mineralien
- **Platina** - Das Beste ist gerade gut genug — 297
- **Phosphor** - Rasch entflammt - schnell verbrannt — 304
- **Sulphur** - Schmutz ist Schutz — 307
- **Calcium** - Friede, Freude, Eierkuchen — 309

Tierische Gifte
- **Lachesis** - Ich lieb dich zum Fressen — 310
- **Tarentula** - Wie von der Tarantel gestochen — 316
- **Cantharis** - Scharf wie Nachbars Lumpi — 318

Pflanzen
- **Nux-vomica** -Halt mich nicht von der Arbeit ab — 319
- **Staphisagria** - Mensch ärgere dich nicht — 321
- **Hyoscyamus** - Ich mach dich zur Sau — 325
- **Stramonium** - Wer hat Angst vorm schwarzen Mann — 329
- **Origanum** - Ich kann dich gut riechen — 332

Die Nosoden
- **Medorrhinum** - Allen Mädchen treu — 334
- **Tuberculinum** - Der Globetrotter — 334

Das Tao der Liebe — 339

Hysterie und Nymphomanie — 343
Hysterie - eine Liäson von Sinnlichkeit und Egoismus — 344
- **Ignatia** - Kleiner Finger - Ganze Hand — 347

Nymphomanie - der Wahn vom Glück durch Sex — 355
Neu im Arsenal: — 358
- **Apis** - die lustige Witwe — 360
- **Belladonna** - und bist Du nicht willig... — 363
- **Calcium-phosphoricum** - Der Geist ist willig doch das Fleisch ist schwach — 366
- **Lilium-tigrinum** - die heilige Hure — 371
- **Pulsatilla** - himmelhoch jauchzend - zu Tode betrübt — 375
- **Veratrum album** - Diesen Kuß der ganzen Welt — 380
- **Lachesis** - „ich wäre Nutte geworden, wenn..." — 385

INHALT

Exhibitionismus oder die Lust sich nackt zu zeigen   389
   Das Urteil des Paris   390
   Festliche Nacktheit   393
Entblößung im Licht der Homöopathie   397
Mercurius-solubilis - Zur Sache Schätzchen   400
   Hautnah   406
   Prostitution   407
   Verbaler Exhibitionismus: Telephon-Sex - Online-Sex   411

Unterdrückung des sexuellen Verlangens und ihre Folgen   417
Zölibat: Geforderters und freiwilliges Keuschkeitsgelübde   417
Conium - der Schierlingsbecher des Sokrates   422
Helleborus - Es ist ein Ros entsprungen   426
Lyssinum - Der Werwolf ?   431

Sexuelle Phantasien als Ausgleich für Frustration und Mangel an Kommunikation   436
Ambra - den Faden verloren   437
China - Frust statt Lust   440
Graphites - Ficken - Fressen - Fernsehen   443
Aurum - Der Tanz ums goldene Kalb   445
Anacardium - Der „Versager"   450

Die zwölf planetaren Metalle und ihre Beziehung zur Energie   455
Tabellarische Übersicht
   Argentum - Reden ist Silber   458
   Aurum - Schweigen ist Gold   461
   Mercur - Alles oder Nichts   464
   Ferrum - Alte Liebe rostet nicht   466
   Cuprum - Ins Netz gegangen   471
   Tellurium - Mutter Erde   473
   Stannum - Die Luft ist raus   476
   Plumbum - Störe meine Kreise nicht   481

Alumina - Auf tönernen Füßen	485
Zincum - Halt bloß dicht!	490
Platin - Hochmut kommt vor dem Fall	495
Plutonium - Total geil!	497

Barbarella läßt grüßen 502
Cyber-Sex
    Opium - Fliegender Teppich zur Fata Morgana   510
Maschinen-Sex   516

Masturbation 522
Eine „Chirurgie" der besonderen Art -
das Handanlegen bei den alten Griechen

Sexualität und Aggression 528
Vergewaltigung und ihre Folgen
Sadismus und Masochismus	528
Sadismus	534
Die Spinnentiere	537
Fluoricum-acidum - Mich hält niemand aus!	540
Masochismus	544
Aranea-diadema - eine fesselnde Erscheinung	555
Homöopathische Behandlung des Masochismus	557

Perversionen 561
Lustmord - Nekrophilie - Koprophilie	561
Sodomie	565
Inzest	571

Homosexualität und lesbische Liebe 578
Die Knabenliebe	578
Die lesbische Liebe	589
Arzneien bei Liebeskummer unter Gleichgeschlechtlichen	594

INHALT

Körperliche Anomalien 596
Verstümmelungen und Verletzungen
Folgen von Beschneidung bei Mann und Frau 596
    Piercing - moderne Selbstverstümmelung 600
Mittel zur Behandlung von Entzündungen nach Piercing 601
Tattoo und Branding - der „gebrandmarkte" Mensch 603
Ausschabung (*Abrasio*) 605
Zu ungestümes Liebesspiel 607
Folgen von Kastration 609
    Der gekränkte Hengst 611
Die Kastration der Frau: Mögliche Folgen 613
einer Amputation der Gebärmutter
Komplikationen nach Sterilisation 615

Folgen früherer Erkrankung 617
Hodenmißbildungen und Verlagerungen (*Kryptorchismus*) 617
Verwachsung von Vorhaut und Eichel (*Phimose*) 619
Ausschläge, Warzen und Kondylome 621

Weibliche Brüste -
„Halbkugeln einer besseren Welt" 626
    Zu kleiner Busen 626
    Zu große Brüste 628
    Eiskalte Brüste 628
    Eingezogene Brustwarzen 629
    Absonderungen aus den Warzen 629
    Überempfindlichkeit der Brustwarzen 629
    Tumoren der Brüste 630

MYSTIK - MAGIE - MENSTRUATION 634
Unterdrückung der Menstruation (Amenorrhoe) 637
    Das Ausbleiben der Regel nach Ärger und Zorn 637
    Das Ausbleiben der Regel nach Gemütsbewegung 638
    Das Ausbleiben der Regel nach Durchnässung 638
    Das Ausbleiben der Regel nach Kummer 639
    Das Ausbleiben der Regel nach Absetzen der Pille 640

Das Ausbleiben der Regel nach Schreck	641
Das Ausbleiben der Regel nach dem Abstillen	641
Das Ausbleiben der Regel nach Unterkühlung	641
Das Ausbleiben der Regel nach Überanstrengung	641
Das Ausbleiben der Regel nach Überhitzung	641

Zu starke Menstruationsblutung (Metrorrhagie)   643

Metrorrhagie im Klimakterium	643
Psorinum - Sie kommt auf keinen grünen Zweig	644
Metrorrhagie bei kleinen Mädchen	646
Metrorrhagie bei mageren Frauen	646
Metrorrhagie bei großen Frauen	646
Metrorrhagie bei schwächlichen Frauen	646
Metrorrhagie nach Ärger	646
Metrorrhagie nach Coitus	646
Metrorrhagie nach Eisenmißbrauch	646
Metrorrhagie nach Gemütsbewegungen	647
Metrorrhagie durch Myome	648
Metrorrhagie durch Polypen	648
Metrorrhagie nach Schreck	648
Metrorrhagie beim Stillen	649
Metrorrhagie nach Stuhlgang	649
Metrorrhagie durch Tumoren	649
Metrorrhagie nach Überanstrengung	650
Metrorrhagie nach Verletzung und Erschütterung	651
Metrorrhagie während und nach Wehen	651
Metrorrhagie nach Zorn	651
Metrorrhagie zwischen den Perioden	652

SCHWANGERSCHAFT UND ENTBINDUNG   654

Schwangerschaft   654

Schwangerschaftserbrechen	654
Absonderliche Gelüste	655
Heftige und schmerzhafte Kindsbewegungen	656
Beschwerden der Brüste in der Schwangerschaft und ganz allgemein	656

INHALT

Schwangerschafts-Varizen	657
Neigung zum Weinen	657
Die wichtigsten Mittel zur Vermeidung von Fehlgeburt	658
Mögliche Ursachen	658
Zeitliches Auftreten	661
Bei und nach *Abortus*	662
Vorbeugende Maßnahmen für Mutter und Kind:	663
Die *Eugenische Kur*	663
Lac-caninum - der „arme Hund"	664

Die reibungslose Entbindung   669

Ultraschall während der Schwangerschaft?	669
Die Geburtseinleitung	670
Steiß- und Querlage	673
Placenta-Retention	673
Cimicifuga - der tägliche Zwang	674
Mutter und Kind nach der Niederkunft	677
Impfen oder Nicht-Impfen?	677
Komplikationen bei der Mutter und die diesen entsprechenden Mittel	682
Komplikationen beim Neugeborenen mit den zu wählenden Arzneien	694

KLIMAKTERIUM   706

Die Menopause der Frau	709
Die Wallungsmittel	710
Erschlaffung der Vagina	716
Verhärtung der Vagina	717
Klimakterium des Mannes	719
Barium-carbonicum - selig sind die Armen im Geiste	719
Entzündung und Vergrößerung der Prostata	721
Verzögerung des Harnflusses	722
Hauptarzneien für die vergrößerte Prostata	723

AUSKLANG   728

Die süsse Haut   728
Fühlen als Weltinnenschau   737
Glück - Eros in Tätigkeit   741
     Die äußeren Umstände - ein trügerischer Schein   741
     Sex allein macht nicht glücklich   744
     Ist Glück erlernbar?   746
     Psychologie des Glücks   747
     „Flow" und „Streaming" -   750
     das erhebende Gefühl „in Fluß" zu sein
     Die An-REICH-erung des Eros   751
     Schweben im siebten Himmel?   755
     Glück - ein körpereigenes Opiat   758
     Glück kennt keine Moral   759

Gesetze des Glücks   **762**
     Ent-Etikettierung   763
     Innerer Sperrmüll   764
     Liebevolle Kommunikation   765
     Herausforderung zum Wachstum   767
     Gewinn aus allem ziehen   770
     Die Glücksdroge Lachen   772
     Spiel und Meditation   776
     Im Jetzt liegt die Kraft   779
     Kampf ist kein Mittel um zu siegen   782
     Manchmal „den Kopf verlieren"   784
     Sinnfindung   786

Bibliographie   **790**

Bildnachweis   **807**

„*Was Männer und Frauen im Himmel tun, wissen wir nicht. Sicher ist nur, daß sie nicht heiraten.*"

JONATHAN SWIFT

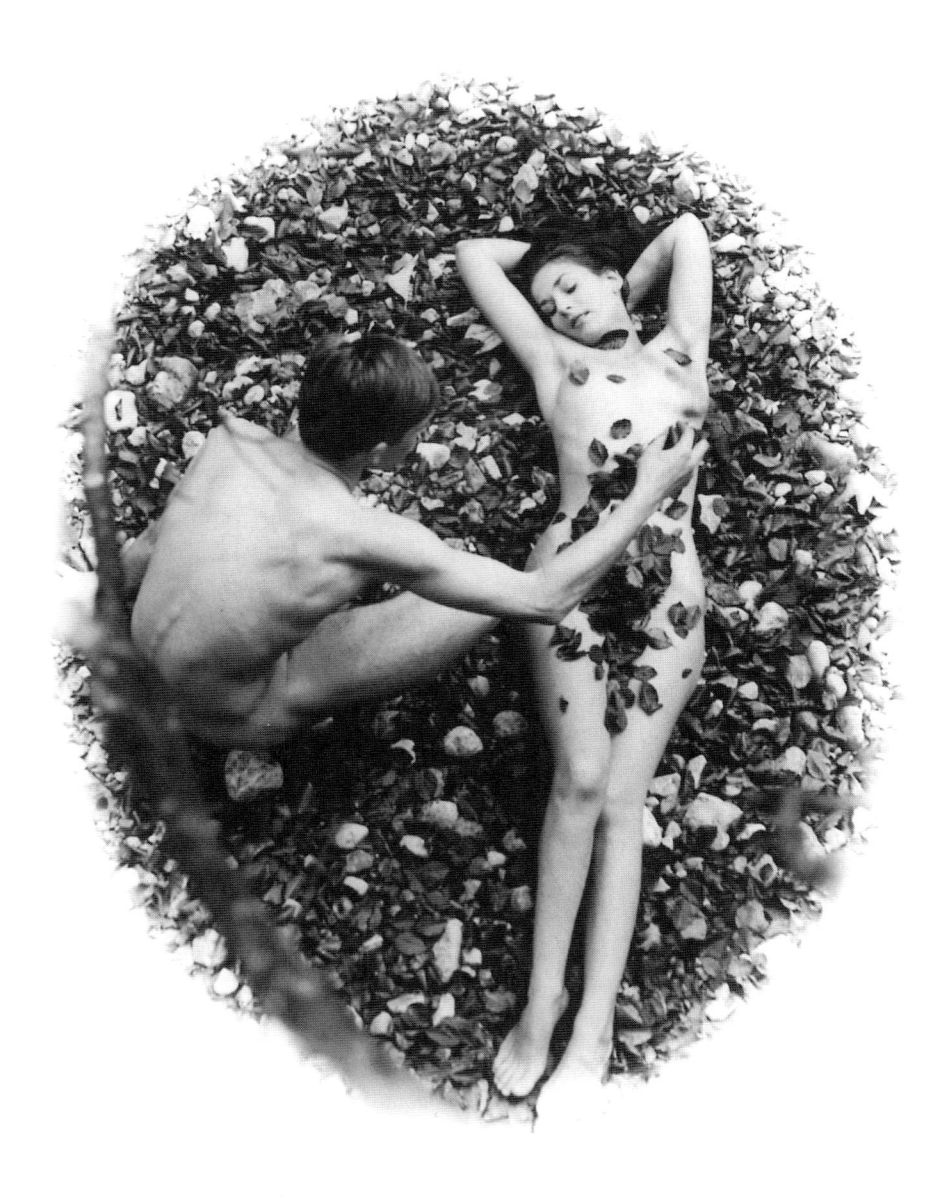

VORWORT

Gongschlag! - : Jene scheinbare, eigentümliche Skurrilität, die der - im wahrsten Sinne des Wortes „wunder-vollen" - homöopathischen Heilkunst anhaftet und die auch dem lege artis ausgebildeten Schulmediziner auffallen muß, - wer ist sich ihrer wahren, ihrer „unerhörten" Möglichkeiten heute wirklich bewußt? gerade auch und insbesondere in Sachen ihrer sexualtherapeutischen Intentionen?

Nun, wenn das immer noch nicht - vor allem von der etablierten Lehrmedizin - wahrgenommen werden will, so ficht das den Kenner der Materie nicht an. Im übrigen sind ihm auch die Probleme der Universitätsmedizin von Berufs wegen bekannt: Gerade auf dem Sektor der konservativen Therapie dreht sich die letztere vielfach und weiterhin im Kreis, seit Jahrzehnten schon.
Wer, wie der Schreiber dieser Zeilen, seit einem halben Jahrhundert auch heute noch, tagein tagaus, mit ihr zu tun hat und der Lage entsprechend die Simile-Medizin dagegenzusetzen hat, mit bestem Erfolg zumeist, läßt sich mit niemanden mehr in einen ernsthaften Disput über beide Medizindisziplinen ein:
Beides muß man ein Therapeutenleben lang kennengelernt haben.
Unter solchen Kautelen also will dieses Vorwort verstanden werden und demzufolge auch der zweifellos hochaktuelle Inhalt des Buches: „Eros und sexuelle Energie" mit eben all seinen „Skurrilitäten und Frag-Würdigkeiten".

Tempora mutantur: Viele Phänomene welche diese Homöopathik, diese Medizin der Zukunft auszeichnen, sind dem Experten, dem Adepten längst klar und einleuchtend, angefangen von ihren hydrophysikalischen Gesetzmäßigkeiten, bis hin zur sphärischen, nicht-euklidischen Geometrie via vierte Dimension. Wer hier nicht mitdenken kann, weil er im Elfenbeinturm seiner Überzeugungen sitzend, bequemerweise sein einmal installiertes und sorgfältig gehütetes Weltbild nicht gefährden will, dem ist - zumindest vorderhand -, nicht zu helfen.

VORWORT

Peter Raba hat sich in seinem neuen Buch ein Thema vorgenommen, das aus dem Blickwinkel der Klassischen Homöopathie bisher noch von niemandem zusammenfassend behandelt wurde. Ein Thema, das wie nie zuvor von den Medien, - allen voran dem Fernsehen - breitgetreten wird. Wohl um der Einschaltquoten willen, wird dabei immer nur die lustbetonte Seite der Erotik beleuchtet oder die mehr oder weniger bizarren Spielarten sexuellen Lustgewinns. Daß es auf diesem Gebiet trotz aller Aufklärung immer noch unendlich viel Verklemmung und Leid gibt, davon ist nicht die Rede. Sicher auch deshalb, weil man - abgesehen von psychotherapeutischer Hilfe - nicht die Spur einer Möglichkeit hat, solchen Problemen wirkungsvoll zu begegnen.
Kaum jemand aus dem sogenannten Volk wird wissen, daß die Homöopathie seit nunmehr 200 Jahren über ein ganzes Arsenal von Arzneien verfügt, um die vielfältigen psychischen und physischen Störungen im Zusammenhang mit sexueller Problematik bei Mann und Frau ursächlich anzugehen.

Unsere Zeit krankt, wie nie zuvor an dem Verlust des *Eros*, der - wie sich schnell herausstellt - gleichbedeutend ist mit der *Dynamis* eines HAHNEMANN oder dem *Orgon* eines WILHELM REICH. Wir sind erstaunt, zu erkennen, daß sich hinter dem vielzitierten und besungenen *Eros* letzten Endes nichts anderes verbirgt, als die alles durchwaltende Lebens- und schöpferische Triebkraft, welche bereits vor Jahrmillionen die Urmeere befruchtete. Es ist dieselbe Kraft, welche dort die ersten Einzeller dazu bewegte, miteinander zu verschmelzen, um durch ihre Verbindung besser gegenüber einer feindlichen Umwelt gewappnet zu sein. So entpuppt sich die Sexualität ihrem Ursprung nach als eine Überlebensstrategie von Ur-Organismen, nach dem Prinzip „gemeinsam sind wir stark." So gesehen ist die Fusion zweier Großunternehmen im heutigen Wirtschaftsleben auch nichts anderes als ein Sexualakt der besonderen Art.

Eros kann im menschlichen Organismus in dem Maße frei werden, wie es gelingt, die Auswirkungen der durch die sogenannten 7 Todsünden: Hochmut, Zorn, Geiz, Neid, Faulheit, Völlerei und pervertierter Begierden entstandenen Seelengifte, auszuscheiden.

Todsünden heißen diese deshalb, weil sie denjenigen, der sich durch eine egoistische Seelenhaltung immer mehr in Widerspruch zum kosmischen Fließgleichgewicht bringt, entsprechend schneller auch in Richtung Tod führen. Sünde wird hier verstanden als Absonderung von der Einheit und ehemals magischen Verbundenheit der Naturreiche untereinander.
Im Eros haben wir demgegenüber primär die schöpferische Gestaltungskraft zu erkennen. Deshalb werden in einem wichtigen Unterkapitel der Todsünde „Faulheit", auch Arzneien behandelt, wie sie zur Anwendung kommen bei geistiger Trägheit und Begabungssperren von Schulkindern und Erwachsenen.
Unsere Fehler, unsere Verfehlungen, sind jedoch keine nicht wiedergutzumachenden Sünden, welche ewige Höllenqualen nach sich ziehen. Das vielzitierte reinigende „Fegefeuer" zur Ausscheidung von Seelen- und Körperschlacken, kann bereits auf dieser Realitätsebene stattfinden, wobei die Homöopathie die ihr zukommende wichtige Rolle spielt.

Hahnemann hat auf seine Weise die sowohl von hochkultivierten Völkern der Antike wie von primitiven Urwaldstämmen gepflegte „Gleichheits-Magie" für uns praktikabel gemacht. Dem hermetischen Prinzip der Entsprechung folgend, wälzten sich in grauer Vorzeit schwangere Frauen in trockenen Ackerfurchen, um den Geist des befruchtenden Regens zu beschwören. Die Aussendung der inneren Bilder, in Verbindung mit dem gesprochenen Wort, brachte den Himmel dazu, seine Schleusen zu öffnen.
Im hochpotenzierten Natrium-muriaticum beschwor Hahnemann gleichsam den Geist des wasseranziehenden Kochsalzes und mancher Homöopath hat damit schon einen erstorbenen weiblichen Schoß für eine Empfängnis bereit gemacht.

Auffallend ist heute die zunehmende Entfremdung der Geschlechter untereinander, eine Flucht in die Distanz, aus Angst vor menschlicher Nähe und der Übernahme von Verantwortung. Sexuelles Verhalten ist ja ein sehr feiner Gradmesser für den Bewußtseinsstand eines Volkes.

Erfreulich ist auf der anderen Seite auch der Beginn einer Rückbesinnung auf menschliche Werte und die Wiederentdeckung der Wichtigkeit seelischer Verbundenheit, gerade bei sehr jungen Paaren, welche der zunehmenden Leichtlebigkeit und Promiskuität einer „Medorrhinum-Gesellschaft" den Rücken kehren.

Immer wieder schlägt Raba auch Brücken vom Stellenwert der Erotik im alten Griechenland bis zur Jetztzeit.
Trotz der großen Freizügigkeit und Deftigkeit der alten Griechen in erotischen Dingen, waren diese soweit wir das wissen, weitgehend körperlich und seelisch gesund. Sexualität war Ausdruck von Lebenskraft, Lebensfreude und einer inbrünstigen Verehrung alles Schönen. Darüber hinaus war sie integrierter Bestandteil der Religiosität der Griechen, deren Verehrung des Eros vor allem in den dionysischen Mysterien zum Ausdruck kam.
„Homöopathie" für das Volk der Griechen war die antike Tragödie. Das heilende *homoion* erschloß sich durch dramatisch aufbereitete, zum Gleichnis erhobene Geschichten, wie sie ein verhängnisvolles Schicksal für den Erdenbürger bereithalten kann. Entsprechend der Tiefe seiner Identifikation mit ähnlichen Inhalten, wie der in Konflikte vertrickte Mensch sie erleiden kann, erlangte der Betrachter eine Reinigung von Seelengiften durch Furcht und Mitleid. Eine psycho-homöopathische Katharsis war es also, was die großen Tragödiendichter wie AISCHYLOS, SOPHOKLES und EURIPIDES bewirkten. So können wir sie mit Recht als Sendboten der Götter zur Gesunderhaltung der Volksseele ansehen.

Wir erleben Homöopathie auf vielen Ebenen in diesem Werk. Auf der Ebene antiker Mythologie und Naturmagie wie in der gleichnishaften Arbeit mit nächtlichen Träumen. Darüber hinaus macht uns der Germanist Raba mit zahlreichen Zitaten aus der Dichtkunst bekannt, welche in irgendeiner Weise dem homöopathischen Gedanken verwandt sind. Dabei kommt die antike Dichterin SAPPHO genauso zu Wort, wie DANTE ALIGHIERI mit seiner *Divina Commedia,* ein GOETHE, RILKE oder NOVALIS.
Eine Novität ist auch die Betrachtungsweise der einzelnen Arzneien. Raba versucht dem Leser wieder einen Weg zu eröffnen, um

jenseits von einem rein intellektuellen Erfassen des Pharmakons und dem Auswendiglernen von Symptomen, wie wir sie in den einschlägigen Arzneimittellehren vorfinden, zu einer Wesensschau der Arzneien zu gelangen.
Die liebevolle Einfühlung in die Natur eines Heilstoffes, ermöglicht das Sichtbarmachen seiner inneren Physiognomie, seines eigentlichen Wesens, seines Genius, seiner „Signatur". So tut sich der Leser, - allen voran der mit den Möglichkeiten der homöopathischen Heilkunst noch nicht vertraute Neuling - leicht, den Bezug zur vergleichbaren Seelenebene eines leidenden Menschen herzustellen.

Die lateinischen Namen der einzelnen Arzneien werden nicht wie üblich abgekürzt, sondern generell voll ausgeschrieben. Dazu erscheint begleitend auch der deutsche Name, damit der noch nicht bewanderte Leser von Anfang an einen lebendigeren Bezug zu der Pflanze, dem Mineral oder dem Tier entwickelt, von dem da die Rede ist.

Das Buch klingt aus mit ausführlichen Betrachtungen über die Natur des Glücks und der inneren Gefühlswelten.
Läßt sich Glücklichsein lernen? Raba sagt ja und er zeigt, welche vielgestaltigen Möglichkeiten uns zur Verfügung stehen, um diesem kurzlebigen körpereigenen Opiat, - Glück genannt, Dauer zu verleihen. Die Homöopathie trägt ihren Teil als Katalysator zu diesem Prozeß der Selbstfindung und wahren Menschwerdung bei.

Erheiternde Anekdoten, Witze und Fallgeschichten zur Illustration des vorgetragenenen Ideenguts machen diese Kost trotz des anspruchsvollen und gewichtigen Inhalts zu einem gut verdaulichen Lesegenuß.

Dr. med. Otto Eichelberger
Zweimalige Nominierung
für den Alternativen Nobelpreis
„Klassische Homöopathie"

EINFÜHRUNG

Sexualität und Erotik heute

Die Idee zu dem hier vorliegenden Buch kam mir am Abend des 5. Dezember 1997 anläßlich einer Fernsehsendung zum Thema Sexualverhalten der Deutschen. Trotz zahlreicher Diskussionen zu dieser Thematik innerhalb von Talkshows und der immer großzügigeren Offenlegung intimer Details der daran Beteiligten, kann man den Eindruck gewinnen, daß die Menschen durch das hemmungslose Ausleben ihrer Begierden nicht unbedingt glücklicher geworden sind.
Zwar werden sämtliche nur erdenklichen Sexualpraktiken in zahlreichen Televisions-Diskussionen - zum Teil sogar schon am Nachmittag - ausführlich erörtert. Wirkliche Hilfestellung in leidvollen Situationen wird aber auch hier nicht angeboten.

Besonders nachdenklich wurde ich, als eine bekannte Persönlichkeit eines großen Versandhauses für erotisch stimulierende Produkte einen Packen Zuschriften mit Hilferufen von Menschen aller Couleur in Händen haltend, verkündete, man hätte innerhalb ihres Hauses Formbriefe mit den wichtigsten Antworten auf die gängigsten Fragen vorbereiten müssen, weil man anders dem Ansturm nicht gerecht werden konnte. Wie sollte man auch.

Trotz des durchaus guten Willens, in derartigen Notsituationen helfend einzugreifen, wird sich solche Hilfe wohl im wesentlichen auf die Zusendung mechanischer Hilfsmittel einerseits sowie andererseits Hinweise auf eine zu verändernde Verhaltensweise des Fragestellers, bestimmten Situationen gegenüber, beschränken müssen. Wie aber soll das ohne psychotherapeutische Behandlung oder zumindest Unterstützung im einzelnen Fall vor sich gehen?
Existenziellen sexuellen Notzuständen ist auf diese Weise wohl nur in den seltensten Fällen wirkungsvoll beizukommen, da jeder Mensch in seiner Individualität einzigartig ist.

EROS UND HOMÖOPATHIE

Eine tiefgreifende Heilweise wie die Klassische Homöopathie Hahnemanns kann hier jedoch an der Wurzel vieler Beschwerden ansetzen und sowohl physisch wie psychisch positive Veränderungen im Leben eines Menschen in Gang bringen.

Immer nachhaltiger fühlt sich der moderne Mensch durch die desolate Situation im Gesundheitswesen in die Enge gedrängt und aufgerufen, die Verantwortung für sein seelisches und körperliches Wohlergehen selbst zu übernehmen. Und dieser Mensch beginnt sich umzuschauen und zu lernen. Der mündige Patient von heute läßt sich nicht mehr so leicht ein medizinlateinisches, angeblich unheilbares X für ein - u.U. durchaus kurierbares - U vormachen. Man sieht das unter anderem daran, daß immer mehr dieser Menschen, welche alternativen Heilmethoden gegenüber aufgeschlossen sind, in ganzheitsmedizinisch orientierten Seminaren sitzen und zu entsprechenden Büchern zur Selbsthilfe greifen.

So soll auch diese Veröffentlichung dazu dienen, darüber aufzuklären, was speziell auf dem Gebiet sexueller und genitaler Konfliktsituationen und daraus resultierender Beschwerden homöopathisch möglich und im einen oder anderen Fall vielleicht gar selbst behandelbar ist.

Wissen ist Macht. Besonders wenn es um unsere Gesundheit geht. Selbstverständlich wird der verantwortungsbewußte Leser, wenn er durch eigene Mittelwahl der hier im einzelnen Fall vorgeschlagenen Arzneien keine Linderung oder Besserung erfährt, einen erfahrenen Praktiker aufsuchen, ganz besonders, wenn es sich um ein chronisches Leiden handelt. Aber allein der Einblick in die Möglichkeiten dieser Heilkunde, gerade auch auf dem Gebiet der sexuellen Störungen und Schwächen, wird ihm Hoffnung und neues Selbstvertrauen schenken.

Dieses Buch strebt keine Vollständigkeit an, soweit es die vorhandenen Behandlungsmöglichkeiten durch homöopathische Arzneien betrifft. Ich beschränke mich darauf, die wichtigsten Mittel zur Linderung oder Lösung der häufigsten Beschwerdebilder aufzuzeigen.

EINFÜHRUNG

Das Wirkungssspektrum bzw. die therapeutische Reichweite der hier vorgestellten Arzneien geht natürlich weit über die angegebenen Indikationen hinaus, wie das bei homöopathischen Heilstoffen üblich ist. Das will sagen, daß ein Mittel von guter Similequalität[1] immer ganzheitlich wirkt und mehr an Aufräumungsarbeit leisten wird, als ursprünglich vorgesehen. Ich empfehle dem wissensdurstigen Leser, sich auf alle Fälle zusätzlich eine homöopathische Arzneimittellehre anzuschaffen,[2] sowie selbstverständlich, sich über die Lektüre dieses Buches hinaus mit Homöopathie zu beschäftigen, soweit er es nicht ohnehin schon tut.

Der heutige Mensch hat mehr und mehr die Beziehung zum Urgrund seines eigentlichen Wesens verloren. Die Kirche macht - zumindest auf weiten Strecken - kaum Angebote, wenn es um echte *religio* im Sinne von „Rückbindung" an das Göttliche geht. Auf ihrer Suche nach Sinn wenden sich viele Mitteleuropäer anderen religiösen Richtungen zu und landen dabei bestenfalls beim Buddhismus, schlechtestenfalls bei irgendeiner dubiosen Sekte.

Der Verlust der inneren Mitte führt zu fortschreitender geistiger Verwahrlosung und Haltlosigkeit. Die Einbuße echter Erotik fördert eine Reduktion der Energien auf bloßen Sex.[3] Sind die sexuellen Batterien erschöpft, versucht man sie durch Stimulantien aller Art wieder aufzuputschen, wobei jedoch meist die Gesundheit untergraben wird. Zwar sind wir von einem unerschöpflichen Reservoir an Lebensenergie umgeben, jedoch erhält der einzelne nur in dem Maß Zugang zu diesen Vorräten, wie er seinem eigenen inneren Gott durch eine vernünftige Lebensweise entgegenkommt.

---

[1] lat.: *similis* = „ähnlich", also ein Mittel dessen Arzneisymptomatik dem Beschwerdebild des Patienten möglichst ähnlich ist.
[2] Gut geeignet für den Anfänger ist immer noch und immer wieder die inzwischen zum Klassiker gewordene Arzneimittellehre von WILLIAM BOERICKE, erschienen im Verlag Grundlagen und Praxis in Leer.
[3] Lat. *Sexus* = „Geschlecht, Genital" im Gegensatz zu griech.: *eros* = „schöpferischer Trieb" als Ausdruck sinnlich-geistiger Ganzheit.

„Der Hebel ist nicht außen anzusetzen, im allgemeinen, sondern in uns selbst. Die ganze Diagnose des Zeitalters wird wirksam nur, wo man sie benutzt, um sie auf sich selbst zurückzuwerfen, sich zu erkennen und zu verändern.
Das Zutrauen ist nicht aufzugeben, daß der einzelne, indem er sich selbst heilt, zur Heilung des Ganzen beitragen kann. Denn es besteht eine Solidarität im Leiden. Auch die Erkrankung des Ganzen ist zunächst vom 'Abfall einzelner Zellen' ausgegangen. Und sie wird nur von denen überwunden werden, die in sich die allgemeine Störung radikal überwunden und sich erneuert haben."

HANS SEDLMAYR
(„Verlust der Mitte")

27

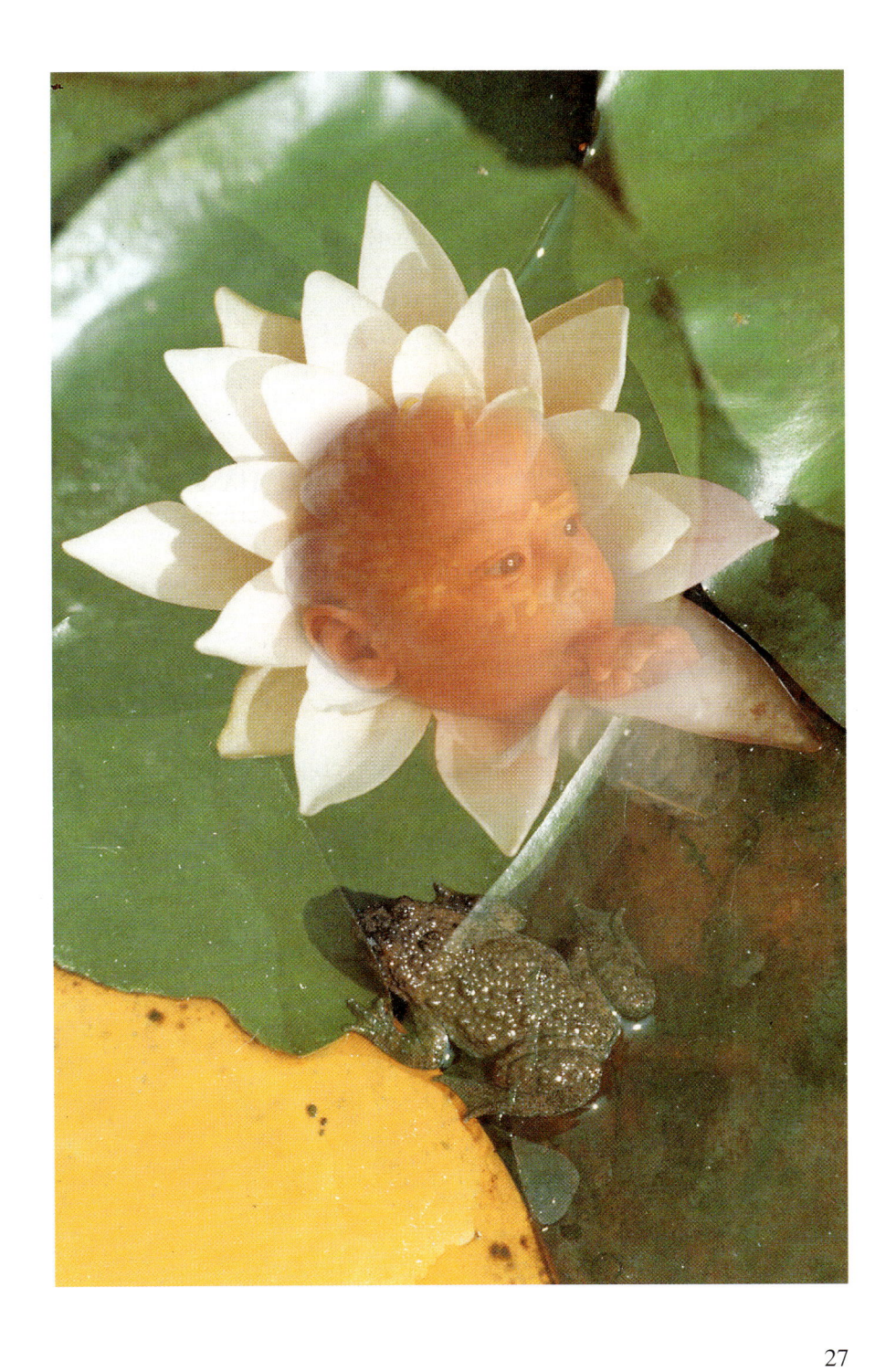

Am Anfang war der Sex

Den japanischen Mikrobiologen TSUNEYOSHI KUROIWA von der Universität Tokio, der sich mit Untersuchungen zur Evolution der Menschheit beschäftigt, bewegte die Frage, wie die sexuelle Anziehungskraft ursprünglich entstanden sein mochte. In einer hervorragenden filmischen Dokumentation der BBC mit dem Titel *Am Anfang war der Sex,* stellte er erstaunt fest, daß der Drang zweier einzelliger Lebewesen nach gemeinsamer Verschmelzung aus der Notwendigkeit erwuchs, ihr energetisches Potential zu verdoppeln, um einer feindlichen Umwelt gegenüber gewappneter zu sein. Dramatische Veränderungen im Ökosystem der Urmeere machten es den Einzellern nämlich schwer, mit dem plötzlich knapper werdenden Nahrungsangebot auszukommen.

Im Labor imitierte Kuroiwa die Situation vor Millionen von Jahren und beobachtete, wie dabei in einer an Nahrungstoffen ärmeren Salzlösung je zwei Ein-Zeller sich aneinander zu schmiegen begannen, um dann völlig ineinander aufzugehen. Das hatte vor allem den Sinn, durch eine Addierung der unterschiedlichen Erfahrungsanreicherung in den Genen der beiden Zellen, das Bewußtsein der neu entstandenen Zelle und deren Abwehrfähigkeit zu erhöhen, nach dem altbekannten Spruch: „Gemeinsam sind wir stärker."

Es bestand also in den Urmeeren ein direkter Zusammenhang zwischen drohender Ausrottung einerseits und geschlechtlicher Anziehung andererseits. Die Vereinigung zweier unterschiedlicher Einzeller zu einer neuen Zelle war der Ursprung der Sexualität.

Nach der Verschmelzung tauschten die Zellen einzelne Partien ihrer DNS aus und teilten sich dann wiederum, wobei völlig neuartige Zellwesenheiten entstanden, die jetzt die Erbmerkmale der beiden „Eltern", wenn man so will, in sich trugen. Jede dieser Zellen konnte nun neue Formen der Anpassung erproben. Erhöht man das Nahrungsangebot in der Nährlösung, so hören sowohl die Zusammenrottung der Zellhaufen wie auch die „geschlechtliche Vereinigung" der Zellen untereinander wieder auf und es findet lediglich eine einfache Teilung der Monozyten statt.

Die Erinnerung hieran ist auch unserem Zellgedächtnis einprogrammiert und so ist der Drang nach Vereinigung primär darauf ausgerichtet, eine energetisch stärkere Einheit zu bilden. Über eine Verschmelzung beim Coitus von Liebespartnern hinaus, gilt das ganz allgemein für jede Form der Partnerschaft. Abgesehen vom Energieaustausch beim Liebesakt, kann Stärkung - oder Schwächung - zwischen zwei Partnern natürlich auch durch verbale oder gefühlsmäßige Kommunikation erfolgen. Unter diesen Voraussetzungen überlege man sich, ob beispielsweise eine Beschimpfung des Partners den dabei entstehenden Energieverlust wert ist.

Unsere Lebensenergie ist ursprünglich sexuelle Energie, also schöpferische Zeugungskraft. Die Energie wird über die Atmung aufgenommen, ist aber weit mehr als nur Sauerstoff. Der Anthroposoph RUDOLF HAUSCHKA[4] hat deshalb in seinem bemerkenswerten Buch *Substanzlehre*, den Sauerstoff in Lebensstoff umgetauft. Seine Essenz ist das *prana* der Inder, das *pneuma* der Griechen, die *dynamis* HAHNEMANNS oder das *orgon* WILHELM REICHS.

Ist ein Mensch energiegeladen, so sprechen wir von Vitalität.[5] Er hat „Ausstrahlung" oder ist, wie wir sagen „eine strahlende Erscheinung". Die besten Vermittler dieser Lichtkräfte sind eine bewußte Atmung, in Maßen zu sich genommene, gehaltvolle Nahrung und ausreichend Bewegung. Dazu sollten sich gesellen: Dankbarkeit, Demut und eine meditative Grundhaltung. Heitere Gelassenheit wäre gefordert. Gelobt sei, wer's immer fertigbringt!
Die größten Feinde der Lebensenergie sind Rastlosigkeit und Angst. Letztere gebiert mannigfache Auswüchse wie Gier und Geiz, Neid und Eifersucht, Zorn und Haß. Diesen Emotionen wiederum entströmen Seelengifte, die unsere Vitalität schwächen. Wir werden an späterer Stelle davon zu sprechen haben.

---

[4] Der Begründer der Arzneimittel-Firma WALA in Eckwälden.
[5] Lat.: *vita* = „das Leben".

EROS UND HOMÖOPATHIE

Vieles an unserem sogenannten Streß ist selbstgewählt. Wir räumen Sachen oder anderen Menschen Macht über uns ein. Sachzwang nennt man das. Dazu kommt, daß wir an vielen Dingen anhaften, welche wir glauben zu brauchen, die wir aber nicht wirklich nötig haben. Eine Hierarchisierung von persönlichen Wichtigkeiten tut not. Sich von Anhaftungen zu lösen, schafft Raum für das Strömen neuer Energien.

Zeit ist ein relativer Begriff. Sie scheint sich zu dehnen oder zu schrumpfen, je nach unserer inneren Einstellung, oder mit welchen Erlebnisinhalten wir sie füllen. Eine Urlaubsreise von 2 Wochen kann uns in der Erinnerung lang dünken, wohingegen 14 Tage zuhause merkwürdigerweise wie im Flug vergehen, obwohl sie - oder gerade weil sie - mit den immer gleichen eintönigen Verrichtungen angefüllt sind. Wir alle erinnern uns daran, wie lang uns ein Jahr in unseren Kindertagen vorkam oder wie zäh eine Unterrichtsstunde verrinnen konnte, welch kleine Ewigkeit sich hinter den großen Sommerferien während unserer Schulzeit verbarg. Je älter wir werden, umso schneller scheint die Zeit zu verfliegen. Der Zweizeiler von ANGELUS SILESIUS gibt der Tatsache Ausdruck, daß wir tatsächlich selbst „Herr unserer Zeit" sind:

„Du selber machst die Zeit, das Uhrwerk sind die Sinnen, hemmst du die Unruh nur, so ist die Zeit von hinnen."

Eine Aufforderung, uns zu bezähmen und jedem Augenblick so meditativ wie möglich zu erleben, jeder kleinen Handlung während des Tages besonderes Gewicht zu verleihen, sie so bewußt wie möglich zu erleben. Dann nämlich haben die „grauen Herren"[6], die uns ständig die Zeit stehlen, keine Macht mehr über uns, denn je ungestümer wir unser Leben leben, umso schneller werden wir auch am Absterben sein.

---

[6] Eine Metapher aus *Momo* von EDGAR ENDE.

Liebe

„Die bleibt nicht aus! – er stürzt vom Himmel nieder,
Wohin er sich aus alter Oede schwang,
Er schwebt heran auf luftigem Gefieder
Um Stirn und Brust den Frühlingstag entlang,
Scheint jetzt zu fliehn, vom Fliehen kehrt er wieder,
Da wird ein Wohl im Weh, So süß und bang.
Gar manches Herz verschwebt im Allgemeinen,
Doch widmet sich das edelste dem Einen."

JOHANN WOLFGANG VON GOETHE
(Urworte Orphisch)

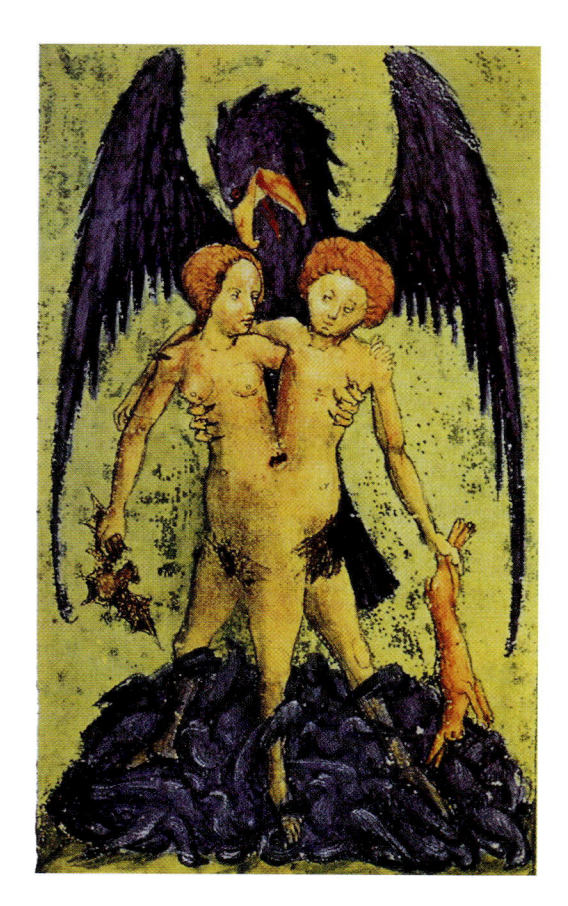

Die Geburt des Eros

Die ältesten Mythen belegen, Gott EROS wäre aus dem Weltei entschlüpft und somit der erste der Götter überhaupt gewesen.
Wenn wir Eros als die schöpferische Urkraft verstehen, so ist das eine wunderbare Metapher, wie sie typisch ist für das bildhafte Denken - nicht nur der Griechen, sondern - aller Urvölker von den australischen Aboriginis bis zu den Mayakulturen.

Diese Legenden besagen, Eros sei so alt wie die Erde selbst und habe weder Vater noch Mutter, außer EILEITHYIA, der Göttin der Geburt.
An anderer Stelle heißt es, EROS sei der Sohn von APHRODITE und dem Kriegsgott ARES (dem römischen MARS), welcher zu Kriegszeiten die Begierden der Frauen der Krieger anschürte. Auch der geflügelte Götterbote HERMES wird als Vater genannt.
Daß manche Versionen auch Aphrodite als seine Mutter ansehen und Göttervater ZEUS als den Vater, mag ein Hinweis sein, daß wildbewegte Leidenschaft selbt vor inzestuösen Beziehungen nicht haltmacht.
Der einfache Mann stellte sich EROS als wilden Knaben vor, der vom Kriegsgott ARES mit APHRODITE gezeugt war und versehen mit goldenen Flügeln, wahllos seine brennenden Pfeile verschoß und damit die Herzen in Brand steckte.
Deshalb bürgerte sich bei den Griechen unter anderem auch die Sichtweise ein, daß Eros der boshafte Gott wild entflammter und ungezähmter Leidenschaft sei, der die Gemüter erhitzt und Vergnügen daran habe, mit seinem störenden Einfluß die Gesellschaft durcheinanderzubringen.

Für unsere Belange, greife ich gerne zurück auf die Urversion und verstehe Eros als schöpferische Trieb- und Bildekraft, die weit über bloße Leidenschaft hinausgeht. Wenn also Gott Eros mit seiner Fackel in höhere Regionen hineinleuchtet, dann weckt er dadurch nicht niedere Begierden, sondern entwirft sowohl den Bildekräfteleib der Welt der Erscheinungen, wie er auch in der menschlichen Seele das Feuer der Begeisterung für eine Sache entflammt.

DIE GEBURT DES EROS

Werfen wir einen Blick auf die Betrachtungsweise der Alchemie zum Thema Eros. Diese bezieht ihre Informationen aus dem Wissen um die ehernen kosmischen Gesetze der sogenannten 7 hermetischen Prinzipien.[7] Das sechste dieser Prinzipien besagt, daß allen voneinander getrennten Erscheinungen auch Geschlecht innewohnt, das heißt, der Drang, wieder zu einer Einheit zusammenzuwachsen:

„Geschlecht ist in allem, alles hat männliche und weibliche Prinzipien. Geschlecht offenbart sich auf allen Ebenen."

Als der Mensch sich von der ehemals bestehenden Einheit der Naturreiche löste, symbolisch also „vom Baum der Erkenntnis" aß, wurde ihm die Trennung schmerzlich bewußt und erzeugte eine Sehnsucht nach Rückkehr ins Paradies durch den Akt der Verschmelzung mit dem verlorenen Urgrund. In der Kraft dieses Verlangens liegt der Eros beschlossen. Die Alchemie nennt das die „Chymische Hochzeit", die Vermählung von Sonne und Mond, von König und Königin, von Mann und Frau, aus der heraus das Neue geboren wird. Dieses Neue ist der göttliche „Hermaphrodit", gebildet aus den Prinzipien von HERMES (Wissen) und APHRODITE (Liebe). Er trägt also wiederum beide Pole in sich, den männlichen und weiblichen.
Aus dieser Verbindung von Wissen und Liebe erwächst die Fähigkeit, den Drachen zu besiegen, welcher einerseits das Eingebundensein des Geistes in die Materie verkörpert und andererseits ein Symbol für die Lebensenergie darstellt. Deshalb darf man ihn nur besiegen, nicht aber töten. Auf vielen Bildern, welche den Hl. Georg, darstellen, wird dieser gezeigt, wie er den Drachen tötet. Das ist eigentlich falsch, denn dadurch würde er genau dessen verlustig gehen, was er unbedingt zu seiner Erleuchtung und chymischen Hochzeit benötigt: des Antriebs der Lebenskraft. Wer den Drachen in sich tötet, bringt sich gleichsam selbst um. Wer das Feuer der Lebensenergie in sich zum Erliegen bringt, stirbt ab, bekommt Krebs, AIDS oder wie immer man das nennen will, wenn die körpereigene Abwehr gegenüber Fremdeinflüssen total zum Erliegen kommt. Das

---

[7] Näheres siehe: RABA: *Homöopathie - Das kosmsiche Heilgesetz* sowie HELMRICH, HERMANN E.: *Kybalion* (vergl. Bibliographie, unter Philosophie).

Ersteigen der Jakobsleiter bis hin zur Erleuchtung, führt durch die Dunkelheit der eigenen Seele und die Erkenntnis und Verwirklichung des latent angelegten, gegengeschlechtlichen Pols.

Dieser Prozeß vollzieht sich in drei Schritten: Erstens in einer feinsäuberlichen Trennung und Betrachtung der eigenen Wesensglieder, also einer Analyse des gegenwärtigen Zustands.
Zweitens, in einer Reinigung von erkannten Unsauberkeiten im Denken und Handeln, welche Trägheit und Halbherzigkeit erzeugen. Sodann in einer Läuterung dieser inneren Haltungen im Fegefeuer des Willens und der Begeisterung.
Drittens, durch die Wiedervereinigung der nunmehr geläuterten Bestandteile zu einer neuen, liebesfähigeren Einheit. Die Antriebskraft für diesen Prozeß ist der Eros. Auf unserer vorangegangenen Abbildung ist er dargestellt durch den Adler, eine Allegorie auf die der Energie innewohnende Weisheit. Ebenso könnten wir den geheimnisvollen Vogel Phoenix in ihm sehen, der nach zahlreichen Selbstverbrennungen im Fegefeuer der Verwandlung immer wieder geläutert und verjüngt aus seiner eigenen Asche emporsteigt. Hier führt er symbolisch das Geschlecht der beiden Menschenkinder durch seine Umarmung zusammen. Auf anderen, ähnlichen Bildern zeigt sich das Prinzip der Lebenskraft auch als Drache oder in Form zweier Schlangen.
Die Verkörperung des männlichen Teils hält einen Hasen in der Hand, als Symbol für den Tag und die Wendigkeit des Geistes, wohingegen die Frau eine Fledermaus gefaßt hat, als Hinweis auf die nächtlich intuitiven Kräfte des Unterbewußtseins. Zu Füßen der beiden nähren sich die Raben, von den bei diesem Prozeß des geistigen Erwachens abfallenden Schlacken.
Aus allem Gesagten geht immer deutlicher hervor, daß der so verstandene *eros* nichts anderes sein kann, als die universelle Antriebskraft des Kosmos, also die Lebensenergie selbst, welche HAHNEMANN *dynamis* nannte; jene Kraft also, die auf vielfältige Weise alles bewegt, von der uns umgebenden Luft bis zu unseren Gefühlen. In ihrem sehr subtil und durchdacht aufgebauten Werk über den *eros* äußert sich ANNI BERNER-HÜRBIN folgendermaßen hierzu:

DIE GEBURT DES EROS

„Eros ist noch zur Zeit Platons die alles umfassende und alles durchfließende Energie, die kosmische Energie und gleichzeitig auch die zwischenmenschliche Energie. Das Fließen des Eros ist die Voraussetzung jeder zwischenmenschlichen positiven Beziehung schlechthin. Eros wurde erfahren als dynamisches, sehnsuchtsvolles Strömen zwischen den Menschen, in der Natur, im Kosmos: Eros ist die alles verbindende Lebenskraft."

Damit sind wir bei der „leidenden Lebenskraft als Ursache der Erkrankung", wie das SAMUEL HAHNEMANN so schön formulierte. Wir könnten genausogut sagen beim „leidenden Eros." Wann aber leidet der Eros? Wenn wir aus Angst vor der Unsicherheit des Lebens das in uns angelegte Potential nicht bestmöglich verwirklichen, uns zurückhalten, unterdrücken lassen, halbherzige Zugeständnisse machen, schlechte Kompromisse schließen.
Dann erschlafft der Eros in uns, die Energien laufen aus, eine Depression stellt sich ein. Der gekränkte Eros leidet an unserer Feigheit, uns den Herausforderungen des Lebens mit größtmöglichem Mut ebenso wie mit Demut zu nähern, um an jeder Begegnung ein Stück zu wachsen.
Deshalb sagt der Meister sinnbildhafter Kurzprosa, KAHLIL GIBRAN:

„Doch suchest du in deiner Angst nur der Liebe Ruh' und der Liebe Lust,
Dann tätest du besser, deine Nacktheit zu verhüllen und der Liebe Tenne zu entfliehn,
In die schale Welt, wo du wirst lachen, doch nicht dein ganzes Lachen, und weinen, doch nicht all deine Tränen."

Auf Dauer jedoch läßt sich der Eros nicht unterdrücken und nichts ist so gut geeignet, ihn wieder zum Strömen zu veranlassen und alte Barrieren zu durchbrechen, wie die homöopathische Heilkunst. Homöopathie macht ehrlich. Sie weckt die Ehrlichkeit, sich selbst auf eine neue Art und Weise ins Gesicht zu sehen und auch die Masken gegenüber dem Nächsten fallen zu lassen, sein „wahres Gesicht" zu zeigen, sich wieder ursprünglich zu bewegen. *Dynamis* ist reine Bewegung, ohne Masse, ein Wirbel an Energie.

EROS UND HOMÖOPATHIE

Im Jahr 1867 fand der geniale Physiker WILLIAM THOMSON, der als Lord KELVIN in die Geschichte einging, heraus, daß es ein Grundprinzip der Energie ist, sich in Form von Wirbeln zu bewegen. Diese Erkenntnis brachte ihn schließlich dazu, seine Lehre vom „Wirbel-Atom" zu formulieren.
Heute weiß der Eingeweihte, daß sich Lebensenergie entsprechend dem 2. hermetischen Prinzip „Wie oben - so unten", durch alle Ebenen der Erscheinungswelt generell in Wirbeln bewegt. Das gilt für eine Galaxie, - einen Spiralnebel im Makrokosmos - genau so, wie für den Cyclon oder Wirbelsturm, bis hin zum Wirbel eines sich ausrollenden Farnkrauts, der Wirbelenergie, welche ein Schneckenhaus oder eine Fingerbeere gestaltet oder der Wirbelbewegung kleinster biologischer Entitäten, den Bionen des WILHELM REICH.

Wir dürfen wohl mit Recht annehmen, daß VAN GOGH die wildbewegten, atmosphärischen Wirbel, die seinen Gemälden ihre unverkennbare Signatur verleihen, in der Tat gesehen hat. Ebenso wie die Azteken und andere Urvölker einen noch unmittelbaren Bezug hatten zu den Bewegungsabläufen der Lebensenergie im eigenen Körper. Wie anders wäre es zu erklären, daß wir sowohl auf jenen geheimnisvollen in den Fels gemeißelten Gesichtern wie auf den bemalten Wangen der Indios den wirbelförmigen Energieverlauf beobachten können.

Wer bewußt Energie auf einen anderen Menschen übertragen will, bedient sich dabei oft einer rotierenden Handbewegung und von dem indischen Avatar SAI BABA erzählt man sich, er würde mit einer Hand kreisförmige Bewegungen über der gegenüberliegenden Handfläche ausführen, woraufhin sich, gepaart mit seiner intensiven Vorstellungskraft, aus dem Urstoff Dinge auf seiner Hand in greifbare Gestalt hinein ausbilden. Einer meiner Freunde, der solch einem Manifestationsprozeß beiwohnte, bei dem ein Ring sich materialisierte, berichtete, daß dabei die Luft regelrecht in wabernde Bewegung geraten sei, ähnlich jenem Phänomen, das wir über einer heißen Asphaltdecke oder in der Wüste beobachten können.

So dürfen wir den Eros auch als die bewegende Kraft der morphogenetischen Felder[8] von RUPERT SHELDRAKE erkennen.
Dies alles sind Ausdrucksformen des in ständigem Fluß befindlichen Eros. Je mehr wir uns in seine natürlichen Fließbewegungen einfühlen können, umso lebendiger werden wir.
In Platons *Gastmahl* wird mit dieser Kraft gearbeitet, denn Platon erkennt wie viele Meister vor ihm, den Eros als Eintrittspforte zur Spiritualität. Wie Anni Berner-Hürbin zwingend nachweist, ist das ganze *Symposion*[9] nichts anderes, als ein Ritual zur Feier und Verherrlichung des Eros:

„Darin liegen wohl Geheimnis und Sehnsucht der Eros-Rituale: Sie sollen das gegenseitige Fusionieren der subtilen Energiekörper ermöglichen, das Sich-Rühren und Berühren von Seelen bis zum höchsten Zustand von Ganzheit und Einssein."

Die festgelegte Reihenfolge der Reden der einzelnen Teilnehmer, führt schließlich in immer höhere Schwingkreise verfeinerter Energien. Diese entrollen sich spiralförmig, gleich einer sich aufringelnden Schlange und artikulieren sich in diesem Fall durch den freien Fluß der Sprache. Vor allem in der dritten Rede wird vom Eros als der *dynamis* - der „Lebenskraft" gesprochen.

Bei den Indern heißt die erotische Energie *kundalini*[10] - die „Schlangenkraft". Sie ruht, - wie inzwischen fast jeder weiß, der sich mit diesen Dingen beschäftigt, - am unteren Ende der Wirbelsäule und erhebt sich von dort durch zwei feinstoffliche Kanäle im Inneren des Rückenmarks, den sogenannten *nadis*, bis ins Gehirn. An 7 Kreuzungspunkten, den *chakras*, vereinigen sich die solaren (erwärmenden) und lunaren (kühlenden) Energieströme und beginnen - je nach dem Gesundheitszustand des Individuums und seinen eventuell vorhandenen psychogenen Blockaden - mehr oder weniger stark zu rotieren.

---

[8] „Gestaltbildende energetisch-informative Felder" von griech.: *morphe* = „Gestalt" und *genesis* = „Werden, Vergehen".
[9] Eigentlich „Trinkgelage", aus griech.: *syn* = „zusammen mit" und *pinein* = „trinken". Der dionysische Zweck solcher Trinkgelage bestand darin, den ursprünglichen, inneren Gott zu erwecken. Der Genuß des Weines unterstützte das Bemühen, um eine harmonische Verschmelzung der Kräfte von Intellekt und Gefühl.
[10] von Sanskrit: *kundala* = „zusammenrollen".

EROS UND HOMÖOPATHIE

Auf der Stärke dieser kreisenden Energiefelder beruht, was man die „Ausstrahlung" - das *Charisma*[11] eines Menschen nennt.
Ein anderes Symbol für die sich erhebende Schlangenkraft, ist die Lotusblume, die auf einem langen, schlanken Stengel aus dem Morast eines Gewässers zum Licht hinaufwächst, um dort in schönster Pracht zu erblühen.

Auch in der Komposition von Musik tun sich die Regungen des Eros kund, jeweils gefärbt durch das individuelle Naturell des Komponisten. Die gestaltende Kraft ist dabei immer die gleiche. Jedoch hängt die Möglichkeit, von einem Musikstück mehr oder weniger tief „ergriffen" zu werden, ab, von der Höhe des Bewußtseins dessen, der die Musik aus dem universellen Klangstrom zu sich herabzieht und durch sein Temperament offenbart.
So ist denn auch „die Musik ihrerseits die Kenntnis von den 'Eros'-Regungen im Gebiete der Harmonie und des Rhythmus."

Untrennbar verbunden mit dem Eros ist DIONYSOS, der griechische Gott des Weines und der Lebensfreude, der Sohn des Gottvaters ZEUS und der sterblichen SEMELE, welche nicht ahnte, welch göttliche Frucht sie in ihrem Leibe trug. Als sie - auf den Rat der eifersüchtigen Hera hin - Zeus bat, sich zu erkennen zu geben, erschien ihr dieser als Donner und Blitz und sie verging vor seinen Augen. HERMES aber eilte herzu, rettete das 6-Monatskind bevor auch dieses verzehrt worden wäre und nähte es in den Schenkel des Zeus ein, damit es dort weitere drei Monate ausreifen konnte. So ist also sein Name Dionysos gleichbedeutend mit „Der zweimal Geborene" oder „Das Kind der doppelten Tür."

So wurde Dionysos zu einer Verkörperung des Eros, - der unverwüstlichen, sich stets erneuernden Lebensenergie einerseits und einem Sinnbild für die Verwandlung durch Tod andererseits. Er ist kein Gott, der Frauen verführt, wie Zeus das immer wieder tut. Er ist vielmehr ein Gott, der Frauen beglückt.

---

[11] griech.: *charisma* = „Gnadengeschenk, Gunst, Berufung".

DIE GEBURT DES EROS

Lassen wir diesbzüglich kurz FRIEDRICH DAMASKOW zu Wort kommen, dessen klar aufgebautes Buch über die sexualpathologischen Neurosen, mit dem Titel *Verbotene Früchte,* aus dem Jahre 1966, heute sicher kaum noch jemandem zur Verfügung steht:

„Zum Dionysoskult gehörte der Phallus. Bei den Dionysosfesten wurde ein Riesenphallus aus Holz herumgetragen, und im Palast von Knossos auf Kreta fand man eine ganze Sammlung von Phallen und Votivgaben. Das waren Fruchtbarkeitssymbole. Aber der Phallus oder Priap, als Wort aus der kretischen Sprache stammend, bedeutet im Dionysoskult nicht den Kindersegen, sondern die sich ständig erneuernde Lebenskraft. Wenn die Frau spürt, daß das Kind sich in ihr regt, so wäre dies ein dionysisches Erlebnis. Im griechischen Dionysoskult schwärmten die Frauen im Januar auf den schneebedeckten Parnaß, wo sie in Ekstase gerieten und Schlangen und junge Tiere zerrissen.[12] Dionysos wurde erweckt. Dieses Zerreißen und Zerstückeln, wie wir es auf antiken Vasenbildern als Darstellung der Mänaden- oder Bacchantinnenzüge sehen können, sollte die Unsterblichkeit der Natur, die Dionysos verkörperte, beweisen. Es sollte zeigen, daß der Tod des Einzelnen umsonst ist, denn es stirbt nie das Ganze. Das Blut, das auf den Weinstock floß, und die Asche der Tieropfer, die ihn düngt, bringen wieder das neue Leben der Traube hervor. Der Wein gehörte auch zu Dionysos, aber nicht als Rauschmittel, sondern als Symbol der Unzerstörbarkeit des Lebens, so wie die Traube zertreten wird, in Gärung gerät und zum belebenden Wein wird. Bei der Zerreißung der Tiere bewahrten die Frauen den Phallus in einem Korb auf, der am deutlichsten die Unzerstörbarkeit des Lebens ausdrückt. Die Frauen tanzten bei der Dionysosfeier in einer Raserei den Parnaß hinauf, während die Natur im Schnee lag. Es ist also das Bild der höchsten Lebenssteigerung und des Todesschlafes der Natur. Was mit der Raserei der Bacchantinnen bezweckt wird, ist das Wiedererwecken der schlafenden Natur, das Wiedererwecken des Männlichen als Symbol des Belebenden der schlafenden Weiblichkeit der Natur. Aber dieses Mänadenhafte oder Bacchantische im Dionysoskult der Frauen trägt nicht die Züge sexueller Ausschweifungen."[13]

Zur Zeit von Platon gab es sowohl die Erkenntnis, wie auch die lebendige Erfahrung der einheitlichen Wurzel von Erotik und Spiritualität. Nachdem der ehemals göttliche „allumfassende" PAN

---

[12] Anm.: Die Frauen gerieten, wie man vermutet durch den Genuß heiliger Pilze in diese Ekstase. Es wird angenommen, daß es sich dabei um Fliegenpilze gehandelt hat. Das darin enthaltene Muskarin wirkt ja, wie wir aus den Prüfungen von **Agaricus-muscarius** wissen, dahin, die Kräfte für eine beschränkte Zeit enorm zu steigern und die Probanden in die hier beschriebenen Zustände von Raserei zu versetzen.

[13] DAMASKOW, FRIEDRICH: *Verbotene Früchte* S. 143.

zum Teufel umgedeutet worden war, kam es zur Entzweiung des Eros in Sexus („Geschlecht") und Spiritus („Atem, Hauch, Geist"). Es ist bezeichnend, daß die Griechen kein Wort für Sex hatten, wie wir es kennen. „Reinen" Sex gab es nicht. Es war alles *eros*. Eine Spielart desselben bildete *philia* - die „Liebe". *Agape* schließlich war der Ausdruck für die göttliche „Nächstenliebe", welche ein „Liebesmahl", eine „Speisung der Armen" mit einschloß.

Durch die Reduzierung des geschlechtlichen Verlangens auf die reine Triebkraft ohne gleichzeitigeVerehrung der Lebensenergie und des durch sie ausgedrückten Numinosen, gelangte SIGMUND FREUD schließlich zu dem Ausdruck *libido*[14] und machte dadurch die Abspaltung vollkommen. Ohne eine Ahnung von den feinstofflichen Transformationszentren des menschlichen Energiekörpers und der Chakren zu haben, war es ihm unmöglich, die zärtlichen, sehnsüchtigen, sinnlichen und gewalttätigen Qualitäten der Libido unter einen Hut zu bringen.
Sein nach Ganzheit und Würdigung seelischer Qualitäten strebender Schüler CARL GUSTV JUNG trennte sich daraufhin von Freud, da solche Ansichten nicht in seine Denkmuster passen konnten.

All diese auf engstem Raum zusammengefaßten Einblicke lassen also immer aufs neue erkennen, daß der Eros die von Anbeginn waltende Urenergie ist, wie sie sich in der Schöpfungsspirale offenbart.
Somit wären wir wieder beim Ausgangspunkt unserer Betrachtungen angelangt, an dem die alten Mythen Eros zum ältesten aus dem Weltei entschlüpften Gott erklären.

---

[14] Lat.: *libido* = „Lust, Verlangen, Begierde".

DIE GEBURT DES EROS

*"Gib dich deiner Frau hin
und sie wird göttlich.
Gib dich deinem Mann hin
und er wird göttlich.
Die Göttlichkeit aller Dinge
wird durch die Hingabe offenbart.
Gib dich einem Stein hin
und der Stein ist kein Stein mehr
sondern ein Monument mit einer Seele,
etwas Lebendiges."*

Osho

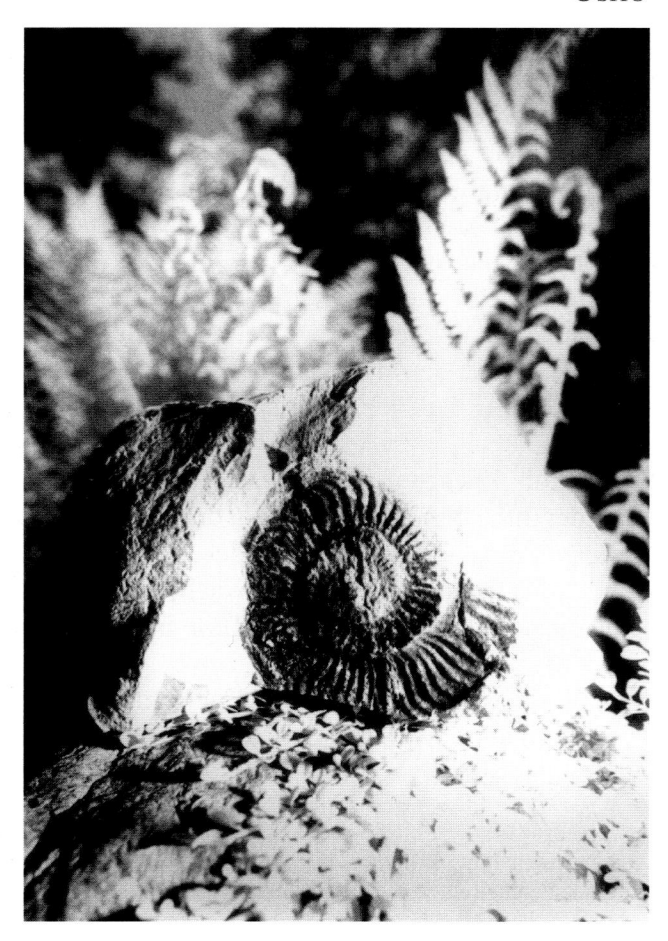

Panta rhei - alles fließt

Dieser Kosmos ist so konstruiert, daß durch den Antrieb des Eros „not-wendiger-weise" alles fließt, - das berühmte *panta rhei* des HERAKLIT.[15] Andernfalls fiele die Welt in Erstarrung. Davon ist der Mensch nicht ausgeschlossen. Wenn wir aber solchermaßen erstarren, schließen wir uns gleichzeitig ab vom Energiefluß. Die Entscheidung für oder gegen das Absterben fällt tief in unserem Inneren. Sie ist uns oft nicht oder kaum bewußt. Sie wird vom Ego gefällt, welches berechtigterweise ein großes Interesse daran hat, unerkannt zu bleiben. Deshalb das oft zitierte Wort vom Loslassen.

Nun kann man aber nur der etwas loslassen, der es erst einmal besessen oder schon genossen hatte. Andernfalls bleibt die Energie in einen Wunsch geballt, bestehen. Darum ist es durchaus legitim, den Weg der Wunscherfüllung zu gehen. Im indischen Konarak wie auch in anderen indischen Tempelzentren, stehen Pagoden, die über und über bedeckt sind mit Reliefs von Paaren beim Liebesspiel in den ausgefallensten Stellungen. Der Eleve des Tantra sollte meditierend davor sitzen, bis alle Begierden von ihm abgefallen waren. Er war auch durchaus aufgerufen, dieselben auszuleben. Erst danach war er nämlich bereit, den Tempel zu betreten, in dem ihn schöpferische Leere empfing, aus der allein das Neue erschaffen werden kann.

Wenn nun Energien in unwürdiger Weise verschleudert werden, oder der natürliche Energiefluß durch psychische oder physische Verletzungen stark gehemmt oder blockiert wird, macht sich das früher oder später in einer Schwächung oder Schädigung des Gesamtorganismus oder einzelner Teile bemerkbar.

Das Wort „Fall" hat übrigens eine viel tiefere Bedeutung als wir gemeinhin annehmen. Es darf ruhig in seinem ursprünglichen Sinn,

---

[15] Der altgriechische Philosoph HERAKLIT (um 500 v.Chr) in Ephesos lebend, erschaute einen hinter allem Seienden waltenden *logos* (Sinn, Weltgrund), der die Welt der Erscheinungen lenkt und in den alles Erschaffene in ewigem Werden und Wandel zurückkehrt. Indem die Menschen ihm folgen, werden sie weise.

nämlich als ein Sturz aus der Höhe größerer Bewußtheit und Lebensfreude verstanden werden. Wir sprechen deshalb nicht zufällig von einem „Fall", wenn wir die Krankengeschichte eines Patienten meinen. Und das Wort *Anamnese,* das heute für eben jene Aufnahme der Krankengeschichte durch den behandelnden Arzt steht, bedeutet genau übersetzt: „die Erinnerung der Seele an ihre vorgeburtlichen Ideen".[16] Welcher Therapeut aber, so frage ich, besitzt heute überhaupt noch das Wissen darum und gar das Rüstzeug, um diesem hohen Anspruch an Einsicht und therapeutischem Vermögen zu entsprechen?

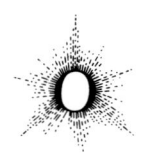

---

[16] von griech.: *ana* = „ zurück zu" und *mneme, mnestis*= „Erinnerung, Gedächtnis (Knaurs etymologisches Wörterbuch).

*„Eine gerade Linie
büßt ihre Geradheit nicht ein,
weil sie die Richtung ändert."*

JEAN COCTEAU

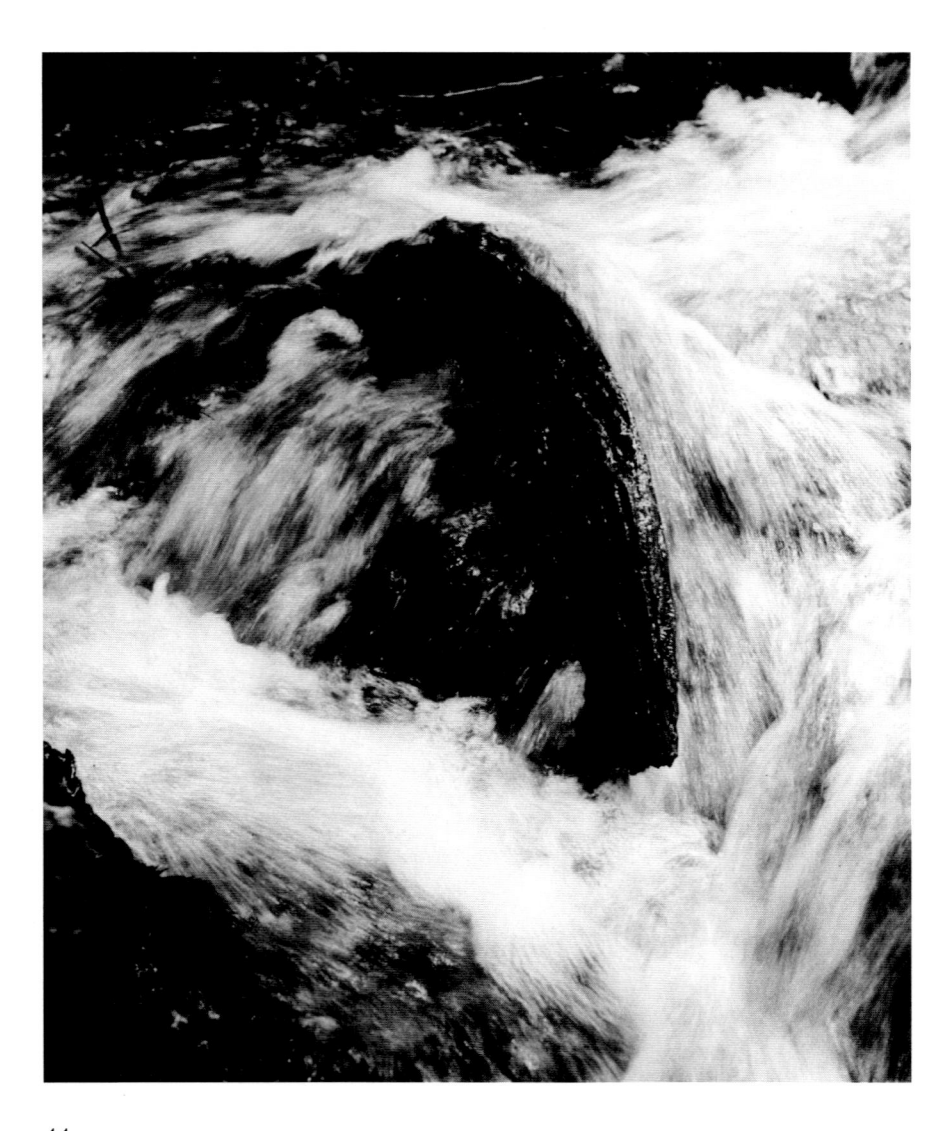

Die leidende Lebenskraft

Wie wir schon gehört haben, versteht Hahnemann Erkrankung als eine Folge der „leidenden Lebenskraft" und nicht als Auswirkung eines Angriffs von Viren und Bakterien, wie das übrigens vor ihm auch schon der griechische Arzt des Altertums HIPPOKRATES und nach ihm im Mittelalter PARACELSUS gewußt hatten.

HIPPOKRATES sprach von der *dyskrasis* - der „Säfteentmischung" und meinte damit das durcheinandergeratene Gleichgewicht unserer Körperchemie und des Blutes. Wodurch aus dem Lot gefallen? Eben durch jene bereits angesprochenen „Seelengifte", welche entstehen durch unsere Begierden und unkontrollierten Emotionen wie Ärger, Wut, Haß, Neid, Geiz und andere überschießende Affekte. Wenn dadurch das Gleichgewicht erst einmal gestört ist, haben eben auch bestimmte Kleinstlebewesen ein leichtes Spiel, weil sie sich auf dem Sumpf eines geschwächten Terrains wohl fühlen. So gilt es also, die Sümpfe trockenzulegen und nicht die Viren und Bakterien zu killen. Die werden durch derlei chemische Keulen nur resistenter. Von einem sanierten Boden hingegen verschwinden sie von selbst.

Bereits um die Jahrhundertwende schrieb EMIL VON BEHRING, - der spätere Begründer der Behringwerke in Marburg - an PAUL EHRLICH den Erfinder des *Salvarsan*[17] :

„Du kennst meine Überzeugung, daß die Beschaffenheit unseres Blutes entscheidet, ob wir gegen Seuchen widerstandsfähig sind. Im Blute sind Zauberkräfte wirksam. Ich vermisse unsere Diskussionen darüber."

HAHNEMANN bezeichnete die hippokratische Säfteentmischung als *psora*[18] und verstand darunter den Abfall von der ursprünglichen

---

[17] Ein organisches Arsenpräparat mit dem zu dieser Zeit die Syphilis bekämpft wurde. EHRLICH folgte dabei einer richtigen , weil von der Idee her homöopathischen Denkschiene. Nur wäre das Mittel in verdünnter und potenzierter Form weniger giftig, dabei aber sicher nicht weniger wirksam gewesen. Hier zeigt sich wieder einmal der mangelnde Informationsaustausch zwischen den beiden Wissenschaftsrichtungen Homöopathie und Allopathie.

[18] griech.: *psora* = „Krätze, Räude".

und paradiesischen Einheit des Denkens, Fühlens und Handelns. Einzelheiten hierüber entnehme der Leser meinem Buch *Homöopathie - das Kosmsiche Heilgesetz*. Die Essenz dieser Betrachtungen ist jedenfalls, daß unsere Leiden und Erkrankungen primär auf endogenen Ursachen beruhen, also durch unser Denken, Fühlen und Handeln erzeugt werden. Erst in zweiter Linie kommen Viren und Bakterien, also exogene Einwirkungen zum Zuge.

Noch auf dem Totenbett soll PAUL EHRLICH gesagt haben:
„Der Mensch wird keinen endgültigen Sieg über die Leiden des Körpers davontragen, wenn er nicht endlich lernt, die Leiden der Seele zu besiegen. Sie sind nicht voneinander zu trennen, die Leiden des Körpers und die Leiden unserer Seele."

Wir selbst sind also der Informant unserer Gene. Die Gene an sich sind lediglich Informationsträger. Auch Genmanipulation wird an unserem Gesundheitszustand nicht viel ändern, wenn sich das Bewußtsein eines Patienten nicht in der Weise verwandelt, daß seine Symptome überflüssig werden. Die Folgen der genetischen Klempner- und Flickarbeit im Mikrobereich sind nicht abzusehen. Die Verantwortung tragen die Initiatoren und nicht zuletzt die Politiker.

Homöopathie ist ein sanfteres Messer. Sie greift mit ihren auf feinstofflicher und nichtstofflicher Ebene schwingenden Informationsmustern direkt am gestörten Bewußtsein an und bewirkt dadurch die Wiederherstellung harmonischer Verhältnisse und die Wiederaufrichtung der Lebenskraft im gesamten Organismus. Wenn durch freieren Energiefluß größeres Wohlbefinden entsteht, werden auch unsere sexuellen Energien wachsen und Erotik im Sinn von schöpferischer Trieb- und Schaffenskraft frei werden.

Das kommende Jahrtausend wird ein Zeitalter der Energie und Information sein. Nur durch Förderung des freien Flusses sauberer Energien und eine liebevolle Kommunikation untereinander werden die Menschen auf dieser Erde überleben können. Das gilt für den Austausch zwischen Einzelnen genauso wie innerhalb der wirtschaftlichen und technischen Entwicklung, welche beide der ethischen davongelaufen sind.

DIE LEIDENDE LEBENSKRAFT

JAMES REDFIELD hat in seinem Buch *Die Prophezeihungen von Celestine* sehr schön dargelegt, daß wir und warum wir uns nicht auf eine höhere Stufe des Daseins erheben können, solange es nicht gelingt, liebevoller in die uns umgebende Welt einzutauchen. Das beginnt bei der Zuwendung zu einer Blume oder einem Baum und geht noch weit über unser jeweiliges menschliches Gegenüber hinaus. Es geht also - wenn wir einen evolutionären Quantensprung machen wollen - nicht um „Aus-einander-Setzung" mit unserem Umfeld, sondern um „Ein-Fühlung" in die uns umgebenden Phänomene und Wesenheiten.

Zu Beginn eines Verliebtseins versorgt jeder den anderen unbewußt mit Energie. Sobald sich jedoch - hierdurch bedingt - eine Erwartenshaltung einstellt, schneiden wir uns automatisch von der kosmischen Energiezufuhr ab. Die Beziehung zu unserem Gegenüber verkommt und endet in dem alten Machtkampf. Die Unfähigkeit, die bereits angelegte, gegengeschlechtliche Seite in sich selbst zu verwirklichen, erschafft Abhängigkeiten im Außen. Ein guter Satz, um unbeeindruckt von körperlichen Reizen eines Vertreters des jeweil anderen Geschlechts zu bleiben und solch symbiotische Verstrickungen gar nicht erst aufkommen zu lassen ist: „Was auf mich wirkt, ist in mir."

Wie Redfield aufzeigt, ist es anzuraten, eine Klärung der eigenen persönlichen Vergangenheit vorzunehmen, um zu erkennen, zu welchem Typus Mensch man gehört. Das ist sicher sinnvoll, jedoch gelangt er dabei zu einer recht verallgemeinernden Form der Klassifizierung, indem er die Vielfalt seelischer Strukturmöglichkeiten einfach auf 4 Grundtypen des Verhaltens reduziert. Für Redfield gibt es nämlich lediglich einen „Unnahbaren", einen „Vernehmungsbeamten", einen „Einschüchterer" und ein „Armes Ich". Wäre die Sache wirklich so einfach, dann kämen wir in der Homöopathie mit 4 Arzneien aus, welche auf diese groben Raster passen. Dem entspräche dann für den Unnahbaren in etwa **Sepia** - der *Tintenfisch*, für den Vernehmungsbeamten, **Lycopodium** - der *Bärlapp,* für den Einschüchterer, **Nux-vomica** - die *Brechnuß* und für das Arme Ich, **Pulsatilla** - die *Küchenschelle.* Heilige Einfalt!

EROS UND HOMÖOPATHIE

Was den persönlichen Bedarf an Lebensenergie angeht, so könnte jeder genügend davon bekommen, denn es ist genug vorhanden. Wir brauchen keinen Energie-Vampyrismus, denn wir schwimmen in einem Meer von Energie. Die entscheidende Frage ist nicht, ob diese ausreicht, sondern vielmehr jene: Wieviel Energie erlaube ich mir zuzulassen? Wieviel davon hält mein System aus?
Nun ist das offensichtlich von einem innerseelischen kybernetischen Mechanismus so geregelt, daß wir entsprechend dem Stand unseres Bewußtseins einerseits und dem Vermögen unserer Körperzellen andererseits mit dieser Lebensessenz versorgt werden, ohne dabei auszubrennen. Das ist übrigens wörtlich zu verstehen, denn Selbstentzündungen, bei denen in wenigen Sekunden ein Mensch bis auf ein Häuflein Asche verbrennt, kommen hin und wieder vor und sind gut dokumentiert.

Mit der Liebe ist es nicht viel anders. Nicht wer liebt mich, oder wieviel Liebe bekomme ich, ist dabei die Frage, sondern eher: Wieviel an Liebesfähigkeit kann ich in mir selbst erwecken. Wer die sogenannten 7 Todsünden in sich besiegt, von denen später die Rede sein wird, der klärt sein gesamtes psychisches und physisches System. Logischerweise erhöht sich in dem Maße der Zufluß an kosmischer Liebe, weil solch ein Mensch sich seinem göttlichen Ebenbild immer mehr annähert. Wir erkennen: Liebe und Energie sind letztlich dasselbe. Erlauben wir also der Energie ihre Arbeit zu tun, blockieren wir sie möglichst nicht und treten wir sozusagen geistig beiseite! Es verhält sich dabei in etwa so, wie bei der wahren Geschichte, in welcher ein Flugschüler vor dem ersten Alleinflug noch eine letzte Frage an seinen Lehrer richtete. Er fragte: „Was ist das Allerwichtigste, wenn ich mich jetzt zum ersten Mal allein da hinaufwage?" Die Antwort des Fluglehrers war ebenso heiter wie tiefsinnig. Er sagte: „Stören Sie das Flugzeug nicht!"

Nähern wir uns nun dem, was Homöopathie ist, was sie kann und wie sie wirkt, so geht das sinnbildlich sehr schön aus einer Passage des GOETHE'schen *Faust* hervor, in der MEPHISTO anläßlich eines Festes bei Hof einige Exempel seiner Heilkünste statuiert.

DIE LEIDENDE LEBENSKRAFT

Goethe, der ja ein Zeitgenosse Samuel Hahnemanns war, kannte sich aus mit dem Prinzip der heilenden Ähnlichkeit. Die nun gleich folgenden „psycho-homöopathischen Handlungen und Sentenzen" en miniature schrieb er dem Mephistopheles auf den Leib, wohl wissend, daß es nur der Fußtritt des - modifizierten und verfeinerten - Bösen ist, welcher die eigene dunkle Seite zu kurieren imstande ist. Deshalb wird dabei auch ein Gemisch aus Froschlaich und Krötenzungen verwendet, im (weiblichen) Mondlicht destilliert und verfeinert, um dann - Ähnliches dem Ähnlichen - der sommersprossigen Haut einer Hofdame angeboten zu werden. Hier also diese heiter-besinnliche Stelle aus der Tragödie zweiter Teil:

Blondine (zu Mephistopheles)
Ein Wort, mein Herr! Ihr seht ein klar Gesicht,
Jedoch so ist's im leidigen Sommer nicht!
Da sprossen hundert bräunlich rothe Flecken,
Die zum Verdruß die weiße Haut bedecken.
Ein Mittel!

Mephistopheles
Schade! so ein leuchtend Schätzchen,
Im Mai getupft wie eure Pantherkätzchen.
Nehmt Froschlaich, Krötenzungen, cohobirt,
Im vollsten Mondlicht sorglich destillirt,
Und wenn er abnimmt, reinlich aufgestrichen,
Der Frühling kommt, die Tupfen sind entwichen

Braune
Die Menge drängt heran euch zu umschranzen,
Ich bitt' um Mittel! Ein erfrorner Fuß
Verhindert mich am Wandeln wie am Tanzen;
Selbst ungeschickt beweg' ich mich zum Gruß-

Mephistopheles
Erlaubet einen Tritt von meinem Fuß.

EROS UND HOMÖOPATHIE

Braune
Nun das geschieht wohl unter Liebesleuten.

Mephistopheles
Mein Fußtritt, Kind! hat Größres zu bedeuten.
Zu Gleichem Gleiches, was auch einer litt;
Fuß heilet Fuß, so ist's mit allen Gliedern.
Heran! Gebt Acht! Ihr sollt es nicht erwidern.

Braune (schreiend)
Weh! Weh! das brennt! das war ein harter Tritt,
Wie Pferdehuf.

Mephistopheles
Die Heilung nehmt ihr mit.
Du kannst nunmehr den Tanz nach Lust verüben;
Bei Tafel schwelgend füßle mit dem Lieben.

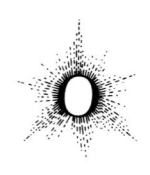

„DER KUSS"

„Masken.
Falsche Gesichter überall.
Täuschung.
Euch ist noch nicht einmal klar,
wie ihr täuscht und wen ihr täuscht.
Ihr braucht niemandem etwas vorzumachen,
ihr täuscht euch selbst, indem ihr wegzulaufen versucht,
indem ihr euch zu verstecken sucht."

OSHO

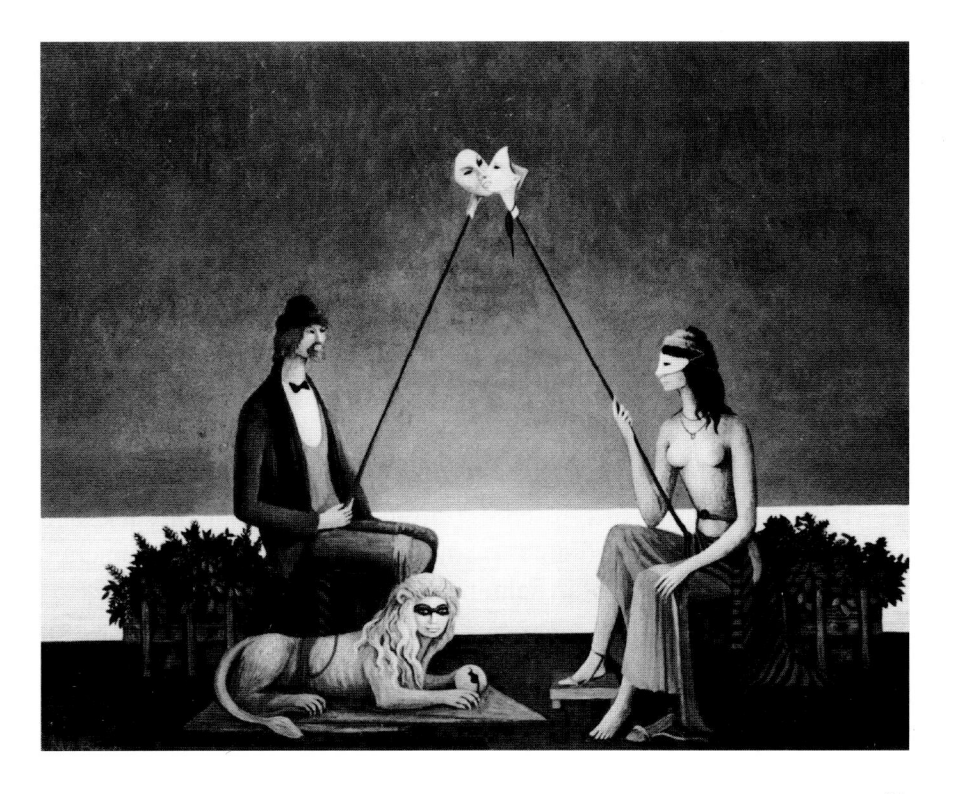

WAS IST - WAS KANN - WIE WIRKT HOMÖOPATHIE ?

Ähnliches heilt das ihm Ähnliche

„To homoion" heißt im Griechischen - „Das Ähnliche". Homöopathie ist also eine Heilweise, die ein Leiden mit einer Botschaft ähnlichen Informationsgehalts versorgt, um der darniederliegenden Lebensenergie notwendige Anstöße zur Wiederaufrichtung zu geben. Ist unsere Lebenskraft verstimmt, so entspricht es einem kosmischen Grundgesetz, daß sie durch ein ihrem Leiden ähnliches Prinzip wieder erstarkt.

Auf primitivster Ebene bedeutet das: Einen Menschen mit Erfrierungen bringt man nicht sofort ins warme Zimmer. Die alte Volksheilkunde wußte instinktiv darum, daß man unterkühlte Glieder mit Schnee abzureiben habe - oder sie zumindest erst sehr langsam neuen, wärmeren Verhältnissen anpassen solle. Die traditionelle Medizin ist da etwas anderer Ansicht. Einer meiner Kollegen berichtete mir jedoch, daß er heute wohl keine Ohren mehr haben würde, wenn er den Rat eines Arztes nicht befolgt hätte, seine erfrorenen Lauscher mit Schnee bedeckt zu halten, bis dieser allmählich dahinschmolz. Sein Kommentar im Nachhinein: „Die Ohren wären mir vermutlich einfach abgebrochen!" Aus dem gleichen Grund nimmt ein Beduine in der Hitze der Wüste kein eisgekühltes Getränk zu sich, sondern er trinkt heißen Tee. Das entspricht dem Prinzip der heilenden Ähnlichkeit, - wenngleich nur auf materieller Ebene.

Das Wissen um die Wirksamkeit dieses Prinzips ist sehr alt und Teil der magischen Praktiken sowohl primitiver wie hochentwickelter antiker Völker. Der bedeutende Naturphilosoph und Urweltforscher EDGAR DACQUÉ[19] schreibt in seinem Werk *Das verlorene Paradies*:

---

[19] EDGAR DACQUÉ wurde am 8.7.1878 in Neustadt (Haardt) geboren und starb am 14.9. 1945 in München. Er war als Kustos an der paläontologischen Staatssammlung München tätig und Verfasser einer vom Menschen als Urform ausgehenden Entwicklungsgeschichte.

ÄHNLICHES HEILT ÄHNLICHES

„Ein Hauptgrundsatz der kultischen Magie ist die Wirkung von Gleich auf Gleich. Es wird etwas der Natur Gleiches getan oder erzeugt, was eben dieses Gleich der Natur hervorrufen soll. Es wird eine Art magischer Mimikry gemacht. Es ist nicht Nachahmung in dem Sinne, daß das, was gewünscht wird und erstrebt, zuvor schon da wäre, sondern es wird vorausgeahmt. Das Wort 'Gleiches zieht Gleiches an' oder Gleiches wirkt in seiner Veränderung ebenso auf Gleiches, ist ein Grundwort magischen Verstehens, magischen Handelns aus diesem Verstehen und Wissen...
Was die Willkürmacht der Natur demonstriert, sagt Jung, ist die Serienbildung der gleichen Ereignisse, im einfachsten, oft drastischsten Fall die Duplizität des Ereignisses...
Die Gruppierung gleichartiger Ereignisse, wie überhaupt ihr gemeinsames Auftreten, beruht bei der nun einmal nicht wegzuleugnenden inneren Lebendigkeit der Natur auch auf inneren Lebenszusammenhängen, und dort sind die Dinge sowohl nach Zeit und Raum, wie nach Qualitäten anders verknüpft als in der Aufeinanderfolge des äußeren Daseins..
So werden auch heterogene Dinge und Erscheinungen 'gleich', wie im Totemwesen ein Mensch und Tier gleich werden, ohne physisch voneinander abzustammen. Gleichheitsmagie ist es, was die Natur in allen diesen Dingen uns vormacht, und was ja vor allem dann auch im Heilzauber, und beruhe seine Praktik selbst nur auf Vorstellungserweckungen, Anwendung findet.
Wenn die Aruntas, die in totemistischer Verbindung mit Raupen stehen, eine Vermehrung derselben wünschen, weil diese Raupen den Stammesmitgliedern zur Nahrung dienen, so bauen sie ein Gefüge von Zweigen, darin sitzen Männer und besingen das Raupentier; dann schieben sie sich heraus und singen dabei, wie das Tier aus der Puppe hervorkriecht. Die Gattungsseele der Raupe wird dadurch magisch zur Erzeugung vieler Raupenindividuen gebracht...
Immer wieder begegnen wir diesem Prinzip von Gleich und Gleich in allen möglichen Kulthandlungen. Der Tote in Ägypten wurde mit einer bewegungslos gemachten Brillenschlange auf der Stirne gestrichen, dabei wurde ein Wiederbelebungszauber gesprochen; allmählich bediente man sich anstelle der wirklichen Schlange einer Nachahmung. Beim Fruchtbarkeitszauber dreht man Sonnenräder, will man Regen, berieselt man die Felder, will man Fruchtbarkeit, läßt man schwangere Frauen sich auf dem Feld wälzen, ist zuviel Regen da, gießt man Wasser über glühende Steine, damit es verdampft, d.h. sich in Unsichtbarkeit auflöst. So kommt es also bei dem Gleichheitszauber nicht auf das wirkliche substantielle Wesen an, sondern auf die Form, das Bild und die mit diesem verknüpfte Vorstellung, das Begehren, das auch hier wieder, wie im Märchen, den tragenden Untergrund oder die Eingangspforte zur Magie und zur magischen Wirkung bildet. Und so erkennt man, daß auch dieser Zauber eine innere seelische Bindung in einer nicht äußerlich kausalen Sinngleichheit ist. Es muß irgendwie in einer uns undurchsichtigen Weise, etwa beim Regenzauber, beiderseits irgend etwas dem Regnen wesenhaft Zukommendes da sein oder berührt, von innen her bewegt werden. Das sind Dinge, unserem heutigen Denken unbe-

greifbar, aber die Praxis der Früheren hatte es eben wirklich damit zu tun; denn die Menschen waren damals auch nicht größere Narren als wir Heutigen."[20]

In dem beeindruckenden Spätwestern *Dead Man* von JIM JARMUSCH aus dem Jahre 1995, sind dem Indianer NIEMAND die Worte in den Mund gelegt:
„Dinge welche sich ähnlich sind, formt die Natur, damit sie sich ähnlich sehen."
Ein indirekter Hinweis auf die Formkräfte der „morphogenetischen Felder" Rupert Sheldrakes.

In der angewandten Homöopathie arbeiten wir mit verdünnten und durch rhythmische Verschüttelung potenzierten Heilstoffen, die durch diese Prozeduren ihrer ehemals giftigen Wirkung beraubt sind und so zu hochwirksamen Arzneien werden. Das Gesetz der heilenden Ähnlichkeit besagt, daß Substanzen pflanzlicher, tierischer, mineralischer oder metallischer Herkunft, die in Überdosis bei einem Gesunden bestimmte Symptomenbilder zu erzeugen imstande sind, in verdünnter und potenzierter Form bei einem Kranken ähnliche Symptome zum Erlöschen bringen. Die Herstellung von Impfseren beruht auf diesem Prinzip, nur sind die angwandten Mittel eben nicht potenziert, wodurch es immer wieder zu vorübergehenden oder auch dauerhaften Schädigungen kommen kann, je nachdem, auf welchen mehr oder weniger vorbelasteten Boden die Noxe fällt.

Einen verdünnten und durch rhythmische Verschüttelung energetisierten Arzneistoff nennt man - nicht zu unrecht - „Potenz". Er trägt in sich die Fähigkeit, unsere Lebenskraft und damit natürlich auch unsere sexuelle Potenz zu erhöhen.
Tiefe Potenzen wie beispielsweise von einer C 6 bis C 12 oder D 6 - D 12,[21] werden gerne bei akuten Krankheitsgeschehen verabreicht. Sie greifen eher organbezogen und direkt am Körper an. Je höher die

---

[20] EDGAR DACQUÉ: *Das verlorene Paradies*, S. 288 ff.
[21] Centesimal oder C-Potenzen: in Schritten von 1:100 verdünnt und anschließend rhythmisiert, von lat. *centum* = „hundert". Das sind die ursprünglich von HAHNEMANN entwickelten Potenzen. Dezimal oder D-Potenzen: in Schritten von 1:10 verdünnt und rhythmisiert, von lat.: *decem* = „zehn". Die Dezimal-Potenzen wurden wesentlich später entwickelt.

ÄHNLICHES HEILT ÄHNLICHES

Potenzierung, also je mehr die Arznei zu ihrem eigentlichen Wesen hin vergeistigt ist, umso mehr haben die Potenzen darüber hinaus die Fähigkeit, an der „gekränkten" Seele zu wirken und Anstöße zu einer Bewußtseinsveränderung zu geben. Einzelgaben von Mitteln in hoher Potenz wie einer C 200 oder C 1000 und höher sollte man selten verabreichen und entsprechend lange auswirken lassen. Sie gehören eigentlich in die Hände von erfahrenen Könnern des homöopathischen Metiers.

Diese hohen Potenzen sind und waren von jeher den Vertretern einer in materialistischen Denkmustern verhafteten Naturwissenschaft suspekt. Man argumentiert damit, daß ihnen keine Wirksamkeit mehr zukomme, weil ja „nichts mehr drin" sei. Wer so denkt, zeigt, daß er nicht begriffen hat, daß es hierbei um energetisch-dynamische Prozesse geht, welche die Arznei-Information einer inneren Registratur der Wassermoleküle zugänglich machen, von wo aus sie jederzeit wieder abgerufen werden kann, wie jede Prägung von einem beliebigen Informationsträger. Wenn wir einer CD durch Lasertechnik ein bestimmtes Musikstück aufprägen und später wieder zum Leben erwecken, geschieht im Grunde nichts anderes.
Es ist nur schwer zu begreifen, daß in einem beginnenden Zeitalter der Energie und Information, diese einfachen, durch vieltausendfache Erfahrungen bestätigten Tatsachen partout nicht wahrgenommen werden wollen. Aber - um wieder einmal Mephisto in GOETHES *Faust* zu Wort kommen zu lassen:

„Daran erkenn ich den gelehrten Herrn!
Was ihr nicht tastet, steht euch meilenfern:
Was ihr nicht faßt, das fehlt euch ganz und gar!
Was ihr nicht rechnet, glaubt ihr sey nicht wahr;
Was ihr nicht wägt, hat für euch kein Gewicht;
Was ihr nicht münzt, das, meint ihr, gelte nicht."

Mit diesen Sätzen zielte Goethe schon Anfang des 19. Jahrhunderts auf eine agnostische - wahrer Erkenntnis feindlich gegenüberstehende - Naturwissenschaft.

WAS IST UND KANN HOMÖOPATHIE

Es hat sich herausgestellt, daß die von Hahnemann gegen Ende seines Lebens erfundenen sogenannten LM- oder Q-Potenzen besonders weich und elegant im kranken Organismus wirken und allen körperlichen und seelischen Leiden gerecht werden können.

Wenn in diesem Buch Hinweise auf Mittel gegeben werden, welche für die angegebenen Leiden infrage kommen, beginne man beispielsweise mit einer LM 6 oder LM 12 und steigere dann allmählich, jeweils nach Beendigung eines Fläschchens, in Sechserschritten auf eine LM 18, LM 24 und LM 30 -, immer unter der Voraussetzung, daß die Mittelwahl sich als richtig erweist und etwas am Krankheitsgeschehen positiv zu verändern in der Lage ist. Dabei genügt in der Regel die Einnahme von 1 x 3-5 Tropfen täglich.[22]

Es soll nach Möglichkeit immer nur ein Mittel gleichzeitig zur Anwendung kommen. Man bedenke: Fast jedes homöopathische Pharmakon beinhaltet aufgrund seines am gesunden Menschen geprüften und differenzierten Arzneimittelbildes, in sich schon eine enorme Vielfalt therapeutischer Möglichkeiten und am besten lernt man diese eben durch genaue Beobachtung ihrer Wirkung im Fall einer gesundheitlichen Störung kennen. Allenfalls sollte - vor allem der Neuling -, höchstens zwei oder drei Heilstoffe während einer bestimmten Zeit einnehmen und diesen einen gehörigen Abstand voneinander einräumen. Man gibt also z. B. ein Mittel morgens auf die Zunge und das andere abends oder verabfolgt sie sogar nur im täglichen Wechsel. Die Mittel sollten auch nach dem Abklingen akuter Erscheinungen zwecks Stabilisierung lange genug weitergegeben werden.

---

[22] Nach HAHNEMANN sollte man die LM-Potenzen in flüssiger Form zu sich nehmen, um sie vor der Einnahme jeweils um ein paar rhythmische Schüttelschläge in ihrer Schwingungsamplitude zu erhöhen. Somit wird der Organismus jedesmal etwas tiefgreifender erreicht. (LM: röm.Zahlzeichen für 50 = L; röm.Zeichen f. 1000 = M = *mille;* auch Abk. Q gebräuchlich = Quinqagintamillesimal-Potenzen).

ÄHNLICHES HEILT ÄHNLICHES

Gegen Ende des Buches in den Kapiteln über Schwangerschaft und Geburt, ist auch hin und wieder die Rede von tieferen oder mittleren Potenzen, welche von dem einen oder anderen Praktiker oder Autor bevorzugt werden. Unter tieferen Potenzen versteht man, wie gesagt, solche zwischen einer D 6 bis D 12, welche mehr organbezogen (*organotrop*) wirken. Mittlere Potenzen wären demzufolge solche zwischen einer D 12 und einer D 30 oder C 30, deren Wirkung sich schon ein wenig in höhergelagerte, energetische Muster hineinbewegt. Die hohen und höchsten Potenzen sind fähig, dort anzusetzen, wo die Seele aus ihrer kosmischen Ordnung gefallen ist und der Geist sich an Glaubensmuster klammert, die der gesunden Entwicklung der Persönlichkeit abträglich sind.

Ein gut nach Symptomenähnlichkeit gewähltes Medikament wirkt wie der Anstoß auf ein in Ruhe befindliches Pendel. Wenn es einmal in Schwingung versetzt ist, schwingt es auch eine Zeit lang von alleine weiter. Es muß nicht ständig neu angestoßen werden.

Homöopathie rüttelt an den Wurzeln unserer Energieblockaden und setzt an der gestörten *Dynamis* an, wie Hahnemann die Vitalsphäre nannte.

Homöopathie kann wiederaufrichten und heilen was gestört, - jedoch nicht was bereits zerstört ist. Aber sie kann Zerstörungsprozesse durch die Beseitigung der dahinter wirkenden Ursachen stoppen und oft auch noch in solchen Fällen weitgehend Beschwerdefreiheit erzielen.

Homöopathie ist eine Reiztherapie. Sie reizt den Organismus, Kräfte zur Überwindung des Krankheitsgeschehens zu mobilisieren. Deshalb sind sogenannte Erstverschlimmerungen, die hin und wieder auftreten können, als Heilreaktionen anzusehen und nicht als Nebenwirkungen im Sinne einer Therapie mit chemischen Mitteln.

Bei der Mittelwahl sind neben möglichen kausalen Hintergründen vor allem die „sonderlichen, ungewöhnlichen und eigenheitlichen (charakteristischen) Zeichen und Symptome" eines Krankheitsbildes - wie SAMUEL HAHNEMANN das nannte, heranzuziehen. Deshalb habe ich mich bemüht, bei der Beschreibung homöopathischer Arzneien, dem Leser Hinweise dieser Art zu geben, anhand derer er einen Heilstoff als eventuell passend identifizieren kann.

Die positive Wirkung eines gut gewählten homöopathischen Heilstoffes macht sich allumfassend in einer Erhöhung der Lebensfreude und Lebenkraft bemerkbar. Im Zuge dieser Entwicklung schwinden auch die einzelnen Symptome unter denen der Patient bis dahin gelitten hatte und so kann er unter Umständen die eventuell bis dahin eingenommenen Medikamente chemischer Herkunft allmählich absetzen oder deren Dosis zumindest verringern.

Noch ein Hinweis zum besseren Verständnis des Folgenden: JAMES TYLER KENT hat die einzelnen Arzneien anhand der Auffälligkeit ihrer speziellen Symptome bei den Prüfungen mit einer dreistufigen Wertigkeit versehen. Das heißt, die Mittel, welche ein Symptom bei allen Prüflingen in besonderer Heftigkeit und Stärke in Erscheinung brachten, schrieb er in der ihnen entsprechenden Rubrik fettgedruckt, oder wie man auch sagen kann, im 3. Grad, bzw. „dreiwertig" nieder. Solche Symptome, die in etwas geringerem Maß, aber immer noch auffällig genug imponierten, schrieb er im Kursivdruck in sein Repertorium ein. Sie erhielten eine Bewertung 2. Grades oder die Bezeichnung „zweiwertig". Diejenigen Symptome, die gerade noch als „recht ordentliche" bezeichnet werden konnten, erschienen im Normaldruck, im 1. Grad oder „einwertig."

In meinem Werk erscheinen sowohl zwei- bis dreiwertige Arzneien generell im Fettdruck, soweit sie innerhalb des fortlaufenden Textes genannt und somit in ihrer Wertigkeit näher klassifiziert werden. Zusätzlich sind die dreiwertigen - vor allem auch in tabellarischen Übersichten - mit einem Stern versehen, die zweiwertigen erscheinen im Fettdruck und die einwertigen im Normaldruck.

Zur besseren Verständlichkeit für diejenigen Leser, die sich der homöopathischen Heilkunst zum ersten Mal nähern, habe ich die lateinischen Bezeichnungen der Arzneien immer ausgeschrieben und zusätzlich ihre deutschen Namen genannt. Wiederholungen und Hinweise auf charakteristische Symptome von Arzneimitteln, anläßlich der Besprechung ihrer vielfältigen Aspekte an unterschiedlichen Stellen des Buches sind gewollt, um so den „Einprägeeffekt" zu erhöhen.

Heilwerden bedeutet Ganzwerden

Unter Heil-Werden verstehen wir eine Rückkehr zur geistig-seelischen Ganzheit. Das heißt u.a. daß die Welt angenommen werden will wie sie ist und nicht wie wir sie haben wollen. Unter „Welt" sind hier die natürlichen Abläufe der Schöpfungsordnung gemeint und nicht, was die Menschen daraus auf weiter Ebene machen. Sodann bedeutet das die Konfrontation mit unseren nichtgelebten Persönlichkeitsanteilen, die im Dunkel des Unterbewußtseins vor sich hinvegetieren. Den „Schatten" nannte C.G. JUNG jene inneren Zensoren und nicht beerdigten „Leichenteile" die uns an der Entfaltung unseres vollen Persönlichkeitspotentials hindern.

Da also eine so verstandene Heilung stets geistig-seelisches Wachstum provoziert, zieht das im einzelnen Fall mitunter gravierende Veränderungen im ganzen Lebensstil, Umfeld und Familienkontext des Patienten nach sich. Das ist nicht immer erwünscht und muß gegebenenfalls vom Behandler respektiert werden. Wenn sich jedoch ein Mensch auf seinem Weg zu größerer Bewußtheit selbst dazu entschlossen hat, einen Versuch mit der Homöopathie zu machen, ist er sicher auch dazu bereit, die Verantwortung hierfür zu übernehmen. Die Belohnung wird in der Folge darin bestehen, daß er letztlich zu einem befreiteren und glücklicheren Leben findet.

„Der indische Weise SANTISATAKA sagt: *„Es gibt einen Fluß, Hoffnung geheißen, in dem die Wünsche das Wasser bilden und der voll ist von Wellen, den Begierden; die Leidenschaften sind die darin hausenden Krokodile, unstete Pläne die Vögel, und den Baum Beharrlichkeit droht er umzustürzen; gar gefährlich ist er zu durchfahren infolge von Strudeln, den Verblendungen, und dazu sieht man seine Ufer, die Sorgen, steil emporragen. Wer die Fahrt über diesen glücklich vollendet hat, der ist reinen Herzens, der ist ein Fürst unter den Asketen und fühlt sich selig."*

Wie wirkt die homöopathische Information und wie vollzieht sich die Heilung ?

Bei exakter Wahl des Mittels erfolgt eine Besserung meist spontan sanft und problemlos. Vor allem bei akuten Fällen führt das gut gewählte Simile - die der Symptomatik bestmöglich angepaßte Arznei - fast sofort, spätestens nach ein paar Tagen, zur Linderung oder Auflösung des Leidens.

Da sich die hier geschilderten Beschwerdebilder jedoch fast ausschließlich im Verlauf längerer Zeiträume herausgebildet haben, wird deren Auflösung naturgemäß auch längere Zeit - sprich: einige Wochen oder Monate - in Anspruch nehmen. Das will jedoch nicht heißen, daß der wohltuende Einfluß eines passenden Heilstoffes in den meisten Fällen nicht bereits nach kurzer Zeit feststellbar sein wird. Die positive Wirkung eines homöopathischen Simile geht bei weitem über die Indikation hinaus, deretwegen die Arznei ursprünglich gewählt wurde.

Der Patient sollte wissen, daß auf dem Weg zur Heilung frühere Stadien seiner Erkrankung kurzfristig wieder in Erscheinung treten können. Das Leiden nimmt gewissermaßen seinen Weg zurück zum Ausgangspunkt. Die „Vergangenheit holt ihn ein" wie es so treffend heißt. Das will sagen, daß unsere Seelen genau Buch führen und uns alles, was nicht im Sinne einer göttlichen kosmischen Ordnung geregelt wurde, erneut zur Bearbeitung vorlegen, damit es aus einem reiferen Bewußtsein heraus nunmehr versöhnlicher gestaltet und damit verabschiedet werden kann.

Oft macht man die Feststellung, daß die Symptomatik sich nach folgendem Schema auflöst:

1. **Von Oben nach Unten**: Symptome im Kopfbereich werden - falls vorhanden - zuerst von dem gewählten Heilstoff bearbeitet, sodann tauchen vielleicht solche im Brochialbereich auf, verschwinden wieder und machen anderen im Magen-Darmtrakt Platz, beispielsweise,

wenn der Patient wiederholt an einer Magenschleimhautentzündung gelitten hat. Dabei kann jedoch immer nur angesprochen werden, was latent schon vorhanden ist oder einmal war, nie etwas Neues im Sinn einer „Nebenwirkung" wie bei chemischen Medikamenten.

2. Von Innen nach Außen: Die gewählte Arznei regt die Lösung und Befreiung von Toxinen und Ablagerungen an. Das kann sich äußern in verstärkt auftretenden Absonderungen, zum Beispiel aus dem Nasen-Rachen-Raum, den Bronchien, dem Darmtrakt (etwa in Form eines kurzfristig auftretenden Durchfalls), der Blase (in Form eines trüben, griesigen Urins - etwa bei Gicht oder arthritischen Beschwerden). Es kann sich auch an der Haut durch einen Ausschlag kundtun, der vielleicht in früherer Zeit mittels Salbenbehandlung unterdrückt worden war.

3. In umgekehrter Reihenfolge des zeitlichen Auftretens der Symptome. Was sich während der Entstehung der Beschwerde über Monate und Jahre hin aufgebaut hat, wird nun gewissermaßen im Eilzugstempo zurückgespult. Dabei kommt der Patient eben auch, wie schon gesagt, in Konfrontation mit seinen bisher nicht optimal gelösten Problemen oder innerseelischen Konfliktsituationen, die nun einer Erlösung harren.

Das zu wissen ist nicht nur für den Patienten wichtig, sondern auch für eventuell vorhandene Familienangehörige. Sie müssen nämlich im richtigen Licht sehen, wenn ein Mensch, der immer alles hingenommen hatte, womit er eigentlich nicht einverstanden war, nun plötzlich seinem Herzen lautstark Luft macht und aus seiner melancholischen Grundstimmung erwacht.

Oft äußern sich solche Konflikte auch in einem gesteigerten Traumleben und können dann entweder vom Patienten selbst oder in Verbindung mit einem geeigneten Psychotherapeuten bereinigt werden.

Dieser sollte über Methoden wie Gestalttherapie oder NLP[23] verfügen, um dem anfallenden Seelenschutt bestmöglich gerecht zu werden.
Unter Seelenschutt will ich hier verstanden wissen, die durch übermäßige Anhaftungen an weltliche Dinge oder Personen entstandenen psychischen Verkrustungen. Diese lösen sich unter der homöopathischen Therapie und können dann ausgeschieden werden.
Das ist mitunter ein schmerzhafter Prozeß und nicht umsonst trieb es einmal eine junge Frau eine halbe Stunde vor meiner Praxis auf und ab, bis sie sich endlich dazu entschloß, diese zu betreten. Auf meine Frage, warum sie eine halbe Stunde zu spät komme, antwortete sie: „Ich ahnte wohl, daß mir hier Heilung droht"!
Das bestätigte sich insofern, als sie im Verlauf dieser Heilung, - die sich im wesentlichen innerhalb eines Jahres vollzog - ihren Beruf wechselte, Ihr Haus verkaufte und ihren Mann verließ.

Solche Entscheidungen erfordern eine innerseelische Sortierarbeit nach dem Muster „das will ich noch haben und jenes brauch ich nicht mehr" was im wesentlichen der buddhistischen Lehre entspricht, von Anhaftungen loszulassen, seine Seligkeit weder an Dinge, noch an Menschen, Ehren oder Ruhm zu heften.

Nicht zufällig kommt also der den östlichen Weisheitslehren nahestehende HERMANN HESSE zu der Ansicht:

„Ich bin ein Verehrer der Untreue, des Wechsels, der Phantasie. Ich halte nichts davon, meine Liebe an irgendeinen Fleck der Erde festzunageln. Ich halte das, was wir lieben immer nur für ein Gleichnis. Wo unsere Liebe hängenbleibt und zur Treue und Tugend wird, da wird sie mir verdächtig".

---

[23] Neurolinguistishes Programmieren, ein psychotherapeutisches Modell zur Umprogrammierung bestehender Bewußtseinsinhalte und Verhaltensweisen. (Vergl. entsprechende Literatur in der Bibliographie unter dem Stichwort PSYCHOLOGIE).

*„Ihr möchtet in Worten wissen, was Eure Seele stets gewußt.
Ihr möchtet mit Händen rühren an den nackten Leib
Eurer Träume. Und dem ist gut so. Die verborgene Quelle muß
unbedingt aus Eurer Seele entspringen und murmelnd dem Meere
zufließen; Denn der Schatz in Eurem Innern
möchte Eurem Auge sichtbar werden."*

KAHLIL GIBRAN

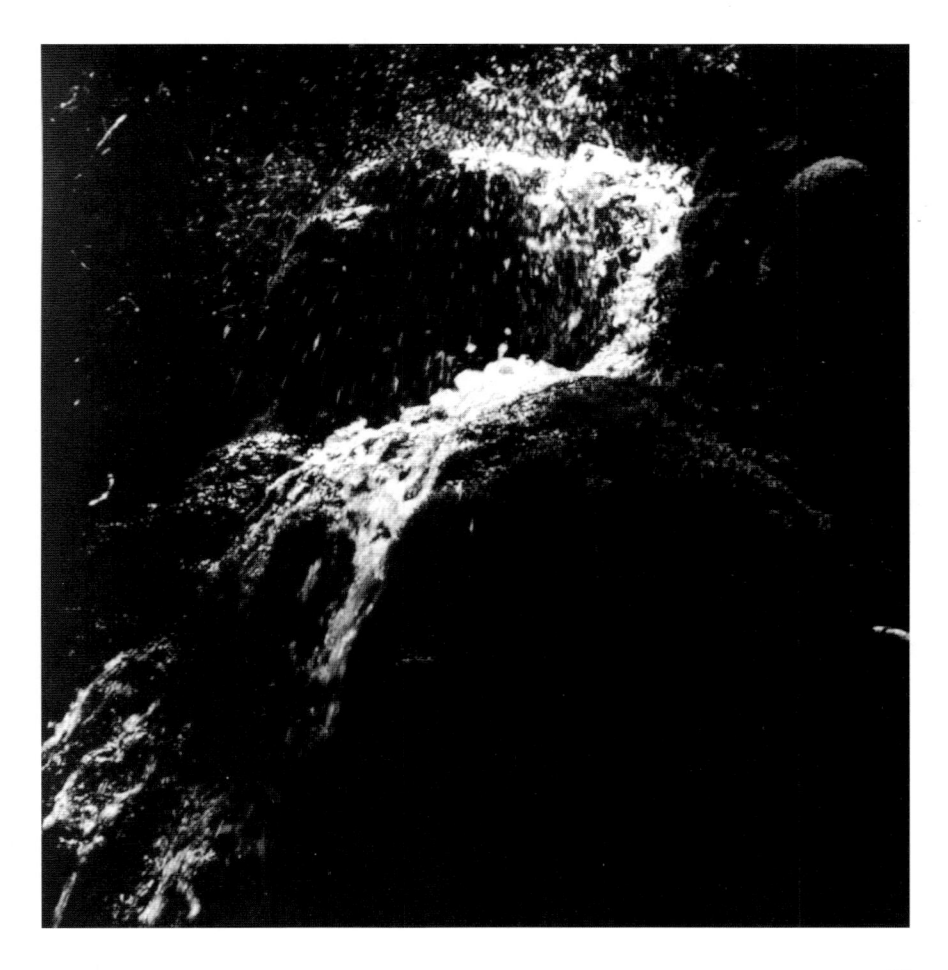

Die Funktion unserer Träume

Unsere Träume fungieren als Spiegelbilder unserer innerseelischen Zustände und Konfliktsituationen. Sie wirken als psycho-homöopathische Gleichnisse in Richtung einer Evolution der Persönlichkeit. Traumbilder kaschieren Gefühle. In ihnen ist Energie gebunden, die frei wird, wenn der Träumer sich erlaubt, die von den Bildern verdeckten Emotionen zuzulassen. Je mehr wir bereit sind, zu unseren Gefühlen zu stehen, umso lebendiger werden wir. Das aus der Verdrängung von Gefühlswallungen entstandene neurotische Verhalten löst sich auf. Der Mensch braucht weniger Schlaf und erwacht erholter.

EDGAR DACQUÉ sagt, indem er sich auf ACHELIS stützt, über den Traum:
„Nach der Lehre der Alten ist der Traum das Mittel, der Weg, auf dem die oberen Mächte mit dem Menschen verkehren. Oder anders ausgedrückt: Die Welt des Unbewußten steht in einem 'hervorbringenden Verhältnis' zur Welt des Bewußten in uns. Träume allein, als innere Wahrträume, verraten, was der Träumende sinnt und ist. Selbst bei äußerer Unschuld mag er von innen gesehen, schuldig sein, mag metaphysische Schuld tragen, wo seine empirische Person nichts dergleichen verbrochen hat: Träger eines Schicksals. So kann das natursichtige Volk auch den bestrafen, der nur träumt, er nehme seines Nächsten Weib. Träume sind Wahrträume, nicht nach ihrem phänomenalistischen Bild, sondern nach dem, was sie der Kraft der Seele nach verraten und hervorbringen. Sie sind das Bild des lebendigen Verhaltens der inneren Persönlichkeit selbst...
Die Erschließung des menschlichen Traumlebens, soweit sie bis jetzt gelungen ist, läßt erkennen, daß das Unbewußte in uns gewissermaßen der große Vorhof ist, auf dem die andere, die übergeordnete Natur sich immerzu zum Vorstoß in die diesseitige, die bewußte sammelt... Träume sind Wahrträume, insofern sie Metaphysisches durchpassieren lassen, aber eben nur so viel, als es für den denkenden Wachzustand tragbar und verständlich ist... Der metaphysische Inhalt, der Schauer der metaphysischen Gesichte - wir haben es ja im *Faust* beim Erscheinen des Erdgeistes - würde den wachen Geist verwirren, würde ihn mindestens in grenzenlose Ekstase oder Vernichtung versetzen, d.h. der äußere Mensch, wie er ist, würde dem Wahnsinn verfallen oder mindestens für die nüchternen Mitmenschen so erscheinen."

So etwas kann passieren, wenn die Trauminhalte überpersönliche in der Zukunft liegende und unabänderlich vorgeprägte Ereignisse

DIE FUNKTION UNSERER TRÄUME

in das Einzelbewußtsein hineinprojezieren. Dann sprechen wir von einem „großen Traum":

„Denn in diesen 'großen Träumen' ist der Mensch aus dem Einzelbezirk herausgerissen, er blickt in einen Brunnen, in dem er eben nicht mehr bloß sein eigenes Bild und die Gänge seiner Eigenseele sieht."[24]

Im Normalfall entsprechen die symbolischen Bilder eines Traums also Teilaspekten der Persönlichkeit und können als solche optimal nur vom Träumer selbst und nicht aus Traumbüchern gedeutet werden. Der Therapeut soll über das nötige Rüstzeug verfügen, um den Prozeß des Patienten wirkungsvoll zu lenken. Er darf nicht als Trauminterpret auftreten und den Träumer mit seinen eigenen Phantasien zu den vorgebrachten Trauminhalten überprägen.

Die einzelnen Bilder gleichen den Scherben eines Spiegels. Es ist die Aufgabe des Therapeuten, den Patienten dazu instand zu setzen, diese Scherben zu einem vollständigen Spiegelbild zusammenzufügen, sodaß er sich oder die Situation an der er leidet in einem neuen Licht erkennen kann. Hierdurch wird er in der Regel befähigt, seine Erlebnis- oder Handlungsweise positiv zu verändern. Bei einiger Übung und dem nötigen know-how kann der Patient das vielfach auch selbst bewerkstelligen.

Wenn jeder Teil des Traums ein Teil von uns selbst ist, ergibt sich mit Notwendigkeit, daß sich die Botschaften entschlüsseln, wenn wir in jeden dieser Teile quasi hineinschlüpfen und ihm in der ICH-BIN-Form eine Stimme geben. Auf diese Weise erschaffen wir ein Rollenspiel wie in einem Drama. Rufen wir sodann noch den inneren Beobachter der Szene in uns wach, so dechiffriert sich die Botschaft zwischen den Zeilen dessen, was da spontan aus uns herausprudelt.

Auch hier ist es wieder wie beim Betrachten der Gesamtsymptomatik zwecks homöopathischer Mittelfindung: Es sind vorzugsweise

---

[24] EDGAR DACQUÉ: *Das verlorene Paradies - zur Seelengeschichte des Menschen*, Oldenburg-Verlag, München-Berlin, 1938, S. 115 ff.

die „merkwürdigen, sonderlichen und eigenheitlichen Symptome"[25] - hier Bilder -, die zuerst für eine Verkörperung und „Stimmverleihung" herausgesucht werden sollten. Durch sie erfahren wir am ehesten, was der Traum uns sagen will.

Beispiel: Eine Patientin berichtet, sie sei im Traum mit einem Kind an der Hand einen tief verschneiten Hang hinuntergegangen, wobei sie ständig Eisschollen lostrat, die in einen unten fließenden Bach hinab stürzten. Die Flußrichtung des Bachs verlief merkwürdigerweise nach oben, also den Berg hinauf. Eine barfüßige Frau kam der Träumerin - im Wasser des Bachs laufend - entgegen. Es war klar, daß es beim Zusammentreffen mit dieser Frau auf halbem Weg „Ärger geben würde". Die Träumerin teilte das ihrem Kind mit und meinte: „Jetzt werde ich Dir mal zeigen, wie man mit so jemandem umgeht". Als sie einander begegneten, stauchte sie die ihr Entgegenkommende auch gleich dem entsprechend verbal zusammen, sodaß diese sich schweigend und geduckt an ihr vorbeidrückte. Während das Kind an ihrer Hand ebenfalls keinen Laut von sich gab, ging die Träumerin triumphierend weiter, erwachte dann aber mit einem Gefühl großen Unbehagens.

Auf meine Frage nach dem auffallendsten Bild des Traums kam sofort die Antwort: „Das ist zweifellos der nach oben fließende Bach."

„Gut, spielen sie ihn!" Sie begann: Ich bin ein Bach. Ich bin ein Bach der nach oben will."
Bereits hier wurde sie von ihrem Gefühl überwältigt und begann zu weinen. Ihr wurde klar, daß der Bach für ihre unterdrückten Tränen nach dem Abgang eines Kindes im dritten Monat der Schwangerschaft stand. Als sie den anderen Teilen Stimme gab, entpuppte sich die entgegenkommende Frau als jener Aspekt in ihr, der ihre von ihr selbst unterdrückte Gefühlswelt repräsentierte, der Eishang als ihre innere Erstarrung und das Kind als ihre schöpferischen Anteile, die sie längst mundtot gemacht hatte.

---

[25] nach dem berühmten § 153 des *Organon der Heilkunst* von SAMUEL HAHNEMANN.

DIE FUNKTION UNSERER TRÄUME

Indem sie nunmehr während der Sitzung zu ihrem wahren Gefühl der Trauer stand, löste sie sich aus der Erstarrung und machte wieder einmal das arabische Sprichwort wahr, das da heißt: „Der Fluß der Trauer muß frei fließen, sonst vernichtet er die Ufer".

Das heilende Mittel für diesen Kummer war **Natrium-muriaticum,** unser *Kochsalz,* in einer in LM-12-Potenz. Mehr zu dieser Arznei unter den Bemerkungen zur Sünde der Trägheit und im Kapitel über die Impotenz der Frau.

Ein weiterer Traum sei hier kurz erwähnt, weil er symbolisch steht, für die Unterjochung zu kurz gekommener seelischer Anteile der Persönlichkeit, durch kaltblütige und niedere Prinzipien.

Eine dunkelhaarige, liebevolle und sehr um das Wohl der Familie bedachte 50jährige Frau berichtet von ihrem Traum, in dem ein überdimensionaler Frosch sich einem kleinen Kätzchen regelrecht übergestülpt hatte und dieses zu erdrücken drohte. Die Träumerin ergriff den frechen Kerl, und fragte ihn, was er hier zu schaffen habe. Dieser meinte, er habe ein Recht da zu sein, weil er schon immer hier wohne. „Ungehörig" wie er war, pfropfte er sich dem kleinen, sanften Tier gleich wieder auf. Da ergriff die Frau ihn erneut und indem sie ihm vorhielt, daß er sich bei ihr eingenistet habe, ohne sie um Erlaubnis zu fragen, setzte sie ihn vor die Tür, woraufhin sie wie von einer inneren Last befreit, erwachte.
Eine schönes Beispiel dafür, wie man selbst seinen inneren Film während des Schlafs verändern kann, indem man unbewußt - oder sogar ganz bewußt beim sogenannten luciden Träumen - neue Regieanweisungen für sein zukünftiges Schicksal erteilen kann.

Ein letztes Beispiel zur Illustration des soeben Vorgebrachten:
Im Juli 1997 erhalte ich den Besuch einer 35jährigen dunkelhaarigen Frau, die mich aufsucht, wegen ihrer regelmäßigen Frühjahrs- und Herbstmigräne.
Der Fragebogen war sorgfältig ausgefüllt. Es waren da drei problemlose Spontangeburten verzeichnet sowie eine Fehlgeburt im Jahre 1989. Sodann eine Sterilisation 1991 und eine Gebärmutter-

entfernung im Jahr 97, wegen Myomen. Das infrage kommende Mittel war schnell gefunden. **Lachesis** - das potenzierte *Gift der Grubenotter,* half überzeugend. Der folgende Herbst blieb migränefrei. Die Tropfen wurden in einer LM-12 genommen. Als das Fläschchen zuende war, wurde auf eine LM-18 übergegangen.

Zwischenzeitlich suchte mich die Mutter der jungen Frau auf, um von ihrer Vermutung zu sprechen, daß da „noch mehr sei", was sich ihre Tochter jedoch scheue anzuschauen. Sie hege die Vermutung, daß ihr verstorbener Mann sich dem Mädchen in jungen Jahren auf unzüchtige Weise genähert habe, ohne daß sie allerdings handfeste Beweise dafür vorbringen könne.

Die junge Frau war in den folgenden Wochen nicht gerade kontaktfreudig, was ihre Berichte über den Fortschritt der Heilung durch Lachesis anging. Lediglich durch die Mutter erfuhr ich, daß soweit alles in Ordnung sei. Die Tropfen wurden stetig weitergenommen.

Mitte Januar 98 erhielt ich zum ersten Mal einen ziemlich aufgeregten Anruf der Tochter selbst, der es plötzlich garnicht schnell genug damit gehen konnte, einen Termin bei mir zu bekommen. Sie hatte dabei eine längere Anfahrt von einigen Stunden auf sich zu nehmen, was ihr aber gleichgültig war.

Als sie mir gegenüber saß, berichtete sie von ungeheuren Hitzeschüben durch aufsteigender Lebensenergie. Diese unterschieden sich deutlich von üblichen verfrühten klimakterischen Hitzewallungen, wie sie nach solchen Uterus-Exstirpationen auftreten können. Außerdem wäre gerade solchen Symptomen durch Lachesis gut zu begegnen gewesen. Die Energien die hier den Organismus umzuschmieden begannen, bescherten der Frau als erstes eine anhaltende aber fruchtbare Schlaflosigkeit. Fruchtbar insofern, als es ihr gelang, im Wachzustand einiges an innerseelischen Aufräumungsarbeiten zu leisten. Die Hitze, die sich den Weg zu ihrem Herzen bahnte und an der sie schier zu verbrennen glaubte, machte sich unter anderem auch an den bis dahin sorgfältig gehüteten Wall vor der vermuteten, innerseelischen Wunde heran.

Als Folge hiervon hatte die Frau, als sie dann wieder in den Schlafzustand absank - einen äußerst aufwühlenden und beunruhigenden Traum, den sie mir nun schilderte: Vor ihr stand die Wickeltasche des 1990 geborenen und wenige Wochen danach verstorbenen, jüngsten Kindes. Die Tasche hatte das Aussehen eines Bastkörbchens, wie man es aus Schilderungen über die Aussetzung des kleinen Moses im alten Ägypten zu kennen glaubt, einer Art „Cocon mit Deckel" wie die Frau es zuerst benannte. Darin lag nun aber merkwürdigerweise nicht ihr Sohn, sondern die Leiche ihres - jünger als gewohnt aussehenden Vaters -, der sie mit starren Augen betrachtete und ihr mit Blicken folgte, als wolle er ihr etwas mitteilen, was ihm auf der Seele lag.

Bedeckt war der Cocon mit einer Art durchsichtiger Cellophanhaut, - einer „Klarsicht-Hülle" wie die Patientin sich ausdrückte. Schnell wurde ihr bewußt, daß sie von ihrem Vater aufgerufen war, nun endlich „klar zu sehen".
Auf ihre stumme Frage, was das denn alles bedeute, verwandelt sich der 1976 verstorbene Vater in ihr 1990 verstorbenes Söhnchen und dann wieder zurück in ihren Vater.
Durch die dabei entstehende geistige Verbundenheit wird ihr bewußt, daß dieser identisch mit dem 10 Jahre später, - also relativ kurzzeitig danach -, reinkarnierten Sohn sein muß, was der Vater ihr durch nonverbale Kommunikation in diesem Traum bestätigt.
Auf ihr weiteres Drängen und die Frage nach dem Warum, bekennt er, sein *karma* hätte ihm abverlangt, daß er den gleichen Geburtskanal noch einmal benütze, den er ehemals bei seiner Tochter entweiht habe. Er habe diesmal von der gegenüberliegenden Seite durch sie hindurch kommen müssen, um eine andere Facette von Liebe kennenzulernen als die, welche er fälschlicherweise bei seiner Tochter, - die sie ehemals war, - gesucht hätte.

Die Erschütterung der jungen Frau ob dieser lange unterdrückten Erkenntnisse war gewaltig und so war sie schließlich bei mir in der Praxis gelandet, wo wir den innerseelischen Film wiederholte Male aus sicherer Entfernung[26] ablaufen ließen, um ihn durch aktive Ein-

---

[26] Im NLP nennt man solch eine Vorgehensweise eine „dreifache Dissoziation". Im ersten Schritt wird der Patient dabei angewiesen, gedanklich aus seinem Körper herauszutreten und sich von hinten zu betrachten, wie er da in seinem Stuhl sitzt. Der im Stuhl sitzende soll sich nun in einiger Entfernung eine Leinwand vorstellen, auf welche die traumatischen Inhalte projiziert werden. Durch die

flußnahme der Patientin in der von ihr gewünschten versöhnlichen Weise zu verändern, bis sie mit dem Ergebnis ganz zufrieden war.

Dabei fiel ihr noch ein, daß sie bereits vor Jahren bisweilen nachts geschrieen habe, weil sie sich gewürgt fühlte, wobei ihr damaliger Freund jedesmal hochgeschreckt war und sich gewundert hatte, weil sie schrie: „Laß mich doch los, du erwürgst mich ja!"
Wie sich während der Therapie herausstellte, hatte der Vater dem Mädchen die Hände an die Kehle gelegt, gleichsam als eine Art „psycho-kinästhetischen Anker", um auf diese Weise ihr Schweigen über seine vorangegangenen sexuellen Annäherungsversuche zu erzwingen.
Nachdem diese Dinge während der Sitzung geregelt worden waren und die Patientin mir gestand, daß es um ihr Liebesleben nicht gerade zum besten stand, bat ich sie, mit den sie blockierenden Teilen ihrer Persönlichkeit Kontakt aufzunehmen und sich zuerst einmal bei diesen für deren Wächterfunktion zu bedanken.
Auf solche Weise lernte sie einen neuen würdigeren Umgang mit sich selbst. Einspruch erhebende Teile wurden nicht mehr bekämpft sondern als bisher notwendige Zensoren anerkannt.
Bereits dadurch stellte sich ein Gefühl angenehmer Entspannung ein, welches den gesamten Bauchraum der Patientin ausfüllte.
Sodann wurden diese Teile gefragt, was sie - die Patientin - lernen müsse, damit sie zu einem erfüllenderen Liebesleben gelangen könne.
Nach einer Kontaktaufnahme mit der kreativen Seite der jungen Frau - die meisten ahnen garnicht wie kreativ sie tatsächlich sind -,

---

bewußte Dissoziation entsteht ein Abstand zum Geschehen, der dem Patienten erlaubt, ohne in Panik auszubrechen, neugestaltend auf seinen innerseelischen Film Einfluß zu nehmen. Er ist dabei sein eigener Drehbuchautor, Kameramann, Tonmeister und Regisseur und verfügt über alle Stilmittel, um den ablaufenden Film zu verändern und die darin vorkommenden Schauspieler, - die als Aspekte seiner selbst aufgefaßt werden können -, zu einer versöhnlicheren Spielweise anzuleiten. Wenn alles zur Zufriedenheit miteinander verschmolzen ist, werden die Protagonisten in eine Figur gegossen und dem Patienten einverleibt, d.h. dieser streichelt die schließlich verbleibende Figur, bis diese sich als vollkommen geheilt anfühlt, um sie dann in seiner Vorstellung in den eigenen Körper hineinzuziehen, woraufhin die Dissoziation wieder aufgehoben wird.

erhielt sie von dort die spontane Antwort, sie müsse sich als erstes mehr Zeit für die Liebe nehmen. Als nächstes sei gefordert, daß sie zusammen mit ihrem Mann auch einmal alleine, also ohne Kinder in Urlaub fahren möge, selbst wenn es sich dabei nur um einen Kurzurlaub handeln sollte.
Da die Mutter der Patientin ein großes Interesse am Glück ihrer Tochter hat, war anzunehmen, daß diese gerne dazu bereit sein würde, die Enkelkinder hin und wieder in ihre Obhut zu nehmen.

So wurde also die Frau, die inzwischen einige Tränen innerer Erlösung geweint hatte, entlassen, natürlich mit der Anweisung, ihre Lachesis-Tröpfchen weiterhin einzunehmen.
Merke: ein gut gewähltes Pharmakon kann garnicht lange genug eingenommen werden. Oft stellen sich - Wochen danach -, weitere positive Effekte ein. Viele Patienten machen den Fehler, wenn eine Beschwerde nachläßt, zu früh mit der Einnahme ihres Mittels aufzuhören.

Ähnlichen Problemkreisen werden wir an anderer Stelle begegnen, wenn es um die Frigidität der Frau geht.

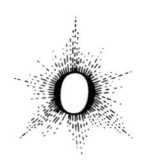

„*Es gibt keine Sünde, nur Irrtum;
keine Strafen, nur Folgen:*"

Ernest Holmes

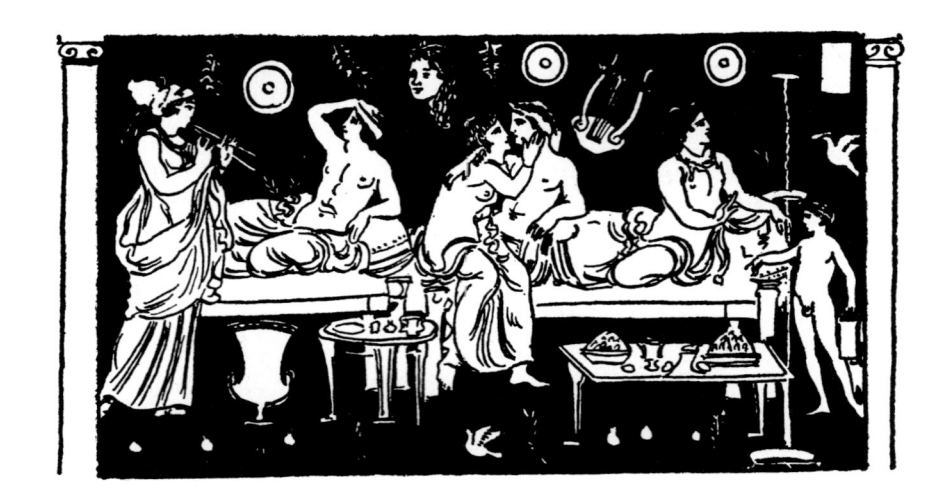

DIE SIEBEN TODSÜNDEN UND DAS ERLÖSENDE FEGEFEUER HOMÖOPATHIE

Wie schon festgestellt, sind die größten Feinde eines freien Energieflusses Rastlosigkeit und Angst. Letztere gebiert mannigfache Auswüchse an emotionalen Störungen. Diesen wiederum entströmen Seelengifte, die unsere Vitalität schwächen. Wir verfallen in „Sünde".
Was hat es mit diesem Wort auf sich? Nach KLUGEs *Etymologischem Wörterbuch der Deutschen Sprache* ist Sünde ein germanisches Wort. Es geht auf ein altes Partizip von „sein" zurück: „wirklich wahr seiend". Daraus entwickelten sich die Bedeutungen „der, der es gewesen ist, der Missetäter, der Schuldige". Sünde bedeutet also ursprünglich „Schuld an einer Tat". Nach DUDEN verbindet sich mit mit dem althochdeutschen Begriff *sunte* von Anfang an eine Übertretung göttlicher Gebote.
Ich sehe das gleichbedeutend mit einer Absonderung von dem natürlichen, durch die Schöpfungsordnung vorgeschriebenen, Lauf der Dinge. Gegen diese natürlichen Abläufe verstößt vor allem der moderne Mensch immer mehr und macht sich dadurch im Sinne der Ur-Ordnung schuldig.
Diese Schulden werden durch die prophezeiten apokalyptischen Reiter eingetrieben werden, welche dafür sorgen, daß die vorgedachte Ordnung wieder hergestellt wird: „Die Natur kennt keine Probleme, nur Lösungen", wie CARL AMERY das einmal ebenso elegant wie sarkastisch ausdrückte.
Solche Übertretungen göttlicher Gesetze werden vor allem aus Profit- und Machtgier begangen. Das Ego bemerkt in seiner Verblendung nicht, daß auf uns selbst zurückkommt, was wir einem anderen antun und die Folgen unserer Fehler scheren sich nicht darum, ob wir sie wissentlich oder unwissentlich begehen.

Nimmt das Ego überhand, führen uns derlei Ab-Sonderungen immer weiter weg vom idealen Lebens- und Daseinsplan und hin zu Verfall und Tod. Deshalb: „Tod-Sünde". Genau genommen also eine Absonderung von der Alleinigkeit der Schöpfung, was zwangsläufig einem inneren und äußerem Absterbeprozeß gleichkommt.

Wie in unserem Eingangszitat gut zum Ausdruck gebracht, gibt es letztlich keine Sünde in dem uns geläufigen Sinn. Es entsteht also keine „Schuld", welche dann „Strafe" nach sich zieht. Der Ablauf gleicht eher einem kybernetischen Regelkreis. Verstößt ein gewisses Verhalten zu eindringlich und lange andauernd gegen kosmische Gesetzmäßigkeiten, so zeitigt das ganz einfach bestimmte Folgen. Diese können mehr oder weniger schmerzhaft sein, was aber keiner Bosheit Gottes entspringt. Vielmehr ist dahinter sogar die Liebe Gottes spürbar, die einen vom Weg Abgekommenen durch den Schmerz wachrüttelt, damit er an seinem Leben und seiner Einstellung etwas verändern möge. Die einzige wirkliche „Sünde" wenn man so will, wäre also ein Verharren im Selbsthaß und damit in der Distanz zu unserem göttlichen Kern.
Bei dem schon erwähnten Naturphilosophen EDGAR DACQUÉ liest sich der Sündenfall (ausschnittsweise) so:

„Wir dürfen nicht wähnen, daß es eine bloße Verführung zur Sinnenlust war - es lag viel tiefer als das, was wir in unserem gebrochenen irdischen Dasein „die Sünde der sinnlichen Lust" nennen; die ist eine Mitfolge geworden des Sturzes, aber nicht das allein Wesentliche. Der Mythus erzählt es ganz eindeutig. Gerade das hat der Versucher dem Menschen nicht zugeraunt... Sondern er hat den Menschen auf etwas ganz Hohes und Herrliches und schwer zu Erringendes hingewiesen, das er sich nehmen sollte; auf etwas, das wir bis zur Stunde als das Erhabenste preisen, als herrlichsten Besitz: die geistige Erkenntnis des von Gott unabhängigen Wesens, und darin die eigene Selbstüberhöhung und Selbstvollendung...'Du selbst kannst sein als dein Gott und selber wissen, was Gut und Böse ist.' Das ist das Urwort des Abfalls, das Urwort der Erzsünde... Die Natur ist nicht schlecht, nur der abwendige Geist ist es.... Damit ist die gesamte Naturseele durch den Menschengeist, der als höchste gottbegabte Wesenheit urbildhaft in der Schöpfung stand, in den dämonischen Zustand getreten.... Sie macht sich selbst zum Daimonion, d.i. zum Gottbild, sie vergötzt sich. Nun sieht jedes Wesen, jedes Urbild, jede Lebenspotenz sich selbst, sucht sich allein um seiner selbst willen zu verwirklichen. Damit tritt jede Lebensform aus dem reinen überzeitlichen Urbild in die Vielheit und Endlichkeit der äußeren Gestaltung, in die Not von Zeit und Raum, von Geburt und Tod... Dämon und Dämonie ist Verschleierung des Ewigen. Dämonie ist nicht etwa von sich aus das Erzböse, son-

dern es ist nur das Geistig-Naturhafte, das infolge des Einfließens des Verneiners nun nicht mehr als Naturseele Gott dient, sich nicht um Gottes Willen entfaltet, sondern um seinetwillen... Es entstanden die stets kommenden und wieder vergehenden Einzelindividuen... Jedes folgte, mußte drangvoll folgen dem Eigensinn der Selbstvollendung; die Gotteskraft war verwendet, damit jede Form sich selbst zu ihrem eigenen Wesenssinn und Wesensziel entwickelte, nun nicht mehr aus Gott und für Gott, sondern für sich und ohne, ja gegen Gott.
Es ging die Schöpfung aus der paradiesisch unsterblichen Natur in den unparadiesisch sterblichen diesseitigen Zustand über." [27]

Im Verlauf dieses Prozesses wurden die Samen für Krankheit, für Psora und die Miasmen gesät.
Der große PARACELSUS spricht von Krankheit als aus dem inneren Gestirn (*ens astrale*) der Seele geschickt. Unser inneres Gestirn ist lediglich die analoge Entsprechung einer höheren kosmischen Ordnung. Also kommt Paracelsus dazu, zu sagen: „So gebe ich mir selbst die Ursache, den Samen und die Materie für meine Krankheit." Der im Sinne der Weltenordnung handelnde Mensch zieht keinen Unwillen der Gestirne auf sich:

„Der Himmel der großen Kreatur (der Makrokosmos) ist unser Vater und wir werden von ihm erzeugt...Wenn der Sohn den Vater nicht erzürnt, ist er gütig und milde. Von der Sonne als unserem natürlichen Vater empfangen wir das natürliche Licht der Weisheit durch alle Planeten und Gestirne. Leben wir in Tugend, Friedfertigkeit und Liebe, dann haben wir einen günstigen natürlichen Himmel.
Folgen wir dagegen unseren Trieben, so verletzen wir die kosmische Ordnung und schaffen uns ein ungünstiges inneres Firmament. Alle unsere Wirkungen...unsere schlechten Taten dringen in die Sonne... Diese Dinge erzürnen die Sonne... Dadurch entspringt dem Gemüt des Firmaments ein Zorn, der von uns verursacht ist. Dieser Zorn hat viele Eigenschaften; er wird an uns ausgelassen: dieses Auslassen ist die Krankheit.
Alle unsere Gifte, Lust, Genußsucht, Begierde, Neid, Haß, Falschheit, Zorn, Laster und Üppigkeit entspringen in uns und dringen...in den Himmel. In diesem werden sie geformt und fallen auf uns zurück... Die Konstellation der Sünde erhebt sich zu den Planeten. Wenn sie zu Ende wächst,...liefert sie eine Frucht. Die Frucht ist die Pest, die Pocken, die Lues usw. Das ist die Schar der Planeten gegen das Volk. So sind die Blattern und die Pest von der Venus und vom Mars." [28]

---

[27] EDGAR DACQUÉ: *Das verlorene Paradies* S. 77 ff.
[28] Aus ALLA SELAWRY: *Zinn und Zinnt-Therapie,* Haug-Verlag ,1963.

DIE SIEBEN TODSÜNDEN

DANTE[29] hat uns in seiner *Divina Comedia* - der „Göttlichen Komödie", eine geradezu bombastische Schau in die innerseelischen Bezirke von Hölle und Himmel eröffnet. Trotzdem er seine grandiosen Visionen weitgehend unter dem Aspekt der „Bestrafung" von Sünden und „Belohnung" guter Taten erschaute, eröffnen sich auch dem heutigen Leser immer noch und immer wieder, weite Horizonte in ein geheimnisvolles Land homöopathisch wirksamer, weil gleichnishafter Metaphern.

Bereits 1700 Jahre vor Dante, baut die griechische Tragödie auf die reinigende Kraft zum Sinnbild erhobener, dramatisch gestalteter, schicksalhafter Ereignisse. Durch die Betrachtung verhängnisvoller Entwicklungen auf der Bühne wurden ähnlich unheilträchtige Keime in den Seelen der Zuschauer womöglich rechtzeitig erstickt, bevor sie Wurzeln schlagen und sich irgendwann zu Katastrophen auswachsen konnten. Eine *katharsis*[30] von Emotionen und Gedanken wurde angestrebt und vermutlich auch erreicht. Trotz mancher Grausamkeiten, die sich bei den Griechen wie allerorten abspielten, war dieses Volk in seiner Blütezeit an Geist und Körper weitgehend gesund.

Schließlich und endlich gilt es einzusehen, daß Begriffe wie Gut und Böse nur in unserer „Einbildung" existent sind. Wir dürfen, ja wir müssen unterstellen, daß die Schöpfung gut ist, so wie sie ist und nicht wie wir sie haben wollen. Gut und Böse sind relative Größen, abhängig von gesellschaftlich installierten Vereinbarungen. Glaubensmuster, die von der Gesellschaft und dem herrschenden Recht akzeptiert werden, sind gut, solche, die nicht in den vorgegebenen Rahmen passen, sind schlecht und werden entsprechend verfolgt.
BERTOLD BRECHTs *Der gute Mensch von Sezuan,* demonstriert ebenso anschaulich wie eindringlich, daß ein und derselbe Mensch auf der einen Seite mit unerbittlicher Strenge vorgehen muß, um auf der anderen Seite Gutes wirken zu können.

---

[29] DANTE ALIGHIERI, 1265-1321, der vielleicht tiefschürfendste italienische Dichter, der Schöpfer der italienischen Literatursprache, der die „Göttliche Komödie" bewußt nicht in lateinischer Sprache verfaßte, um vor allem vom Volk verstanden zu werden.
[30] griech.: *katharsis* = „Reinigung, Sühnung".

GUT UND BÖSE

Wir alle hängen jeden Tag bestimmten Phantasien und Halluzinationen nach. Das ist Teil unserer Kreativität. Es gilt lediglich herauszufinden, welche Phantasien gesellschaftlich akzeptiert sind und welche nicht.
Bringt ein Kopfjäger in Neuguinea seinen Gegner um und verleibt sich dessen Gehirn ein, so gilt das innerhalb der ethnischen Gruppe der Kopfjäger als gut. Daß der Täter nach dem Gesetz des *karma* irgendwann bestimmte Folgen auf sich nehmen muß, um zu erfahren, wie sich Ähnliches aus der anderen Perspektive ansieht und anfühlt, ist eine andere Sache. Würde ein Mitteleuropäer jedoch dasselbe mit seinem Nachbarn tun, käme er ins Kittchen und in die psychiatrische Klinik, - Heilanstalt kann man dazu meistens nicht sagen, da diese Menschen ja weitgehend interniert und ruhiggestellt, anstatt ursächlich therapiert werden.
Ich bin kein Moralapostel. Es darf und soll jeder die Erfahrungen machen, nach denen ihn gelüstet. Der Gott in uns nährt sich von lebendiger Erfahrung. Wenn also einer die Kirschen aus Nachbars Garten essen will, weil sie um so vieles besser schmecken, als die eigenen oder gekauften, muß er das eben tun,- wenn er dazu stehen kann. Und solange sich eine Frau wissentlich an ihrer Eitelkeit erfreut, - warum nicht. Wenn einer lügen, stehlen, huren und herumbrüllen will, - am Ende schadet er sich selbst wohl am meisten damit. Irgendwann muß er die Verantwortung für sein Tun übernehmen, ob er das will oder nicht. Unser innerseelischer Bord-Computer ist unbestechlich. Er speichert alles auf seiner geistigen Festplatte und präsentiert uns früher oder später die Rechnung, konfrontiert uns urplötzlich mit unversöhnten Wirklichkeitsanteilen.

Homöopathie kann hier wohltuend und beschleunigend eingreifen. Allein, - ich halte nichts davon, Menschen gegen ihren Willen zu beeinflussen oder zu heilen. Der französische Homöopath JEAN PIERRE GALLAVARDIN hat das immer wieder einmal getan. Dabei konnte es schon mal vorkommen, daß er vielleicht einer Ehefrau ein paar Kügelchen eines potenzierten Heilstoffes, zur heimlichen Verabreichung für ihren Ehemann mitgab, um dessen übermäßigen Geschlechtstrieb abzumildern. Einer verzweifelten

DIE SIEBEN TODSÜNDEN

Mutter händigte er ein paar Kügelchen aus, damit ihr Sohn sein liederliches Leben aufgeben möge und sich anschickte zu heiraten.

Ich finde, ein Mensch ist erst dann bereit für eine dauerhafte Veränderung seiner Persönlichkeit, wenn er beginnt, an seinem Sosein derart zu leiden, daß er sich von selbst nach Erlösung sehnt und nach Wegen sucht, um sie zu erlangen. Und so findet sicherlich ein jeder auch zum gegebenen Zeitpunkt zu demjenigen Therapeuten, der ihm nach gegenwärtigem Stand seines Bewußtseins helfen wird. Vorher sollte er seinen Leidenschaften so lange frönen dürfen, bis sie ihm die entsprechenden „Leiden schaffen", welche er als Anstoß für seinen Bewußtwerdungsprozeß braucht.

Die klassischen sieben Todsünden heißen: Zorn, Geiz, Neid, Stolz, Trägheit, Völlerei und Wollust. Außer der Wollust scheinen sie bei oberflächlicher Betrachtung keinen direkten Bezug zu unserer Themenstellung zu haben. Warum also sprechen wir hier von ihnen und in welchem Zusammenhang könnten sie von Bedeutung für uns sein?
Wenn der „Alte von Kos"[31] Recht hat, mit der von formulierten „Säfteentmischung", durch vom Menschen selbst gesetzte, innere Ursachen, dann führen jene emotionalen Fehlhaltungen zu einer mehr oder weniger starken Schwächung und Zerrüttung der Lebenskräfte und der vitalen Säfte - Blut, Lymphe und Samenflüssigkeit. Und das bedeutet letztlich auch einen Mangel an sexueller Energie. Nicht durch eine Zufuhr von Vitaminen und Hormonen wäre dem also gegenzusteuern, sondern primär durch eine Veränderung der persönlichen Ansichten, der inneren Haltung und äußeren Handlungen. Sich zu bezähmen, um Energien nicht sinnlos in emotionalen Eruptionen zu verschleudern oder an depressive Verstimmungen zu binden, wäre ein Akt von Selbstliebe.
Wie könnte solch eine Bezähmung in der Praxis aussehen? Das erfordert als erstes den Willen, etwas an sich zu verändern. Das zweitwichtigste wäre die Entwicklung eines sogenannten Zeugenbewußtseins,

---

[31] gemeint ist der Begründer der wissenschaftlichen Heilkunde HIPPOKRATES, der etwa von 460 bis 377 v. Chr. auf der griechischen Insel Kos lebte.

also dessen, was man den „inneren Beobachter" nennt. Wer sich innerlich selbst gut zuschauen kann, bei dem was er gerade denkt oder fühlt, kann als nächstes die Entscheidung treffen, es auf die bis dahin bevorzugte Art und Weise nicht mehr zu tun, d.h. neue Wahlmöglichkeiten zu kreieren, wie er die Energie, die in bestimmten zerstörerischen Gedanken oder Emotionen steckt, gewinnbringender nutzen kann.

Der innere Beobachterposten erlaubt ihm nämlich sehr bald die Feststellung, daß alle diese Gedanken und Emotionen aus Energie bestehen und daß lediglich unterschiedliche Etiketten auf solchen Gefühlswallungen kleben, die da heißen Ärger, Wehmut, Traurigkeit oder Zorn.

Vielen sogenannten Depressionen liegt nichts anderes zugrunde als nicht artikulierte, schwelende Wut, die der Patient sich nicht eingesteht. Die Energie, die er braucht, um diese Emotion unter Kontrolle zu halten, fehlt ihm im täglichen Leben und macht ihn müde und abgeschlagen.

Wir können, - wie STEPHEN WOLINSKI das nennt, - „die Etiketten entfernen" um dabei erstaunt festzustellen, daß beispielsweise Zorn aus der gleichen Energie besteht, wie Lust oder Freude. Wenn wir das tun, verschwindet die Last der unangenehmen Erfahrung.[32]

Eine nächsthöhere Ebene der Betrachtung erlaubt uns die Feststellung, daß wir der Schöpfer dessen sind, was wir beobachten und auf diese Weise unsere subjektive Erfahrung erschaffen. Der praktische Nährwert dieser Tatsache ist, daß wir vom Nur-Beobachter in die aktive Rolle des Schöpfers gelangen. Diese Erkenntnis erschüttert zwar auf der einen Seite die Welt unserer Überzeugungen, gibt uns aber auf der anderen Seite die Freiheit, unsere Begrenzungen aufzulösen. Wenn wir erkannt haben, wie wir dabei vorgehen, wenn wir Gefühle von Trauer oder Angst erschaffen, können wir damit aufhören, es zu tun.

---

[32] STEPHEN WOLINSKI: *Quantenbewußtsein,* siehe Bibliographie. Näheres auch im Kapitel über Ent-Etikettierung gegen Ende dieses Werks über *Eros und Homöopathie.*

*„Werde nie zornig!
Sonst könntest Du an einem einzigen Tag
das Holz verbrennen, das du in vielen
sauren Wochen gesammelt hast."*

MENG TSE

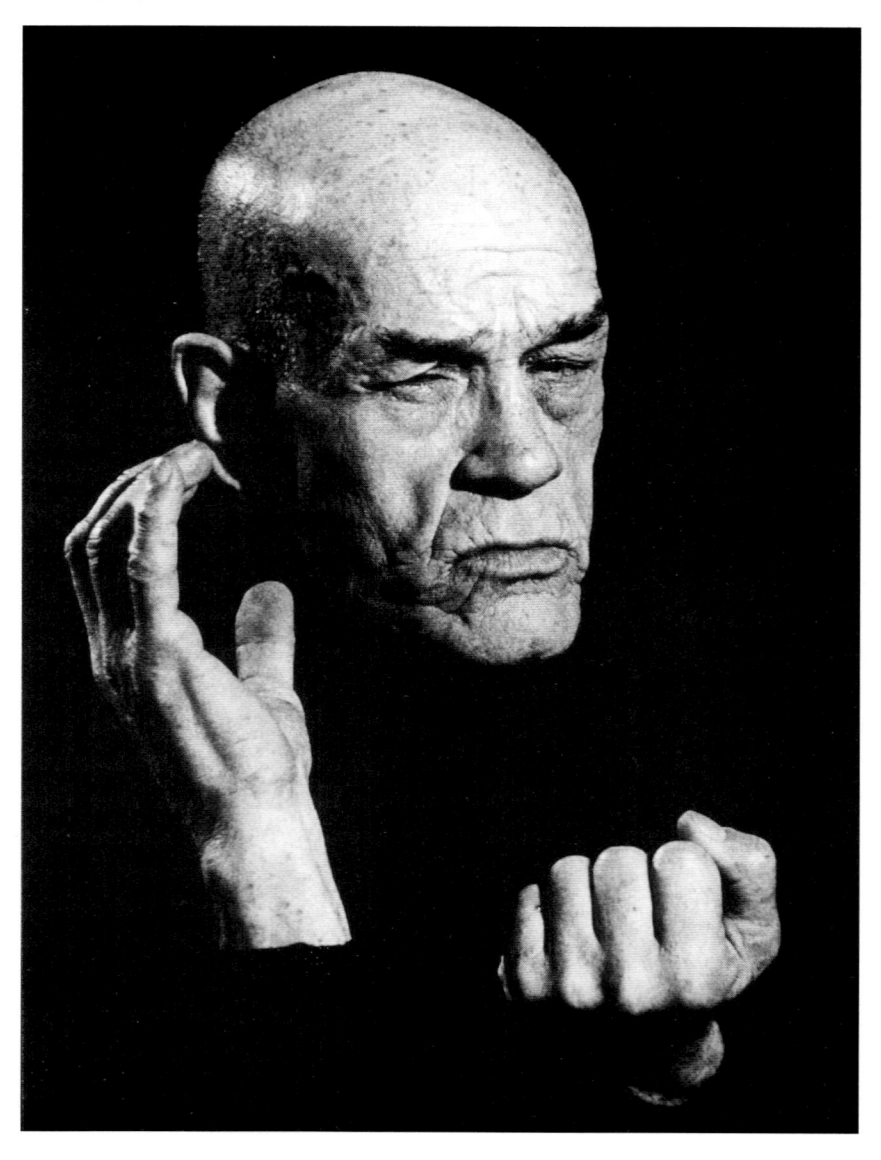

Zorn

Wut und Zorn sind ungezügelte emotionale Triebkräfte, die sehr energiezehrend sind und das Säure-Basen-Gleichgewicht empfindlich stören. Nicht umsonst heißt der bekannte Spruch: „Da werd' ich sauer!" Zorn signalisiert die Unfähigkeit dessen, der ihn äußert, mit einer Situation anders als in lautstarker Weise umzugehen. Dahinter verbirgt sich eine Hilflosigkeit in Bezug auf andere Wahlmöglichkeiten, - es sei denn, man macht daraus bewußt ein Täter-Opfer-Spiel, wie es OVID in seiner *Ars Amatoria* empfiehlt, - aber wer ist sich dessen schon bewußt und wenn er es wirklich wäre, - wer will das dann noch spielen:

„*O viermal selig (und noch mehr, man kann es garnicht zählen)*
Der Mann, der solcherart ein Weib verletzen kann und quäle,
Daß sie, die erst nichts hören wollt', dann über seine Sünden
In Ohnmacht fällt und elend ihr so Wort wie Farbe schwinden!
Der möcht' ich sein, den sie im Zorn dann an den Haaren packet,
Der möcht' ich sein, des Antlitz sie mit Nägeln dann zerhacket,
Den sie bald tränenschweren Blicks, bald voller Wut betrachtet,
Und ohne den zu leben sie nicht lebenswert erachtet!
Du fragst, wie lang sie leiden soll? Ich rate: nicht zu lange,
Auf daß durch den Verzug ihr Zorn nicht zuviel Feuer fange.
Drum magst du um den weißen Hals alsbald den Arm ihr schlingen,
Und an dein Herz die Weinende mit sanftem Zuge zwingen.
Küß sie, die weint, und ihr, die weint, gewähr der Liebe Freuden,
Dann löst mit einem sich ihr Groll und: Friede mit euch beiden!
Dann schließ im Bette neu den Bund! (Sie wird ihn schließen lassen.)
Dort wohnt die Eintracht, glaube mir's! Dort zückt man keine Waffen."

Letzteres steht zu bezweifeln. Meist wird der Kampf dort weiter ausgetragen, nur werden die Instrumente der Lust nicht mehr als Waffen erkannt. Der Geschlechterkampf hat sich auf eine subtilere

Ebene verlagert. Häufig geht es dabei immer noch um Energieraub, nicht um Verschmelzung.

Da Ausbrüche unter Liebesleuten selten als Spiel geplant sind, sondern nur an den Kräften beider Partner zehren, besteht die Kunst eigentlich eher darin, den emotionalen Ausbruch rechtzeitig zu erkennen und es sich wert zu sein, auf ihn zu verzichten, ohne dabei die aufkommenden schädlichen Emotionen hinunterzuschlucken. Magenschleimhautbeschwerden, zu hoher Blutddruck und eine Gehirnschlagneigung könnten die Folge sein.

Ein Stoßgebet im Augenblick der Erkenntnis, kann helfen. Es gilt zu lernen, die im Zorn eingebundenen Energien für kreative Tätigkeiten zu nutzen und sich dadurch zu läutern. Die gut gewählte homöopathische Arznei kann hierbei Erstaunliches leisten. Patienten berichten, daß sie plötzlich einen erhabenen Abstand gegenüber Geschehnissen gewinnen, bei denen sie früher regelmäßig „ausgeflippt" waren: „ Es ist, als ob ich die Dinge plötzlich von einer höheren Warte aus betrachten kann", - „es tangiert mich nicht mehr", - „es geht mir am Arsch entlang", - „es juckt mich überhaupt nicht" - sind typische Aussprüche von Menschen, die unter dem Einfluß eines homöopathischen Pharmakons mit diesen niederen Kräften in sich besser zurechtkommen. Heitere Gelassenheit heißt auch hier wieder das erstrebenswerte Ziel.

So wie auf Bitten von Dantes frühverstorbener Geliebter, BEATRICE, die Person des Dichters VERGIL in Dantes *Göttlicher Komödie* auftaucht, um Dante durch die verschiedenen jenseitigen Ebenen von Hölle und Fegefeuer zu den himmlischen Bezirken zu geleiten, so übernimmt das homöopathische Mittel die Rolle eines Führers durch das Fegefeuer der Selbstkonfrontation. Dabei erblickt der Leidende die Schwärzen und Schlacken seiner selbstverursachten Seelengifte:

Dante
Dann sahn wir langsam einen Rauch sich bilden
und auf uns zuwehn dunkel wie die Nacht,
und nirgends war ein Ort, ihm zu entrinnen.
Wir sahen keine Luft mehr, wurden blind.

Nicht Höllenschwarz, nicht sternenlose Nächte
unter gewölkumdüstertem, engem Himmel
haben die Blicke mir so dicht verschleiert
wie jener Rauch, der dort uns überdeckte
und der so beizend war, daß wir die Augen
nicht öffnen konnten. Darum trat Vergil
an mich heran und bot mir seine Schulter.
....

Vergil
Du hörtest recht. Die Sündenkonten
des Jähzorns lösen sich hier auf."

Die wichtigsten Arzneien um die dunklen Zorneswolken auf homöopathische Weise aufzulösen sind:

Aconit* - der **Blaue Eisen-** oder **Sturmhut.** Er ist das Mittel für den akuten Fall, wenn sich Wut hinter verborgener, großer Angst- respektive Todesangst-, verbirgt, meist angezeigt in Verbindung mit hohem Fieber.

Anacardium* - die sog. **Elephantenlaus.** Den Ausgangsstoff für die Potenzierung bildet der zwischen äußerer Schale und Kern in Kavernen eingeschlossene schwärzliche Balsam der Cashewnuss. Seiner Natur gemäß und aufgrund des Ähnlichkeitsgesetzes, kann dieser gut auf die dunklen Flecken der seelischen Landkarte einwirken. Der Anacardium-Patient ergeht sich häufig in Flüchen und zeigt ausgeprägte Züge von Persönlichkeitsspaltung bis hin zum Verfolgungswahn. Seine Wutausbrüche erklären sich aus einem völligen Verlust des SELBST-Vertrauens. Ein geschwächtes Gedächtnis, Mangel an Konzentrationsfähigkeit, vor allem beim Examen - (Vergl.: **Argentum-nitricum**) - tiefe Melancholie sowie neurotische Ekzeme können die Folge sein. Anacardium ist argwöhnisch, haßerfüllt gegen sich und die Welt, überempfindlich und scheint auf nichts anderes als Boshaftigkeiten aus zu sein. Wir werden diese Arznei noch eingehend in Augenschein nehmen.
Aurum* - **Gold**: Gold macht das Gemüt schwer. Schwermut ist die Folge. Tiefe Melancholie mit ausgeprägter Selbstmordneigung, sich

DIE SIEBEN TODSÜNDEN

aus dem Fenster oder von einer Brücke zu stürzen, sind typisch für Gold. Vom Typ her paßt dieses Schwermetall eher zu gewichtigen Personen, die durchaus auch gerne einen über den Durst hinaus trinken. Der Haß eines Menschen, der Gold in potenzierter Form benötigt, richtet sich ähnlich dem von **Nitricum-acidum** (*Salpetersäure*) und **Natrium-muriaticum** (*Kochsalz*), gegen Personen die ihn schwer beleidigt haben. Er findet dabei nicht aus seiner unversöhnlichen Haltung heraus. Der Aurum-Bedürftige erträgt ähnlich Lycopodium und Nux-vomica keinerlei Widerspruch ohne aus der Haut zu fahren. Ein derart an sich selbst Leidender ist unfähig, sein Herz zu öffnen und schwere Herzbeschwerden, oft mit dem Gefühl, daß dieses rhythmische Organ stehenbleibt, sind die Folge. Gold ist das Sonnen-Metall und als solches fähig, Wärme in die verengte Brust zu bringen und ein Gefühl von Vergebung ins Gemüt zu pflanzen.

Chamomilla*, - die *Echte Kamille*: Das Mittel paßt erfahrungsgemäß vor allem zum Zorn von Babies und Kleinkindern, der gepaart ist mit Zahnungs- oder Darmbeschwerden. Das Kind muß lernen „sich durchzubeißen". Sein Zorn wird vorwiegend verursacht durch akute Schmerzen unterschiedlicher Genese. Häufig können wir aber auch feststellen, daß Kinder deshalb trotzig sind und schreien, weil sie Schwierigkeiten haben, sich in eine Gemeinschaft einzufügen, oder weil sie sich nicht angenommen fühlen.
Typisch: Das Kind beruhigt sich sofort, wenn man es trägt, tätschelt oder hin- und herwiegt. Sobald es abgelegt wird, schreit es. Ähnlich **Coffea*** - dem potenzierten *Roh-Kaffee,* ist die *Kamille* ein ausgezeichnetes Mittel bei einer durch Schmerzen, Ärger oder Gedankenkarussell verursachten Schlaflosigkeit.

Hepar-sulfuris-calcareum* - die *Kalkschwefelleber*: Eine Verbindung von Kalk und Schwefel bringt naturgemäß einiges in Wallung. Ungelöschter Kalk birgt in sich bereits ein enormes energetisches Potential, das durch die Schwefelkomponente noch gesteigert wird. So verwundert es nicht, wenn wir in der daraus gewonnenen Arznei das wohl mächtigste Pharmakon gegen unkontrollierten Zorn vor uns haben. Haß, der dahin führen kann, daß die Hand gegen das Gegenüber erhoben und dieses erstochen wird. Haß gegen Menschen, denen es besser geht, wirkt sich u.U. dahin aus, daß deren Autos zerkratzt oder ihre Häuser angezündet werden. Nur noch **Belladonna*** zeigt eine gleich starke Neigung zur Pyromanie wie Heparsulfur. In der Praxis verwendet man in der Regel niedere Potenzen (D6 - D12) dieses Heilstoffes, um Eiterprozesse zu fördern. Die höheren wenden sich an die seelichen Hintergründe, welche derlei „Säfteentmischungen" verursachen.

Nitricum-acidum* - die *Salpetersäure*: Entsprechend ihrem ätzenden Charakter verursacht diese Säure bei den Prüfungen am gesunden Menschen ein Arzneimittelbild von besonderer Reizbarkeit, Boshaftigkeit und Rachsucht, gepaart mit Starrköpfigkeit, hoffnungsloser Verzweiflung und Todesfurcht. Das Vorhandensein von blumenkohlähnlichen Warzen, vorwiegend an den primären oder sekundären Geschlechtsteilen, weist oft darauf hin, daß ein Einsatz von Acidum-nitricum oder auch **Thuja** wünschenswert wäre. Mit letzterem Mittel teilt sich die *Salpetersäure* eine Reihe von Symptomen. Wir werden den beiden Heilstoffen an späterer Stelle wiederbegegnen.
Bezeichnend für die Wahl von Acidum-nitricum ist bisweilen auch noch, daß der Patient sich über seine eigenen Fehler am meisten ärgert und dennoch unfähig ist, sich ohne den Anstoß einer Arznei zu verändern. Letztere Symptomatik weisen außer der *Salpetersäure* nur noch zwei andere Mittel auf: **Staphisagria** und **Sulphur**, - der *Schwefel* eine jener Arzneien mit dem größten therapeutischen Spielraum und Symptomenumfang überhaupt.

Nux-vomica* - der gestreßte Geschäftsmensch mit Manager-Syndrom, dünn, rasch, aktiv mit einem Hang zu Wein, Weib und Gesang, um die Anstrengungen des Tages zu kompensieren. Anderntags werden Pillen eigenommen, um den verrenkten Magen wieder zu besänftigen. Nux ist wohl das am häufigsten angezeigte Mittel bei Alkoholkater und Tablettenmißbrauch, sowie jeder Art von chemischer Vergiftung wie z.B. auch Narkosefolgen. Typische Beschwerden des Nux-Menschen: Drehschwindel und Magenschmerzen.
Der Zorn von Nux kann mit Angst gepaart sein, z.B. mit der Sorge, daß die Konkurrenz schneller oder besser war. Widerspruch, ge-

dankliche Unterbrechung des Redeflusses oder die Verpflichtung zu antworten, machen äußerst wütend und können sogar dazu führen, daß der Nux-Bedürftige handgreiflich wird. Ausatmen, innere Bezähmung und der Spruch: „Ich bin immer zum richtigen Zeitpunkt, am richtigen Ort, beschäftigt mit der richtigen Aufgabe" können unterstützen.

Staphisagria* - der *Rittersporn* ist das nächste Mittel mit dem Gemütssymptom Zorn in der höchsten Stufe der Wertigkeit. Wir werden dieser Arznei noch häufiger begegnen. Sie wird unterschiedlichsten sexuellen Neurosen gerecht. Die Vergiftung mit der rohen Substanz der Pflanze erzeugt eine hochgradige Reizung von Gehirn und Rückenmark mit allen Kennzeichen von nervlicher Zerrüttung und sexueller Erregung, bei gleichzeitig mangelnder Potenz. Die Symptomatik pendelt zwischen Niedergeschlagenheit und Ausfälligkeit mit gewaltsamen Wutausbrüchen hin und her.
Ärger, Kummer und Sorge beherrschen die Gedanken des Patienten und machen sich vor allem in Magen-Darmstörungen und Reizzuständen im Urogenitalbereich bemerkbar.

Tarantula hispanica* - die ***Spanische Tarantel,*** eine Wolfsspinnenart. Fast jeder Leser wird den Ausdruck kennen: Er ist „wie von der Tarantel gestochen". Gemeint sind dabei Symptome von Veitstanz, die sich bei einem Menschen einstellen, der durch den giftigen Biß der Tarantel infiziert wurde. Dementsprechend ist ein Leitsymptom für die Wahl der Tarantel, die Besserung aller Beschwerden durch Tanzen und Musik. Ähnlich Staphisagria entsteht durch das Gift eine hochgradige Reizung des Rückenmarks, verbunden mit äußerster Ruhelosigkeit, sexueller Erregung und allen Anzeichen einer Art hysterischer Epilepsie. Unter dem Einfluß einer geschwächten Moral kommen niedere Instinkte und Ausbrüche von Zorn hervor. In der Potenzierung entspricht dieser Heilstoff vielen Auswirkungen von unbewußter Selbstbestrafung. Bei Arbeit und Beschäftigung geht es den dieses Mittels Bedürftigen immer besser. Neben Nux-vomica ist der Tarentula-Mensch der typische „Workaholic".

Das waren die wichtigsten Pharmaka gegen unkontrollierbaren und heftigen Zorn. Auch **Bryonia** - die *Weiße Zaunrübe* ist noch mit von der Partie, ebenso wie **Calcium carbonicum,** der *Austernschalenkalk,* **Graphit, Lycopodium** und **Petroleum,** - das *Steinöl.* Diese letzteren aber schon nicht mehr in der hohen Wertigkeit wie die vorangegangenen. In den Vordergrund der Betrachtung rücken sie nur, wenn weitere wahlanzeigende Symptome für das eine oder andere von ihnen sprechen. Das sind bei Menschen, die diesen Heilstoff benötigen, verständlicherweise oft unterschiedliche Hautausschläge, entsprechend ihrer seelischen Vergiftung durch unterdrückten und schwelenden Zorn, was man gemeinhin mit dem Wort Groll belegt.

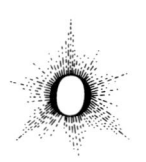

*„Ein Alter liebt die Taler;
ein Junger liebt sie auch;
Nur jener zum Verstecken,
und dieser zum Gebrauch."*

FRIEDRICH VON LOGAU

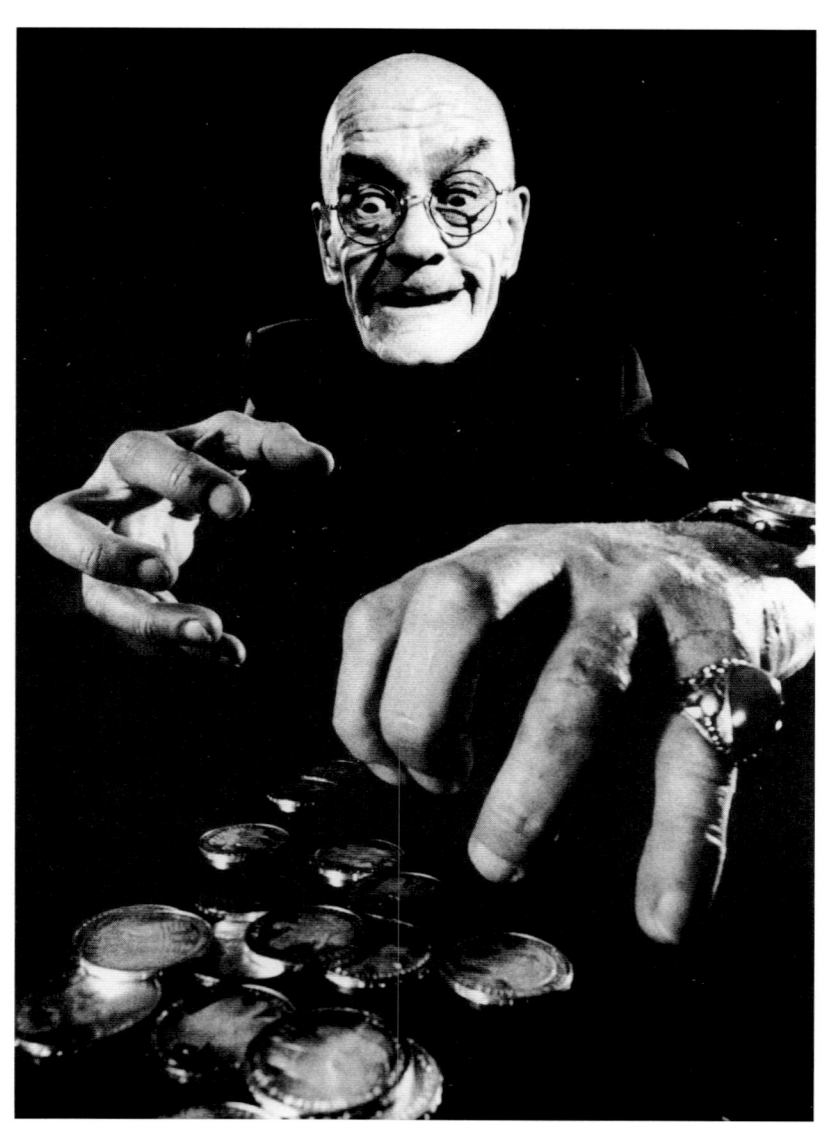

Geiz

„Was immer du auf Erden verschenkst, es wird dich in den Himmel begleiten", heißt ein Spruch aus Palästina. Im Geiz jedoch erkennen wir ein übertrieben bewahrendes Verhalten, geboren aus der Angst, die Existenzgrundlage zu verlieren. Es erzeugt eine fundamentale Verkrampfung und Gefühlskälte, welche den freien Energiefluß blockiert und dadurch zur Härte und Verknöcherung führt. Das Individuum hat die Verbindung zu seinem hohen Selbst verloren und vertraut nicht auf dessen Führung.
Auf seinem Weg durch die Felsenschluchten der diversen psychischen Fegefeuer innerhalb der *Göttlichen Komödie*, begegnet Dante Scharen von darbenden Seelen, welche auf unterschiedlichen Gesimsen schmachten, um sich zu läutern:

Stimmen
Es grüne durch den Eifer, gut zu handeln,
die Gnade wieder!

Auf dem Boden des fünften Simses liegen die Geizigen hingestreckt, mit dem Gesicht im Staub.

Dante
In großen Zweifeln geh ich meines Weges:
das neue Traumbild nimmt mich ganz gefangen.

Vergil
Was du geschaut hast, war die alte Hexe.
Was sie bewirkt - Geiz, Völlerei und Wollust -
wird auf den Simsen über uns gebüßt.
Genug damit. Schreit zu. Und blicke auf
zum hohen, himmlischen Lockbild, das der König
der Ewigkeit mit Riesenrädern dreht.

Auf seine Weise hält Dante dabei auch den Würdenträgern der Kirche den Spiegel der Selbsterkenntnis vor:

DIE SIEBEN TODSÜNDEN

Pabst Hadrian

Ich hab mich, ach, erst spät bekehrt,
doch da ich Hirte ward zu Rom, erkannte
ich dieses Lebens Lug und Trug und sah,
daß sich im Leben nie die Sehnsucht stillt,
so daß mich Lieb ergriff zum andren Leben.
Bis dahin war ich eine arme Seele,
von Gott getrennt und ganz vom Geiz gepackt.
Jetzt werd ich hier, du siehst's, dafür gestraft.

Das Hauptmittel bei geizigem Verhalten ist **Arsenicum-album*** - der *weiße Arsenik*. Seiner Natur gemäß, paßt dieser Heilstoff besonders gut zur Aristokratie und oft genug wurde in jenen Kreisen ja auch mittels dieses zwischen Mineral und Metall stehenden Stoffes, gemeuchelt und gemordet. Arsen ist spröde, trocken, bröckelig und zerfällt leicht. Seiner eigenen leblos erscheinenden Natur nach, löst es das Lebendige aus dem Körperlichen heraus und zersetzt organische Zellgefüge zu Leichengift. Besonders gern wurden in früheren Zeiten die unteren Ecken der Seiten von Lieblingsbüchern mit Arsen bestrichen und dadurch die Leser, welche sich beim Umblättern die Finger leckten, einem langsamen, unmerklichen Verfall und schließlich qualvollen Tod zugeführt.
Man erinnere sich an eine eindrucksvolle Darstellung dieser Art in dem Film *Im Zeichen der Rose*. Die durch das Arsen Ermordeten, wiesen die typischen schwarzen Läsionen an Haut und Lippen auf. Der Mörder handelte aus dem Anspruch heraus, andere - Unwürdige wie er meinte - nicht an den Büchern des Wissens teilhaben zu lassen: Geiz mit geistigem Gut, das eigentlich allen zuteil werden sollte, die nach Wissen und Erkenntnis strebten.
Der Film *Arsen und Spitzenhäubchen* liefert eine liebenswerte Karrikatur dieses Gebrauchs von Arsen.

Wie der eine oder andere vielleicht bereits weiß, ist Arsen in homöopathischer Aufbereitung das klassische Mittel gegen die Folgen von Fleisch-, Fisch- oder Nahrungsmittelvergiftung ganz allgemein.

Ein Leitsymptom das zu seiner Wahl führen kann, ist eine auffallende, - vor allem nächtliche - Unruhe, die aus dem Bett treibt und zum Hin- und Hergehen zwingt. Weitere Charakteristica sind Ausbrüche von kaltem Schweiß, Herzstolpern bis hin zum Infarkt, Übelkeit mit Brechdurchfällen, begleitet von großer Schwäche und Kollapsneigung. Potenziertes Arsen kann u.a. ein hervorragendes Stärkungsmittel bei Schwächeanfällen im Hochgebirge sein.

Besonders Personen mit einem Hang zu übertriebener Genauigkeit und Pünktlichkeit im privaten Leben wie auch im Beruf, sprechen gut auf Arsen als Heilmittel an. Man erkennt sie bisweilen an einem ausgeprägten Ordnungssinn in ihrer Wohnung und an ihrer Kleidung. Sie wirken „ wie aus dem Ei gepellt." Sie sind untröstlich bis hin zur Selbstmordneigung, wenn nicht alles seine Ordnung hat.

Mein großer Lehrer ADOLF VOEGELI aus Pully in der Schweiz, der 1993 verstorben ist, erzählte einmal eine Geschichte von einem Studenten, der sich nach einer Staatsexamensarbeit aufgehängt hatte, weil ihm lediglich eine „1-minus" gelungen war. In seinem Zimmer fand man peinlich genau geführte Zettelkästen mit hunderten von Prüfungsfragen.

Ein herrliches Beispiel für aristokratische Akuratesse gepaart mit Geiz liefert der Schauspieler SIR ALEC GUINNESS als von der Gicht geplagter Graf in dem Film *Der kleine Lord*. Er wird in diesem Fall jedoch nicht durch potenziertes Arsen geheilt, sondern durch sein Enkelkind, das ihm auf ebenso liebevolle wie unnachgiebige Weise die Diskrepanz zwischen seinem schöpferischen Kern und seinem äußeren Verhalten bewußt macht.

Das übermäßige Anhäufen materieller Güter führt zur Schwere und damit verbundener Unbeweglichkeit und so ist es nicht sinnvoll, größere Mengen Geldes zu horten, nur um es zu haben, sondern höchstens, um etwas bewegen zu können. Geld ist ja nichts anderes als ein Symbol für eingefrorene Energie, die dem Prinzip des Rhythmus zufolge, wieder in Fluß kommen sollte, um nicht bei dem, der sie in dieser Form um sich herum anhäuft, psychische und physische Stagnationsprobleme zu erzeugen.

Das nächstwichtige Mittel bei Geiz ist **Lycopodium** - der *Kolbenbärlapp.* Sein Geiz entspricht einer „Zurückhaltung" vieler Dinge, von denen er sich trennen sollte. Im Organismus führt das dazu, daß auch Stoffe, die über die Nieren ausgeschieden werden sollten, einbehalten werden. Solch ein Mensch ist oft „sauer", weil ihm „Läuse über die Leber laufen" und ihm vieles „an die Nieren geht." Das führt zur harnsauren Diathese mit Auswirkungen auf die kleinen Gelenke. Gichtische Erscheinungen an den Fingergelenken sowie chronische Ekzeme können die Folge sein. Eine Kombination von Juckreiz (*psora*) und Stau (*sykosis*[33]) sind typisch. Der Lycopodium-Patient geizt mit seinen Gefühlen. Sein bisweilen etwas „verknittertes" Gesicht ist oftmals von einer gelblichen Blässe überzogen. Im gesellschaftlichen Umgang entlarvt er sich als ein cholerischer Hypochonder. Wir werden diese Arznei an späterer Stelle, - bezeichnenderweise wenn es um Impotenz geht -, näher in Augenschein nehmen.

Pulsatilla - die *Küchenschelle.* Dieses zarte Pflänzchen, das mit seiner flauschig-silbrigen Behaarung aussieht wie ein kleines Prinzeßchen, paßt besonders gut zu dem entsprechenden Menschentyp des liebenswerten, schüchternen, nachgiebigen Blondchens, dessen Wesen ein wenig exaltiert zwischen Extremen von Freude und Schmerz hin- und herpendelt. Im allgemeinen pflegeleicht, braucht er - oder meistens sie - aber trotzdem viel Zuwendung, und wohlwollende Anerkennung. Fühlt sie sich vernachlässigt, kann sie nach Altmeister HAHNEMANN durchaus auch „neidisch, habsüchtig, ungenügsam, gierig sein , möchte alles für allein haben", weswegen KENT die Küchenschelle zweiwertig neben Sulphur in der Rubrik SELBSTSUCHT mit anführt.
Bisweilen „geizt" Pulsatilla ein wenig mit ihrem Frausein und neigt zu hysterischen[34] Symptomen. Wenn wir von Hysterie sprechen, meinen wir damit eine Mischung aus übersteigerter Erregbarkeit und ausgeprägter Einbildungskraft. Man reizt die Männer durch

---

[33] von griech.: *sykon* = „Feige". Die Namensgebung rührt von der Neigung dieses Erbübels her, gestielte Condylome und fleischige Warzen hervorzubringen, die oft das Aussehen reifer, dunkler Feigen haben.
[34] von griech.: *hystera* = „Gebärmutter".

betont kesses Auftreten und Miniröckchen, läßt sie dann aber bei Annäherung, - aus Angst vor dem anderen Geschlecht - abblitzen. Andererseits kann das geschlechtliche Verlangen der Pulsatilla-Frau bei Ablehnung auch in Haß umschlagen.
Das „Nicht-zur-Frau-erwachen-wollen" von Pulsatilla tut sich nur bisweilen kund, indem solch ein Mädchen in der Pubertät dürr wie eine Bohnenstange wird. Die Menstruation setzt zu spät ein, verläuft zu spärlich und kann äußerst schmerzhafte Beschwerden verursachen.
Auf Allgemeinsymptome körperlicher Art können wir hier nicht eingehen. Der Interessierte kann sie in jeder Arzneimittellehre nachlesen. Die Durstlosigkeit, das Verlangen nach frischer Luft, die Unverträglichkeit von Fetten sowie die Neigung zu milden, cremigen Ausflüssen, sei es bei Schnupfen oder aus der Scheide, dürften bekannt sein. Wir werden uns mit dieser Arznei im Kapitel über Hysterie und Nymphomanie noch eingehend beschäftigen.

Auch **Sepia** - der *Tintenfisch,* kann geizig sein. Es ist ein Geiz, der in der allgemeinen Zurückhaltung solcher Charaktere begründet liegt. Neigt Pulsatilla eher zum Gefühlsüberschwang, so geizt ihre „dunkle Schwester Sepia" mit Gefühlen und zieht sich ständig in ihre dunkle Tintenwolke aus Depression zurück. Für sich selbst kann Sepia mitunter verschwenderisch sein.
Diesen Charakterzug teilt sich das Mittel mit Calcium-carbonicum, Hyoscyamus und Nux-vomica.
Auch Sepia leidet unter schmerzhafter, aber meist zu starker Menstruation.

Der Geiz von **Bryonia** entspringt Sorgen im Geschäftsleben. „Die Zaunrübe" redet ständig von ihren Geschäften und hat große Befürchtungen deswegen. Sie wird darin nur von **Psorinum** und **Calcium-fluoratum** übertroffen, welche beide regelrecht Angst vor finanziellem Ruin entwickeln. Geizig aus Angst vor der Zukunft haben darüber hinaus noch die Mittel Nux-vomica - die *Brechnuß* und Phosphoricum-acidum, - die *Phosphorsäure.*
Der Geiz von **Calcium-carbonicum** - dem *Austernschalenkalk,* entspringt einer übergroßen Vorsicht und Besorgtheit. Die Auster signalisiert Bodenständigkeit. Sie sitzt mit einem Fuß am Grund fest und

bewegt sich nicht oder kaum von ihrem Standort fort. Bei der geringsten Gefahr schließt sie sich und preßt ihre Schalen fest aneinander. Das Calcium-Kind wird frühzeitig zur übergroßen Vorsicht erzogen. Deshalb sind solche Menschen im späteren Leben auch sehr besorgt um andere und haben ständig Angst, daß den Angehörigen etwas zustoßen könnte. Solch ein Kind muß sich Liebe durch Pflichterfüllung verdienen. Die Tränen seiner Seele sind oftmals unterdrückt und äußern sich in Form von Schweißen an der Haut, aber vor allem im Kopfbereich und hier vorzugsweise nachts. Ein naßgeschwitztes Kissen ist nichts ungewöhnliches für einen Calcium-Patienten.

Der Geiz von **Sulphur** entspringt dem Wunsch, Dinge - z.B. unnützen Tand -, auf Flohmärkten zu sammeln und zu horten, Sulphur, - der etwas schlampige Intellektuelle - spart gerne Geld, neigt zu knikkerigem Verhalten, jedoch ebenso zur Verschwendungssucht.
Er teilt sich diesen Charakterzug mit Calcium, Lachesis und Mercurius-solubilis, dem quicklebendgen *Quecksilber*.
Freigebig gegen Fremde, jedoch geizig innerhalb der eigenen Familie sind Carbo-vegetabilis - die *Pflanzenkohle,* Hyoscyamus, - das *Bilsenkraut,* Natrium-muriaticum, - unser gewöhnliches Kochsalz in durch die Potenzierung vergeistigter Form sowie Nux-vomica.

GALLAVARDIN führt auch **Alumina - die *Tonerde*** als ein Mittel gegen Geiz an. Dieses Pharmakon paßt zu etwas ältlichen, vertrockneten Charakteren mit Neigung zu Lähmungserscheinungen infolge einer inneren Stagnation und Verhaltung. Entsprechend „verhalten" ist auch der Stuhlgang solcher Menschen. VOEGELI sagte einmal in einem seiner Seminare mit dem ihm eigenen schwyzerdütschen Humor: „Weil sie's Arschloch nüt aufbringen, bringen sie au da Geldbeutel nüt auf."
Dieser große homöopathische Arzt gibt darüber hinaus auch Silicea als zu Geiz passend an. Man möge dieses Riesenmittel daraufhin näher untersuchen. CATHERINE COULTER liefert in ihren *Portraits homöopathischer Arzneimittel* eine besonders genaue und eindringliche Studie von Silicium, ebenso wie ANANDA ZAREN in ihren *Kernelementen der materia medica der Gemütssymptome.*

Geiz ist sehr eng verwandt mit Habgier. Deshalb wird auch im KENT'schen Repertorium wenn man die HABGIER nachschlagen will, auf die Rubrik GEIZ verwiesen. Im *Synthetischen Repertorium* Bd. 1, von BARTHEL-KLUNKER, gibt es eine eigene Rubrik für die HABSUCHT. Zum Schluß dieser Betrachtungen über den Geiz also eine kurze Zusammenfassung der dort genannten Pharmaka:

Mittel im 2.Grad:
Arsenicum-album - der *weiße Arsenik*
China - der *Chinarindenbaum*
Hyoscyamus - das *Bilsenkraut*
Lycopodium - der *Kolbenbärlapp*
Pulsatilla - die *Küchenschelle*
Sepia - der *Tintenfisch*

Mittel im 1.Grad:
Calcium-carbonicum - der *Austernschalenkalk*
Ipecacuanha - die *brasilianische Brechwurzel*
Magnesium-carbonicum - *Magnesiumkarbonat*
Mercurius-solubilis - *Quecksilber*
Natrium-carbonicum - *Natriumkarbonat*
Nitricum-acidum - *Salpetersäure*
Nux-vomica - die *Brechnuß*
Phosphoricum-acidum - *Phosphorsäure*
Rhus-toxicodendron - der *Giftsumach*
Stannum - das *Zinn*
Staphisagria - der *Rittersporn*
Sulphur - der *Schwefel*
Veratrum-album - die *weiße Nießwurz*

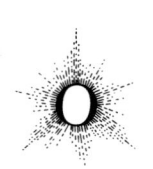

*„Wer seine Wünsche zähmt
ist immer reich genug"*

VOLTAIRE

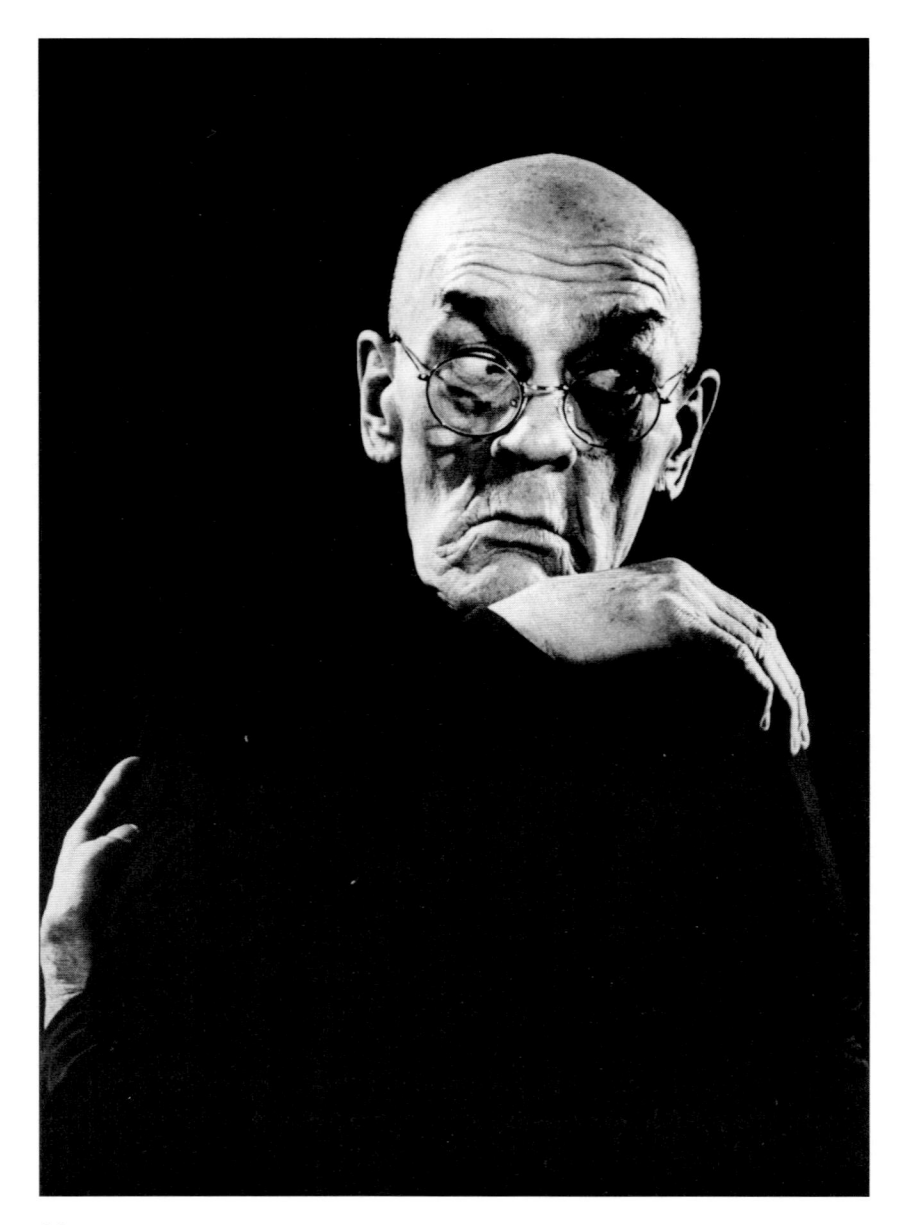

Neid

Unter Neid verstehen wir ein übertrieben habgieriges Verhalten, geboren aus Angst vor Mangel. Neid erzeugt ein nagendes Gefühl des Zu-Kurz-Gekommen-Seins, das die Körperchemie empfindlich durcheinanderbringt:

Vergil
*Mein Sohn, auf diesem zweiten Simse wird
der Neid gegeißelt. Darum sind die Stricke
der Geißel Worte, Werke himmlischer Liebe.*
....

Dante
*Ich glaube nicht, daß heute auf der Erde
ein Mensch lebt, der so hart ist, daß ihn nicht,
was ich nun sah, zu tiefstem Mitleid rührte.
Denn als ich jenen nah gekommen war,
sodaß ihr Zustand ganz mir deutlich wurde,
molk mir der ungeheure Schmerz die Augen.
Ein schlechtes Büßerhemd bedeckte sie.
Und wie der Sonne Strahl den Blinden nie
erreicht, so will das Licht sich diesen Schatten,
von denen ich nun rede, niemals schenken.
Ein Draht durchbohrt die Lider ihrer Augen,
näht sie zusammen, wie man's wilden Sperbern,
die sich nicht zähmen lassen, tut.*

Auch hier wieder Sinnbilder für Qual und Bestrafung. Damit sich die Augen nicht mehr an fremdem Gut festkrallen, werden sie verschlossen. So großartig die Sprache Dantes - selbst in der deutschen Übersetzung noch - erscheint, so sehr entsetzt uns doch die Art und Weise, wie hier göttliche Züchtigung eingreift. Hätte Dante geschildert, daß diesen Menschen die Augen sanft verschlossen worden wären, solange bis sie „einsichtig" genug geworden sind, sie wieder aufzutun, ohne neidisch nach Besitz oder besonderen Fähigkeiten ihrer Nächsten zu schielen, könnten wir uns wohl eher mit dieser „Göttlichen Komödie" befreunden. So aber kommen wir nicht umhin, den Ausdruck Komödie doch als ein wenig deplaziert anzusehen. Wenigstens Tragik-Komödie würde wohl eher passen.

Die Möglichkeit einer Konfrontation der sündigen Seelen mit dem ähnlichen Prinzip, wie es uns das kosmische Heilgesetz Homöopathie vorführt, findet bei Dante keine Anwendung. Hier ist alles nach dem Grundsatz, Lernen durch Leid, ausgerichtet.

Neid, den die hier in der Folge angeführten Mittel bearbeiten, erstreckt sich nicht nur auf materielle Güter. Man kann auch auf besondere Qualitäten eines anderen Menschen neidisch sein.
Für Neid in seinen verschiedenen Varianten sind Arsen, Bryonia, Calcium, Lycopodium, Nux-vomica und Sepia zuständig, jedoch nicht so ausgeprägt wie **Lachesis** - die *Grubenotter*, **Pulsatilla** - die *Küchenschelle* und **Staphisagria** - die Samen des *Rittersporn*.

Der ehemals große französische psychiatrische Arzt J.P.GALLAVARDIN aus Lyon gibt an, auch mit **Ammonium-carbonicum,-** dem *Hirschhornsalz* und **Platina,** Erfolge bei neidischen Verhalten erzielt zu haben. Seine ins Deutsche übersetzte kleine Schrift *Homöopathische Beeinflussung von Charakter, Trunksucht und Sexualtrieb* enthält interessante Hinweise auf einschlägige Mittel.
Die neidische Komponente von Platin ist jedoch nicht primär ins Auge stechend, weswegen wir auf das Mittel lieber näher eingehen, wenn es um die Todsünde Stolz und Hochmut geht. Eine ausführliche Würdigung erfährt dieser Stoff dann noch, wenn wir über Vielweiberei und Nymphomanie sprechen, sowie innerhalb einer geistesgeschichtlichen Betrachtung der Metalle.

Ammonium-carbonicum ist eine Arznei, die im potenzierten Zustand angezeigt ist gegen vielerlei bösartige, chronische Beschwerden, die eine Art „Blutvergiftung" im Sinn der besprochenen *dyscrasis* beinhalten. Was diesen Punkt und manche Symptome angeht, ist die Arznei der *Grubenotter* ähnlich. Die Schwere und Trägheit sitzt in allen Organen. Der Ammonium-Mensch ist sehr übellaunig und neigt zur Unreinlichkeit in der Körperpflege. Wasser ist ihm ein Greuel. Er ist unintelligent, weinerlich und feige, zeigt einen Mangel an „Rückgrat", also an innerer Aufrichtigkeit. Neid ist ihm bei dieser

Geisteshaltung systemimmanent. Meist sind es etwas behäbige Menschen, die sich leicht erkälten, und schnell Atembeklemmungen bekommen.

Lachesis entspricht von der Natur des giftigen Kriechtiers her, vielen niederen Anhaftungen und Trieben. Hellsichtige Personen beschreiben Elementale[35] von gelbgrünen Schlangen, die sich in der Aura der von Geiz und Neid geplagten Menschen schlängeln.

Beschließen wir die homöopathischen Gedanken zum Geiz mit den ebenso einfachen wie tiefsinnigen Worten LAO TSE's:

*„Der Weise häuft nichts auf.
Er lebt für andere Menschen
Und wird selbst reicher;
Er gibt den anderen Menschen
Und hat größeren Überfluß.*

*Das Tao des Himmels
Segnet, aber schadet nicht.
Der Weg des Weisen
Vollbringt, aber strebt nicht."*

Eine bekannte Unterform von Neid, ist

---

[35] Der 1996 verstorbene griechische Geistheiler STYLIANOS ATESHLIS, genannt DASKALOS, bezeichnete die emotional aufgeladenen Vorstellungsbilder und Wünsche eines Menschen als *Elementale,* die ihn zeit seines Lebens im sog. psychonoetischen Raum begleiten. Eine bewußtseinsmäßig hochentwickelte Persönlichkeit kann die einen Menschen begleitenden Elementale wahrnehmen.

DIE SIEBEN TODSÜNDEN

Eifersucht

Sie entspringt der Angst, einen Menschen zu verlieren, der einem sowieso nicht gehört. Die Vorstellung, daß der oder die Geliebte etwas Lustvolles mit einem anderen Partner erlebt, woran man nicht teilhat, erzeugt auf der Stelle Neid, - ein ziehendes Gefühl von Energieverlust und an nichts sind Menschen so sehr interessiert wie eben an Energie jeder Art, sei es in Form von Lust, gutem Essen oder Geld. Wer keine Rückbindung an seinen inneren Gott hat und sich nicht eingebettet weiß in das unendliche Energiereservoir dieses Kosmos, fühlt sich ausgesetzt, verlassen und enttäuscht, ohne zu bemerken, daß er einer SELBST-Täuschung im wahrsten Sinn dieses Wortes aufsitzt:

„Frauen können ohne Eifersucht nicht leben; Eifersucht quält und foltert sie, aber sie können ohne sie nicht sein. Man könnte meinen, Eifersucht regt sie an, sie langweilten sich ohne sie! Sie treibt sie dazu, Dinge im Verborgenen zu tun; und dann ja, erscheint ihnen das Leben reizvoll und aufregend!"[36]

Eine Hauptarznei bei eifersüchtigem Verhalten ist **Lachesis,** das Gift der *Grubenotter.* Es ist eine bösartige, mit Rachsucht gepaarte Eifersucht, die mit Mißtrauen und Argwohn gepaart ist. Es kann sich um Eifersucht zwischen zwei Kindern handeln, aber auch um Eifersucht auf den Ehepartner:

Ich erinnere mich einer Frau in mittleren Jahren, die von chronisch krankhafter Eifersucht befallen, vollkommen innerlich zerrissen war, was sich auch in ihren Gesichtszügen abzeichnete. Gravierende Herz- und Menstruationsbeschwerden entsprachen dem psychischen Bild im körperlichen Bereich. Das heilende Mittel war **Lachesis - die *Grubenotter.*** Eine LM 12 bewirkte, daß die Frau bereits am vierten Tag nach der Einnahme, einer leichten Müdigkeit nachgebend, auf ihr Bett sank und in eine Art Trance verfiel. Dabei erlebte sie, wie das Elemental ihrer Eifersucht in Form einer gelbgrün verhüllten, ätherischen Gestalt aus ihrem Herzen hervortrat

---
[36] AIVANHOV, OMRAAM MIKHAEL: *Liebe und Sexualität*, S. 72.

und sich langsam von ihr entfernte, wobei es ihr zum Abschied noch mit einem Dreizack drohte. Danach war sie vollkommen von dem sie zerfressenden Gefühl und ihren Herzbeschwerden befreit. Die nächste Monatsblutung verlief regelmäßig und schmerzfrei. Man merke sich bei dieser Gelegenheit die Grubenotter als ein Hauptmittel bei besonders stark ausgeprägter Eifersucht.

Ein weiteres finden wir in einem anderen dieser Kriechtiere, nämlich **Cenchris** - der *Mokassinschlange*. Patienten, die dieses Mittel benötigen, neigen zur Atemnot, sind immer etwas ruhelos, müssen ständig beschäftigt sein und werden dementsprechend schnell müde.

Das Gift der Schlangen besitzt überhaupt eine große Affinität zum Seelengift der Eifersucht. Genährt wird dieses unbewußte Glaubensmuster oft schon von klein auf, unter anderem durch aufgeschnappte Sätze, die mit „meine Frau," oder „mein Mann" beginnen.

Ein anderes tierisches Gift, das wir als gutes Mittel bei Entzündungen aller Art kennen, die mit Rötung, Schwellung und Schmerz einhergehen sowie als einen Hauptheilstoff bei Nieren- und Blasenbeschwerden, ist **Apis-mellifica** - die *Honigbiene*. Diese ist oft angezeigt bei Eifersucht von Frauen untereinander.

Annähernd stark wie die Eifersucht von Lachesis und Cenchris ist nur noch die von **Hyoscyamus**, - dem *Bilsenkraut*. Es paßt zu Menschen, die zu Lug, Trug und obszönem Gebaren in Rede und Handlungen neigen. Ihre Arroganz resultiert meist aus einem frühkindlichen Trauma von Verlassenwerden und enttäuschter Liebe, innerhalb einer sozial minderbemittelten Bevölkerungsschicht. Ihr Kummer wird unter einer harten Schale („gelobt sei was hart macht") verborgen. Ihr Mangel an Mitgefühl erklärt sich aus der Tatsache, daß sie mit sich selbst kein Erbarmen haben. Ihrem Charakter von Oberflächlichkeit und antisozialem Verhalten entsprechend, versuchen sie gewaltsam auf sich aufmerksam zu machen und schrecken unter Umständen auch nicht davor zurück, andere Menschen erpresserisch in Beschlag zu nehmen. Man findet solche Charaktere unter anderem im Dirnen- und Zuhälter- und Rockermilieu. Ihre Art der

DIE SIEBEN TODSÜNDEN

Eifersucht neigt zur Brutalität bis hin zu Vergewaltigung, Messerstechereien und Mord.

Menschen zu deren Gemütszustand dieses alte Hexenkraut paßt, sind voll von Argwohn und ergehen sich gerne in ausfälligen Redensarten. Man erkennt sie oft schon an Zoten, die sie - verbunden mit der bekannten „dreckigen Lache" - von sich geben sowie an ihrer Neigung zur Pornographie ganz allgemein. Verschafften sich die Hexen von vorgestern mit der rohen Droge ihre Flug- und Blocksbergerlebnisse, so gehen potentielle Hyoscyamus-Anwärter von heute in den Swinger-Club oder ins Pornokino. Wir werden auf die aus diesem Kraut hergestellte Arznei anläßlich der Besprechung der 3. Todsünde, Hochmut, und später in den Kapiteln über Vielweiberei und Masturbation ausführlicher sprechen.

Auch **Nux-vomica** - die *Brechnuß* oder *Krähenaugen*, wie das Mittel auch genannt wird, (Die Samen sehen aus wie Augen einer Krähe) kann sich durchaus gewalttätig und eifersüchtig gebärden. Da wird ähnlich Calcium, Lachesis oder Sulphur ein ansonsten sanftmütiger Ehemann plötzlich brutal, besonders wenn er getrunken hat, was bei Nux-Menschen öfters vorkommt, um die Anstrengungen und geschäftlichen Sorgen des Tages vergessen zu lassen. Der über Tag angehäufte Ärger wird im Geschlechterkampf am Abend unbewußt auf die Ehefrau abgeladen. Das kann soweit gehen, daß der Mann seine Frau schlägt.
Im allgemeinen homöopathischen Gebrauch ist uns die *Brechnuß* vertraut bei Folgen von chemischen Vergiftungen sowie bei Alkohol- Drogen- und Arzneimittelmißbrauch. Darüber hinaus sind die potenzierten „*Krähenaugen*" eines der hauptsächlichen Mittel bei Magenschmerzen infolge nicht verkrafteten Ärgers, (neben **Chamomilla, Colocynthis** und **Staphisagria**).

Auch **Pulsatilla** neigt in ziemlich starkem Maß zu Neid und Eifersucht, der zarten Natur der *Küchenschelle* entsprechend sanfter, wenngleich spitzzüngig, zänkisch und in gewisser Weise „hinterfotzig". Es ist die Eifersucht der Schwester auf den Bruder, der vielleicht bevorzugt wird, weil er ein Junge ist. Auch das Eifern zweier ansonsten zärtlicher Schwestern untereinander, um den gleichen Jungen auf sich aufmerksam zu machen, erfordert unter Umständen den Einsatz von Pulsatilla.

Ebenso kommt Eifersucht auf Tiere vor, denen sich Eltern oder Ehemann bevorzugt zu widmen scheinen. Letztere kann sich auch unter dem Einsatz von **Causticum**, Hyoscyamus, Lachesis, oder Nux-vomica verlieren, wenn diese Mittel durch weitere Symptome angezeigt sind.

Pulsatilla kann auch erforderlich sein bei Eifersucht unter Homosexuellen. Das sanfte Wesen vieler Männer, die ihre weibliche Seite in übersteigerter Form ausleben, paßt insgesamt gut zum zarten Charakterbild der Küchenschelle.

Die Eifersucht unter Lesbierinnen verlangt dagegen eher nach **Nux-vomica** oder **Sepia** (vor allem bei sehr männlichen Frauen) sowie nach Arsen und Natrium. Der zarter besaitete weibliche Part solcher Verbindungen benötigt dagegen **Pulsatilla.** Diese letzteren Erkenntnisse stammen von meinem großen Lehrer, dem legendären ADOLF VOEGELI.

Bei Eifersucht unter Eheleuten kommen - außer dem schon besprochenen Lachesis - je nach Typus ebenfalls Nux-vomica oder Pulsatilla infrage. Ist die Eifersucht dadurch bedingt, daß ein Partner schon älter oder in irgendeiner Form behindert ist, so entspricht das meist ebenfalls Nux-vomica. Zornesausbrüche eines Partners der gerade „nicht gut drauf" ist, sind ein sicheres Leitsymptom für die *Brechnuß*.

Beschuldigen die Eheleute sich gegenseitig der Untreue oder daß der andere sie vernachlässigen würde, so hilft dagegen oft **Stramonium** - der *Stechapfel,* umso mehr, wenn eine Neigung zu obszönem Verhalten einerseits und eine übersteigerte Lust zu meditativen Übungen, verbunden mit Ritualen der Anrufung oder Bet-Zeremonien andererseits vorhanden sein sollte, wie das vielfach im modernen

DIE SIEBEN TODSÜNDEN

Hexenkult oder auch schon mal innerhalb einer tantrischen Gruppe der Fall sein kann. Die **Datura**-Arten, denen der Stechapfel angehört, zählen ja von alters her zu den klassischen Hexendrogen.

Eifersucht unter Kindern kann entsprechend den hier angeführten Kriterien und Charaktereigenschaften behandelt werden. Meist helfen Nux-vomica, Lachesis oder Hyoscyamus.

Zwei weitere hervorstechende Arzneien gegen die Untugend der Eifersucht sind zwei der größten Sexualtherapeutica der Homöopathie überhaupt: Da ist einmal **Staphisagria** - der *Rittersporn* (der Name, ebenso wie auch der lange penisartige Sporn der blauen Blüte, deutet schon auf die Signatur dieser Pflanze). Der Homöopath kennt dieses Mittel wie schon festgestellt vor allem bei Folgen unkontrollierbaren Ärgers mit Magenbeschwerden und Zornausbrüchen. Sodann ist es ihm vertraut als Seelentröster sowohl bei psychischen „Schnittwunden" wie auch zur Beschleunigung der Heilung von körperlichen Schnittverletzungen z.B. nach Operationen, besonders bei solchen im urogenitalen Bereich.

Zum anderen haben wir da **Medorrhinum**[37] - eine der großen Nosoden[38] zur Kompensierung „geistiger Entweihung"[39] unseres Erbguts, eine Arznei, die ihren Schwerpunkt naturgemäß im Bereich der Sexualität hat. Wir werden auf diesen Heilstoff u.a. zurückkommen, wenn wir von Sterilität und Vielweiberei zu sprechen haben.

---

[37] Eine Nosode ist ein aus einem Krankheitsstoff hergestelltes, sozusagen *isopathisches* Heilmittel, das bei entsprechend hoher Potenzierung seine krankmachenden Eigenschaften verliert, wodurch im Organismus aufgrund der gleichen Information das Gegenteil, nämlich Gesundung, induziert wird.
[38] Von griech.: *medos* = „Glied" und *rhein* = „fließen, strömen" also eigentlich „Fließglied".
[39] Im Fachjargon *miasma*. Genaueres zu den M*iasmen* in H.C. ALLENs *Die Miasmen* oder in meinem Werk: *Homöopathie - das kosmische Heilgesetz*.

„*Wer sich überhebt, der verrät,
daß er noch nicht
genug nachgedacht hat.*"

CHRISTIAN MORGENSTERN

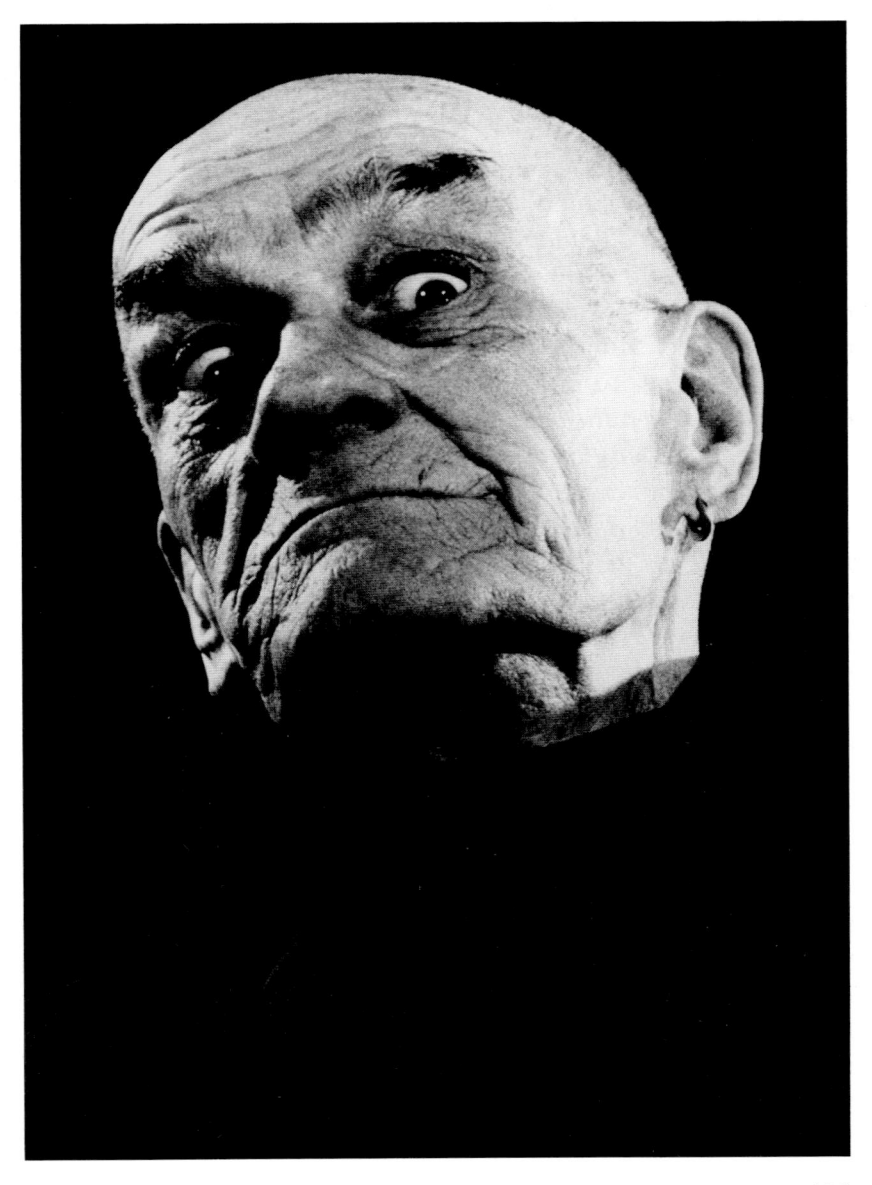

DIE SIEBEN TODSÜNDEN

Stolz

Stolz - oder Hochmut entspringt der Vorstellung, daß man etwas Besseres sei als der andere und demnach auf diesen „herablassend" niederschauen kann.

Und wieder einmal erblickt Dante gerade in jenen Menschen, die sich mit ihrem Christentum brüsten, die hochmütigsten Charaktere:

Dante
Hoffährtige Christen, arme Elendsmenschen,
wie krank ist euer Geistesblick, daß ihr
dem rückwärts führenden Sündenweg vertraut.
Begreift ihr nicht, daß wir nur Raupen sind,
bestimmt, den Engelsschmetterling zu bilden,
der ungepanzert auffliegt zum Gericht?
Warum steigt euer Stolz gebläht nach oben,
da ihr mißratenen Insekten gleicht:
der Raupe, die den Falter nicht entwickelt?!
So wie Figuren, die man manchmal sieht,
wie sie Gesimse oder Dächer stützen
mit bis zur Brust emporgezognen Knien,
was den, der's sieht, auch wenn's nur Bilder sind,
beklemmt, als wär es wirklich, also sah ich
der Stolzen Seelen dort. Sie waren alle,
der mehr, der weniger ineinandgekrümmt
je nach der Last, die jeder Rücken schleppte.

Wer seinen Hochmut pflegt, sieht die Bühne der Welt wie durch ein umgekehrtes Opernglas und das entspricht vom inneren Wesen her einem Metall wie **Platin**. Dieses steht von seinem chemischen Verhalten her am Ende der Reihe der Metalle, denn es geht keine chemische Verbindung ein. Jedoch ist es ein glänzender Katalysator, also ein Beschleuniger chemischer Prozesse. Es verhält sich etwa wie ein Demagoge, der durch geschicktes Reden eine Saalschlacht inszeniert, jedoch selbst nicht daran teilnimmt, sondern das Geschehen von einem Logenplatz aus, überlegen lächelnd, betrachtet. Seine Perspektive für die Realitäten der Welt ist verzerrt. Hinter der Maske von Hochmut verbirgt sich ein entsetzlicher Mangel an Selbstvertrauen. Nicht zufällig wird Platinschmuck von denen getragen, die sich „sehen lassen" - und sich das „leisten können".

Im ersten Band des *Synthetischen Repertoriums* von HORST BARTHEL finden wir auch **Lycopodium** - den *Bärlapp* in der allerhöchsten Wertigkeit, wenn es um überheblichen Stolz geht.
Sodann ist im KENT'schen Repertorium[40] auch **Sulphur** der *Schwefel* in der höchsten Wertigkeit angegeben unter der Rubrik HOCHMUT. Die Überheblichkeit, der Stolz von Sulphur, entspringen einer Abneigung gegen Annäherung, aus unbewußter Angst vor Demütigung und Kritik. Deswegen hat der Sulphur-Bedürftige einen Wall gegen durchbrechende Gefühle aufgebaut und lebt seine Beschwerde sehr oft auf der Haut in Form von Ausschlägen aus. Das „Aus-der-Haut-fahren" und „Ausschlagen" erlaubt er sich nicht immer. Die vulkanische Natur potenzierten Schwefels treibt jedoch sein Innerstes zuäußerst und bereinigt auf diesem Weg manch psychische Hintergründe für äußeren, scheinbaren Hochmut.

Das nächste fett gedruckte Mittel ist das exzentrische **Veratrum album,** - die *Weiße Nieswurz.* Von dieser Art Stolz werden meist Frauen heimgesucht, die einem langanhaltenden Kummer mit völliger Selbstüberhebung zu begegnen suchen, um nicht in Selbstvorwürfen zu ertrinken und in den Strudel einer Psychose gezogen zu werden. Menschen solchen Schlages haftet etwas Schrilles, vollkommen Überzogenes und - im wahrsten Sinn dieses Wortes - Hysterisches an.

Des weiteren zeichnen sich noch durch Hochmut aus: **Causticum,** das alchemistische „Kunstmittel" Hahnemanns aus weißem Marmor. Die kühle Unnahbarkeit und Todesnähe des Marmors, der aus Millionen von Kalkpanzern abgestorbener Kleinlebewesen der Urmeere entstanden ist, läßt uns diese Art der Überheblichkeit leicht begreifen.

---

[40] Der große amerikanische homöopathische Arzt verfaßte dieses wohl bekannteste Symptomen-Register, in welchem in einem Kopf -Fußschema und nach Rubriken geordnet, die wichtigsten Zeichen und Modalitäten der meisten homöopathischen Pharmaka aufgeführt sind. Ein unerläßliches Werk für den versierten Praktiker. Siehe Bibliographie.

DIE SIEBEN TODSÜNDEN

Hinter dem Hochmut von **Hyoscyamus** - *Bilsenkraut,* verbirgt sich die durch Aggression getarnte Schwäche des Rockers.

Auch **Lachesis** kann bisweilen eine Form von Hochmut zeigen. Es ist die Überheblichkeit einer eleganten, mit Schmuck behangenen Dame der sogenannten feinen Gesellschaft. Diese Art von Stolz kann sich in sprachlichen Formulierungen äußern - (Lachesis „quatscht gern ganze Opern", - besonders am Abend) - und in einer etwas herablassenden Art, Domestiken und anderen Menschen gegenüber, die als „niederes Volk" einstuft werden.

Sodann haben wir da das Metall **Palladium.** Solch ein Mensch ist überglücklich bei Lob, - bläht sich dadurch regelrecht auf, - und untröstlich bei mittelmäßiger Leistung. Er, - oder meistens sie, - hält sich munter in Gesellschaft, ist aber schnell eingeschnappt, wenn man ihr „dumm kommt".

Auch **Pulsatilla** - der *Küchenschelle* ist eine bestimmte Form von Überheblichkeit zu eigen. Es ist der etwas schnippische Stolz junger Mädchen, die damit ihre Ängste im allgemeinen und ihre Furcht vor dem anderen Geschlecht im besonderen verstecken.
Das Mittel erweist sich hin und wieder ähnlich Lycopodium als nützliches Pharmakon bei rechtsseitigen Eierstocksentzündungen.

Schließlich gibt es dann noch **Staphisagria** - den *Rittersporn* - (der Name sagt bereits alles) sowie das „religiös gefärbte" **Stramonium** - den *Stechapfel* („Mein Glaube ist der „allein-seligmachende"). Wir werden uns mit beiden Mitteln intensiver beschäftigen, wenn es um die Vielweiberei des Mannes sowie die nymphoman veranlagte Frau geht.
WILLIAM BOERICKE erwähnt noch **Gratiola** - das *Gottesgnadenkraut* als passend für Frauen „von anmaßendem Stolz".

Gepaart mit Hochmut findet sich des öfteren

Feigheit

Dahinter verbirgt sich ein ausgeprägter Mangel an Selbstbewußtsein. Gespeist wird Feigheit durch die Angst, man würde sich durch sein Verhalten Unannehmlichkeiten oder zumindest Unbequemlichkeiten einhandeln.

Überheblicher Stolz im Verein mit Feigheit und Geiz wird durch **Lycopodium** vorteilhaft beeinflußt. Der Hochmut des *Bärlapp* ist jedoch eher ein Dünkel, mehr zu wissen als andere und diese deshalb mit erhobenem Zeigefinger belehren zu müssen.

Der Bärlapp gehört neben dem *Schachtelhalm* (**Equisetum-arvense**) und dem *Ginkgo* zu jenen Pflanzen, die buchstäblich seit Urzeiten den Menschen begleiten. Bärlappgewächse waren ehemals im Tertiär bis zu 30 m hoch. Die Information von Überheblichkeit tragen ihre Sporen bis heute in sich, auch wenn das „Schlangenmoos" inzwischen nur noch auf dem Boden kriecht. So kann der Lycopodium-Mensch auch oft ein Duckmäuser oder Kriecher sein, der nach oben buckelt und nach unten tritt. Die Gemütshaltung der Feigheit deckt der *Bärlapp* im höchsten Grad ab.

Derlei Persönlichkeiten finden sich des öfteren unter Lehrern, Funktionären, Anwälten, Diplomaten sowie Strebern und Kritikern jeder Art. Sie sind äußerst kleinlich bis geizig auf der einen Seite und übertrieben selbstherrlich auf der anderen. Dabei eigenwillig, nörgelig, äußerst empfindlich und schnell beleidigt. Die sprichwörtlichen Läuse laufen ihnen schnell über die Leber oder es geht ihnen etwas „an die Nieren". Nicht von ungefähr ist der *Bärlapp* ein großes Leber- und Nierenmittel.

Wir werden ihm, wie schon angedeutet, an anderer Stelle wieder begegnen, denn er ist auch ein überragender Heilstoff bei einem der hauptsächlichen psychischen Hintergründe für Impotenz, dem „Unvermögen sein Ziel zu erreichen". Das gilt für welche Ziele auch immer, die sich jemand in den Kopf gesetzt hat. Lycopodium braucht in jeder Hinsicht Unterstützung.

„*Spieglein, Spieglein an der Wand,*
Wer ist die Schönste im ganzen Land?"

GEBRÜDER GRIMM
(Schneewittchen)

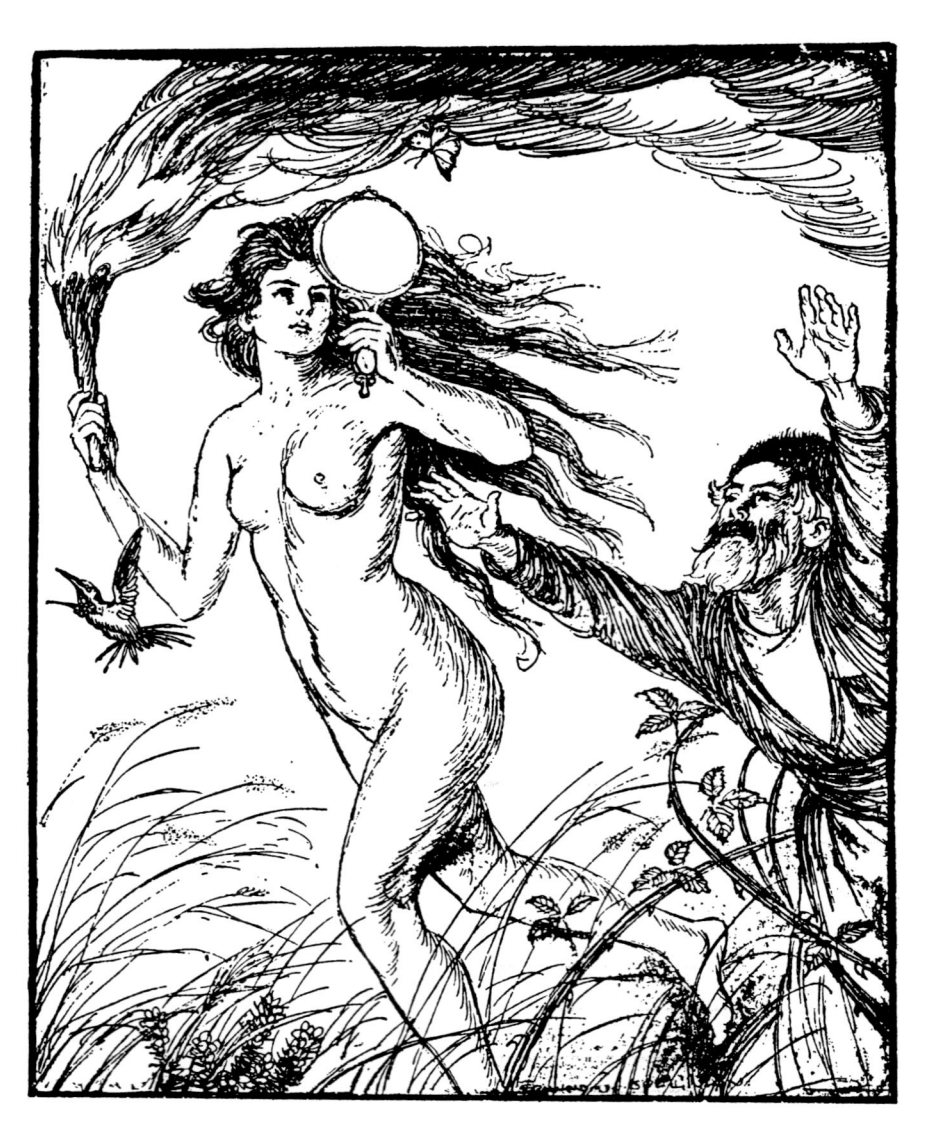

Eitelkeit
Putzsucht oder Selbstliebe?

Wer hochmütig ist, ist meist auch eitel. So können wir Eitelkeit schon fast als ein Synonym von Stolz ansehen. Die vor allem ins Auge zu fassenden Arzneien hierfür sind:
Belladonna* - *Tollkirsche*, - die sprichwörtliche „Schöne Frau", die es in früherer Zeit sogar in Kauf nahm, defokussiert und schlecht zu sehen, nur um durch das Einträufeln des Wirkstoffes *Atropin*, dunkle Glutaugen zu bekommen. Des weiteren
Mercurius solubilis* - *Quecksilber,* - der Götterbote Merkur, der durch Sprachgewandtheit für Kommunikation zwischen den Menschen sorgt. Wir werden ihn sehr ausführlich betrachten, wenn es um Exhibitionismus sowie um die Ordnung der Metalle geht.
Pulsatilla* - *Küchenschelle,* - u.a. das Mittel für eitle Schulmädchen, deren schulische Leistungen leiden, weil sie mehr Zeit vor dem Spiegel verbringen als bei ihren Büchern.
Sodann noch in nicht ganz so starkem Maße: **Lycopodium, Nux-vomica, Platina und Sulphur.**

Mit der Eitelkeit hat es seine eigene Bewandtnis: Ein anderes Wort dafür wäre Putzsucht. Nun putzen sich ja vor allem Frauen gern heraus, um sich auf diese Weise „ins rechte Licht zu rücken" und durch Hervorhebung ihrer Reize die Aufmerksamkeit - vor allem des anderen Geschlechts - auf sich zu lenken.
Solange durch dezente Betonung der Vorzüge ihrer äußeren Erscheinung die natürliche Schönheit gesteigert werden kann, ist dagegen auch nichts einzuwenden. Frag- und behandlungswürdig wird die Sache erst, wenn - ausgelöst durch ein schwaches Selbstbewußtsein - die Putzsucht in ein völlig affektiertes Benehmen ausartet, wobei dann solche Frauen tatsächlich stundenlang vor dem Spiegel sitzen.
Begibt sich eine Frau zum Schönheitschirurgen, weil ihr Gesicht beispielsweise durch einen Unfall entstellt ist, oder ein leicht zu behebendes Manko aufweist, wie ausgeprägte Tränensäcke oder ein Übermaß an Falten um die Augenpartie herum, so halte ich es für durchaus gerechtfertigt, sich in solch einem Falle von einem

Könner dieses Metiers liften zu lassen. Solch ein Eingriff hat über den rein kosmetischen Effekt hinaus nicht selten wohltuende Auswirkungen auf die Seele, was zu einem positiveren Verhalten des betreffenden Menschen, dem Leben und sich selbst gegenüber führt.
Letzteres können wir mit unserer homöopathischen Kosmetik von innen heraus meist auch erreichen, aber das weiß eben nicht jeder. Wohl am elegantesten und besten wäre es, würde man beide Methoden in derlei Fällen miteinander verbinden.

Nun gibt es aber Frauen, die geradezu eine Sucht daraus machen, wenigstens einmal im Jahr den Schönheitschirurgen aufzusuchen und an sich herumschneiden lassen, bis ihr Gesicht mehr und mehr zu einer kalten Maske erstarrt, was dann meistens **Platina** entsprechen würde, - vorausgesetzt, solch eine Frau würde sich überhaupt in eine homöopathische Praxis verirren.

HOMER schildert in seiner *Ilias* und auch in der *Odyssee* in genüßlicher Breite, wie sogar Götter der Eitelkeit frönen, was sie uns angenehm menschlich erscheinen läßt. Der griechische Götterhimmel ist ja im Grunde nichts anderes, als eine gleichnishafte Projektion menschlicher Tugenden und Laster auf die imaginäre höhere Ebene des Olymp.

Um den Griechen im schweren Kampf gegen Troja auf ihre Weise beizustehen, beschließt HERA, ihren Gatten ZEUS zu verführen, um seine Aufmerksamkeit vom Kampfgeschehen abzulenken und auf diese Weise das Angenehme mit dem Nützlichen zu verbinden.
So schmückt und putzt sie sich auf das sorgfältigste heraus und geht sogar noch einen Schritt weiter. Mit ihren Bemühungen noch immer nicht zufrieden, entleiht sie sich von APHRODITE unter einem trügerischen Vorwand deren „Zaubergürtel der Liebe und Sehnsucht, der alle Herzen der Götter bezwingt und der sterblichen Erdenbewohner." Aphrodite ist der ranghöchsten Göttin zu Diensten:

„Und löste vom Busen den wunderköstlichen Gürtel / Buntgestickt: dort waren des Zaubers Reize versammelt / Schmachtende Liebe

HOCHMUT/EITELKEIT

war dort und Sehnsucht, süßes Getändel / Und einschmeichelnde Bitte, die selbst den Weisen betöret."

Als Zeus ihrer ansichtig wird, bekennt er, er sei noch niemals vorher vom Anblick eines Weibes so erregt worden, wie jetzt von ihr. Es zeugt vom lockeren Umgang der Griechen mit geschlechtlichen Dingen, daß Homer den Zeus nun mit entwaffnender Naivität eine Reihe von Frauen aufzählen läßt, die in seinen Armen geruht hatten und von denen er nicht halb so erregt worden war, wie eben jetzt durch seine Gattin Hera.
Er möchte sich auch sofort mit ihr vereinen. Aber Hera ziert sich ein wenig, um ihn von den Höhen des Ida-Gebirges abzuziehen, von wo aus Zeus bisher dem Kampfgeschehen interessiert folgte. Mit einer für griechische Verhältnisse ungewohnten Schamhaftigkeit meint sie, sie könnten bei ihrem Liebesakt womöglich von irgendeinem anderen Gotte beobachtet werden und schlägt Zeus vor, sich lieber in die olympischen Schlafgemächer zu begeben, wo sie ihm gerne zuwillen sein werde.
Um nun ihren Gatten nach dem süßen Liebesspiel einzuschläfern, bedient sich Hera sogar HYPNOS', des Gottes des Schlafes, damit sie - während Zeus vom Schlummer umfangen ruht -, den Griechen hilfreich zur Seite stehen könne.

So wird hier die siegreiche Macht der Schönheit in von Begeisterung getragenen, unsterblichen Versen gefeiert. Wer Eitelkeit dieser Art auch nur im geringsten behandlungswürdig fände, müßte wahrlich ein Narr sein.

Fragwürdig weil selbstzerstörerisch, wird das Verliebtsein in die eigene Person in der griechischen Mythologie erst bei NARZISS, der - nach seiner eigenen Schönheit sich verzehrend - überhaupt nicht mehr von seinem im stillen Wasser erblickten, wundervollen Spiegelbild ablassen will und der darüber, daß er mit diesem nicht verschmelzen kann, schließlich verschmachtet, während die Nymphe ECHO, - sich ihrerseits nach Narziß verzehrend -, ebenfalls dahinschwindet, sodaß schließlich nur noch ihre Stimme übrig bleibt.

DIE SIEBEN TODSÜNDEN

Ein Gleichnis für diese Geschichte hat sich erhalten in der sich im Bach spiegelnden Narzisse, die nach kurzer Blütezeit verwelkt.

Liebeskummer bis zum Verschmachten, - dem entspräche als homöopathisches Simile **Natrium-muriaticum** - unser *Kochsalz,* - in potenzierter Form, versteht sich.

Betrachten wir dieses Thema aus geisteswissenschaftlicher Sicht der Anthroposophie RUDOLPH STEINERs, dann kommen wir als einem Hauptmittel bei Eitelkeit, in der Folge von Platina wie von selbst zu einem weiteren Metall, nämlich dem Silber.

Argentum-metallicum
„Spieglein, Spieglein an der Wand...

... wer ist die Schönste im ganzen Land?" So befragt die hochmütige und eifersüchtige Stiefmutter ihren Spiegel in dem Märchen *Schneewittchen.*

Silber, das hat etwas zu tun mit Spiegelung, mit Reproduktion, mit naturgetreuer Wiedergabe. Die Signatur der Spiegelbildung, die dem Silber innewohnt, wurde bereits in den Anfängen der Photographie benutzt, um auf silberbeschichteten Glasplatten „mit Licht zu schreiben." Die ersten DAGUERRO-TYPIEN, - heute teuer bezahlte Raritäten, - imponieren je nach Lichteinfall durch ihre silbrig glänzenden, zum Teil in Regenbogenfarben schillernden Oberflächen.

Also wird sich Silber im menschlichen Organismus, gemäß dem Prinzip der Entsprechung ebenfalls auf das Reproduktionssystem - hier auf Uterus bzw. Hoden - auswirken. Das ist die eine Seite seiner Wirkung. Die andere zielt auf das Gehirn. Silber schafft einen harmonischen Ausgleich zwischen den beiden Hirnhemisphären, den Fähigkeiten des Intellekts und den Kräften des Gefühls.

Mond und Silber, Gehirn und Geschlecht gehören zusammen. Der Mond, der ebenfalls diesem Prinzip der Spiegelung gehorcht - er spiegelt das Sonnenlicht -, ist der Repräsentant dieser weiblichen Urkraft auf der Ebene des Himmels. Deshalb findet der Zyklus des Mondes auch seine Entsprechung im monatlichen Zyklus der Frau.

Es sind empfindsame Frauen von großem Mitgefühl, erfüllt von Menschenliebe, und kindlicher Herzlichkeit, für die dieses Metall eine Entsprechung liefert. Sie haben viel intuitives Vermögen und die Gabe einer besonders gut ausgeprägten Ein-Bildungskraft.
Sie sind uneigennützig, werden weich beim Anblick von Kindern, oder weinen, wenn sie einer Schwangeren begegnen.

Es sind Frauen, die danach streben, durch Imagination die Göttin in sich zu verwirklichen. Ihre Eitelkeit ist nicht mehr diktiert von Hochmut, sondern von dem Wunsch nach Selbstbetrachtung. Das heißt nicht, daß sie sich nicht gerne schmücken, am liebsten natürlich mit filigranem Silberschmuck.
Wird die Betrachtung des eigenen Spiegelbildes ausgelöst von Eitelkeit, dann führt dieser Vorgang zu einer Selbsttäuschung. Steht hinter solcher Betrachtung aber der Wunsch nach Selbsterkenntnis, dann kann man sich durchaus auf eine andersgeartete Weise in sich versenken, als das der Mythos von Narciß beschreibt. So bestand in früheren Zeiten eine der Prüfungen innerhalb eines Einweihungsweges darin, daß der Schüler einige Tage und Nächte in völliger Nacktheit in einem Spiegelkabinett zu verbringen hatte, um lediglich sich selbst und den von ihm kreierten Elementalen, - seien sie nun schön oder furchteinflößend - zu begegnen.

In seiner Wirkung auf das Gehirn erzeugt das Silber - vorzugsweise in seiner materiellen Form als **Argentum-nitricum - *Silbernitrat*** oder ***Höllenstein,*** ein Aussetzen vernunftorientierter Regungen und dadurch bedingt, mannigfache Ängste: Angst vor hohen Plätzen, Angst vor engen Örtlichkeiten, Prüfungsängste, Verfolgungswahn und viele ähnliche Phobien. Verbunden sind diese oft mit dem sprichwörtlichen „Schiß", sprich: einer Diarrhoe. Seiner Natur entsprechend, kann das potenzierte Pharmakon solche psychischen Schübe wirkungsvoll und ursächlich angehen.

Die Argentum-Frau hat eine nostalgische Ader. Sie liest gern alte Liebesbriefe oder Frauenmysterien, ist romantisch, vergangenheitsbezogen und sucht ihren Traumprinzen. Sie liebt Flötenmusik in feierlicher Atmosphäre, Familienfeste und Photographien von DAVID HAMILTON. Ihr Blick ist manchmal umflort, leicht schmachtend oder verschlafen, - eben der typische „Silberblick". Grelles Licht ist ihr zuwider. Ihre Gefühle sind mitunter zu heftig, als daß sie sie ausdrücken könnte. Dann küßt sie ihr Gegenüber, lieber als mit ihm zu sprechen. Auch ihr sexuelles Verlangen ist stark und sie ist zu tiefer Hingabe fähig. Sie hat ein großes Bedürfnis nach Zärtlichkeit, inniger Berührung, nach geschmeidiger Sexualität und Soft-Erotik, also das pure Gegenteil von **Mercurius** - dem „Queck-Silber", wie wir noch sehen werden.

Oft befindet sie sich in einer Art Traum- oder Trancezustand, verliert jedes Gefühl für Zeit und spricht sozusagen locker aus dem Bauch heraus. Reden ist Silber, aber durch angestrengtes Reden oder Singen wird sie - natürlich auch er -, leicht heiser. (Diese Art von Laryngitis nach Reden oder Singen, bis hin zur völligen Stimmlosigkeit, teilt sich Argentum mit Causticum und Phosphor in der gleichen hohen Wertigkeit).

Als Entsprechung zu ihrer stark ausgeprägten intuitiven Ader kommt viel Wasser vor in ihren nächtlichen Träumen. Sie vollführt lustvolle Sprünge in klares Wasser und begegnet Garnelen, Hummern und dergleichen Meerestieren mehr. Die Argentum-Frau hat ein großes Schlafbedürfnis. Sie kann ohne weiteres 12-14 Stunden am Stück schlafen. All ihre Beschwerden nehmen ab, wenn der Mond zunimmt. Bei Vollmond fühlt sie sich am wohlsten, wohingegen sie reines Sonnenlicht nicht so gut verträgt und über eine gesteigerte Lichtempfindlichkeit klagt.

Männer mit Hodenverhärtungen oder Schwellungen nach deren Quetschung, erfahren Besserung oder völlige Ausheilung durch die sanfte Information des Silbers in höheren Potenzen. Wir werden dem Silber wieder begegnen, wenn es um Folgen von Kastration und Verletzungen der Geschlechtsteile ganz generell geht.

Neuerdings gibt es sogar ein Gerät zur Herstellung von kolloidal gelöstem Silber in destillierten Wasser, das als ein besonders wirkungsvolles und sanftes, gleichsam biologisches Antibioticum, zur Sanierung der Darmflora und gegen diverse Infekte ursprünglich in den USA bekannt geworden ist. Inzwischen ist dieses Gerät auch in Deutschland erhältlich. UWE REINELT hat darüber berichtet.[41]

---

[41] Zs *Paracelsus-Report* 3/98. Näheres auch über den ANDROMEDA-Verlag.

*"Nur um sich zu erhalten, soll er essen,
und nur soviel, wie es zu seinem Lebensunterhalt dient;
so möge er sich nähren von dem rechtmäßig Empfangenen
und nicht seinen Gelüsten nachhängen."*

MAHABHARATA

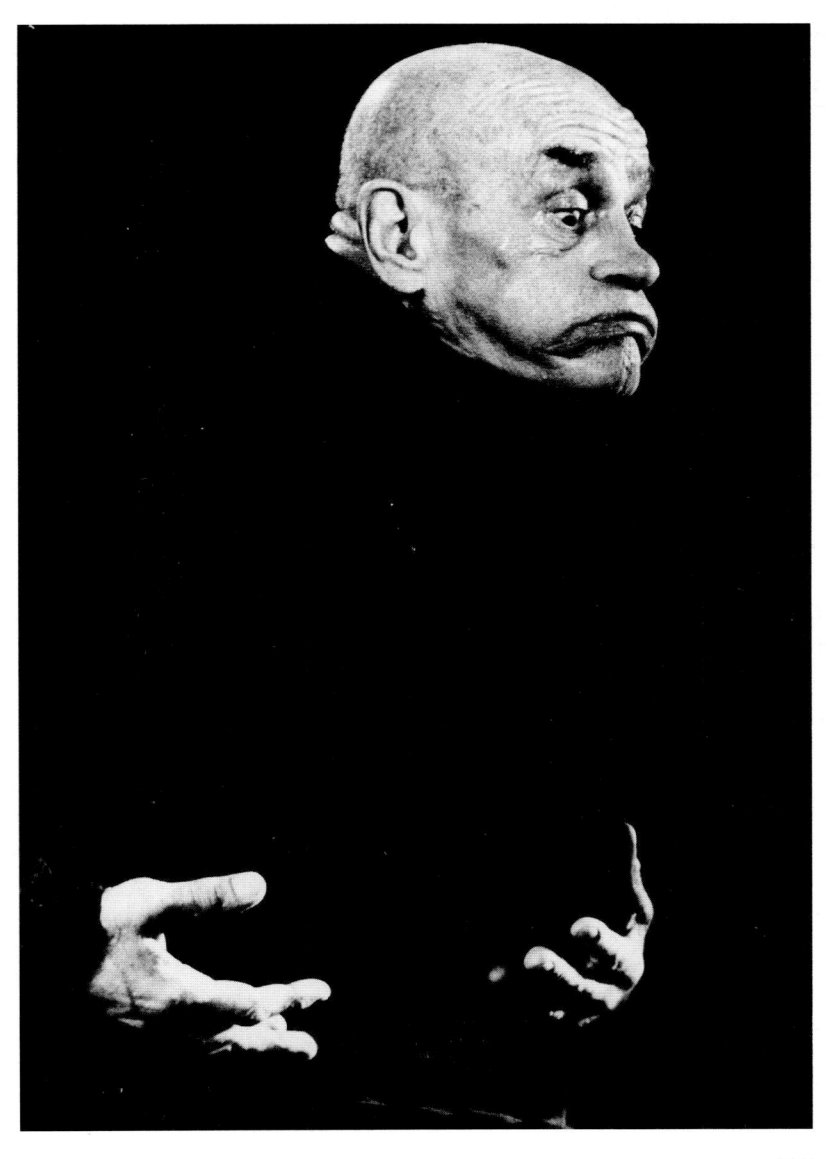

Völlerei

Im Zustand geistiger und körperlicher Gesundheit besteht eine Übereinstimmung von physischem und astralem Leib. Unter Völlerei können wir eine Disharmonie von Emotionalkörper und materiellem Leib verstehen.
Der eine oder andere von uns mag das Gefühl kennen, daß das Gemüt schon befriedigt ist vom Genuß einer Speise, jedoch der grob-stoffliche Leib automatisch damit fortfährt, weiter Nahrung in sich hineinzuschlingen. Oder umgekehrt, daß der physische Körper signalisiert, er habe genug, aber der emotionale Hunger ist nicht gestillt. Das kann vielfältige Ursachen haben.
Zur ersten Variante gehört ein unterbewußter Futterneid. Man ißt über ein gesundes das Maß hinaus, um „für schlechte Zeiten zu hamstern". Solch ein Verhalten kann zurückzuführen sein, auf eine Erfahrung von Not in Kriegszeiten. Hat man bewußt erkannt, daß der Krieg vorbei ist und es wieder alles im Überfluß gibt, kann das schädigende Verhalten abgebaut werden.
Die zweite Variante besteht beipielsweise in einer Kompensierung von emotionalem Frust. Essen ist ein häufiger Versuch, einen Ausgleich für Liebesentzug oder Kummer zu schaffen.

Wie zu vielen anderen Formen und Ausdrucksweisen menschlichen Verhaltens, hat der bulgarische Religionsphilosph und spirituelle Meister OMRAAM MIKHAEL AIVANHOV, auch über das Essen gesprochen.
In einem Buch über *Liebe und Sexualität* aus seinem Gesamtwerk, gibt er Anweisungen zum vernünftigen Umgang mit Nahrung, von denen ich wenigstens auszugsweise einiges anführen möchte. Aivanhov weist unter anderem darauf hin, daß wir so sorgfältig, wie wir Schmutz und Unverdauliches von der Nahrung entfernen, auch innerhalb einer Liebesbeziehung miteinander umgehen sollten, indem wir unserem Partner nicht zumuten sollten, sich Unsauberes von uns einzuverleiben:

„Der Mensch ist höher entwickelt als das Tier und liest die Nahrung die er zu sich nimmt, aus; Tiere hingegen tun dies nicht. Was jedoch seine Gefühle und Gedanken anbelangt, trifft er keinerlei Auswahl, schlingt alles bedenkenlos hinunter. Warum wohl? Wieso läßt er Schädliches in sein Herz und seinen Verstand eindringen, ohne zuvor diese Seelennahrung, die er sich anschickt aufzunehmen, zu waschen und zu reinigen? Warum bedenken Verliebte nicht, bevor sie sich küssen, welcher Art die Speise ist, die sie aufnehmen, um Unsauberes zu entfernen? Deswegen schleichen sich in ihre Gefühle, in ihre Küsse, ohne ihr Wissen unsichtbare Keime ein, die Krankheit und Tod bringen."

AIVANHOV betont, wie wichtig es sei, Wachsamkeit und Selbstkontrolle zu üben, um sich nicht von einem Gefühlsüberschwang mitreißen zu lassen:

„Die Menschen haben nur eines im Sinn: sich ihren Liebesgefühlen ganz auszuliefern. Wenn das Denken, das Bewußtsein ausgeschaltet ist, sie völlig berauscht sind, dann halten sie das für die große Liebe. Sie sagen: Ist man nicht berauscht, so fühlt man kaum etwas. Was wissen sie denn schon davon? Haben sie es einmal versucht, geistig hellwach zu bleiben, ihre Gefühle zu überprüfen, sich mit Strömen höherer Sphären zu vereinen, um zu erfahren, welche hohe Freude und Seligkeit sie empfinden und welche Erleuchtungen ihnen zuteil werden?"

Die allgemeine Achtsamkeit will Aivanhov, - wie viele andere Meister ebenfalls - auch auf den Vorgang der Nahrungsaufnahme angewendet wissen:

„Es wird weiterhin gedankenlos gegessen, ohne dabei zu meditieren, sich mit dem Himmel zu verbinden; ihm wenigstens zu danken. Ich wünschte sehr, daß die Aufnahme von Nahrung hier in wirklich initiatischer Weise vollzogen werde. Denn dadurch wird eine viel feinere, subtilere Ernährungsart möglich: sich von den Sternen, den Bergen, den Flüssen, den Pflanzen, den Bäumen zu nähren, sich an Düften, Klängen und am Licht der Sonne zu laben. Auch das ist eine Nahrung, ist ein Sich-ernähren, das auf denselben Gesetzen gründet, denselben Entsprechungen.......
Lernt zunächst sinnvoll essen, dann vermögt Ihr Euch auch auf höheren Ebenen zu ernähren. Wenn erst Männer und Frauen beginnen, sich in idealgöttlichem Sinne von der Liebe zu ernähren, wird alles wunderbar und lichtreich sein, der ganze Himmel ist hocherfreut und nimmt an ihrer Liebe teil... Wie vermag man denn himmlische, erhabene Wesenheiten herbeizuziehen, solange man grob, unwissend, egoistisch, verschlossen bleibt, außerstande ist, etwas zu erkennen?
So wie ich sie sehe, offenbart mir die Ernährungsfrage die verborgensten Geheimnisse der Schöpfung. Sie erschließt mir eine ganze Welt, des Weltalls unendliche Weite... Solange Ihr es derart eilig habt, daß Ihr Euch nicht einmal eine Stunde nehmt zu ruhigem, bewußtem Essen oder Meditieren, werden Euch ungeahnte Vermögen entgehen, die Rätsel des Daseins zu ergründen und

DIE SIEBEN TODSÜNDEN

vor allem die Sexualkraft in Lichtenergie, hohe Intelligenz und strahlende Schönheit umzuwandeln; Ihr watet weiterhin in niederen Bereichen!"

Aivanhovs Betrachtungen zum Essen gipfeln in der Feststellung: „Lernt sinnvoll essen - dann wird auch Euer Lieben sinnerfüllt!":

„Bringt Ihr all Euer Tun nicht mit dem Kosmos in Einklang, so ist sowohl Eure Ernährung mangelhaft als auch Euer Lieben unzureichend, und Ihr erreicht kaum etwas Nennenswertes. Verbindet Ihr Euch hingegen mit der Gotteswelt, mit der Seele des Alls, senkt Ihr in die Seele Eures Gatten, Eurer Gattin beim Umarmen Lichtfunken, Keime des Lichts, die zwanzig, dreißig Jahre später noch immer wirksam sind und Früchte zeitigen. Denn Ihr habt den geliebten Menschen, anstatt mit Eurer erbärmlich selbstsüchtigen Persönlichkeit, die ihn aller Kraft beraubt, um ihn sodann wie eine ausgepreßte Zitrone wegzuwerfen, mit der unendlichen Schöpfung verbunden."[42]

Betrachten wir wiederum einen kurzen Part aus Dantes Göttlicher Komödie. Beim Weitergehen in den allmählich aufsteigenden Felsengängen stoßen Dante und Vergil auf einen Baum, der mitten im Wege steht und mit lieblich duftenden Äpfeln lockt. Auf der Seite, wo der Berg den Weg begrenzt, rinnt klares Wasser über seinen Wipfel und besprüht die Blätter. Die beiden vernehmen eine Stimme, die aus dem Baum zu kommen scheint:

Stimme
Nach dieser Speise hungert euch vergebens.

Dante
Bald kam ein Schwarm von Seelen, still und fromm.
Die Augen lagen schwarz in tiefen Höhlen -
die sahen aus wie Ringe ohne Steine -
und die Gesichter waren bleich und mager,
so daß die Haut die Form der Knochen zeigte.
Wer glaubte wohl, daß eines Apfels Duft

---

[42] AIVANHOV: *Liebe und Sexualität S.119 ff.* Anm.: Das Gesamtwerk Aivanhovs umfaßt viele Bände, die nach mündlicher Überlieferung des Meisters erstellt wurden. Näheres erfährt der Interessierte über den Verlag Prosveta S.A. - P.B.12 - Fréjus, France. Aivanhov lebte von 1900 bis 1986. Seine Bücher werden in Deutschland über den Edis-Verlag in 82054 Sauerlach vertrieben.

VÖLLEREI

und Durst nach Wasser, große Gier erzeugend,
so die Gesichter wandeln kann?

Dante erkennt an einer der Stimmen dieser ausgehöhlten Gesichter seinen Freund Forese.

Forese
All diese Seelen hier, die weinend singen,
die wollen sich, weil sie im Übermaß
dem Gaumen dienten, hungernd, dürstend heiligen.
Zum Essen und zum Trinken lockt der Duft,
der aus dem Apfel dringt und jenes Naß,
das droben Laub und Zweige übersprüht.

Auch diesmal entwirft Dantes Seele wieder Traumbilder von Qualen und Kasteiung, um zur Läuterung zu gelangen.
Unwillkürlich fragen wir uns, ob seine geistige Schau wirklich so tief war, wie oft behauptet wird, wenn er dabei nicht auf die bessere Möglichkeit der heilenden Gleichnisse stieß, wie sie alle großen Meister, und nicht zuletzt Jesus, zu Heilzwecken eingesetzt haben?

Wenn wir nun untersuchen, was homöopathisch ausgerichtet werden kann, wenn es um die Maßlosigkeit im Sich-Einverleiben von Nahrung geht, müssen wir unterscheiden nach in der Seele begründeten Ursachen der Schlemmerlust, sowie ihren Auswirkungen.

Angst vor dem Leben

Betrachten wir zuerst die psychischen Hintergründe, so landen wir erneut bei dem Urübel aller Genußsucht, der Angst. Oft ist es nicht einmal ein Genuß wie z.B. bei der sog. Bulimie[43]. Die davon Gequälten schlagen dabei unter Umständen sogar Schaufenster ein, um an „Lebens-Mittel" heranzukommen. Danach wird ohne Appetit oder Hungergefühl wahllos alles hinuntergeschlungen, dessen man habhaft werden kann. Oft wird kurze Zeit darauf das Vereinnahmte wieder erbrochen. Die alten Römer trieben das, wie man weiß auf

---
[43] „Ochsenhunger", von griech.: *bous* = „Ochse" und *limos* = „Hunger".

die Spitze, indem sie sich mit Federn solange im Schlund kitzelten, bis sie das Zu-sich-Genommene wieder von sich gaben, um somit wieder Platz für erneute Nahrungsaufnahme zu schaffen.
Im dem Film *Das große Fressen* wird Völlerei in äußerst drastischer Weise bildhaft in Szene gesetz.

Jede Sucht kommt ja von einer Suche, vor allem einer - meist unbewußten - Suche nach Liebe.
Ich erinnere mich einer jungen Frau die an dieser Sucht litt. Auffallend war an ihrem Fall, daß sie nach breiiger, „babyartiger" Nahrung verlangte, wie sie das nannte. Das heilende Mittel war nicht auf Anhieb zu finden, bis dann schließlich das innere Getriebensein von vorher gut kaschierter Angst, zusammen mit ein paar anderen eindeutigen Symptomen, wieder einmal den potenzierten weißen **Arsenik** in den Vordergrund rückte, wonach der Bann gebrochen war. Folgender Auszug aus einem Brief sei hier wiedergegeben, weil er gleichnishaft für viele ähnliche Fälle von Bulimie stehen mag:
„Pulsatilla hat lediglich bewirkt, daß meine Vorliebe für Pudding und 'Babynahrung' verschwunden ist, dafür schlinge ich jetzt alles wahllos in mich hinein, - vorzugsweise Süßes. Ich habe in der letzten Zeit eine Entdeckung gemacht, die Ihnen bezüglich meines Falles vielleicht nützlich sein könnte: Die wilde periodische Drauflos-Fresserei, mein hoher Tablettenkonsum und auch meine Neigung zum Alkohol und zu Zigaretten haben alle eine gemeinsame Ursache: ANGST! - So, wie viele Leute Angst vor dem Tod haben, habe ich Angst vor dem Leben! Meine Mutter hat mich so erzogen, daß ich mich den Anforderungen des Lebens - und seien sie noch so simpel - einfach nicht gewachsen fühle, obwohl ich mir schon wer weiß wie oft bewiesen habe, daß ich den Anforderungen gewachsen BIN! Trotzdem fühle ich mich oft so schwach und hilflos wie ein Säugling oder ein kleines Kind. Daher meine Vorliebe für Babynahrung. Die Fresserei ist nichts, als eine Flucht aus dem Erwachsenenleben mit seinen Anforderungen in die Welt der Kindheit (wo Erwachsene alles für einen erledigen - und man selbst nichts zu tun braucht). Man könnte meine Freßanfälle als 'Konditionsschwächen' im täglichen Lebenskampf bezeichnen, - immer wieder ein Rückfall

in die Kindheit, um mich für die Erwachsenenrolle wenigstens für die nächsten paar Tage zu 'stärken'. Auch meine Sehnsucht nach Zärtlichkeit und die Angst vor der Einsamkeit resultieren aus dieser Lebensangst. Ebenso meine drei Selbstmordversuche".

(**Arsen,** übrigens auch eine der Hauptarzneien gegen diese Neigung, sich selbst umzubringen. **Aurum, Natrium sulfuricum** und **Psorinum,** die große *Psora-Nosode* tragen sich ebenfalls mit solchen Gedanken. Auch **China** und **Nux-vomica** sind mit von der Partie, aber diesen letzteren gebricht es an Mut dazu).

Die Mittel zur Veränderung des psychischen Hintergrunds von Völlerei dieser Art müssen für jeden einzelnen Leidenden eigens erarbeitet werden, da kaum ein Fall wie der andere ist. Aus diesem Grund gibt es auch keine „klinische" Rubrik im KENT'schen Repertorium mit dem Begriff Bulimie. Die Summe der individuellen Symptome[44] in Verbindung mit der Rubrik HEISSHUNGER muß hier Klarheit schaffen. **Argentum-nitricum,** die große „Angst-Arznei" ist im Auge zu behalten, umso mehr, als sie einen ausgeprägten Süßhunger in ihrem Mittelbild aufweist, was oft ein Signal für diese unbewußte Suche nach Liebe ist. Ebenso sind zu beachten **Natrium-muriaticum** und **Lycopodium** sowie das fast obligatorische **Nux-vomica,** welche letzteren alle zusätzlich in der „Freß-Rubrik" des KENT im Fettdruck vermerkt sind.

Trifft diese Freßsucht mit Auszehrung zusammen, sodaß die Patientin - meist handelt es sich dabei um Personen des weiblichen Geschlechts - gleichzeitig abmagert, so werden dem am besten die Mittel **Calcium-carbonicum, Iodum,** oder **Natrium-muriaticum** gerecht. In weniger starkem Grad auch noch Abrotanum - die südeuropäische *Eberraute,* Barium-carbonicum, Petroleum, Phosphor, Sulphur oder Tuberkulinum, - letzteres vor allem, wenn TBC in der Familiengeschichte festzustellen ist, - selbst wenn nur bei der Schwester einer Großmutter.

---

[44] Am besten durch Auswertung eines persönlichen Fragebogens zur homöopathischen Anamnese.

Diese Fälle von Freßgier bei gleichzeitiger Abmagerung deuten darauf hin, daß ein traumatisches Erlebnis von der Ich-Organisation nicht mehr bewältigt werden konnte. *Marasmus* nannte man das früher, was aus dem Griechischen abgeleitet soviel heißt wie „das Verwelken". Deswegen denke man in solch einem Fall immer auch an **Papaver-somniferum** - den *Schlafmohn*, das Haupt- und Staatsmittel der Homöopathie für Schockzustände aller Art.
Opium heißt diese Medizin im Volksmund. Der Anfänger möge sich vergegenwärtigen: Das, was dieses Mittel in vergiftender Dosis zu erzeugen imstande ist, nämlich einen komatösen Zustand von „Weggetreten-Sein", - ein Dahindämmern in einer Art Schlafzustand, mit Symptomen von Zittern, Sprachlosigkeit und geistiger Vernebelung -, das kann diese Medizin im potenzierten Zustand wieder zu einer gesunden Norm zurückführen.
Die Verzerrungen des ätherischen Körpers, die unter Umständen auch die Information gut gewählter homöopathischer Pharmaka abblocken, werden durch die tröpfchenweise Einnahme dieser Medizin wieder ausgerichtet. So ist also der *Schlafmohn* fast immer als erste Arznei ins Auge zu fassen, wenn es darum geht, nach einem Schreckerlebnis den Boden für den wirkungsvollen Einsatz weiterer Mittel zu bereiten.

Dem Heißhunger mit gleichzeitiger Auszehrung bei Wurmbefall ist vor allem durch **Cina** - den *turkestanischen Zitwerblüten* zu begegnen, wie auch mit dem „Konstitutionsmittel" **Calcium-carbonicum**. Das Gegenteil von Bulimie haben wir in einer Erscheinung vor uns, die man in elegantem Fachlatein *anorexia nervosa* - „Begierdelosigkeit" nennt. Meist handelt es sich um eine Reifungskrise bei jungen Mädchen, die nicht zur eigenverantwortlichen Selbständigkeit als Frau erwachen wollen. Durch immer größere Nahrungseinschränkung, bis hin zur völligen Nahrungsverweigerung, fördern sie eine körperliche Auszehrung, die ihre weiblichen Reize nicht in Erscheinung treten läßt. Eines der Hauptmittel gegen diese Art von Magersucht ist wieder einmal **Natrium-muriaticum,** unser potenziertes Kochsalz.
Auch die großen Arzneien zur Festigung der innerseelischen Strukturen wie **Arsenicum-album, Iodum, Calcium-carbonicum, Silicea,**

VÖLLEREI

um nur einige zu nennen, können hier zum Einsatz kommen, wenn die spezielle Symptomatik danach verlangt.

Betrachten wir die enorme Zunahme sogenannter „Zivilisationskrankheiten", dann wird schnell klar, daß ein Großteil hiervon zu Lasten von verkehrter oder übermäßiger Nahrungsaufnahme geht. Der überforderte Stoffwechsel entgleist und lagert Kalorien, die mangels ausreichender Bewegung nicht verbrannt werden, in den Geweben ab. Übergewicht bis hin zur Fettsucht ist die Folge.

Zwei Hauptmittel zur Behandlung von Fettsucht haben wir in **Calcium-carbonicum** und **Graphit** vor uns. Ersteres, - der *Austernschalenkalk* ist oft gefordert, wenn der träge, „kurzsichtige" Patient zu Schweißen neigt, - vor allem nachts und am Kopf - und eine große Abneigung gegen Milch, bei gleichzeitiger Vorliebe für Eier in jeder Form hat. Milch kann ja als fremde Lymphe angesehen werden, die das eigene Lymphsystem noch mehr belastet.

Graphit entspricht einem fröstelnden, unentschlossenen „Dickhäuter" mit mangelndem Arbeitswillen, der jedoch so zartbesaitet sein kann, daß er beim Anhören von Musik in Tränen der Rührung ausbricht. Beide Typen leiden oft unter feuchten und juckenden Ausschlägen.

Weiteren großen Mitteln bei Fettsucht begegnen wir in **Capsicum,** dem potenzierten *Cayenne-Pfeffer* und **Ferrum-metallicum**, dem *Eisen.* Capsicum neigt zu eitrigen Prozessen vor allem im Ohren- und Felsenbeinbereich. Es kann sich um unreinliche, träge, Menschen handeln, mit von Trunksucht geröteten Wangen, die leicht von Heimweh befallen werden, wenn sie länger von zuhause fort sind.

Der Ferrum-Bedürftige neigt dazu, schnell vor Scham oder unterdrücktem Zorn zu erröten. Mit dieser Arznei konnte ich einmal einem beleibten Pfarrer helfen, der durch seine Verlegenheit beim Predigen jedesmal arg in Bedrängnis geriet. Selbstredend gibt es eine Reihe weiterer Medizinen die je nach Gemütslage und symptomatischem Hintergrund zum Einsatz kommen können.

Einfacher haben wir es, wenn wir akute Auswirkungen von übermäßiger oder unvernünftiger Nahrungsaufnahme zu behandeln haben. Hier kann auch der Anfänger in der homöopathischen Kunst fast auf Anhieb gute Erfolge verzeichnen.

So ist zum Beispiel eines der wichtigsten Mittel bei Folgen von zu reichhaltiger oder auch zu fetter Nahrung, **Pulsatilla**. **Auch Carbo-vegetabilis** - die *Pflanzenkohle* in potenzierter Form, tut hier manchmal gute Dienste, vor allem bei Magen- und Darmverstimmungen mit Bauchschmerzen und übelriechenden Blähungen. Auch die Lebermittel **Ptelea-trifoliata** - die *Nordamerikanische Ulme* sowie **Taraxacum** - der *Löwenzahn* und **Ipecacuanha**, - die *brasilianische Brechwurzel* und natürlich **Nux-vomica** - *die Brechnuß,* kommen hier unter Umständen zum Zuge. **Sepia** - der *Tintenfisch,* kann gefragt sein, besonders wenn eine große Abneigung gegen den Geruch kochender Speisen vorhanden ist. **Arsen** kommt zur Anwendung bei Folgen von zuviel Speiseeis oder Nahrung, die schon etwas „hinüber" war.

Auch beim Essen und Trinken geht es wieder um die rechte Genußfähigkeit. Wenn wir uns nur vollstopfen, um den Körper mit Kalorien zu versorgen, könnten wir auch Tiere sein. Darum lehren die Tantriker und Zen-Buddhisten, ganz aufzugehen in dem was wir gerade tun. Beim Essen also ans Essen zu denken und an nichts anderes. Genießen heißt, gänzlich zu dem zu werden, dem wir uns gerade hingeben.

Sich beim Essen des Geschmacks bewußt zu werden, nicht nur mit Zunge und Gaumen, sondern von Kopf bis Fuß ist wichtig, weil es uns mit der Essenz vollkommenen Daseins erfüllt. „Während des Essens und Trinkens, werde zum Geschmack und erfülle dich damit" sagt OSHO und erzählt, daß es in MAHATMA GANDHIs Ashram eine Vorschrift war, sich den Genuß aus dem Kopf zu schlagen und folglich auch den Geschmack nicht zu schmecken, sich das Essen gewissermaßen mechanisch zuzuführen. „Es ist eine weltliche Begierde, etwas schmecken zu wollen, also schmeckt nichts!" Was für eine Abnormität! - der andere Straßengraben der Völlerei! Es paßt zur asketischen Haltung von **Natrium-muriaticum,** die sich nichts, aber auch rein garnichts gönnen will.

Je mehr wir unsere Sinne abtöten, umso weiter entfernen wir uns von fühlenden Wesenheiten, umso mehr entarten wir zu reinen Kopfmenschen, ohne Gefühl und damit auch ohne Mitgefühl. Gott hat uns Geschmack gegeben, einen der fünf Sinne, um Freude an unserem Dasein zu haben, um empfindsam sein zu können. Ein gutes Essen zu zelebrieren ist keine Sünde und eine „Todsünde" schon überhaupt nicht.

Mag sein, daß es manchmal nicht ohne Fast-Food im Stehen zwischen Tür und Angel abgehen kann, in unserer verrückten Zeit. Dennoch sollte man das nicht zur Gewohnheit werden lassen und das Essen als ein „notwendiges Übel" ansehen. Es entsteht sonst keine wirkliche Berührung mehr zwischen einer mit Liebe zubereiteten Speise und unserem Gemüt. So wie oft keine Berührung mehr stattfindet bei einem Händedruck. Viele Menschen haben Angst, sich in den anderen hineinzufühlen, weil sie Angst haben, in sich selbst hineinzufühlen, sich selbst zu begegnen.

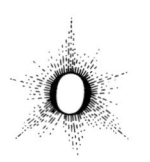

*„Denn Müßigsein heißt, den Jahreszeiten fremd werden
und austreten aus dem Kreiskauf des Lebens,
das in Würde und stolzer Ergebung der Unendlichkeit
entgegenschreitet.
So ihr schaffet, seid ihr eine Flöte, durch deren Seele das
Geflüster der Stunden zur Musik wird."*

KAHLIL GIBRAN

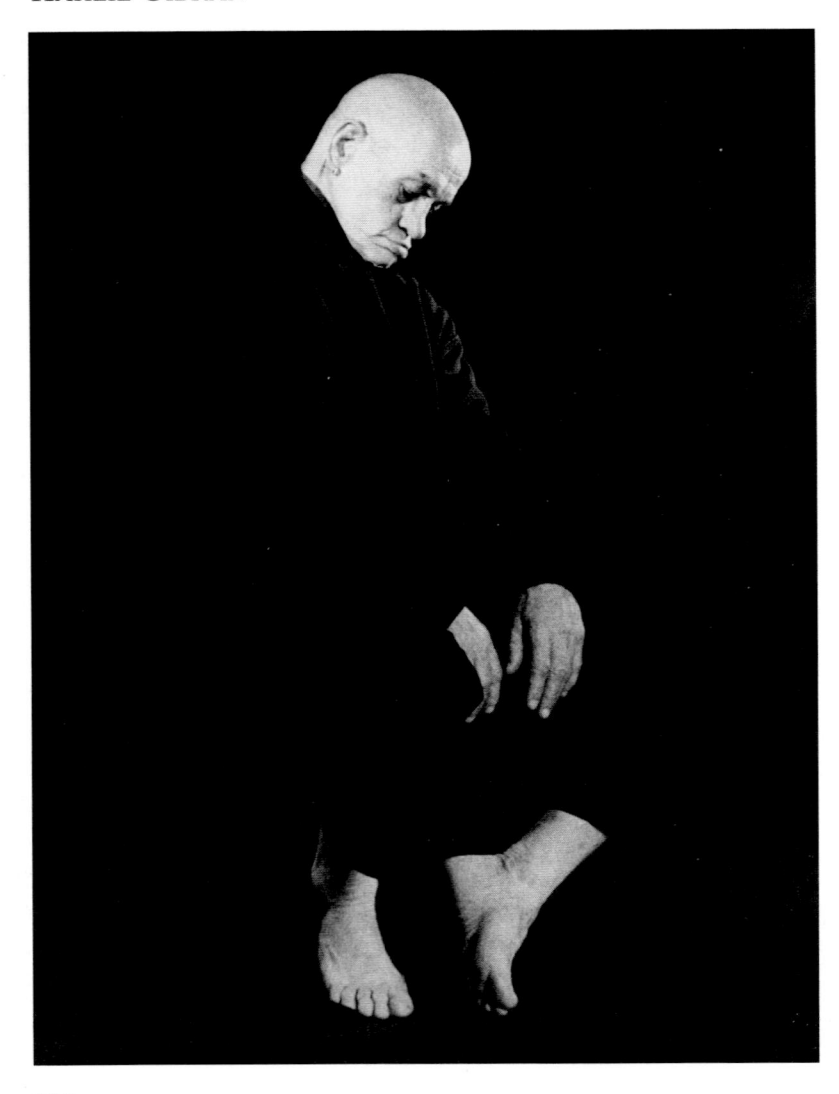

Trägheit

Trägheit - oder Faulheit. Auf Anhieb ist nicht klar, was derart verwerflich an der Faulheit sein soll, daß man von einer Sünde oder gar von einer Todsünde sprechen könnte. Wir alle brauchen nach Phasen der Anstrengung auch Ruhepausen. Das ist selbstverständlich hier nicht gemeint. Wir sprechen von Trägheit als einer Handlungslähme, die den natürlichen Energiefluß hemmt und den Organismus und die Säfte in Stagnation verfallen läßt. Wir sprechen von Menschen, die zwar etwas tun könnten, aber aus Desinteresse an der Welt oder ihrem Fortkommen, die Tage untätig verstreichen lassen.

DANTE versteht die Sünde der Trägheit jedoch noch etwas anders, nämlich als eine Lauheit der Meinungsäußerung. Im 21.-23. Gesang der Fegefeuer-Passage heißt es unter anderem:

Statius (zu Vergil)
....
„...Und ich ward getauft,
jedoch aus Angst nur im geheimen Christ,
nach außen mich noch lang als Heide gebend.
Für diese Lauheit mußt ich mehr als vier
Jahrhunderte im vierten Kreise kreisen."

Zu den wichtigsten Dingen für unsere innere Entwicklung gehört ganz sicher eine geregelte und erfüllende Aufgabe. Der taoistische Satz „im Nichtstun wird's getan", erlaubt uns nicht, nun plötzlich die Hände in den Schoß zu legen. Er bedeutet vielmehr, sich nicht einzumischen in die natürlichen Schöpfungs-Rhythmen und -Abläufe. Das Gegenteil von Trägheit wäre ein übersteigertes Leistungsbedürfnis, was heute mindestens genauso verbreitet ist, wie die Faulheit des einen oder anderen Arbeitslosen, dem ein vielleicht in mancher Hinsicht unausgeglichenes Sozialsystem zu sehr entgegenkommt. Beide Extremhaltungen sind verwerflich, weil sie letztlich den Menschen selbst schädigen.

DIE SIEBEN TODSÜNDEN

Trägheit und Handlungslähme können erwachsen aus schweren, nicht vom System verkrafteten Schicksalsschlägen. Anstatt mit Vor-Sicht zu handeln, traut man sich womöglich überhaupt nicht mehr zu handeln. Nicht von ungefähr ist das - wenn man so will - „faulste" Mittel der Materia-Medica-Homoeopatica: **Natrium muriaticum** - unser *Kochsalz*. Salz ist so alt wie die Erde selbst. Wir haben Salz im Blut und wir haben es in unseren Tränen. Es hat einen ursprünglichen Bezug zum Kummer und ist eine unserer tiefgreifendsten Arzneien bei allen möglichen Formen von Schwermut und endogener Depression, - in seiner vergeistigten Form, versteht sich, denn erst durch den Vorgang der Rhythmisierung werden die dem Salz innewohnenden Lichtkräfte erschlossen, die dann einen Menschen aus seiner inneren Erstarrung, - seiner „Salzsäule" - herauszulösen imstande sind.

Die Faulheit von **Natrium** fängt schon früh an, nämlich bei Kleinkindern, die auffallend spät sprechen lernen, - ähnlich, wie **Calciumcarbonicum**-Kinder bisweilen spät laufen lernen. Es wirkt jedoch auch gut bei Kindern im Flegelalter, die einfach aus Protest faul sind, oder weil sie glauben, daß es schick sei, nichts zu tun. Oft verschließt man auch einfach die Augen vor unangenehmen Dingen und schiebt die Arbeit vor sich her. Die Faulheit der des potenzierten Salzes bedürftigen Person beginnt bereits morgens, ähnlich wie die von **Cocculus**, - den *indischen Kockelskörnern*.

Die Trägheit von **Cocculus**, unserem Hauptmittel bei Seekrankheit, führt dazu, sich gerne der Verantwortung bei allen auftauchenden Schwierigkeiten zu entziehen. Cocculus ist darüber hinaus ebenfalls eine Kummerarznei von hohem Rang. Unter Umständen besitzt sie auch die Macht, schmerzhafte Menstruationsstörungen mit überschießenden Blutungen zu bereinigen.

Ähnlich träge am Morgen ist **Carbo vegetabilis - die *Pflanzenkohle***, doch entsteht diese Trägheit aus einer Mangelversorgung mit Sauerstoff während des Schlafs, wodurch das Blut in Stagnation gerät. Man kommt einfach „nicht hoch". Das entspricht eben dem inneren Wesen dieser vom Köhler unter Luftabschluß hergestellten Kohle.

Ebenfalls tiefgreifend bearbeitet, wird Faulheit bei Kindern durch **Barium-carbonicum,** einer Arznei, die sich für Charaktere eignet, welche etwas beschränkter sind als andere und dadurch leicht den Mut verlieren, überhaupt noch etwas zu tun. Auch debile Tattergreise bringt dieses Mittel oft wieder auf Vordermann. Wir werden ihm erneut begegnen im Kapitel über die Impotenz.

Argentum-nitricum - das *Silbernitrat* oder der *Höllenstein*, versteigt sich sogar zu der merkwürdigen Ansicht, die Arbeit würde ihm schaden. Argentum ist ja eines der Hauptmittel bei mannigfachen Befürchtungen, von der einfachen Prüfungsangst bis hin zum Verfolgungswahn.

Trägheit bei intelligenten aber behäbigen Personen, wird des öfteren kuriert durch die große antipsorische Arznei **Graphit**. Ein Hinweis für seine Wahl können feuchte Hautausschläge mit nässenden Krusten, vor allem im Kopfbereich und an den Ohren sein. Ein anderes Mittel gegen Faulheit bei intelligenten Menschen mit rauher, rissiger Haut, ähnlich Graphit, ist **Petroleum**, - das *Steinöl*. Es bessert vielfache emotionale Probleme nach Schrecken, Kummer und Sorge, mit einer spürbaren Verschlimmerung aller Symptome nach Erregungen.

Die Abneigung von reizbaren Hausfrauen gegen ihre gewöhnliche Hausarbeit entspringt einem unterschwelligen Groll und wird oft durch **Colocynthis,** eine der Haupt-Ärger-Medizinen kuriert. Das typische Leitsymptom für seine Anwendung besteht in der Beobachtung, daß die Patientin sich vor Schmerzen, hauptsächlich Magen-, Eierstocks- oder Hüftgelenksschmerzen, zusammenkrümmt.

Große Trägheit und Abneigung gegen geistige Arbeit sowie Schläfrigkeit nach dem Essen, weist auf eine chronische intestinale Selbstvergiftung hin, mit einer Überlastung von Leber und Galle und Einschränkung ihrer Funktion. Die Hauptmittel hierfür sind: **Baptisia** - der *Wilde Indigo*, der sich bei vielen septischen Zuständen des Bluts als eine wunderbare Arznei herausgestellt hat. Es kann vor allem bei typhusartigen Fiebern und grippalen Infekten mit Aussicht auf Erfolg eingesetzt werden. Sodann **Chelidonium,** - das *Schöllkraut* und

DIE SIEBEN TODSÜNDEN

China, - die Rinde des *Chinabaums*, welche sich gegenüber zweitägigen Wechselfiebern als besonders wirksam erwiesen hat.

Ein interessantes, von vielen zu wenig beachtetes Mittel ist in diesem Zusammenhang noch **Carbolicum-acidum**, - die *Karbolsäure*. Diese wirkt hauptsächlich auf das zentrale Nervensystem und das Atmungszentrum. Naturgemäß besteht bei Mangeloxidation im Gehirn eine große Abneigung gegen das Studieren.
Auffallend und ein Leitsymptom für den Einsatz dieser Arznei kann eine Übersensibilisierung des Geruchssinns sein. Man nehme sich das Arzneimittelbild vor, um bei ähnlicher Symptomatik nicht immer nur an **Carbo-vegetabilis** oder **Arsen** zu denken.

Plötzliche Faulheit mit Abneigung gegen jede geistige Tätigkeit in einem Streß-Beruf, oder bei überarbeiteten Studenten, die zu Zornausbrüchen neigen, verlangt nach **Nux-vomica.**

Lecithin in ziemlich materiellen Dosen gilt als ein wunderbares Stimulans gegen geistige Ermüdbarkeit. Man nimmt es am besten in Form eines aus Soja-Bohnen gewonnenem Bio-Granulats ein. Aber auch Potenzen bis D 12 gelten als wirkungsvoll. Lecithin vermehrt die Zahl der roten Blutkörperchen, stärkt die Nerven, regt den Appetit an und sorgt für guten Schlaf. Symptome allgemeiner Erschöpfung und sexueller Schwäche bis hin zur Impotenz sprechen ebenfalls gut auf Lecithin an, wie wir noch sehen werden.

Eigelb enthält Lecithin und auch Walnüsse enthalten größere Mengen desselben und das nicht von ungefähr. Lecithin ist Hirnnahrung und wie an der Signatur der von der Schale befreiten Nuß erkennbar ist, haben wir hier eine Entsprechung zur Form des menschlichen Gehirns vor uns.

Phosphor ist ebenfalls ein Hauptmittel bei Abneigung gegen geistige Arbeit. Diese Abneigung resultiert aus einem ständigen Sich-Verströmen in vielfältigsten Ideen, sodaß das Gehirn plötzlich wie ausgebrannt ist. Brennende Hirnschmerzen sind typisch für Phosphor. Nur Cantharis, Glonoinum - das *Nitroglycerin* sowie Veratrum album - die *weiße Nieswurz*, können in potenzierter Form ähnlich brennende Gehirnschmerzen heilen, aber eben nicht in so starkem Maße, wie der „Lichtträger" Phosphor.

Eines der Hauptmittel gegenüber der Trägheit, körperliche Arbeiten zu verrichten, ist der das Immunsystem in Schwung bringende **Sulphur**. Im Kapitel über die Vielweiberei des Mannes werden wir uns ausführlicher mit dem Schwefel beschäftigen.
Absolute geistige Impotenz, die den Patienten schier verrückt macht, findet seine Entsprechung entweder in **Kalium-phosphoricum** oder in der Nosode **Medorrhinum**. Auf diese beiden Arzneien wird an späterer Stelle, wenn es um Impotenz im allgemeinen sowie unter besonderer Berücksichtigung miasmatischer Zusammenhänge geht, ausführlicher eingegangen.
Es gibt eine enorme Anzahl homöopathischer Mittel gegen Trägheit. Wir beschränken uns hier auf ein paar Anregungen und überlassen es dem Wissensdurstigen, sich anhand der einschlägigen Literatur selbst weiterzubilden.
Nachdem es in diesem Buch jedoch nicht nur um Sex geht, sondern auch um Erotik im engeren und weiteren Sinn, bietet es sich an, in diese Sequenz der „Todsünden" auch Ideengut mit einzubringen, das zur Überwindung geistiger Antriebslosigkeit beitragen kann. Das Wissen darüber wird vielleicht dazu befähigen, auch spezielle geistige Blockaden unter Einsatz homöopathischer Arzneien zu lösen - vereinfachend könnte man sagen: der Dummheit entgegenzuwirken. Um genauer zu sein, geht es dabei um Beschränkungen in Bezug auf bestimmte Fähigkeiten, - nennen wir es Begabungssperren.
Vielleicht gelingt es im einen oder anderen Fall, durch die im folgenden hier vorgestellten Mittel den Schleier vor einem verdunkelten Bewußtsein zu lüften, um so das Feuer der Kreativität auf die eine oder andere Weise wieder zu entfachen. Der legendäre australische Maler NORMAN LINDSAY, fand mit der nachfolgenden Radierung *Die Magier* eine geniale Metapher für die Erweckung der Lebens- und Schöpferkraft. [45]

---

[45] Siehe Lindsays Erläuterungen zu diesem Bild im Anhang unter Bildnachweis.

*„Dem ursprünglichen Menschen war nicht
die Furcht des Unwissenden eigen,
sondern die Ehrfurcht, die der Wissende hegt."*

EDGAR DACQUÉ

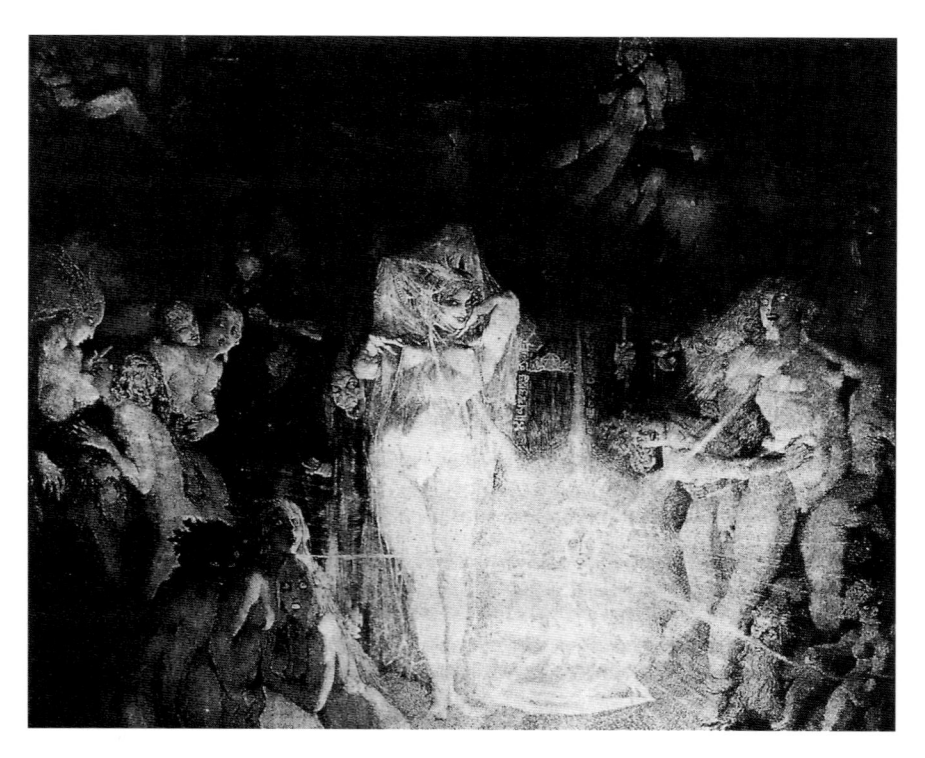

EROS ALS SCHÖPFERISCHE TRIEBKRAFT

Begabungs-Sperren

Es würde zu weit führen, zu jedem der hier genannten Heilstoffe ausführliche Kommentare zu liefern, - soweit das nicht sowieso schon an anderen Stellen geschehen ist oder noch geschehen wird. Der Leser fühle sich aufgefordert, eigene Studien und Versuche zur Verifizierung dieser Angaben anzustellen. Vieles davon stammt von meinem großen Lehrer ADOLF VOEGELI. Dieser hat vor nunmehr 20 Jahren in einem Seminar über die Behandlung psychischer Erkrankungen seine Erfahrungen mit den hier angegebenen Heilstoffen bei den genannten Blockaden an die Zuhörerschaft weitergegeben. Man findet das nicht unbedingt in einem Repertorium und so fühle mich aufgerufen, es denjenigen Menschen zugänglich zu machen, die dieses Buch in Händen halten werden. Beginnen wir mit Mitteln bei Schulschwierigkeiten in

Mathemathik (Algebra)

Ammonium-carbonicum - *Hirschhornsalz*
Calcium carbonicum - *Austernschalenkalk*
Crotalus-horridus - *Klapperschlange*
Lycopodium - *Bärlapp*
Nux-vomica - *Brechnuß*
Sumbulus-moschatus - *Moschuswurzel*
Syphilinum - *die Syphilis-Nosode* - (das Kind lernt spät zählen und rechnen, wäscht sich u.U. ständig die Hände. Verschlimmerung von Beschwerden - vor allem Knochenschmerzen -, nachts, an der See und im Sommer).

Unbegabt für Geometrie

Alumina - die *Tonerde*
Ambra - das *krankhafte Darmsekret des Pottwals*
Calcium-carbonicum - der *Austernschalenkalk*
Causticum - *Hahnemanns Ätzstoff*
Conium - der *Wasserschierling*

EROS ALS SCHÖPFERISCHE TRIEBKRAFT

Bei Abneigung gegen Mathematik als Fach
(die großen anti-psorischen Arzneien)

Calcium-carbonicum - *Austernschalenkalk*
Lycopodium - *Bärlapp*
Natrium-muriaticum - das *Kochsalz*
Silicea - *Silicium aus Bergkristall oder echtem Feuerstein*
Staphisagria - der *Rittersporn*
Sulphur - *Schwefel*

Bei Unfähigkeit in naturwissenschaftlichen Fächern

Alumina - *Tonerde*
Causticum - HAHNEMANNs *Ätzstoff aus Marmorkalk*
Natrium-muriaticum - *Kochsalz*

Speziell Chemie

Nux-vomica - *Brechnuß*
Petroleum - *Steinöl*
Pulsatilla - *Küchenschelle*

Physik

Carbo-vegetabilis - *Pflanzenkohle*
Graphit - *Amorpher Kohlenstoff, sog. Reißblei*
Petroleum - *Steinöl*

Literatur und Sprachen

Nux-vomica - *Brechnuß*
Pulsatilla - *Küchenschelle*

Unfähigkeit für Deutschen Aufsatz und Journalismus

Lycopodium - *Bärlapp*
Silicea - *Quarz, echter Feuerstein*
Sulphur - *Schwefel*

BEGABUNGS-SPERREN

Speziell Rechtschreibung
China - *Rinde des Chinabaums*
Hypericum perforatum - *Johanniskraut*
Kalium-bromatum - *Kaliumbromid*
Kalium-phosphoricum - *Kaliumphosphat*
Lac-caninum - *Hundemilch*
Lachesis - *Grubenotter*
Lycopodium - *Bärlapp*
Natrium-muriaticum - *Kochsalz*
Nux moschata - *Muskatnuß*
Thuja - *Lebensbaum*
Xerophyllum - *Südamerikanische Tamalpais-Lilie*

Chestnut Bud - die *Kastanienblüte* aus dem System der BACH-Blüten, hat sich bewährt zur Unterstützung der Lernfähigkeit. Sie fördert das Denkvermögen und verhindert, daß ständig dieselben Fehler gemacht werden.

Unfähigkeit zur Improvisation in Sprache und Schrift
Carbo-vegetabilis - *Birkenholzkohle*
Conium - *Schierling*
Natrium muriaticum - *Kochsalz*
Pulsatilla - *Küchenschelle*
Sulphur - *Schwefel*

Unfähig zum logischen Denken, Grammatik
Alumina - *Tonerde*
Barium carbonicum* - *Bariumkarbonat* (bei Kindern und alten Menschen)
Conium - *Schierling*
Nux-vomica - *Brechnuß*
Oleander - *Mediterraner Oleander*

Geschraubter, geschwollener Stil
China - *Chinarindenbaum*
Mercurius solubilis - *Quecksilber*
Sepia - *Tintenfisch*

EROS ALS SCHÖPFERISCHE TRIEBKRAFT

Mangelnde Begabung für Musik

Staphisagria - *Rittersporn*

Mangelndes Begriffsvermögen für Pharmacie und Medizin

Bryonia - *Weiße Zaunrübe*
Calcium-carbonicum - *Austernschalenkalk*
Carbo-vegetabilis - *Birkenholzkohle*
Natrium-muriaticum -*Kochsalz*
Platina - das *Metall Platin*
Silicea - *Quarz, echter Feuerstein*

Mangel an Universalität
Spezialistentum mit beschränkter Sichtweise

Calcium carbonicum
Natrium-muriaticum
Lycopodium -
Platina -

Übermäßige Ermüdbarkeit durch geistige Arbeit
Mangel an Konzentrationsfähigkeit

Artemisia-vulgaris - der *Wermut* (Näheres siehe weiter unten
                                   bei Kleptomanie)
Calcium-carbonicum
Baptisia -*Wilder Indigo*
Conium - *Schierling*
Curare - das südamerikanische Pfeilgift (Siehe ebenfalls
                                   bei Kleptomanie)
Helleborus-niger - die *Christrose*
Kalium-phosphoricum

Lecithin - *phosphorhaltige, organische Substanz aus Eidotter oder Sojabohnen*
Phosphorus - *gelber Phosphor*

Theoretisch beschlagen aber unpraktisch

Oleander - *Mediterraner Oleander*
Argentum-nitricum - *Silbernitrat oder Höllenstein*
Aurum - *metallisches Gold*

Ermangelung manueller Geschicklichkeit

Natrium-muriaticum - *Kochsalz*
Nux-vomica - *Brechnuß*

Einfallslosigkeit, Mangel an Schöpferkraft, Plagiatsucht

Hyoscyamus - *Bilsenkraut*
Stramonium - *Stechapfel*
Veratrum album - *Weiße Nieswurz*

Lampenfieber, Prüfungsangst

Anacardium-orientale - die „Elephantenlaus"
Argentum-nitricum - *Silbernitrat oder Höllenstein*
Gelsemium - *Wilder Jasmin*
Helleborus - die *Christrose*
Picricum-acidum - die *Pikrinsäure* - sowie die BACH-Blüte
Larch - die *Lärche*

Als Hauptmittel bei Ängsten vor der Einschulung dürfte zweifellos Argentum-nitricum gelten. Es nimmt dem Kind die Trennungsangst und läßt es die Erwartung des Neuen gelassener ertragen.

Legasthenie

Agaricus - der *Fliegenpilz*, bei zappeligen Kindern mit niedrigem IQ
Argentum-metallicum - Silber
Lycopodium - Bärlapp
Parthenium-hysterophorus -, eine Wermutart von den Antillen.

Diese Arznei wurde vor allem auf Cuba bekannt als gutes Mittel bei intermittierenden Fiebern. Der Patient fühlt sich geistig stumpf, dumpf und dumm und kann sich nicht auf eine Aufgabe konzentrieren. Soll diesbezüglich nach PENNEKAMP bessere Wirkungen bei Knaben zeitigen.
Stramonium - bei roten, kräftigen und leicht zornigen Kindern mit Sprachfehlern oder einer Neigung zu stottern.
Xerophyllum - *Südamerikanische Tamalpais-Lilie.* Auch diese Arznei kann die Denkfähigkeit von Schülern anregen, die sich nur schwer auf das Studium konzentrieren können, die Namen vergessen, Buchstaben verstellen oder auch ganz einfache Worte falsch schreiben. Ein starker Druck an der Nasenwurzel wegen chronischer Sinusitis ist typisch. Deswegen ist auch der „Kopf nicht frei."

Sykotische Legasthenie

Medorrhinum - bei normaler bis höherer Intelligenz, jedoch minimaler cerebraler Dysfunktion (MCD).
Nach J.H. ALLEN [46] gehen praktisch alle Schwächen der Aufnahmebereitschaft für Rechtschreibung auf das sykotische Miasma zurück, wohingegen die Fehler im Rechnen dem syphilitischen Miasma zuzuordnen sind, weswegen in solchen Fällen Syphilinum auch zu den Hauptarzneien gehört.

Legasthenie infolge von Impfschäden

Silicea - *Quarz, echter Feuerstein* (mit Krampfneigung)
Thuja - *Lebensbaum*
Pyrogenium - *Nosode aus verdorbenem Rindfleisch*
(bei Folgen von Mehrfachimpfungen)

Mangel an kaufmännischem Denkvermögen

Calcium-carbonicum
Kalium-carbonicum
Lycopodium
Mercurius-solubilis - *Quecksilber*

---

[46] *Die Chronischen Krankheiten - Die Miasmen,* siehe Bibliographie.

Natrium-carbonicum - *Natriumkarbonat*
Sulfur - *Schwefel*

Mittel für Landwirte

Calcium-carbonicum
Lycopodium
Silicea
Sulfur

Abneigung gegen die Homöopathie aus Mangel an Menschenliebe

Nitricum-acidum - *Salpetersäure*
Sepia - *Tintenfisch*

Mittel gegen Leichtsinn, Spekulations- und Wettsucht sowie Neigung zum Glücksspiel

Calcium-carbonicum - *Austernschalenkalk*
Lachesis - *Grubenotter*   (Roulette)
Magnesium-muriaticum - *Magnesiumchlorid* -
(Glücksspiel bis zum Ruin)
Mercurius-solubilis - *Quecksilber*
Plumbum - *Blei*
Staphisagria - *Rittersporn*
Tuberculinum - *Nosode aus einem tuberkulösen Abszeß*

Solche Verirrungen erwachsen sicher zum Teil aus einem Mangel an Erkenntnis. Noch einige wenige Worte zur

Vergeßlichkeit

Diese entsteht aus einem Mangel an Energiefluß im Gehirn. So wie ein Muskel, der nicht täglich trainiert wird, sehr schnell verkümmert, macht sich geistige Trägheit auch in einem beschleunigten Abbau von Gehirnzellen bemerkbar. Die materielle Manifestation

EROS ALS SCHÖPFERISCHE TRIEBKRAFT

des Bewußtseins ist unser Gehirn. Sein Speichervermögen ist praktisch unbegrenzt. Seine Speicherfähigkeit hängt jedoch ab vom Grad des Energieflusses im 6. und 7. Chakra. Dieser ist im höheren Alter, und beeinflußt durch die ungesunde Lebensweise, der die meisten Menschen anhängen, nicht mehr optimal gewährleistet. Kann der geschwächte Eros die übermittelten Informationen nicht mehr gut speichern, so sprechen wir von Vergeßlichkeit. Erreicht diese einen Grad, daß die von ihr befallenen Personen unter Umständen sogar ihren eigenen Namen vergessen, so sprechen wir von *Morbus Alzheimer*. Derzeit sollen etwa 2 Millionen Amerikaner an fortschreitender Alzheimer'scher Demenz erkrankt sein. Tendenz steigend. Der Zusammenhang mit dem sykotischen und syphilitischen Miasma ist für den Eingeweihten unübersehbar, wird aber von der Lehrmedizin verständlicherweise so nicht wahrgenommen. Interessanterweise ist in der KENT-Rubrik VERGISST SEINEN EIGENEN NAMEN die Nosode **Medorrhinum** als einzige zweiwertige Arznei angeführt.

Das KENT'sche Repertorium gibt eine Fülle von Mitteln gegen Vergeßlichkeit an, die wir hier nicht alle benennen können. Wer tiefer in die homöopathische Heilkunst eindringen will, wird sich in diesem Werk eingehender informieren.

Hier seien lediglich 4 Hauptmittel angeführt, die sich vor allem bei Vergeßlichkeit alter Menschen bewährt haben. Es sind dies: **Ambra*, Barium-carbonicum*, Lycopodium*** und **Phosphoricum-acidum***. Die letztere Arznei findet sich auch neben **Natrium-phosphoricum** und Caladium in der Rubrik VERGESSLICHKEIT NACH SEXUELLEN EXZESSEN, womit gemeint ist, nach besonderer Schwächung des Organismus durch übermäßige Samenverluste.

Zum Schluß dieses Kapitels noch Hinweise auf mögliche Mittel bei einer Neigung zum Stehlen, wie sie PENNEKAMP in seinem nicht nur für Fachleute sehr empfehlenswerten *Kinder-Repertorium*[47] angibt:

---

[47] PENNEKAMP, HEINRICH: *Kinder-Repertorium - nebst pädagogischen und therapeutischen Hinweisen.* Siehe Bibliographie.

Ladendiebstahl (*Kleptomanie*)

Ein Kleinkind lebt noch ganz in der göttlichen Einheit alles Seienden und kann nicht nach Mein und Dein unterscheiden. Wenn es dann älter wird, muß es lernen zu differenzieren. Wo nicht, kommen folgende Mittel infrage:

Lachesis (Stehlen aus Gehässigkeit)
Sulphur (Stehlen als Mutprobe)
Calcium-carb., Opium, Pulsatilla (Stehlen von Geld, auch unwiderstehlicher Drang)
Pulsatilla, Phosphor (Kompensatorisches Stehlen wegen Mangel an Zuwendung)
Magnesium-muriaticum, Natrium-carbonicum (Stehlen von Naschwerk und Süßigkeiten)

Das Hauptmittel gegen dieses Übel ist nach Pennekamp **Kalium-carbonicum**. Als weitere Mittel werden angegeben: Calcium-carbonicum, Medorrhinum, Nux-vomica, Phosphor, Sepia, Tuberculinum.

Forschen wir im KENT'schen Repertorium nach der entsprechenden Rubrik, so stellt sich diese wie folgt dar: GEMÜT/KLEPTOMANIE:

<u>Mittel im 2. Grad:</u>
Absinthium - der *Wermut*, ein osteuropäischer Korbblütler, - ein gutes Mittel bei zerebralen Reizungen mit nachfolgendem Gedächtnisverlust (Mangelndes Kurzzeitgedächtnis). Es besteht eine starke Neigung zu Schwindel und nervösem Zittern mit epileptiformen Krampferscheinungen.
Artemisia-vulgaris - der *Beifuß* -, ein naher Verwandter des Wermuts. BOERICKE erwähnt unter anderem eine nächtliche Arbeitswut bei gleichzeitiger Amnesie am nächsten Tag. Das Mittel kann gefragt sein bei Folgen von Schreck und Schock.
Curare - das südamerikanische *Pfeilgift*. Es führt u.a. zur Lähmung der Atemmuskulatur und kann bei Lähmungserscheinungen der Finger von Pianisten eventuell positive Veränderungen hervorrufen (ähnlich Carbo-animalis, Causticum, Plumbum, Rhus-tox. Zincum).

EROS ALS SCHÖPFERISCHE TRIEBKRAFT

Auffallend ist eine große Unentschlossenheit und Handlungslähme, die dahin führt, daß der Patient überhaupt nicht mehr selbstständig denken und für sich entscheiden kann.
Nux-vomica - bei der bekannten Nux-Symptomatik (Siehe weiter unten in diesem Werk, z.B. im Kapitel über die Vielweiberei).

Mittel im 1. Grad:
Arsenicum-album
Bryonia
Causticum
Kalium-carbonicum
Lycopodium
Pulsatilla
Sepia
Staphisagria
Tarentula-hispanica

Die Verleihung des Lebens als einer Möglichkeit zur Entwicklung der Persönlichkeit durch Lernprozesse und eine sinnvolle und erfüllende Tätigkeit, gehört sicher zu den Gnadengeschenken Gottes. Es gilt, zu erspüren, was uns Freude macht und sich kraft der uns verliehenen schöpferischen Fähigkeiten solange in diesen Wunsch hineinzuträumen, bis er sich erfüllt. Nur das Feuer der Begeisterung für eine Sache, wird uns zu herausragenden Leistungen und spontaner Handlungsfähigkeit anspornen. Das Ergebnis, der „Erfolg" wird der Tat folgen, wenn der Beweggrund echt war.

Deshalb möge -, um dieses Kapitel abzurunden -, ein Satz von HERMANN HESSE am Ende stehen:

„Der Gedankeninhalt der Buddhalehre ist nur eine Hälfte des Werkes Buddhas, die andere Hälfte ist sein Leben, ist gelebtes Leben, geleistete Arbeit, getane Tat."

„*Wer niemals noch Honig gekostet,
dem schmecken Holzbirnen süß.*"

DAVID VON AUGSBURG

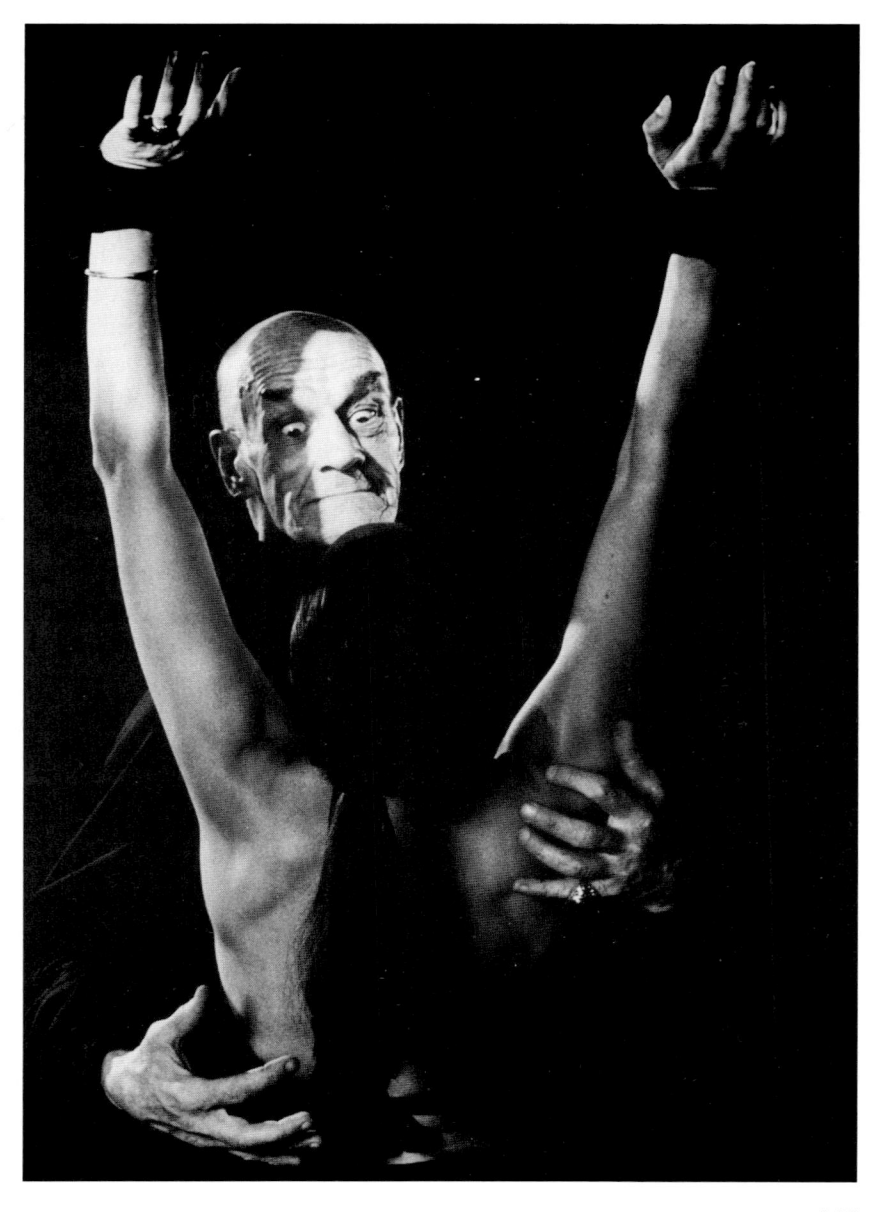

Wollust

Eine Sünde? Trägt denn das Lustprinzip nicht dazu bei, daß wir besser, länger und gesünder leben? Hat sich nicht herausgstellt, daß Menschen mit einem gesunden Liebesleben heiterer, ausgeglichener und weniger anfällig gegenüber Infektionen sind? Daß lustvolle Entspannung eine wichtige Ergänzung und ein notwendiger Gegenpol zu Anspannung und Streß ist, genauso wichtig wie ein ausreichendes Quantum an Schlaf?

Auf vielen künstlerischen Darstellungen des alten Indien sehen wir Gott Shiva als Verkörperung des männlichen Prinzips in höchst lustvoller Vereinigung mit Shakti, seiner weiblichen Ergänzung. Sowohl die Meister des indischen Tantra wie die des chinesischen Tao der Liebe, lehren das - allerdings bewußte und gezügelte - Ausleben der fleischlichen Begierden. Kann also geschlechtliche Lust Sünde sein?

Kürzlich sah ich in einer Modezeitschrift das ganzseitige Photo einer Dame von 103 Jahren in einem himmelblauen Kleid, welche den Eindruck von höchstens 75 Jahren vermittelte. Auf die Frage, wodurch sie sich derart jung erhalten habe, hatte sie geantwortet: „Durch Schokolade und junge Männer."
Irgendein Humorist soll einmal gesagt haben: „Schokolade ist der Beweis, daß Gott existiert." Wer also daran glaubt, daß ihm Schokolade gut tut, macht sich sogar dieses von Schlankheitsfanatikern verpönte Genußmittel zur Liebesspeise und zum Lebenselixier.

Immer mal wieder kann man in einschlägigen Talkshows Gesprächen zwischen Moderatoren und professionellen weiblichen Pornostars beiwohnen. Dabei fällt auf, daß manche dieser Frauen - wenn sie sozusagen „mit Haut und Haaren" von dem überzeugt sind, was sie da treiben, - einen geradezu strahlenden und gesundheitsstrotzenden Eindruck machen. Mit leuchtenden Augen erzählen sie, welch befreiende und wohltuende Wirkung es auf sie gehabt hätte, sich zu erlauben, derart ungeniert vor einer Kamera ihre Gelüste auszuleben.

Was also kann dann mit diesem Wort von der Todsünde der Wollust gemeint sein? Bei näherem Hinsehen erweist sich das als eine ziemlich komplexe Frage, auf die es auch mehrere Antworten gibt.

Da haben wir zum einen die einseitige Ausrichtung der Gedanken auf immer nur „das Eine", eine ständige auf sexuelle Erregung und Aufpeitschung zielende Lüsternheit, die der Lebensenergie nicht erlaubt, sich in höhere Bereiche des Organismus zu erheben, um Dasein und Erlebnisfähigkeit des Individuums zu bereichern und seine Vergeistigung voranzutreiben, was ja zum Plan der Evolution jeder einzelnen Seele gehört.

Was steht, dies betreffend, in der *Göttlichen Komödie*?

Forese
Schon sehe ich die Zeit voraus, in der
den unverschämten florentinischen Frauen
man von der Kanzel aus verbieten wird,
die Brüste samt den Warzen bloßzustellen.

....

Stimme
Die nicht mit uns sind, haben sich versündigt
wie Cäsar, der deswegen beim Triumphzug
sich „Königin" nennen hörte: Sodomiten.
Doch zweigeschlechtlich waren unsre Sünden.
Wir dienten nicht dem menschlichen Gesetz
und folgten wie die Tiere dem Gelüste.

Hier nun meint Dante eindeutig ein kokettes Sich-Brüsten mit körperlichen Reizen einerseits, wie wir es im Kapitel über den Exhibitionismus besprechen werden sowie ein Abgleiten in niedere tierisch-brünftige Verhaltensweisen, welche die Lebensenergie verschwenden. Wobei wir festhalten müssen, daß beim Tier selbst der Geschlechtstrieb von kosmischen Abläufen her geregelt ist. Ist die

Brunftzeit vorbei, so ist das Tier nicht mehr an geschlechtlichem Austausch interessiert. Anders beim Menschen.

Geboren wird solch ein Verhalten einerseits aus der Verblendung, daß Energie nur aus sexueller Lust zu beziehen sei und zum anderen, daß man sie sich entweder durch erotische Phantasien oder durch sexuelle Ausbeutung des Partners beschaffen müsse. Dahinter steht das unbewußte und weitverbreitete Glaubensmuster, es gäbe nicht genug Energie und man müsse sie sich von einem anderen Menschen holen.

Sexueller Vampirismus

Diese Art der energetischen Ausbeutung ist nicht nur weit verbreitet, sie wird von den daran Beteiligten meist garnicht bemerkt. Das Individuum hat nicht verstanden, daß Liebe und Energie in dem Maße zu ihm zurückfließen, wie es selbst seine Schleusen öffnet, um zu geben. Am Anfang einer Beziehung, - in der Eroberungsphase, - in der man sich des Partners noch nicht sicher ist, mag Energie investiert werden, jedoch oft mit dem Hintergedanken, daß sich das irgendwann auch wieder „auszahlen" würde. Auf diese Weise entsteht frühzeitig und schleichend aus einem Gegenüber ein Gegner. Aus einem möglichen Dialog[48] wird eine Diskussion[49] und unversehens geht der jahrtausende alte Geschlechterkampf in seine nächste Runde. Der Psychoterror eines „Rosenkriegs" findet öfter statt, als man glaubt und die berühmten Täter-Opfer-Spiele laufen in vorgefertigten Denkschienen ab. Auch das fast immer, ohne daß es den Beteiligten bewußt wird. Nur aus der höheren Schau des inneren Beobachters heraus wird man erkennen können, welchem Verhaltensmuster man gerade folgt, aber wer nimmt schon ständig solchen Beobachterposten ein?

Erst durch eine gezielte Psychotherapie, z.B. mittels NLP, Gestalt- oder Traumarbeit oder eben auch durch unsere homöopathischen Arzneien wird man befähigt, sich mit gehörigem Abstand und quasi

---

[48] Zwiesprache, -von griech.: *dia* = „zwischen" und *legein* = „sprechen".
[49] „Aus-einander-setzung", von lat.: *dis* = „auseinander" und *cutere* = „schneiden". Zerschnitten wird hier letztlich die Einheit und Wahrheit.

von oben herab zu betrachten und die dunklen, noch unerforschten Flecken auf der eigenen Seelenlandkarte zu entdecken.
Im Verlauf solch einer Arbeit mit einer Patientin äußerte diese plötzlich: „Jetzt erkenne ich, was ich für ein Scheißspiel mit meinem Mann spiele, - aber soll ich Ihnen etwas sagen, - es ist ein so geiles Spiel, - ich muß es wenigstens noch ein einziges Mal spielen, einfach um zu sehen, daß - und wie - es wieder funktioniert."

Zu derlei Gebaren äußerte sich AIVANHOV u.a. folgendermaßen:

„Es gibt Tage, an denen Ihr Euch arm und leer fühlt; Haltet Euch dann von dem Menschen fern, den Ihr liebt, sonst wird das Gesetz Euch zur Rechenschaft ziehen, Euch fragen, warum Ihr ihn bestohlen habt. Die Leute sind recht eigenartig: Fühlen sie sich wohl, so verschenken sie ihre Reichtümer weiter, sind sie aber unglücklich und verzweifelt, so berauben sie die, die sie lieben. Sie werden zu Dieben, ja tatsächlich zu Dieben." [50]

Angestaute Aggressionen entladen sich fast immer entweder in Geschrei oder sexuellen Handlungen, die mehr einer Vergewaltigung des Partners gleichen, als einem beglückenden Liebespiel.
Der Vater schläft mit der Mutter, das Kind kommt unerwartet dazu. Es denkt, der Vater bringt die Mutter um und erschrickt.
Handelt es sich dabei um einen Jungen, wird er unter Umständen selbst das Verhalten des Vaters in seine späteren Liebesbeziehungen mit einbringen. Handelt es sich um ein Mädchen, so heißt es später womöglich, es sei frigide oder zumindest gefühlsarm!

Zahlreiche Pornoproduktionen belegen in vielerlei Variationen die allen gemeinsame Lieblosigkeit bei der Ausübung des Geschlechtsverkehrs. Der „Liebespartner" wird alles andere als liebevoll behandelt. Die Vereinigung selbst mutet eher an wie ein Fitnesstraining oder erschöpfende Schwerarbeit, an der kaum einer der Beteiligten wirklich Spaß hat. So wird in Interviews mit Pornodarstellern von vielen - beinahe entschuldigend - darauf hingewiesen, daß das „schwere Arbeit" sei oder zumindest, daß es eine Arbeit sei, „wie jede andere auch".
Eine wohltuende Ausnahme bilden jene - weiter oben erwähnten - Damen, denen man ansieht, daß ihnen Spaß macht, was sie da tun.

---

[50] AIVANHOV: *Liebe und Sexualität*, S. 111.

DIE SIEBEN TODSÜNDEN

Aber das ist leider nicht die Regel, weswegen 99% der Pornoproduktion in meinen Augen degoutant und stillos erscheinen und einem den Geschmack an dieser schönen und erhebenden Sache eher verleiden, als ihn zu entfachen.

Sexuelle Exzesse

Unausgesetzte Pflege der Wollust führt zur Überreizung der Persönlichkeit und zur Erschöpfung der energetischen Batterien.
HIPPOKRATES, PARACELSUS und HAHNEMANN wußten gleichermaßen darum, daß die Ursache einer Erkrankung in der „leidenden Lebenskraft" zu suchen ist. Es sollte einleuchten, daß die Verschleuderung der Kräfte z.B. durch ständige Masturbation mit Ejakulation der Samenflüssigkeit allmählich zur psychischen Zerrüttung und physischen Erschöpfung führen muß. Der männliche Same beinhaltet Lichtkräfte in konzentrierter Form und damit die Essenz des Lebens. Auf die Gefahr für altmodisch zu gelten: Geistige Verwirrung und frühe Demenz können die Folge sein, wenn ein übermäßiger Raubbau mit diesen Kräften getrieben wird.

Ist es dann einmal soweit, wird oft versucht, durch aufputschende Mittel chemischer oder pflanzlicher Provenienz, dem ruhebedürftigen Organismus weiteren Lustgewinn abzutrotzen.

Dabei ist es überhaupt nicht nötig, zum Orgasmus zu kommen um Erfüllung zu finden. Zwei Menschen können sich stundenlang miteinander vergnügen, wenn sie entspannt dabei sind, wenn sie der aufkommenden Energie Raum geben, ihre Eigendynamik zu entwickeln. Zwei einander liebende Seelen aktivieren das Zellgedächtnis ihrer Körper und diese folgen ihrer eigenen Weisheit. Sie kennen sich aus. Das große Tam-Tam, das um Stellungen gemacht wird, ist dabei erst in zweiter Linie von Belang, - wenn nicht gar überhaupt unwichtig.
Warum gab es bei den alten Griechen keine Geschlechtskrankheiten, obwohl sie der Wollust in allen nur erdenklichen Formen, vom Oral - bis zum Analverkehr - huldigten?

Ich glaube die Antwort heißt: Die geistige Einstellung dem Geschlechtlichen gegenüber war eine andere. Sie war einerseits erfüllt von Ehrfurcht gegenüber dem Numinosen, das sich hinter der Erfahrung von Lust in der Begegnung der Geschlechter verbirgt. Zum anderen wurde der Partner, der diese Lust schenken half, nicht unterdrückt und ausgebeutet, sondern ebenfalls als ein menschliches Wesen verehrt. Ehr-Furcht verstehe ich hier ganz wörtlich als heilige Scheu gegenüber einer anderen Wesenheit.

Die zahlreichen Festlichkeiten, die im Zeichen des Gottes Dionysos begangen wurden, sowie die orgiastischen Umzüge anläßlich der Eleusinischen Mysterien zu Ehren der Fruchtbarkeitsgöttin Demeter, legen ein beredtes Zeugnis ab, daß sich vom Umzug mit dem Thespis-Karren im 6. vorchristlichen Jahrhundert bis zum heute praktizierten Karneval einstellungsmäßig eine Menge verändert hat. Wir haben keine Einheit mehr von Religion und Erotik, und Sexualität wird nicht mehr begriffen als Ausdruck der lebendigen Gottheit im Menschen.

Wenn heutzutage Orgien[51] gefeiert werden, so hat das nichts mehr zu tun mit einem „religiösen Ritual" wie es bei den Mysterien der Demeter und des Dionysos zum Tragen kam. Heute verbinden wir dieses Wort wirklich nur noch mit sexuellen Exzessen.

Ein mit Ehrfurcht gedüngter Boden gegenüber dem Wunder der Geschlechtlichkeit gibt hingegen kein Terrain ab für den Wildwuchs entgleister Begierden, welche ein menschliches Wesen aus der kosmischen Ordnung reißen und dadurch bestimmte Viren und Bakterien überhaupt erst auf den Plan rufen.

---

[51] Von lat. *orgia* = „in wilder Trunkenheit gefeiertes Bachusfest." aus griech.: *orgia* = „religiöser Brauch".

„... Aber je höher die Flüge, desto tiefer die Stürze, und desto deutlicher das Gefühl meiner Verzweiflung, meiner Unvollkommenheit. Endlich begriff ich, daß meine Jagd nach Ekstase nur Ausflucht war, um meinem Schmerz auszuweichen."

ANAND MARGO
(Tantra – Weg der Ekstase)

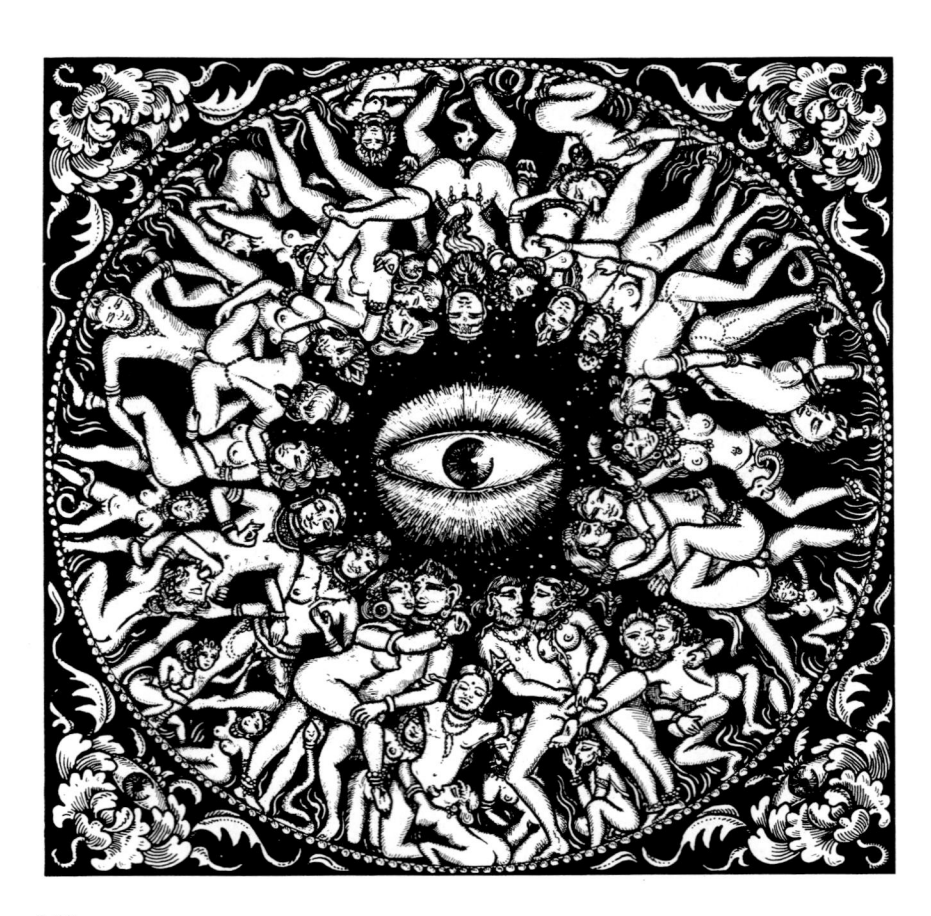

Syphilinum
Denn sie wissen nicht was sie tun

Ich glaube, eine Krankheit wie die Syphilis, die mit den Schiffen des Columbus gegen Ende des 15. Jahrhunderts nach Europa eingeschleppt wurde und von Spanien ausgehend, sich über ganz Europa ausbreitete, kann überhaupt erst verstanden werden, wenn wir den Genius dieser Erkrankung zu erkennen suchen. Dieser Genius heißt: Zerstörung menschlicher Würde. Das eherne geistige Gesetz, nachdem wir ernten, was wir ausgesät haben, konfrontiert uns mit den Folgen unseres Denkens und Handelns.
Der Geist der spanischen Entdecker Amerikas war erfüllt von Gedanken an Habgier, Ausbeutung und Unterjochung. Die Indios wurden unterdrückt, ihre Heimstätten verwüstet, sie selbst gefoltert, als Arbeitssklaven für die Gewinnung von Gold mißbraucht und ihre Frauen vergewaltigt.
Hier liegt die tiefste Verbindung der Homöopathizität von **Aurum - Gold**, zur Syphilis.
Die Zerstörung, die auf der Suche nach dem Eldorado gesät wurde, brachte als Frucht eine Heimsuchung durch jene Krankheit hervor, die den Verfall der Persönlichkeit auch äußerlich anzeigt, indem sie zuerst die Organe befällt und zerstört, welche nicht würdig sind, Ähnliches weiterhin zu zeugen, - nämlich die Geschlechtsorgane. Die „Heim-Suchung" ist auch hier wieder ganz wörtlich zu verstehen, indem das Individuum gezwungen wird, aufs neue seine geistige Heimat zu suchen.

So ist das Thema von Syphilinum oder Luesinum, wie die aus dem Krankheitsstoff gewonnene Nosode auch heißt, die Kluft zwischen Herrscher und Unterdrückten, die in Chaos, Grauen und größter Hoffnungslosigkeit dahinsiechen. Die herrschenden Eroberer fühlten sich in unglaublicher Selbstüberhebung als die Zivilisierten, Gebildeten, die den Primitiven und Unwürdigen ihren Willen aufzuzwingen hatten - und das alles unter dem beschönigenden Deckmäntelchen der „Missionierung". Das syphilitische Miasma ist wohl dasjenige - welches am brutalsten die Unterdrückung der eigenen dunklen Seelenanteile pflegt.

DIE SIEBEN TODSÜNDEN

Die Beobachtung ist nicht uninteressant, daß die der Syphilis vorausgegangene europäische Schwester-Seuche, - die hauptsächlich in den Jahren von 1349-51 wütende Beulen-Pest, - als eine Begleiterscheinung der Inquisition auftauchte.
Hier wie da brachten diese Seuchen die unterdrückten Schattenseiten der Seele sichtbar zum Ausdruck und zwangen dadurch die von ihnen Befallenen, sich selbst neu zu begegnen.

Die Syphilis galt als „Kavaliers-Krankheit", als „Lust-Seuche" und ist doch von ihrem eigentlichen Wesen her etwas ganz anderes, wie sich anhand dieser Betrachtungen herausstellt.
Besonders gut wurde die Unterdrückung der Krankheit im Zeitalter des Rokoko - etwa von 1730-1780 -, gepflegt. Hier konnten unter Reifröcken, Perücken und dicken Puderschichten der Siff und die Verwüstungen der äußeren Erscheinung einer Person verdeckt werden. „Außen hui - innen pfui! - das paßt excellent auf das Zeitalter des Rokoko.

Die Hoffnungslosigkeit der von der Syphilis befallenen, trieb diese haltlosen Menschen zusätzlich in eine Abhängigkeit von Drogen- und Alkoholkonsum, um dem Ekel vor der eigenen Person zu entfliehen. So besteht also von Anbeginn eine innige Verquickung von Alkoholismus und dem syphilitischen Miasma.
Es ist bekannt, welche Zerstörungen die Syphilis anrichtet. So finden wir bereits bei der Geburt Organmißbildungen, wie sie nach dem Atombombenabwurf auf Hiroshima und Nagasaki auftraten. Es kann sich um Mißbildungen des Herzens handeln, denn es fehlt dem Syphilitiker an Herzensliebe, es kann sich um Mißbildungen der Nieren handeln oder um eine fehlende Niere, worin wir die Beziehungslosigkeit solcher Menschen gespiegelt sehen. Wir können unter Umständen eine sogenannte *Atresia ani* vorfinden, d.h. es gibt keinen analen Ausgang und der Mastdarm mündet in die Harnblase. Von höherer Warte aus gesehen, könnte man fast glauben, der Betreffende verfüge über eine Geistesstruktur, die auch den letzten Dreck nicht hergeben will.
Die Zähne sind deformiert, kommen zu schnell heraus und fallen frühzeitig aus oder sie sind garnicht erst angelegt. Ein stinkender,

fauliger Mundgeruch, vor allem vor einem epileptischen Anfall ist ebenfalls typisch.

Die Knochen leiden an kariösen Erscheinungen und der davon Betroffene erfährt jede Nacht entsetzlich schneidende und bohrende Schmerzen, als ob jemand mit der Knochensäge an ihm arbeiten würde. Der Kranke hat Angst zu Bett zu gehen, denn er leidet an Schlaflosigkeit und fürchtet die Erschöpfung am Morgen. Zur Nachtzeit, von Sonnenuntergang bis Sonnenaufgang sind seine Leiden besonders ausgeprägt.

Kinder schreien des Nachts verzweifelt und jämmerlich, wollen überhaupt nicht mehr aufhören, als schrieen sie nach Liebe und Zuwendung von Eltern, die sich streiten oder dem Suff und Drogenkonsum verfallen sind. Es scheint fast, als wollten sie durch ihr Geschrei die Eltern dazu bewegen, ihren Lebenswandel zu verändern.

Über den ganzen Körper verteilte, kupferfarbene Hautausschläge deklarieren den Syphilinum-Bedüftigen als einen Aussätzigen, dessen Berührung gemieden werden sollte. Früher wurden solche Menschen tatsächlich „ausgesetzt" und in eigenen Ghettos vor den Toren der Stadt untergebracht.

Auffallend ist oft die Abmagerung solcher Menschen, weswegen auch die Potenzen von **Jodum - *Jod*** und seiner diversen Verbindungen homöopathisch indiziert erscheinen.

Die Symmetrie des Gesichts eines Syphilinum-Bedürftigen ist vielfach gestört, sodaß wir ihn als häßlich empfinden. Seine Augen stehen bisweilen unterschiedlich hoch oder zeigen eine voneinander verschiedene Färbung der Iris.

Es scheint, als ob sein Selbsthaß, wegen der von ihm begangenen schändlichen Taten, sich auf seinem Gesicht niedergeschlagen habe. Typisch ist ein eingefallener Nasenrücken, wegen innerer Zerstörung des Nasenbeins, eine stark gewölbte Stirn, ein Turmschädel oder ein mangelndes Wachstum der Haare. Im Gegensatz hierzu können wir uns an SAMSON erinnern, dessen innere Stärke sich durch seinen prachtvollen Haarwurchs ausdrückte. Erst als er seinen Gott verriet, war es DALILA möglich, ihn seiner Haare und damit seiner Stärke und Kraft zu berauben.

Auch die geistige Entwicklung des Syphilinum-Kindes ist behindert. Das drückt sich hauptsächlich aus in einer Langsamkeit des geistigen Schaltvermögens und einer Abneigung gegen abstraktes Denken, wie es z.B. bei Rechenvorgängen gefordert ist. Deswegen finden wir oftmals eine Abneigung gegen Mathematik sowie eine Gedächtnisschwäche für Eigennamen. Bisweilen kommt es auch zu einer partiellen Genialität, die jedoch nicht in die Gesamtpersönlichkeit integrierbar scheint, wie z.B. bei autistischen Kindern. Frühe Demens, wie beim *Morbus Alzheimer* oder ein Verlust der motorischen Kontrollfähigkeit wie bei *Morbus Parkinson* oder *Multipler Sklerose,* können auf eine syphilitische Erbdiathese hinweisen.
Auch ein besonders zwanghaftes Verhalten, wie z.B. die Vorstellung, immer alles richtig machen zu wollen, ein ständiger Kontrollzwang oder der Zwang sich andauernd die Hände - von einer eingebildeten Schuld? - waschen zu wollen, deuten u.U. auf Syphilinum.

Der Syphilinum-Patient leidet an „*endogener Depression*" und verzweifelt an seiner Genesung. Er glaubt unheilbar krank zu sein und seine Angst vor AIDS - kommt sicher nicht von ungefähr. Trotz seiner Hoffnungslosigkeit bemüht er sich, etwas Sinnvolles zu tun.

Eine mögliche Ätiologie für die Entwicklung eines „Syphilinum-Syndroms" sieht MARTIN BOMHARDT in seiner *Symbolischen Materia Medica* durch häufige Ultraschall-Untersuchungen während der Schwangerschaft gegeben. Wenn wir versuchen wollen, uns in diese Sichtweise hineinzuversetzen, hilft uns vielleicht die Vorstellung, daß Ultraschall womöglich wie eine Art Preßlufthammer auf unsere Gene einzuwirken imstande ist, wodurch entsprechende Zerrüttungen zustande kommen könnten.

In seiner Sexualität ist der Syphilitiker roh und ungehobelt, neigt ähnlich **Mercurius** - welches neben **Aurum** ein Haupt-Anti-Syphiliticum ist, zur Gewaltanwendung. In rituellen sadomasochistischen Praktiken versucht er seine Neigungen auszuleben und vielleicht durch den dabei erlebten gleichnishaften Charakter zur echten Brutalität, seine alten Muster auf psycho-homöopathische Weise zu

überwinden. Dabei kann es vorkommen, daß sich Opfer und Täter ineinander verlieben.
In dem Film „Die Augen der Laura Mars" mit FAYE DUNAWAY wird solch eine Situation ebenso drastisch wie genial dargestellt.

Unter diesem Gesichtspunkt eines gegenseitigen Sich-Bedingens wie auch einer Abhängigkeit voneinander, kann man die Vorgänge einstufen, wie sie unter ADOLF HITLER im 3. Reich stattfanden.
Jedes Volk bekommt den Führer, den es aufgrund seines gegenwärtigen Bewußtseinsstandes verdient. Das klingt hart, ist aber aus der esoterischen Perspektive einer völkerkarmischen Betrachtung, wohl nicht anders möglich.

So entpuppt sich also die siebte und letzte der sogenannten Todsünden durch die vorangegegangenen Überlegungen weniger als „die Wollust", denn vielmehr als die Lust an der Grausamkeit.

Die hauptsächlich infrage kommenden Heilstoffe bei Grausamkeit sind im 1. Band des *Synthetischen Repertoriums* von HORST BARTHEL gesammelt. Die wichtigsten seien hier angeführt:

Mittel im 3. Grad:
Anacardium*
Hepar-sulfur*
(Antisyphiliticum !)

Mittel im 2. Grad:
Arsenicum-album (Antisyphiliticum !)
Hyoscyamus (Einziges Mittel mit dem Symptom: FURCHT VOR SYPHILIS !)
Kalium-jodatum (Antisyphiliticum !)
Lachesis (Antisyphilitikum !)
Nitricum-acidum Antisyphiliticum !)
Platina
Stramonium

Diese Aufstellung spricht für sich.

DIE SIEBEN TODSÜNDEN

Beschließen wir dieses Kapitel von den Todsünden mit einem Ausspruch des Altvaters der Humoralpathologie:

*„Die Menschen scheinen Tapferkeit im Kriege zu loben,
aber täglich werden sie von der Ausschweifung,
von der Geldgier,
von allen Leidenschaften
an denen sie kranken, besiegt."*

HIPPOKRATES

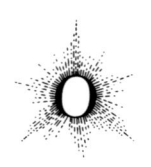

„Vergnügen an Sinnesobjekten ist ein langsames Gift;
da es ein langsam wirkendes Gift ist,
scheint es so, als sei es kein Gift".

ANANDAMAYI MA

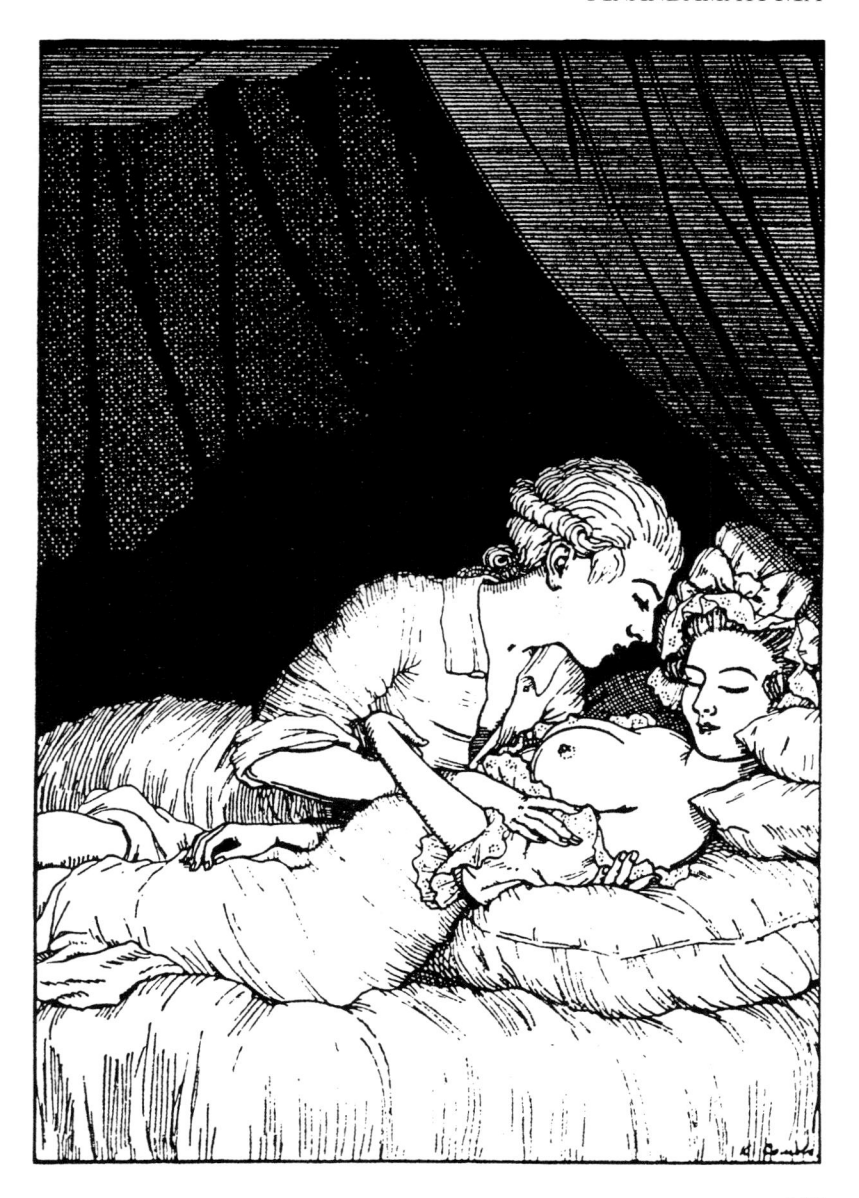

DIE WICHTIGSTEN SEXUELLEN STÖRUNGEN UND LEIDEN

Seelische Anomalien

IMPOTENZ
Die Impotenz des Mannes
Physiologische Hintergründe der Erektionsschwäche

Die männliche Impotenz ist ein sehr umfassendes Thema weswegen wir diesem hier auch viel Platz einräumen. Primär bewegen wir uns dabei fast mehr auf psychologischem als auf medizinischem Gebiet. Erst in den letzten Jahren gewinnen die rein biologischen Aspekte der Impotenz verstärkt an Bedeutung.

Zunächst einiges Grundsätzliches: Das Wort Potenz kommt von dem lateinischen *posse,* was soviel heißt wie „können, vermögen". Man denkt beim Gebrauch des Wortes primär an den Mann, denn Frauen „können immer", wie es heißt. Impotente Frauen gibt es nicht, höchstens „frigide", doch dazu kommen wir später.
In der Hauptsache versteht man unter Impotenz eine Erektionsschwäche, deren es verschiedene Grade gibt. Dieses Unvermögen hat zum Hintergrund einen mangelnden Durchfluß an Lebensenergie, welchem verschiedene Ursachen zugrunde liegen können. Meist wird in irgendeiner Form - oft durch Putschmittel - dagegen angekämpft, ohne daß versucht würde, verstehen zu wollen, worauf das Versagen basieren könnte. Manchmal würde es schon genügen, an den Denkmustern, die das menschliche Verhalten bestimmen, oder an der gesamten Lebens- und Einstellungsweise etwas zu verändern, damit die Lebenskraft sich im wahrsten Sinn des Wortes „wiederaufrichtet".
Dazu ist es allerdings erforderlich, zu begreifen, daß das überall uns umgebene *ki (Chi)* oder *prana,* wie die Inder diese Essenz des Lebens nennen, seine eigenen Gesetze hat. Es fluktuiert frei im Raum und wir nehmen es mit der Atemluft auf. *Pneuma* („Luft,

Lunge") sagten die alten Griechen dazu, wobei klar war, daß dieser Ausdruck den Kern der Sache nicht erfaßte, weil hiermit wesentlich mehr gemeint war, als nur „Sauerstoff". Der Anthroposoph RUDOLF HAUSCHKA taufte diesen deshalb in „Lebensstoff"[1] um. *Orgon* nannte WILHELM REICH die Lebensessenz, weil er feststellte, daß organische Materie dieselbe anzieht. Und das Orgon von REICH ist wiederum nichts anderes als die *dynamis* - (die „bewegende Kraft") bei SAMUEL HAHNEMANN. Wir haben das eingangs schon festgestellt.

Eine ausgeglichene Atmung wäre also die erste Voraussetzung für einen natürlichen Energiedurchfluß, welcher die Grundlage für eine gesunde Sexualität bildet. Aber wieviel Prozent der europäischen, - respektive der deutschen - Bevölkerung betreibt regelmäßig und bewußt Atemübungen? Streß, Aufregungen und Anspannung im täglichen Beruf lassen uns oft genug „den Atem anhalten". Ich wage zu behaupten, daß der Prozentsatz impotenter Männer in Japan geringer ist als in Europa, allein durch die Tatsache, daß die Japaner täglich ihren *Tai-chi*-Übungen nachgehen.
Das nächste ist eine gesunde Ernährung, in der das Säure-Basen-Gleichgewicht gewahrt bleibt. Es ist nun keineswegs so, daß eine stark eiweißhaltige Nahrung die Gewähr für eine hohe Energiezufuhr abgibt. Vielmehr brauchen wir oft mehr Energie, um die eingebrachten Eiweißmengen zu verbrennen, als diese selbst freisetzen. Wo nicht genügend Bewegung durch sportliche Aktivitäten oder körperliche Arbeit für einen Ausgleich sorgen, fallen Stoffwechselschlacken auf den körpereigenen Mülldepots an, die den Energiefluß und Informationsaustausch zwischen den Zellen weiter behindern.
Ganz nebenbei möge man sich vor Augen halten, daß Rinder rund 9 kg pflanzliches Eiweiß verzehren müssen, um 1 kg tierisches Eiweiß aufzubauen. Mangelndes Wissen um diese Zusammenhänge bei den Energiepolitikern mag mit verursachend sein, daß diesbezüglich keine gesunde Ökologie entstehen kann und das wiederum wird dem Welthunger weiter Vorschub leisten.

---

[1] Das bemerkenswerte Buch von HAUSCHKA mit dem Titel *Substanzlehre,* kann wärmstens empfohlen werden. (Siehe Bibliographie).

*"Denn alle Lust will Ewigkeit,
will tiefe, tiefe Ewigkeit."*

FRIEDRICH NIETZSCHE

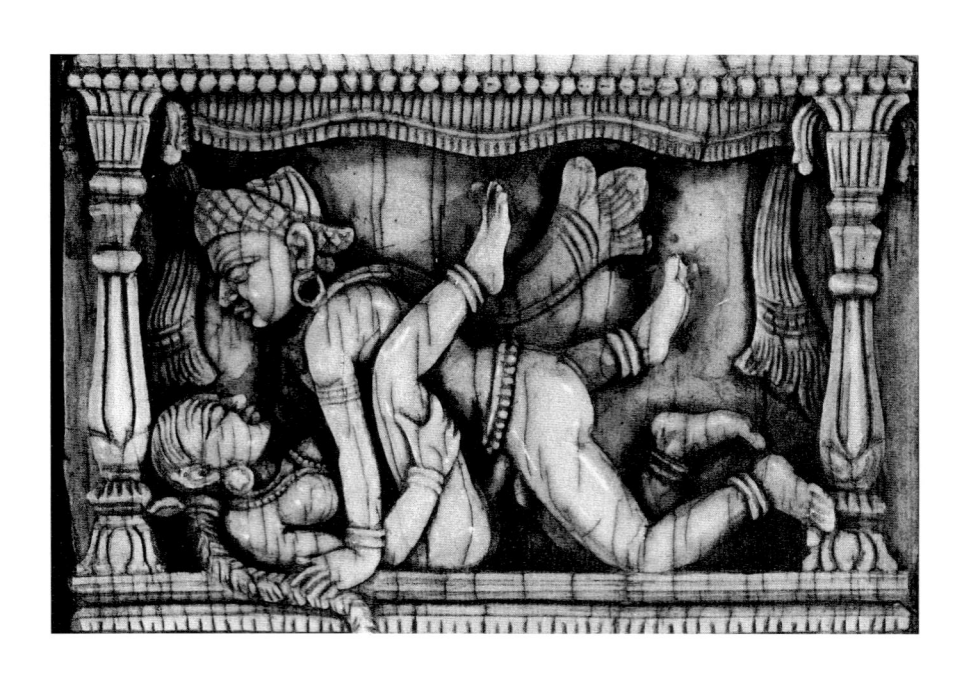

Das aphrodisierende Feuer

Selbstverständlich gibt es eine Reihe von aphrodisierenden Nahrungsmitteln, die kurzfristig den Energiefluß verstärken. Dazu gehören u.a. stark phosphorhaltige Meeresfrüchte wie Muscheln, Krabben und bestimmte Fischsorten. **Phosphor,** der *„Lichtträger"* ist ja ein hervorragender Vermittler von Lichtkräften. Man denke nur an die Leuchtkraft der Tiefseefische. Ebenso enthält das aus Soja gewonnene Bio-**Lecithin,** Phosphor. Wohin die hierdurch gewonnenen Kräfte geführt werden, hängt allerdings vom persönlichen Bewußtseinsstand des Einzelnen ab, d.h. vom Grad der Erweckung seiner Chakren. Ein einfach strukturierter Mensch wird die Energie als sexuelle Kraft im untersten Energie-Knotenpunkt wahrnehmen, eine höher entwickelte Persönlichkeit wird sie in größerer Begeisterungsfähigkeit und Kreativität ausleben können.
Von dem inzwischen verstorbenen russischen Klaviervirtuosen VLADIMIR HOROWITZ erzählte man sich, er habe vor allem fast jeden Tag eine bestimmte Sorte Seefisch benötigt, um das ihm eigene brillante „Tastenfeuer" zustande zu bringen.

Wir müssen also unterscheiden zwischen direkten *phytotherapeutischen*[2] Maßnahmen zur Anregung und Stützung der Libido und homöopathischen. Die ersteren werden immer nur von kurzer Dauer sein, weil die Anregung lediglich auf der körperlichen Ebene erfolgt. Der Verzehr größerer Mengen frischer Muscheln oder Austern versetzt viele Männer und Frauen derart in Erregung, daß eine heiße Liebesnacht garantiert ist. Das hält aber natürlich nicht an. Nicht von ungefähr wird Aphrodite oft auf einer Muschel stehend abgebildet. Man denke nur an Botticelli's „Schaumgeborene Venus". Die Signatur des weichen Inneren der Muschel zeichnet ja eindeutig ein weibliches Geschlechtsteil nach und die durch den Verzehr übertragenen Kräftefelder wirken nach dem Prinzip der Ähnlichkeit. Außerdem beinhalten die Mollusken größere Mengen an Kupfer und das ist von alters her das dem venusischen Prinzip zugeordnete Metall, welches wiederum den Urogenitaltrakt regiert.

---

[2] Stimuierung durch pflanzliche Mittel, von griech.: *phytein* = „wachsen".

SEXUELLE STÖRUNGEN UND LEIDEN

Deswegen sind die Geschlechtskrankheiten auch als die „venerischen" bekannt geworden.
Direkte phytotherapeutische Ausgleichs- und Aufbaumittel für sexuelle Energie sind dem Leser wahrscheinlich weitgehend bekannt. Mischungen verschiedener pflanzlicher Substanzen werden von diversen Firmen angeboten und können rezeptfrei über Apotheken und Kräuter-Versandfirmen bezogen werden. Deshalb hier nur ein paar der wichtigsten Einzelmittel in alphabetischer Reihenfolge:

Avena sativa - eine Ur-Tinktur aus dem *gemeinen Hafer*. Das Mittel wirkt günstig bei nervöser Erschöpfung, Schlaflosigkeit und sexueller Schwäche. Es kompensiert die Auswirkungen von Alkohol- und Drogenmißbrauch und wirkt den Folgen sexueller Ausschweifungen entgegen. Bisweilen wird auch berichtet, jemand habe unter seiner Einnahme das Rauchen aufgegeben, weil ihm der Tabak nicht mehr schmeckte. Man nimmt in der Regel 2-3x täglich zwischen 10 und 20 Tropfen, - am besten in heißem Wasser, - letzteres auch bei akutem Laufschnupfen.

Damiana - ein *Turnera*-Gewächs des tropischen Amerika. Es wirkt harmonisierend auf das Gemüt beider Geschlechter. Man nimmt das Mittel ähnlich wie Avena in ziemlich materiellen Dosen. Auch dieses Pharmakon wirkt gegen sexuelle Schwäche wegen nervöser Erschöpfung, bisweilen sogar bei chronischer Prostatitis der Männer und unregelmäßiger Menstruation junger Mädchen und frigiden Frauen.

Tribulus terrestris - der „Burzeldorn" eine hauptsächlich in Ostindien ansässige *Rosacea*. Die aus den Früchten hergestellte Arznei wird ebenfalls in der Urtinktur und auf gleiche Weise wie die vorgenannten Mittel eingenommen. Sie wirkt auf miteinander in Beziehung stehende Schwächezustände der Harn- und Sexualorgane ein, wie Impotenz, frühzeitigen Samenerguß (*ejaculatio praecox*) und zu geringe Samenbildung (*Oligospermie*).

Diese drei Mittel mögen genügen. Es gibt natürlich eine Fülle weiterer, so z.B. das häufig verordnete, sog. Potenzholz **Muira-Puama**

(**Liriosma-ovata**) aus Südamerika sowie **Yohimbinum,** ein *Rautengewächs* Kameruns, welches auch BOERICKE als ein Aphrodisiakum anführt, wobei dieses letztere jedoch wegen recht beachtlicher Nebenwirkungen, bzw. „Prüfungssymptome" mit Vorsicht zu genießen ist. Man sollte es also möglichst nicht unter einer D 6 zu sich nehmen. All diese Mittel kann man natürlich auch in Form von anregenden Teemischungen zu sich nehmen.

Der Autor stand nicht an, einen Versuch mit einem eigens zum Zweck der Prüfung zusammengestellten Tee aus den oben genannten Ingredienzien zu unternehmen, um die Erfahrung zu machen, daß auch im Zeitalter der Potenzpillen, ein solcher Aufguß nichts an Wirksamkeit zu wünschen übrig läßt. Vor allem blieb nach einer äußerst angeregtenNacht auch am nächsten Tag keine Spur von Müdigkeit oder Erschöpfung zurück.[3]

Was all solche Verordnungen betrifft, muß betont werden, daß diese phytotherapeutischen Mittel zwar die Durchblutung der Sexualorgane steigern und deren Reflexbereitschaft erhöhen, nicht unbedingt jedoch den seelischen Hintergründen gerecht werden können, welche eine Impotenz auslösen und unterhalten.
Die Wirkung potenzierter Pharmaka in homöopathischer Aufbereitung hingegen, wird immer eine ganzheitliche sein, was einer Anregung und Veredelung der gesamten Persönlichkeit gleichkommt. Deshalb wird ein echter Homöopath stets bemüht sein, lieber nach einem möglichst gut passenden Simile für den ganzen Fall suchen, als lediglich phytotherapeutisch das untere Chakra anzuregen.
Eine regelmäßige Einnahme von Vitamin E - vorzugsweise in Form von Weizenkeimen oder in emulgierter Form -, kann als eine allgemeine Maßnahme angesehen werden, welche die Vitalität bis ins höhere Lebensalter wohltuend beeinflußt, wobei auch die sexuelle Energie und Samenproduktion auf schonende Weise angeregt wird.

---

[3] Diese und viele andere interessante ethnobotanische Erzeugnisse erhält der Leser z.B. über einen Katalog des ALRAUN-Kräuterversands Herbert Böttcher, Postf. 1322, 65503 Idstein, (Direktversand über die gleichnamige Firma mit Anschrift in den Niederlanden: Stationsweg 10, NL-5973 RH Lottum).

„Wie steht`s ...?
„... wie stets!"

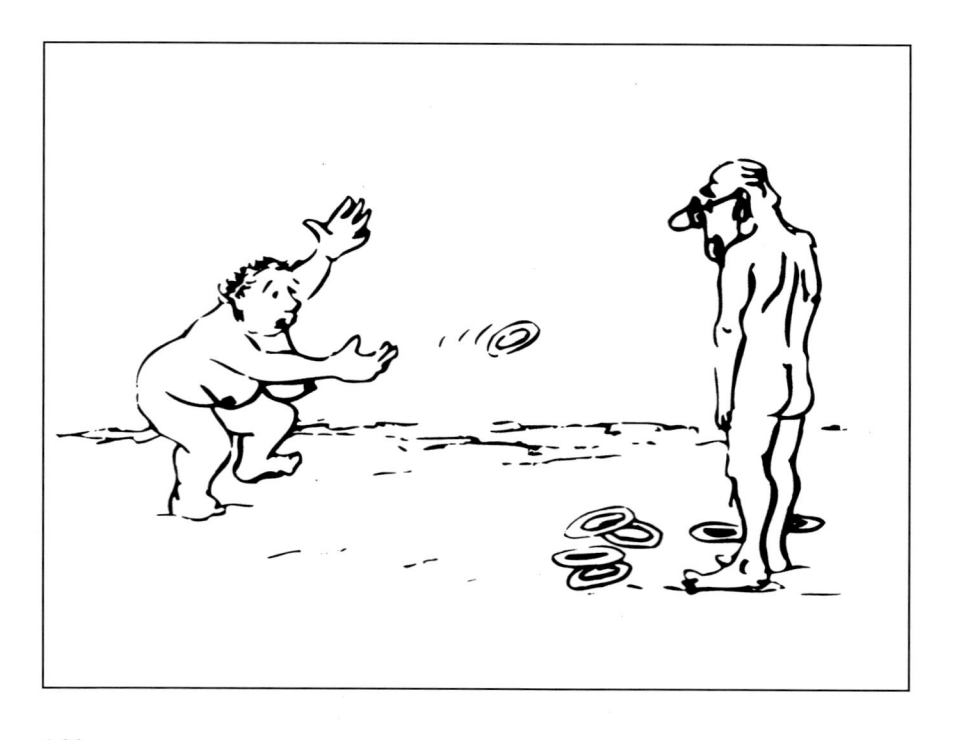

EREKTIONSSCHWÄCHE

Wie steht's...? ...Wie stets!

Das Original dieser bissig-ironischen Karikatur stammt von dem polnischen Zeichner MACIEJ PIETRZYK. Die hier abgebildete Version wurde von dessen Lehrer, A. CHODORANSKI angefertigt und dem bekannten Psychologen und Leiter des Milton-Erickson-Instituts in Rottweil, BERNHARD TRENKLE, zur Verfügung gestellt. Verschiedene Teilnehmer der vom Institut veranstalteten Hypnose-Seminare, hatten die unterschiedlichsten Einfälle zu diesem ungewöhnlichen „Ge-Schicklichkeits-Akt" und so entstand daraus ein köstliches kleines Büchlein, das der daran interessierte Leser unter der unten angeführten Anschrift erwerben kann.[4] Hier ein paar weitere Kostproben:
„Die Reifenprüfung."
„Seniorenolympiade."
„Die norddeutschen Sommer sind einfach zu kühl!"
„So nimm denn diesen Ring..."
Er: „Höher!" Sie: „Wollte ich auch gerade sagen."

Das Thema „Wie steht's", ist doch von enorm großer Wichtigkeit - vor allem für einen männlichen Vertreter der Spezies *homo sapiens*, denn solange er sich noch nicht zu einem *homo spiritualis* gemausert hat, scheint seine gute Laune in direktem Verhältnis zur Erektionsfähigkeit seines „Männleins im Walde" zu - stehen -, um im Bilde zu bleiben.

Das ist auch nicht verwunderlich, wird doch diese Art der Standfestigkeit bereits von alten chinesischen Philosophen gleichbedeutend mit Vitalität gesetzt, wobei das Zurückgehen dieser Fähigkeit schon beginnenden krankhaften Veränderungen zugerechnet wird.

Verbleiben wir vorerst noch bei den rein biologischen Ursachen für eine einsetzende Impotenz, so zeigt die Erfahrung, daß diese nicht primär abhängig ist, von der Menge des produzierten männlichen Sexualhormons, Testosteron. Auch die Bewegungsfähigkeit der Spermien und damit die Zeugungsfähigkeit muß mit zunehmendem Alter über 60 noch nicht dramatisch abnehmen.

---

[4] Milton-Erickson Institut, Bernhard Trenkle, Bahnhofstr. 4, 78628 Rottweil, Tel. 0741-41477, Fax 0741-41773. Weitere Einsendungen doppelzüngig-treffsicherer Bildunterschriften sind erwünscht.

IMPOTENZ

Naturgemäß dauert es vielleicht etwas länger, bis sich eine wünschenswerte Erektion einstellt, was aber letztlich keine Auswirkungen auf die Genußfähigkeit haben muß. Liebespartner im reiferen Alter berichten im Gegenteil von gesteigerten Lustempfindungen und einer mehr und mehr ganzkörperbezogenen Erotik beim Geschlechtsakt, wobei mitunter der Vorgang der Penetration sogar an Bedeutung verliert. Überdies lehrt das chinesische Tao der Liebe eine Technik des „weichen Eindringens", in einer besonders entspannenden Stellung für beide Partner, um ein „Lost-Penis-Syndrom" tunlichst zu vermeiden.[5]

Ganz anders sieht es diesbzüglich aus mit Folgen von und Nebenwirkungen durch Pharmaka chemischer Provenienz. Der Münchner Neurologe und Psychiater JOCHEN SCHLEIMER schreibt hierzu:

„Eine Fülle von Medikamenten (darunter nur wenige naturheilkundliche) verursachen Störungen des sexuellen Reaktionszyklus und wirken potenzmindernd. Manche Spezialisten sprechen bereits von einer Umkehr der Zahlen, also von 90% körperlicher Gründe für die Impotenz.
An die medikamentöse Behandlung werden größte Anforderungen gestellt. Die Verordnung potenzfördernder naturheilkundlicher Mittel nutzt wenig, wenn nicht gleichzeitig für das potenzmindernde Medikament ein vollwertiger nebenwirkungsfreier Ersatz gefunden wird."[6]

Aus dieser Sicht und bei entsprechender Vorgeschichte des Patienten, wird unter Umständen erst einmal **Nux-vomica** zum wichtigsten Start-Medikament, der homöopathischen Therapie, ganz einfach weil eben die **Brechnuß** immer noch und immer wieder unser Haupttheilstoff bei Folgen von Arzneimittelmißbrauch ist.

In solchen von SCHLEIMER angesprochenen Fällen, wird sich unter Umständen erst nach deren Einsatz endgültig herausstellen, ob es sich um eine arzneimittelbedingte Impotenz gehandelt hat oder um eine sozusagen endogene, welche dann nach einem zusätzlichen spezifischen homöopathischen Pharmakon verlangt.

---

[5] Siehe diesbzüglich JOCHEN SCHLEIMER: *Naturheilkundliche Behandlung männlicher Sexualstörungen*, S. 92 f.
[6] Aus einem Artikel über *Sexualität im Alter*, Zs. NATURHEILPRAXIS ,11/96.

*„Es sind die Launen der Natur
voll eigenen Sinns, doch niemals stur.
Des Menschen Eigensinn hingegen,
wird selten Sinnvolles bewegen."*

PETER RABA

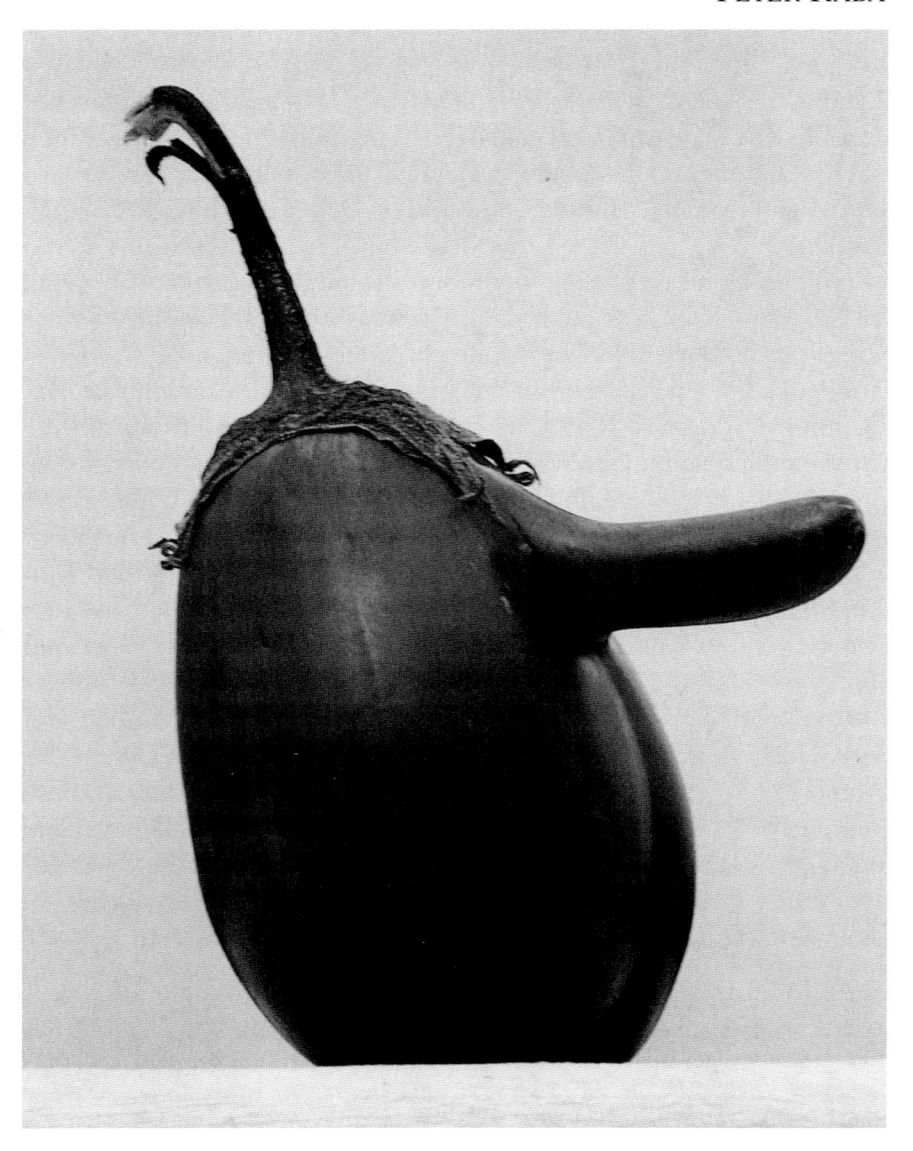

IMPOTENZ

Die Potenzpille Viagra

Mitten in unsere Bemühungen um sanfte Methoden zur Steuerung der Lebensenergie mittels homöopathischer Medikation, platzt die Mitteilung von einer Art pharmakologischer Potenzbombe, an der wir einfach nicht sang- und klanglos „vorbeischreiben" können, ohne wenigstens einige Überlegungen hierzu anzustellen.

Anfang der neunziger Jahre beschäftigte sich ein amerikanischer Pharma-Konzern mit Versuchen zur Herstellung eines neuartigen Herzmedikaments, das aber bei den Testpersonen nicht den erwarteten Effekt zeigte. Stattdessen stellten sich gewaltige Nebenwirkungen ein, die jedoch - zumindest was ihre Auswirkung auf das männliche Genitale anging - von den Probanden begeistert begrüßt wurden, sodaß diese - auch nach Beendigung der Testphase -, das Mittel garnicht mehr aus den Händen geben wollten.
Die Wirkung der Pille beruht auf einem Enzymblocker mit der Bezeichnung Sildenafil. Unter seiner Zufuhr lockern sich die um die Arterienwände angelegten Ringmuskeln innerhalb des Penis, sodaß vermehrt Blut in die Schwellkörper einströmen kann. Gleichzeitig wird der Rückfluß des Blutes über die Venen gestaut, - ein künstlich erzeugtes Stehaufmännchen also. Allerdings mit einer Einschränkung: Bleibt der sexuelle Reiz aus, so kommt es trotz aller Stimulation zu keiner Erektion. Wer seinen erotischen *kick* nur über die Erfüllung bestimmter Wunschvorstellungen bezieht, wer also beispielsweise fixiert ist auf Strapse oder andere Fetische, der wird auch weiterhin hierauf angewiesen sein. Und bei wem die eigene Frau nicht mehr die erste Geige spielt, dem wird auch diese chemische Partitur den Fidelbogen nicht straffen. Ansonsten ein todsicheres Rezept - unter Umständen in des Wortes ursprünglicher Bedeutung -, denn wie der Hamburger Urologe HARTMUT PORST in einem Interview der Zeitschrift SPIEGEL gegenüber äußerte:

„Ich appeliere dennoch an alle Mediziner: Untersucht jeden Patienten. Macht eine genaue Anamnese. Was ist seine Motivation, warum will der Viagra. Das ist der Arzt sich selbst und seinen Patienten schuldig, denn viele Männer sind ja nicht nur da unten krank. Die haben zwei Herzinfarkte hinter sich, schwere Durchblutungsstörungen, Bluthochdruck. Wenn Ärzte jedem Viagra-Interessenten das

DIE POTENZPILLE

Mittel hemmungslos verschreiben, dann wird Mors in coitu[7] sprunghaft zunehmen. Viele ältere Viagra-Konsumenten sind garnicht in der Verfassung eine solche sexuelle Performance auch zu überleben."[8]

Porst drückt darüber hinaus seine Bedenken aus, daß es auf lange Sicht bei Einnahme dieses noch relativ unerforschten Pharmakons zu bisher nicht überschaubaren Nebenwirkungen kommen könnte: „Das passiert bei allen neuen Medikamenten, und Viagra ist dagegen nicht gefeit."
Wie aus verschiedenen Berichten hervorgeht, klagte der eine oder andere der Konsumenten über Begleiterscheinungen wie Kopf- oder Muskelschmerzen sowie Durchfall oder einen „blauen Schleier im Gesichtsfeld." Augenärzte warnen bereits jetzt vor eventuellen Netzhautschäden.
Eine Thrombosegefahr innerhalb der Schwellkörper scheint mir nicht ausgeschlossen.

Die Frage, ob die Menschen durch die Wunderpille künftig besseren Sex zuwege bringen würden, wurde von dem wackeren Mediziner dahin beschieden, daß sich „das oft von Frauen kritisierte Rein-raus-Rammlerbewußtsein der Männer" dadurch eher noch verstärken würde. Außerdem sei „noch nie eine Pille auf den Markt gekommen, bei der das Mißbrauchspotential so groß war."

All diese Einwände werden jedoch nicht verhindern, daß die „blauen Diamanten" einen Siegeszug ohnegleichen über die ganze Welt antreten werden, wie teuer immer die einzelne Pille sein wird. Derzeit kostet der Potenzwahn pro einmalig prolongierter Erektion zwischen DM 30.-- und DM 50.-- und die gleichen Kunden, die „sonst über ein paar Mark Zuzahlung mosern", - so ein Hamburger Apotheker zum SPIEGEL -, „legen leichten Herzens die 900 Mark - (Anm.: für eine 30er-Packung) - auf den Tisch." Wie man lesen kann, legte sich der inzwischen 72jährige Multimillionär und Ex-Playboy-Chef HUGH HEFNER nach einem offenbar erfolgreich verlaufenen Selbstversuch ein größeres Aktienpaket des Pharmakonzerns zu.

---

[7] Anm.: Tod beim Geschlechtsverkehr.
[8] DER SPIEGEL NR. 21 / 18.5.98.

IMPOTENZ

Viele Mediziner erhoffen sich eine Verbesserung des Selbstwertgefühls und Selbstvertrauens sowie eine Abnahme von depressiven Verstimmungen beim sogenannten starken Geschlecht, das allein in Deutschland rund acht Millionen mal seinem Namen, - zumindest potenzmäßig gesehen, - wenig Ehre macht. Obwohl diese „Keulen-Pille" bereits jetzt zum Verkaufsschlager bei vielen Lebemännern geworden ist, die garnicht impotent sind, ist der Hersteller eifrig bemüht, das Augenmerk auf die klinische Indikation zu lenken, wohl hauptsächlich deshalb, um aus dieser reziproken Pille für den Mann nicht eine „Lifestyle-Droge" werden zu lassen, für deren Einsatz die Krankenkassen nicht aufkommen müssen.

Inzwischen wird von anderen Pharma-Riesen an weiteren „noch besseren Pillen" gearbeitet, wobei das Wort „besser" so zu verstehen ist, daß dann die Männer bis zu 48 Stunden nach Pilleneinnahme immer noch in „ständiger" Spenderlaune sein sollen. Das könnte dazu führen, daß Frauen ebenso „inständig" darum bitten, sie wenigstens für ein paar Stunden täglich zu verschonen. Auch darf vermutet werden, daß sich nicht wenige Frauen, noch mehr als vor dieser Potenzwende, als sexuelle Jagdbeute vorkommen werden. Auf alle Fälle wird die bezaubernde Scheu einer ersten Annäherung, die weniger nach Worten, als nach Einfühlungsvermögen und gut dosiertem Zärtlichkeitsaustausch verlangt, aus den erotischen Begegnungen verschwinden. Der Reiz des Geheimnisvollen, die süßen Schauer, die Gott Eros zwei Liebenden über den Rücken jagt, und hinter denen sich wahre Potenz verbirgt, werden dann ebenfalls der Vergangenheit angehören. Die Gefahr, daß sich der Eros immer weiter zurückzieht aus den Beziehungen der Geschlechter untereinander, ist nicht von der Hand zu weisen. Die letztendlichen Auswirkungen des Potenzwahns und der Jünger die ihm dienen, sind nicht abzusehen. Wie schrieb EICHELBERGER vor nunmehr bereits zehn Jahren in anderem Zusammenhang so schön: „Der Tanz um das goldene Kalb geht in seine nächste Runde."

Noch während ich hier am Schreiben bin, erreicht mich die Nachricht eines uns befreundeten Zahnarztes, die Zeitungen würden bereits Berichte über erste Viagra-Todesfälle bringen.

Ich kann nicht umhin, als Gegensatz zu dieser Entwicklung ein Gedicht von HUGO VON HOFFMANNSTHAL hier einzufügen, in dem meiner Ansicht nach diese gebändigte potentielle Energie noch besonders gut zum Ausdruck kommt. Es ist überschrieben:

Die Beiden

Sie trug den Becher in der Hand
- Ihr Kinn und Mund glich seinem Rand -,
So leicht und sicher war ihr Gang,
Kein Tropfen aus dem Becher sprang.

So leicht und fest war seine Hand,
Er saß auf einem jungen Pferde,
Und mit nachlässiger Gebärde
Erzwang er, daß es zitternd stand.

Jedoch, wenn er aus ihrer Hand
Den leichten Becher nehmen sollte,
So war es beiden allzu schwer:
Denn beide bebten sie so sehr,
Daß keine Hand die andere fand
Und dunkler Wein am Boden rollte.

SUSANNE WEINGARTEN gibt in dem schon erwähnten SPIEGEL-Artikel einen Kommentar zu Viagra ab und bemerkt unter anderem:

„In der allgemeinen Begeisterung stellt offenbar kaum jemand die Frage: Braucht die Welt wirklich eine Beischlafpille, die Männer zu dauererigierten Sexprotzen machen kann? Anders gefragt: Was gäbe es Schlimmeres? Und was kommt als nächstes - die Pille für den Orgasmus?
Viagra verspricht ein Leistungs-Plus. Und genau darum ist die Phallus-Pille ein solcher Verkaufshit: Die westliche Gesellschaft sieht im erigierten Glied vor allem ein Symbol der Leistung, weniger der Lust.
Impotenz wird zum Trauma, weil die Gesellschaft eine Phallus-Verherrlichung pflegt, die einen allzeit bereiten Supermann als Idealbild propagiert... Nicht der gesunde Mensch ist das Ziel, sondern der optimale."

IMPOTENZ

Es sei mir erlaubt, im folgenden einige philosophische Betrachtungen zu dieser aus der Sicht einer verantwortungsbewußten Anthroposophie[9] recht bedenklichen Entwicklung zu anzustellen.

Immer weiter entfernen wir uns derzeit von einer Demut gegenüber der natürlichen Schöpfungsordnung. Die besserwisserischen Eingriffe in die Natur, die blasphemischen Übergriffe in die Struktur der Gene, im Glauben, man könne durch Änderung des Informationsträgers den Informanten verbessern, sind Auswüchse einer Hybris, deren Folgen in ihrer ganzen Tragweite bisher höchstens von Hellsehern und modernen Propheten überschaut werden können und die werden, - so es sich um echte solche handelt -, schweigen. Die Verantwortung tragen, wie schon gesagt, die Initiatoren und Politiker. Ausbaden müssen es die Völker, welche diese zu ihren Führern erkoren haben.

Der visionäre amerikanische Maler ALEX GREY, hatte einen Tag nach der Geburt seiner Tochter Zena eine Vision von Gaia, der Weltseele, die er in einem grandiosen Gemälde als einen zwiegespaltenen Baum des Lebens darstellt, dessen eine Seite noch grün, intakt und belebt ist, wohingegen die andere in Flammen steht und von flüchtenden und sterbenden Tieren besetzt ist: Er schreibt dazu unter anderem:

„In der Verwüstung und Zerstörung durch die Menschen spiegelte sich die ökologische Krise unserer heutigen Umwelt. Ein von Krankheiten befallener dämonischer Phallus hatte überall auf der Erde Anlagen errichtet, die Gaias Brüste leersogen und die Milch in Geld und Macht verwandelten. Die Verwüstungen in der Landschaft einer Wegwerfkultur türmten sich hoch auf, und indem sie in den mikrogenetischen See eindrangen, verursachten sie Krankheiten und Gebrechen in der großen Kette des Lebens.
Ebenfalls aus dieser Ebene der Mikrogenese - allerdings auf der Seite der Natur - wuchs in Form einer 'sehenden' Hand die evolutionäre Sorge empor, die den kollektiven Willen der Menschen vorantreiben und sie befähigen sollte, mit unverstelltem Blick die Schritte zu erkennen, die notwendig sind, um der Verwüstung der Weltseele Einhalt zu gebieten."[10]

---

[9] einer „Weisheit vom Menschen".
[10] Aus *Sacred Mirrors - Die visionäre Kunst des Alex Grey,* Verlag 2001.

Nun macht die Profitgier also auch vor der Lebensenergie selbst nicht halt. Man will dem Kosmos mehr Energie, mehr Lust abluchsen, als einem Menschen aufgrund seiner persönlichen Entwicklung und seines Bewußtseinsstandes zukommt. Ein Lustgewinn, der nicht gewachsen ist auf einer veränderten und verfeinerten Einstellung dem Leben gegenüber, wird jedoch die innere Leere nicht füllen können, deretwegen er angestrebt wird. Der Schuß wird vermutlich, - wie bereits angedeutet und von manchem Facharzt prognostiziert -, nach hinten losgehen. Wer zu eigensinnig und nachhaltig in Gottes Energiehaushalt herumpfuscht, der wird hier wohl - im wahrsten Sinne des Wortes - „aus dem Verkehr gezogen".

Man bedenke folgendes: Wenn sich die Lebensenergie in zunehmendem Alter aus den unteren Chakren zurückzieht und, ihren eigenen Gesetzmäßigkeiten folgend, höheren Zentren des Organismus zuwendet, so geschieht das nicht immer nur aus Gründen krankhafter Veränderungen innerer Organe, wie beispielsweise der Vorsteherdrüse, genannt *Prostata*. Es dient auch dazu, die innere Entwicklung des Menschen, sein allmähliches geistiges Erwachen voranzutreiben, - vorausgesetzt, daß dieser einen einigermaßen den natürlichen Gesetzmäßigkeiten entsprechenden Lebenswandel führt.

So wird also durch eine gewaltsame Öffnung der Energieschleusen nach unten, auf Dauer gesehen, nicht nur das innersekretorische Gleichgewicht empfindlich gestört, sondern die geistige Entwicklung des Menschen gelinde gesagt, verzögert werden. Vergessen wir nicht, daß das Wort Mensch sich aus dem Sanskritwort *manjuscha* herleitet, was soviel heißt wie „Geistwesen". Auch wenn wir das häufig zu vergessen scheinen, so sind wir doch unserer Essenz nach geistige Wesenheiten.
Der „blaue Schleier im Gesichtsfeld" von dem manche Viagra-Probanden berichten, könnte darauf hindeuten, daß bezüglich der „Belichtung des Oberstübchens" während der Zeit der Pillenwirkung nicht alles zum besten bestellt ist. Wir kennen den Ausdruck von der „Umnebelung des Geistes". Eine diesbzügliche Umfrage unter Viagra-Anwendern könnte sicher Wissenswertes zutage fördern.

IMPOTENZ

Eines ist sicher. Das Gesetz von der Erhaltung der Energie gilt generell für alle Seinsbereiche. Es kann und muß also auch innerhalb eines tierischen oder menschlichen Organismus Gültigkeit haben. Wenn wir an einer Stelle einen energetischen Überdruck auslösen, so wird die Energie an anderen Stellen fehlen. Ich stelle es mir vor wie in einem Flußbett. Wenn wir die natürlichen Strömungsverhältnisse durch einen Dammbau verändern, so erhält zwar eine neue Region Wasser im Überfluß, die andere aber leidet Durst und das kann auf Dauer nicht gut gehen. Ein weitgehend „schwanzgesteuerter" Mensch wird - mal abgesehen von der nächstverfügbaren vaginalen Pforte - sein eigentliches Ziel in diesem Leben nicht finden.

Diejenigen Potenzpillenschlucker, welche nicht aus - wie wir gesehen haben, ebenfalls etwas fragwürdiger - medizinischer Indikation heraus, den Penisaufrichter schlucken, sollten es vielleicht besser mit anderen Methoden versuchen, - nicht zuletzt und ganz besonders mit der ebenso sanften wie nachhaltig wirkungsvollen Homöopathie, welche darüber hinaus gleich noch eine ganze Menge mehr für ihr seelisch-geistiges Wohlbefinden tun kann.
Wer des weiteren nicht nur Fast-Food-Banause[11] sein, sondern wirklichen erotischen Genuß pflegen will, dem rate ich nach wie vor, die Liebe mit einem aphrodisierenden Mahl ausgesuchter Köstlichkeiten bei Musik und Kerzenschein zu celebrieren. Das führt immer noch zu einem beglückenden Segeltörn durch die Oceane der Seligkeit und kostet auch nicht viel mehr als eine Viagra-Exkursion.

Dem durch seine Sex-Escapaden in die Geschichte eingegangenen, und vielleicht nur noch von dem amerikanischen Filmschauspieler ERROL FLYNN diesbzüglich übertroffenen, unverwüstlichen Frauenheld GIACOMO CASANOVA[12], soll sogar oft nur eine gut durch Paprika gewürzte Gulaschsuppe dazu gedient haben, sein Liebeswerkzeug bei Laune und der sprichwörtlichen Stange zu halten.

---

[11] eigentlich „Ofenheizer" aus griech.: *banausos*: „handwerksmäßig".
[12] (1725-1798).

DIE POTENZPILLE

Wie DER SPIEGEL konstatiert, wird „das Millionenheer der Männer, die - zu 70-80 Prozent aus organischen, nicht psychischen Gründen - mit erektiler Dysfunktion zu kämpfen haben, nach Meinung der Wissenschaftler Hauptnutznießer der Potenzpille" sein.
Man wird sehen. Aus einer schlechten Partnerschaft wird Viagra über Nacht keine gute machen können, denn wie schon KEN KASKA sagte: „Das seelische und geistige Abenteuer zwischen Mann und Frau ist viel zu groß, als daß das sexuelle Erlebnis noch etwas am Resultat zu verändern vermöchte."

Es mag Partnerschaften geben, die durch die Potenzpille kurzfristig neu aufblühen, es darf aber daran gezweifelt werden, ob das von Dauer ist, wenn die Beziehung nicht von einem seelisch-geistigen Unterbau getragen wird, welcher seine Qualität unter anderem aus dem Respekt und der Würdigung des Partners bezieht.
Noch etwas ist interessant. Immer wieder stellt es sich heraus, daß eine - scheinbare - Impotenz unterbewußt auch als Mittel dienen kann, um die Gesamtökologie innerhalb einer Partnerschaft oder Familie aufrecht zu erhalten. Tritt diesbezüglich eine Veränderung ein, z.B. weil der Mann zu neuem Selbstbewußtsein und damit zu neuer Potenz erwacht, geht häufig die Beziehung zu Ende.

Jahrelange Gewöhnungseffekte durch ein mehr oder weniger ununterbrochenes Zusammensein beider Partner, lassen den erotischen Reiz allmählich ersterben. Das kann dazu führen, daß sowohl Frauen als auch Männer, einem instinktiven Überlebenstrieb folgend, ihre sexuellen Stimuli außerhalb der Ehe suchen, wo sie dann plötzlich alles andere als impotent oder frigide sind. Hier kommen wir bereits zu den psychosozialen Ursachen für eine mögliche Impotenz und das führt uns zu einem nächsten Kapitel.

*„Der erotischste Augenblick
ist nicht die Ejakulation
sondern die Erektion."*

JEAN COCTEAU

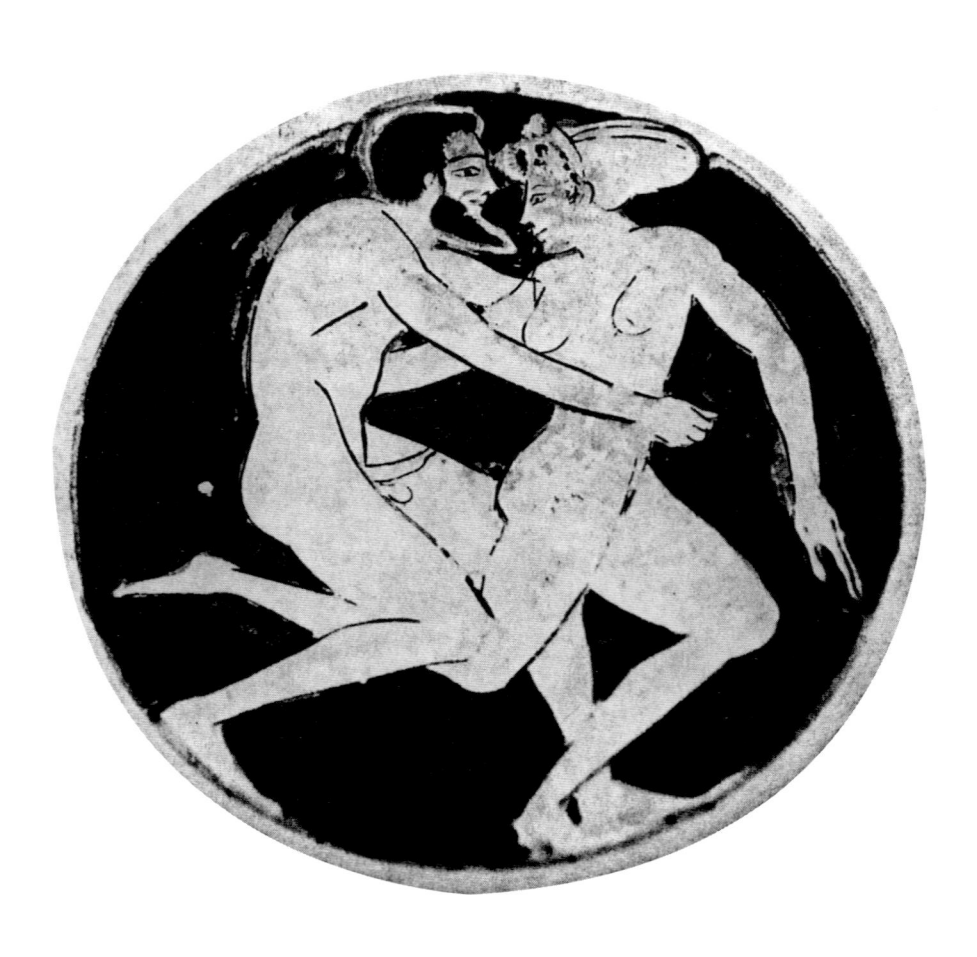

Die psychischen Hintergründe der Impotenz

Seelische Traumata

Die in der Seele begründeten Ursachen der Impotenz zu behandeln, ist weitaus befriedigender als einfach nur Stimulantien zu verabreichen, die der inneren Notsituation nicht gerecht werden.

So wie Potenz primär aus einem gesunden Selbstbewußtsein resultiert, hat Impotenz viel zu tun mit einem Mangel an eben jenem Bewußtsein für das eigene SELST. So finden wir naturgemäß Arzneien, die in den Rubriken für FEIGHEIT, FURCHTSAMKEIT und MANGEL AN SELBSTBEWUßTSEIN stehen, in den entsprechenden Spalten für Impotenz wieder. Eine starke Persönlichkeit läßt sich nicht so einfach knicken, auch nicht oder gerade nicht, wenn es um Sex und die dabei gewünschte „Aufrichtigkeit" geht. Ein aufrechter Charakter bezieht zudem seine Weisungen von innen. Er steht in ständiger *religio* zu seinem inneren Gott und läßt sich nicht so leicht von anderen herumdirigieren.

Einer der Hauptgründe für Impotenz ist jedoch in der immer noch weitverbreiteten Meinung von Männern und leider auch vielen Frauen zu sehen, daß „mann" es einfach „bringen" müsse. Der männliche Gockelstolz eines ohnehin schon auf übersteigertes Leistungsbewußtsein im Beruf hin ausgerichteten Erfolgsmenschen, läßt es vielfach nicht zu, zuhause ganz einfach mal „abzuschlaffen", um dem Organismus Ruhe zu gönnen. Die beglückende Verschmelzung zweier sich liebender Wesen ist aber durch ein noch so intensives Gerammel nicht zu erreichen. Wird das übertrieben, so zieht sich die Energie irgendwann zurück und fordert durch eine Erscheinung die wir Impotenz nennen, zu einem Lernprozeß heraus.

Nun wird aber in den seltensten Fällen gefragt werden: „Was sagt mir mein Symptom?" Es wird im Gegenteil, wie wir im vorangegangenen Kapitel gesehen haben, eifrig dagegen angekämpft, wodurch sich der Teil des Unbewußten, der das ganze Dilemma inzeniert, noch weniger verstanden fühlt und seine Leuchtsignale eher verstärkt.

In Amerika scheint man auf diesem Sektor schon etwas fortschrittlicher zu sein .Dort gibt es Kliniken für Sex auf Krankenschein, in die sogar Ehefrauen ihre müden Männer schicken, um dieselben wieder auf „Vordermann" zu bringen. Und was wird dort mit dem Ermatteten getrieben? Wenn ich recht unterrichtet bin, etwas recht Gescheites, weil letztlich Homöopathisches, - die Surrogat-Partnerin verstärkt sein Symptom: Der unter seinem Unvermögen leidende darf keinerlei Aktivitäten entwickeln, er wird dazu angehalten, sich vollkommen zu entspannen und zu genießen, was seine Partnerin mit ihm anstellt. Sollte sich eine Erektion einstellen, was bei solcher Behandlung nicht selten der Fall ist, darf auf keinen Fall penetriert werden. Nach Möglichkeit sollte dabei auch die Ejakulation vermieden werden. Viele dieser Fälle sollen nach wenigen „Be-Hand-lungen" wieder in Ordnung gekommen sein, was durchaus einleuchtend ist, da die Seele ausatmen kann, wenn der Druck entfällt, irgendeine Leistung erbringen zu müssen.

Öfter als man denkt, wird aus dem zeitweisen Unvermögen des Mannes eine dauerhafte Impotenz, weil sich die holde Weiblichkeit in unüberlegter und beleidigender Weise über das mangelnde Standvermögen ihrer Geschlechtspartner lustig macht. Das kann zu einer unbewußten Erwartungsangst und einem Dauerversagen bei jeder nächsten ähnlichen Begegnung führen. Es entsteht eine Prüfungsangst-ähnliche-Situation, die nach entsprechenden Schock-, Angst- und Kummermitteln der Homöopathie verlangt.

Typisch für ein solches Verhalten ist der Witz, in dem ein schlecht gelaunter Ehemann seine Frau anmault:
„Also Du kannst anziehen was Du willst, Dir steht nichts."
Darauf beißt die Ehefrau zurück:
„Bei Dir ist es doch nicht anders, - Du kannst ausziehen was Du willst."

Manche Fälle von Impotenz stehen in direktem Zusammenhang mit entwürdigenden sexuellen Erstbegegnungen junger Männer mit

Prostituierten. Die oftmals primitive Art der Annäherung solcher Frauen, erzeugt gerade das Gegenteil des Gewünschten. Das wird noch verstärkt durch die ungewohnte bis abstoßende soziale Umgebung, in der sich solche Begegnungen mitunter abspielen.

Impotenz kann auch die Folge einer Schutzwallbildung gegen Vereinnahmung durch sehr dominante Persönlichkeiten sein. Garnicht so selten fühlt sich ein Mann überprägt und überfordert von einer sehr aktiven Frau, die ihre männlichen Anteile stark auslebt. Öfter als man glaubt, kann es auch dazu kommen, daß eine Mutter den heranwachsenden Sohn, - manchmal sogar im Glauben, sie täte ihm damit etwas Gutes -, verführt.

Sinn einer erfolgversprechenden Seelenbehandlung mittels NLP- oder gestalttherapeutischen Techniken, muß es in jedem Fall sein, dem Patienten klarzumachen, daß sein Unvermögen nichts Negatives darstellt. Es gibt nämlich keinen einzigen Teil innerhalb von uns selbst, der uns Böses will. Kommuniziert der Klient unter Anleitung des Therapeuten mit jenen unbewußten Teilen seiner Persönlichkeit, die das Unvermögen inszenieren, so erhält er meist schnell überraschende Antworten, wie z.B.:

„Ach, ja, natürlich, der Teil schützt mich, - so hab' ich das noch garnicht gesehen."

Und auf die Gegenfrage: „Sind Sie sicher, daß Sie solchen Schutz brauchen?"

„Aber ja doch, das Miststück hätte mich zerstört, vollkommen ausgenommen und vernichtet!"

Dabei ist es dem unbewußten Teil, der das Verhalten kreiert egal, ob die auslösende Situation anhält oder seit Jahren vorüber ist. Das Verhalten basiert auf einem Muster innerer Überzeugung und wird zum abgestürzten Programm.

Während der psychotherapeutischen Intervention wird der Patient angeleitet, seine innerlich ablaufenden Filme positiv zu verändern.

Die homöopathische Intervention wird solche Programme meist in nächtlichen Träumen ans Licht befördern und modifizieren, da der

IMPOTENZ

Klient mittlerweile fähig ist, sie aus einer reiferen, selbstbewußteren Sicht zu betrachten, zu versöhnen und dann zu verabschieden.

Die infrage kommenden Rubriken im KENTschen Repertorium heißen in diesem Falle:
GEMÜT / FOLGEN VON SCHRECK
GENITALIEN / MÄNNLICH / EREKTION FEHLT

Als am ehesten passende Arzneien für solchen Tatbestand haben sich mir herausgestellt:

Argentum-nitricum - *Silbernitrat* oder *Höllenstein*.
Caladium - *ostindisches Schweigrohr*, ein Arongewächs
Coffea - *Rohkaffee*
Lycopodium - *Bärlapp*
Natrium-muriaticum - *Kochsalz*
Papaver-somniferum - *Schlafmohn* oder *Opium*
Phosphoricum-acidum - *Phosphorsäure*
Sepia - *Tintenfisch*
Sinapis-nigra - *Schwarzer Senf*

Je nach Persönlichkeitstyp und individuellen Begleitsymptomen wird man sich für das eine oder andere entscheiden:

Argentum-nitricum ist eine der großen Arzneien der Homöopathie bei Ängsten aller Art. Angst ist, - wenn wir einmal von ernstzunehmenden Vorahnungen mit Warncharakter absehen, - eine kreative Leistung der Vorstellungskraft des Einzelnen. Sie entsteht, indem wir ein unerwünschtes Ereignis - meist visuell, auditiv und gefühlsmäßig - vorwegnehmen. Das entstehende Spannungsfeld bindet eine enorme Menge an Energie im Gehirn, die somit in anderen Bereichen des Organismus fehlt und diesen lähmt. *Silber* ist das „Mond-Metall" und dieser regiert auf der Ebene der Körperorgane das Gehirn und - aufgrund seiner Spiegelfunktion, wie wir im Kapitel über die Eitelkeit gesehen haben, - die Geschlechtsorgane (Spiegel = Reproduktion).

PSYCHISCHE HINTERGRÜNDE

Der Argentum-nitricum-Patient leidet unter vielerlei Ängsten: Prüfungsangst, Platzangst in engen Fahrstühlen oder innerhalb von Menschenansammlungen, Höhenangst, Argwohn bis hin zum Verfolgungswahn. Ein Leitsymptom für Argentum sind häufige Durchfälle bei Erregung - (er hat „Schiß") - und vor Prüfungen. Ein anderes häufig anzutreffendes Symptom, das uns zu diesem Mittel führen kann, ist der Hunger auf Süßes, speziell Zucker und Schokolade, als Kompensation für Mangel an Liebe.

Caladium ist erfüllt von großer Traurigkeit und düsteren Gedanken. Der Patient neigt zu Kälte und Juckreiz der Geschlechtsteile. Der Penis erschlafft im Augenblick höchster Erregung. Es kommt zu keinem Samenerguß. Die Füße sind heiß, bei gleichzeitig kaltem Körper. Der Leidende neigt zu Kreuzschmerzen. Juckende Hautausschläge wechseln mit asthmatischen Beschwerden. Starkes Brennen und Jucken von Insektenstichen kann ein Hinweis für die Wahl sein.
Angenehmer Nebeneffekt: Unter der Einnahme von Caladium haben sich manche Personen das Rauchen abgewöhnt.

Coffea ist seiner Natur entsprechend eine Arznei für überaus wache, nervöse, schreckhafte Personen, die das sich drehende Gedankenkarussell nachts nicht abstellen können und die somit unter Einschlafschwierigkeiten leiden. Besonderes Merkmal: die Symptomatik des Patienten verschlimmert sich durch freudige Erregung. Ein Mann oder eine Frau werden z.B. schlaflos nach einer erfreulichen Überraschung. Coffea ist auch eines der großen Schmerzmittel der Homöopathie (wirkt u.U. bei Zahnschmerzen, wenn Chamomilla versagt).

Das in unserer Aufstellung nächstfolgende Mittel sollten wir diesmal einer eingehenderen Betrachtung würdigen, da es einen der Haupttheilstoffe für vielerlei Arten von Impotenz darstellt:

IMPOTENZ

Lycopodium
Herren-Pils und Hosenträger

Lycopodium ist oft angezeigt bei chronischer Impotenz. Der Penis erschlafft bereits vor oder während des Eindringens und wird klein und kalt. Lycopodium ist generell eine gute Medizin für Menschen, die Angst haben, „ihr Ziel nicht zu erreichen." Dabei kann es um unterschiedlichste Ziele im Leben gehen. Immer wieder pendelt solch ein Patient zwischen auftrumpfender Kritiksucht und Überheblichkeit auf der einen Seite und kleinkarierter Duckmäuserei und Kriechertum auf der anderen, hin und her.

Man erinnere sich, - wir haben das weiter oben beim Kapitel über den Hochmut schon angedeutet, - daß Lycopodium ehemals in den Urwäldern des Tertiär vor Millionen von Jahren bis zu 30m hoch wuchs. Heute ist der *Bärlapp* zum kriechenden „Schlangenmoos" verkümmert, das sich in den Wäldern des Voralpenlandes unter Fichten und Buchen dahinwindet, um hin und wieder einige seiner Ausläufer zaghaft auf eine Höhe von höchstens 15-20 cm zu erheben.

Diese Signatur paßt auf den schon kurz skizzierten Menschentypus, dem wir hier noch etwas Colorit hinzufügen wollen, damit der Leser sich zum einen ein besseres Bild von einem Charakter machen kann, dem wir im Leben relativ häufig begegnen; zum anderen auch deshalb, damit begreifbar wird, daß Impotenz letztlich im Kopf beginnt und - im Falle Lycopodium als Heilmittel gefragt ist-, begründet liegt in einer Haltung von Unentschlossenheit und Verdrucksheit bis hin zur Feigheit. Primär ist also eine Erektionsschwäche nicht im Geschlechtsteil zu suchen. Wenn der ganze Mann nicht aufrichtig ist, dann wird sich auch der Teil seines Körpers nicht gut aufrichten, in dem die männliche Ur-Natur sich zuallererst kundtut.

Der Lycopodium-Mann benützt Sexualität als Machtmittel. Wahrscheinlich wird ihm genau in dem Maß von einer höheren Instanz die Macht entzogen, um ihm zu signalisieren, daß er auf diesem Gebiet einen Lernprozeß durchlaufen soll. Gefordert wäre in diesem Fall, die Frau nicht primär als Sexualobjekt zu sehen, sondern als menschliches Wesen zu akzeptieren und zu respektieren, also ihr die Achtung entgegenzubringen, die der dieses Heilstoffs Bedürftige, für sich selbst wünscht.

Lycopodium, - das ist der verschlossene Universaldilettant, der seine Unsicherheit gerne maskiert und seine Unvollkommenheiten nicht zugeben will; ein Mensch dem viel daran liegt, von anderen geachtet und respektiert zu werden, weil er womöglich unter einer autoritären Erziehung gelitten hat und niedergebrüllt wurde, wenn er eine eigene Meinung äußern wollte. Eine jahrzehntelang schwelende Wut über die ungerechte Behandlung der Eltern kann später zum Auslöser für Leber- und Nierenerkrankungen werden.
Seine Unzulänglichkeitsgefühle kaschiert Lycopodium und indem er Probleme verniedlicht, drückt er sich um sie herum, ohne sie wirklich zu lösen.
So wie er sich von seinen Eltern unterdrückt fühlte, unterdrückt er jetzt andere, vorzugsweise schwächere, also Untergebene oder Frauen. Deshalb sucht er möglichst bald eine unantastbare Position zu erreichen, (z.B. als Abteilungsleiter, Richter, Professor oder Studienrat), in der er sich wichtig vorkommt und andere herumkommandieren und kritisieren kann, der typische rechthaberische Prinzipienreiter, der seine eigene Meinung durchsetzen will, um dadurch seinen Minderwertigkeitsgefühlen nicht begegnen zu müssen. Wie das Schlangenmoos, dessen winzige nierenförmige Sporen den Ausgangsstoff für die Potenzierung liefern, richtet er sich immer wieder auf, auch wenn er eine Niederlage erlitten hat und sozusagen „am Boden kriecht".

Wir finden Lycopodium manchmal in einem kleinwüchsigen Karrieremenschen, der durch großen Ehrgeiz auffällt. Irgendwie versucht er auf diese Weise sein Gefühl, zu kurz gekommen zu sein, wettzumachen

Schätzt man seinen inneren Mangel richtig ein, kommt ihm entgegen, bedankt sich, oder macht Komplimente, bricht der Schutzwall kurzfristig in sich zusammen und es kann sein, daß er in Tränen ausbricht. In solchen Augenblicken inneren Nachgebens erkennt

IMPOTENZ

der Lycopodium-Bedürftige seine Fehler, ist jedoch nicht fähig, aus eigener Kraft eine Veränderung zu bewirken.
Zieht er den Kürzeren, so ist er ein schlechter Verlierer, und schnell beleidigt. Deshalb hängt er sein Fähnlein gern nach dem Wind, hält sich ein Hintertürchen offen und lächelt dabei. Lycopodium lächelt fast immer, obwohl ihm überhaupt nicht danach zumute ist. Ertappt man ihn bei einer Lüge, lächelt er immer noch, nur eben sehr verlegen, denn er will auf alle Fälle sein Gesicht wahren.
Um sich größer zu fühlen als er ist, macht er anderen oder sich selbst etwas vor. Das kann bis zur Hochstapelei gehen. Im Rampenlicht zu stehen, schmeichelt einerseits seinem Ego, auf der anderen Seite hat er große Angst vor öffentlichen Auftritten, vor allem, wenn er dabei eine Rede halten soll.

Lycopodium, - das ist der kreative Kopfmensch, der typische Stubenhocker, der viel theoretisiert, philosophiert, sich Antworten zurechtlegt und klug taktiert. Spontane Handlungsfreudigkeit ist nicht seine Sache. Schnelle Antworten aus dem Bauch heraus auch nicht. Lycopodium spricht leise und verhalten, benutzt das Leisesprechen als Machtmittel, hat bisweilen Schwierigkeiten mit dem Gedächtnis, vergißt Namen, oder läßt Buchstaben oder Silben aus beim Schreiben.
Lycopodium, das kann auch der immer glatt rasierte, elegante und charmante Chef in „Boss-Kleidung" sein, den man mit dem *Playboy* in der Hand im Waggon 1. Klasse antrifft, oder der Herrenmensch mit den scharfen Gesichtszügen, der sich an Verbalerotik ergötzt und wenn's dann d'rauf ankommt, versagt.
Eine andere Facette wäre der „Herrenpils-und-Hosenträger-Typ", der am Stammtisch frauenverachtende Witze reißt und im nächsten Atemzug gleiches Recht für alle fordert.
In seiner Freizeit kann er Jäger, Bücherwurm oder Schachspieler sein oder alles zusammen und darüber hinaus nach seinem Stammbaum und der dazugehörenden Heraldik - so vorhanden - forschen.
Um die Bosheit ein wenig zu überspitzen: Im Urlaub reist er vielleicht in den schweizer Kanton Innerhoden! - weil Frauen in diesem - nomen est omen - kein Wahlrecht haben.

LYCOPODIUM

Hier noch ein paar zusätzliche **körperliche Leitsymptome:** Leicht gelbliches, etwas faltiges Gesicht mit eingesunkenen Augen -„wie von einer alten Seele"- und Ringen unter denselben. Ein eindringlicher skeptisch-düsterer Blick, - das alles natürlich, wie immer bei derlei Beschreibungen, cum grano salis.
Oft sind es schmalbrüstige, etwas schmächtige Menschen, mit Bäuchlein und schlechter Verdauung. Sie neigen zu harnsaurer Diathese, Steinleiden, Nierengries und rötlichem Sediment im Urin. Ihre Beschwerden manifestieren sich vorzugsweise auf der rechten Körperseite. (rechtes Auge, rechtsseitige Mandelentzündung, rechtes Schultergelenk, rechter Lungenflügel, rechtes Hüftgelenk, - bei Frauen rechtsseitige Eierstocksbeschwerden).
Der Körper kann übersät sein mit Leberflecken, das Haar etwas schütter, mit Geheimratsecken oder früh ausgefallen und zur Halbglatze geworden.
Bisweilen fällt ein chronischer Schnupfen auf, mit Verstopfung der Nase, vor allem nachts.
Oftmals besteht großer Hunger, aber Lycopodium ist satt nach ein paar Bissen, weil die Leber sich weigert, die Stoffe abzubauen. Schwächezustände nach chronischen Lebererkrankungen und vor allem nach Hepatitiden aller Art und Genese, finden im potenzierten Bärlapp ihr Heilmittel. Auffallend in diesem Zusammenhang kann auch eine Verstopfung mit erfolglosem Stuhldrang sein, zum Beispiel beim Verreisen, sowie Hämorrhoiden und Krampfadern.

Schmerzhafte, gichtische Knoten der Fingergelenke wegen Niereninsuffizienz sind ebenfalls oft ein Hinweis. Alle Schmerzen sind schlimmer auf der rechten Körperseite und zwischen 16-20 h. Besserung erfährt der Lycopodium-Bedürftige vor allem durch Bewegung sowie durch warme Speisen und Getränke.

Seine tiefe verwandelnde Kraft auf Psyche und Körper, entfaltet der Bärlapp - ähnlich wie das Kochsalz -, erst in höherer Potenzierung. Ich empfehle sehr, dieses Riesenmittel aufmerksam zu studieren.[13]

---

[13] z.B. bei ANANDA ZAREN, CATHERINE COULTER oder in Bd.III von BRUNO VONARBURGS Arzneipflanzenführer mit dem Titel *Homöotanik*.

Natrium-muriaticum - eine der großen Arzneien gegen unterdrückten und verschleppten Kummer. Das Mittel paßt gut zu etwas hageren Personen, die nicht zu ihren Tränen finden, sich ständig „zusammennehmen", still dulden und keinen Zuspruch oder Trost ertragen. Was diesen Punkt angeht, sind sie das Gegenteil von Pulsatilla. Trockenheit der Haut und Schleimhäute ist charakteristisch. Herpesbläschen sowie Ausschläge am Haaransatz und in den Gelenkbeugen sind ebenfalls häufig anzutrefffen. Der Patient ist äußerst empfindlich gegen Sonneneinstrahlung, bekommt Kopfschmerzen dadurch. Natrium ist ähnlich Sepia überhaupt ein chronischer Migräne-Kandidat.
Der Geschlechtstrieb kann - auch bei Frauen -, gänzlich erloschen sein. Die Arznei verfügt ebenfalls über hunderte von Einzelsymptomen. Ein genaues Studium des Mittels ist dem Wissensdurstigen zu empfehlen und äußerst bereichernd. Wir werden aber über das Charakterbild von Natrium im Kapitel über die Frigidität der Frau noch tiefergehende Betrachtungen anstellen.

Papaver-somniferum oder **Opium,** ist das Haupt- und Staatsmittel der Homöopathie bei unterschiedlichsten Schreck- und Schockfolgen. Dem Schlafmohn-Bedürftigen ist oft buchstäblich die „Luft weggeblieben." Er bewegt sich wie im Traum oder Schlaf, neigt entweder zur Schlafsucht oder Schlaflosigkeit nach Schreck.
Ein Leitsymptom für den Einsatz des Mittels im sexuellen Bereich kann sein, daß der Patient unter heftigen Erektionen während des Schlafs leidet, wohingegen diese in sich zusammenfallen, sobald er erwacht.

Bei einem Mangel an Reaktion auf andere gut gewählte Medikamente ist mitunter der *Schlafmohn* von Nutzen. Unter seiner Anwendung kommen oft uralte, nicht verkraftete, traumatische Erlebnisse ans Licht, oder werden im Traum bearbeitet. Bisweilen scheint es, als gäbe das Zellgedächtnis „Er-Innerungen" frei, die sogar aus einem früheren Leben stammen könnten.

Es ist übrigens dem unermüdlichen Einsatz meines großen Lehrers OTTO EICHELBERGER und der von ihm ins Leben gerufenen *Deut-*

schen Gesellschaft für Klassische Homöopathie zu verdanken, daß diese Arznei in homöopathischer Aufbereitung nun wieder für jedermann in der Apotheke verfügbar ist.

Phosphoricum-acidum - eine Säure, die in verdünnter Form und durch die rhythmische Verschüttelung bei der Potenzierung ihre eigentliche Kraft als Heilmittel entfaltet. Auch diese Medizin hat einen starken Bezug zu Folgen von Schreck und Kummer. Es ist eine Art von Entwurzeltsein mit großer nervlicher Erschöpfung und „Löchern in der Aura" wie der Esoteriker sagen würde. Alles geht ihm - schon in jungen Jahren - „unter die Haut". Es kann sich um Jugendliche handeln, die zu schnell wachsen und die typischen Wachstumsschmerzen der großen Röhrenknochen und Knochenhäute entwickeln, oder über Rückenschmerzen beim Sitzen auf der Schulbank klagen. Das Mittel paßt zu Kindern die unter Heimweh im Schullager leiden, oder dort bereits entwürdigende Erlebnisse mit stärkeren, ihnen feindlich gesinnten Schülern zu ertragen hatten. Konzentrationsschwäche im Entwicklungsalter - (man denke dabei auch an das im Wesen ähnliche **Lecithin**) - ist gut behandelbar mit der zum Heilstoff erhobenen *Phosphorsäure*. Großer Hunger nach saftreichen Sachen, Früchten, sauren Salaten ist charakteristisch. Bettnässen im ersten Schlaf, ähnlich wie bei Causticum, kann ein Hinweis für seine Wahl sein.
Mangelnde sexuelle Kraft mit Erschlaffung des Gliedes bei der Umarmung, oder nächtliche Samenergüsse sind weitere Indizien. VOEGELI berichtete einmal von einer Operndiva, die es nicht verkraftete, daß eine jüngere Sängerin anläßlich einer kurzzeitigen Erkrankung ihren Part übernommen hatte. Mittels Acidum-phosphoricum konnte Voegeli ihr gut über die Enttäuschung hinweghelfen. Auch über dieses Mittel wird noch eingehender im Kapitel Frigidität der Frau berichtet werden.

Sepia - ist nicht immer nur ein Pharmakon für Frauen. Es kann durchaus auch für Männer angezeigt sein. Typisch für den Tintenfisch ist, daß eigentlich kein wirklicher Begattungsakt, ja kaum eine Berührung stattfindet. Das Weibchen entläßt zur Paarungszeit seine Eier und das Männchen sprüht eine feine Samenwolke dar-

IMPOTENZ

über, - das ist alles. Überträgt man solch ein Verhalten auf den Menschen, dann paßt das Pharmakon zu Personen, die - ähnlich der Fortbewegungsart des Tintenfisches - generell schnell den Rückzug antreten. So auch beim Geschlechtsverkehr. Ein zu schneller Samenerguß und ein Erschlaffen des Gliedes während des Coitus sind Hinweise auf Sepia. Umso mehr, wenn der Patient unter ringförmigen herpesartigen Hautausschlägen leidet - eine Signatur für die innerseelische Wallbildung. Übelkeit beim Geruch kochender Speisen (Leber-Affektionen) oder beim Fahren im Auto und besonders zur See sind weitere Leitsymptome. Auch Sepia neigt - ähnlich Lycopodium, zu einer gelblichen Tönung der Haut, zu Leberflecken und hornigen Warzen (wie sie ebenfalls bei Antimonium-crudum-, Causticum- und Thuja-Bedürftigen zu beobachten sind).
Auch Sepia gehört zu den „großen Mitteln" der homöopathischen materia medica. Wir werden das Charakterbild dieser *Tintenschnecke* noch ausführlicher beleuchten.

Sinapis-nigra - eine Arznei, die meist gegen Heuschnupfen eingesetzt wird. Sie kann infrage kommen bei Furcht vor Coitus und Zusammenbruch der Erektion durch Schreck während des Beischlafs.

Soviel über die für mich wichtigsten Mittel bei Impotenz durch seelische Traumata. Natürlich heißt das nicht, daß nicht hin- und wieder auch ein anderes zum Zug kommen kann, aber mit den hier genannten, kann man in der Mehrzahl der Fälle schon eine ganze Menge ausrichten, sodaß auch der medizinische Laie durchaus zu einem Erfolgserlebnis kommen kann.

*„Immer wenn ihr nicht seid,
verschwindet die Hölle. Plötzlich
ist man wie verwandelt – auf einmal
ist man ins Paradies zurückgekehrt."*

OSHO

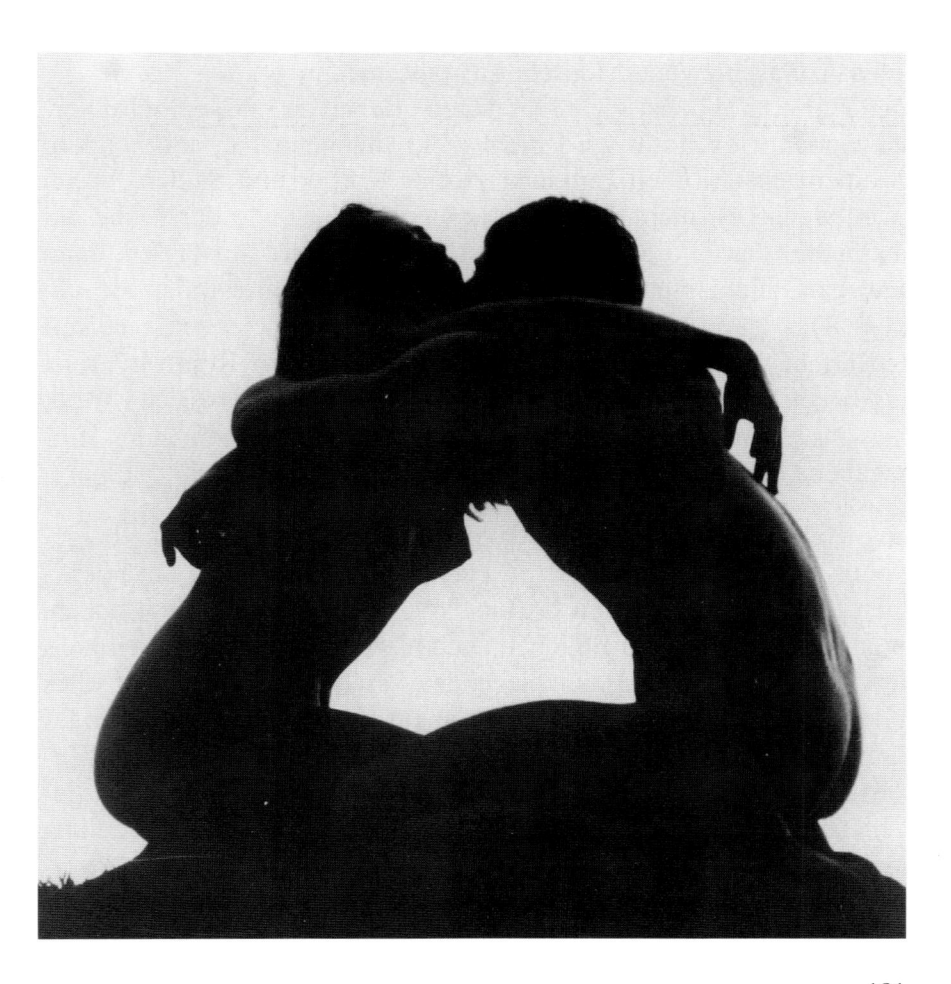

Das Paradies wieder betreten

Je mehr daran gearbeitet wird, das „Miß-verstehen" sowie beleidigende Äußerungen zwischen den Geschlechtern aufzulösen und ein besseres Verständnis zu erreichen, um so schwungvoller wird der Energiefluß zwischen zwei Partnern ablaufen. Gerade wenn keiner mehr den anderen insgeheim an sich bindet, wird ein Mehr an selbstverständlichem Zugehörigkeitsgefühl entstehen. Wenn keiner etwas erwartet, wird auch niemand enttäuscht sein. Wenn Dankbarkeit gegenüber der Schöpfungsordnung und Demut gegenüber dem eigenen Schicksal wieder mehr Raum im eigenen Bewußtsein greifen, dann wird sich auch egoistisches Verhalten aus dem Gefühlsaustausch zweier Menschen verabschieden.
Der Wahn, möglichst viele Orgasmen erleben zu müssen, wird verschwinden. Sexualität wird nicht mehr nur genital erlebt, sondern in einem ekstatischen Einklang zweier Körper und Seelen. Wenn zwei Menschen nicht mehr bestimmen wollen, wie der Liebesakt abzulaufen hat und dem Fluß der Energie freien Lauf lassen, dann bewegen nicht mehr die beiden sich, - vielmehr werden sie bewegt. Das kann als angsteinflößend aber auch gleichzeitig befreiend erlebt werden, denn es erfordert den völligen Kontrollverlust zugunsten einer lenkenden Instanz in uns, die besser darum weiß, was uns guttut und was nicht. Zwei solchermaßen aneinander Hingegebene haben das Paradies wieder betreten.

Eine Bekannte berichtete mir davon, einem solchen Erlebnis beigewohnt zu haben. Es soll sich in einem öffentlichen Bad am nördlichen Rand des Englischen Gartens von München abgespielt haben, in dem Menschen nach Belieben auch nackt ins Wasser steigen können. Ein unter einem Baum liegendes Pärchen hatte offenbar alles um sich herum vergessen und sich aneinander verloren. Im Verlauf ihres Liebesspiels sammelte sich eine immer größere Menge an Zuschauern, - darunter auch die Berichterstatterin - völlig in Bann geschlagen von dem offenbar atemberaubenden Anblick der beiden aneinandergeschmiegten Körper, die zu einer völligen Einheit verschmolzen schienen und wie von Meereswogen hin- und herbewegt wurden. Als es zuende war und die beiden sich voneinander lösten, brandete tosender Beifall auf, so ergriffen waren die Menschen von der wiederentdeckten Unschuld dieser beiden Liebenden.

Auf Schlacken brennt kein Feuer
Stoffwechselstörungen

Ein gesunder Mensch reagiert auf kränkende Einflüsse mit Entzündung, Fieber und Schweiß. Die Lebenskraft ist intakt. Im reinigenden Fegefeuer eines Fiebers werden Körper und Seele erneuert. H.H.Reckeweg spricht von einer *Reaktionsphase*, der eine *Exkretionsphase* folgt. Nimmt man dem Menschen die Möglichkeit zur gesunden Reaktion, z.B. indem jeder kleine Infekt sogleich mit einer exorbitanten Ladung an Antibiotika niedergeknüppelt wird, legen sich die körpereigenen Krieger, - sprich Lymphozyten -, aufs Kanapée und die Immunarmee schläft ein.

Es ist einleuchtend, daß solch ein Mensch umso mehr an Ausstrahlung verliert, je mehr er seinen Körper zusätzlich durch ein Übermaß an Nahrungszufuhr - speziell einem Zuviel an tierischem Eiweiß - bei gleichzeitigen Mangel an Bewegung, verschlackt. Was nicht abgebaut werden kann wird abgelagert, deponiert auf den internen Müllhalden des Organismus. Gallensteine, Nierensteine und arteriosklerotische Prozesse sind typische *Depositionsphasen*.

Kann nicht weiter deponiert werden, weil die Müllhalden voll sind, dringen die Noxen[14] ins Zellinnere. Dann sprechen wir von *Imprägnationsphasen*. Das sind jene Phasen, die im Körperinneren durch Assimilationsstörungen auffallen. Darmwände und Zellen können bestimmte Spurenelemente und Aminosäuren aus dem Nahrungsangebot nicht mehr aufnehmen und verarbeiten. Im Außen zeigen sich auf dem Notventil Haut, Ausschläge aller Art. In diesen Phasen tritt besonders deutlich in Erscheinung was Hahnemann mit dem Ausdruck *psora*[15] meinte.

Die Lebensenergie fließt schlechter durch die feinstofflichen Kanäle und der Mensch leidet mehr und mehr unter *Hypoxie,*[16] atmet entsprechend schwerer und wird insgesamt schwerfälliger.

---

[14] Schadstoffe, von lat.: *nocere* = „schaden, Unheil anrichten"
[15] Krätze - von griech.: *psan* = „reiben, kratzen".
[16] Sauerstoffmangel, von griech.: *hypo* = „wenig" und *oxis* = „scharf, sauer".

Beginnen sich die Zellen schließlich unter dem Ballast der Gifte in Richtung Abbau zu verändern, sprechen wir von einer *Degenerationsphase,* welcher letztendlich die sogenannte *Neoplasmaphase* folgt. Diese ist nichts anderes als der Aufschrei der Zellen nach mehr Energie, weswegen sie sich in chaotischer Weise zu vermehren beginnen, was wir gemeinhin mit dem Ausdruck „Krebs" belegen.

Es wird auch einem Laien verständlich sein, daß die sexuelle Kraft eines Menschen in dem Maße abnimmt, je weiter sich dieser von einer Reaktionsphase in Richtung auf eine Neoplasmaphase zu bewegt. In der Praxis hat es der homöopathische Praktiker in der Hauptsache mit Phasen von der Deposition bis zur Degeneration zu tun und damit zwangsläufig auch mit entsprechenden Klagen über mangelnde Libido.
Naturgemäß sind homöopathische Arzneien gegen eine Impotenz, welche aus Stoffwechselstörungen resultiert, schwieriger zu ergründen und es gibt deren viel mehr. Wir dürfen auch nicht vergessen, daß der heutige Mensch mehr und mehr durch Umweltgifte aller Art belastet ist.
Als eine der wichtigsten Arzneien gegen Schäden durch Mittel chemischer Provenienz, hat sich immer wieder **Nux-vomica** erwiesen, wie ja die **Brechnuß** zugleich auch ein bemerkenswertes Medikament gegen Impotenz ist.

Wie leicht einzusehen ist, wird hier bei der Therapie nicht primär das sexuelle Unvermögen ins Auge gefaßt, sondern eine Vielzahl an Begleit- und Allgemeinsymptomen. Der versierte Praktiker wertet die Gesamtsymptomatik mit allen Hintergründen der Familiengeschichte anhand eines großen Fragebogens zur homöopathischen Anamnese aus und arbeitet dabei nicht selten auch mit einem Computer, in den die besonders auffallenden und „merk-würdigen" Symptome eingespeist werden. Aus der Gesamtheit der Symptome und möglichen kausalen Zusammenhänge sortiert der Rechner dann die am ehesten für den Fall infrage kommenden Pharmaka aus. Man bedenke: Homöopathie behandelt immer den ganzen Menschen, nicht ein Symptom. Bessert sich der Gesamtablauf von der Verdauung bis zur Atmung und Bewegung, wird sich als logische Folge auch die Sexualkraft wieder einstellen.

Betrachten wir das an einem analogen Beispiel, dem Kohlenstoff. In der schwarzen Kohle ist das Feuer des Lebens verborgen. Wir müssen die Kohle entzünden, um das Feuer sichtbar zu machen und Wärme freizusetzen. Auch die bereits etwas aufgelichtete, amorphe Form des Kohlenstoffs, Graphit, vermittelt immer noch einen ziemlich düsteren Eindruck. Erst im Diamant, der reinsten Form des Kohlenstoffs, erstrahlt das kosmische Weltenfeuer. Dieser mußte sich seine Reinheit gewissermaßen „verdienen", indem der Kohlenstoff für lange Zeiten durch Dunkelheit, immensen Druck und hohe Temperaturen ging, von ihnen geprägt und verwandelt wurde. Das zur Läuterung führende Fegefeuer ist also ein nicht nur auf den Menschen anzuwendender Begriff. Es ist ein universeller Prozeß, welcher vom Niederen zum Höheren, von der langsamer schwingenden Materie zu schnelleren Schwingungsformen bis hin zum ungebrochenen weißen Licht führt.

Wenn wir nun die Hauptmittel ins Auge fassen, die bei diesen Formen von Impotenz infrage kommen, so fällt auf, daß es im wesentlichen die großen antipsorischen Arzneien sind, die in einer Riesen-Rubrik des KENT'schen Repertoriums mit dem Überbegriff EREKTION FEHLT - (IMPOTENZ) erfaßt sind. Insgesamt stehen da 94 Arzneien. Davon sind immerhin 14 fett gedruckt vermerkt, oder wie der Homöopath sagt „dreiwertig", - also im höchsten Grad. Weitere 37 stehen im Kursivdruck oder „zweiwertig", der Rest im Normaldruck oder „einwertig". In anderen Repertorien, wie beispielsweise dem *Synthetischen* von BARTHEL und KLUNKER, in das die Erfahrungen von insgesamt 14 berühmten Homöopathen eingebracht wurden, sind gar noch mehr Arzneien enthalten.

Es wäre nun absolut unsinnig, diese Arzneien, der Reihe nach aufzuzählen und abzuhandeln. Erstens würde das den Rahmen dieser Schrift bei weitem sprengen, zum zweiten empfehle ich dem chronisch Kranken sowieso, sich einem versierten homöopathischen Arzt anzuvertrauen.

Was wir aber hier machen wollen, ist, die eine oder andere dieser Arzneien ein wenig unter die Lupe zu nehmen in Bezug auf zusätzliche Modalitäten einer bestimmten Art von Impotenz.

Genau wenn's drauf ankommt

Nehmen wir beispielsweise nur die kleine aber feine Rubrik hinzu EREKTION UNVOLLSTÄNDIG / WÄHREND COITUS - so verändert sich die Sachlage bereits sehr zugunsten einer geringeren Auswahl an Arzneien, die solchem Tatbestand gerecht werden können. Da bleiben nämlich nur noch drei fettgedruckte und sechs im Kursivdruck übrig. Somit wird nun die Sache für den interessierten Leser bereits wesentlich besser überschaubar, denn diese Art der Impotenz während der intimen Begrüßung einer Dame ist für die Herren der Schöpfung wohl noch unangenehmer, als wenn von Anfang an garnichts geht und steht.
Die „dreiwertigen" Mittel seien zuerst genannt, - es sind drei der Haupt-Antipsorica. Interessanterweise beginnt die Reihe mit dem weiter oben schon erwähnten **Graphit*** - dem *Reißblei*. Sodann folgen **Lycopodium*** und **Sulphur***.

Graphit - eine große Arznei für mitunter etwas fettleibige, schwerfällige Menschen mit Neigung zu trockenen, schuppenden oder nässenden Ausschlägen, u.a. im Kopfbereich, an den Gehörgängen und hinter den Ohren. Menschen dieses Typus sind unentschlossen, furchtsam, besorgt und niedergeschlagen. Ein Mangel an Arbeitswille und der Impuls, beim Anhören von Musik in Tränen auszubrechen sind charakteristisch. Graphit besitzt nicht den Mut, zu einer eigenen Meinung zu stehen. Kreuzschmerzen nach Samenverlusten oder beim Urinieren sind Leitsymptome. Ebenso rissige Mundwinkel, schrundige Hände oder brennende Analfissuren.

Lycopodium - Charakteristische geistige Symptome haben wir schon ausführlich besprochen, weswegen wir hier darauf verzichten. Typisch ist wohl auch im sexuellen Bereich, die allgemeine Angst, das Ziel nicht zu erreichen. Männer die beim Geschlechtsakt stark ins Schwitzen kommen und dabei schlapp machen, brauchen meistens Lycopodium (manchmal auch Phosphor).

Sulphur - das Hauptmittel der Homöopathie bei Folgen von Unterdrückung des Immunsystems und daraus resultierender Symptomatik infolge der Einnahme von Antibiotica und anderen Chemotherapeutica, - nicht zu vergessen: die Folgen einer auf Dauer nicht verkrafteten Einnahme der Antibabypille. Die vulkanische Natur des Schwefels bringt im Zuge einer allgemeinen Verbesserung des Energieflusses auch unterdrückte Gefühle wieder zum Fließen. Viele meiner Patienten, die Sulphur wegen anderer Beschwerdebilder einnahmen, berichteten von einer erstaunlichen Zunahme ihres geschlechtlichen Verlangens wie auch Vermögens. Im Verlauf ihrer Berichterstattung stellte manch einer Fragen, die sich etwa so anhören: „Sagen Sie mal, könnte es sein, daß durch die Einnahme des Mittels auch,... wie soll ich sagen...?" - Sulphur, das ist oft der etwas schmuddelige Intellektuelle, der nicht so sehr viel Wert auf Äußerlichkeiten legt, weswegen HERING etwas übertrieben vom „Philosphen in Lumpen" sprach. Auch der Schwefel ist ein Mittel-Riese mit hunderten von Einzelsymptomen und darüber hinaus eine „Haut-Arznei" ersten Ranges.

Wenden wir uns den in diesem Zusammenhang keineswegs zu verachtenden „zweiwertigen" Mitteln zu. Da fällt zuerst einmal
Camphora - der *Kampferbaum* auf.
Diese Arznei ist dem Homöopathen vor allem als excellentes Kollapsmittel bekannt. Ein Leitsymptom ist die Abneigung des Patienten gegen jede Art von Bedeckung, trotz eisiger Kälte des Körpers. Krämpfe bei ängstlich verzerrtem, bläulichem Gesicht und schwachem Puls sowie choleraartige, wässrige Durchfälle lassen es uns eher als ein Stimulans bei akutem Zusammenbruch erscheinen. Die Sexualsymptomatik pendelt zwischen heftigen Erektionen mit nächtlichen Ergüssen und völliger Impotenz hin und her. Dem Laien wird solch ein Zustand selten oder garnicht beggnen, weswegen wir zu diesem Mittel hier keine weiteren Ausführungen machen.

Conium - dem *Schierling* dagegen werden wir noch sehr oft begegnen. Er ist eines der ganz großen Mittel, wenn es um Restriktion der Lebenskraft ganz allgemein geht, bis hin zu kanzerogenem Geschehen im besonderen, womit immer auch ein Verlust der sexuellen Energie verbunden ist.

Nachdem SOKRATES den Schierlingsbecher geleert hatte, beschreibt er mit stoischer Ruhe, das Absterben der Lebensenergie, welche sich von den Beinen ausgehend, in höhere Körperregionen zurückzieht, bis die sich nach oben hin ausbreitende Starre allmählich das Herz erreicht. Nach und nach stirbt dabei ein Chakra nach dem anderen ab, bis der ätherische Leib sich vom materiellen Körper löst.
Die dynamisierte Form dieses Stoffes wird also fähig sein, die Lebensenergie vor allem des alternden Menschen zu stimulieren, besonders, wenn dieser über Schwäche in den Beinen und Schwierigkeiten beim Laufen klagt. Viele Zeichen und Modalitäten, welche bei älteren Zeitgenossen anzutreffen sind, passen zu Conium, - nicht nur eine schwache oder unterdrückte Sexualität, aber diese natürlich ganz besonders. So kann der *Schierling* z.B. ein hervorragendes Mittel bei Verletzung von Weichteilen sein, - (Tumorneigung nach Quetschung der weiblichen Brust) - oder bei Schwachsichtigkeit im Alter bis hin zum grauen Star. Auch der Drehschwindel alter Leute bessert sich oft schnell unter seiner Einwirkung, - um nur ein paar Hinweise zu geben.
Bei der Neigung zu schnellen Samenergüssen, oft schon nach kurzer Umarmung, aufgrund von Schwäche, wird uns Conium wiederbegegnen.

Formica rufa - die *Waldameise* ist ein interessantes Mittel im Zusammenhang mit Erektionsschwäche. Es ist bekannt, welch ungeheure Kräfte Ameisen im Verhältnis zu ihrer Körpergröße entwickeln können.
In der Homöopathie wird die Ameise meist eingesetzt bei rheumatischen bzw. arthritischen Beschwerden, Gicht der kleinen Gelenke und gleichzeitiger Niereninsuffizienz. Das Ziel solcher Behandlung wird die Anregung der Ausscheidung von Harnsäure und Harnstoff

sein. Zum Einsatz gelangt in solchen Fällen bevorzugt die von der Ameise abgesonderte Säure Formic-acidum und diese wiederum nur in Tiefpotenzen. Die „ganze Ameise" in höheren Potenzen kommt relativ selten zum Zuge. Trotzdem kann sie ein glänzendes Mittel zur Reorganisation der Kräfte im allgemeinen und eines inaktiven Geschlechtstriebs im besonderen sein, schon aus dem Grund weil die Information eines Ganzen immer mehr ist als die Summe seiner Teile oder eines daraus isolierten Teiles. Entsprechend tiefgreifender und allumfassender wird die Wirkung auf den Organismus sein. Dies natürlich umso mehr, wenn die oben angesprochene Konstitution vorherrscht. Man studiere das Arzneimittelbild von Formica rufa.

Phosphoricum-acidum - die *Phosphorsäure* wurde schon weiter oben kurz besprochen und erfährt weitere Würdigung, wenn es um die Frigidität der Frau geht.

Phosphor - der *gelbe Phosphor,* - das ist der „Lichtträger", ein Mittel das uns noch öfters „über den Weg laufen" wird, wenn es um Sexualität geht. Phosphor paßt seiner hitzigen Natur entsprechend zu Menschen, die ihr „Licht nicht unter den Scheffel stellen". Sie sind von elegantem Äußeren, sprühender Natur und eloquentem Wesen. Sie bewegen sich meist sicher in Gesellschaft und stehen gerne im Rampenlicht. Man findet diesen - oft hochaufgeschossenen, rotblonden und sommersprossigen Typus - unter Künstlern wie Malern, Schauspielern, Rednern, Sängern und Musikern.

Die innere Hitze von Phosphor muß ständig mit Wasser gekühlt werden, weswegen solche Menschen oft großen Durst vor allem auf kaltes Wasser oder eisgekühlte Getränke haben.
Das geschlechtliche Verlangen von Phosphor ist seinem Wesen entsprechend „schnell entzündbar", verbunden mit einem Hang zum Exhibitionismus und geilen Spielchen. Das schnell entfachte Feuer der Lust verbrennt jedoch oft ebenso rapide zu einem Häuflein Asche und die lasziven Visionen können nicht so recht in die Tat umgesetzt werden. Das weibliche Gegenüber eines solcher Strohfeuer-Partners fühlt sich dann unter Umständen ein wenig „verarscht".

IMPOTENZ

Man erkennt einen Phosphor-Anwärter mitunter an dem ständigen Räusperzwang mit einer Neigung zu Husten und Heiserkeit bei längeren Reden, (wie das auch Causticum und Argentummetallicum zueigen ist, womit der Lichtträger jedoch nicht verwechselt werden sollte). Häufige Lungenaffektionen und eine Vorgeschichte von TBC in der Familienanamnese können weitere Hinweise sein.

Alles auf einen Nenner gebracht: Großes Verlangen bei verminderter Kraft.

Sepia - die *„Tintenschnecke"* die sich gern in ihr - nicht mehr vorhandenes - Haus zurückzieht. Auch zu diesem Mittel wurden weiter oben schon ein paar wesentliche Angaben gemacht.

Es ist sicher für den Laien interessant zu erfahren, daß es auch Möglichkeiten gibt, auf eine mangelnde Erektionskraft einzuwirken, wenn diese im Zusammenhang mit ganz bestimmten Begleiterscheinungen steht. Hier ein paar Beispiele:

Impotenz bei Diabetes

Relativ häufig entsteht eine Impotenz in Verbindung mit Diabetes. Hier können **Helonias** oder **Moschus** hilfreich sein.

Helonias, das ist ein *Liliengewächs* des nordatlantischen Amerika. Moschus ist das *Drüsensekret des männlichen Moschustieres.*

Helonias hat große Schwäche und Mattigkeit in seinem Wirkungsspektrum, mit Ziehen wie von Gewichten im Kreuz. Dazu besteht eine schwere Melancholie, welche sich durch Geschäftigkeit bessert. Es kann sich dabei um Folgen von unterdrücktem sexuellem Verlangen handeln. - (Auch für Frauen kann das Mittel von Wert sein, bei Kreuzschmerzen mit Gebärmuttervorfall nach Fehlgeburt).

Moschus neigt zu unkontrolliertem Gelächter. Es besteht starkes Verlangen nach Kaffee und anderen Stimulantien. Ein aufgetriebener Bauch und allgemeine Verschlimmerung durch Kälte, wie speziell eine nach Erkältung verbliebene Erektionsschwäche können Hinweise für seine Wahl sein. Ebenso ein nervöses Zittern mit hysterischem Herzklopfen, erschwerte Atmung, Brustbeklemmung und Ohnmachtsanfälle. Vorzeitiges Altern bei Diabetes ist ebenfalls ein Symptom, das an Moschus denken läßt.

Impotenz durch erzwungene Enthaltsamkeit

Es gibt zwei Mittel: **Phosphor** ist eines davon. Das andere noch größere ist **Conium**. Auch Helonias könnte von Wert sein, wenn es von der Symptomatik her paßt. Es wird jedoch meist als ein Mittel für erschöpfte Frauen eingesetzt, die ihre fehlende Libido durch übersteigerten Putzfimmel im Haus auszugleichen versuchen.

Von **Onosmodium,** auch Lithospermum genannt, - dem *Falschen Steinsamen,* einem nordamerikanischen Boraxgewächs, dürfte man sich laut BOERICKE und CLARKE diesbezüglich ebenfalls einiges erwarten. Was seine Sexualsymptomatik angeht, ähnelt es in gewisser Weise Conium. Psychische Impotenz und Verlust der Libido bei gesteigerter Erregung. Wir werden auf dieses Mittel noch einmal kurz zu sprechen konnen, wenn es um die mehr oder weniger gewaltsame Unterdrückung des Sexualtriebs beim Zölibat geht.

Impotenz durch Trunksucht

Die Hauptmittel gegen dieses Übel sind **Avena sativa** - der *Gemeine Hafer,* **Lachesis, Nux-vomica, Opium** und **Sulphur**.
Diese Heilstoffe sind zuständig für Trinker die bestimmte Preferenzen haben, was ihren Alkoholkonsum angeht sowie auch solche, die sich von weichen bis harten drinks praktisch alles einverleiben, was nach Alkohol riecht. Charakteristika zu den einzelnen Arzneien wurden an anderer Stelle schon gegeben. Zu bearbeiten ist in jedem Fall die dahinter stehende unterdrückte Sehnsucht nach Liebe sowie der Mangel an Selbstbewußtsein, der zum Trinken treibt.

Avena wurde weiter oben schon kurz besprochen. Man nimmt es ausnahmsweise nicht in potenziertem Zustand sondern in Form einer Tinktur zu sich. Es ist ein hervorragendes Kräftigungsmittel bei nervöser Erschöpfung durch alle Arten von Drogen. Was die

Dosierung angeht, muß man sich individuell herantasten. 3x täglich 10-20 Tropfen in heißem Wasser, entsprechen der Norm.
Lachesis schläft sich in seine Verschlimmerung hinein. Das entspricht einer Mangeloxidation, wie sie nach starkem Alkoholkonsum üblich ist.
Nux-vomica ist als das gängigste Mittel bei Alkoholkater bekannt geworden.
Sulphur ist zu eigen, daß diese Menschen gerne heimlich trinken.

Eine Sonderstellung nimmt noch **Syphilinum** oder **Luesinum** ein. Über den Bezug dieser Nosode zur Trunksucht haben wir schon gesprochen. Mit ihr gelingt es mitunter einer hereditären[17] Trunksucht Herr zu werden. Auffallend ist dabei die oftmals in Erscheinung tretende Verbindung dieses Übels mit Affektionen im Reproduktionssystem, also den Geschlechtsteilen und Gonaden.

Impotenz bei alten Menschen

Die hauptsächlich infrage kommenden Pharmaka sind:
Agnus castus - der *Möchspfeffer*, **Barium-carbonicum, Conium, Lycopodium** und **Selenium** - das Element *Selen.*
Agnus castus oder das *Keuschlamm*, wie diese Pflanze auch treffend genannt wird, zeigt deutliche Wirkungen auf die Sexualorgane beider Geschlechter. Durch Mißbrauch ihrer Sexualkraft vorzeitig gealterte Männer profitieren von der - vor allem auch das melancholische Gemüt wiederaufrichtenden - Kraft dieser Pflanze. Der Agnus-Patient ist gedankenverloren, vergeßlich und mutlos. Er glaubt, daß sein Ende bald herannaht. Erweiterte Pupillen und ein Gefühl, als ob die Gedärme nach unten gezogen werden, sind Leitsymptome von Rang.
Gelblicher Ausfluß als Rest einer antibiotisch behandelten Gonorrhoe, fehlende Ejakulation und kalte, schlaffe Geschlechtsteile sind Hinweise auf einen totalen Verlust der Libido.

---

[17] vererbte Trunksucht, von lat.: *heres - heredis* = „das Erbe".

Barium-carbonicum - *Bariumcarbonat* ist ein Antipsoricum von weitreichender Kraft bei degenerativen Prozessen, vor allem an Herz, Gefäßen und Gehirn. Es paßt zu Kleinkindern die nicht wachsen wollen ebenso, wie zu zurückgebliebenen Schulkindern mit Lernschwierigkeiten und echten *Legasthenikern*.[18]
Mangel an Selbstvertrauen, Gedächtnisverlust, Unentschlossenheit und senile Demenz sind charakteristische Merkmale, die für seine Wahl sprechen. Des weiteren ein ausgesprochen kindisches Verhalten, mit großer Schüchternheit, Kummer über Kleinigkeiten und einer Abneigung gegenüber der Annäherung fremder Personen. Alle Sinne sind abgestumpft.
Fettgeschwülste, eiternde Mandeln - so noch vorhanden - und ständige Erkältungen sind weitere Indizien.
Eine senile, vergrößerte Prostata, (ähnlich Conium, Digitalis und Selen) kann ebenfalls nach Barium verlangen. Nächtliche Samenergüsse, ein vollständig erstorbenes Verlangen und stinkende Ausdünstungen während des Schlafs zeugen von einer profunden Stagnation des Stoffwechsels.

Ich behandelte vor Jahren einen Patienten mit diesem Mittel. Er war so vergeßlich, daß er nicht mehr wußte, wie er überhaupt nachhause finden sollte, als er - nach vielen Irrgängen - endlich bei mir angelangt war. Sein schlimmster Kummer war, daß er kein „Steifbein" mehr bekam, wie er seinen Mangel an Erektionskraft nannte. Barium stellte ihn innerhalb einiger Wochen wieder weitgehend her.

Von ähnlichem Wert in solchen Fällen ist das Salz von Barium, - **Barium-muriaticum.** Es erzeugt - und kann dementsprechend heilen -, Nymphomanie bei der Frau, wie Satyriasis beim Mann, mit einer Art wollüstiger Raserei, bei gleichzeitiger Schwäche. Bei Bronchialbeschwerden alter Menschen mit Schleimrasseln ist es öfters dann von guter Wirkung, wenn das bevorzugt in solchen Fällen angewandte **Antimonium-tartaricum** - der *Brechweinstein*, in seiner Wirkung enttäuscht. Ja sogar bei Multipler Sklerose ist es einen Versuch wert.

---

[18] Mangelhafte Fähigkeit zum Erlernen des Lesens und der Rechtschreibung, aus griech.: *legein* = „lesen" *und asteneia* = „Schwäche".

IMPOTENZ

Zu **Conium** und **Lycopodium** wurde bereits einiges gesagt. Bleibt übrig Selen:
Selenium - das Element *Selen,* steht zwischen Tellurium und Sulphur. Auch für dieses Mittel sind wieder große Schwäche, Erschöpfung und Betrübnis charakteristisch. Eine ölige Beschaffenheit der Hautoberfläche kann ein Hinweis sein.
Der Therapeut denkt an Selen, wenn er aus seinem Patienten herauslocken kann, daß dieser andauernd von geilen Gedanken geplagt wird, es ihm aber an der Kraft fehlt, sie in die Tat umzusetzen. Ein Leitsymptom ist also das verstärkte Verlangen, bei gleichzeitig abnehmender Kraft. Ein ständig tröpfelnder Samenfluß während der Nacht oder Träume mit unwillkürlichen Ergüssen und nachfolgenden Schmerzen in den Samenleitern und Hoden sind Hinweise auf dieses Pharmakon. Selen verzeichnet sogar Samenabgänge während des Stuhlgangs. Auch anhaltende Schwäche nach längerem Fieber verlangt nach dieser Arznei, - jedoch in diesem Fall nicht in massiven Dosen und in Form von Pillen wie sie heute allenthalben von diversen pharmazeutischen Firmen angeboten werden, sondern in höheren LM- oder C-Potenzen.

Eine ehemalige Schülerin, welche angeregt durch meine Kurse, die Heilpraktikerprüfung absolviert hatte, verabreichte ihrem Onkel auf dessen Bitten hin eine einzige Dosis dieser Arznei in der 30sten Potenz. Der hatte sich nämlich nach dem Ableben seiner Frau und langjähriger sexueller Abstinenz, 72jährig wieder eine Freundin zugelegt, befand sich aber in einiger Aufregung, weil die von ihm sehnlich erwünschte Standfestigkeit zur Beglückung der 25 Jahre jüngeren Gespielin nicht mehr vorhanden war. Etwas ungläubig, aber willig nach jedem Strohhalm greifend, verleibte er sich das in seinen Augen winzige Milchzuckerkügelchen ein und siehe da, - nach ein paar Tagen bedankte er sich überschwenglich bei dieser neuen Jüngerin Hahnemanns, ob seiner neuerwachten Manneskraft. Nach einer Wiederholung der Arznei in der C 200, blieb der lustige Witwer für 4 Wochen verschwunden und tauchte dann - zwar um ein paar Pfunde leichter an Gewicht -, jedoch selig lächelnd wieder auf. Seine Balzkraft blieb, - laut Bestätigung meiner Schülerin auf einem jüngst stattgefundenen Seminar -, auch weiterhin erhalten.

Coitus-interruptus
Der Aussteiger

Das „Aussteigen", aus Angst vor dem Erguß, wegen eines unerwünschten Kindes, kommt heute aufgrund der häufigen Verwendung von Condomen, nicht mehr oft vor. Geschieht es trotzdem einmal und stellen sich danach Beschwerden ein, z.B. durch einen Beckenbodenkrampf, so empfiehlt KARL STAUFFER ein kleines aber feines Mittel: **Bellis-perennis** - unser altbekanntes *Gänseblümchen.* WILHELM REICH verglich ja den Beckenbodenkrampf mit dem „Anziehen der Handbremse im Hundertkilometertempo". Dieses wenig beachtete Pharmakon, kann eine wunderbare Medizin speziell für dieses Übel sein. Darüber hinaus für Kreuzschmerzen nach körperlicher Überanstrengung ganz allgemein, z.B. nach langem Knien in gebückter Haltung bei der Gartenarbeit. BURNETT nennt es „ein hervorragendes Mittel für alte Arbeiter, besonders Gärtner." Auch bei schmerzhaften Verletzungen tiefer Gewebe nach Operationen, wird es oft gute Dienste tun.
Für Frauen ist es von Wert bei Wundheit der Gebärmutter nach exzessivem Geschlechtsverkehr. Bei Männern kompensiert es den Kräfteverlust durch Masturbation mit Samenerguß.
Bei Krampfadern in der Schwangerschaft leistet das Gänseblümchen genauso gute Dienste, wie das hierbei viel öfter verwendete Pulsatilla. Darüber hinaus eignet es sich hervorragend bei einer schmerzhaften Schwerfälligkeit während der Schwangerschaft, welche sogar das Laufen einschränken oder verhindern kann. Auch kleine Furunkel und die Neigung zu Akne heilt es bisweilen. - Man erinnere sich wieder öfter an diese liebenswerten kleinen Blütensterne, mit der tiefen, besänftigenden Wirkung, denen der große JAMES TYLER KENT nicht die Beachtung schenkte, die sie eigentlich verdienen, weswegen wir dem Mittel in den einschlägigen Rubriken seines Repertoriums auch nicht begegnen.

Nicht alle Ursachen für Störungen der Potenz können wir hier behandeln. Ich verweise den interessierten Leser auf das sehr sorgfältig zusammengestellte und übersichtliche Buch des Münchner Neurologen JOCHEN SCHLEIMER: *Naturheilkundliche Behandlung*

IMPOTENZ

männlicher Sexualstörungen, das im Sonntag-Verlag, Stuttgart erschienen ist. Es enthält über die Behandlungsmöglichkeiten der Homöopathie, der Akupunktur und Neuraltherapie hinaus, auch viele Hinweise auf Möglichkeiten zur Steigerung der Potenz und des allgemeinen Wohlbefindens, durch einfach zu vollziehende Yoga- und Atem-Übungen.[19]

Spagyrik: Trennen - Reinigen - Wiedervereinigen

Sich zeitweise zu trennen, um sich zu läutern und zu sich selbst zu finden, bevor man mit verändertem Bewußtsein wieder zusammenkommt, tut jeder Liebesbeziehung hin und wieder gut. In solch einer Zeit zusätzlich innere Alchimie zu betreiben, um sich wieder „auf Vordermann" zu bringen, kann ebenfalls nur befürwortet werden. Ein einfaches, auch vom Laien leicht begreifbares und anwendbares Heilsystem finden wir in den von ALEXANDER VON BERNUS, einem der letzten großen, deutschen Alchimisten, nach astrologischen Urprinzipien zusammengestellten, rund 20 spagyrischen Arzneikompositionen.[20] Gegen diverse Potenzstörungen haben sich speziell als hilfreich die folgenden Mittel erwiesen:

Cerebretik, welches wegen der enthaltenen Silber-Komponente auf Gehirn und Reproduktionssystem wirkt. Sodann drei Mittel, welche wegen der in ihnen gebundenen solaren Energien erwärmend auf das Gemüt, wie auch auf Augen, Herz und Kreislauf einwirken:

Aquavit, ein sanft und tief wirkendes Stärkungsmittel, das die Lebensgeister, vor allem älterer Menschen, wieder anfeuert,

Ophtalmik, welches nicht nur auf die Augen, sondern auch auf andere paarige Organe wie die Keimdrüsen Einfluß ausübt, sowie

Sanguisol, welches das Blut befeuert und Schwächezuständen von Muskeln und Nerven entgegenwirkt, indem es die allgemeine Sauerstoff-Verwertung verbessert und schließlich

Renalin, welches nicht nur die Nieren reinigt, sondern aufgrund seines kolloidalen Kupferanteils den gesamten Urogenitaltrakt stärkt. (Vergl. Kupfer im Kapitel über die 12 Planetaren-Metalle).

---

[19] Genaue Angaben: Siehe Bibliographie.
[20] Ein Kurzüberblick kann angefordert werden beim Laboratorium SOLUNA, HEILMITTEL GMBH, in 86609 Donauwörth, Tel. 0906-706060, Fax -7060678.

„Lust ist ein Lied der Freiheit,
Doch sie ist keine Freiheit.
Sie ist die Blütezeit eurer Begehren,
Doch sie ist nicht deren Frucht.
Sie ist eine Tiefe, die eine Höhe anruft,
Doch sie ist weder tief noch hoch.
Sie ist das im Käfig Gefangene, das hinausfliegt,
Doch das Raumumfassende ist sie nicht.
Wahrlich ich sage euch: Lust ist ein Lied der Freiheit."

KAHLIL GIBRAN

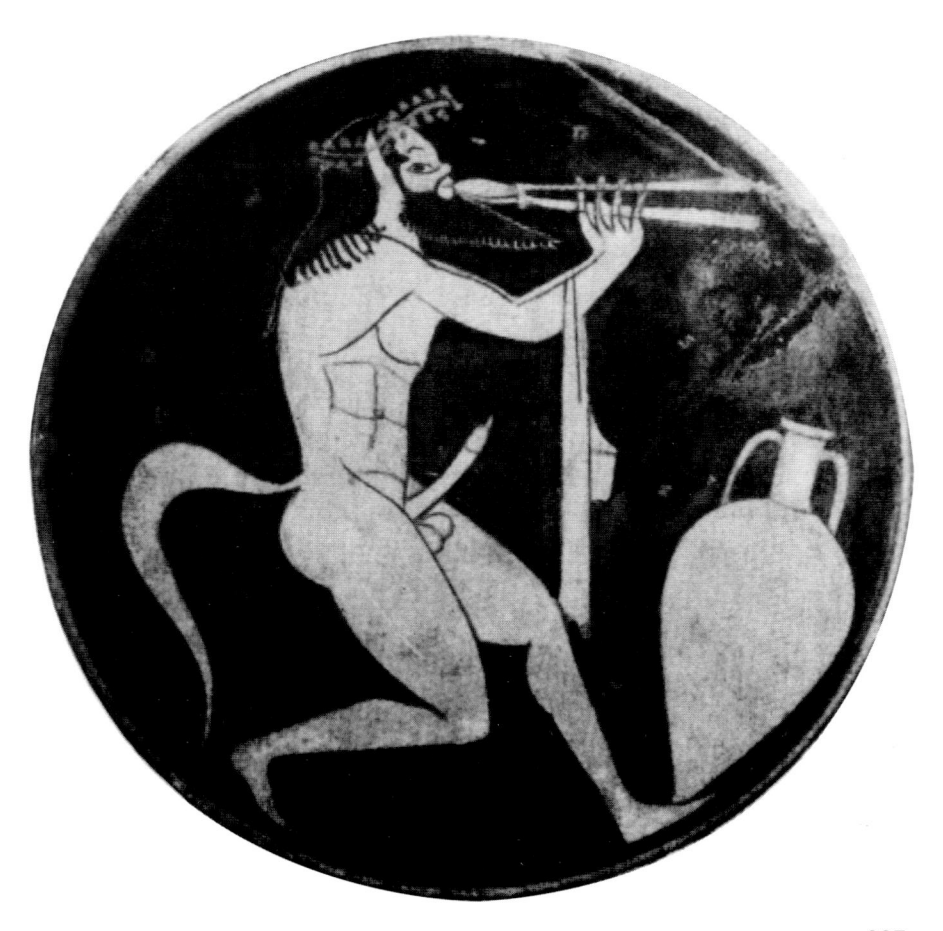

Die Kerze an beiden Enden anzünden
Masturbation

Wenden wir uns der *Onanie*[21] oder *Masturbation*[22] zu, so müssen wir unterscheiden zwischen dem besonders ausgeprägten Hang zu solchen „Handlangerdiensten" einerseits und ihren Folgen bei übermäßiger Ausübung derselben, andererseits.

Das unwiderstehliche Verlangen zu häufiger und heftiger Selbstbefriedigung werden wir an späterer Stelle abhandeln. Hier wollen wir betrachten, welche Medizinen angezeigt sein können, gegen die Folgen von Verschleuderung der Lebenskraft oder - wie es im KENT heißt -, „vitaler Säfte".

Impotenz durch zu exzessive geschlechtliche Ausschweifung ist durchaus möglich. Ob übermäßige Samenverluste durch Onanie erfolgen oder dadurch, daß einem allgemeinen Orgasmuswahn gehuldigt wird, ist eigentlich ziemlich gleichgültig. Der Organismus signalisiert in jedem Fall irgendwann seinen Unwillen, dieses Spiel weiter mitzuspielen und schaltet sozusagen den Strom ab, um sich zu erholen. Dabei kann man ihn wirkungsvoll unterstützen und zwar durch folgende Arzneien:

Zwei Mittel stehen hier im Vordergrund. Da ist einmal

China - der potenzierte Extrakt aus dem **Chinarindenbaum.** Dies ist generell eine hervorragende Medizin bei Verlust vitaler Flüssigkeiten, nicht nur bei Schwäche durch Samenverluste, sondern auch bei besonders starken Blutverlusten. Diese Medizin benötigt nach VOEGELI ein Mensch, der schlaflos wird, wenn ihm eine Frau, - z.B. um sich aus irgendeinem Grund zu rächen - den Beischlaf entzieht.

---

[21] nach dem biblischen ONAN , der sich weigerte, für seinen verstorbenen Bruder mit dessen Frau Kinder zu zeugen und seinen Samen auf die Erde fließen ließ (1.Buch Mosis, 38, 8-9).
[22] Geschlechtliche Selbstbefriedigung, von lat.: *manus* = „Hand" und *stuprare* = „schänden, entehren".

SCHWÄCHE NACH SAMENERGUSS

Das nächste in solchen Fällen mindestens ebenso wichtige Pharmakon, ist das bereits weiter oben angesprochene **Phosphoricum-acidum.** Die *Phosphorsäure* beseitigt die nervöse Schwäche und ihre Begleiterscheinungen bei zu häufiger Masturbation.
Auch für den **Phosphor** selbst kann man sich in solchen Fällen entscheiden, wenn er besser zu passen scheint.

Das schon des öfteren angesprochene **Staphisagria** kann ebenfalls infrage kommen, wobei dieses nicht nur die Folgen von exzessiver Selbstbefriedigung kompensieren kann, sondern auch die Neigung dazu, wie wir noch sehen werden.

An diese drei Heilstoffe werden wir vielleicht in solchen Fällen zuerst denken. Es gibt aber durchaus noch ein paar andere, auf die ich kurz eingehen möchte. Dazu gehören u.a. die drei Kalisalze **Kalium-bromatum, Kalium-carbonicum** und **Kalium-phosphoricum.**

Kalium-bromatum kommt vor allem zur Anwendung bei allgemeinem Versagen der Gehirnleistung mit einem tauben Gefühl im Kopf. Ein sexuell ausschweifender Lebenswandel macht sich bisweilen in einem profunden Gedächtnisverlust bemerkbar. In dem Maße, wie die Gedanken sich ständig um „das Eine" drehen, gelangt die Energie nicht mehr in die höheren Zentren, was ein beschleunigtes Absterben von Gehirnzellen zur Folge hat.
Kalium-bromatum ist neben Barium-carbonicum übrigens eines jener Pharmaka, welche mit Aussicht auf Erfolg bei dem gefürchteten *Morbus Alzheimer* zur Anwendung gelangen können.
Der Patient ist von einer tiefen Traurigkeit erfüllt und ergeht sich in der Wahnidee, er sei von Gott und der Welt verstoßen und verdammt.
Anhaltender Schluckauf, plötzlich einsetzender Ischiasschmerz sowie Gesichtsakne und Psoriasis können weitere wahlanzeigende Symptome sein. Auch eine Schlaflosigkeit, die sich durch Sorgen, anhaltenden Kummer und nach Samenergüssen eingestellt hat, kann durch Kalium-bromatum überwunden werden.

Kalium-carbonicum - das *Kaliumkarbonat,* ein großes Mittel bei chronischen Lungenbeschwerden, welche eventuell im Zusammenhang mit Tuberkulose in der Familienanamnese zu erklären sind. Ein Ausspruch des legendären ADOLF VOEGELI ist mir in Erinnerung: "Keine TB wird ausgeheilt ohne Kalium-carbonicum". Typisch für diese Arznei ist ein Erwachen - oft mit Hustenanfällen - nachts zwischen 3 und 5^h, zur Zeit des maximalen Energiedurchflusses im Lungenmeridian.
Für einen Einsatz des Mittels sprechen Rückenschmerzen und eine ausgeprägte körperliche Schwäche, - besonders der Augen, - nach Ejakulation.

Kalium-phosphoricum - die phosphorische Variante des Kalium, ist eine der wichtigen Arzneien bei nervlicher Erschöpfung durch Überarbeitung und Säfteverluste. Es gleicht in gewisser Weise der *Phosphorsäure* und paßt gut zu jungen Menschen, an die große Anforderungen in Schule oder Beruf gestellt werden und die sich darüber hinaus durch frühzeitig eingegangene Liebschaften und andere stimulierende Aktionen, wie z.B. häufige nächtliche Disco-Besuche und überlaute Musik, ausreizen.
Die Folgen machen sich in Mattigkeit, Gedächtnisschwäche, verbunden mit schlechten Schulnoten und einem allgemeinen Leistungsabfall bemerkbar. Leichteste Arbeiten werden plötzlich zu unerfüllbar scheinenden Aufgaben.
Nächtliche Samenergüsse und äußerste Erschöpfung nach Geschlechtsverkehr sind weitere Anzeichen, die nach diesem Mittel verlangen.

Es ist auffallend, daß alle Arzneien, die für Zustände nach zu häufigen Ergüssen infrage kommen, diese große Schwäche und Traurigkeit in ihrem Mittelbild haben. Prüfungen der mehr oder weniger rohen Droge solcher Mittel am gesunden Menschen, erzeugten diese deprimierende Symptomatik und lassen diese Pharmaka dementsprechend in potenzierter Form zu Heilstoffen bei ähnlichen Gegebenheiten werden. Daraus ist unschwer abzulesen, daß ein zu lasterhaftes Leben sich tatsächlich sehr negativ sowohl auf die Lebenserwartung wie auch auf die allgemeine Lebensqualität auswirken kann.

SCHWÄCHE NACH SAMENERGUSS

Sicher nicht ganz grundlos sahen die Weisen des griechischen Altertums in der rein körperlichen Liebe eine Krankheit oder eine mehr oder weniger stark ausgeprägte Form des Wahn-Sinns. Je stärker der rein auf die Befriedigung niedriger Begierden ausgerichtete Trieb sich kundtat, umso mehr sahen sie das gesunde Gleichgewicht von Körper und Seele gestört. Als Pforte für den Eintritt des bazillus eroticus galt ihnen das Auge. So spricht AISCHYLOS vom „*Zaubergeschoß des Mädchenauges*" und ACHILLES TATIOS weiß:

„*Die Schönheit verwundet schlimmer als ein Geschoß und dringt durch die Augen in die Seele ein, denn das Auge ist der Weg für die Wunden der Liebe.*"

Das auf diese Weise eingeschleuste Seelengift setzt sofort die Verstandeskraft herab, weswegen der chinesische Meister SENG TSAN sagt:

„*Nur wer weder haßt noch liebt, erkennt in strahlender Klarheit.*"

Noch ein paar Arzneien sind erwähnenswert bei dieser ausgeprägten Schwäche nach Samenverlusten. Und zwar im dritten Grad **Lycopodium***, sodann das schon bei der Todsünde Zorn näher beleuchtete **Nux-vomica*** und schließlich auch noch **Silicea*** - *Quarz, reiner Bergkristall oder Feuerstein.*
Silicea - hat im Gegensatz zu Calcium-carbonicum, welches lichtabweisend ist, ein inniges Verhältnis zum Licht. Silicium ist ein stark strukturbildendes Mineral mit auffallendem Bezug zur Wirbelsäule. Sowohl **Equisetum** *(Schachtelhalm)*, wie auch *Bambus* enthalten hohe Anteile an Kieselsäure und signalisieren so ihre Beziehung zur Gestaltbildung ähnlich biegsamer Stützapparate. Verletzungen der Wirbelsäule und des Steißbeins sowie manches Cervical-Syndrom können nach dieser großen antipsorischen Arznei verlangen. Auffallend ist oftmals ein Absterben der Extremitäten, vor allem nachts im Schlaf. Silicea behebt solche Sensibilitätsstörungen, richtet innerlich und äußerlich auf. Innerlich, indem der Mensch „aufrichtiger" wird

und äußerlich, indem damit in Verbindung stehende Verkrümmungen der Wirbelsäule - vor allem bei jungen Menschen - bisweilen noch korrigiert werden können.

Silicea paßt zu äußerst korrekten und gewissenhaften Charakteren, die immer pünktlich sein und alles haargenau richtig machen wollen. Hinter äußerer Maskierung von Freundlichkeit verbergen sich Angst und Schuldgefühle sowie eine ungestillte Sehnsucht nach Wärme und Zärtlichkeit. Das makellose Schneewitchen im gläsernen Sarg ist eine entsprechende Metapher für solch einen Charakter. Ein grazilier Körperbau mit schwächlichen Knochen und steinhart geschwollenen Lymphdrüsen, spricht für eine längere Anwendung des potenzierten Pharmakons. Auffallend ist eine gewisse „Handlungslähme" und ein Verlust an Verantwortungsbewußtsein, geboren aus der Unfähigkeit für eine Sache „gerade zu stehen". Silicea neigt ähnlich Calcium-carbonicum zu Schweißen - speziell am Kopf und nachts. Diese zarten, feinfühligen Persönlichkeiten sind generell rasch erschöpft und ausgelaugt, nicht nur bei sexueller Aktivität. Unter längerer Einwirkung der potenzierten Arznei bessert sich die gesamte Konstitution.

KENT verzeichnet darüber hinaus 14 weitere Mittel im zweiten Grad bei Schwäche durch Samenverluste, von denen in unserem beschränkten Rahmen vielleicht am ehesten noch erwähnt werden sollten: **Calcium-carbonicum** und **Picricum-acidum.**

Calcium-carbonicum - der *Austernschalenkalk* hat einige Gemeinsamkeiten mit **Silicea** (Vergl. die Anmerkungen zu Calcium unter: Todsünde Völlerei). Calcium ist äußerst vorsichtig bis kurzsichtig im wahrsten Sinn des Wortes, weswegen diese Arznei ganz nebenbei ein hervorragendes Mittel bei diversen Augenbeschwerden bis hin zum grauen Star sein kann.

Der Austernschalenkalk hat entsprechend seiner Verwurzelung mit dem Boden wenig Weitsicht. Solche Kinder sind, wie schon gesagt, zur sorgfältigen Erfüllung ihrer Pflichten erzogen und müssen sich Liebeszuweisungen verdienen. Calcium im Erwachsenenalter hat wenig Zutrauen zu sich selbst und ist ständig in Sorge, daß seinen Angehörigen etwas passieren wird.

SCHWÄCHE NACH SAMENERGUSS

Das starke Verlangen nach Eiern, was dem Calcium-Bedürftigen oft zueigen ist, könnte man als Versuch des Unterbewußtseins ansehen, sich das im Eigelb enthaltene Lecithin zur Stärkung der schwachen geistigen Kräfte zuzuführen, wie auch, sich mit einer schützenden Hülle ähnlich der eines Eis oder einer Auster zu umgeben. Schon vom äußeren Erscheinungsbild her sind wir manchmal geneigt, an eine Auster ohne Schale zu denken, wenn wir einem Menschen dieser „lymphatischen Konstitution" gegenüberstehen.
Solche Menschen sind relativ einfach zu erkennen. Sie wirken häufig etwas plump und tolpatschig und begrüßen uns mit einem leicht feuchten, schlaffen Händedruck.
Die Idee der Calciumwirkung ist die Ummantelung des schutzbedürftigen Organismus, gegenüber den Unbilden des Lebens und den Gefahren der äußeren Welt.
Was das Geschlechtsleben angeht, so ist ein vermehrter Trieb bei verminderter Erektionskraft und häufigen Samenergüssen auffallend. Die potenzierte Arznei wirkt dem entgegen, sowie auch der Neigung dieser Menschen, nach allen Richtungen hin zu zerfließen. Das kann sich auf gefühlsmäßige wie körperliche Bereiche (Fett- oder Magersucht) beziehen, welchen beiden der Austernschalenkalk auf angenehme Weise entgegensteuert und ähnlich Silicea den ganzen Menschen „gefaßter" und seiner selbst sicherer macht.

Picricum-acidum - *Picrinsäure* oder Trinitrophenol verursacht in vergiftenden Dosen eine Degeneration des Rückenmarks von der Basis an. Es wirkt zerstörerisch auf die feinstofflichen Energiekanäle, die sogenannten Nadis, welche die Energie nach oben leiten.[23] Erschöpfung, und Schwäche der Sacral- und Lumbalregion mit nach unten austrahlenden Schmerzen sind die Folge. Ebenso kann es zu Lähmungserscheinungen beim Schreiben kommen. Bei vielen solcher Beschwerden hat sich die potenzierte Picrinsäure als hilfreich erwiesen.

---

[23] Nach indischer Auffassung und Erkenntnis existieren ein solarer (erwärmender) und ein lunarer (kühlender) Nadi, welche unsichtbar und schlangenförmig in der sog. Sushumna im Inneren des Rückenmarks nach oben verlaufen und sich insgesamt sieben mal in den *chakras* kreuzen.

IMPOTENZ

Ähnlich Argentum-nitricum und Gelsemium ist auch diesem Mittel große Furcht vor einem Examen zueigen.

Eine vergrößerte Prostata und spärlicher Urin bis hin zu völligem Harnstillstand mit allen Anzeichen einer *Urämie*[24] sind weitere Hinweise. Ebenso ein ständiger Schmerz in Samensträngen und Hoden.

Die Arznei wirkt beruhigend auf die durch häufige Ergüsse überreizten Sexualorgane und restauriert die Lebenskraft in den unteren Chakren.

Wenden wir uns nun einem anderen - häufig mit dem besprochenen eng verbundenen Leiden bei Impotenz zu, dem zu schnellen Samenerguß.

Der indische Weise OSHO brachte es auf den Punkt, wenn er, - was das angeht -, mit bissiger Ironie bemerkt:

„Es ist nicht einfach die Moralprediger los zu werden, sie stehen schon im Schlafzimmer und warten auf euch! Ihr seid nicht zu zweit, sondern zu dritt. Ein Moralprediger ist mindestens dabei, und wenn es kein Mahatma ist, dann schaut euch Gott bei eurem sündigen Treiben zu! Die allgemeine Vorstellung von Gott ist einfach die eines Voyeurs, der euch dauernd nachspioniert. Diese Vorstellung schafft Angst und wenn man Angst hat, kommt es zu einem vorzeitigen Samenerguß."

---

[24] Durch Niereninsuffizienz auftretende Harnvergiftung, aus griech.: *ouron* = „Harn" und *haima* = „Blut".

*Zu Beginn der sexuellen Vereinigung
richte deine Aufmerksamkeit
auf das anfängliche Feuer
und verharre darin,
um die Gluthitze,
des Endes zu vermeiden."*

OSHO

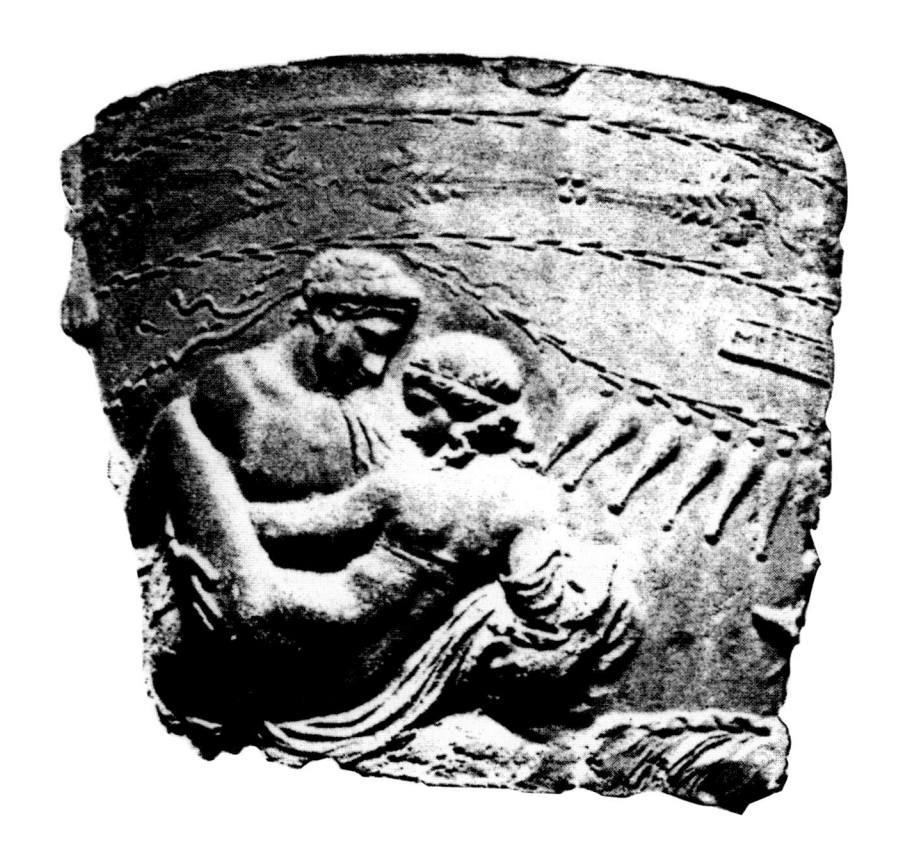

Psycho-Homöopathie - Heilung durch therapeutische Metaphern

Eile mit Weile

könnten wir dieses Kapitel benennen, denn hinter diesem „Ungehaltensein" steckt eine mangelnde Kraft, die häufig aus einem Sich-nicht-bezähmen-können in vielerlei Hinsicht resultiert.

Manchmal ist es so, daß ein Mensch, getrieben von selbsterzeugtem Druck und Mangel an Geduld zu schnell ans Ziel gelangen will. Es gibt nun verschiedene Methoden, mit dieser Ungeduld umzugehen.

In der Psychotherapie schleust man unter Umgehung des Wachbewußtseins und nach einer Trance-Induktion geschickt therapeutische Metaphern in das Unbewußte des Klienten ein. Das sind gleichnishafte Geschichten, - also gewissermaßen verbale Psycho-Homöopathie, - welche sehr wirkungsvoll ist. Aufgrund des ähnlichen Charakters der erzählten Geschichte zum Problemkontext des Klienten, kreiert die Psyche meist schnell veränderte Verhaltensweisen.

Ein Beispiel: LESLIE CAMERON-BANDLER, die Frau von RICHARD BANDLER, einem der Hauptinitiatoren des NLP in Amerika, traf anläßlich eines Seminars über hypnotische Metaphern, das sie abhielt, einen jungen Mann, der ihr in einer Pause offenbarte, daß er unter *ejaculatio praecox* litt. Leslie beschloß ihm zu helfen, ohne daß er oder die Seminarteilnehmer es bemerken würden und entwickelte noch in der Pause eine Parabel, die sie im Anschluß als Möglichkeit einer Trance-Induktion zum besten gab. Ich gebe die Geschichte hier in gestraffter Form wieder und wende mich dabei an den Teil des Unterbewußtseins meiner Leser, der auf die eine oder andere Weise vielleicht etwas damit anfangen kann:

„Es gibt viele Wege um zum Ziel zu gelangen. Für einen Mann, der das ganze Jahr hart gearbeitet hat, gibt es nur einen kurzen Urlaub von zwei Wochen. Zwei kurze Wochen, in die er alle Ferienvergnügungen eines ganzen Jahres zwängen muß. Was für eine Frustration! Oft sucht er sich vielleicht ein Ziel aus, um dort seinen Urlaub zu verbringen.... Auf der Landkarte wählt er vielleicht die schnellstmögliche Strecke zum Ort seiner Wahl aus. Vielleicht findet er sogar eine Abkürzung, so sehr verlangt er danach, den Ort seiner Wahl zu erreichen.

Was aber ist mit den anderen, die mit ihm reisen wollen? Was ist mit den unvorhergesehenen Abenteuern und Freuden, die dadurch, daß er seinen Blick ausschließlich auf den Zielpunkt richtet, unbeachtet bleiben? Und dieser Mann pflegte sogar Jahr um Jahr dieselbe Abkürzung zum selben Ziel zu nehmen. Das heißt, bis eines Jahres etwas geschah.
Und das war etwas Gutes. In jenem Jahr nämlich fuhr ein Freund ans selbe Ziel: den Grand Canyon. Dorthin wollten nun beide. Und beide waren sie schon dort gewesen. Doch diesmal saß der Freund am Steuer. Und dieser hatte überhaupt keine Eile ans Ziel zu gelangen. Der Freund hatte nicht einmal eine Straßenkarte oder eine feste Route und war sich dennoch völlig sicher, daß er am Ziel ankommen würde, und nahm sich getrost alle Zeit der Welt, um dorthin zu gelangen.
Zuerst war der Mann ungeduldig. Aber dann erregte, ja betörte ihn immer mehr, was diese recht seltsame Reiseart zu bieten hatte. Denn sie taten alles, worauf sie im jeweiligen Augenblick Lust hatten. Sie unternahmen Ausflüge abseits der Strecke, und was sie auf diesen entdeckten, versetzte sie in freudige Überraschung.
Ganz gleich wohin sie fuhren, sie gelangten immer näher zum Grand Canyon. Manchmal, wenn der Mann einen Ausflug als besonders vergnüglich empfand, wollte er garnicht mehr zurück. Sein Freund aber pflegte ihn zum Weiterfahren zu überreden, indem er ihn erinnerte: Du kannst immer wieder an Deinen Lieblingsort kommen. Und du kannst ihn wieder verlassen - wissend, daß du, wann immer du möchtest, wieder dahin zurück kannst. Erst dann bewegte sich der Mann weiter. Sie waren beide überrascht, als sie ihr eigentliches Ziel, den Grand Canyon, erreichten. Sie waren so vertieft in jede Phase ihrer Reise, daß ihre Ankunft ihnen besonderes Vegnügen bereitete.
Sein Freund zeichnete den Weg, den sie gekommen waren in den warmen Sand. 'Du kannst auf dem einen Weg, auf dem anderen Weg oder wieder einem anderen Weg kommen. Es gibt soviele Wege, um dahin zu gelangen, wie man Freuden haben kann. Sie können dich alle dahin bringen. Manche schnell, andere langsam. Das ist einerlei. Es kommt nicht sosehr darauf an, wohin du dich begibst, bevor du dort angelangst, sondern vielmehr darauf, dort zu sein, wo du bist, wenn du da bist. Wenn du dort bist, wo du bist, wirst du nichts verpassen'.
Und Jahr um Jahr reisten sein Freund und er zu bekannten und unbekannten Orten, und sie taten das in aller Ruhe und mit größtem Vergnügen."

Der junge Mann berichtete später, er habe von da an keine Schwierigkeiten mehr mit vorzeitigen Ergüssen gehabt. Darüber hinaus veränderte sich auch sein Lernverhalten, indem er nämlich insgesamt neue Wege beschritt um sich den Herausforderungen des Lebens zu stellen. Dabei war ihm - Gott sei Dank - nie bewußt geworden, daß hier eine Sexualtherapie, welcher Art auch immer, abgelaufen war.

IMPOTENZ

Unruhe und Ungeduld entstehen immer aus dem Gefühl „keine Zeit" zu haben. Man kann Zeit mit einer waagrechten Ebene vergleichen, die von der senkrechten, dem sogenannten Himmelreich Gottes, durchdrungen wird. Als Jesus einmal gefragt wurde: „Was erwartet uns im Himmelreich?" antwortete er mit dem Koan[25] eines Zen-Meisters: „Dort wird es keine Zeit mehr geben." Ewigkeit ist immer hier. Sie ist stets präsent. Die Tür, die in die Ewigkeit führt, heißt Liebe. Weil wir nicht gut genug lieben, gelingt es uns nur selten, die Waagrechte der Zeit zu verlassen und den Raum der Ewigkeit zu betreten. Lieben, das heißt, dem was wir gerade tun, größtmögliche Aufmerksamkeit schenken, uns nicht ablenken lassen,- oder wenn wir uns ablenken lassen, eben dieser Ablenkung die gleiche liebevolle Aufmerksamkeit zu gewähren.

In der oben angeführten Geschichte kommt gut zum Ausdruck, wie Zeit sich dehnt, je mehr wir uns „Zeit nehmen", um ganz in der Gegenwart aufzugehen. Nehmen wir diesen Ausdruck wörtlich, so bedeutet er, daß wir „gegen das Warten" sind. Wir warten nicht ab, was geschieht, sondern wir gestalten den Augenblick, wir gehen meditativ und ohne Hast auf, in dem was gerade geschieht.

Ein bayerischer Ausdruck für Heimweh heißt „Zeitlang". Wenn also jemand Heimweh verspürt, wird ihm die Zeit zu lang an dem Ort, an dem er sich gerade befindet, weil er die Herausforderung, ihn besser lieben zu lernen, nicht annehmen kann.

Die folgenden Zeilen von PETER HANDKE entdeckte ich in einer Zeitschrift. Ich stelle sie zum einen hier vor, weil sie, wie Handke schreibt, „Für die Therapeuten" gedacht sind, zum anderen, weil ich finde, daß dabei auf höchst eigenwillige Weise darauf hingewiesen wird, wie wichtig für uns alle diese Augenblicke des Loslassens von innerer Anspannung sind. Nicht alles davon läßt sich spontan verwirklichen, aber, wer wenigstens andeutungsweise für sich wahr machen kann, was Handke hier in poetischen Worten ausdrückt, wird wohl kaum mehr irgendwelche Probleme mit vorzeitigem Samenerguß haben:

---

[25] Ein scheinbar sinnloser Satz, der darauf abzielt, den rationalen Verstand zum Kollabieren zu bringen.

*„Spiele das Spiel.
Gefährde die Arbeit noch mehr.
Sei nicht die Hauptperson.
Such die Gegenüberstellung.
Aber sei absichtslos.
Vermeide die Hintergedanken.
Verschweige nichts.
Sei weich und stark.
Sei schlau, laß dich ein und
verachte den Sieg.
Beobachte nicht, prüf nicht,
sondern bleib geistesgegenwärtig,
bereit für die Zeichen.
Sei erschütterbar, zeig deine
Augen, wink die anderen in die
Tiefe, sorge für den Raum und
betrachte jeden in seinem Bild.
Entscheide nur begeistert.
Scheitere ruhig.
Vor allem, hab Zeit und nimm Umwege.
Laß dich ablenken.
Mach sozusagen Urlaub.
Überhör keinen Baum und kein
Wasser, kehr ein, wo du Lust hast
und gönn dir die Sonne.
Vergiß die Angehörigen, bestärke
die Unbekannten, bück dich nach
Nebensachen, weich aus in die
Menschenleere, pfeif auf das
Schicksalsdrama, mißachte das
Unglück, zerlach den Konflikt.
Beweg dich in deinen Eigenfarben,
bis du im Recht bist und das
Rauschen der Blätter süß wird.
Geh über die Dörfer, ich komme
dir nach."*

*"Der Weise strebt
nach Leidenschaftslosigkeit,
nicht nach Lust."*

ARISTOTELES

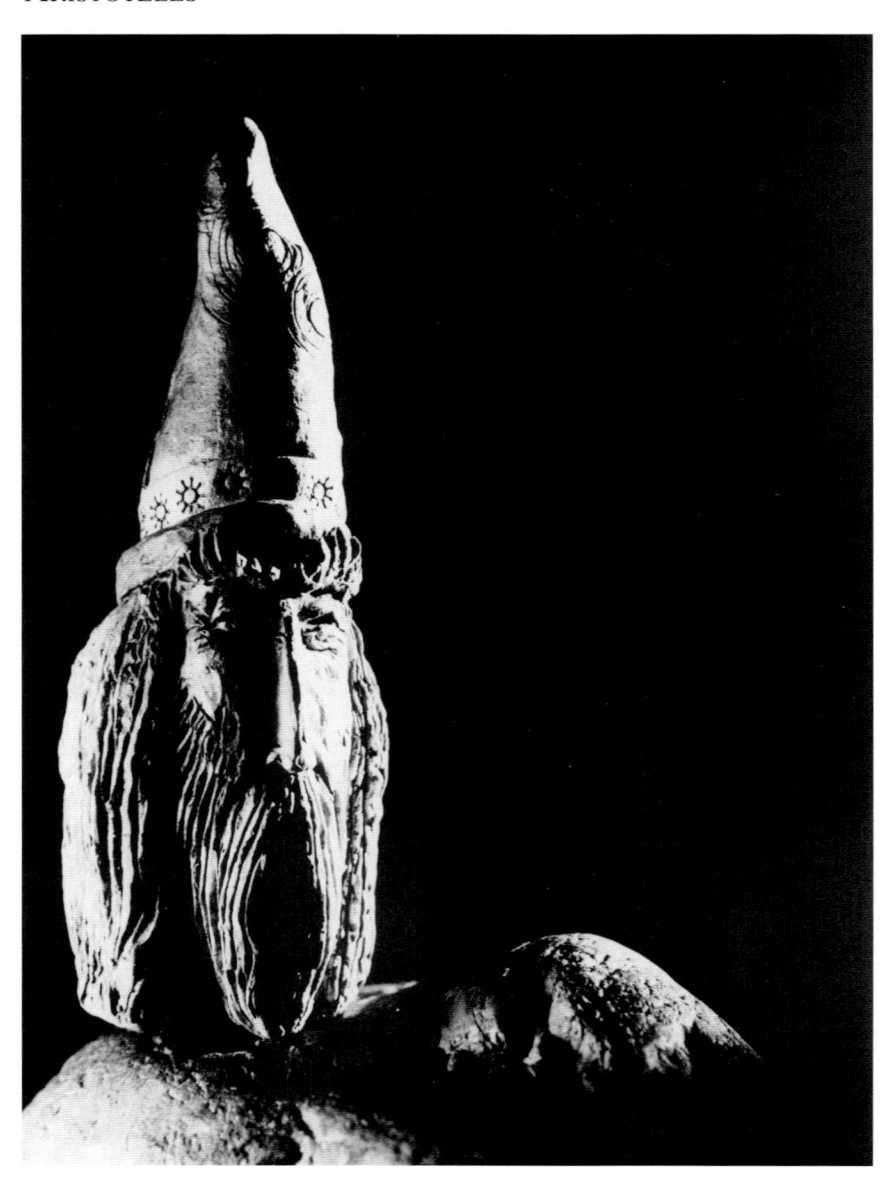

Vorzeitiger Erguß - Ejaculatio praecox

BACH-Blüten
gegen den zu schnellen Erguß

Gehen wir ähnliche Probleme nun nicht psycho-homöopathisch sondern rein homöopathisch an, dann können wir z.B. auch einmal die in jüngerer Zeit populär gewordenen Blütenessenzen aus dem BACH - Blütensystem[26] zum Einsatz bringen, die ja ebenfalls dem kosmischen Heilgesetz Homöopathie entsprechen.

Zugrunde liegt dem Problem des zu schnellen Samenergusses fast immer ein profunder Mangel an SELBST-Bewußtsein. Sodann neben der Ungeduld, eine unbewußte Angst vor Versagen, was eben genau dieses herbeizieht. Auch frühere Schreckerlebnisse im Zusammenhang mit sexuellen Handlungen können damit verbunden sein.

Mittels der Bach-Blüten kann man auf sanfte Weise eine Änderung der Seelenhaltung erreichen, was dann neben der allgemeinen Entspannung auch zu einem Nachlassen des inneren Drucks im genitalen Bereich führt. Im allgemeinen werden 3-4 Tropfen der Blütenessenzen auf die bekannte Weise verdünnt und miteinander vermischt. Diese Blütenessenzen können bekanntlich im Gegensatz zu homöopathischen Hochpotenzen bei einer Mischung gut miteinander in Einklang gebracht werden.

Im vorliegenden Fall werden wir folgende Blüten verwenden:
Aspen - die *Zitterpappel,* gegen die zugrundeliegende unbewußte Angst. Auch hier ist übrigens schön an der Signatur die Homöopatizität abzulesen. Der Ausspruch „Er zittert wie Espenlaub" dürfte jedermann geläufig sein.

---

[26] Für den noch nicht Eingeweihten: Diese Blüten wachsen nicht etwa an Bächen, wie ich das schon wiederholt gehört habe, sondern gehen zurück auf den englischen homöopathischen Arzt Dr. EDWARD BACH, der sich gegen Ende seines Lebens ganz der Erforschung der nach ihm benannten 36 Blüten und den ihnen entsprechenden seelischen Grundhaltungen gewidmet hat.

IMPOTENZ

Sodann **Impatiens** - das *Springkraut.* Auch bei diesem ist die Ähnlichkeit zu dem unter innerer Anspannung stehenden Patienten deutlich abzulesen. Wer schon einmal über eine Waldlichtung gegangen ist, auf der die gelben Springkräuter stehen, erschrickt, wenn er mit den Knien an diese Pflanzen streift. Sie schleudern nämlich bei der geringsten Berührung ihre Samen aus den unter enormer Anspannung stehenden Samenständern weit von sich. Man beachte den homöopathischen Zusammenhang: Die „Samenständer!" signalisieren die Ähnlichkeit zum vergleichbaren Geschehen beim Menschen.
Das Springkraut heißt im Englischen sinnigerweise Impatiens - das „Ungeduld-Kraut". Aus den oben angeführten Gründen wirkt es besonders gut bei impulsiven Menschen, die sich stark unter Druck setzen, bei denen alles hochtourig schnell ablaufen muß, die nicht abwarten können, wie die Dinge sich organisch entwickeln, die anderen das Wort aus dem Mund nehmen und oft - in jeder Hinsicht - explodieren.

Die nächste Blütenessenz: **Larch** - die Blüte der *Lärche.* Sie ist verbunden mit dem Gefühl von Minderwertigkeit und der Erwartung von Fehlschlägen, auch von solchen auf sexuellem Gebiet. Diese Medizin hat sich generell bei Examensängsten bewährt.

Sodann **Pine** - die Blüte der *Pinie.* Sie gleicht unbewußte Schuldgefühle aus und nimmt das selbstauferlegte Kreuz von den Schultern der sich gleichsam selbst Bestrafenden, welche den hohen Ansprüchen, die sie an sich stellen, niemals gerecht werden können.

Zuguterletzt kann man der Mischung noch ein paar Tropfen **Star of Bethlehem** - des *Goldigen Milchstern* zusetzen, welcher gewissermaßen das „Opium" des BACH-Blüten-Systems darstellt, insofern, als er ähnlich diesem, die Auswirkungen von geistigen, seelischen und körperlichen Schockzuständen bearbeitet und zur inneren Versöhnung bringt.

MONIKA HACKL hat übrigens den Versuch gemacht, Ähnlichkeiten von BACH-Blüten zu homöopathischen Mitteln herauszuarbeiten.

Ihr Buch *Bach-Blütentherapie für Homöopathen*[27], schließt eine diesbezügliche Lücke.

Nach diesem kleinen Exkurs in ein - vielen Lesern sicher schon vertrautes, weil in sich geschlossenes und - leicht zu überschauendes Heilsystem, kehren wir zurück zu unserer Klassischen Homöopathie und betrachten die vorliegende Problematik aus dieser Sicht.

Nur keine unvornehme Hast

Schlagen wir interessehalber die beiden Rubriken im KENT'schen Repertorium nach, die da heißen:
GEMÜT / UNGEDULD
und
GENITALIEN / MÄNNLICH / SAMENERGUSS ZU SCHNELL.
Dabei stellen wir - nicht einmal sehr erstaunt - fest, daß da einige Mittel im Fettdruck, bzw. mindestens im zweiten Grad, durch eben diese Kolonnen laufen. Und zwar sind das Arzneien, die wir soeben schon als infrage kommend bei Erektionsschwäche kennengelernt haben: **Calcium-carbonicum***, sodann vor allem wieder **Lycopodium***. Weiterhin **Natrium-muriaticum, Phosphoricum-acidum, Platina, Sepia, Sulphur** und **Zincum**. Die Entscheidung für das eine oder andere wird aufgrund der Begleitsymptome oder etwaiger causaler Zusammenhänge fallen.

Ergüsse die bereits kurz nach einer Erektion stattfinden, das paßt vor allem zur *Phosphorsäure* und zum *Schwefel*. Dem Schwefel-Patienten gelingt es dabei nicht einmal in seine Partnerin einzudringen. Er ergießt sich schon vorher. Auch Nux-vomica „kommt" derart schnell.

Weitere Mittel im dritten Grad sind das oben schon erwähnte **Graphit** sowie **Zincum -** *metallisches Zink*. Letzteres ist manchmal - ähnlich dem Schwefel - angezeigt, bei Folgen unterdrückter Ausschläge (z.B. durch Zink-Salbenbehandlung). Der Zink-Patient erfährt - ebenfalls wie Sulphur - große Erleichterung durch Abson-

---

[27] erschienen im Sonntag-Verlag, Stuttgart.

derungen. Auch in seinen Heißhungeranfällen gegen 11^h gleicht er dem Schwefel. Degenerative Rückenmarkserkrankungen mit brennenden Schmerzen, Gedächtnisschwäche und großer Unruhe, vor allem in den frühzeitig von Krampfadern befallenden Beinen, weisen auf Zincum. In der Taubheit der Glieder beim Einschlafen oder Erwachen, gleicht es Silicea. Als ob er sich etwas Gehörtes oder soeben Gesagtes selbst noch einmal einprägen wolle, wiederholt Zink alles still oder spricht es halblaut vor sich hin.

Zink kann angezeigt sein bei Kopfschmerz nach übertriebener Anwendung von eisenhaltigen Tonika und bei überforderten Schulkindern. Ein „Zappelphillip", der vor allem Mühe hat, die Beine still zu halten, kann die Aufmerksamkeit auf Zincum als Heilmittel lenken.

Das sexuelle Verlangen ist stark vermehrt, mit schmerzhaften nächtlichen Erektionen. Eine Schwellung oder auch Einziehung der Hoden bis hinauf zum Samenstrang, sowie ein Ausfall der Schambehaarung ist ebenfalls typisch. (Dieses letztere auffallende Zeichen teilt sich Zink vor allem mit Natrium-muriaticum, sodann noch mit Nitricum-acidum, Phosphoricum-acidum und Selen).

Nun gibt es einige Arzneien, die jene Schwäche korrigieren können, welche dadurch auffällt, daß die Herren der Schöpfung mit der Dame ihres Herzens herumscherzen und sie dabei noch nicht einmal umarmt haben, wobei es ihnen bereits buchstäblich in die Hose geht. Das ist nun vor allem die Domäne von **Conium,** dem *Schierling.* Aber auch Gelsemium, Nux-vomica, Phosphor und Selen können hier gefragt sein.

Nux-vomica wartet damit nicht einmal bis zum Abend. Diesem hitzigen und überforderten Managertyp mag dieses Malheur sogar tagsüber, beim Anblick einer feschen Sekretärin passieren.

Nächtliche Samenergüsse im Tiefschlaf oder Traum, also weitgehend im unbewußten Zustand, sprechen für Natrium-muriaticum oder Picricum-acidum, besonders aber für **Natrium-phosphoricum.** Diese phosphorische Variante des Natriumsalzes hat sich als „Bergsteigermittel" einen Namen gemacht. Es hilft nämlich vor allem gegen ein Übermaß an Milchsäure, wie sie durch die Anstrengungen der Muskeln beim anhaltenden Steigen und Klettern anfällt, was wir gemeinhin mit dem Ausdruck „Muskelkater" bezeichnen. Eine Art rheumatischer Knieschmerz durch Überanstrengung mit Knistergeräuschen findet ebenfalls Erleichterung durch diese Arznei.

Der allgemein übersäuerte Zustand macht sich auch in Magensymptomen bemerkbar. Saures Aufstoßen und Erbrechen sind typisch und können die Wahl in Richtung Natrium-phosphoricum beeinflussen. In diesem Fall bemerken wir gelbe, cremige Beläge auf der Zunge und am hinteren Gaumen. Auch ein gelblicher Harnröhrenausfluß ist möglich.
Das sexuelle Verlangen ist zwar verstärkt, aber es kommt zu keinen Erektionen. Es besteht große Schwäche und Rückenschmerz - (vor allem des rechten Ileosacralgelenks) - mit Zittern nach den Ejakulationen.

Wird die Lebensenergie zu exzessiv verschleudert, so kündigt sich das in selteneren Fällen dadurch an, daß der Same mit Blut vermischt ist und der Erguß von einem Brennen begleitet wird. In diesem Fall wird eines der folgenden Mittel von Wert sein: **Cantharis, Causticum, Mercurius-solubilis** oder **-corrosivus, Petroleum** - das *Steinöl* sowie eventuell die einwertigen Arzneien Ledum, Sarsaparilla oder Tarentula.

Erwähnen wir noch kurz eine übergroße Empfindlichkeit der Eichel und Vorhaut des Penis. Das kann sehr unangenehm sein und einem jeden Spaß am Sex verderben. Dem wird vor allem entsprochen durch **Mercurius-solubilis*** - das sublimierte *Qecksilber* sowie **Corallium rubrum** die *Rote Koralle* und das - in diesem Falle einwertige - Thuja.
Alle drei fallen sie auch unter die sogenannten Antisyphilitica und das bringt uns zu einem neuen Unterkapitel unserer ausgedehnten Betrachtungen über das seelische und körperliche „Unvermögen" - genannt Impotenz.

*„Erfahrungen vererben sich nicht,
man muß sie allein machen."*

KURT TUCHOLSKI

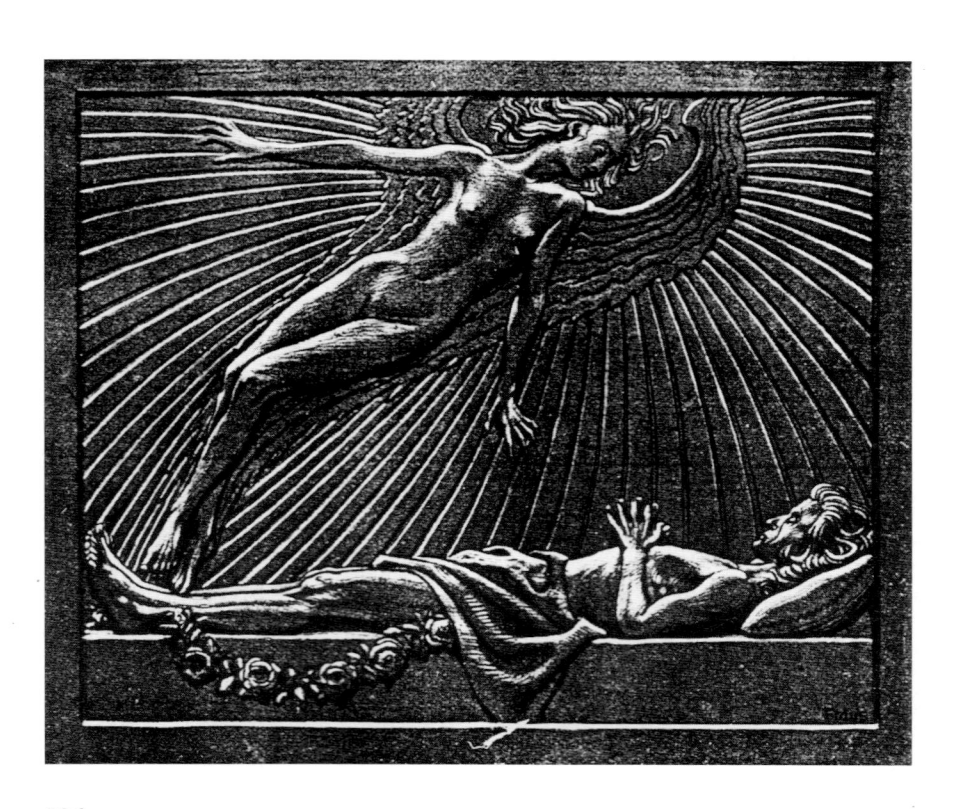

Miasmatische Ursachen

Die „geistige Entweihung" unseres Erbguts

Miasmen - nannte HAHNEMANN jene Erbübel der Menschheit, die als die großen Seuchen in die Geschichte eingegangen sind. Die Beulenpest gehört dazu, die Syphilis[28], die Gonorrhoe[29] - im Volksmund Tripper genannt - beides sogenannte Geschlechtskrankheiten, - sodann die Tuberkulose. Das sind die Köpfe jener Hydra, der Hahnemann den Namen *Psora* gab, jenem Urübel der Menschheit, das ursächlich in Zusammenhang steht mit ihrem Abfall von der Einheit des Fühlens, Denkens und Handelns.

Miasma - das heißt in der genauen Übersetzung des griechischen Wortes: „Fleck" oder „Schandfleck". In übertragener Bedeutung: „geistige Entweihung". Was wird hier entweiht? Die Idee des gottähnlichen Menschen. Symbolisch steht dafür die „Vertreibung aus dem Paradies". Um dieses wieder zu betreten, müssen wir unsere verlorengegangene Unschuld wiederfinden, die Einheit wieder herstellen. Die persönliche Überwindung der sieben Todsünden macht dabei die Hauptstrecke des Weges aus, der uns nachhause führt.
Wie eingangs festgestellt, erniedrigen wir durch fortlaufend den kosmischen Prinzipien entgegengesetztes Denken und Handeln die Schwingungsrate unseres Organismus. Jeder Gedanke ist ein schöpferischer Akt. Jeder Gedanke kehrt an seinen Ausgangspunkt zurück. Das ist Teil des göttlichen Plans. Ob uns das schmeckt oder nicht, irgendwann müssen wir uns selbst als Informant unserer Gene erkennen und anerkennen. Gesetzmäßig erhalten wir zurück was wir aussenden, auch wenn das nicht immer gleich oder im Verlauf eines einzigen Lebens erkennbar wird.

Wir sollten in unsere Verantwortung nehmen, woran wir leiden, denn wir können es nicht unseren Vorfahren in die Schuhe schieben. Nach dem Prinzip der Resonanz inkarnieren wir zu einer dem

---

[28] arab.: *sifl* = „Weltkrankheit", van griech.: *siphlos* = „vertümmelt, verkrüppelt".
[29] von griech.: *gonos* = „Same, Geschlecht" und *rhein* = „fließen, strömen".

Gesetz entsprechenden Zeitqualität durch jenes Elternpaar, das uns aufgrund unserer Seelenschwingung adäquat ist. Dieses Wissen ist wesentlicher Bestandteil aller Urreligionen und Weisheitslehren. Deshalb kann ein KAHLIL GIBRAN sagen:

„Eure Kinder sind nicht eure Kinder.
Es sind die Söhne und Töchter von des Lebens Verlangen nach sich selber.
Sie kommen durch euch doch nicht von euch.
Und sind sie auch bei euch, so gehören sie euch doch nicht".

Was bedeutet das für unsere Thematik?

Wir kommen mit bestimmten Krankheitsdiathesen[30] auf die Welt. Diese können miasmatisch eingefärbt sein. Wenn also einer unserer Vorfahren eine Syphilis, eine Gonorrhoe oder eine Tuberkulose absolviert hat, so wird sich die Neigung zu Erkrankungen mit ähnlicher Symptomatik auf Kind und Kindeskinder übertragen, - „vererben", wenn man so will. Wohlgemerkt, - die Neigung, nicht unbedingt die gleiche Erkrankung. In der Praxis kann der Homöopath mit diesem „Vererbungsbegriff" arbeiten, um dadurch auf Arzneien zu stoßen, die dem entsprechenden Miasma ähnlich genug sind, um es zu heilen. Daß die Dinge in Wahrheit etwas anders anzusehen sind, haben wir oben versucht darzustellen.

Was geschieht nun, wenn jemand, - auf diese Weise vorbelastet -, bereits mit einer gewissen Schwäche in seinem Reproduktionssytem auf die Welt kommt, wenn hier sein *locus minoris resistentiae* - sein „Ort verminderter Widerstandskraft" im ganzen System, zu suchen ist? Er kann tatsächlich anfällig werden gegenüber einer Erkrankung, die sich zuerst im genitalen Bereich artikuliert, z.B. einer Gonorrhoe oder einer Syphilis. Auch die moderne Seuche AIDS, fußt letzten Endes auf nichts anderem, als auf einer Summation überkommener Leiden aus der familiären Anamnese sowie weiteren schwächenden

---

[30] Neigung oder Empfänglichkeit für bestimmte Erkrankungen, aus griech.: *diathitenai* = „in einen Zustand versetzen".

MIASMATISCHE URSACHEN

Einflüssen und Erfahrungen innnerhalb der persönlichen Vorgeschichte des Patienten, - auch wenn das verschiedenen hohen Herren und Institutionen nicht so ganz in den Kram paßt.

Eine sogenannte Geschlechtskrankheit wie beispielsweise die Gonorrhoe, muß vom Facharzt behandelt werden. Dieser sieht nun seine Aufgabe vor allem darin, die begleitenden Bakterien - in diesem Falle Gonokokken - mittels antibiotischer Maßnahmen zu vernichten. Der Patient gilt als geheilt, wenn über längere Zeit keine „Erreger" mehr nachgewiesen werden können.

Der Homöopath weiß aber, daß sich oft als Folge von infektiösen Erkrankungen chronische Zustände oder Symptome einstellen, die den Patienten über Jahrzehnte hinweg quälen können und die ein Schulmediziner dann kaum noch mit der früheren Erkrankung in Verbindung bringt. So kann ein chronischer Gelenkrheumatismus durchaus als Folgeerscheinung einer allopathisch ausgeheilten Gonorrhoe auftreten. Nur sind es in diesem Falle nicht mehr die Bakterien, die den Organismus belasten, sondern deren ehemals ausgestreute Soffwechselgifte, die Toxine. Ohne den Anstoß einer passenden homöopathischen Arznei ist das System Mensch meist nicht mehr in der Lage, diese auszuscheiden. Solch ein Tatbestand kann im übrigen nicht nur zu rheumatischen Symptomen führen, sondern sogar zu einer ständigen Neigung zu Fehlgeburten oder gar einer Unfruchtbarkeit der Frau, sowie zu Impotenz oder Zeugungsunfähigkeit beim Mann. Wodurch wir schließlich wieder bei unserem Thema sind.

Ich möchte noch einmal darauf hinweisen, daß eine Behandlung von Impotenz mit derartigen Hintergründen nicht in die eigenen Hände genommen werden sollte. Hierfür ist der homöopathische Arzt mit langjähriger Erfahrung zuständig. Trotzdem werden wir hier kurz auf einzelne Mittel eingehen, ganz einfach um die Zusammenhänge zwischen miasmatischen Folgeerscheinungen und adäquatem Heilstoff wenigstens andeutungsweise aufzuzeigen. Besonders, wenn die gut auf eine Symptomatik hin ausgewählten

IMPOTENZ

Arzneien nicht so recht greifen wollen, darf mit Recht ein dahinterliegendes miasmatisches Geschehen vermutet werden. Das spielt sich meist in der Form ab, daß Besserungen nur kurzfristig anhalten. Relativ häufig ist das der Fall, wenn etwa eine Erbbelastung durch Tuberkulose in der direkten Blutsverwandtschaft des Patienten vorliegt.

In diesen Fällen ist bisweilen eine Einnahme der Nosode **Tuberculinum-Koch-alt** oder von **Tuberculinum-bovinum** über einige Zeit vonnöten, um diesen Bann zu durchbrechen. Ein Hinweis darauf kann unter anderem auch aus einer ständigen Anfälligkeit für Erkältungen abgelesen werden. Man studiere die Arzneimittelbilder der verschiedenen Tuberculine.

Eine andere Barriere kann in einer sogenannten *Sykosis* gefunden werden. (Vergl. Fußnote S.62). Die Sykosis ist eng korreliert mit einem Siechtum durch gonorrhoische Toxine und die von ihr Befallenen neigen u.a. dazu, auf Impfungen besonders empfindlich zu reagieren oder gar Schäden durch eine nicht verkraftete Impfung davonzutragen.
(Die Hauptmittel gegen nicht verkraftete Impfungen sind **Thuja*** - der *Lebensbaum,* insbesondere, wenn der Bedürftige zu warzenartigen Auswüchsen an primären oder sekundären Geschlechtsteilen neigt, sodann **Silicea*,-** vor allem, wenn der Patient Krämpfe nach Impfungen bekommt und **Sulphur**).[31]

Die Sykosis hat eine auffallende Beziehung zu Warzen, Wucherungen, Tumoren und Cysten aller Art. Viele Eierstockscysten, Myome und dergleichen mehr, die da nach bestem Wissen und Gewissen herausoperiert werden, sind sykotischen Ursprungs. Nur eine gezielte Homöopathie befreit den Organismus hinterher von diesem eingefleischten Programm, denn wie leicht einzusehen ist, bleibt die Neigung zu ähnlichen Entartungen auch nach einer Operation bestehen.

---

[31] Näheres über *Impfen oder Nicht-Impfen,* im Kapitel über die *Reibungslose Entbindung,* weiter unten in diesem Werk.

MIASMATISCHE URSACHEN

Betrachten wir nun die Impotenz unter dem Gesichtspunkt einer zugrundeliegenden Sykosis noch etwas näher, so rückt wiederum als erstes **Thuja*** - der *Lebensbaum* ins Blickfeld.

Dieses Mittel galt HAHNEMANN als wichtigstes Antidot gegen das sykotische Miasma. Er fand darin eine Entsprechung zu dem überschießenden Wuchern krankhafter Gewächse auf und unter der Haut. In letzter Konsequenz können diese aufgefaßt werden als Projektionen von unerkannten Schattenanteilen aus dem eigenen Unbewußten an die Peripherie des Organismus.
Ein unvergeßliches Beispiel für diese Tatsache ist mir die Heilung eines jungen Homosexuellen, dessen Gesicht über und über von häßlichen Warzen entstellt war. Während der Behandlung mit LM-Potenzen des *Lebensbaums*, verschwanden die Warzen und der Mann kam zu der für ihn entsetzlichen Einsicht, daß er die ganzen Jahre über „ein Monster sein wollte". Erst die Versöhnung mit seiner Mutter, der er auf diese Weise seinen Protest gegenüber ihrer Einstellung zu ihm hatte zeigen wollen, bereinigte endgültig den haßerfüllten Hintergrund seiner äußeren Erscheinung.

In diesem Licht betrachtet, gewinnt das altbekannte „Mutter-Mal" plötzlich eine neue Bedeutung. Thuja-bedürftigen Menschen haftet ein Makel an.[32] Sie entstammen einem Milieu mehr oder weniger großer Lieblosigkeit und inneren Aus-gesetzt-Seins (man vergleiche das Wort „Aussatz"). Bisweilen geht das bis zu körperlichen Mißhandlungen und frühzeitiger sexueller Ausbeutung. Auf diese Weise wird die Psyche solcher Kinder „verdreht" und das entspricht den oftmals verdrehten Stämmen des abendländischen Lebensbaums.
Der Thuja-Patient hat einen Wall von Distanzierung und Vermeidung um seine inneren Wunden gelegt, deshalb ist es nicht einfach, solch einem Menschen wirklich nahe zu kommen. Thuja sucht Zugang zu seinen Gefühlen auf andere, indirekte Weise, z.B. durch künstlerische Tätigkeiten.

Sein Getrenntsein von der Erfahrung echter Liebe versucht Thuja durch häufig wechselnde Liebschaften auszugleichen. Begegnet

---

[32] von lat.: *makula* = „Fleck, Schandfleck, Loch".

solch einem Menschen wirklich die Liebe, kann er es häufig nicht fassen. Das unbewußte Glaubensmuster, daß er es nicht wert sei, geliebt zu werden, wirkt dann dahin, daß er immer wieder Handlungen begeht, die sein Gegenüber brüskieren, bis dieses das berühmte „Handtuch wirft". Es braucht viel Einfühlungsvermögen und ein großes Herz, um auf diese Herausforderungen von Thuja-Anwärtern nicht einzugehen, sie „aikido-mäßig" ins Leere laufen zu lassen, bis sie dann vielleicht einmal - vorzugsweise bei Musik (ähnlich Graphit) - zu weinen anfangen und ihr Schutzwall zusammenbricht.

Das ist die Quintessenz des Märchens vom „Froschkönig" oder von der „Schönen und dem Biest." Indem das Mädchen ihre häßliche Seite im Außen annimmt, verleibt sie sich gleichsam die noch unentdeckten Flecken ihrer eigenen Seelenlandkarte in verklärter Form ein.

Die unterdrückten niederen Elementale von Haß und Zorn können sich bei Thuja in der Vorstellung manifestieren, ein Tier rumore in den eigenen Gedärmen herum. In extremen Fällen stellt sich gar die fixe Idee ein, der Körper sei zerbrechlich, bestünde aus Glas oder Holz.

Man lese die vielen körperlichen Einzelsymptome in einer guten Arzneimittellehre nach.

Was die Geschlechtsteile angeht, so stechen vor allem an ihnen die Signale innerer Abwehr ins Auge: Gestielte und blumenkohlförmige, oder rosarote, fleischige Warzen, profuse Schweiße, Retraktion des vorzugsweise linken Hodens, pseudogonorrhoischer Ausfluß und häufige nächtliche Samenergüsse, die ein Brennen in der Harnröhre hinterlassen. Prostatavergrößerung oder gar Carcinome sowie mancherlei Entzündungen in diesem Bereich und natürlich die sykotisch bedingte Impotenz fallen in das Wirkungsspektrum von Thuja. Darüber hinaus allgemeine Rücken- und Gelenkbeschwerden nach unterdrückter Gonorrhoe.

Diese Symptomatik teilt sich Thuja mit der Tripper-Nosode **Medorrhinum***, als dem nächstwichtigen Mittel bei Folgen von unterdrückter Gonorrhoe, respektive einer hierdurch entstandenen Impotenz.

MIASMATISCHE URSACHEN

Dieser zur Arznei gewordene Krankheitsstoff wird aus dem verdünnten und danach durch Potenzierung in seine vergeistigte Form übergeführten Eiter aus (antibiotisch unbehandeltem) gonorrhoischem Ausfluß gewonnen, entspricht also einer *isopathischen*[33] Heilweise, bei der der Teufel quasi mit Beelzebub ausgetrieben wird.

Ähnlich Thuja entsteht die Wunde des Medorrhinum-Menschen durch das frühkindliche Verlassenheitsgefühl. Medorrhinum ist emotional noch dünnhäutiger als Thuja, was ihn oder sie auf der anderen Seite dazu befähigt, innerhalb der Gesellschaft beweglicher zu reagieren. Nachdem solche Charaktere oft schon als Kinder im Elternhaus sexueller Handlungen ansichtig wurden, entsteht eine frühzeitig geschürte Neugier auf alles Geschlechtliche. Das wird bald gewohnheitsmäßig und zusätzlich stimuliert durch den Konsum entsprechender Schriften oder Filme. Das überreizte Gehirn signalisiert dem Organismus seinen Wunsch nach einem Ventil und so weint der Organismus die Tränen der Seele über Absonderungen aus Augen, Nase, Ohren, Vagina oder Penis aus. Bei entsprechender Schwächung des Geschlechtsapparates genügt oft schon ein zu kaltes Bad, um den sog. Windtripper hervorzurufen.

Typisch für den sykotischen Harnröhrenausfluß ist sein oftmals fischiger Geruch. (Die Mittel Sanicula und Nitricum-acidum entsprechen dem Symptom: „wie Heringslake").

Ähnlich Sulfur bessern sich alle sonstigen Symptome, sobald Absonderungen, gleichgültig welcher Art einsetzen. Optimal - wenn im Verlauf einer Behandlung der ehemals durch antibiotische Maßnahmen unterdrückte Harnröhrenausfluß wieder einsetzt, um sich dann allmählich von selbst zu verlieren.

Ähnlich dem Schwefel hat auch Medorrhinum häufig heiße Fußsohlen, die nachts aus dem Bett gestreckt werden. Manchmal erkennt man solche Kandidaten auch an geschwollenen Unterlidern oder „Schweinsäuglein". Ein Verlangen nach grünem Obst, das Hin- und Herwerfen des Kopfes bei Schmerzen, die Gewohnheit in Knie-Ellenbogenlage zu schlafen, und eine Besserung aller Symptome am Meer, sind ebenfalls einige Charakteristika, die zur An-

---

[33] von griech.: *isos* = „das Gleiche".

wendung dieser großen Arznei hinführen können. Typisch für den Medorrhinum-Charakter ist seine Ungeduld, Unruhe und Erregung sowie seine Neigung zu Exzessen und Übertreibungen. Seiner sexuellen Phantasie sind keine Grenzen gesetzt. Er will einfach alles ausprobieren, vom Partnertausch und Gruppensex bis hin zu allen möglichen Perversionen.
Die Impotenz von Medorrhinum ist als letzte Konsequenz einer vormaligen Hypersexualität zu verstehen.

Der innere Sturm und Drang läßt ihn oder sie an den Nägeln kauen oder lauthals losbrüllen. Nichts kann diesen Menschen schnell genug gehen.
Alle Gefühlsäußerungen bewegen sich zwischen Extremen hin und her. So kann z.B. überschwengliche Tierliebe mit Grausamkeit und Tierquälerei abwechseln. Dementsprechend quälen ihn des Nachts häufig Träume von Mafia-ähnlichen Ausbeutereien und Schikanen.

Die eigentliche Ansteckung geschieht auf dem Boden der geistigen Entweihung und Verwahrlosung der geschlechtlichen Beziehungen. Der Massentourismus mit allen daraus entstehenden Möglichkeiten zur Promiskuität und Prostitution tut ein übriges zur Verbreitung der Sykosis.
Der „Medorrhinum-Typ" kann unter Matrosen, Marktschreiern und Prostituierten genauso gefunden werden wie unter Vertretern „im Außendienst" oder Schauspielern und Managern. In ihrer Kleidung bevorzugen diese Individuen meist auffallende Farben. Nichtsdestoweniger strahlt solch ein Mensch bisweilen *charisma*[34] aus.
Wir werden diesem großen Heilstoff wieder begegnen, wenn es um das Thema „Vielweiberei" geht.

Weitere Mittel bei Impotenz als Folge einer durchgemachten Tripperinfektion sind der schon besprochene Mönchspfeffer - **Agnus castus** sowie **Caladium**. Unter „ferner liefen..." sind da auch noch vermerkt, das Element Cobalt sowie Cubeba der *Cubebenpfeffer* und Hydrastis - die *Kanadische Gelbwurz*.

---

[34] griech.: *charisma* = „Gnadengeschenk, Sendebewußtsein".

MIASMATISCHE URSACHEN

Wenden wir uns noch kurz der Impotenz auf dem **Boden des syphilitischen Miasmas** zu, so sind die Hauptmittel **Mercurius - solubilis*** und seine Verbindungen sowie natürlich **Syphilinum***. Darüber hinaus eine Fülle anderer Antisyphilitica, denen KENT in seinem Repertorium eine eigene Rubrik gewidmet hat.
Dazu gehören vor allem die Iod-Verbindungen, allen voran **Arsenicum-jodatum***, sodann **Aurum*** und seine Verbindungen, schließlich noch **Nitricum-acidum***, **Phytolacca*** - die *nordamerikanische Kermesbeere* und **Silicea***, um nur die wichtigsten zu nennen.

Ein Urübel wie die Syphilis geht dabei gleich derart gründlich vor, daß sie die Impotenz bis in die Lebensessenz hinein pflanzt. Es atrophieren nämlich die Gonaden selbst. Die Verkümmerung der Hoden bei den von der Syphilis befallenen, erscheint wie ein Mahnmal, das zu sagen scheint, wer sich solch niedrigem Schwingungsniveau aussetzt, sei nicht würdig, das Lebenselixier, - jene kostbarste Möglichkeit zur Entwicklung von Bewußtsein -, zur Zeugung neuen Lebens zu verwenden.

Auch bei einer scheinbar auf den Penis selbst beschränkten Anomalie dürften miasmatische Ursachen im Hintergrund stehen. So kennen wir beispielsweise klar begrenzte, knorpelähnlich verhärtete Bindegewebswucherungen des Penis (*Induratio penis plastica*), welche vor allem ab dem 5. Lebensjahrzehnt auftreten. Während der Erektion kommt es dabei häufig zum schmerzhaften Abknicken des Gliedes. Die Behandlung solcher Erscheinungen ist langwierig und obliegt dem Fachmann.
Als Begleittherapie empfiehlt SCHLEIMER Dosen von 600 - 800 mg Vitamin E sowie eine Einnahme von **Berberis** - Tiefpotenzen (4x täglich 10-20 Tropfen einer D3).[35]
Die *Berberitze* ist überhaupt ein großartiger Heilstoff für viele Störungen des Urogenitaltraktes. Von Entzündungen der Nieren bis zu einer solchen der Samenstränge, der Prostata, der Hoden, können

---

[35] SCHLEIMER, JOCHEN: *Naturheilkundliche Behandlung männlicher Sexualstörungen,* S. 40 f.

wir Berberis häufig mit Erfolg einsetzen, selbst wenn sich das Mittel nicht ganz klar durch seine ihm eigene Symptomatik ausweist. Ein leicht zu erkennendes Leitsymptom ist der vom Rücken her einstrahlende, bisweilen stechende Nierenschmerz, der sich im Liegen verschlechtert.

Harnsaure Ablagerungen können nicht nur durch tiefe Potenzen gelockert werden, sondern reagieren auch oftmals gut auf LM-Potenzen oder Einzelgaben hoher C-Potenzen. Den Erfolg erkennen wir an einem Nachlassen der Schmerzen in Verbindung mit einer Eintrübung des Harns, wobei unter Umständen sogar Gries oder kleinere Steine abgehen können. (Achtung: Röntgenkontrolle bei Verdacht auf Nierensteine, zur Vermeidung eventuell möglicher Koliken!)

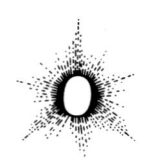

„Liebst Du, weil du dich im anderen suchst,
wirst du dich verlieren bei deiner Suche.
Wenn du gelernt hast zu lieben, ohne zu suchen,
wirst du nicht nur von selbst gefunden,
du wirst dich selbst finden."

PETER RABA

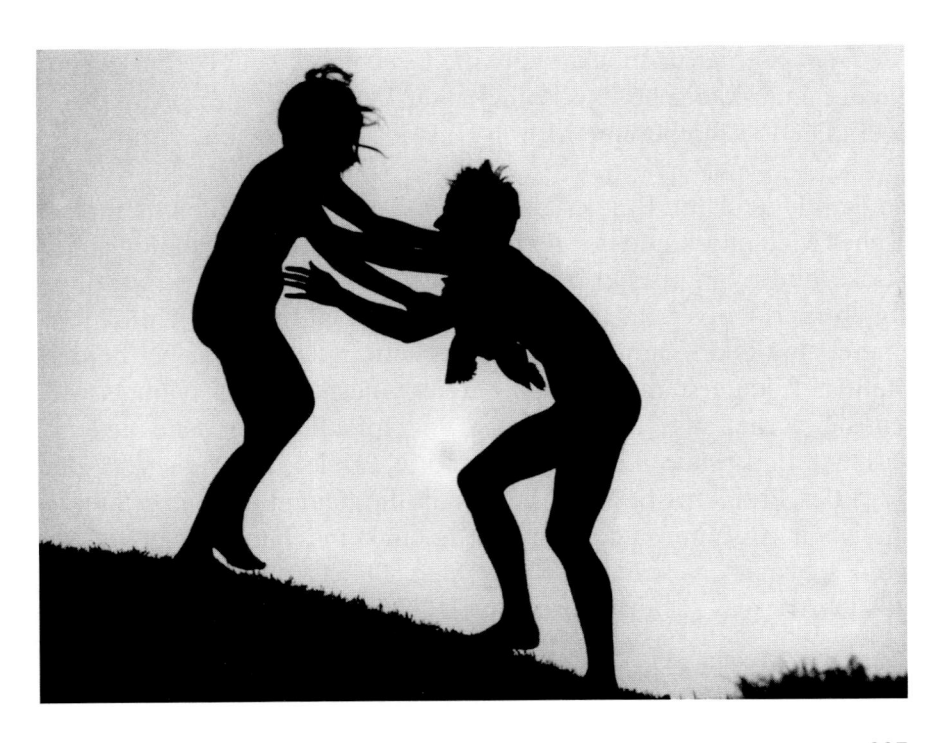

IMPOTENZ

Seid fruchtbar und mehret euch!
Oligospermie - ein Mangel an innerer Beweglichkeit

Das tiefsitzendste Zeichen von Impotenz haben wir in der garnicht so selten anzutreffenden Sterilität beider Geschlechter vor uns. Diese ist häufig, - ja fast immer - verbunden mit dem miasmatischen Untergrund.

Eine weniger gravierende Form beim Mann macht sich in der sogenannten *Oligospermie*[36] bemerkbar, also in zu wenigen oder nur geringfügig beweglichen Samenfäden.
Diese Form tritt meist auf infolge der Restriktion von Lebensenergie, verursacht durch eine seelische Blockade. Sie beruht auf falschen Glaubensmustern, das Leben, die Lust und die Liebe betreffend.
Sowohl psychotherapeutische wie homöopathische Interventionen sind möglich und meistens von Erfolg gekrönt, wenn sich auf die eine oder andere Weise ein grundlegender Wandel in der Gesinnung der Liebespartner einstellt.
Als Beispiel hierfür möchte ich eine Geschichte zum besten geben, die der amerikanische Psychotherapeut JAY HALEY in seinem Buch über „Die Psychotherapie Milton H. Ericksons" erzählt.

Zu dem legendären ERICKSON, einem Genie im Erzählen therapeutischer Metaphern und der Anwendung aller Arten psychologischer Tricks und hypnotischer Suggestionen, kam eines Tages ein dreißigjähriger Universitätsprofessor, der sich auf einem Uniball in eine ebenfalls dreißigjährige Frau verliebt hatte. Es war bei beiden Liebe auf den ersten Blick und bereits innerhalb eines Monats waren sie verheiratet. Drei Jahre später sprachen sie dann äußerst verlegen und prüde herumdrucksend in Ericksons Praxis vor. Der Kern des Problems bestand darin, daß die beiden nach drei Jahren ehelichen Zusammenseins immer noch keine Kinder hatten, obwohl sie sich das sehnlich wünschten. Die formelle und hochgestellte Art wie sie das vorbrachten, spricht für sich und brachte

---

[36] von griech.: oligos = „wenig" und *sperma* = „Samen".

Erickson wieder einmal sofort auf eine Idee, wie er den beiden helfen könne. Hier der Bericht des Professors in wörtlicher Rede:

„Meine Frau und ich sind zu der Überzeugung gelangt, daß es am besten ist, wenn ich unser Problem ohne Umschweife darlege. Die Schwierigkeit die wir haben, gefährdet und zerstört unsere Ehe. Auf Grund unseres Wunsches nach Kindern pflegen wir den ehelichen Beischlaf mit allen physiologischen Voraussetzungen jede Nacht und jeden Morgen im Hinblick auf das Zeugungsziel. An Sonn- und Feiertagen pflegten wir den ehelichen Beischlaf mit allen physiologischen Voraussetzungen bis zu viermal täglich im Hinblick auf unsere prokreative Zielsetzung. Wir verzeichneten kein physisches Versagen und hätten es auch nicht zugelassen. Als Folge unserer frustrierten Fortpflanzungswünsche wird der eheliche Beischlaf jedoch je länger umso unangenehmer, was aber unsere Fortpflanzungs-Bemühungen in keiner Weise tangiert. Was uns hingegen bekümmert, ist wachsende, gegenseitige Ungeduld, die wir empfinden. Deshalb nehmen wir auch ihre Hilfe in Anspruch, da jede andere medizinische Hilfe bis jetzt versagt hat."

Hier unterbrach nun Erickson den Redefluß des Professors und bat ihn zu schweigen, um seiner Frau Gelegenheit zu geben, die Geschichte mit ihren Worten und auf ihre Weise zu erzählen. Diese drückte sich jedoch auf dieselbe pedantische Weise aus wie ihr Mann, höchstens noch um eine Spur verlegener. Nachdem sie geendet hatte meinte Erickson:

„Ich kann Ihnen helfen, aber es setzt eine Schock-Therapie voraus. Keinen elektrischen Schock oder physikalischen Schock, der Schock wird psychologischer Natur sein. Ich werde sie beide ungefähr fünfzehn Minuten alleine im Zimmer lassen, damit sie sich darüber einig werden können, ob Sie bereit sind, einen psychologischen Schock zu ertragen. Nach Ablauf dieser Frist werde ich ins Zimmer zurückkehren und Ihre Entscheidung entgegennehmen und mich ihr beugen."

Erickson verließ darauf die beiden, kam nach Ablauf seiner selbstgesetzten Frist zurück und sagte: „Wie lautet Ihre Antwort?"

Der Mann sagte:

„Wir haben die Angelegenheit nach objektiven und subjektiven Gesichtspunkten genau durchbesprochen und sind zu dem Schluß gekommen, daß wir bereit sind, irgendetwas zu ertragen, das unserem Wunsch nach Fortpflanzung Rechnung trägt.

Erickson rückversicherte sich bei der Frau: „Sind Sie völlig damit einverstanden?

Sie antwortete: „Ja, das bin ich".

Erickson erklärte noch einmal, daß der Schock psychologischer Natur sein, ihre Gefühle stark berühren und überhaupt eine große Belastung sein werde. Er schlug vor, daß sich die beiden an ihren Stühlen festhalten und ihm gut zuhören sollten. Nachdem er den Schock ausgelöst haben würde, bat er sich aus, daß die beiden absolutes Schweigen zu bewahren hätten und dieses Schweigen auf dem gesamten Nachhauseweg aufrecht erhalten werden müsse, danach seien sie frei. Indem er im weiteren Verlauf zuerst geschickt Rapport mit der Geisteshaltung seiner Klienten herstellte, indem er deren gestelzten Sprachduktus übernahm und sich dadurch ihnen ähnlich machte, sagte er:

„Jetzt halten Sie sich fest, der psychologische Schock kommt. Er lautet folgendermaßen: Während drei Jahren pflegen Sie den ehelichen Beischlaf mit allen physiologischen Voraussetzungen im Hinblick auf Ihre prokreative Zielsetzung mindestens zweimal täglich, manchmal sogar viermal innerhalb vierundzwanzig Stunden, und trotzdem ist Ihnen Ihr Wunsch nach Fortpflanzung versagt geblieben. - Hergott noch einmal, warum vögeln Sie nicht einmal zum Spaß miteinander und danken dem Hergott, daß sie in den nächsten Monaten keinen dicken Bauch kriegt. Jetzt gehen Sie bitte".

Später erfuhr Erickson, daß die beiden tatsächlich während der ganzen Heimfahrt geschwiegen hatten und ihnen „vieles" durch den Kopf gegangen war. Als sie dann endlich zuhause angelangt waren, so erzählte der Ehemann, -

„konnten wir nicht einmal warten bis wir im Schlafzimmer waren. Wir legten uns einfach auf den Boden. Wir pflegten nicht den ehelichen Beischlaf, sondern wir hatten einfach Spaß. Die drei Monate sind noch nicht einmal vorbei und meine Frau ist schwanger."

Als Erickson die beiden neun Monate später aufsuchte, um sich das Kind anzusehen, merkte er sehr schnell, daß sie sich nicht mehr in der umständlichen, hochtrabenden Sprache von früher ausdrückten,

OLIGOSPERMIE

sondern in einem ganz normalen Ton und sogar anzügliche Witze erzählen konnten.
Die Flut unterdrückter Gedanken, die während der Fahrt nachhause in ihnen hochgebrandet war, ohne daß sie sich in Worten hätte kundtun dürfen, führte zu einem Durchbruch der natürlichen Gefühle, die sicher auch die bis dahin unbewußt festgehaltenen Spermien zu bisher nicht gekannter Aktivität anspornte. Daraufhin befragt, was genau sich damals bei der Annäherung an das eigene Heim in ihren Köpfen abgespielt hätte, meinten sie, das wüßten sie nicht mehr so genau, es sei ihnen lediglich in Erinnerung, daß ihre Gedanken immer erotischer geworden seien.

Homöopathische Mittel gegen die Unterdrückung von Gefühlen sind ebenfalls in reicher Fülle vorhanden. Ich habe diese Geschichte jedoch an den Anfang gestellt, weil sie auf elegante und humorvolle Weise darlegt, daß es letztlich egal ist, auf welche Weise die homöopathische Botschaft dem Unbewußten eingegeben wird-, durch Worte oder Kügelchen.
Indem Erickson zuerst durch Nachahmung des gestelzten Sprachstils sich seinen Klienten ähnlich gemacht hatte, sodaß sie ihm innerlich willig folgten, setzte er dann urplötzlich einen Kontrapunkt, der die eingelernten Verhaltensmuster der beiden auf den Kopf stellte.
Wäre man vor der Aufgabe gestanden, an diesen Fall homöopathisch heranzugehen, so hätte vom Stagnationszustand der Lebensenergie her, vielleicht **Conium** einiges ausrichten können. Geht man die Sache allerdings mehr von der Charakterseite her an, so hätte wohl **Silicea** am ehesten Chancen gehabt, eine innerseelische Umstrukturierung vorzunehmen. Kein Mittel der gesamten Materia-Medica-Homöopathica ist gewissenhafter und mehr auf „Reinheit" bedacht, als der Bergkristall. Noch dazu finden wir Silicea zweiwertig in der Rubrik STERILITÄT. Auch **Lycopodium** hätte eventuell Chancen gehabt, das gestelzte Gehabe der beiden über den Haufen zu rennen.
Nachdem Frauen mehr unter diesem Manko leiden, als Männer, werden wir über Sterilität am Ende des folgenden Kapitels sprechen, in dem wir uns der weiblichen Impotenz zuwenden.

„Welches ist der unsensibelste Teil des Penis?"
„Der Mann!"

JOKES FOR WOMEN ONLY
(Amerikanisches Witzbuch)

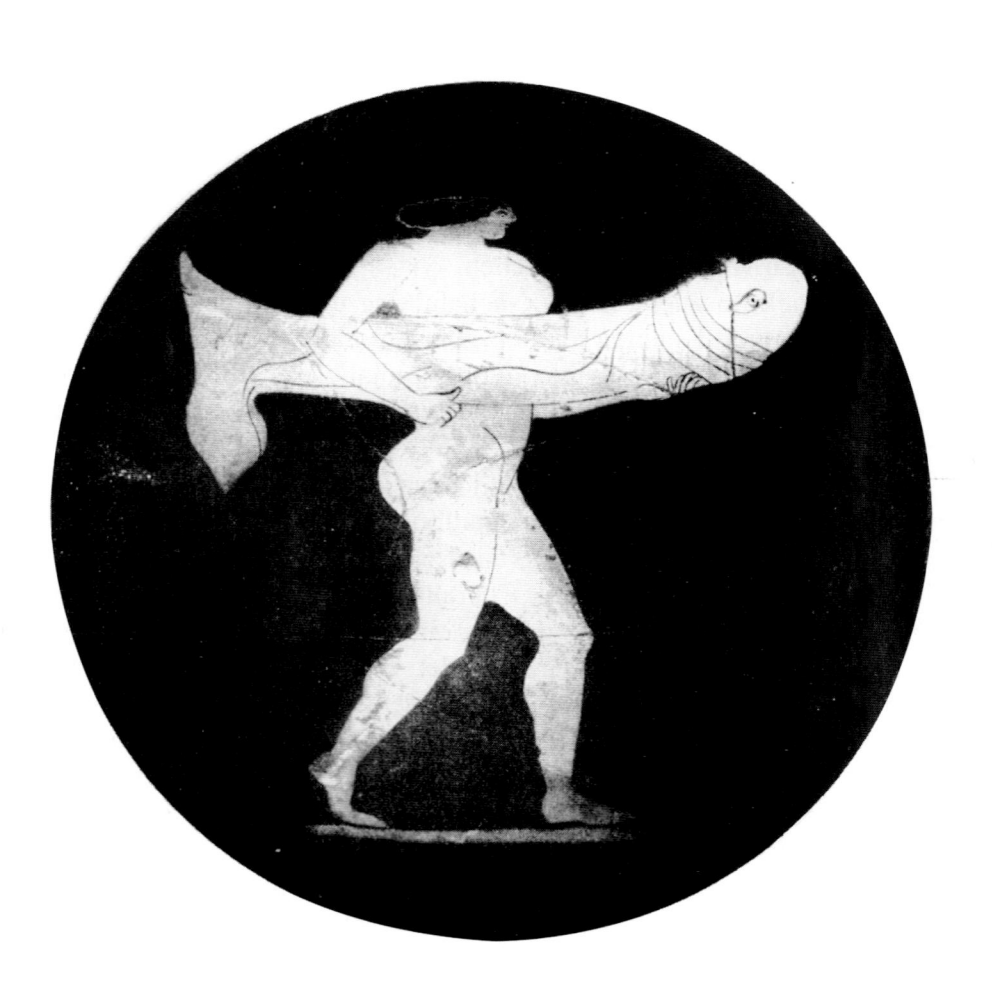

Die Impotenz der Frau

Frigidität - eine besondere Fähigkeit mit dem Körper „nein" zu sagen

Dieser Satz geht auf den persischen Therapeuten PESESCHKIAN zurück. Er deutet auf diese Weise ein als Manko angesehenes Verhalten in eine besondere Fähigkeit um und hat damit sicher garnicht so unrecht. Außerdem ehrt es die Frau, wenn man ihre abweisende Haltung gegenüber geschlechtlichen Handlungen nicht einfach als „Gefühlskälte" abtut. Man möge sich vielmehr überlegen, wie es dazu kam. Denn angeboren ist solch ein Verhalten einer Frau nicht unbedingt. Schlechte Erfahrungen einerseits oder auch hier wieder ein Mangel an Selbstbewußtsein, verbunden mit einengenden Glaubensmustern andererseits, führen zu Reaktionsmustern, die Männer gerne auf recht oberflächliche Weise mit dem Ausdruck „frigide" - also „kalt" - abtun.

Man überlege sich, ob es nicht klüger wäre, zu sagen: Es gibt von Natur aus keine frigiden Frauen, sondern höchstens Frauen, die von Männern falsch behandelt werden. Wenn wir an die Jahrhunderte alte brutale Unterjochung der Frau durch den Mann denken, nimmt es nicht wunder, daß dadurch genau das abstirbt, was der Mann sich in einer Verbindung mit der Frau am meisten wünscht: Lustvolles Fließen von Gefühlen und Körpersäften.

In der Psychotherapie - respektive beim Neurolinguistischen Programmieren (NLP) - gehen wir davon aus, daß es keine einzige Verhaltensweise eines Menschen gibt, die schlecht wäre. So verhält sich also jeder - entsprechend dem Bewußtseinsstand, den er gerade hat, - bestmöglich. Deuten wir sogenannte negative Verhaltensweisen um in besondere Fähigkeiten, so tauchen meist wie von selbst dahinter die das Verhalten auslösenden Ursachen auf. Daraufhin können wir damit beginnen, diese zu verändern.

Bei der Arbeit mit einer angeblich frigiden Frau, gelang es der schon erwähnten LESLIE CAMERON BANDLER, aus den Augenbe-

wegungen der Klientin, Zugangshinweise auf das zu erhalten, was sich intern in ihr abspielte, während sie sich mit ihrem Mann dem Liebesspiel hingab.[37] Da tauchten nämlich - von der Klientin bislang überhaupt nicht bemerkt -, zwei innere Stimmen auf, die verhinderten, daß sie sich vollkommen loslassen konnte, um einen beglückenden Orgasmus zu erleben. Das war einmal die Stimme ihrer Mutter, die sich einzumischen begann, wenn sich die Frau dem Höhepunkt näherte, was eine gewisse Schamlosigkeit - im besten Sinne dieses Wortes - erforderte. Diese Stimme sagte in etwa: „Ein anständiges Mädchen tut das nicht" und dann war da auch noch eine andere Stimme. Das war ihre eigene. Die hörte sich an wie: „Du schaffst das nie, du schaffst es nie"!
Diese Frau war ein stark auditiv ausgerichteter Mensch, das heißt, sie reagierte vorzugsweise auf Reize, die ihr über das Gehör und weniger über das Auge zugeführt wurden, was ihr bislang nicht bewußt gewesen war.

Sie wurde nun angewiesen, ihre Mutter - in ihrer Vorstellung aus ihrem Schlafzimmer heraus und in die Küche hinein zu befördern, - um ihr dort eine neue Aufgabe zuzuweisen, nämlich, der Tochter mit ihren guten Rezepturen beim Kochen beizustehen.
Dabei war es erforderlich, daß die Klientin lernte, auf welche Weise sie dieses Begehren, der etwas dominanten Mutter begreiflich machen konnte, etwa mit den Worten: „Mutter, horch zu, - ich bin eine reife erwachsene Frau, mit einem Recht auf ein glückliches und erfülltes Liebesleben. Was ich in meinem Schlafzimmer mit meinem Mann treibe, geht dich nichts an."
Dieser innere Dialog wurde solange fortgeführt, bis sowohl die Therapeutin wie die Klientin mit der Veränderung des inneren Films zufrieden waren.
Im zweiten Schritt lernte die Frau, ihre eigene Stimme dazu zu benutzen, sich zu sagen, was ihr Mann gerade Lustvolles mit ihr anstellte und wie das ihre Erregung steigerte.

---

[37] Die Bewegung der Augen in verschiedene Richtungen läßt Rückschlüsse darauf zu, auf welche Weise ein Mensch innerlich Informationen abruft, ob sich seine gegenwärtigen Beobachtungen auf einer visuellen, auditiven oder kinästhetischen - also gefühlsmäßigen Ebene, abspielen.

FRIGIDITÄT

Als auch das zu einem festen Programm geworden war, stand einem erfüllten Liebesleben nichts mehr im Wege und innerhalb von wenigen Tagen erlebte diese angeblich frigide Frau, die schönsten Orgasmen.

Viele Männer halten ein verbales Nein für ein Ja, gemäß dem alten Spruch, „Wenn eine Frau Nein sagt, meint sie Ja". Solcherart bedrängt, wehrt sich die Frau, indem sie mit ihrem Körper ausdrückt, daß sie nicht will. Das kann dann zu einem fest integrierten Bestandteil ihres Verhaltens werden, besonders wenn sich die Frau unter dem Druck sieht, dieses Programm jeden Tag aufs neue zu installieren -, beispielsweise an ihrem Arbeitsplatz.
Viele Frauen geraten gerade hier enorm in Bedrängnis, weil mächtige Vorgesetzte das alte erpresserische Spiel betreiben, eine Untergebene zu protegieren, wenn sie ihnen zu willen ist, ihr aber das Leben zur Hölle zu machen, oder gar dafür zu sorgen, daß die Frau ihre Stelle verliert, wenn sie sich ihnen auf Dauer verweigert.

In der Seele der Frau kann das zu einer Verhärtung gegenüber allen anderen Männern führen, die dann unterschiedslos in denselben Topf „alle Männer sind Schweine", geworfen werden.

Das kann zur Folge haben, daß jedes Verlangen nach geschlechtlicher Vereinigung in solchen Frauen erstirbt und sie auch unfähig bleiben, Lust zu empfinden, selbst wenn sie auf einen Mann stoßen, mit dem sie sich ansonsten gut verstehen.

Oftmals schlummern bereits abgestürzte und dadurch schwer zugängliche Programme dieser Art im Unterbewußtsein des weiblichen Wesens und sind ohne therapeutischen Einsatz nicht mehr zu entwurzeln. Fast immer stößt man bei der Arbeit mit solchen Patientinnen auf traumatische Erlebnisse in der Kindheit, von sexueller Nötigung bis hin zur Vergewaltigung in jungen Jahren. Auch eine Abtreibung kann zur Folge haben, daß die Frau über lange Zeit jegliches Interesse an sexueller Betätigung verliert.

Arbeitet man mit dem BACH-Blüten-System, so kann bei derlei Fällen oft schon eine entscheidende Veränderung und Verbesserung der Seelenhaltung mit folgender Mischung erzielt werden:

Chestnut-Bud - die *Kastanienblüte*
Sie schafft den Boden für die Etablierung neuer Denkstrukturen und Lernprozesse.
Walnut - die *Walnußblüte*
Sie verleiht den nötigen Schutz auf einer übergeordneten Ebene, umhüllt mit einer unsichtbaren Schale und öffnet das Bewußtsein für einen Neubeginn.
Willow - die Blüte der *Trauerweide.*
Sie führt heraus aus dem Festgefahrensein in einem Zustand der Verhärtung und Verbitterung. Der „Blick zurück im Zorn" weicht einer Einstellung der Vergebung, des inneren Verzeihens. Die „Trauerweide" verschwindet auch äußerlich aus den Gesichtszügen der Patientin. Gleichzeitig wirken die Tropfen lösend auf die meist in diesen Fällen gestörte und schmerzhaft verlaufende monatliche Blutung ein.
Star of Bethlehem - der *goldige Milchstern* ist, wie schon bemerkt, das Hauptmittel der BACH-Blütenskala zur Aufweichung von im Zellgedächtnis festgehaltenen traumatischen Inhalten.

Was hat nun die Klassische Homöopathie für derlei Fälle anzubieten?

Nun, da diese Heilkunst sehr unterschiedlichen Sachverhalten gerecht wird, erlaubt sie uns auch eine sehr differenzierte Feinabstimmung, entsprechend der individuellen Symptomatik und den dahinterliegenden ursächlichen Zusammenhängen.

FRIGIDITÄT

Mangelndes Verlangen oder Verlust an Empfindung?

Wenn wir von der Frigidität der Frau sprechen, meinen wir damit nicht nur die mangelnde Fähigkeit, zum Orgasmus zu kommen. Es kann sich auch einfach um Frauen handeln, die an einer geschlechtlichen Vereinigung mit ihrem Partner uninteressiert sind. Sodann gibt es Frauen, die zwar daran interessiert wären, jedoch ihre Empfindungsfähigkeit aus unterschiedlichen Gründen verloren haben.

Das mangelnde Verlangen finden wir unter der KENT-Rubrik
GESCHLECHTSORGANE WEIBLICH / VERLANGEN VERMINDERT:
Der Verlust an Empfindungsvermögen steht unter
GESCHLECHTSORGANE /WEIBLICH/TROCKENHEIT/VAGINA

Das am meisten ins Auge stechende Mittel bei abgestorbenem Verlangen ist das als einziges fett gedruckte **Causticum** - HAHNEMANNs *Ätzkalk.* Als nächstwichtige entdecken wir hier wieder das uns mittlerweile schon etwas vertraute **Sepia** sowie die zwei klassischen „Kummer-Mittel" **Natrium-muriaticum** und **Phosphoricum-acidum.**
In einer synonymen Rubrik: GEFÜHLLOSIGKEIT/VAGINA, entdecken wir noch die zweiwertigen Mittel: **Berberis** - die *Berberitze,* **Bromum** - das Halogen *Brom* sowie **Ferrum-metallicum** - *Eisen* und **Ferrum-muriaticum** - das *Salz des Eisens.* Außerdem **Phosphor** und **Sepia**. Einwertig sind hier Alumina, Cannabis-sativa - der *kultivierte, ostindische Hanf,* sowie Kalium-bromatum vertreten.

Dieses letztere Mittel, - **Kalium-bromatum** -, kann darüber hinaus auch bei einem Verlust des Sexualverlangens des „starken Geschlechts" angezeigt sein. Wenn in der Folge eines sexuell ausschweifenden Lebenswandels frühzeitig ein Gedächtnisverlust einsetzt und der Leidende in Melancholie versinkt, kann es mit Aussicht auf Erfolg eingesetzt werden. Ein auffallendes psychisches Leitsymptom besteht bisweilen in der Wahnvorstellung, verfolgt oder vergiftet zu werden, einer Verschwörung gegen die eigene Person ausgesetzt, - oder göttlichem Zorn ausgeliefert - zu sein.

Causticum
Der Mensch im Fegefeuer

Die Ursubstanz für diese alchemistische Kunstschöpfung des Altmeisters Hahnemann ist weißer **Marmor aus Carrara**, wie schon unter den Betrachtungen zum Hochmut festgestellt. Dieser besteht aus den verdichteten Schalen und Skeletten fossiler Tierleichen aus den Urmeeren. Das Ausgangsmaterial hat also einen Bezug zu Erstarrung, Erlahmung und Versteinerung im kranken Organismus. Schon bei der Betrachtung der äußeren Marmorstruktur weht uns diese Kühle an und nicht zufällig ist Marmor das bevorzugte Material für Grabsteine.

Bei der Herstellung des Urstoffs für die Potenzierung durchläuft der zermahlene Marmor einen komplizierten alchemistischen Verwandlungsprozeß des Brennens, Löschens und und sogar des Quellens, denn unter anderem entsteht dabei auch eine Lauge. Die Informationen all dieser Vorgänge speichert das Endprodukt zusätzlich in seinen feinstofflichen „Elektronen-Disketten".

Dieser Ausgangsstoff für die Potenzierung trägt also die Idee des Gebrannt-Seins, der Verätzung und endlichen Läuterung in sich. So wird uns Causticum überall da wieder begegnen, wo wir es mit seelischen Brandwunden, Austrocknung und einer abartigen Neigung zum Tod und zu toter Materie zu tun haben.

Die Symptomatik welche nach Causticum verlangt, resultiert aus einer Thematik, die sich um Begriffe wie zehrendes, „auf der Seele brennendes" Leid, Grausamkeit, Gerechtigkeitsfanatismus und Märtyrertum rankt, worunter in diesem Falle eine Aufopferung für andere oder ein übertriebenes Mitleiden gemeint ist. Es kann sich um Menschen handeln, die einen anderen bis zum Ableben gepflegt haben, Menschen, die sofort mitweinen, wenn jemand weint und solche, die alles verschenken, weil sie garnicht mehr wissen, was es heißt, eigene Wünsche zu haben. Sie sind unauffällig und bescheiden und handeln nach dem Motto: „Einer trage des anderen Last." Es ist als wollten sie Sühne leisten für ein Verbrechen, von dem sie garnichts mehr wissen. Ihr innerster Wunsch richtet sich nach der Aufhebung

allen Leids, verbunden mit dem Verlangen nach Verbrüderung aller Menschen.
Derlei Glaubensmuster, die sich am Leid als der allein vorantreibenden Kraft für die Entwicklung einer menschlichen Ethik orientieren, reichen unter Umständen Jahrhunderte weit zurück und können aus Erfahrungen in der Zeit der Kreuzzüge oder Inquisition erwachsen sein.
Bei Behinderten, schielenden oder stotternden Kindern, können wir unter Umständen mit Causticum Erfolge erzielen, bei Menschen, die einen Unfall nicht verkraftet haben, die gleichsam wie vom Schicksal verätzt wirken und ein ausgeprägtes Verlangen nach Anerkennung und Sympathie entwickeln.

Ein fanatischer Gerechtigkeitssinn ist typisch für Causticum. Solche Menschen gehen für andere auf die Barrikaden. Dabei kann sich eine ausgeprägte Intoleranz gegenüber jeglicher Autorität entwickeln, sodaß wir diesen Typus durchaus auch unter Revoluzzern und Anarchisten finden, deren harter, herausfordernder Kern unter dem Mantel an äußerer Gefälligkeit und Einfühlsamkeit in Streßsituationen hervortritt.
Darüber hinaus entdecken wir sie in dienenden Berufen, z.B. als Alten- und Krankenpfleger, als Mönch oder Nonne, als Sonderschullehrer, Familienhelfer, Telephonseelsorger, Sozialarbeiter oder Psychotherapeut.
In seiner Kleidung bevorzugt Causticum meist dunkle und graue - in jeder Hinsicht unauffällige - Töne.
Mutter THERESA oder ELISABETH-KÜBLER-ROSS könnten als Beispiele herangezogen werden, um diesen Menschentyp näher zu kennzeichnen, wenngleich natürlich eine Entscheidung für Causticum im einen oder anderen Fall sich immer nach den wahlanzeigenden Einzelsymptomen richten muß.

In der Kunst wird die Causticum-Symptomatik wohl am intensivsten in DANTES *Göttlicher Kommödie* angeschlagen.

Abartige sexuelle Neigungen und Perversionen, geboren aus einem brennenden Seelenschmerz oder ein völliges Abgestorbensein jeglichen sexuellen Verlangens bringen uns vielleicht auf die Fährte von Causticum, wie wir später noch sehen werden, wenn es um Perversionen geht.

Eine Trias von *Laryngitis* („ihm ist die Luft weggeblieben") mit Heiserkeit bis zur Stimmlosigkeit, *Urethritis* (z.B. Bettnässen im ersten Schlaf) und *Ekzemen* läßt ebenfalls an Causticum denken.
Auch brennende Schmerzen sind typisch, von der äußeren Brandwunde bis zum brennenden Seelenschmerz.
Vergessen wir nicht: Causticum ist einer der fünf großen „Brenner" unter den homöopathischen Heilstoffen. Die anderen vier sind Arsen, Cantharis, Phosphor und Sulphur.

Sepia
Verletzung der weiblichen Würde

Das nächstwichtige Mittel bei mangelndem Verlangen ist ganz sicher **Sepia**. Wir wollen diese Meeresschnecke ohne Haus noch ein wenig intensiver betrachten, denn wie sich herausstellen wird, liefert sie uns wohl eine der wichtigsten Arzneien überhaupt und ganz speziell einen Heilstoff zur Korrektur der Disregulationen von Psyche und Körper im Zusammenhang mit der weiblichen Sexualität. Sepia paßt auf viele Störungen der Monatsblutung im allgemeinen und auf klimakterische Beschwerden im besonderen. Es ist neben Lachesis das wohl bedeutendste Mittel bei Folgen von arteficieller Unterdrückung der monatlichen Regel (z.B. durch frühzeitige Uterusexstirpation).

Über das scheue Wesen des Sepia-Tieres und den praktisch nicht stattfindenden Geschlechtsakt haben wir schon gesprochen. Eine weitere wichtige Signatur gibt uns der Tintenfisch durch seine Art der Fortbewegung. Er ergreift schnell die Flucht und legt dabei den Rückwärtsgang ein. Wird er angegriffen, so hüllt er sich in eine dunkle Tintenwolke und versucht auf diese Weise einer Konfrontation zu entgehen. Auf den Menschen - respektive die Frau angewandt, bedeutet das einen Rückzug von den am meisten geliebten Menschen, dem Ehemann oder den eigenen Kindern. Eine dunkle

Wolke von Depression umhüllt diese Frauen, die intensiv seelisch und körperlich leiden und ähnlich Medorrhinum oder Pulsatilla beim Erzählen ihres Leids in Tränen ausbrechen.

Die Geisteshaltung der Tarnung und Abkehr von Beziehungen geschieht aus Angst vor Verletzungen. Eine „Vernebelungstaktik", die der Tintenfisch gegenüber seinen Feinden anwendet, ist typisch für die Sepia-Frau, die gerne einer direkten Konfrontation ausweicht.

Das potenzierte Pharmakon wird übrigens aus der Tinte der Tiere gewonnen, die zum großen Teil aus Melanin besteht, welches beim Menschen die Hautpigmentierung besorgt. Die Beziehung der Arznei zu gestörten Abläufen an der Peripherie des Organismus ist unübersehbar. Sowohl Sommersprossen bis hin zu größeren gelblich-braunen Verfärbungen, Leberflecken und hornigen Warzen, all solche Erscheinungen auf der Haut können unter Umständen dem therapeutischen Spielraum von Sepia zugänglich sein.

Der Bezug zur Sexualsphäre vor allem der Frau wird vollends deutlich, wenn wir uns die Form des Tieres vor Augen rufen. Es sieht aus, wie ein Gebärmutterschlauch und besteht ähnlich dem Uterus aus einem Hohlmuskel. Schneidet man ihn in Ringe, so entsprechen diese den ringförmigen Hautausschlägen, die für den Sepia-Menschen typisch sind und welche seine innere Ringwallbildung auf der Haut zum Ausdruck bringen.

Sepia-Frauen vermeiden es, die eigene dunkle Seite ihres Wesens anzunehmen, geschweige denn, diese auszuleben. Da vor allem die triebhaft erotische Seite der Persönlichkeit negativ besetzt ist, vermeiden diese Frauen gerne die direkte Begegnung mit dem anderen Geschlecht.

Die Ablehnung des Männlichen führt bisweilen dazu, daß der von ihnen abgelehnte Pol in der eigenen Physiognomie ausgedrückt wird, indem sie selbst zu maskulinem Aussehen neigen, was sich in einem breitem Beckengürtel oder dem Ansatz einer Behaarung über der Oberlippe kundtut.

Das kann unter Umständen ganz einfach dadurch entstanden sein, daß das junge Menschenkind schon als Baby die Ablehnung ihres Vaters zu spüren bekam, der sich einen Sohn gewünscht hatte. Aus Sehnsucht nach Liebe und Zuwendung versucht es nun unbewußt der Vorstellung dieses Elternteils gerecht zu werden, klettert frühzeitig auf Bäume oder vollbringt andere Taten, die zeigen, daß sie es mit jedem Jungen aufnehmen kann. Anhand der vielen Sepia-Fälle, die dem klassischen Homöopathien im Laufe der Jahre begegnen, drängt sich der Verdacht auf, daß diese Frauen es den Männern irgendwie gleichtun wollen, um nicht mehr die Unterlegenen zu sein. Deswegen kommt Sepia nicht so häufig zur Anwendung beim Typ einer devoten Masochistin. Man findet Sepia eher unter den Karrierefrauen und sogenannten Emanzen, die mit viel kämpferischem Idealismus für die Rechte der Frau eintreten. Dahinter verbirgt sich eine Trauer der weiblichen Seele über die verlorene Einheit mit dem männlichen Pol, der versuchsweise über die eigene Persönlichkeit ausgelebt wird, ohne daß eine wirkliche Versöhnung stattgefunden hat. In solchen Fällen kann diese Arznei Wunder wirken, da sie die inneren Verhärtungen zum Schmelzen bringt.

Andere Verwundungen die zu einer Sepia-Symptomatik führen, können in entwürdigenden Abtreibungserlebnissen oder den Folgen einer nicht verkrafteten Vergewaltigung begründet sein. Auf jeden Fall ist die eigentliche *Ätiologie* der Störung zurückzuführen auf eine Verletzung der weiblichen Würde. Das kann zu einer unbewußten Auflehnung gegen die Ausbildung attraktiver Körperformen und einem verbindlichen Wesen führen, gleichsam als Schutz gegen männliche Annäherung.

Wo die Sehnsucht nach Verschmelzung unerfüllt bleibt, weicht die Sepia-Frau häufig aus in lesbische Beziehungen. Oder sie fühlt sich angezogen von sehr weiblichen Männern ohne Macho-Allüren. Auf alle Fälle muß es ein „gleichwertiger" Partner sein, ein Lehrer oder „Guru". Der eigene Mann - so sie verheiratet ist -, wird als eine Art Ersatzvater benutzt.
Viel unterdrückte Aggressivität steckt in einer dunklen Wolke aus Resignation. Der Tintenfisch kann auch urplötzlich aus seiner dunklen Höhle hervorschießen und einem Beutetier mit seinem gekrümmten papageienähnlichen Schnabel den Kopf abbeißen. Danach zieht er sich sofort wieder zurück.

FRIGIDITÄT/SEPIA

Die Sepia-Frau befindet sich zwar ständig auf dem Rückzug, reagiert aber äußerst empfindlich und beleidigt, wenn man ihr keine Beachtung schenkt. Das erinnert an den sprichwörtlichen „Hausdrachen", für den Liebe - vor allem was den Austausch körperlicher Zärtlichkeiten angeht -, nur Pflichterfüllung bedeutet. Zumindest ist eine „Einstimmungsphase" von großer Wichtigkeit.
Oft muß sich der Mann das Schäferstündchen auch erst verdienen, oder die Frau wird böse bei der Entdeckung ihrer Lustgefühle und reagiert mit einem: „Jetzt hast Du mich doch wieder rumgekriegt!" Auch mit der seit Jahrhunderten bekannten Migräne kontert die Sepia-Frau, wenn sie von Sex nichts wissen will.

Oder aber, die Fähigkeit zur Lustempfindung ist gänzlich abgestorben, was sich in einer auffallenden und schmerzhaften Trokkenheit der Geschlechtsteile kundtut. Ähnlich trocken in diesen Bereichen ist nur noch Natrium-muriaticum. Sepia neigt darüber hinaus zu allen möglichen Gebärmutteranomalien, vom Knick über die Senkung bis zum Vorfall. Deshalb ist das Mittel auch hervorragend geeignet zur Vermeidung von drohender Fehlgeburt, vor allem in den späten Monaten der Schwangerschaft.

Stellt der Mann Kerzen auf und schwängert die Luft mit dem Duft ätherischer Öle von Ylang-Ylang über Patchouli bis zur Rose, dann hat er vielleicht die Chance, seine Frau ebenfalls zu schwängern. Eine Sepia-Frau hat nämlich nicht unbedingt den Wunsch nach eigenen Kindern.
Das klingt nun freilich alles ein wenig extrem und muß auch keineswegs in jedem Fall so ablaufen, aber gerade an einer Karikatur kann man ja oft Wesenszüge besonders gut ablesen. Das erinnert mich an einen etwas boshaften Witz, der in ähnlicher Weise solch eine Situation karikiert:

Ein Mann kommt nach durchzechter Nacht nachhause. Er geht ins Bad, schaut in den Spiegel und murmelt: „Ich kenne Dich zwar nicht, aber ich rasier' Dich trotzdem."
Als er verschwunden ist, betritt die Frau das Bad, schaut in den Spiegel und meint versonnen: „Dieses Ekel gönn ich ihm!"

Was das äußere Erscheinungsbild angeht, so finden wir manchmal Hinweise auf Sepia in besonders großen, dunklen, ehrfurchtgebietenden Augen, frühzeitig ergrauten Haaren, einer etwas scheckig anmutenden gelblichen Gesichtsfärbung und Haut sowie einem stolzen Gebaren. Die im Sitzen ständig übereinandergeschlagenen Beine betonen die Unnahbarkeit.

Flamenco ist jener Tanz, der diese Haltung der stolzen Südländerin am besten ausdrückt. Zwar ist auch der Tango ein „dunkler Tanz", doch sind Frauen, die ihn tanzen eher unter die leidenschaftlichen Liebhaberinnen einzureihen, die sich gerne erotischen Spielereien hingeben. Bauchtanz, der die Energien im Beckenraum in Bewegung bringt, wäre eigentlich die therapeutischste Tanzform für eine Sepia-Frau, die ja instinktiv gerne tanzt.

In ihrer Kleidung bevorzugt Sepia dunkle, gedeckte Töne, von rot über blau, bis lila und schwarzbraun.
Sepia-Frauen finden wir unter Leistungssportlern und weiblichen Bodybuildern genauso wie in ausgesprochen männlichen Berufen, gekennzeichnet durch einen Hang zu Technik und Politik.

Selten wird man dem „Sepia-Typ" in reiner Form begegnen, am ehesten in mediterranen Gebieten. Aber mehr oder weniger charakteristische Züge des Tintenfisches werden wir bei vielen Menschen vorfinden. Vom Prinzip her ist es eine CARMEN oder MEDEA. „Das Sepia-Tier, so sagt MARTIN STÜBLER, mag einem wie eine Hieroglyphe vorkommen, die der Mensch zu leben hat."

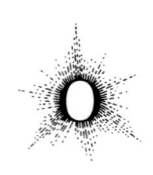

*„Wenn Tränen zu Eis erstarrt sind,
liegt die Seele im Winterschlaf."*

PETER RABA

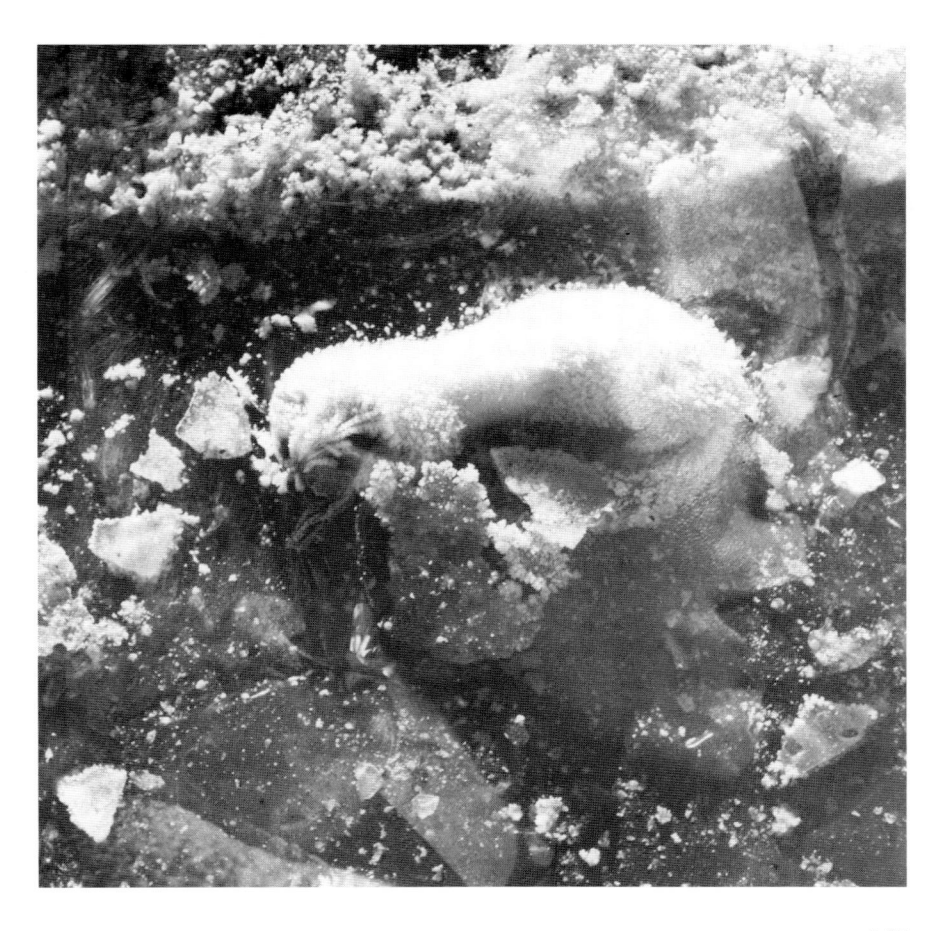

Natrium-muriaticum
Innere Erstarrung und Angst vor Nähe

Natrium - das ist der zur Salzsäule erstarrte Mensch, der nicht mehr weinen kann. Lots Frau aus der Biblischen Geschichte, die zurückblickt auf die Zerstörung von Sodom und Gomorrha und dabei versteinert, ist eine entsprechende Metapher.
Doch beginnen wir bei der Ätiologie[38], die sich im wesentlichen herleitet aus einem Übersehen-werden oder Nicht-angenommen-sein, aus gewaltsamem Getrenntwerden durch Tod oder einer Vaterlosigkeit in der Kindheit. Natrium, das ist das typische Mauerblümchen, das seinen Kummer in einer Kiste auf dem Meeresgrund ihrer Gefühle konserviert. Verhärtung durch Zurückhaltung oder tränenlose Trauer, könnte man das ganze Dilemma auch überschreiben.

Die oft vorhandene Bindungsunfähigkeit drückt sich in einer ständigen Angst vor Nähe aus. Eine emotional tiefgehende Brieffreundschaft wird allemal einer direkten Tuchfühlung mit dem geliebten Menschen vorgezogen. Natrium nimmt lieber diesen Abstand in Kauf und verliebt sich in einen verheirateten Mann, als die Verantwortung für einen lebendigen und spontanen Gefühlsaustausch zu übernehmen.
Als Beispiel einer typischen Natrium-muriaticum-Pathologie führt ELKE KRUG, die sich eingehend mit dieser Arznei beschäftigt hat, die unglückliche Liebe von JOHANNES BRAHMS zu CLARA SCHUMANN an. Solange Clara verheiratet ist, kann Brahms seiner Liebe Ausdruck geben. Von dem Augenblick an, als Clara für eine dauerhafte Bindung frei wird, zieht er sich zurück, hält aber eine lebenslange Freundschaft mit ihr aufrecht.

In ihrem Hang zur Aufopferung ähnelt die Natrium-Frau Causticum. Sie erträgt Demütigungen still, fordert nichts für sich, lebt wie unter einer Glasglocke. Sie vermeidet Kontakt, aus Angst vor Verletzung.

---

[38] Lehre von den Ursachen der Krankheiten, von griech.: *aitia* = „Ursache, Schuld" und *logos* = „Lehre, Kunde".

Salz kristallisiert exakt rechtwinklig aus, ohne irgendwelche sonstigen Auswüchse. Das paßt zu der einfachen Struktur eines pünktlichen, verläßlichen, Menschen, der genau berechenbar ist.
MAHATMA GHANDI war ein typischer Repräsentant solch eines Charakters.

Natrium hat Schwierigkeiten sich „aus-zu-drücken". Schon das Kind lernt spät sprechen. Die spartanische Kargheit von Salz zeigt sich auch daran, daß solch ein Mensch meist sogar noch in späteren Jahren wortkarg bleibt. „Reden ist Silber, Schweigen ist Gold" ist seine Devise.
So wie die Tränen zurückgehalten werden, weil „man eben nicht weint", so halten die Gewebe ausscheidungswürdiges Material zurück und das führt zu rheumatischen und gichtischen Erscheinungen. Das unbewußte Zurückhalten der natürlichen Fließbewegungen des Lebens, erfordert einen hohen Aufwand an Energie, weswegen solche Menschen fast immer sehr müde und erschöpft sind.
Die Natrium-Patientin will keinen Trost oder Zuspruch wie Pulsatilla. Sie schließt sich lieber in ihr Zimmer ein, um alles mit sich selbst abzumachen. „Wie's innen drin aussieht, geht niemand was an." Kommt es zu einer Trennung oder Scheidung von ihrem Partner, gibt sie nicht diesem die Schuld, sondern sich selbst.

Verzicht und Märtyrertum

sind signifikante Merkmale für diese Menschen. Natrium kann sich bis an ihr Lebensende in einer unerfüllbaren Liebe verzehren, ohne daß dem Angebeteten überhaupt bewußt wird, daß er so abgöttisch geliebt wird. STEFAN ZWEIG hat solch einer Natrium-Persönlichkeit in den *Briefen einer Unbekannten* ein ergreifendes Denkmal gesetzt. Das Märchen von der *Kleinen Seejungfrau* legt ebenfalls beredtes Zeugnis ab für eine derartige Zurückhaltung von Gefühlen. Sie bezahlt mit dem Verlust ihrer Stimme, um ihren Fischschwanz gegen zwei Beine einzutauschen und sich ihrem angebeteten Prinzen nähern zu können. Jedoch hegt dieser keinerlei Absichten, das stumme Findelkind zu ehelichen. Der Verzicht, dem Prinzen ein Messer ins Herz zu stoßen, um wenigstens ihren Fischschwanz wieder zu erhalten, bringt ihr nicht wie erwartet, den prophezeiten Tod, sondern die Verwandlung in eine Sylphe. Die aus dem Salzwasser des Meeres geborene, darf auf diese Weise geläutert, aufsteigen und wird zu einem Elementarwesen der Lüfte.

Abmagerung und Anämie sind oft erste Richtungshilfen für die Wahl von Natrium. Die typische Natrium-Patientin ist dünn, fast dürr, owohl sie - (natürlich auch er) - bisweilen Heißhungeranfälle bis zur Bulimie haben kann. Trotzdem verliert sie an Gewicht. So wie ein unwillkürlicher Tränenfluß beim Husten zustandekommt, kommen auch Schweißausbrüche während des Essens vor und entsprechen den nicht geweinten Tränen der Seele. Das Essen wird zwar - manchmal allerdings unter großen Schwierigkeiten - geschluckt, aber die daraus gewonnene Energie wird gebraucht, um „alles unter Kontrolle zu halten".
Es ist ihr äußerst unangenehm bei einem Bedürfnis ertappt zu werden und so besteht ihr Bestreben darin, nichts und niemanden zu brauchen. Auf unsichtbarem Banner scheint der Leitsatz ihres Lebens zu stehen: „ Geben ist seliger als Nehmen" und so finden wir sie ähnlich Causticum häufig in der Helferrolle oder in dienenden Berufen als Krankenschwester, Sozialarbeiterin oder Nonne.

Die beleidigte Leberwurst

Eine Beleidigung wird nicht vergessen. Was das angeht, hat Natrium ein Erinnerungsvermögen wie ein Elephant. Bisweilen übt sie mit ihrem säuerlichem Gesichtsausdruck auch Macht aus, sodaß ihr Gegenüber fast ein schlechtes Gewissen bekommt, daß es ihm besser geht als ihr.

Die Natrium-Frau hat „die Nase voll",- „es stinkt ihr" - aber sie spricht es eben nicht aus. Wenn Natrium lacht, dann ist es ein verkrampftes, maskenhaftes Lachen, was noch dazu unwillkürlich und ohne Bezug zum aktuellen Geschehen vorkommen kann.
Solch ein deplaziertes Grinsen half mir einmal, Natrium als das passende Mittel für einen alten, vom Schicksal gezeichneten Juden zu identifizieren, der als einer der wenigen den Aufenthalt im Kon-

zentrationslager überstanden hatte, jedoch vollkommen apathisch geworden war. Bereits 3 Wochen nach täglicher Einnahme von ein paar Tropfen einer LM-Potenz, konnte er sich zusammen mit seiner Frau wieder sicher in einer Abendgesellschaft bewegen.

Manchmal bleibt ihr „der Bissen im Hals stecken" und das ist dann ganz wörtlich zu nehmen: sie kann feste Nahrung buchstäblich „nicht schlucken" und es stellt sich ein chronisches Kloßgefühl ein. Viele sogenannte Schilddrüsenbeschwerden können über Natrium einer ursächlichen Heilung zugeführt werden.

Ähnlich Sepia hat auch die Natrium-Frau häufig Herpesbläschen auf der Oberlippe. Beim Küssen schmerzen die trockenen Lippen, als wollten auch sie sich zu keinerlei Gefühlen bekennen. Die berühmte, gefurchte „Landkartenzunge" verrät, daß der Patientin einiges „über die Leber gelaufen" ist, was sie „nicht verdauen" kann. Nicht ausgelebter, beharrlicher Haß (ähnlich Nitricum-acidum) kann mitunter Seele und Körper verätzen und macht sich vor allem in Hautausschlägen in den Gelenkbeugen oder am Haaransatz bemerkbar.
Mannigfache Variationen trockener Hautausschläge - welche üblicherweise der Schublade „Allergien" zugewiesen werden, können mittels unseres Kochsalzes geheilt werden, was im übrigen kein eingefleischter Schulmediziner für möglich hält.

Der anämische Kopfschmerz abgemagerter Schulmädchen und zahlreiche andere Migräneformen, reagieren ähnlich Sepia, gut auf Natrium.
Heftige Formen von Fließschnupfen mit Niesanfällen können bisweilen durch eine Gabe dieses Mittels noch cupiert werden.
Auch viele Sehfehler lassen sich durch das potenzierte Kochsalz korrigieren, wobei sich gleichzeitig die innere Sichtweise verändert und solch ein Mensch psychisch aufzutauen beginnt. Man erinnere sich: Salz wird zum Auftauen von Eis verwendet. Das gilt nicht nur für materialisiertes Eis in Form von gefrorenem Wasser.
Starke Wirbelsäulenschmerzen mit einem Gefühl von Lahmheit und Zerschlagensein sowie dem Verlangen, den Rücken durch enge

Kleidung oder einen Stuhl mit Lehne zu unterstüzten, sind ebenfalls typisch. Auch ein hartes Bett wird als angenehm empfunden.

Unser Kochsalz ist weiß, trocken und zurückhaltend

Zu diesen Charakteristica passend, finden wir klinische Entsprechungen in milchigem Ausfluß (*Leucorrhoe*), Weißfleckenkrankheit (*Vitiligo*), weißem (nierenbedingtem) Hochdruck und Anämie. Die Nieren sind ein häufiger Ort verminderter Widerstandskraft bei einem Natrium-Bedürftigen.

Die Austrockung zieht sich über sämtliche Schleimhäute von den Augen über den Mund bis zum After (trockener Stuhl) und zur Vagina. Auch diese ist trocken - und wenn sie weint, dann sind es Tränen eines wäßrigen, milchigen, scharfen Ausflusses. Eine seit dem Verlust einer geliebten Person ausgebliebene Regel, das paßt zu unserem Kochsalz. Auch eine Uterusverlagerung ähnlich Sepia deckt Natrium im höchsten Grade ab.
Zurückhaltung auf der ganzen Linie: In Sprache, Tränen, Menstruation bis hin zum Wasserlassen.
Ein stark richtungweisendes Symptom ist, - so vorhanden -, daß Natrium nicht urinieren kann, wenn andere Menschen in der Nähe sind. Auch hierin drückt sich die innere Zurückhaltung der Natrium-Patientin aus, denn das „Wasserlassen" hat etwas mit Loslassen zu tun.
Ganz nebenbei: Natrium ist das vermutlich beste Mittel um Fälle unterdrückter und verschleppter Malaria auszukurieren.
Unter den BACH-Blüten findet das Kochsalz seine Entsprechung in **Willow** - der *Trauerweide*.

Die Richtigkeit des homöopathischen Gesetzes bestätigt sich inzwischen wieder einmal auf ganz andere Weise: Dem mittlerweile verstorbenen amerikanischen Meteorologen GRAEME MATHER, aus Vancouver ist es nämlich gelungen, auch Wolken, die ihre „Tränenflut", - den oftmals herbeigesehnten Regen -, zurückhalten, zum Weinen anzuregen.

„Alles ist durch eine weitläufige Ähnlichkeit miteinander verbunden", hat WALT WHITMAN einmal gesagt. Mathers Forschungen zur Erzeugung von Regen, haben gezeigt, daß man Wolken, die ungenutzt über Trockengebieten dahinziehen, durch Einbringung relativ geringer Mengen mikroskopisch kleiner Salzkristalle dazu bewegen kann, den erlösenden Regen zu spenden. Die wasseranziehenden Salzkristalle werden durch Flugzeuge an den Wolkenbasen ausgestreut. Die Idee hierzu kam Mather, als er mit dem Forschungsflugzeug über einem Fabrikgelände in einen völlig unerwarteten Regenguß eintauchte. Er vermutete, daß dieser Regen etwas mit dem Rauch zu tun haben müsse, den die vier, dem Gelände zugehörigen Schlote, zu den Wolken hinauf verströmten. Wie sich herausstellte, enthielt dieser Rauch salzige Anteile in feinster Konzentration.

Phosphoricum-acidum
Wiederholte Enttäuschung durch den Geliebten

Acidum-phosphoricum wurde an anderer Stelle schon ein wenig charakterisiert.
Die Ätiologie von Beschwerden, die nach der Phosphorsäure verlangen, leitet sich her aus einer bedrohten oder unglücklichen Liebesbeziehung, einem Verlust des Partners, ständigen Enttäuschungen, geistiger Überarbeitung, einer Übersättigung mit Reizen, erschöpfenden Säfteverlusten (durch Blutfluß oder Stillen) oder dem Tod einer geliebten Person.

Der Kummer der Phosphor-Säure-Dame liegt darin begründet, daß sie sich immer wieder der falschen Hoffung hingibt, sie könne ihren Geliebten doch endlich bei der (seiner) Stange halten. (Das ist mitunter ganz wörtlich zu nehmen). Jedoch huldigt dieser dem Grundsatz: „varietas delectat" und entfleucht ihr wieder. Anstatt ihn nun laufen zu lassen, nach dem Prinzip, daß ja schließlich andere Mütter auch noch beachtenswerte Söhne in die Welt gesetzt haben, verzehrt sich die Arme in dem fruchtlosen Bemühen, zu halten, was nicht zu halten ist.
Der Irrtum der Acidum-phosphoricum-Persönlichkeit beruht darin, Liebe wie ein Nahrungsmittel konsumieren zu wollen.

Das kostet viel Kraft und so macht sich eine allgemeine Erschöpfung, emotionale Lähmung und geistige Zerrüttung bemerkbar, die schließlich zu Apathie und Gleichgültigkeit führt. Oder sie befragt Orakel, ob der Geliebte zurückkommt. Auf alle Fälle will sie die Hoffnung nicht aufgeben.

Es kann auch vorkommen, daß sie Orte, an denen sie mit dem Geliebten war, einfach aus ihrer Erinnerung tilgt und ihr Worte, Namen und Zusammenhänge entfallen. Die Sehschärfe läßt nach, weil sie die innere Klarsicht verliert. Schwindelanfälle frühmorgens im Bett, Frostschauer mit Schweißausbrüchen, wackelige Beine nach sexueller Betätigung oder ein Ausbleiben der monatlichen Regel können die Folge sein.
Reichlicher wasserheller Harnfluß, manchmal unwillkürlich im ersten Schlaf, ersetzt bisweilen den Tränenfluß und wird - so z.B. bei Kindern -, als unbewußtes Druckmittel eingesetzt.

Eine weinerliche Verzweiflung gepaart mit Schwäche kann uns auf die Spur dieses Mittels bringen. Ebenso ein großes Verlangen nach saftreichen Sachen, Obst und Salaten.

Magnesium carbonicum
Mangel an Licht und Liebe

Ein paar Worte noch zu **Magnesium-carbonicum** - dem *basischen Magnesiumkarbonat,* welches ebenfalls in dieser Rubrik des fehlenden geschlechtlichen Verlangens der Frau zweiwertig vertreten ist.

Die Magnesium-Verbindungen werden zu Unrecht von vielen Homöopathen ein wenig vernachlässigt, was ihre Anwendung betrifft. Das mag unter anderem daher rühren, daß ihre eigentliche Natur nicht genügend durchschaut wird. Die gegen unterschiedlichste Krampfzustände eingesetzte phosphorische Variante des Magnesiums - Magnesium-phosphoricum -, ist wohl die dem Praktiker geläufigste dieser Verbindungen.

Magnesium hat eine besondere Beziehung zum Licht. Kristallisiert es aus, so hat es einen strahlenförmigen Charakter. Dies tritt besonders schön in Erscheinung bei den „Strahlsteinen" wie Serpentin, Glimmer oder Hornblende.
Das glühende Rosenrot eines „Alpenglühens" auf Dolomit-Magnesit-Gestein demonstriert auf wunderschöne Weise die Fähigkeit des Magnesium, Licht zu speichern und zu reflektieren.
Verbrennt Magnesium zu Magnesia, wie das ehemals von den Photographen um die Jahrhundertwende, beim Abbrennen ihrer Blitzlichter genutzt wurde, so entsendet der Stoff ein blendend weißes Licht. In dem schlagartig aufflammenden Strahl werfen Gegenstände sogar im Sonnenlicht noch eigene Schatten.

Erinnern wir uns auch daran, welche Rolle das Magnesium bei der Assimilation von Kohlensäure in der Pflanze spielt. So wie das Eisen (Ferrum) der Hauptbestandteil des roten Blutfarbstoffs ist, so zeichnet Magnesium verantwortlich für die Ausbildung des grünen Blattfarbstoffs Chlorophyll. Bis auf diesen entscheidenden Unterschied sind die beiden Moleküle identisch. Das legt den Gedanken nahe, wie wichtig eine ausreichende „Grüne-.Blatt-Nahrung" für die Vermittlung von Lichtkräften an das Blut sein könnte. Das Blattgrün ist gleichsam die Antwort des Irdisch-Vegetativen auf die kosmischen Kräfte des Lichts. Magnesium liefert also den Treibstoff für die Lichtkräfte in lebendigen Organismen. Es sind diese „Lichtschiebekräfte", die einen Samen befähigen, die Erdkruste anzuheben und den Keim an die Oberfläche zu drängen.

Diese Lichtnatur des Magnesiums erweist sich als Katalysator für die Energiegewinnung des menschlichen Organismus schlechthin.
Auf den Menschen übertragen bedeutet das, daß die Magnesiumkräfte überall da zur Geltung kommen, wo etwas Festes aus noch Ungeformtem, Flüssigem herausgeschoben werden soll, wie das z.B. bei der Zahnbildung der Fall ist. Darum ist potenziertes Magnesium u.a. so hilfreich bei Zahnschmerzen oder wenn jemand Beschwerden beim Durchbrechen der Weisheitszähne bekommt, weil die inneren Schiebekräfte nicht ausreichen, um diese vollständig herauszutreiben.

Auch bei der Verdauung, wo eine Trennung der Schlacken vom Speisebrei erfolgen muß oder bei den Verfestigungsvorgängen des Knochengerüsts ist die Vermittlung des Magnesiums gefragt.
Sind diese Vorgänge abgeschlossen, befeuern die Lichtkkräfte in zunehmendem Maße auch die Denk- und Gedächtnisfähigkeiten.
Magnesium ist also an jene Instanzen innerhalb des menschlichen Organismus gebunden, die mit Dynamik zu tun haben und so finden wir es vor allem im Sperma und in der grauen Substanz des Gehirns.
Interessant ist in diesem Zusammenhang, daß von vielen Autoren immer wieder auf die innige Beziehung sublimierter sexueller Energie und sogenannter Erleuchtung hingewiesen wird. Eine besonders anschauliche Schilderung dieser Vorgänge, untermauert, durch persönliches Erleben, findet sich in dem Bericht eines indischen Schullehrers mit Namen GOPI KRISHNA, der unter dem Titel *Kundalini* im Otto-Wilhelm-Barth-Verlag erschienen ist.
Demnach ist die Darstellung des „Heiligenscheins" auf kirchlichen Fresken und Ikonen nichts anderes, als der durch Meditation über dem Stirnchakra erweckte und zu Licht gewordene Same des vergeistigten Menschen.
So wie also Calcium zur Verfestigung tendiert, so neigt Magnesium zur Auflichtung und Überwindung der Schwerkraft. Dies jedoch erst, wenn die formgebenden Prozesse in die Materie hinein abgeschlossen sind.

Da der Aufbau von Energie weitgehend von der Leber gesteuert wird, ist es einleuchtend, daß das Magnesium aus der Sicht der Anthroposophie und Homöopathie auch ein wichtiges Lebertherapeuticum sein muß. Etwas „stößt ihr sauer auf" oder sie hat „einen bitteren Geschmack im Mund".
Eine Affinität des Magnesium zur Geschmacks- und Geruchsqualität „Sauer" ist auffallend. Dementsprechend besteht ein Verlangen nach sauren Lebensmitteln, vor allem bei Kindern mit gestörtem Magnesium-Stoffwechsel, welche unter sauren Schweißen und Stühlen leiden. Es scheint fast, als wolle der Organismus diese Entgleisung zum Sauren hin instinktiv auf primitiv-homöopathische Weise durch äußere Zufuhr von Säuren bereinigen.

Wie an der Übersäuerung von Tumorgeweben ersichtlich, bedeutet die übermäßige Hinkehr zum sauren Milieu immer auch eine Abkehr von den Qualitäten des Lebendigen, was schon aus dem Jargon-Ausdruck „ich bin sauer" hervorgeht. Auch hieran zeigt sich wieder, wie wichtig es ist, daran zu arbeiten, zerstörerische Emotionen zu transformieren.

Bei der Aufnahme des Blattgrüns durch Kühe gelangt das Magnesium in die Milch und es scheint fast so, als verweigere sich der in seinen Magnesiumprozessen Gestörte den inneren Lichtkräften in substantieller Form, denn er kann die Fremdlymphe Milch nicht verdauen. Solche Menschen lehnen Milch fast ebenso heftig ab, wie ein Calcium-oder Silicea-Patient.

Menschen, die potenziertes Magnesium benötigen, ähneln Pflanzen, die überwintert wurden und zulange im Keller gestanden hatten. Ihr Teint ist von einer gelblich-fahlen bis aschgrauen Färbung.

Die Verzerrung des Lichtkörpers (Ätherleibs) eines Menschen mit gestörtem Magnesium-Prozeß läßt ihn überaus empfindlich, hypochondrisch und weinerlich erscheinen, oft wie nach einem Schock. Und so finden wir die potenzierte Arznei ebenfalls passend für Frauen, mit Beschwerden, wie sie durch Schock, Schläge oder anhaltende Betrübnis entstanden sind.

Die Magnesium-Frau leidet unter ausgeprägten Angstzuständen in Verbindung mit großer Unruhe, Schlaflosigkeit und schweren Träumen.
Das kann sich z.B. bei Kindern herausbilden, die frühzeitig ihre Eltern verloren haben und die häufig allein gelassen wurden, - kurz, deren Leben von wenig Licht und Liebe durchdrungen war. Bereits als Baby befanden sie sich unter Umständen im Brutkasten, wurden wenig gestreichelt und frühzeitig in die Welt hinausgestoßen. Sie konnten sich selten an einen gedeckten Tisch setzen. Ihr Nahrungsangebot bestand häufig aus lichtarmer „fast-food". Sie befinden sich auf der krampfhaften Suche nach Glück und Geld und sind durchdrungen von der Bemühung, nur ja nichts „daneben gehen" zu las-

sen. Oft sind es leistungsorientierte Einzelgänger im Lernstreß, die manchmal Hilfe gebraucht hätten und sie nicht bekamen. Dadurch entwickelten sie allmählich eine Abneigung gegen Arbeit und geschäftliche Dinge und ein zunehmendes Verlangen nach innerem Frieden, äußerer Ruhe und grünen Pflanzen.

Ein stark ausgeprägtes Verlangen nach Grünpflanzen kann bisweilen als Signal für den Lichthunger des magnesiumbedürftigen Menschen angesehen werden. Wenn ihm dabei Magnesium in substantieller Form eine gewisse Unterstützung bietet, dürfen wir davon ausgehen, daß die potenzierte Arznei noch weit tiefgehendere Hilfe leistet, die bis zur Versöhnung der frühkindlichen seelischen Traumata reichen kann.

EMIL SCHLEGEL schreibt in seiner *Religion der Arznei:*

„Bei all diesen Menschen ist das Magnesium aus der einheitlichen Mitte des Chlorophylls, aus der paradiesischen Welt des Grün in die Welt der Gegensätze hinausgetreten, es ist entgleist, ist zu Gift geworden und wartet auf Erlösung, auf Rückkehr des Gleichgewichts der Harmonie. Eine derartige Störung darf nicht quantitativ aufgefaßt werden. Es handelt sich um eine Störung des Magnesium*prinzips.* Diese kann sich auf die Magnesium-Assimilation beziehen, braucht es aber nicht."[39]

Der große amerikanische homöopathische Arzt JAMES TYLER KENT, auf den das Repertorium zurückgeht, mit dem wir vorzugsweise arbeiten, - er konnte vielen amerikanischen Waisenkindern durch Gaben potenzierten Magnesiums helfen, die belastenden Schatten der Vergangenheit zu durchlichten und zu einer freudigeren Erlebnisfähigkeit zurückzufinden.

Was die reinen Sexualsymptome der Frau angeht, so finden wir, abgesehen von dem stark verminderten Verlangen, zu späte und unregelmäßige monatliche Blutungen, welche überdies dunkel und teerartig sein können. Auffallend ist, daß die Blutung nur nachts oder beim Liegen fließt, wie ja die Magnesium-Frau überhaupt eine

---

[39] *Religion der Arznei,* S. 299.

Nachteule ist. Auch ein Jucken der Geschlechtsteile durch Ausfluß gehört in das Bild von Magnesium.
Durch all diese Angaben dürfte klar werden, daß wir das weibliche Unvermögen nicht einfach als „Frigidität" abtun dürfen. Auf der anderen Seite zeigt sich jedoch auch, welch differenzierte Angebotspalette uns bereits in den hier etwas ausführlicher besprochenen 5 Arzneien zur Verfügung steht, um dieser Verweigung gegenüber den Kräften des Lebens ursächlich zu begegnen.

Die bewußte KENT-Rubrik weist noch ein paar andere Mittel im zweiten Grad bei Verlust des Sexualtriebs der Frau aus.
Diese müssen entsprechend ihrer Eigen-Symptomatik auf den Fall abgestimmt werden. Man studiere ihre Mittelbilder in guten Arzneimittellehren. Es handelt sich um:

Agnus castus- den *Mönchspfeffer* oder das *„Keuschlamm"*
Barium-carbonicum
Ferrum-metallicum
Graphit
Helonias - die *„Einkornwurzel"* ein Liliengewächs des nordatlantischen Amerika
Hepar-sulfuris - die *Kalkschwefelleber*
Lycopodium
Rhododendron - die *Alpenrose,* ein Heidekrautgewächs der europäischen Alpen

Bisweilen kommt es vor, daß eine Frau den ehelichen Verkehr seit der letzten Entbindung verweigert. Für diesen Fall empfiehlt der berühmte französische Homöopath PIERRE SCHMIDT die Nosode **Lyssinum**. Wir werden ausführlich über diese Arznei sprechen, wenn es um Unterdrückung der Sexualität und den Zölibat geht.

IMPOTENZ DER FRAU

Coitus ohne Lustgefühl

Viele Frauen machen gute Miene zum bösen Spiel, entweder weil sie immer noch glauben, daß sie „eheliche Pflichten" zu erfüllen hätten, oder weil sie aus Liebe zu ihrem Mann diesen nicht enttäuschen wollen. Garnicht wenige von ihnen täuschen sogar einen Orgasmus vor, um ihrem Mann das Gefühl zu geben, sie hätten Freude an der körperlichen Vereinigung. In vielen solcher Fälle konnte ein gut gewählter homöopathischer Heilstoff bereits eine letztlich eben doch zum Scheitern verurteilte Beziehung dieser Art retten

Deshalb möchte ich hier noch eine kurzgefaßte Zusammenschau der erfolgversprechendsten Mittel für Frauen anführen, welche angeben, daß ihnen jedes Lustgefühl beim Beischlaf abhanden gekommen ist.

Mittel im 3. Grad
Causticum*
Sepia*

Mittel im 2. Grad
Berberis - die *Berberitze*
Bromum -*Brom*
Ferrum
Ferrum-muriaticum
Graphit
Kalium-bromatum
Lycopodium
Medorrhinum (Bei dieser Arznei zeigt sich ähnlich wie beim Phosphor das Gespaltensein, zwischen übersteigertem geschlechtlichen Verlangen einerseits und Lustlosigkeit andererseits, besonders deutlich.)
Natrium-muriaticum
Phosphor
Sulphur

Die spezifische Begleitsymptomatik dieser Mittel muß natürlich berücksichtigt werden und wird in jedem einzelnen Fall die Wahl erleichtern.

*„Schmerz bedeutet das Brechen der Schale,
die euer Verstehen umschließt.
Genau wie der Obstkern brechen muß,
auf daß sein Herz der Sonne ausgesetzt sei,
ebenso müßt auch ihr den Schmerz erleben.
Es ist dies der bittere Trank,
mit dem der Arzt in euch das kranke Ich heilt."*

KAHLIL GIBRAN

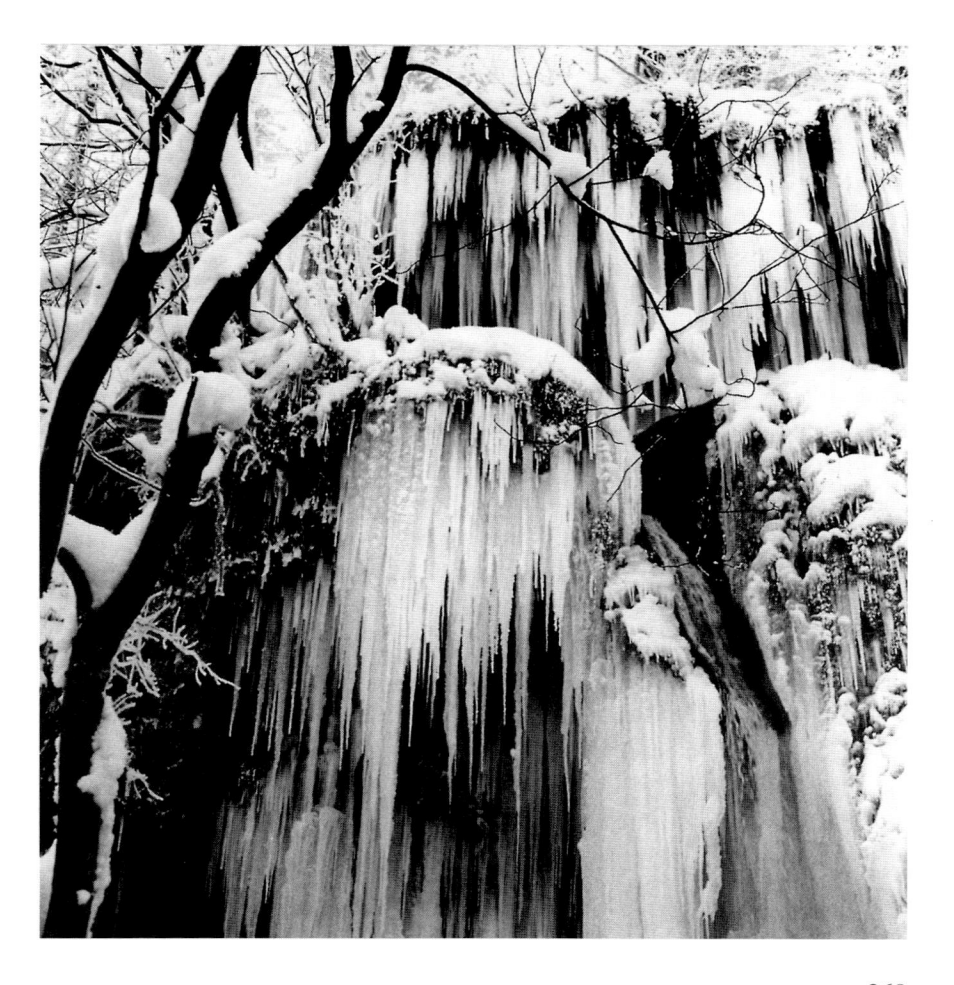

Hier kommt mir niemand mehr rein!
Vaginismus

Vaginismus, - das ist ein reflexartiger, krampfhafter Verschluß der Scheide während, oder schon vor der Penetration.
Meist findet der Krampf bereits vor jedem Versuch, dort einzudringen statt, weil die Seele der davon Betroffenen vorausahnt, was nun gleich passieren soll.
Nach allen vorangegangenen Erläuterungen wird schnell klar sein, daß wir es hier mit einem hervorragenden Schutzmechanismus des Unterbewußtseins aufgrund gravierender traumatischer Erlebnisse zu tun haben, die jedoch ihres furchteinflößenden Inhalts wegen, ins Vergessen abgedrängt wurden.
Dabei sind die davon betroffenen Frauen meist über das normale Maß hinaus daran interessiert, dem anderen Geschlecht zu begegnen, ja sie entwickeln mitunter geradezu nymphomane Züge, da sie glauben, der nächste Mann müsse es ja nun bestimmt schaffen.

Ich erinnere mich an eine junge Redakteurin, noch vor meiner Zeit als Homöopath, die mir erzählte, sie habe sich sogar einmal sinnlos betrunken, um entsprechend willenlos zu sein und sich öffnen zu können, - jedoch -, keine Chance, ihr Unterbewußtsein blieb hellwach und gab den Weg nicht frei. Der ebenso behutsame wie gleichzeitig von ihr zur Unnachgiebigkeit ermahnte Partner, konnte nicht in sie eindringen. Nach einigen Versuchen wurde die Frau kalkweiß im Gesicht und wäre beinahe ohnmächtig geworden, woraufhin die beiden ihre Bemühungen einstellten.

Meine erste Begegnung als Homöopath mit einem ähnlichen Fall hatte ich Ende der 70er Jahre. Es handelte sich um eine 24jährige, üppige, rothaarige junge Frau, mit ein paar Sommersprossen auf dem hübschen Gesicht, - vom Typ her hätte man an Phosphor denken können. Sie war wegen ihres Problems bereits beim Psychotherapeuten gewesen und der hatte sie in Hypnose versetzt, um an den zweifellos traumatischen Hintergrund heran zu kommen. Das Unterbewußtsein der Frau gab jedoch keinerlei Inhalte frei, die als auslösend für diesen, ihren Scheidenkrampf hätten erkannt werden können.

Der hielt im übrigen ständig mehr oder weniger stark an, sodaß es ihr nicht einmal möglich war, einen Tampon einzuführen.

Nachdem sie mir von sich aus einige astrologische Daten auf den Tisch blätterte und dabei unterstrich, welch schlechte Stellung ihr Mond gegenüber Saturn habe, ließ ich mich dazu verleiten, zum ersten und einzigen Mal einen Versuch mit einer sozusagen „astrologischen Homöopathie" zu machen.
KENT hat ja vereinzelt in sein Repertorium auch „klinische Rubriken" mit eingebracht, also Oberbegriffe wie MAGENGESCHWÜRE, STERILITÄT, APOPLEXIE - (GEHIRNSCHLAG), oder VAGINISMUS. Diese sind naturgemäß mit einiger Vorsicht zu genießen. Jedenfalls kann man allein aus ihnen und ohne Zuhilfenahme weiterer guter Individualsymptome keine erfolgversprechende Therapie zustandebringen. Man kann sich jedoch im einzelnen Fall rückversichern, ob eine infrage kommende Arznei auch zusätzlich in der entsprechenden Klinischen-Diagnose-Rubrik vertreten ist.

Nachdem nun **Plumbum,** - das Metall *Blei,* in der höchsten Wertigkeit unter VAGINISMUS vermerkt ist, und dieses von alters her dem Saturninen Prinzip zugeschrieben wird, ließ ich mich dazu hinreißen, einen Versuch mit dieser Arznei zu machen. Diesem war jedoch genau so wenig Erfolg beschieden, wie der vorangegangenen Psychotherapie.
Also nahm ich nun gewissenhaft das tout-ensemble des Falls auf und siehe da, es kam eine andere Arznei ans Tageslicht und zwar

Cactus grandiflorus
Herz und Schoß - Krampf laß los

Cactus grandiflorus, die in der Vaginismus-Rubrik ebenso fett gedruckte *Königin der Nacht,* wird von den Homöopathen vor allem im Zusammenhang mit Herzbeschwerden beachtet.
Wegen der starken Krampfanfälle - (das Herz fühlt sich wie von einer Faust gepackt an) - ist die *Königin der Nacht* ein bemerkenswertes Mittel bei drohendem Infarkt. Ein Leitsymptom ist ähnlich

wie bei Aurum, Digitalis und Lobelia-inflata - der *Glockenblume,* das Gefühl von Herzstillstand.

Diese Arznei steht jedoch auch in der höchsten Wertigkeit unter nur zwei Mitteln in einer kleinen Unterrubrik des Vaginismus, die da heißt: SCHEIDENKRAMPF VERHINDERT COITUS.

Dieses Pharmakon durchbrach nun die Barriere und schwemmte die bis dahin gut gewahrten traumatischen Inhalte ins Bewußtsein. Der Nukleus der ganzen Geschichte war, daß die Patientin in noch sehr jungen Jahren von ihrem Stiefbruder wiederholt und unter Androhung von Strafen, zu sexuellen Handlungen genötigt worden war.

Nachdem sie während einer Sitzung angeleitet wurde, diesem Bruder zu verzeihen, war der Bann gebrochen und auch die leicht nymphomane Verhaltensweise verschwand aus dem innerseelischen System der Frau.

Bis dahin gut versteckte Ereignisse aus ihrer Kindheit fielen ihr ein, so unter anderem, daß sie nach einem Abendmahl in der Kirche geglaubt hatte, der liebe Gott säße nun in Form der Hostie in ihrem Bauch und hielte diesen verschlossen, damit niemand mehr in ihn eindringen könne.

Die 14 Tage nach der letzten therapeutischen Intervention einsetzende Regel verlief gänzlich schmerzfrei und die junge Frau konnte zum ersten Mal einen Tampon einführen.

Der Genius der Blüte der *Königin der Nacht*, die sich nur eine einzige Nacht lang, - vorzugsweise bei Vollmond öffnet -, ist fähig an der Nachtseite der Seele anzugreifen, an der gestörten Liebesfähigkeit des Herzens und des Schoßes.

Das zweite, den Coitus verhindernde Mittel, das in der kleinen Unterrubrik, - allerdings nur einwertig - zu finden ist, heißt:

Platina
Die Falle schnappt zu

Über den Hochmut von Platin haben wir schon gesprochen. Hier nun einige weitere Angaben über dieses stolze Metall, das uns in den Kapiteln über die Vielweiberei, die Nymphomanie und einige Perversionen noch weitere Male begegnen wird.

Platin, das entspricht im Grunde eher dem weiblichen Prinzip, obwohl wir seine Symptomatik wie wir noch sehen werden, garnicht so selten auch bei Männern vorfinden.
Die typische Platin-Patientin macht einen arroganten, dominanten, bisweilen hysterischen Eindruck. Solche Frauen haben etwas „Verschlingendes" an sich. Hinter ihrem vereinnahmenden Wesen und der äußeren Maskierung von Hochmut verbergen sich tiefsitzende Ängste.
Platina setzt sich strenge Regeln und befolgt diese auch. Das befähigt sie zu großen Leistungen im beruflichen Bereich. Platin hat oft im wahrsten Sinne des Wortes „die Hosen an" und gebärdet sich entsprechend. Es können Karrierefrauen sein, Chefsekretärinnen, Managerinnen, die in die Domäne der Männerwelt einbrechen. Eine Vorliebe für teuren Schmuck und exklusive, kostbare Garderobe ist ihnen in die Wiege gelegt. Das Beste und Feinste ist gerade gut genug. Deswegen fühlt sich Platina auf fremden, vor allem öffentlichen Toiletten, äußerst unwohl.
Im äußeren Erscheinungsbild imponiert Platina durch auffallende Farben in ihrer Kleidung, eine Physiognomie von sinnlicher aber unterkühlter Ausstrahlung. Die Persönlichkeit signalisiert eine auf Distanz bedachte, hoheitsvolle Haltung. Eventuell frühzeitig ergraute Haare, werden durch ein auffallendes Wasserstoffsuperoxidblond überdeckt oder bewußt zu einem distinguierten Silbergrau hin gesteigert.

In Partnerschaften verhalten sich Platin-Frauen sehr besitzergreifend, sodaß Konflikte und häufige Trennungen vorprogrammiert sind. Platin empfindet seinen Partner als Teufel und Zerstörer, möchte ihn am liebsten manchmal umbringen, ohne zu bemerken,

daß es der eigene innere Dämon ist, der auf das Gegenüber projeziert wird.
Da solche Frauen unfähig sind, ihre Zwanghaftigkeit und Kontrollsucht aufzugeben, ist echte Hingabe und emotionales Hinschmelzen nicht möglich. Der Schmelzpunkt von Platin ist sehr hoch und das Metall geht keine chemischen Verbindungen mit anderen Stoffen ein! So wird die Qualität einer Liebesbeziehung ersetzt durch Quantität.
Platin huldigt einem enormen Männerverschleiß. Dahinter steht der Versuch, sich durch häufige sexuelle Kontakte der großen inneren Spannungen und seelischen Leere zu entledigen. Dem wäre ursächlich jedoch nur durch ein Loslassen des eigenen Machtanspruchs zu begegnen.
Platina, erträgt es nicht, verlassen zu werden. Sie verläßt ihren Partner selbst. Hinter der Mißachtung für Menschen die ihrem Anspruch nicht genügen, steckt eine tiefe Verachtung der eigenen Persönlichkeit. Sie ist zutiefst davon überzeugt, daß sie nichts wert sei.

Die Geschlechtslust der SALOME, die durch JOHANNES DEN TÄUFER Zurückweisung erfährt, verkehrt sich in Haß und Mordlust.
SEMIRAMIS im alten Assyrien, Kaiser NERO und seine Gemahlin POPPÄA, der über alle Maßen grausame und wollüstige CALIGULA, die männermordende MESSALINA, LUCREZIA BORGIA, ANNA KARENINA, die unersättliche KATHARINA DIE GROSSE, der MARQUIS DE SADE, ADOLF HITLER, sie alle sind typische Platin-Persönlichkeiten. Aber auch Künstler, wie MARIA CALLAS, MARLENE DIETRICH, oder SALVADOR DALI könnten wir mit einiger Berechtigung hier anführen, obwohl das beim ersten Hinsehen nicht gleich einleuchtend sein mag.

Auffallend ist oft die seelische Grausamkeit, die Hand in Hand mit einem übermäßigen Geschlechtstrieb einhergeht. Von Katharina der Großen wissen wir, daß sie die meisten der von ihr benutzten Liebhaber hinrichten ließ, weil diese ihren unbändigen und unersättlichen Trieb nicht befriedigen konnten. Man erzählt auch, sie habe ein ledergefertigtes penisartiges Horn in die Sitzfläche ihres

Reitsattels einarbeiten lassen, das sie sich bei ihren täglichen Ausritten eingeführt haben soll, um sich auf diese Weise noch zusätzlich abzureagieren.

Es kommt sicher nicht von ungefähr, daß in dieser unserer Zeit, die mancherorts geprägt ist von Grausamkeiten aller Art, und in der viele Menschen mehr scheinen wollen als sie sind, Platin als Katalysator Einzug genommen hat - und zwar im Haupt-Status-Symbol der modernen Gesellschaft -, dem Automobil.

Einige Leitsymptome aus dem körperlichen Bereich:
Die Gefühlskälte projiziert sich an die Peripherie und macht sich in Kälte und Taubheitsempfindungen an umschriebenen Stellen z.B. im Gesicht bemerkbar.
Die Welt erscheint ihr verkleinert, wie durch ein umgekehrtes Opernglas, denn sie sitzt in einer geistigen Loge, einem Elfenbeinturm. Platin-Frauen huldigen einem Schönheitsideal und sind deshalb häufig gesehene Patientinnen bei Schönheitschirugen. Manche davon haben soviele Gesichtoperationen hinter sich, daß ihr Gesicht zur Maske erstarrt ist.
Frau Platina verfällt in krampfhaftes Zittern und bekommt Schwindelanfälle bei der geringsten Anstrengung, z.B. beim Treppensteigen oder durch unterdrückten Zorn.
Es kribbelt sie wie von tausend Nadeln auf der Haut. Ein wollüstiges Jucken der Geschlechtsteile (*Pruritus Vulvae*) zwingt sie, diese zu berühren. Hat sie einmal keinen Liebhaber in ihrem Bett, so schläft sie mit weit gespreizten Beinen und hat dabei Träume von Genitaloperationen. (Die Seele versucht Korrekturhilfen durch eine geistige Operation zu geben).

Der Vaginismus von Platin kann bereits vor der Penetration einsetzen. Relativ häufig setzt der Scheidenkrampf jedoch ein, wenn der Mann in sie eingedrungen ist. Man könnte fast glauben, sie handelt nach dem unbewußten Glauben, „was ich erst einmal habe, geb ich nicht mehr her".

Daher mag die Angst mancher Männer rühren, welche in der Vagina eine ihr bestes Stück verschlingende Penisfalle sehen.

Zu frühe, zu starke und dunkel-klumpige Menstruationsblutungen mit krampfartigen Schmerzen lassen ihr die Zeit der monatlichen Regel als besonders unangenehm erscheinen.
Zeit ihres Lebens hat sie Schwierigkeiten mit dem Stuhlgang. Sie kann selbst den Stuhl nicht loslassen. Der „letzte Dreck" klebt ihr noch am After wie Lehm.
Durch „Aufstoßen", nach dem Frühstück, bei frischer Luft im Freien sowie an Licht und Sonne geht es ihr besser.
Platina fällt oft durch einen Wolfshunger auf, wobei die Speisen hastig und gierig verschlungen werden.

Fragen wir nach der Ätiologie dieser Entwicklung, so finden wir sie nicht selten begründet in einem abrupten Herausgerissen-Werden aus gesicherten Verhältnissen und einem Verlust von hohem sozialem Ansehen. Ehemaliger Reichtum geht plötzlich verloren, z.B. bei verarmtem Adel, - Anerkennung und Ehrerbietung von außen unterbleiben, also schwört sie sich wie SCARLETT O'HARA in dem Film *Vom Winde verweht,* daß es ihr niemals mehr so dreckig gehen dürfe, was auch immer sie dafür tun müsse.
Demütigungen, Geringschätzung durch andere, enttäuschter Ehrgeiz, in Haß umgeschlagene Liebe, können ebenfalls zu einer Platin-Symptomatik führen.

Überhaupt ist dieses plötzliche Umschlagen von einer körperlichen in eine rein geistige Symptomatik und umgekehrt auffallend. Diese „Merk-würdig-keit" teilt sich unser Edelmetall mit drei anderen Arzneien, die alle primär mit der Sexualsphäre zu tun haben, und zwar sind das
Cimicifuga - das **„*Wanzenkraut*"**
Crocus sativus - der *Safran*
Lilium tigrinum - die *Tigerlilie*
Wir werden an anderer Stelle von ihnen zu sprechen haben.

Die „VAGINISMUS-Spalte" im KENT'schen Repertorium weist noch ein paar zweiwertige Mittel auf, die ich hier jedoch nur summarisch vorstelle.
Es sind dies im akuten Falle:

VAGINISMUS

Aconitum napellum - der *Blaue Eisenhut*
Belladonna - die *Tollkirsche*

Vor dem Hintergrund entzündlicher Prozesse, im Urogenitaltrakt:
Berberis - die *Berberitze*
Cantharis - die *„Spanische Fliege"*

Nach schweren Blutungen:
Ferrum-phosphoricum - *Eisenphosphat*
Hamamelis - der *Virginische Zauberstrauch*

Vor dem Hintergrund schweren Kummers:
Ignatia - die *Ignatiusbohne*
Lycopodium - der *Bärlapp*
Natrium-muriaticum - das *Kochsalz*

Bei zartbesaiteten, hysterischen Naturen:
Pulsatilla - die *Küchenschelle*
Silicea - der *Feuerstein*

Im Synthetischen Repertorium von BARTHEL-KLUNKER BD. III, finden sich noch ein paar weitere zweiwertige Mittel und zwar sind diese in ihrer Wirkung auf den Vaginismus in der Hauptsache von WILLIAM BOERICKE bestätigt worden.
Es handelt sich um 3 Arzneien, die vorwiegend für leicht erregbare und übernervöse Patientinnen infrage kommen:

Caulophyllum - die „Frauenwurzel" oder der *Blaue Cohosch*, eine Berberitzenart. Wir werden ihr wieder begegnen, wenn es um Möglichkeiten für eine leichtere Entbindung geht. Der ihr zuzuordnende Vaginismus entsteht aufgrund eines Mangels an gesunder Muskelelastizität. Die Patientin ist - ähnlich Coffea - schlaflos, übernervös und neigt zu hypochondrischen Krampfanfällen.

Coffea-cruda - der *Rohkaffee*, ein Mittel für überaktive, und nervöse Frauen, mit großer Schmerzempfindlichkeit und überempfindlicher Vulva und Vagina. Ein hervorragendes Mittel gegen

Schlaflosigkeit wegen rotierendem Gedankenkarussel. Ein herausragendes Leitsymptom ist die Verschlimmerung von Zuständen durch freudigen Schock oder Erregung.

Murex - die *Purpurschnecke,* eine entfernte Verwandte der Sepia. Da sie über ein Haus verfügt, gilt sie sozusagen als „echte Schnecke". Im Gegensatz zur Sepia - und signalisiert durch die rote Tinte, die sie absondert (der echte Purpur der Antike) -, verminderte diese bei den Prüfungen jedoch nicht das geschlechtliche Verlangen, sondern erhöhte es in exorbitanter Weise. Der durch sie zu behandelnde Vaginismus ist selten. Wir begegnen der Purpurschnecke wieder, wenn es im nächsten Kapitel um Nymphomanie geht.

Die letzte Konsequenz weiblicher Impotenz
Sterilität

Weibliche Unfruchtbarkeit ist ein ernstes und trauriges Kapitel der Beziehung der Frau zu ihrer Sexualität. Eine Behandlung, - die jedoch ausschließlich über den homöopathisch versierten Therapeuten erfolgen sollte -, gewinnt zunehmend an Bedeutung, wenn man bedenkt, daß ungefähr 10-15% aller Ehen ungewollt kinderlos bleiben. Die gängige Definition für das Vorliegen einer Sterilität besagt, daß diese gegeben ist, „wenn es nach 2 Jahren ungeschützten regelmäßigen Geschlechtsverkehrs nicht zur Schwangerschaft gekommen ist. Die häufigste Ursache sind psychische und exogene Faktoren wie Streß oder Gewichtsverlust (z.B. Anorexia nervosa)."[40]

Trotz zum Teil schwerwiegender pathologischer Befunde, wie z.B. einer Tiefenwucherung von Uterusschleimhautgewebe in andere Körperpartien hinein (*Endometriose*), oder auch bei vorhandenem Myom, kommt es trotzdem immer wieder einmal zu einer Schwangerschaft, wohingegen dieselbe ohne äußerlich erkennbare Gründe oder krankhafte Veränderungen auch ausbleiben kann, wie wir an der vorangegangenen Geschichte über das Professorenehepaar gesehen haben.

---

[40] GUSTAV REIMERS: *Homöopathie bei weiblicher Sterilität*, S. 2 u. 4.

Das legt den Schluß nahe, daß dieses Problem viel öfters auf einer psychologischen und psychotherapeutischen Ebene zu lösen wäre, als wir das meistens wahrhaben wollen, zumindest müssen klinische Befunde und geistig-seelische Faktoren als gleichgewichtig nebeneinander betrachtet werden.

Auf alle Fälle kann die Homöopathie bei weiblicher Sterilität mit guten Erfolgen aufwarten, wie eine Fall-Kontroll-Studie belegt, die GUSTAV REIMERS mit 42 Frauen an der Universität Heidelberg durchführte und die in seiner Publikation „Homöopathie bei weiblicher Sterilität" gut dokumentiert ist.
In der vorliegenden Studie untersuchte und behandelte Reimers in der Zeit vom 1. 5. 91 bis 1. 5. 93, diese 42 Patientinnen wegen bisher unerfüllt gebliebenen Kinderwunsches. Diese Frauen wurden nach vorheriger Absprache in zwei Gruppen eingeteilt, von denen die eine vorwiegend hormonell behandelt wurde und die andere nach sorgfältiger Aufnahme einer Anamnese via Fragebogen-Aktion, mit homöopathischen Einzelmitteln in LM-Potenzen. Die Patientinnen litten an unterschiedlichen Beschwerden, wegen derer die Kinderlosigkeit bestand. Dazu gehörten Myome, verklebte Tuben, Ovarialcysten und dergleichen mehr:

„Dabei stellte sich die Homöopathie-Gruppe in der Zahl der Schwangerschaften, der Baby-Take-Home-Rate und der Normalisierung von Hormon- und Zyklusstörungen sogar als überlegen dar.
Zusätzlich zeigte sich in der Kostenanalyse, daß die homöopathische Behandlung wesentlich billiger ist."

Während der Behandlung der Homöopathie-Gruppe zeigte sich, daß psychische Hintergründe in Form diverser Ängste hervortraten, die vorher gut unter Kontrolle gehalten waren. Dazu gehörten Angst vor einer unsicheren Zukunft genauso wie Angst vor - (ansteckenden?) - Krankheiten oder Angst, eventuell vom Partner alleingelassen zu werden.
Können solche Ängste durch eine psychotherapeutische Intervention erfolgreich ausgeräumt werden, erhöht sich natürlich die Empfängnisbereitschaft ganz erheblich. Als psychotherapeutische Techniken hierbei - wie überhaupt-, haben sich in jüngerer Zeit

immer mehr das Neurolinguistische Programmieren (NLP) in der Trance, sowie Gestalttherapie und Traumarbeit herausgestellt.
Traumatische Hintergründe kommen nicht selten vor und sind dann unter Umständen vergesellschaftet mit Vaginismus oder krampfhafter Bestrebung zur Aufrechterhaltung der Jungfräulichkeit, wie z.B. bei krankhafter Magersucht *(Anorexia nervosa)*.

„Dahinter verbergen sich häufig tiefergehende Konflikte wie die Angst vor Nähe oder Probleme mit der Geschlechtsidentität. Psychologische Testuntersuchungen bei sterilen Paaren machen deutlich, daß beide Partner im Durchschnitt eher ängstlicher, selbstkritischer und depressiver als solche in normalen Kollektiven sind. Es zeigt sich auch, daß ein nicht erfüllter Kinderwusch eine erhebliche Störung im Selbstwertgefühl der Paare darstellt. Auffällig dabei ist, daß die Partnerbeziehungen häufig anklammernd symbiotisch erscheinen." [41]

Gerade der letzte Satz bringt uns mahnend in Erinnerung, daß eine gute Beziehung zwischen zwei Menschen - gleichgültig welchen Geschlechts - immer auch einen gewissen Abstand zur Selbstbesinnung benötigt, wobei gleichzeitig auch Selbständigkeit im Sinne des Selber-Stehen-Könnens erprobt werden muß.
Das bringt uns die poetischen Zeilen eines KAHLIL GIBRAN in Erinnerung, in denen er über die Ehe spricht:

„Singet und tanzet zusammen und seid fröhlich, doch lasset jeden von euch allein sein.
Gleich wie die Saiten einer Laute allein sind, erbeben sie auch von derselben Musik.
Gebet einander eure Herzen, doch nicht in des andern Verwahr.
Denn nur die Hand des Lebens vermag eure Herzen zu fassen.
Und stehet beieinander, doch nicht zu nahe beieinander:
Denn die Säulen des Tempels stehen einzeln.
Und Eichbaum und Zypresse wachsen nicht im gegenseit'gen Schatten." [42]

---

[41] GUSTAV REIMERS: *Homöopathie bei weiblicher Sterilität* S. 8.
[42] KAHLIL GIBRAN: *Der Prophet.*

STERILITÄT

Auch beim Mann geht eine Sterilität, - so vorhanden -, fast immer auch mit anderen Symptomen einher, wie beispielsweise Impotenz oder vorzeitigem Samenerguß..

Sehen wir uns die Rubrik STERILITÄT an, die KENT in den Abschnitt seines Repertoriums über die WEIBLICHEN GENITALIEN eingebracht hat.
Es stehen in ihr eine Fülle von Arzneien, auf die wir hier nicht näher eingehen wollen. Sie müssen entsprechend dem vorliegenden Fall und anhand von zusätzlichen wichtigen Zusammenhängen und Symptomen eruiert werden. Interessant ist jedoch, daß die drei wohl „depressivsten" Mittel **Aurum, Natrium-muriaticum** und **Sepia** hier in der höchsten Wertigkeit vertreten sind. Depression ist ja eine subtile und sehr gut getarnte Form von Egoismus und der wiederum ist der Weitergabe von Leben abhold, - um mich auch einmal so geschwollen und antiquiert auszudrücken, wie unser oben genanntes Professsoren-Ehepaar.

Interessanterweise gibt es auch das Gegenteil der durch Prüderie stagnierenden Lebensenergie, nämlich eine Unfruchtbarkeit, die durch anhaltende, exzessive sexuelle Begierde verursacht wird. In dieser kleinen Unterrubrik zur Sterilität stehen nur 4 Arzneien und zwar die uns schon ein wenig vertrauten: **Kalium-bromatum, Phosphor** und **Platin**. Darüber hinaus lediglich noch **Origanum,** der süße *Majoran* oder *Dost,* dem wir wieder begegnen werden, wenn wir über den Hang zur Masturbation sprechen.

Eine weitere kleine Rubrik belehrt uns darüber, daß es auch durch besonders starke Menstruationsblutungen zur Unfruchtbarkeit kommen kann. Diese sind gleichzusetzen mit einem abnormalen Verlust an vitalen Säften. Logischerweise wird hierdurch die Empfängnisbereitschaft stark herabgesetzt. In der Hauptsache werden diesem Tatbestand folgende Heilstoffe gerecht:

Calcium-carbonicum, Natrium-muriaticum und **Sulphur.** In weniger starkem Grad auch noch Mercur und Phosphor.

Das Mittel steht zwar nicht einmal klein gedruckt in der Rubrik STERILITÄT, aber ich will trotzdem nicht versäumen, darauf hinzuweisen, daß es mir gelungen ist, Kinderlosigkeit in einigen Fällen mit der Nosode **Medorrhinum** aufzuheben.
Es zeigt sich daran, wie stark mitunter die Blockade zur Weitergabe von Leben durch das Erbübel Sykosis ist. Oft hilft diese Nosode - ähnlich wie auch **Thuja** -, bei chronischer sykotischer Eileiterentzündung (*Adnexitis*), welche vielfach mitverantwortlich dafür ist, daß kein Kind empfangen werden kann.

In seiner oben angeführten Publikation weist Gustav Reimers - fast etwas verwundert - darauf hin, daß es auch schon unter der Mittel-Einnahme von **Mercurius solubilis** oder **Thuja** zu Schwangerschaften gekommen sei, obwohl diese Pharmaka in der bewußten Rubrik des KENT'schen Repertoriums garnicht verzeichnet sind. Das ist völlig normal und zeigt zum einen, daß sowohl das syphilitische Miasma, wie auch die sykotische Hydra, viel öfter mit einem ihrer Köpfe in dieses Sterilitäts-Drama hineinfauchen, als das vielen Ausübenden der homöopathischen Heilkunst bewußt ist und zum anderen, daß eben auch, was diese Problematik angeht, kein Fall wie der andere zu behandeln ist.
Wie Reimers weiter feststellt, hat eine Medikation mit Causticum, Nux-vomica und **Tuberculinum** ebenfalls schon zu Schwangerschaften geführt, was vor allem bei Tuberculinum ohne weiteres nachvollziehbar erscheint, wie wir noch sehen werden, wenn über diesen Heilstoff an anderer Stelle gesprochen wird.

WILL KLUNKER hat in sein *Synthetisches Repertorium* eine ganze Anzahl mehr an Mitteln eingebracht, die bei Sterilität mit Aussicht auf Erfolg angewendet werden können. Aufgrund seiner positiven Erfahrungen mit **Pulsatilla,** ist bei ihm sogar die **Küchenschelle** mit von der Partie, wenn es um Kinderlosigkeit geht, obwohl auch die bei KENT nicht verzeichnet steht.

*„Die erotische Leidenschaft ist rätselhaft,
weil in ihr die Zweiheit der menschlichen Natur
aufs deutlichste zum Vorschein kommt."*

ROBERT SAITSCHICK

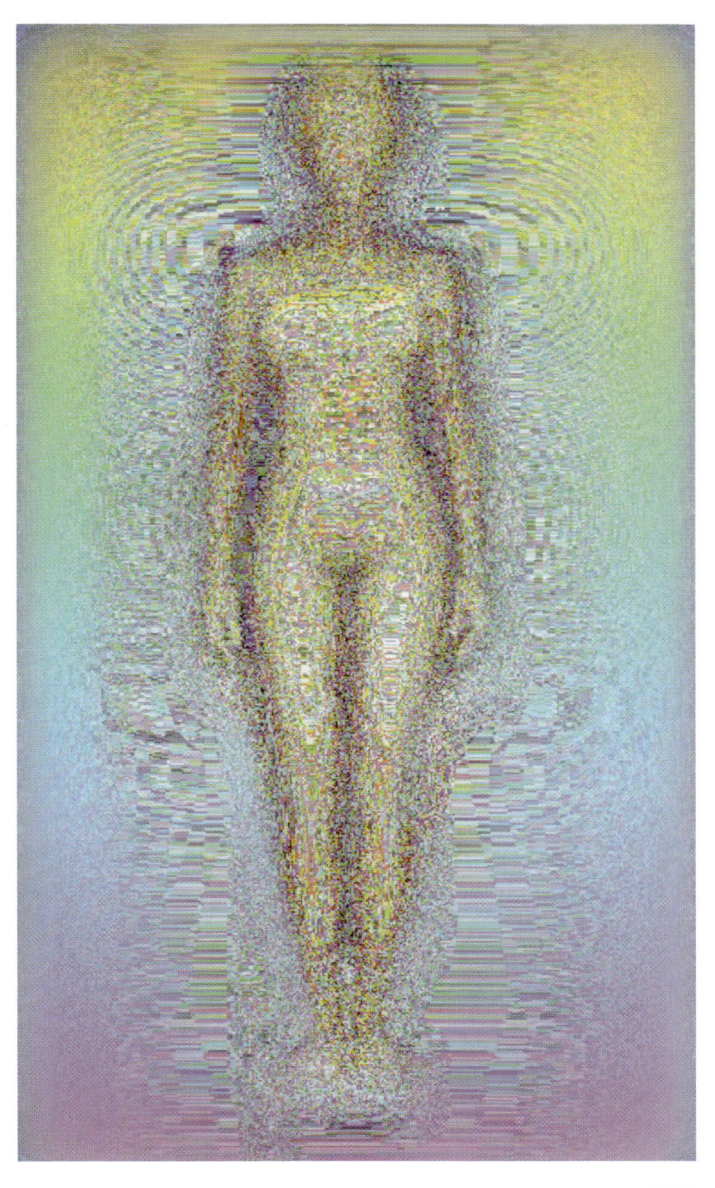

Zwischen-Bilanz

Was läuft falsch beim Liebe-Machen?

Liebe ist die alles bewegende Kraft der Schöpfungsordnung. Menschen haben vergessen, wie man sie sich verfügbar macht. Dem Satz „ich liebe dich" mangelt die Erkenntnis, daß das Ego nicht lieben kann, daß es sich lediglich dem überall vorhandenen Strom der Liebe hingeben kann. Deshalb kommt der amerikanische Ausdruck „to make love" der eigentlichen Idee dessen, was beim Sexualakt geschehen sollte, wesentlich näher, wenngleich er natürlich im Laufe der Zeit einen Bedeutungswandel durchgemacht hat und heute nicht mehr in dem ihm zugrunde liegenden Sinn verstanden wird.
Wir können den Strom der Liebe aktivieren. Die Frage ist dabei nicht, wieviel wir bekommen, sondern weit eher, wieviel davon wir aushalten.

Durch seine über Jahrtausende anhaltende Machtposition über die Frau, hat der Mann vergessen, wie man wirkliche Liebe macht. In seiner seelischen und emotionalen Verkümmerung begegnet er der Frau mit besitzergreifender Aggressivität. Hiervon sind fast alle Männer zwanghaft befallen. In seiner sexuellen Besessenheit lebt der Mann in einer selbsterzeugten Phantasiewelt, welche meist von Zorn, Gewalttätigkeit und Forderungen geprägt ist. Diese Emotionen schieben sich störend zwischen die mit seiner Partnerin erlebte Realität. Wer ehrlich genug ist, zu beobachten, welchen Ideen er während des Liebesaktes nachhängt, wird schnell erkennen, woran es unter anderem liegt, daß er beispielsweise zu schnell ejakuliert. Seine nicht dem gegenwärtigen Geschehen entsprechenden inneren Vorstellungen sind es, die ihm das Gemüt derart erhitzen, daß er nicht mehr an sich halten kann. Die emotional aufgeheizte, ständige und aggressiv aufgeladene Vorerwartung ist es, die ihn zur vorzeitigen Entladung treibt.
Diese Erkenntnis kann als Korrekturhilfe bei der **ejaculatio praecox** benutzt werden. Wenn das erotische Phantasieren bewußt und willentlich aufgegeben wird, wenn sich beide Partner bemühen, mit ihrer Seele während des Vorspiels und eigentlichen Aktes anwe-

send zu bleiben und nicht in eigene Welten abzutauchen, verschwindet damit auch die lieblose Gier, welche zum vorzeitigen Samenerguß führt und die Liebe hat eine Chance sich zu entfalten.

Des weiteren sollte der Mann erkennen, welchen Balanceakt zwischen der Jagd nach Sicherheit und Wohlstand und dem Versuch ein wahrer Liebender zu sein, er tagtäglich vollbringt. Das eine schließt das andere aus. So gelingt es ihm weitgehend nicht, die Essenz der weiblichen Energien in seiner Partnerin freizusetzen, welche wiederum besänftigend und befruchtend auf sein Gemüt und Wohlbefinden einzuwirken imstande wären. Die Frau sehnt sich nach intimstem Berührt-Werden, wie das nur im Kräfteaustausch mit einem wahrhaft Liebenden geschehen kann. Übergibt man das Szepter an die Instanz der Liebe, dann sorgt diese dafür, daß sich auch das äußere Szepter des Mannes erhebt, um für diese innigste Berührung bereit zu sein. Das innerseelische Berührtsein muß vorausgehen.

Die weitverbreitete **Impotenz** des heutigen Mannes ist also ein Zeichen für seine Unfähigkeit, wahrhaft zu lieben und dadurch angeschlossen zu sein an die göttliche Kraft. Der Mann hat auf weiten Strecken seinen inneren Gott verraten. Er folgt nicht mehr der Stimme seines Herzens, sondern läßt sich von äußeren Reizen und selbsterschaffenen Phantasiebildern leiten. Dafür hat auch Samson einstmals seine Kraft verloren. Sinnbildlich hierfür schneidet Dalilah ihm - bis auf den heutigen Tag - das wallende Haupthaar ab. Die Frau wird zur Rachegöttin, weil ihr nicht gewährt wird, wonach ihr Sehnen geht und das ist primär Liebe - nicht Sex. Guter Sex ergibt sich automatisch, wenn Liebe die Zügel der Pferde der Leidenschaft in der Hand hält:

„Der Penis wird entweder durch Emotionen oder durch Liebe erigiert. Ohne das eine oder andere findet keine Erektion statt. Dies passiert häufig, wenn ein Paar körperlich voneinander gelangweilt ist und nur noch aus Pflichtgefühl Geschlechtsverkehr hat. Wenn es weder emotionalen Antrieb noch Liebe noch Bewußtsein zwischen ihnen gibt, wird der Mann keine Erektion bekommen."[43]

---

[43] Das Zitat entstammt dem Tondbandprotokoll eines Seminars von BARRY LONG, einem 1926 in Australien geborenen Journalisten, der nach einem mysti-

ZWISCHEN-BILANZ

Heutzutage ersetzen Techniken die Liebe. Alles bleibt an der Oberfläche. Stellungen sind Ersatz für die Verschmelzung. Viele Frauen haben diese Art des Liebe-Machens von den Männern übernommen. Der oberflächliche klitorale Kitzel ersetzt das tiefe wellenförmige Ergriffenwerden durch die Energie.

Weil nicht geliebt wird was ist, weil sich die äußere Wirklichkeit nicht zur Deckung bringen läßt mit den inneren Scheinwelten, stellt sich Unzufriedenheit ein. Deshalb neigt der Mann - noch häufiger als die Frau - zur **Masturbation.** Die hieraus resultierenden Schuldgefühle ergeben sich, weil die Liebe verleugnet wird: „Der Irrtum liegt nicht in der Handlung des Masturbierens selbst, sondern im Mißbrauch der Fantasien" sagt BARRY LONG und fährt fort:

„Der Mann der sexuelles Expertentum entwickelt hat, weiß noch lange nicht, wie man göttliche Liebe macht.
Erhöhte Wahrnehmungen und Orgasmen sind befriedigend und verleihen ihm eine Form von Autorität; aber dies ist nicht die Liebe, nach der die Frau sich sehnt. Die Frauen, oder die Frau, mit der er Liebe macht, befriedigt er wie eine gute Mahlzeit, aber sehr bald verspürt sie wieder Hunger und letztendlich verurteilt sie ihren Appetit oder sich selbst weil sie weiß, daß sie nicht genug geliebt wird...Ihre Liebe kann nicht all die unerfüllten Bedürfnisse ihrer feineren Energien kompensieren...Jede Emotion der Frau ist die Forderung oder der Schrei, wahrhaft geliebt und nicht als sexueller Spuknapf mißbraucht zu werden."

Deshalb erscheint die Frau dem Mann als Rache-Dämon seiner eigenen Liebesunfähigkeit, der ihn ständig beschuldigt, verurteilt und kreuzigt. Dahinter stehen der ohnmächtige Zorn der Frau über den Mißbrauch ihrer Weiblichkeit, die jahrtausende währende Unterdrückung durch den Mann und seine Ausübung körperlicher Macht über sie, weil es ihm an seelischer Stärke und wahrer Autorität gebricht.

---

schen Tod seiner ehemaligen Person zu neuer transzendierter Verwirklichung fand und seither seine Bestimmung als Schriftsteller, Lehrer und Seminarleiter erfüllt. Bücher, Kassetten und Videos von Barry Long können erworben werden über den TERRA-Versand, am Keislerberg 5, 79856 Hinterzarten, Tel. und Fax 07652-981853 Seminare von Barry Long können gebucht werden über Stephan Strieck, Ebertalle 172, 22607 Hamburg, Tel. und Fax 040-89070907.

WAS LÄUFT FALSCH BEIM LIEBE MACHEN?

Arbeitet der Mann daran, sein *mana*, - seine eigentliche selbstbestimmende Urheberkraft - zu erneuern, dann können sich zwei Liebende während des Liebesaktes wieder gegenseitig aufladen, anstatt sich dabei niederzudrücken und zu schwächen. Die Intensität der Farben ihrer Auren beginnt anzuschwellen. Ihre Lichtbögen breiten sich weiter und weiter aus. Dann besteht der Ausdruck zu Recht, wenn von einer „strahlenden Erscheinung" gesprochen wird. Die Kommunikation solcher Liebender kommt dann auch mit immer weniger Worten aus. Die beiden verstehen sich wortlos. Mißverständnisse und emotionale Aufladungen wie sie sich durch den Gebrauch der Sprache zwangsläufig einstellen, sind ausgeschlossen.

„Die eigentliche sexuelle Motivation für Frauen besteht darin, durch den Mann die göttliche Verbindung herzustellen. Ihre Sehnsucht, Kinder zu bekommen ist sekundär und nur ein Ersatz dafür. Erst wenn ihr wieder lernt, wahre körperliche Liebe zu machen und beginnt, eure goldenen Lichtbögen wiederzubeleben, erst dann werdet ihr wieder in der Lage sein, euren Nächsten zu lieben, eure Feinde zu lieben; erst dann werdet ihr Gott lieben und euch selbst".

So Barry Long, den ich im folgenden noch ein paar mal zitieren möchte, weil ich der Ansicht bin, daß seine Ideen von fundamentaler Bedeutung für den modernen Menschen sind. Wer erkannt hat, wie sich etwas wirklich verhält, hat die Macht es zu ändern, wenn er das wünscht.
Um das zu bewirken, ist es unabdingbar, daß wir uns vom Groll auf die Vergangenheit befreien. Alle Bitterkeit auf etwa erlittenes Unrecht, das unsere Erfahrungen geprägt hat, holt uns sonst immer wieder ein und vergiftet die Gegenwart und die Möglichkeit, uns hier und jetzt der Liebe neu zu öffnen. Erst wenn diese Arbeit getan ist, werden wir einen Geliebten oder eine Geliebte anziehen, die unserem neuen Bewußtseinsstand ähnlich ist. Anderenfalls geht der circulus vitiosus von Lust, Leid und Laster unvermindert in seine nächste Runde.

„Indem ihr einem Orgasmus nachjagt, werdet ihr des Gefühls von Liebe nicht gewahr sein. Versuchst du als Mann den Orgasmus zu verhindern, kannst du der Liebe ebenfalls nicht gewahr sein. Glaubst du als Frau, daß der Orgasmus beim Liebemachen wichtig ist, du aber scheinbar keinen bekommen kannst, wirst du dich beraubt, beschämt oder schuldig fühlen und das Gefühl von Liebe ebenfalls nicht erfahren. Oder du wirst die Liebe oder den Orgasmus vielleicht aufgeben und dich vom Liebemachen abwenden, wie es so viele Frauen getan haben, und wieder wird dir das Wunder und das Strahlen der Liebe und deiner selbst entgehen... Orgasmus ist ein Ende, ein emotionales Ende. Liebemachen aber hat kein Ende."

Die Vagina - das natürliche Zuhause des Penis

Barry Long spricht vom „spirituellen Garten", der in den innersten Regionen der Vagina einer liebenden Frau erblüht, wenn sie von einem Penis dort berührt wird, welcher sich seiner aggressiv-emotionalen Tendenzen entäußert hat. Da dies aus den genannten Gründen nur äußerst selten vorkommt, leidet die Frau samt ihrer Vagina. Dieses äußerst sensible Organ beantwortet die emotional aufgeladene Begegnung mit einem aggressiven Penis mit entsprechender innerer Anspannung bis hin zu völliger Verhärtung:

„Eine Vagina, die von vielen emotionalen Penissen benutzt wurde, reagiert mit der Zeit ebenso wie der Penis selbst - sie wird hart, gierig und wie ein Raubtier. Sie konzentriert sich auf den Orgasmus, nicht auf die Liebe. Wenn sie aber von einem Penis, der sich in Liebe und Bewußtsein entwickelt, emotional befreit wird, wird die Vagina nachgebend, weich, nährend, einfach, leicht. Nicht fordernd und still.
Das weibliche Liebesorgan ist ursprünglich passiv und unschuldig. Es übernahm alle schlechten Gewohnheiten vom Männlichen. Der Penis ist der Guru oder Lehrer der Vagina, ob einem das gefällt oder nicht...
Der Penis ist das feinste Sinnesorgan und Instrument im männlichen Körper. Er hat seine eigene Bewußtheit und Aufmerksamkeit. Er ist das positive, aktive Liebesorgan auf der Erde. Er weiß absolut genau, wie man Liebe macht und was er in der Vagina zu tun hat. Um wahre Liebe zu machen muß der Mann lernen, während des Aktes sein Penis zu s e i n, sich seiner höheren Intelligenz hinzugeben.
Im Moment benutzt er dafür seine minderwertige, sexbesessene, emotionale Intelligenz - mit dem Resultat, daß der Penis seine eigentliche Bestimmung nicht erfüllen kann.
Der Penis ist nur dann glücklich, wenn er in der vaginalen Leere der Frau erigiert ist. Sobald der Penis in der Leere des Raums außerhalb der Vagina erigiert ist, wird er ungeduldig, erregbar und emotional. In diesem unnatürlichen Zustand wird er von der Gesellschaft traditionell als obszön und oft von beiden Geschlechtern als bedrohlich erfahren. Der Grund dafür ist, daß der außerhalb seines natürlichen Zuhauses erigierte Penis eine Projektion ag-

gressiver Emotion oder Fantasien ist, und für jeden Mann ist eine solche Erektion fordernd und unbefriedigend.
Häufig wird er masturbieren müsen, um den Überdruck seiner heimatlosen einsamen Existenz auszugleichen."

Das sind einige weitere Sätze, geboren aus den Beobachtungen und Erfahrungen von Barry Long, die natürlich vor allem dem weiblichen Geschlecht „runtergehen wie Öl". Den Herren der Schöpfung wird das hier Vorgetragene wahrscheinlich weniger gut schmecken. Alteingefahrene Denkgewohnheiten und Verhaltensmuster wollen ungern aufgegeben werden.

Der Weg aus der Sackgasse

Was ist zu tun? Zum Teil sind schon diesbezüglich Hinweise eingeflossen. Der aufmerksame Leser ahnt es:
Wenn sich in Richtung eines beglückenden Liebesspiels für beide Partner etwas Grundlegendes ändern soll, ist ein Sterbeprozeß der im wahrsten Sinn des Wortes „eingefleischten" intellektuellen Muster angesagt, welche letztlich hinführen zur Impotenz beider Geschlechter, hier verstanden als das Unvermögen, wahre Liebe zu entfalten.

Der Mann muß seinen Hochmut ablegen und die Frau primär als ein menschliches Wesen achten lernen und nicht als Sexualobjekt mißbrauchen.
Die Frau hat wegen der ständigen Stimulation der in ihr latent angelegten männlichen Seite durch die Projektionen des Mannes viele Unarten von diesem übernommen und beantwortet sie auf der gleichen Ebene, entweder durch Nymphomanie oder Frigidität. Außerdem muß sie sich darüber klar werden, daß sie auf diese Weise unbewußt zur Impotenz oder dem vorzeitigen Erguß des Mannes beiträgt.
Hat sie das einmal erkannt, kann sie wählen: Sie kann ihre aufgestauten Sehnsüchte oder Aggressionen auf die gleiche Art loswerden wie der Mann. Erektionsschwierigkeiten des Mannes wird es bei derlei Begegnungen nicht geben, denn ein durch Emotionen

bewegter Penis hat keine Probleme sich aufzurichten. Zwar können Mann und Frau sich auf diese Weise gegenseitig befriedigen, jedoch die Liebe kommt dabei zu kurz. „Frauen haben das Liebe-Machen vom Mann übernommen - er aber weiß garnicht, wie man Liebe macht. Das Ergebnis sind Chaos und Verwirrung", sagt Barry Long und fährt fort:

„Seit Anbeginn der Zeit wurde die Frau manipuliert und dazu ermuntert zu fühlen, daß der höchste Ausdruck ihrer Liebe die Befriedigung des Mannes sei. In Wahrheit ist es umgekehrt: der höchste Ausdruck der Liebe des Mannes ist es, die Frau sexuell zu erfüllen. Dies kann er nur tun, wenn er seine Fixierung auf den Orgasmus vergißt, indem er sich daran erinnert, in seiner Liebe und Selbstlosigkeit ausreichend präsent zu sein, um ihre göttlichen Energien zu sammeln und zu empfangen. Indem er sie aber seit Jahrtausenden dazu brachte, ihn zu begehren und zu befriedigen, hat er sie auch dazu gebracht, sich dabei selbst sexuell aufzugeben. Die Folge davon war, daß sie den Mann wählte, den sie wollte. Begehren und Auswählen kommen aus der männlichen Emotionalität, dem aktiven, nach außen gerichteten Prinzip, das die Welt zu dem gemacht hat, was sie heute ist. Und so wählt sie den Mann mittels ihrer vom Mann selbst eingegebenen Schwingungen - und deshalb wählt sie fast immer den Falschen...
Kinder sind kollektiver Ersatz für Liebe geworden. Die Frau sehnt sich nur dann nach dem Mann, wenn sie sich mit ihrer ihr aufgezwungenen männlichen Emotionalität identifiziert. Nymphomanie ist eine absolut männliche Erfindung und Projektion; ebenso wie Sex-Shops, Pornographie und Prostitution. Der Mangel an Liebe und die von Beiden geteilte männliche Emotionalität erhalten sie aufrecht.
Die Frau ist vom Mann sexuell völlig umgedreht worden, wurde Opfer einer geradezu pathologischen Gehirnwäsche. Liebe, nicht Gleichheit ist die eigentliche, tiefere Forderung ihres nach außen gerichteten feministischen Protests."

Das sind starke Worte eines starken Mannes, der vor allem deshalb so stark ist, weil es ihm offensichtlich gelungen ist, seine eigene weibliche Seite optimal zu entwickeln.

Will die Frau zur Liebe finden, muß sie sich also in einem rituellen Akt genau wie der Mann von den Erfahrungen der Vergangenheit reinigen. Es ist eine besondere Eigenschaft der Frau mit geradezu elephantenhaftem Erinnerungsvermögen an den schlechten Eindrücken der Vergangenheit zu haften und ihr gegenwärtiges Verhalten daraus abzuleiten und damit zu rechtfertigen. Soll wieder Liebe aufblühen, muß sich die Frau dafür entscheiden, die „beleidigte Leberwurst" aufzugeben und sich wieder unvoreingenommen auf eine neue Begegnung - allerdings unter veränderten Vorzeichen - einzulassen.

Um das gefahrlos tun zu können und nicht aufs Neue verletzt zu werden, ist es erforderlich, sich zu Beginn einer neuen Beziehung rückhaltlos ehrlich auszusprechen. Wer darauf hinweist, daß er vorhat, sich dem neu erblühenden Gefühl von Liebe voll hinzugeben, gibt seinem Gegenüber die Chance zu erkennen, ob und inwieweit dieses sich darauf einlassen kann und will.

Als letzter Sinn einer Liebesbeziehung sollte immer im Auge behalten und auch ausgesprochen werden, das eigene Bewußtsein zu erweitern und zu verfeinern. Ist das auf allen nur erdenklichen Ebenen mithilfe des Partners gelungen, hat sich die persönliche Farbenskala angereichert, ist sie lichter und strahlender geworden, so können sich die Liebenden auch räumlich weiter und zeitlich länger voneinander entfernen, ohne daß hierdurch eine Einbuße der Erlebnisfähigkeit oder Gefühlsintensität zu befürchten wäre. Ja, solch eine Beziehung kann sich dann sogar ohne Tränen wieder auflösen, weil ihre Zielsetzung Erfüllung gefunden hat. Es ist dadurch nichts verloren gegangen.

Sich zu „ver-lieben" ist hingegen suspekt. Der Verdacht liegt nahe, daß man sich im Traumland eigener Projektionen verloren hat.

Hat man erkannt, daß die hier vorgetragenen Ideen wahr sind, und gibt sich selbst gegenüber zu, daß es mit dem eigenen Liebesleben nicht zum besten steht, ist bereits ein wichtiger Schritt zur Erlösung des Problems getan.

Sodann kann man den nächsten tun. Das erfordert unter anderem ein gegenseitiges Abstimmen der Werte-Hierarchien der beiden Partner, zu deutsch, man muß sich darüber austauschen, was einem für das Gelingen einer Partnerschaft wichtig erscheint, welche über das Niveau einer „Geschäftsbeziehung" auf der einen Seite oder das einer „Sado-Maso-Kiste" auf der anderen hinausgeht.

Der Energieaufwand lohnt sich. Hilfe erwächst aus der Befragung des eigenen Inneren. Herzdenken ist angesagt und der Wille, seinen inneren Eingebungen Folge zu leisten und nicht irgendwelchen Einflüsterungen oder Verlockungen von außen.

ZWISCHEN-BILANZ

Wer einmal erkannt hat, daß die emotionale Selbstbezogenheit während des Aktes in die Isolation führt, weil es die Partner paradoxerweise genau dann immer weiter auseinander führt, wenn sie rein äußerlich betrachtet am innigsten miteinander verbunden sind, kann sich dafür entscheiden, innerlich umzukehren.

Zu Beginn der angestrebten Veränderung ist es gut, wenn jeder von den eigenen Gefühlen spricht, die ihn während der intimen Begegnung überfluten. Wenn - vor allem der Mann - seine Phantasien los läßt, - kann es sein, daß sich erst einmal keine Erektion mehr einstellt. Darauf muß die Frau gefaßt sein. Dann ist es nicht nur wichtig, ja, es kann sogar spannend sein, sich gegenseitig mitzuteilen, was im eigenen Inneren abläuft. Das ist in jedem Fall sinnvoller, als sich mit allen Mitteln aufzuputschen, um den Erotik-Expreß schließlich doch wieder in die alten Gleise zu schieben. Eine Vereinbarung kann auch dahin gehen, sich gegenseitig aufmerksam zu machen, wenn der Partner in die eigenen Traumwelten abdriftet.
Die Problematik der modernen Gesellschaft besteht unter anderem darin, daß erotische Phantasien auf breiter Ebene gleichsam als Notbehelf und Sicherheitsventil gepflegt werden, weil die Vereinsamung der Menschen zunimmt. Dahinter stehen wie schon gesagt, die Angst vor Verletzung und der eigene Egoismus. Also flüchtet man sich in Wunschvorstellungen und Traumbilder.

Die Bewegungen während des Aktes sollten sich von selbst und ohne intellektuelles Zutun ergeben. Wenn die beiden Körper von der Welle der Erregung ergriffen werden, verselbständigt sich der weitere Ablauf ohne eigenes Beiwerk. Die Körper kennen sich aus. Sie wissen absolut genau, wie Liebe „gemacht" wird. Nur ist es dann schon kein Machen mehr. Die Liebe selbst führt Regie.

„*Gott erscheint uns niemals immateriell;
und Sein Anblick in der Frau
ist der vollkommenste von allen.*"

MUHYIDDIN IBN AL ARABI

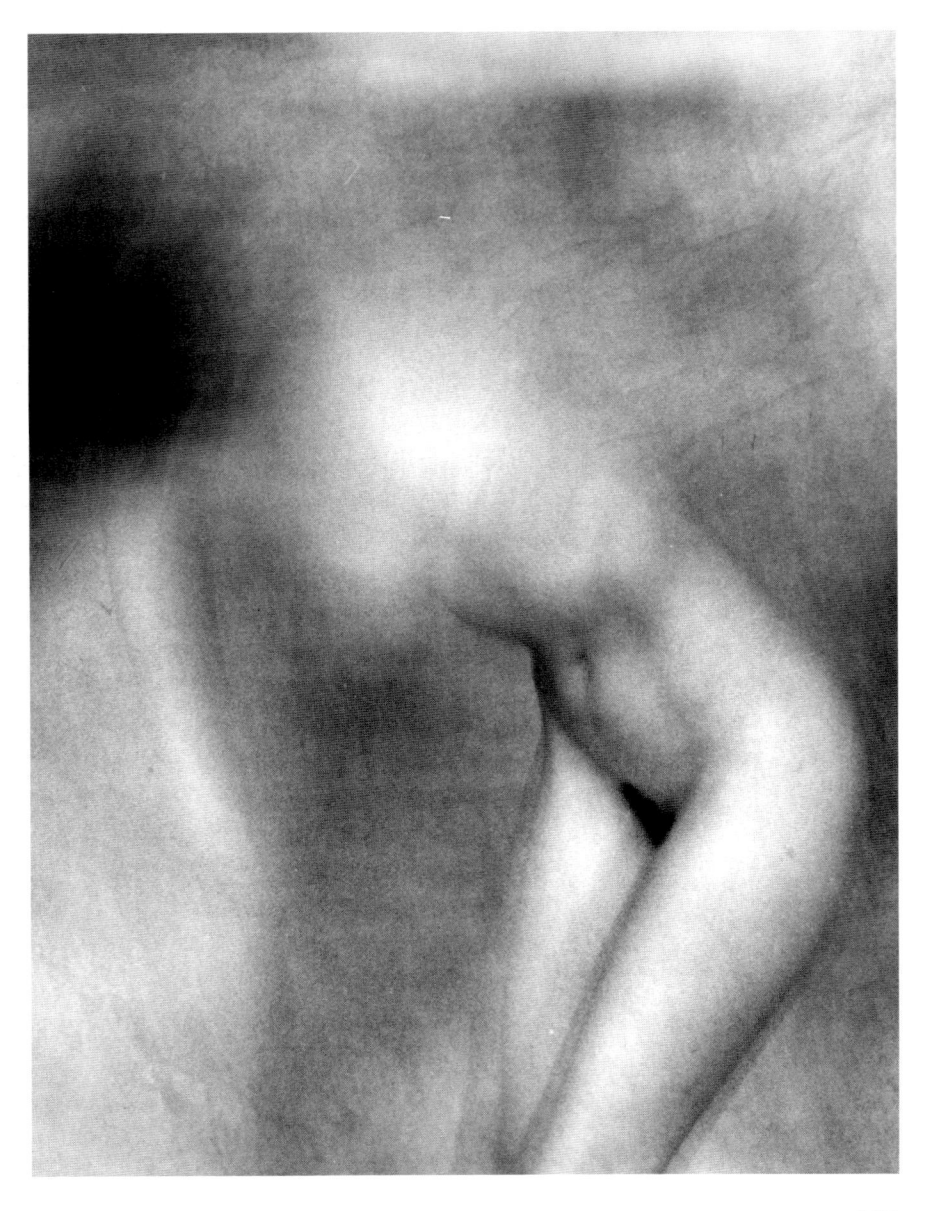

ÜBERSTEIGERTES VERLANGEN UND SEINE HEILUNG

Die Vielweiberei des Mannes

Beginnen wir dieses Kapitel mit einem Witz, - ein Witz, den sich Psychotherapeuten untereinander erzählen, der aber ohne weiteres auch von jedem normalen Bürger verstanden wird. Ich bringe ihn an dieser Stelle, weil er von seinem Grundcharakter her ein „homöopathischer Witz" ist, d.h. es wird an ihm deutlich, daß es möglich ist, durch gute Beobachtung und Nachahmung von sprachlichen Mustern sowie äußerem Gebaren, sich seinem Gesprächspartner anzupassen, sich ihm ähnlich zu machen und ihm dadurch - von ihm unbemerkt -, das Gefühl eines Miteinander-Vertraut-Seins zu geben, sodaß er (oder sie) vielleicht nach einiger Zeit äußert: „Ist es nicht, als ob wir uns schon jahrelang kennen?"

Diese Techniken - man nennt sie im NLP: „pacing" - „leading" und „collapsing anchors" -, wandte auch der Mann an, von dem hier gleich die Rede sein wird. Unter pacing verstehen wir, daß wir versuchen, uns dem inneren „Schrittempo" und äußeren Verhaltensweisen unseres Gegenübers anzugleichen. Ist dadurch schließlich ein Gefühl von Sympathie entstanden, können wir versuchen die „Führung" zu übernehmen und dabei beobachten, ob uns der andere folgt.
Unter einem Anker verstehen wir das Setzen eines feinen visuellen, auditiven, oder kinästhetischen Reizes, auf eine von unserem Gesprächspartner unbemerkte Art und Weise.[1] Solche Vorgehensweise dient in der Regel therapeutischen Zwecken.

Der Kern der Geschichte, die ich hier in ausgeschmückter Form wiedergebe, entstammt dem *Ha-Handbuch der Psychotherapie,* des bereits an anderer Stelle kurz vorgestellten Psychologen BERNHARD TRENKLE, der eine Fülle heiterer Anekdoten mit besonderem

---

[1] Für Nicht-NLP-ler: Visuell: ein eingebauter Hinweis auf ein äußeres oder inneres Bild. Auditiv: durch eine vesteckte verbale Botschaft. Kinästhetisch: - durch kurze körperliche Berührung.

VIELWEIBEREI

Bezug zu diversen psychotherapeutischen Techniken gesammelt hat und darin zum besten gibt.

Unser Mann, - der vermutlich von NLP keine Ahnung hatte, benutzte vor allem eine dieser Techniken gekonnt, - wenngleich im Endeffekt auf ziemlich drastische Weise, zur Erreichung eigener Zielsetzungen. Ob er damit Erfolg hatte ist nicht mehr überliefert, doch gibt die unverblümte Ausdrucksweise der Dame, der er auf seiner Zugfahrt begegnete, Anlaß zu der Vermutung, daß sie ihn wohl - im wahrsten Sinne des Wortes - „er-hört" hat.
Der Mann sitzt also allein im 1.Klasse-Abteil eines Intercity-Zuges. Seine immer wieder geträumte Wunschvorstellung geht in Erfüllung: Eine äußerst attraktive Dame im eng anliegenden Kostüm betritt das Abteil, setzt sich ihm gegenüber und entnimmt einem Köfferchen einige wissenschaftlich anmutende Papiere, in denen sie blättert. Eine Wolke kostbaren Parfums schwängert den Raum. Die Atmosphäre ist sofort erotisch aufgeladen. Die kurzfristig übereinandergeschlagenen Beine der Dame lassen ihren Rock noch etwas kürzer erscheinen und enthüllen ansehnliche Schenkel, sodaß sie ihre Beine - nur scheinbar irritiert durch ein begehrliches Aufblitzen in seinen Augen, - wieder nebeneinanderstellt. Dabei fährt sie sich mit der Zunge kurz über die vollen Lippen des halbgeöffneten Mundes und atmet hörbar ein.
Der Mann löst daraufhin die Verschränkung seiner Beine, stellt sie ebenfalls nebeneinander und zieht gleichfalls die Luft ein, - (pacing) - wobei er diese kurz in den Backen speichert und dann langsam wieder aus seinem Mund entläßt - (leading) - was ihm die Frau, versonnen vor sich hinblickend, unbewußt nachmacht.
Die Knie der beiden berühren sich kurz. Der Mann räuspert sich:

„Verzeihung.
„Bitte."
„Fahren Sie auch nach Berlin?"
„Nein, nach Leipzig, - auf eine Tagung."

ÜBERSTEIGERTES VERLANGEN

(Man beachte: Die Frau sagt ergänzend: „ - auf eine Tagung". Sie hätte das auch weglassen und ihre Beine wieder übereinanderschlagen können, was sie aber nicht tat. Mit diesem verbalen Signal ermuntert sie den Mann, weitere Fragen zu stellen):

„Ach, das ist ja interessant, darf ich fragen, auf was für eine Tagung?"

„Ja, natürlich, - auf eine Sexologen-Tagung."

„O, das ist ja hochinteressant! - Und in welcher Funktion werden Sie da sein?"

„Ich halte da einen Vortrag über die Ergebnisse meiner Forschungen."

„Ihrer Forschungen! - Das ist ja äußerst interessant. Und was genau haben Sie bei Ihren -äh-, Forschungen -, herausgefunden?

„Ja, das ist ist allerdings sehr interessant." Die auffallend wohlproportionierte Wissenschaftlerin lächelte: Ich habe das Sexualverhalten von Männern in verschiedenen Kulturen und ethnischen Gruppen untersucht."

„Und zu welchen Ergebnissen sind Sie dabei gekommen?"

Der Schwung der sinnlichen Lippen der Dame läßt ein kaum wahrnehmbares Lächeln erkennen, während ihre Augen für einen kurzen Moment von einem feuchten Schimmer überzogen scheinen, - alles selbstverständlich nur sichtbar für den aufmerksamen Beobachter:

„Also, auf den kürzesten Nenner gebracht, ist es so, daß die Polen die längsten haben und die Indianer am längsten können!
Aber, ich habe jetzt sehr viel von mir erzählt, meinen Sie nicht, daß es an der Zeit wäre, mir auch etwas von sich preiszugeben?"

„Aber natürlich, verzeihen Sie, ich habe mich noch nicht einmal vorgestellt: Kowalski, mein Name, - äh... Winnetou Kowalski."

Diese Art einer kaum verhüllten Ankersetzung ist auf der einen Seite ungewöhnlich, läßt jedoch andererseits den routinierten Jäger erkennen.
Männer, die Frauen mehr oder weniger als Beutetiere betrachten, sind immer noch recht zahlreich anzutreffen. Ist ihr Gebaren gleichzeitig gepaart mit überheblicher Aufschneiderei wie im vorliegenden Fall, könnte man es getrost mit **Platin** oder **Stramonium** - dem *Stechapfel* versuchen, - d.h. bei Vorliegen weiterer wahlanzeigender Symptomatik und wenn der betreffende uns wegen irgendeines Gebrechens aufsucht. Denn auf seine oben herausgestrichenen Vorzüge und Fähigkeiten ist er ja stolz. Die will er also bestimmt nicht behandelt wissen.

Die vorgetragene Geschichte gibt uns Gelegenheit, ein paar Arzneien aus der Perspektive ihres Bezugs zur Sexualität im Allgemeinen und zur männlichen Sexualität im Besonderen näher in Augenschein zu nehmen. Beginnen wir mit Metallen und Mineralien und beleuchten zuerst ein Metall, das uns schon beim Problem des Vaginismus beschäftigt hat, diesmal mit Sicht auf den Mann.

Platin
Das Beste ist gerade gut genug

Der Gockelstolz eines Platin-Phallus wird immer verlangen, daß seinem Herrn möglichst viele Frauen untertan sind.

Demnach müßten einige Scheichs, die auch heute noch einen Harem ihr eigen nennen, Anwärter auf Platin sein. Solange sie sich jedoch dabei bester Gesundheit erfreuen, sieht kein vernünftiger Homöopath einen Anlaß, deren Vielweiberei heilen zu wollen. Man wird selten Gelegenheit haben, einen Scheich zu behandeln, - mir wurde es sogar einmal angeboten -, und wenn, dann sicher nicht wegen Vielweiberei.
Der große französische Homöopath PIERRE SCHMIDT aus Genf, hatte jedoch Gelegenheit, die über die Maßen brünstigen Elephanten eines indischen Maharaja behandeln zu können, die in ihrer Rage sehr gefährlich wurden und eine Menge Schaden anrichteten.

ÜBERSTEIGERTES VERLANGEN

Ich glaube mich zu erinnern, daß ADOLF VOEGELI diese Geschichte in einem seiner Seminare zum besten gab: Pierre Schmidt war von dem Maharaja aufgefordert und eingeladen worden, auf homöopathische Weise etwas gegen dessen tobsüchtige, weil brünstige Elephantenbullen zu unternehmen, die im Garten des Regenten viel Schaden anrichteten. Er bestieg also ein Flugzeug um der Einladung zu folgen und jettete zum Domizil des weiland Maharaja irgendwo in Indien. Nachdem er einige Kügelchen einer 200sten Potenz von Platin in mehreren Kübeln frischen Wassers aufgelöst hatte, welches sich die Elephantenbullen einverleibten, soll binnen Kürze wieder Ruhe und Frieden eingekehrt sein, in den verwüsteten Gärten der indischen Hoheit.

Einen typischen Anwärter für Platin hätte wahrscheinlich SALVADOR DALI abgegeben, jener exzentrische Malerfürst, der neben seiner Frau Gala auch noch andere Musen sowohl privat wie auf diversen mehr oder weniger öffentlichen Happenings und „Gala-Diners" beglückt haben soll.

Sein selbstverliebter Narzißmus drückte sich unter anderem in der Tatsache aus, daß er sein eigenes über die Schauspielerin CONSTANCE WEBB ergossenes Sperma aufleckte, als diese während einer Malpause auf einem Divan ruhte. Anläßlich eines Fernseh-Interviews bekannte die heute betagte Diva dies mit heiterer Freizügigkeit und berichtete weiter: „Ihm gefiel mein Knochenbau und er sagte, ich hätte das Gesicht eines Engels und die Seele des Teufels."

Auf einem relativ frühen Gemälde ergießt sich die Essenz des Lebens aus einem grünlich-vegetativen Phallus, der fast aussieht wie eine Art See-Anemone, in einen „heiligen Gral". Dieses Bild gab zu vielerlei Mißverständnissen Anlaß und sorgte für einigen Aufruhr.

Eine Metapher für sein eigenes Wesen lieferte Dali in dem bekannten Bild mit dem Elephanten der auf spinnendünnen Stelzenbeinen in den Himmel hinaufragt und einen zerbrechlich anmutenden Turmbau auf seinem Rücken trägt. Zwei Tiger stürzen sich, einer aus dem Rachen eines roten Seeteufels, der andere aus dem Himmel kommend, mit gespreizten Krallen auf die hingestreckte Gala. Zusätzlich zielt ein frei in der Luft schwebendes Gewehr - aus dem Rachen des einen Tigers hervorschießend -, auf den Hals der schönen Nackten. Das Bild strotzt geradezu von Aggression. Ein Mensch mit einem ähnlichen Aggressionspotential, der nicht über die Gnade des Malens verfügt hätte, wie Dali, wäre vermutlich tatsächlich zum Mörder geworden. Ihm aber war es gegeben, seine Seelennöte mit Pinsel und Farbe auszudrücken und sie auf diese Weise wenigstens zum Teil aufzulösen.

Sein Hang zu hochgestochenen Übertreibungen in jeder Hinsicht ist bekannt. Über sein malerisches Genie sowie die künstlerische Qualität und Aussagekraft der meisten seiner Bilder muß nicht diskutiert werden.
Immer geht es ihm darum, seine Empfänglichkeit für geistige Botschaften zu steigern. Die sorgsam gepflegten und nach oben gezwirbelten Enden seines Schnurrbarts sah er als Antennen für kreative Einfälle an. Immer wieder kommt auch seine Bemühung zum Ausdruck, die Inhalte von Wahnvorstellungen, Rauschzuständen und Fieberträumen zu einem Kunstprinzip zu erheben. Das resultiert vor allem aus seiner Beschäftigung mit den Lehren SIGMUND FREUDs, denen er sich schon in jungen Jahren neben seinem Studium an der Kunstakademie Madrid hingibt. Die Kenntnis psychopathologischer Mißbildungen und Entartungen ermöglicht ihm gleichnishafte, malerische Visionen zu entwickeln, die simileartig seine eigene Exzentrik kompensieren. Platin ziert die Repertoriums-Rubrik GEMÜT/WAHNIDEEN übrigens im 2. Grad. Dalis Gemälde *Blut ist süßer als Honig,* ist ein erster Ausdruck dieses Surrealismus.
Schon in jungen Jahren erhob er sich in einer diesem extravaganten Metall Platin ähnlichen Art in unglaublicher Arroganz über sein Publikum und beschimpfte es in Vorträgen nach allen Regeln der Kunst und in fanatischem Bekenneifer für die Sache der metaphysischen Malerei. Das war Teil seiner Maske, welche die Verletzlichkeit des schüchternen, kleinen Kindes überdeckte. Beschwerden durch Zorn in Verbindung mit Angst, wie er sie in späteren Jahren hatte, werden durch Platin im zweiten Grad abgedeckt.

ÜBERSTEIGERTES VERLANGEN

Die Brutalität und Gefühllosigkeit von Aussagen wie: „Armut und Inquisition hält die Menschheit zusammen" oder als General FRANCO Menschen hinrichten ließ: „Man hätte noch mehr erschießen sollen", spiegelt seine überhebliche Verachtung für alles, was um ihn herum geschah. Unter VERLANGEN ZU TÖTEN, steht Platin zweiwertig im Repertorium. Ebenso unter GRAUSAMKEIT.

Auf der anderen Seite hatte er eine entsetzliche Angst vor dem eigenen Tod, wie sie Platin in der höchsten Wertigkeit zueigen ist: „Ich glaube an Gott, aber ich habe kein Vertrauen. Der Gedanke an den Tod läßt mich erzittern."

Trotzdem hat er zeit seines Lebens um diese religio und Rückfindung zu Gott gerungen, wie seine genialen Bibelillustrationen bekunden. Die RELIGÖSEN GEMÜTSSTÖRUNGEN finden sich Repertorium zweiwertig durch Platin abgedeckt. RELIGIÖSE AFFEKTIONEN IM WECHSEL MIT SEXUELLER ERREGUNG haben lediglich zwei Mittel, Platin und Lilium tigrinum - die Tigerlilie, die wir noch näher kennenlernen werden, wenn es um die Mannstollheit bei Frauen geht.

Dali wußte instinktiv darum, daß, wer früh vollendet ist, diese Erde auch frühzeitig verläßt. Seine Angst vor dem Tod ließ ihn Sätze sagen wie: „An dem Tag, an dem Dali so gut wie Velasques, Vermeer oder Raphael malt, wäre er eine Woche später tot. Ich ziehe es also vor, schlecht zu malen und länger zu leben."
Diese Angst ließ ihn auch den Versuch unternehmen, die Zeit mit malerischen Mitteln zu verformen, um sie gleichsam aufzuhalten. Sein Gemälde *Die zerrinnende Zeit* von 1931, das sich heute im Museum of Modern Art in New York befindet, erlangte Weltruhm. Ähnliche Bilder zerfließender und ineinanderfließender Menschen und Gegenstände werden von Kunsthistorikern immer nur unter diesem Aspekt der zerrinnenden Zeit gesehen. Ich glaube darin jedoch noch eine tiefergehende psychologische Bedeutung für Dali ganz persönlich zu erkennen, nämlich seine Bemühung, die Zeit zu entmachten, ihr die Bedeutung von Vergänglichkeit zu nehmen.

VIELWEIBEREI/PLATIN

Ein Mensch für den Zeit keine Rolle mehr spielt, dem sie zerfließt, befindet sich in seiner eigenen Ewigkeit. Während des Prozesses des Malens erlangt der Maler in liebevoller Identifikation mit dem was er malt, ein Aufgehen im Hier und Jetzt. Je mehr er zu dem Bild wird, das er gerade malt, umso weniger hat die Zeit Macht über ihn. Dali trug übrigens nie eine Uhr und soll trotzdem nie zu spät zu einer Verabredung gekommen zu sein.

Das Wichtigste in seinem Leben war weniger das Geld, obwohl er betonte, es wäre für ihn sehr wichtig. Aber wohl noch wichtiger war ihm äußerer Ruhm, denn er war stets bemüht, sich bereits zu Lebzeiten auf einen Sockel und damit über andere zu stellen. Darin ähnelte er einem anderen Genie, dem amarikanischen Architekten FRANK LLOYD WRIGHT, der von sich sagte: „Ich bin der größte Architekt, der jemals gelebt hat."
Nach Galas Tod im Jahr 1982, fühlte er sich wie ein verlassenes Kind, ohne inneren Halt: Er vergrub sich zwei Jahre in dem Chateau, das er ihr gekauft hatte und war sowohl äußerlich wie innerlich abwesend, - gefangen im Elfenbeinturm seiner eigenen Gedankenwelt.
Auch dieses Merkmal der GEDANKENVERLORENHEIT wird durch Platin im höchsten Grad abgedeckt.
In merkwürdigem Widerspruch zu seinen vorher zitierten Aussprüchen meinte er damals: „Gebt mir eine Pistole, ich will mich erschießen, ich will nicht mehr Dali sein." Platin-Bedürftige zeigen bisweilen diese Selbstmordneigung, aber es gebricht ihnen an Mut, um die Tat auszuführen.
„Genies dürfen nicht sterben, die Zukunft der Menschheit hängt von uns ab", sagte er kurz vor seinem Tod.[2]
Wie Dalis Leben verlaufen wäre, hätte er Platin in potenzierter Form eingenommen, können wir nicht sagen. Aber eines dürfen wir fast sicher feststellen: Das angstvolle Zittern seiner Hände, die sein inneres Zittern äußerlich zum Ausdruck brachten, wäre ihm erspart geblieben. Dieses Zittern muß natürlich auch verstanden werden

---

[2] Die Zitate entstammen einer TV-Dokumentation über DALI von MIKE DIBB und JAN GIBSON.

ÜBERSTEIGERTES VERLANGEN

als ein Versuch seiner Seele, ihn aus der inneren Verkrampfung zu lösen. Allein, - Dali wählte einen anderen Weg. Ein wesentliches Stück Katharsis für seine Persönlichkeit erlangte er durch das Malen psycho-homöopathischer Gleichnisse.

Platin in verschiedenen „Schattierungen" finden wir auch, wenn wir an einige Vertreter und Zaren der internationalen Modeszene denken. „Auffallen um jeden Preis" und „Das Teuerste ist gerade gut genug", scheint die Devise des einen oder anderen zu sein. Dabei geht es diesen Herrn, - soweit das von außen zu beurteilen ist - offenbar ausgezeichnet, denn ihrem Ego wird ja auf jede erdenkliche Weise von den Medien geschmeichelt.

Vieles zu Platin wurde bereits im Kapitel über den Vaginismus der Frau erzählt, sodaß wir hier keine weiteren Ausführungen machen. Wir werden diesem „abgehobenen Metall" aber noch des öfteren bei unseren Betrachtungen begegnen.

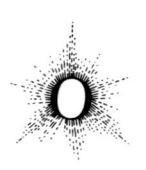

„Alles Vergängliche ist nur ein Gleichnis;
Das Unzulängliche, hier wird's Ereignis;
Das Unbeschreibliche, hier ist es gethan;
Das ewige Weibliche zieht uns hinan."

JOHANN WOLFGANG VON GOETHE
(Chorus mysticus, *Faust II*)

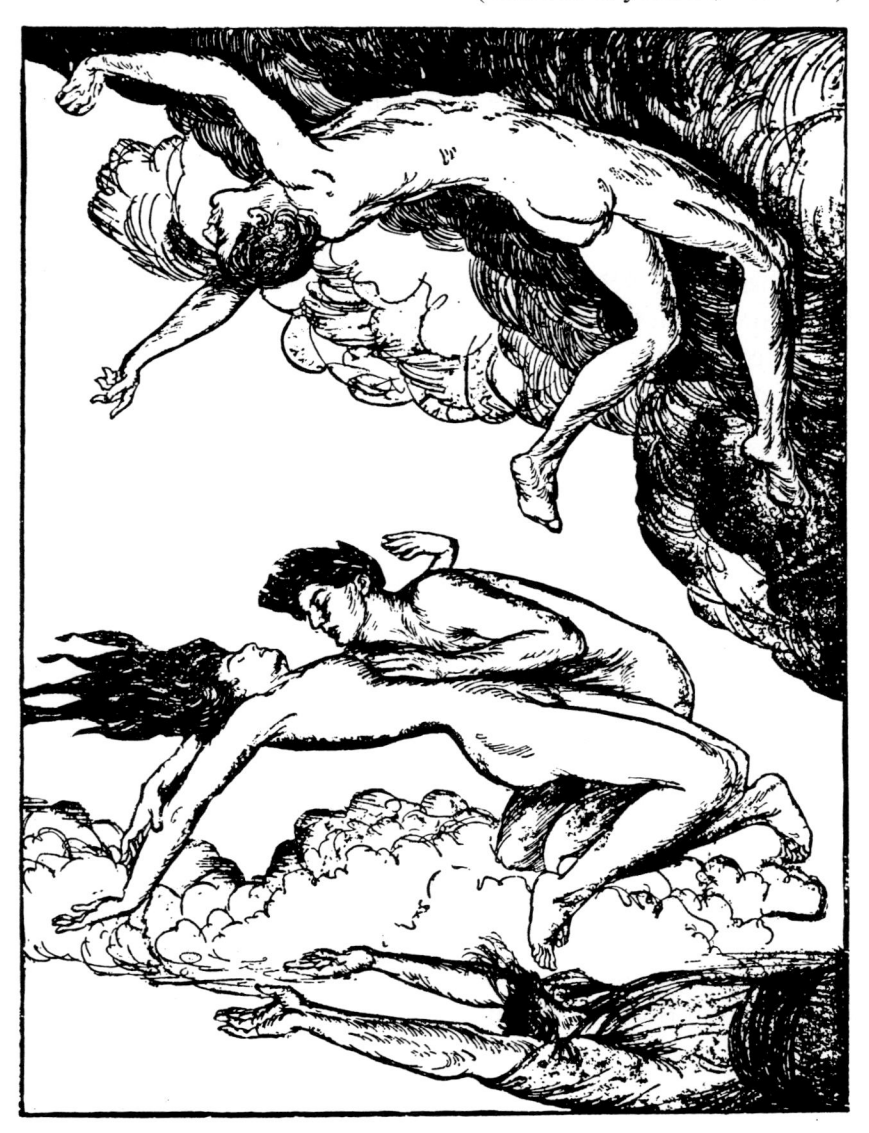

Phosphor
Rasch entflammt - schnell verbrannt

Phosphor - das ist der elegante, gesellschaftlich gewandte, glänzende, Leuchtfeuer versprühende Redner und Charmeur mit einem Hang zur Theatralik, der jedoch oft nicht hält, was er verspricht. Phosphor verströmt sich an andere, zeigt stark exhibitionistische Neigungen, eine Umarmung genügt und er will sich entblößen.
Ein ständiges Räuspern bei ansonsten gewandten Rednern kann den homöopathischen Spurensucher auf seine Fährte bringen.
Phosphor zerstört Knochen, Gewebe und rote Blutkörperchen. Eine Anämie - gewissermaßen als Inkarnationskrankheit - oder Netzhautblutungen mit einer Sensation von Lichtblitzen oder feurigen ring-förmigen Erscheinungen um künstliche Lichtquellen, mag in Phos-phor seine Entsprechung finden.
Hellrote Blutstürze aus der Nase oder eine nicht zum Stillstand kommende Blutung nach dem Ziehen eines Zahnes, der übermäßige Durst auf kaltes Wasser, das alles kann, - so vorhanden -, zum Führungssymptom werden.

Der Phosphoriker badet gerne nackt. Selbst eiskalte Gebirgsbäche schrecken ihn nicht ab. Danach will er kuscheln, gestreichelt und massiert werden, oder selbst Hand an die Partnerin anlegen.
Kommt plötzlich ein Gewitter auf, so freut ihn das außerordentlich und er bewundert das Spiel der Blitze am Himmel. Früher hatte er sich immer gefürchtet, wenn solch ein Sturm aufzog, aber jetzt befände er sich dabei am liebsten auf einem hochgelegenen Balkon, mit einem eisgekühlten Drink im exklusiv mundgeblasenen Glas, während von drinnen das Violinkonzert von Sibelius oder ein Klavierkonzert von Rachmaninoff donnert und seine derzeitge Geliebte überall Kerzen aufstellt. Die erfrischende Luft und die bei dem Gewitter freiwerdenden Energien bringen ihn auf neue Ideen und er beschließt vielleicht, morgen damit zu beginnen, ein Buch zu schreiben.

VIELWEIBEREI/PHOSPHOR

Das ist eine der vielen schillernden Facetten in denen Phosphor sich uns auf der menschlichen Ebene präsentiert. Natürlich gibt es noch jede Menge andere Möglichkeiten, wie der „Lichtträger" sich auf der materiellen Ebene Erde verwirklichen kann.
Das österreichische Multi-Talent ANDRÉ HELLER beschreibt seine erste Begegnung mit dem Tänzer RUDOLF NUREJEW in Venedig folgendermaßen:

„Ein Erzengel für melancholische Anlässe schien er zu sein, mit einer Sonderlizenz für Tobsuchtsanfälle. Er trank gerade heiße Schokolade und schaute wie jemand, der glaubt, das Schauen erfunden zu haben. Ich war vollkommen bezaubert. Vor der Wiener Oper habe ich bald darauf Nächte am Gehsteig durchwartet, um Stehplatzkarten für Nurejews Vorstellungen zu erringen. Wenn er die Bühne betrat, konnten Hellsichtige eine Stichflamme wahrnehmen. Er tanzte nicht, er war ganz und gar der Tanz selbst. In den Theaterhimmel, unter die Wolken der Musik federte er und schien für lange Augenblicke in der Luft zu verharren. Sein Körper von einem Brancusi der Anatomie geschaffen."

Nurejew war ein Tänzer von androgyner Ausstrahlung und phosphorischer Leuchtkraft, der seine eigene weibliche Seite gut integriert hatte. In MARGOT FONTEYN fand er die ihm adäquate Entsprechung. Mit *„Romeo und Julia", „Giselle" und „Schwanensee"* feierten die beiden weltweit Triumphe. Leider war auch Nurejew eines jener Riesentalente, das sich troz aller Begnadung nicht bezähmen konnte. So hat er sich buchstäblich selbst ausgebrannt. Seine Seele forderte ihren Tribut für das ungezügelte Leben das er führte und so verstarb er 55-jährig, am 6. Januar 1993 an AIDS.

*„Sinnlichkeit heißt die Sinne öffnen
für die Fließbewegungen des Lebendigen."*
PETER RABA

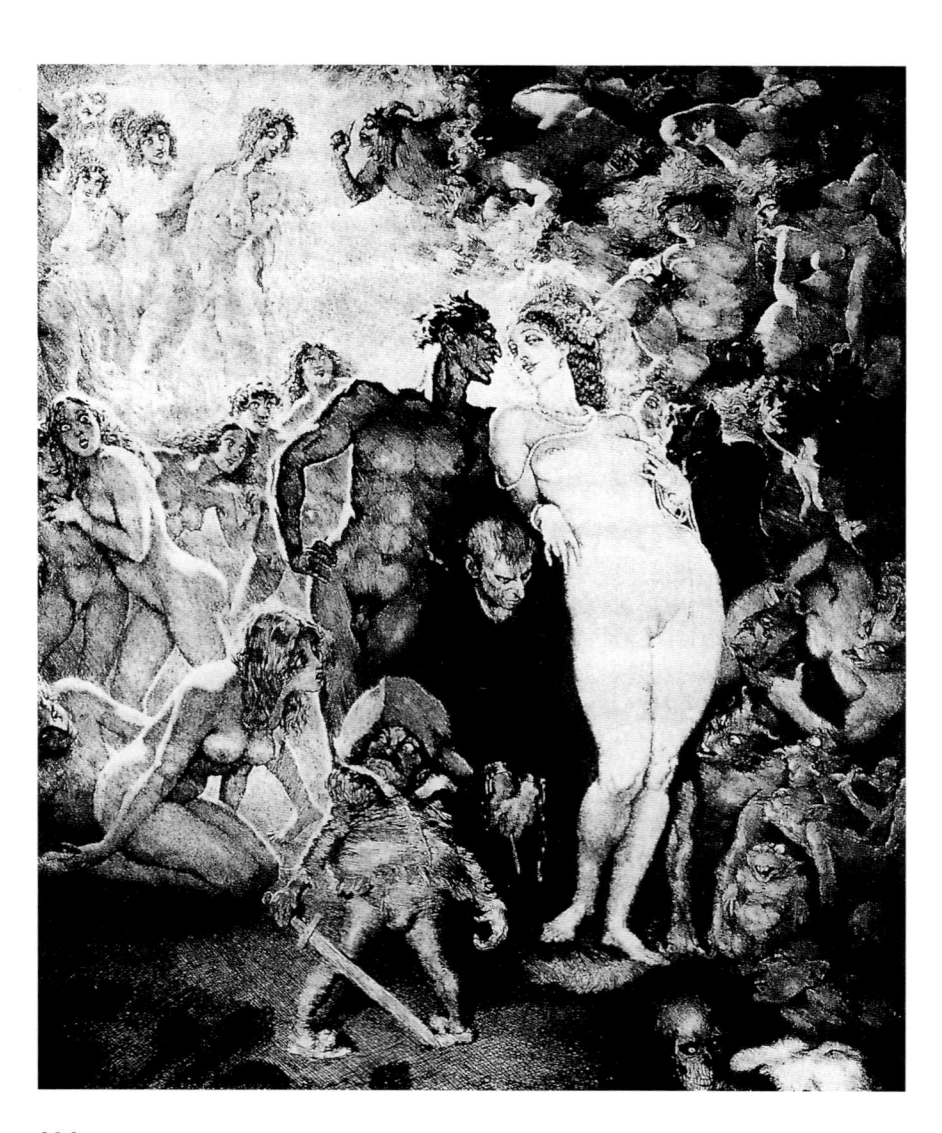

Sulphur
Schmutz ist Schutz

Sulphur - der *Schwefel* neigt zur Liederlichkeit in seinen Beziehungen zum anderen Geschlecht. Der „Sulfur-Typ" lebt sein Leben gerne nach dem Lustprinzip und flattert wie ein Woodstock-Zigeuner oder bunter Hippie-Falter von Nektar-Kelch zu Nektar-Kelch.

Die emotionale Wunde des Sulphur-Menschen resultiert aus Geringschätzung und Verachtung seiner Persönlichkeit von Kindheit an. Also sitzt tief verwurzelt in ihm der Glaube, daß er nichts wert sei und dementsprechend achtlos geht er mit seiner Person um. Er hängt der Wahnidee nach, verletzt zu werden und so vermeidet er wirkliche Intimität aus Angst, daß ihm jemand „zu nahe tritt". Dabei koppelt er sein Denken vom Fühlen ab und frönt oft intellektuellen Gedankenspielereien, die ihn zu einem interessanten Gesprächspartner machen, wenn man sich auf diesen geistigen Ausflug einlassen will.

Sulphur ist geltungsbedürftig und kontaktfreudig. Er knüpft seine Beziehungen unter anderem in Kneipen, in denen er gerne zur Musik von JOE COCKER, auf charmante Art das Geld anderer Leute ausgibt und sich beim Nachbar an der Bar eine Rothhändle schnorrt.
Gelingt die Abschleppe und er reißt eine neue Braut auf, bleibt es oft beim One-Night-Stand, z.B. in der etwas schmuddeligen Studentenbude einer Wohngemeinschaft. Sulphur lebt in einem schöpferischen Chaos und verhält sich ebenso chaotisch in seinen Liebesbeziehungen, d.h. es kann vorkommen, daß er zwei oder drei Geliebte nebeneinander beglückt. Auf jeden Fall bleibt er aus den oben beschriebenen Gründen „un-verbindlich" bei seinen zahlreichen Affären.

Sauberkeit ist auch nicht gerade eine Stärke des Schwefels. Man könnte fast glauben, daß eine gewisse Schmutzschicht als Schutzschicht angesehen wird. Schweiß und mannigfache Arten von Hautausschlägen zeigen an, daß die psychischen und physischen Mülldepots überfüllt sind.

Sulphur ist ein Vulkan, hat fast immer zu heiß, läuft auch schon mal im Winter nur mit einem Hemd bekleidet herum und streckt vielleicht nachts auch noch die Füße aus dem Bett, weil „es ihm auf den Sohlen brennt." Der vulkanischen Natur des Schwefels wegen, gilt dieser immer noch als Haupt- und Staatsmittel bei Unterdrückungen und Verschleppungen von Krankheitssymptomen vielfältigster Art, nicht zuletzt solchen, wie sie durch Antibiotika-Mißbrauch und einer damit verbundenen Schwächung des Immunsystems entstehen.

Sulphur hebt alles auf, was er vielleicht nochmal brauchen wird, bastelt und fummelt ständig an irgendetwas herum, sammelt und tauscht diverse Sachen, liebt Flohmärkte, Sperrmüll, Videos und Rock- oder Jazz-Festivals und ist bisweilen ganz einfach stinkfaul. Dann ist ihm alles „scheißegal" oder „es geht ihm am Arsch vorbei".
Gegen 11 Uhr vormittags wird ihm flau vor Hunger. Dann muß er schnell etwas essen, bekleckert und kratzt sich dabei ungeniert zwischen den Beinen, rülpst laut oder popelt in der Nase. Sulphur ist schamlos und schimpft gerne laut vor sich hin.
Er imponiert als willensschwacher Wichtigtuer, der schon auch mal etwas Verbotenes tut und gerne heimlich zur Flasche greift oder seinen Hunger nach Liebe durch Naschsucht an Süßigkeiten befriedigt. Sulphur will überall mitmischen, manipulieren, vertuschen, gebraucht jede Menge Ausreden, wenn ihm etwas nicht paßt und träumt nachts davon, daß er bei irgendeiner kleinen Gaunerei erwischt wird.
Wir finden diesen Typus Mensch unter Bauarbeitern, Händlern und Bauern genauso wie unter Philosophen, Universitätsprofesssoren, Erfindern, und anderen Helfern der Menschheit.
MARK TWAINs *Huckleberry Finn* und die Geschichte vom *Struwwelpeter* liefern liebenswerte Karikaturen dieses Typs.

Calcium carbonicum
Friede, Freude, Eierkuchen

Calcium-carbonicum, - das ist der untersetzte, potente, leicht schwitzende und bisweilen etwas primitiv-vulgär wirkende Bauer, Koch, Gärtner, Steineklopfer, Masseur - aber auch schon mal ein Priester, der dem geheimen Laster frönt.

Im Grunde ein mehr oder weniger „gutmütiger Bernhardiner", mit einer Abneigung gegen den Sportunterricht während der Schulzeit. Calcium will keine Probleme und bevorzugt auf jeden Fall Filme mit Happy-end.

Die emotionale Wunde des Austerschalenkalk-Bedürftigen liegt in seiner meist fülligen Gestalt, wegen der er des öfteren als Kind gehänselt und verlacht worden war. Calcium ist bodenständig wie die Auster. Deshalb wird Urlaub nach Möglichkeit immer am gleichen Ort gemacht, denn Calcium hat Angst vor jeder Veränderung. Muß er dennoch allein in die Fremde, wird er von Heimweh verzehrt.
Calcium ist auch ebenso schutzbedürftig wie eine Auster. Deshalb hat er eine dicke Schale äußerer Gewichtigkeit um seine innere Verletzlichkeit herum aufgebaut. Schon frühzeitig wurde er in die Pflicht genommen und mit viel, meist körperlicher Arbeit, belastet. Zuwendung, Liebe und Anerkennung mußten hart verdient werden. Hierdurch prägte er sich bald ein, daß man im Leben für alles bezahlen muß, vor allem für eine Portion Streicheleinheiten.
Verfügt der Calcium-Mensch in späteren Jahren über Geld, geht er gerne auch einmal ins Puff, um sich ein wenig verwöhnen zu lassen und endlich einmal etwas Verbotenes zu tun.
Auch Calcium hat durchaus laszive Gedanken, bewegt sich dabei jedoch in einfach strukturierten Bahnen. Seine Erektionen sind meist kurz und er ist nicht sehr ausdauernd während des eigentlichen Akts. Nach einem meist unbedeutenden Erguß ist er verwirrt im Kopf und stark geschwächt. Trotz solcher gelegentlicher Eskapaden bleibt er im Herzen jedoch seinem Frauchen treu.

ÜBERSTEIGERTES VERLANGEN

Er ist der große mondsichtige Junge, der gerne mit viel Schaum badet und Mutterns Kartoffelsuppe, Mehlspeise oder Pudding mit dem Löffel in der Faust in sich hineinbaggert. Am liebsten würde er sich dabei füttern lassen, um auf diese Weise einen Teil seiner versäumten Kindheit nachzuholen.

Die gesamte Entwicklung des Kleinkindes läuft verzögert ab. Vor allem merkt man das an einem verspäteten Schluß der Schädelfontanellen und daran, daß diese Kinder spät laufen lernen. Nächtlicher Kopfschweiß oder Schwierigkeiten beim Hervorkommen der Weisheitszähne sowie eine Abneigung gegen jede Art von Milch, jedoch eine große Vorliebe für weichgekochte Eier, sind typisch für Calcium und sichere Hinweise für eine Wahl des Mittels, wobei während längerer Anwendung eine gravierende Beschleunigung der Entwicklung in Hinsicht auf mehr Weltoffenheit und Lernfreude festzustellen ist.
Bewegen wir uns etwas weiter von den Elementen und Mineralien zu tierischen Giften mit einem starken Bezug zum Sex.

Lachesis
Ich lieb dich zum Fressen

Lachesis - die *Grubenotter* ist ein Tier, dessen Giftwirkung Symptome erzeugt, die einen weitreichenden Bezug zu unserer Thematik haben. Die meisten Homöopathen denken an dieses Pharmakon mehr, wenn es um die weibliche Psyche und körperliche Symptomatik, speziell im Klimakterium, geht. Das ist sicher eine jener schrecklichen Vereinfachungen, die uns in unserer Kunst beschränken und das großartige Angebot, das diese Arznei uns macht, nicht voll ausschöpfen lassen, ist doch diese Schlange mindestens genau so oft angezeigt bei Beschwerden die den Mann heimsuchen.

Die Schlange als Sexualsymbol ist uralt. Speziell Klapperschlangen und Grubenottern leben ihre Sexualität im Gegensatz zur Tintenschnecke Sepia sehr stark aus. Der eigentliche Akt kann 6-8 Stunden andauern.

Man darf also erwarten, daß dem ein ähnlich starker Geschlechtstrieb beim Menschen entsprechen könnte, was auch tatsächlich häufig der Fall ist. Lachesis kann geplagt sein von nächtlichen Erektionen und lasziven Gedanken. Wie bei der Besprechung von Hochmut und Eifersucht schon zum Ausdruck kam, haben wir es mit einem Charakter zu tun, der insgesamt nicht ungefährlich ist und dessen Sexbesessenheit ihn zudem unberechenbar macht.

Lachesis lebt Promiskuität extrem stark und probiert ähnlich Medorrhinum gerne alles aus, was auf diesem Gebiet Spaß machen könnte.

Wer schon einmal im Fernsehen Sendungen wie *Wa(h)re Liebe* oder „*Liebe-Sünde*" angeschaut hat, der sah sich vielleicht konfrontiert mit Bildern hunderter mehr oder weniger nackter Menschen, die sich auf Swinger-Festivals in wechselnden Knäueln, wie Klapperschlangen durcheinanderwälzen. Dabei ist die Beobachtung interessant, daß relativ viele davon Tätowierungen[3] an den unterschiedlichsten Körperteilen aufweisen, was den Eindruck des „Reptilartigen" der Szene, noch verstärkt.

Des weiteren werden von den Kameraleuten gerne Großaufnahmen von schleckenden Zungen und züngelnden Mündern gezeigt, wobei wir unwillkürlich wieder an Schlangen erinnert werden.

Filme wie „*Die Tätowierung*" oder jener andere mit dem Titel „*Bettlektüre*" von PETER GREENAWAY, in dem eine junge Frau nur zur Erfüllung gelangt, wenn ihr Geliebter sie mit chinesischen Schriftzeichen bemalt, sind, - wenngleich kunstvoller in Szene gesetzt -, letztlich aus dem gleichen Geist geboren.

Insgesamt gewinnt man immer wieder den Eindruck, daß die heutige „Aufgeklärtheit" nur ein Deckmäntelchen ist, unter dem die sexuellen Ängste und Konflikte trotz all der vorgeführten, scheinbar heiteren Bumsereien, weiter ungelöst vor sich hinschwelen, weil die fehlende menschliche Reife eine wirkliche Erfüllung verhindert.

---

[3] Aus polinesisch: *Tatu, tatau* = „Zeichen, Malerei". Tätowierungen waren Menschen ursprünglich in religiösen Ritualen aufgeprägt worden. Sie bedeuteten u.a. auch therapeutische Zeichensetzungen, die mitunter dem natürlichen Strömungsverlauf der Lebensenergie folgten. Dieser tiefere Sinn ist heute weitgehend verloren gegangen. Die Tätowierung ist nichts anderes mehr als eine mehr oder weniger gut geglückte „Schmucknarbe".

ÜBERSTEIGERTES VERLANGEN

Da Lachesis - wie auch das Gift manch anderer Schlangen - schon fast ein Synonym für mannigfache Seelengifte ist, bin ich überzeugt, daß zu vielen Menschen der heutigen Gesellschaft - Männlein wie Weiblein -, das Gift der Grubenotter genug Ähnlichkeit aufweist, um auf die eine oder andere Weise Gutes zu bewirken, was sich denn auch schon des öfteren bewahrheitet hat.
Eine deutsche Firma[4] hat sich sogar gänzlich auf die Herstellung von unterschiedlichen Schlangen-Reintoxinen spezialisiert, wobei jedoch der Herstellungsmodus ein anderer ist als bei homöopathischen Mitteln, da keine Potenzierung erfolgt. Zahlreiche Therapeuten behandeln damit außerordentlich erfolgreich die verschiedensten Beschwerden, bis hin zu schwersten Krankheitsprozessen wie Multipler Sklerose und Krebs. Die Fälle sind gut dokumentiert und können von Ärzten und Heilpraktikern als Sammlung erworben werden. Gerade Lachesis spielt dabei eine zentrale Rolle.[5]

Der Lachesis-Mann redet viel, hastig, scharfzüngig und schnell. Er kann schlecht zuhören, wenn andere reden und reißt immer wieder das Wort an sich, will um jeden Preis auffallen. Es kann sich um Kabarettisten, Lehrer, Schauspieler, Werbefachleute, Missionare oder Prediger handeln. Ein religiöser Fanatismus ist bisweilen ein Hinweis für die Wahl des Mittels, wenngleich es nicht der einzige sein darf, da es noch andere Medizinen mit diesem Charakterzug gibt. Lachesis macht sich gerne zum verbalen „Maschinengewehr Gottes", und beweist dabei große rhetorische Kraft. Allerdings überschlägt er sich auch beim Reden und ergeht sich in Übertreibungen. Es will fast scheinen, als sei die Sehnsucht nach Erlösung so groß, weil er ähnlich einer Schlange, tief gestürzt ist. Seine Rede kann giftig, ätzend, ironisch sein. Sie ist im wahrsten Sinne des Wortes *sarkastisch,* schneidet „ins Fleisch", geht „unter die Haut".

---

[4] Firma HORVI-CHEMIE, 91166 Georgensgmünd, Tel. 09172 / 66-33-84, Fax 1388
[5] Lachesis wird unter dem Produktnamen „Horvitrigon" geführt. „Horvi-C-33" und „Horvi-C 300" enthalten u.a. ebenfalls Lachesis, wobei C 33 und C 300 keine homöopathischen Potenzierungen darstellen, es sind reine Produktnamen. Verschreibung durch den Arzt oder Heilpraktiker.

VIELWEIBEREI/LACHESIS

Die gleiche Hast wie beim Reden, legt Lachesis auch beim Essen an den Tag. Er schlingt und würgt sein Essen hinunter. Hierbei kann man ebenfalls an eine Schlange denken, die ihre Beute hinunterschlingt und deren Appetit in unregelmäßigen Abständen kommt und geht. Nach dem Essen besteht ein großes Verlangen nach starkem Kaffee.

Lachesis ist auch sehr dem Alkohol zugeneigt, wobei er keine besonderen Vorlieben erkennen läßt, sondern alles konsumiert, was angeboten wird. Bei solcher Gelegenheit verführt der Lachesis-Mann auch gerne listig und mit großer Suggestivkraft seines hypnotischen Blicks sein weibliches Gegenüber, um es seinen Wünschen gefügig zu machen.

Ähnlich Schlangen, kann solch ein Mensch bisweilen substilste Schwingungen wahrnehmen. Es scheint fast als habe er nicht nur einen „sexten", sondern sogar einen siebten Sinn.

Lachesis ist oft unglücklich verliebt, verkriecht sich, wenn es ihm schlecht geht und versinkt dann in einen reptilartigen Schlaf. Man könnte glauben, daß die Verausgabung von Lebensenergie durch gesteigerte verbale Kommunikation des Tags über, dazu führt, daß ihm nachts sozusagen die Luft ausgeht, denn anderntags fühlt er sich zerschlagen. Die nach einem Schlangenbiß mit *hämolytischer*[6] Wirkung einsetzende Sauerstoffverminderung im Blut, führt dazu, daß Lachesis - Mann oder Frau - sich wie es immer so schön heißt „in die Verschlimmerung hineinschläft." Bereits beim Einschlafen schreckt er oder sie - ähnlich Opium -, bisweilen nach Luft ringend, wieder hoch. Vieles was er tagsüber „schlecht schlucken" konnte, sitzt ihm als Kloß im Hals und kommt unverdaut nach oben.

So kann es auch sein, daß Lachesis schlaflos ist. Man bedenke: Die Grubenotter ist ein nächtlicher Jäger. Das wiederum paßt zu jenen Weiberhelden, die auf den nächtlichen „Aufriß" gehen und sich dabei in Bars und Kneipen herumtreiben um sich „einen zu genehmigen."

Lachesis ist eitel und kleidet sich gerne in enganliegendes Leder, Stoffe mit Schlangenmustern oder mäanderartigen Aufdrucken. Frauen zeigen auch einen Hang zu getigerten Stoffen oder Pelzimitationen. Um den Hals herum wird allerdings nichts Einengen-

---

[6] „blutzersetzend", von griech.: *aima* = „das Blut" und *lysis* = „Lösung".

des vertragen. Gerne jedoch legt die Lachesis-Frau Schlangenringe oder auffallenden Schmuck an, der ihrer Eitelkeit und Putzsucht schmeichelt. Beide Geschlechter bewegen sich geschmeidig. Mitunter fallen Frauen durch eine provozierend laszive Gangart auf, sozusagen die wandelnde Versuchung. Wer beobachtend darüber steht, ist gefeit oder weiß zumindest, auf welche Umschlingung er sich einläßt.

Sehen wir uns nach Persönlichkeiten der Weltgeschichte um, an denen wir Züge von Lachesis wahrnehmen können, so fallen uns sofort unterschiedlichste Menschen ein, denen jedoch allen etwas Gemeinsames anhaftet. Als Beispiele hierfür könnten wir ADOLF HITLER heranziehen, - der jedoch auch Züge von **Platin** zeigt, - wie MICK JAGGER oder PABLO PICASSO, der mit seinem hypnotischen Suggestivblick diese Welt durchdrang, zerstückelte, verdaute und in seinen Bildern neu zusammensetzte. In einem Dokumentarfilm *Picasso und die Frauen* kommt zum Ausdruck, wie geradezu aussaugend sich dieser Künstler seinen zahlreichen Gefährtinnen und Musen gegenüber verhielt.
Die Idee des Ausgesaugt-Werdens liegt vielen Beschwerdebildern zugrunde, die nach der potenzierten Arznei verlangen. Es kann sich z.B. um den Sohn einer übermächtigen Mutter handeln, die ihren Jungen eifersüchtig bewachte und ihm buchstäblich keine Luft zum Atmen ließ.
Die klassische Figur der verführenden Schlange haben wir in der Gestalt des MEPHISTO aus GOETHEs *Faust* vor uns. Auch LUZIFER, - der gestürzte Engel -, ist der Idee der Schlange artverwandt.

Aus dem BACH-Blüten-System sind die Seelenqualitäten von **Holly** - der *Stechpalme,* der Grubenotter am ähnlichsten. Die Homöopathie kennt sie unter ihrer lateinischen Bezeichnung **Ilex-aquifolium**. Holly wird jedoch wie alle BACH-Blüten aus der Blüte gewonnen.
Sowohl die Grubenotter wie die Stechpalme, öffnen das Herz für die höheren Schwingungen der Liebe. Auch Holly hat diesen stacheligen Charakter wie er einem hochmütigen, stolzen, eifersüchtigen und neidischen Menschen zueigen ist und gleicht in vielen Punkten Lachesis.

„Jeder Mensch trägt den Tänzer in sich."
RUDOLF VON LABAN

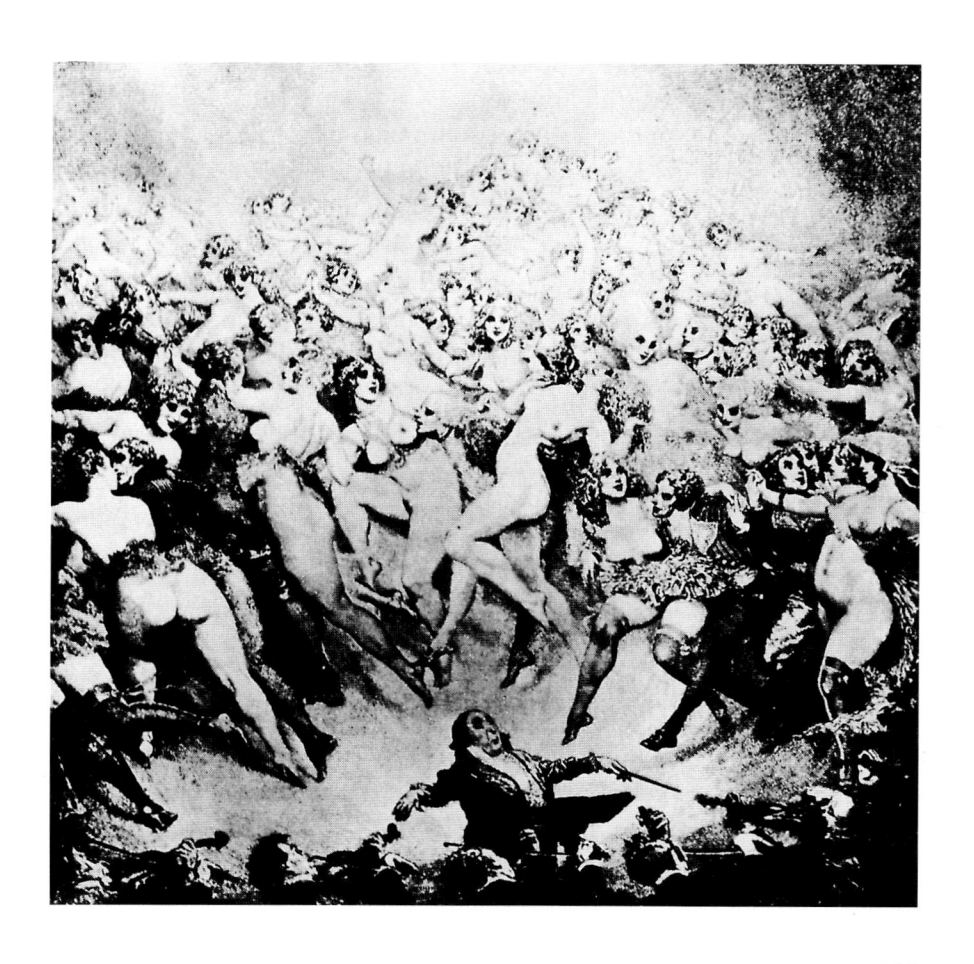

ÜBERSTEIGERTES VERLANGEN

Tarantula
Wie von der Tarantel gestochen

Tarantula-hispanica - (manchmal auch Tarentula geschrieben), - die *Spanische Wolfsspinne,* ein extravagantes Pharmakon für exzentrische Weiberhelden, Künstler, Masochisten, Arbeitsfanatiker.
Der Charakter solcher Menschen ist bestimmt von großer innerer Anspannung, geboren aus der Angst, ihre Arbeit nicht zu schaffen und einem unterbewußten Hang zur Selbstbestrafung. (Bei Frauen finden wir eine stark hysterische Komponente).
Auffallend ist ein aggressiver Sex, der durch Arbeiten oder Tanzen „kom-penis-iert" werden kann. Eine Art erotischer Besessenheit bis zur Manie droht die Persönlichkeit zu zerstören, wenn es ihr nicht gelingt, ihre Triebe zu transformieren.
Solche Umsetzung starker erotischer Impulse und eine Überhöhung reiner Sinnlichkeit ins Künstlerische, ist in hervorragender Weise dem Maler-Genie GUSTAV KLIMT gelungen, dem sich die feinen Damen der Wiener Gesellschaft in den verfänglichsten Posen darboten. Klimt war geradezu ein Arbeitstier, der über schier unerschöpfliche Energien zu verfügen schien. Aus seinen Arbeiten ist abzulesen, daß es ihm gelang, die erotischen Triebkräfte mit zunehmendem Alter immer mehr zu vergeistigen. Auch NORMAN LINDSAY, von dem die vorangestellte Radierung *Der Tanz* stammt, bändigte immer wieder die erotischen Triebkräfte auf höchst künstlerische Weise.
Ebenso kann der „Teufelsgeiger" PAGANINI als positives Beispiel für solch einen Charakter angeführt werden.
Weniger willensstarke Männer dieses Typs werden von ihren Lüsten ans Gängelband genommen.
Die Prüfungen der Tarantel am gesunden Menschen ergaben veitstanzähnliche Zuckungen, krampfhaftes Zittern und spastische Zustände mit einer großen Sucht nach Bewegung. Auffallend war dabei, daß sich die Schmerzen bei disharmonischer Musik und grellem Licht verschlimmerten, wohingegen eine rhythmisch ausgeführte Tätigkeit bei harmonischer Musik besserte.
Der Tarantella-Tanz wurde dieser auffallenden Symptomatik abgeschaut, bzw. nach der Tarantel benannt.

Psychische Störungen, die durch ständige Stroboskopblitze und überlaute Techno-Musik in den modernen Diskotheken oder auch durch nervenzerrüttende Computerspiele ausgelöst werden, finden in der spanischen Wolfsspinne ihre Entsprechung.
Erst vor kurzer Zeit wurde in den Fernseh-Nachrichten ein Bericht ausgestrahlt, wonach hunderte von Kindern in Tokyo nach stundenlanger Beschäftigung mit solch einem aufreibenden Computer-Spiel mit ernsten psychischen Störungen und körperlichen Fehlfunktionen in Kliniken eingeliefert werden mußten. Diese Spiele, für die besonders kurze, blitzartig zu erfassende Schnittfolgen von Einzelbildern typisch waren, wurden daraufhin wieder aus dem Verkehr gezogen.

Tarentula kann generell mit Aussicht auf Erfolg bei hyperkinetischen Kindern mit einer auffallend früh entwickelten Sexualität angewendet werden. Bei einem Zappelphillip dieser Art kann man auch Erfog mit **Veratrum-album**, der *Weißen Nieswurz* haben sowie eventuell mit **Zincum**, dem Metall *Zink*. Doch das nur nebenbei.
Auch die anstrengende Arbeit von Fluglotsen fördert solche Krankheitsbilder.
Die Sucht nach zu stark und scharf gewürzten Speisen, z.B. durch spanischen Pfeffer, kann ebenfalls zu einer derartigen Überreizung der Sinne führen.

Ein Mann, der durch wildes Gestikulieren, ständiges Reiben des Kopfes oder Bürsten der Haare auffällt, oder einfach durch seinen Zorn darüber, daß andere zu langsam arbeiten, signalisiert eine extreme psychische Übererregung, und könnte ein Anwärter auf dieses Pharmakon sein. Wenn er zudem starr wie ein Luchs dreinblickt, haben wir diesen Typus in Reinkultur vor uns, was zugegebenermaßen selten vorkommt. In psychiatrischen Kliniken wird solch ein Mensch meist in eine Zwangsjacke gesteckt, was natürlich seiner eigentlichen Seelennot in keinster Weise gerecht wird.

ÜBERSTEIGERTES VERLANGEN

Oft genügt es schon, wenn jemand einfach nicht abschalten kann und sich von einem übersteigerten Leistungsbedürfnis ständig zur Arbeit angetrieben fühlt, um diese großartige Arznei mit Erfolg anzuwenden. Ein echter „Workaholic" muß nicht immer nur **Nux-vomica**-verdächtig sein.

Früh implantierte Glaubensmuster, daß er ein schlechter Mensch sei und Strafe verdient habe, führen später unter Umständen zu einer erhöhten Unfallbereitschaft, einer Neigung zur Selbstverstümmelung oder zur Zerstörungswut, der dann große Niedergeschlagenheit folgt. Ähnlich **Staphisagria** fühlt sich auch die Tarantel schnell beleidigt. Das Mittel wird bei guter Wirkung die in der Seele vergrabenen und der Beschwerde zugrundeliegenden Ursachen - z.B. in Träumen - gleichsam herauskitzeln. Diese können dann bei Bedarf noch in einer zusätzlichen psychotherapeutischen Sitzung bearbeitet werden.

Ein ähnlich „tierisches Mittel" im wahrsten Sinne dieses Wortes ist

Cantharis
Scharf wie Nachbars Lumpi

Cantharis - die *Spanische Fliege,* wird gewonnen aus einem länglichen, grünlich schimmernden Käfer. Ein Weiberheld von diesem Schlag hat andauernd „einen Ständer", ist ruhelos bis zur Raserei und wenn er es einmal nicht ist, bringt er sich durch entsprechende Vorstellungen „in Stimmung". Er rennt jedem „flotten Käfer" nach, glaubt auch schon mal, jemand sei des nachts in oder unter seinem Bett und fühlt sich gewürgt wie von eiskalter Hand.
Häufige Nieren- oder Blasenentzündungen mit brennenden Schmerzen beim Wasserlassen oder Samenerguß, können ebenso ein Hinweis sein, wie der feurig funkelnde südländische Blick. Sein Priapismus[7] hält ihn des nachts vom Schlafen ab.

---

[7] Krankhafte, oft schmerzhafte Dauererektion, nach dem PRIAPOS der griech. Mythologie, der mit überdimensionalem Glied dargestellt wurde.

Ganz nebenbei: Cantharis ist ein vorzügliches Mittel bei Verbrennungen aller Art, vom Sonnenbrand, bis zur Verbrennung durch Feuer.

Verlassen wir nunmehr die tierischen Gifte und wenden uns einigen Pflanzen bzw. deren Samen und den daraus hergestellten potenzierten Arzneien zu:

Nux-vomica
Halt mich nicht von der Arbeit ab

Nux-vomica - der „Brechnuß-Mann" gehört auch zu den Weiberhelden. Wie wir schon bei der Sünde Zorn gesehen haben, handelt es sich um aktive, nervöse und ehrgeizige Männer, die rasch nach oben wollen, unter Erfolgszwang stehen und die, - wenn sie schließlich an der Spitze stehen, unter dem Neid von Konkurrenten zu leiden haben. Sie bekommen oft viele Aufgaben aufgetragen und arbeiten an mehreren Projekten gleichzeitig, sind verbissen beschäftigt mit tausend wichtigen Kleinigkeiten und halsen sich in jedem Fall zuviel auf. Wenn dann etwas nicht klappt, schieben sie die Schuld gerne einem anderen zu.
Weil sie des Nachts nicht abschalten können und an ihre Geschäfte denken müssen, bleiben sie lieber gleich länger auf und versuchen die Anstrengungen des Tages in Gesellschaft von Kumpeln oder Frauen an einer Bar in einer Kneipe zu vergessen. Dabei wird eifrig gebechert, eine Zigarette an der anderen angezündet und am nächsten Tag ist häufig ein schwerer Kopf die Folge, der dann unter Zuhilfenahme von Alka Seltzer und Mineralwasser wieder zur Ordnung gerufen wird.
Wen man hinter der Windschutzscheibe seines Autos brüllen sieht, wer im Stau auf die Hupe drückt oder sich mit dem Finger an die Stirn tippt, weil der Vordermann nicht so agiert, wie er sich das vorstellt, ist zumindest dahingehend verdächtig, daß Nux-vomica seinem Nervenkostüm gut täte.
„Dinge werden dadurch durchgesetzt, daß man sie macht!", könnte eine Devise solcher ziel- und leistungsbewußten „Macher" lauten.

ÜBERSTEIGERTES VERLANGEN

Deswegen besteht auf der anderen Seite ein großes Bedürfnis nach Ruhe und Ausgeglichenheit. Zuhause, wo er sich gehen lassen kann spielt er den Tyrannen, im Büro, wo er sich zusammennimmt und „am Riemen reißt", kann er liebenswert und nett sein, - wenn er nicht gerade versucht seine Machtposition dahingehend auszunutzen, einer adretten Sekretärin anläßlich von abendlichen Überstunden auf den - heute meist mehr oder weniger geschorenen - Pelz zu rücken.

Das sexuelle Verlangen der „*Krähenaugen*"- wie das Mittel auch genannt wird[8], ist groß, kommt aber nicht immer zur Befriedigung, weil wie wir gesehen haben, die Erektion hin und wieder zusammenfällt, bevor der „Beischlaf" beginnen kann.

Kopfschmerz, Magen- oder Wadenkrämpfe und Drehschwindel holen ihn meist am Wochenende ein, wenn die innere Anspannung sich löst und das Unterbewußtsein ihm die tägliche Überforderung anzeigen will. Dann verlangt er vielleicht nach Sauna, Liegewiese und kräftigen Massagen. Nach einem reichhaltigen, scharf gewürztem Mahl, wonach es ihm sofort wieder schlechter geht, wird ein „anständiger Kaffee" angemahnt, der ihm dann unter Umständen „wie ein Stein im Magen" liegt.
Die Träume von Nux spiegeln seine geistige Anstrengung, Streitigkeiten und Ärger im Beruf wider. Grausamkeiten, gegen die Nux äußerst empfindlich reagiert, sowie Unfälle mit drohenden Verstümmelungen, um ihn „aus dem Verkehr zu ziehen", sind weitere Traumthemen.

Nux ist ein hervorragender Heilstoff bei Folgen von Suchtmitteln, Stimulantien und chemischen Arzneistoffen. Des weiteren bei Auswirkungen elektrischer Spannungen in Räumen sowie bei Schlafmangel infolge von Zeitverschiebungen bei Flugreisen. Auch Unterkühlungen mit nachfolgendem Schnupfen durch Zugluft reagieren oft gut auf die Krähenaugen.

---

[8] Das Mittel wird aus den etwa pfenniggroßen Samen des Brechnuß-Baumes hergestellt, welche in der Mitte eine Ausstülpung aufweisen, was ihnen eine gewisse Ähnlichkeit mit einem Vogelauge verleiht.

Die Einnahme von Nux-vomica läßt Ruhe im überreizten Gemüt einziehen und baut dadurch auch die sexuelle Kraft und Ausdauer wieder auf.
Als Nux-verdächtig gelten uns Berufe wie Börsenmakler, Fluglotsen und Journalisten gleichermaßen wie Taxifahrer, Werbemanager, Vertreter, Gastronomen und viele andere Menschen in Streß- und Hetz-Berufen, die darüber hinaus oft der Strahlung von Bildschirmen an Computern ausgesetzt sind.

Staphisagria
Mensch ärgere dich nicht

Staphisagria - der ***Rittersporn***, das ist der Rittersmann und elegante Musketier, der romantische Gentleman-Kavalier, dem jedoch der geringste Anwurf sofort ein „Dorn im Auge" ist, - (Staphisagria neigt zu Gerstenkörnern) -, der auf Demütigung mit Entrüstung reagiert und vor etlichen Jahrhunderten auf eine geringfügige Beleidigung hin sofort Satisfaktion forderte.
Heutzutage hat ein Anwärter auf diese Arznei eher Angst vor Auseinandersetzungen und macht äußerlich einen blassen, verquälten, bisweilen auch etwas weibischen Eindruck.
Seine innere Hilflosigkeit kaschiert er durch äußere Großspurigkeit oder durch Wutausbrüche, die wenn sie unterdrückt werden, zu Magenkrämpfen führen (ähnlich **Colocynthis**) oder auch zu Hautausschlägen, vor allem am Kopf und hinteren Haaransatz. Staphisagria ärgert sich, - am meisten wohl über die eigenen Fehler - und schneidet sich dabei ins eigene Fleisch. Das kann mitunter ganz wörtlich genommen werden, denn der potenzierte Stoff trägt sehr schnell zur Heilung von körperlichen Schnittwunden bei.

Die Persönlichkeit hat ein idealisiertes Bild von sich selbst aufgebaut und ist von dementsprechend hohen Erwartungen an die Fairness seiner Mitmenschen erfüllt. Ihr zentrales Thema ist verletzte Ehre und schmerzhaft enttäuschte Liebe. Heutzutage reagiert ein derartiger Charakter seiner Natur gemäß auf Verletzung eher mit starrer Empörung und Sprachlosigkeit, da ein Streit unter seiner

Würde ist. Hinter einer aufgesetzten Maske aus Höflichkeit verbergen sich eingelernte Schuldkomplexe. Er macht dann einen „klaren Trennungsschnitt", oder „zieht einen Strich" unter eine Sache.

Seine Rückzugsmanöver führen in eine innere Traumwelt voller unerfüllter Sehnsüchte, die sich in häufiger Masturbation entladen oder auch äußerlich in sadomasochistischen Praktiken ausgelebt werden. Die Anlage hierzu wird z.B. gezüchtet, wenn ein Linkshänder in der Schule zum rechtshändigen Schreiben erzogen wird. Auch andere langanhaltende frühkindliche Schikanen werden dementsprechend im späteren Leben an andere Menschen weitergegeben.

Die Vielweiberei von Staphisagria basiert oft auf einer Art unbewußtem Rachefeldzug gegen andere Frauen, weil er von der einen verlassen wurde, oder auf einer Bindungsangst aus Furcht vor menschlicher Nähe. Ähnlich **Natrium-muriaticum** kann Staphisagria für eine geliebte Person schwärmen, ohne ihr wirklich nahekommen zu wollen.
Früher der leidende Minnesänger, verbirgt sich heute hinter diesem Rittersporn oft ein Spanner, der seine Phantasie bei einer Peepshow erhitzt oder sich durch die Betrachtung pornographischer Bilder aufgeilt.

Nachts schlaflos und tagsüber todmüde wegen sexueller Neurasthenie - das ist eine typische Staphisagria-Symptomatik. Schläft er ein, wird er gequält durch Träume von Wehrlosigkeit, Vergewaltigung, Operationssälen, Gemetzel und abgeschnittenen Körperteilen.

Ursprünge hierfür können in einer dominanten Erziehung liegen, in „Beschneidungen" sowohl psychischer wie physischer Art. Chirurgische Eingriffe, vor allem im urogenitalen Bereich, Steinoperationen und Folgen von Kathederisierung sowie anderer Verletzungen der Genitalien, können nach dieser Arznei verlangen.

Bei Gynäkologen, Priestern und Sexualwissenschaftlern kann man mitunter eine Symptomatik eruieren, die nach diesem Mittel verlangt.

HEINRICH MANN, zeichnet ein typisches Bild solch eines Charakters in dem von einer männermordenden Platin-Dame gedemütigten Professor Unrat. In dem Film *Der Blaue Engel* wurde den beiden durch MARLENE DIETRICH und EMIL JANNINGS auf unvergeßliche Weise Gestalt verliehen.

So verbleiben von den wichtigeren Mitteln aus dem üppigen Arsenal pflanzlicher homöopathischer Heilstoffe zur Dämpfung eines übererregten Geschlechtstriebs, noch die beiden Hexenkräuter: **Hyoscyamus -** das *Bilsenkraut* und **Stramonium,** - der *Stechapfel.*

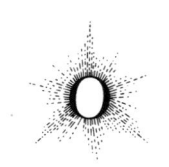

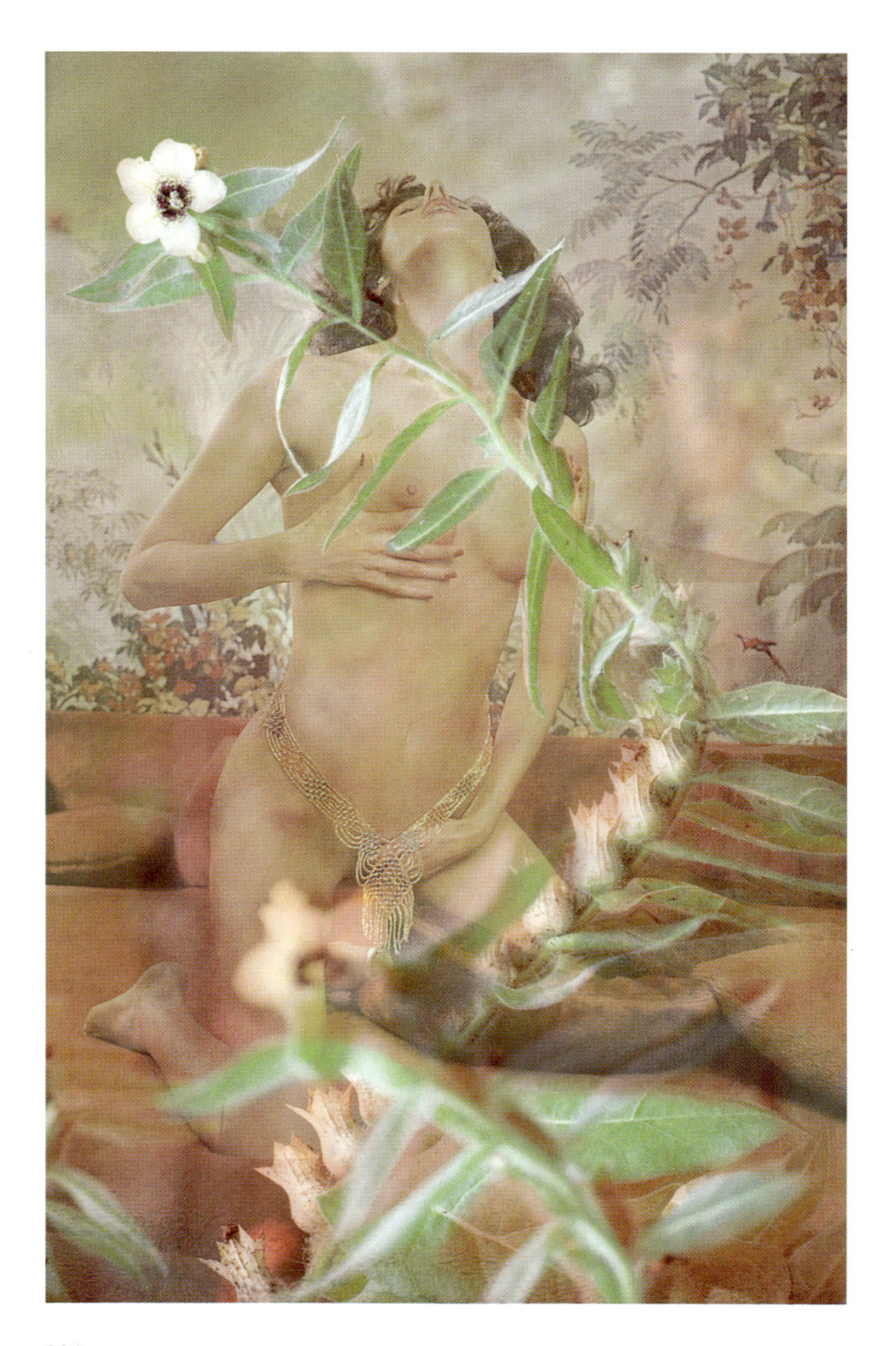

Hyoscyamus
Ich mach dich zur Sau

„..................................
*und wenn auch die Böcke noch stinkiger wären,
so kann doch die Ziege des Bocks nicht entbehren.*"

JOHANN WOLFGANG VON GOETHE
(Aus Paralipomena zum *Faust I*)

Über den Charakter von Hyoscyamus haben wir schon einige Worte im Zusammenhang mit Zorn und Eifersucht verloren.
Hier deshalb nur noch ein paar Anmerkungen insoweit, als es darum geht, solche Menschen und ihren Hang zur Vielweiberei besser zu verstehen: Der Hyoscyamus-Mann macht seine jeweilige Frau auf jede nur erdenkliche Weise zur Sau, sowohl verbal wie durch primitivste sexuelle Praktiken.

Generell muß einmal festgehalten werden, daß uns natürlich fast nie im Leben jemand aufsuchen wird, weil er an dem Symptom der Vielweiberei „leidet". Im Gegenteil: Es ist ja geradezu - selbst unter Ehepaaren - „in", sich seine Toleranz zu beweisen, indem man in Swinger-Clubs die Partner tauscht. So gesehen kann man, - bei genügender Offenheit des einem gegenübersitzenden Patienten, solch eine Tatsache wieder einmal höchstens als wahlanzeigendes Symptom für eine bestimmte Arznei mitverwenden. Gekommen ist der Patient mit Sicherheit wegen eines anderen Leidens.

Trotzdem ist es, so glaube ich, recht interessant, die hier vorgestellten homöopathischen Medizinen unter dem Aspekt ihrer sexuellen Komponenten zu betrachten.

Was nun die Wahl des *Bilsenkrauts* angeht, so muß auch einmal herausgestellt werden, daß natürlich keineswegs jeder der dieses Mittel braucht, unbedingt immer den bekannten starken Sexualtrieb haben muß. Zum Beispiel kann diese Arznei auch Wunderbares bei einem zwanghaften, nächtlichen Husten von Kleinkindern leisten.

ÜBERSTEIGERTES VERLANGEN

Umgekehrt ruft das Wissen um ein extrem starkes Verlangen nach dem anderen Geschlecht bei einem Menschen, nicht automatisch eines der potenzierten Hexenkräuter auf den Plan, wie wir gesehen haben. Wissen, Erfahrung und Einfühlungsvermögen in das Wesen einer Arznei sowie unsere wachsende Beobachtungsgabe und Menschenkenntnis werden uns allmählich immer sicherer bei unserer Arzneimittelwahl machen.
Der Hunger nach Sex bei einem Hyoscyamus-Bedürftigen resultiert aus einem Mangel an Zuwendung in früherer oder frühkindlicher Zeit. Eine typische Ätiologie für die Entstehung des späteren, oft brutalen Verhaltens von Hyoscyamus, ist beispielsweise gegeben, wenn Kinder bei Doktorspielen erwischt und dafür hart bestraft werden. Wenn jede Entblößung sofort als „schweinisch" deklariert wird, haftet das Etikett „Sex ist Schweinkram" dem Denken fortan automatisch an. Gleichzeitig entsteht das zwanghafte Verhalten, das was nicht erlaubt war, auf irgendeine Weise nachzuholen und wenn es mit Gewalt ist. Auf diese Weise werden die potentiellen Vergewaltiger geradezu gezüchtet. Allein, wie schon gesagt: Die Folgen unserer Fehler scheren sich nicht darum, ob wir sie wissentlich oder unwissentlich begangen haben.

Wer als Kind keine Liebe empfangen hat, wird auch nicht fähig sein, Liebe weiterzugeben. Das extrem schwache Selbstwertgefühl solcher Menschen hindert sie daran, eine echte Liebesbeziehung aufzubauen oder gar aufrecht zu erhalten.
Die Angst von Hyoscyamus, vom Teufel verfolgt zu werden, ist nichts anderes, als die Angst vor der eigenen dunklen, triebhaften Seite, die durchzubrechen versucht, aber auf ein Verbot oder eine moralische Abwertung stößt. Deshalb ist es so wichtig für Hyoscyamus, Tabus zu durchbrechen, um sich wieder von solchen Überprägungen zu befreien.
So ist letztendlich die Zeigelust, der enorme Hang zum Exhibitionismus und der unterschwellige Groll und Zorn zu verstehen, aus dem heraus diese Menschen handeln.
Aus dieser Sicht ist es geradezu von therapeutischer Wichtigkeit, daß es im Rotlicht-Milieu Anlaufstellen gibt, die den ausgefallenen

Wünschen solch bedauernswerter Zeitgenossen gerecht werden, bevor sich deren feindselige Haltung gegenüber ihren Mitmenschen andere Ventile sucht.

Der Irrtum der Hyoscyamus-Persönlichkeit beruht darauf, daß sie im Austausch genitaler Lust die Illusion von echter Zuwendung sieht. So gehört der Hyoscyamus-Mensch ganz sicher zu den Einsamsten unter den Einsamen, denn hinter der Maske von Hochmut und Aggressivität leidet er an tiefer Depression, deren letzter Hintergrund in einem frühkindlichen, brutal zurückgewiesenen Verlangen nach Liebe zu sehen ist.

Betrachten wir diese düstere Pflanze, die sich vorzugsweise aus dem Schutt von Abfallhalden am Rande der Gesellschaft erhebt, so können wir erkennen, daß eine unsichtbare Macht ihr nicht erlaubt, sich stolz und gerade aufzurichten. Der Bewegungstrieb der Pflanze wird durch eine frühreife, klebrige und leichenhaft anmutende Blüte, welche direkt aus dem Haupttrieb hervorkommt, jäh unterbrochen, woraufhin sich sofort Seitenäste ausbilden, ohne daß der Hauptstamm noch eine Möglichkeit fände, sich weiter zu erheben. Die Pflanze ist gewissermaßen „kopflos" und wirkt irgendwie verkrüppelt. Die Ähnlichkeit zu den hier etwas näher beleuchteten Charakteren, deren natürliche Entwicklung ebenfalls frühzeitig verkrüppelt wurde, fällt dem, der Augen hat, tiefer zu schauen, relativ schnell auf.
Im Kapitel über Sex und Aggression werden wir wiederum auf diese wichtige Arznei zur Induktion von positiven Veränderungen in Sachen Liebesfähigkeit stoßen.

Sehr ähnlich verhält sich **Stramonium,** - eine der zahlreichen Arten der Gattung *Datura*.

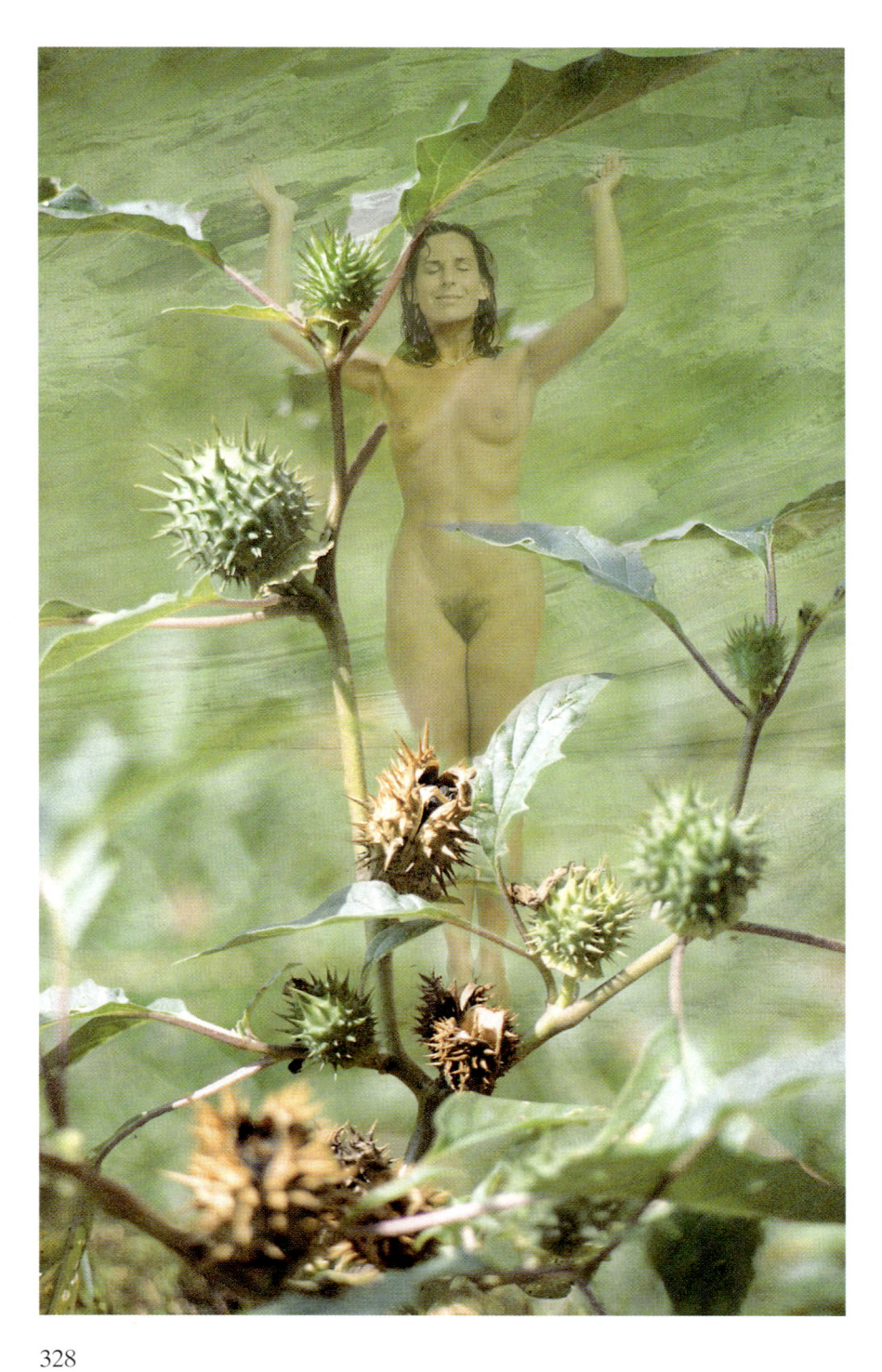

Stramonium
Wer hat Angst vorm schwarzen Mann

Sexualität und Spiritualität, - Erotik und Gebet
das sind die beiden Pole der Sehne, welche den Bogen einer
Stramonium-Persönlichkeit unter Spannung hält.

Wenn wir nach der Herkunft der Störungen fragen, die nach dem **Stechapfel** verlangen, so finden wir vielfach auslösende Momente, die in der Angst vor Dunkelheit und dem Alleingelassensein begründet liegen. Kinder, die dem Bombenterror im Krieg ausgesetzt waren, die viel geschlagen wurden oder unter dem Schock von Gewaltszenen standen, können eine Symptomatik entwickeln, die nach Stramonium verlangt. Als Folge solcher Ein- und Übergriffe auf die Persönlichkeit kann es dann zur Zerrüttung des Identitätsgefühls und der Ich-Organisation kommen.
Aus diesem Verständnis heraus erklärt sich das große Verlangen nach Licht, innerer Sinngebung und äußerem Halt. Dieser wird dann vielleicht bei einem Guru gesucht und so sind „Stramonium-Kinder" anfällig dafür, sich an irgendeine dubiose Sekte auszuliefern.

Der große innere Druck, die angestaute Wut, läßt Stramonium Dinge und Kleider zerreisen, sich die Haare raufen oder Teller an die Wand werfen. Um seine Zerstörungswut nicht an anderen auszulassen, tut sich solch ein Mensch oft selber weh.

Ich kenne eine äußerst attraktive und liebenswerte Frau, eine sogenannte „Seele von Mensch", großzügig, freigebig und selbstlos, die sich dennoch von Zeit zu Zeit selbst Schaden zufügt: Entweder passiert es, daß sie sich „aus Versehen" eine brennende Zigarette auf der Haut ausdrückt, oder sich von Zeit zu Zeit geradezu anfallartig die Haare schneidet, wonach sie jedesmal aussieht, als käme sie geradewegs aus einem Sträflingslager, oder sie läßt sich ihren Geldbeutel mit allen Papieren, die ihre Identität bezeugen, entwenden. Von Zeit zu Zeit bricht sie auch fürchterliche Kräche vom Zaun, in denen sie ihren überaus geduldigen Mann tyrannisiert, ihm Vorwürfe macht, daß er nicht so sei, wie sie sich vorstellt, daß er zu sein habe. Das alles geschieht aus dem unbewußten Glauben heraus, daß sie selbst nichts wert sei.

Hinter dieser defekten Selbsteinschätzung steht eine äußerst komplizierte Beziehung zu einem sehr dominanten Vater, von dessen Überprägungen sich die schöne Frau im Laufe ihres Lebens zu befreien sucht. Sie macht zunehmend Fortschritte auf diesem Weg, aber gerade während ich diese Zeilen schreibe, kommt mir die Idee, daß sie vielleicht durch Stramonium wertvolle Hilfe erfahren könnte, auch in Anbetracht der Tatsache, daß sie des öfteren frühkindlichen Schocksituationen ausgesetzt war. Nicht nur ihr Vater setzte ihr zu, nein, sogar ihr Großvater hatte einmal mit dem Küchenmesser bedrohlich vor ihr herumgefuchtelt, wobei er schrie: „Daß Du mir nicht in die Hose machst!" Der Erfolg war, daß das Kind und später die junge Frau, jeden Tag an die dreißig Mal zur Toilette rannte, um in ihrer unbewußten Not dem Küchenmesser des Großvaters zu entgehen. Unter einer Therapie mit **Pulsatilla** enthüllte sich dieser verdrängte Tatbestand in einem Traum und konnte aufgearbeitet werden, wonach sich die ständige Rennerei zur Toilette wesentlich besserte.

Der Stechapfel ist, genau wie das Bilsenkraut, ein Nachtschattengewächs. Männer die Stramonium brauchen, leben ähnlich Hyoscyamus psychisch auf der Nachtseite des Lebens und äußerlich meist am Rande der Gesellschaft, weil sie sich durch ihre große Zerstörungswut selbst isolieren.

Nicht umsonst gilt Stramonium als eines der besten Antidote gegen die gefürchtete Tollwut. Es müssen nicht immer potentielle Revoluzzer und Amokläufer sein, aber auf alle Fälle sind es entwurzelte, fanatische Charaktere. Ein Fanatiker ist ein Mensch, der seine Meinung nicht ändern kann und das Thema nicht ändern will. So habe ich das irgendwann einmal gelesen.

Stramonium gilt als eine Art „Zigeuner-Pflanze" und es sind zigeunerähnliche, unstete Menschen, die besonders gut auf die von ihr ausgesandte Information ansprechen. Sie geben sich gern - ähnlich Lachesis - schwarzmagischen Praktiken hin, fühlen sich angezogen von Voodoo-Ritualen und Horrorfilmen und erzeugen gerade dadurch wieder in sich das Gefühl auf ewig verdammt zu sein. Eine Gestalt, wie der zwischen obszönem Hurenbock und betendem Heiler pendelnde russische Magier RASPUTIN entspricht im Ansatz dem Genius von Stramonium. Jedoch entbehrte dieser der harten, stacheligen Schutzschale des „Stech-Apfels", die solch ein Mensch gewöhnlich um sich herum aufgebaut hat. Diese besorgt, daß er auch in schmerzhaften Situationen schmerzlos, weil gefühllos bleibt. Bricht dann ein Gefühl durch, so äußert es sich fast immer in zerstörerischer Form. Das war bei Rasputin nicht der Fall. Er war der Heilige Narr, der im Gegenteil angstfrei zu seinen Gefühlen stand und gerade deshalb von vielen nicht verstanden oder sogar angefeindet wurde, was dann letztendlich zu seiner Ermordung führte.

Besonders die Betrachtung des eigenen Spiegelbilds lockt den schwelenden Selbsthaß des Stramonium-Bedürftigen hervor. Auch glitzernde Gegenstände oder fließendes Wasser, können ähnlich der Tollwut-Nosode **Lyssinum,** Wutanfälle auslösen. Beim Trinken von Flüssigkeiten kann es zu Schlundkrämpfen kommen.

Auffallend ist eine entsetzliche Angst, besonders vor Dunkelheit, Kellern, Tunnels und Tiefgaragen, vor schwarzen Hunden und Tiergestalten. Auch Argwohn und Eifersucht gegenüber jedermann zeichnen diese Menschen aus. Mit Argusaugen wachen Stramonium-Männer darüber, daß die von ihnen in Besitz genommenen Frauen sie nicht betrügen, machen ihnen Vorhaltungen, brüllen sie nieder oder geben die in der Kindheit erhaltenen Schläge an die ihnen von vornherein Unterlegenen weiter.
Meist finden solche Freier auch das ihnen adäquate weibliche Gegenüber, das sich das gefallen läßt, weil deren eigenes Selbstwertgefühl auch nicht gerade stark ausgebildet ist. So können wir die Beobachtung machen, daß diese Frauen zwar hinter dem Rücken ihrer Männer auf sie schimpfen oder sich mit dem Finger an die Stirn tippen, letztlich aber garnicht von diesen „Typen" loskommen wollen. Die wiederum suchen sich in vielen oberflächlichen Beziehungen zu beweisen, was sie doch für tolle Kerle sind, weil sie haben können, wen immer sie begehren.

ÜBERSTEIGERTES VERLANGEN

Oft ergeht sich die aufgereizte Phantasie auch lediglich in der Vorstellung einer intimen Begegnung. Stramonium gehört zu den typischen „Vorzeigern", die im Park den Mantel aufschlagen, um einer Frau ihre Genitalien zur Begutachtung zu offerieren. Meistens sind sie harmlos, denn es fehlt ihnen an Mut, mehr zu wagen und ihre Phantasien in die Tat umzusetzen. Geht man auf sie zu oder spricht sie an, können sie ins Stottern kommen, wie das ebenfalls gut zu Stramonium paßt.

Ein Freund hat mir von einer jungen Frau erzählt, die sich bei einem Gang durch eine italienische Stadt am hellichten Tag von einem Papagallo verfolgt fühlte, der sie in dreister Weise verbal belästigte. Sie faßte Mut, drehte sich um, schaute ihm geradewegs in die Augen und tat dann etwas sehr „Homöopathisches": Sie faßte ihm mit einem etwas geringschätzig abwägenden Blick direkt in den Schritt. Der Mann soll unglaublich schnell verschwunden gewesen sein.

Origanum
Ich kann Dich gut riechen

Gehen wir noch ein wenig weiter innerhalb der pflanzlichen Simile in Bezug auf die männliche Geilheit, so finden wir vielleicht noch erwähnenswert:
Origanum - den **Wilden Majoran.** GALLAVARDIN wie auch VOEGELI geben an, damit Erfolge bei Vielweiberei sowohl wie bei Nymphomanie gehabt zu haben. Wir werden dieser Arznei außerdem begegnen, wenn es um die Neigung zur Masturbation geht.

So wie der Majoran in der rohen Droge als Stimulans zur Erregung sexuellen Verlangens benutzt wurde und wird, so gilt auch unser gutes altes **Bohnenkraut** als ein Aphrodisiakum ersten Ranges. Aus seinem lateinischen Namen **Satureja-hortensis** ersieht man schon der Bezug dieses beliebten Krauts zu dem als *Satyriasis* bekannten, übermäßigen Geschlechtstrieb des Mannes.

Die Satyrn, jene Mischgestalten aus Ziegen-Bock und Mensch wurden ja schon in der griechischen Antike besonders mit sexueller Kraft und Ausdauer in Verbindung gebracht.
Bocksfuß und Hörner,- das bedeutete ursprünglich reine Daseinsfreude und Sinnengenuß.
Erst das Christentum hat aus dem unschuldigen Gott PAN den Teufel gemacht. All jene Schattenanteile der eigenen Persönlichkeit, die man bei sich nicht erkennen wollte, wurden unterdrückt und in Gestalt des Teufels dem Nächsten aufprojeziert. Das führte denn auch letzten Endes zu den fürchterlichen und brutalen Auswüchsen christlicher Dogmatik im Zeitalter der Inquisition und Hexenverfolgungen.

Ein paar Jahrhunderte vorher hatte man den „Sündenbock" noch ganz wörtlich genommen. Von Zeit zu Zeit, wenn man eben glaubte, daß es wieder einmal vonnöten sei, lud man einem Ziegenbock in ritueller Handlung die Vergehen des Dorfes auf und entließ ihn dann in die Wildnis, im Glauben, er würde schon „ver-tragen", was man ihm da aufgeladen hatte. Eine Art „pan-theistische Beichte" also.

Die Pflanze *Satureja* strömt den bekannten, kräftig-würzigen Duft aus, der allein schon die Sinne stark erregt. Ihr Gebrauch sowohl als magenstärkendes, wie nervenstimulierendes Mittel ist, wie man aus der Namensgebung ersehen kann, seit der Antike bekannt. Die Volksmedizin verwendete einen Aufguß des getrockneten Krauts auch als Gurgelwasser gegen Halsschmerzen. TRAGUS nannte es 1552 den „Salbei der armen Leute".

Das Mittel wird wohl auch heute noch eher als Aphrodisiakum benutzt, denn als potenzierte Arznei zur Dämpfung eines überreizten Geschlechtstriebs. Abgesehen davon ist dieses Pharmakon in hohen Potenzen soweit ich weiß, derzeit nicht im Handel.

Bleiben nunmehr noch die beiden Nosoden **Medorrhinum** und **Tuberkulinum** übrig, um ein wenig näher betrachtet zu werden.

Medorrhinum
Allen Mädchen treu

Was **Medorrhinum** angeht, so haben wir im Kapitel über die männliche Impotenz sowohl wie in jenem über die Sterilität schon einiges Wesentliches gesagt, weswegen wir das Mittel hier lediglich noch einmal kurz streifen. Diese, unsere moderne Gesellschaft ist ja auf weiten Strecken eine „Medorrhinum-Gesellschaft", die auf vielerlei Weise „im Fluß" ist. Das ist außerordentlich bezeichnend für eine, „Tripper-Seele", denn diese ist auch noch auf ganz andere Weise ständig „auf Trip".
So ist die Vielweiberei des „Fließ-Glied-Mannes" zu verstehen aus seiner unbändigen Lust an erotischer Experimentierfreude. Wir finden ihn auf Sex-Messen, in Videotheken, Swinger-Clubs und Beate-Uhse-Shops genauso wie auf Geheimparties beim Strip-Poker und Flaschendrehen mit nachfolgendem Frauentausch. Der Wahlspruch des „Medorrhinum-Typs" könnte lauten: „Man muß die Feste feiern, wie die Mädchen fallen."

Um in das Verständnis der Feinheiten dieser Riesen-Arznei tiefer einzudringen, empfehle ich das Studium seiner Beschreibung in guten Arzneimittellehren. Sehr intensiv hat sich ANANDA ZAREN in ihren *Kernelementen der Materia Medica der Gemütssymptome* mit diesem Pharmakon beschäftigt.

Wenden wir uns noch einem letzten Pharmakon zu:

Tuberculinum
Der Globetrotter

Tuberculinum - die Nosode aus einem *tuberkulösen Abszeß*.
Abscedere, das will sagen, etwas hat sich vom übrigen Organismus „abgesondert, abgetrennt".
Unter dieser Signatur ist auch die Ätiologie der Beschwerden zu verstehen, die etwas mit Trennung zu tun haben. Eine Trennung oder Scheidung der Eltern in frühkindlicher Zeit kann bleibende Eindrücke bei dem jungen Menschenwesen hinterlassen und dazu

führen, daß diesem „die Luft wegbleibt". Sobald es irgend geht, will das oft unerwünschte Kind sich seinerseits aus der lieblosen Atmosphäre befreien und sucht das Weite. So steht die Hauptthematik von Tuberculin unter Begriffen wie Flucht, Freiheitsdrang und romantischer Sehnsucht nach dem Duft der großen weiten Welt. Die Reiselust von Tuberculin ist altbekannt, von der Lust zu fliegen bis zur Flatterhaftigkeit in Liebesbeziehungen. Eine verfrüht einsetzende Sexualität bei Kindern, mit einem Hang zur Masturbation oder ständigem Einnässen im Schlaf, kann auf eine tuberkulöse Erbdiathese hinweisen. Die Kinder haben oft auch große Schwierigkeiten in der Schule, hauen gerne vom Schulweg ab und verdrücken sich mit ihrem Skateboard im nahegelegenen Wald oder Park: „Hänschen klein, ging allein in die weite Welt hinein....."

Tuberculin will die ganze Welt umarmen, verliert frühzeitig seine Wurzeln und geht, angetrieben von seinem Fernweh, auf Wanderschaft, innerlich ständig auf der Suche und stets unzufrieden mit dem, was er gerade hat.
So wie eine innere Rastlosigkeit ihn um den halben Erdball treiben kann, wechselt er auch seine Partner. *Ich kann nur treu sein, wenn ich frei bin,* heißt ein Buchtitel von JO HARRIET, der dieser Einstellung entspricht.
Seine innere Unerfülltheit treibt ihn immer wieder in neue stürmische Liebschaften oder kurze erotische Abenteuer und wenn es auch nur für eine Nacht ist. Zumindest einen heißen Flirt braucht er ebenso notwendig, wie die Luft zum Atmen. Auch wenn er gerade sexuell kraftlos ist, bleibt er trotzdem aktiv. Es kann sein, daß er sich nach dem Namen der Gespielin erst erkundigt, nachdem er sie schon auf der Autorückbank beglückt hat.
So wie er von seinen Eltern verletzt und verlassen wurde, verletzt und verläßt er die Frauen, mit denen er sich einläßt, oder zerstört Sachen, die diesen wertvoll sind.
Da er ständig auf dem Sprung ist, um sich wieder auf die sprichwörtlichen „Socken zu machen", kann es vorkommen, daß er dieselben sogar anläßt, wenn er mit einer Frau ins Bett geht. Im Schlaf kaut er auf seiner unterdrückten Wut herum, schnarcht, schwitzt auf der Brust, schreit auf oder knirscht mit den Zähnen.

ÜBERSTEIGERTES VERLANGEN

Immer will er das Leben auskosten wie ein Glas prickelnden Champagner. Das macht ihn leichtsinnig. Es kann sein, daß er sich dem Glücksspiel oder psychedelischen Drogen hingibt. Bisweilen führt er ein Doppelleben, spielt tagsüber den Biedermann und verwandelt sich am Abend in einen hochstapelnden Charmeur oder Heiratsschwindler.
In der Atemlosigkeit seiner Begierden, zündet er die Kerze seines Lebens an beiden Enden an. Er wechselt Berufe, Orte, Wohnungen, Beziehungen wie andere Leute ihre Hemden.

Eine ständige Schnupfenneigung bei Wetterwechsel, eine chronische Bronchitis mit Räusperneigung und das kurzfristige Umkippen der Wirkung einer einer ansonsten gut gewählten homöopathischen Arznei, kann den feinfühligen Beobachter auf den notwendigen Einsatz von Tuberculin aufmerksam machen. Dieser Eindruck verstärkt sich, wenn wir dabei einen schmächtigen, hageren Menschen mit widerspenstigen Haaren, Schweißperlen auf der Nase und etwas eingefallener Brust vor uns haben, der uns ganz nebenbei erzählt, er habe ständig Appetit wie ein Scheunendrescher, ohne dabei auch nur ein Gramm zuzunehmen.
Bisweilen fällt er auch auf, durch ein übersteigertes Verlangen nach geräucherten Sachen, kalter Milch, Rindersteaks oder Speiseeis.

Ein Haarflaum auf dem Rücken von Kindern im Bereich der Lungenflügel kann ebenfalls ein Signal für den Einsatz dieser großen Nosode sein.
Der Wunsch tief durchzuatmen treibt ihn in Nadelwälder, luftige Höhen, auf die Berge oder zum Drachenfliegen. Eine Fahrt mit dem Cabriolet oder auf dem Motorrad ist ihm allemal lieber als in der Limousine.
Manchmal erkennt man ihn an einer ausgeprägten Angst vor Hunden, einem Ekel vor Katzen oder einer Katzenhaarallergie in Verbindung mit Heuschnupfen. Die durch die Katze symbolisierte weibliche Schmuseecke ist ihm zuwider, weil angstbesetzt. Es ist die Angst vor der großen Freiheit, die er eigentlich ersehnt. Eine verkappte Homosexualität ist darüberhinaus nicht selten.

VIELWEIBEREI/TUBERCULINUM

Er liebt Berufe, die ihn „auf Achse" halten: So finden wir ihn unter anderem als Reiseleiter, Fernfahrer oder im Film- oder Modebusiness, wo er „von Haus aus viel herumkommt".
Etwas „Faustisches" haftet ihm an. Gerne würde er zum Augenblick sagen: „Verweile doch, du bist so schön", doch bleibt er ebenso unerfüllt wie CASANOVA, weil unversöhnt mit seiner Vergangenheit. Ein zarte Dichter-Natur wie der früh an Tuberkulose verstorbene Romantiker NOVALIS, konnte das Beste aus dieser Anlage herausdestillieren, wohingegen sich in THOMAS MANNs bekanntem Roman *Der Zauberberg* ein beklemmendes Bild der tuberkulinischen Persönlichkeit enthüllt.

Von den BACH-Blüten ist **Wild-Oat** - die *Waldtrespe,* ein Hafergras, dem Tuberculin in seiner Wirkung auf die Seele am nächsten. Wie Tuberculin, will auch der Wild-Oat-Bedürftige das Leben in vollen Zügen genießen und zersplittert sich in seinen vielen Begabungen, mehreren Berufen und Schwierigkeiten im Sexualleben, ohne dabei wirklich Befriedigung zu erlangen. Seelenzustände die nach der Waldtrespe verlangen, haben ebenfalls eine langjährige Genese und lassen sich bis in die Kindheit zurückverfolgen. Auch diese Kinder gehören selten einer festen Clique an und sind überall und nirgends richtig zuhause. MECHTHILD SCHEFFER spricht von einem „hinausgezögerten Pubertätszustand" solcher Menschen, die in ihrer Eigenwilligkeit und Selbstbezogenheit ihre Entscheidungen von der Außenwelt abhängig machen, anstatt sie in sich selbst zu finden, um das in der jeweiligen Situation Richtige zu tun.
Alle hier angeführten Arzneien, können dabei helfen, den menschlichen Reifeprozeß zu beschleunigen und der Sexualität den richtigen Stellenwert innerhalb der Entwicklung der Persönlichkeit einzuräumen. Dabei muß nicht unbedingt darauf verzichtet werden, Sinnenfreuden mit mehreren Frauen oder Männern zu huldigen. Allein die menschliche Einstellung dazu und die damit verbundenen Rituale müssen sich verändern.

Sprechen wir also noch ein wenig über eine andere Form der „Vielweiberei", die nicht kräfteraubend sondern im Gegenteil kraftspendend sein kann.

„*Die Voraussetzung für eine gute Ehe ist die Freiheit, dem Partner untreu werden zu dürfen.*"
CARL GUSTAV JUNG

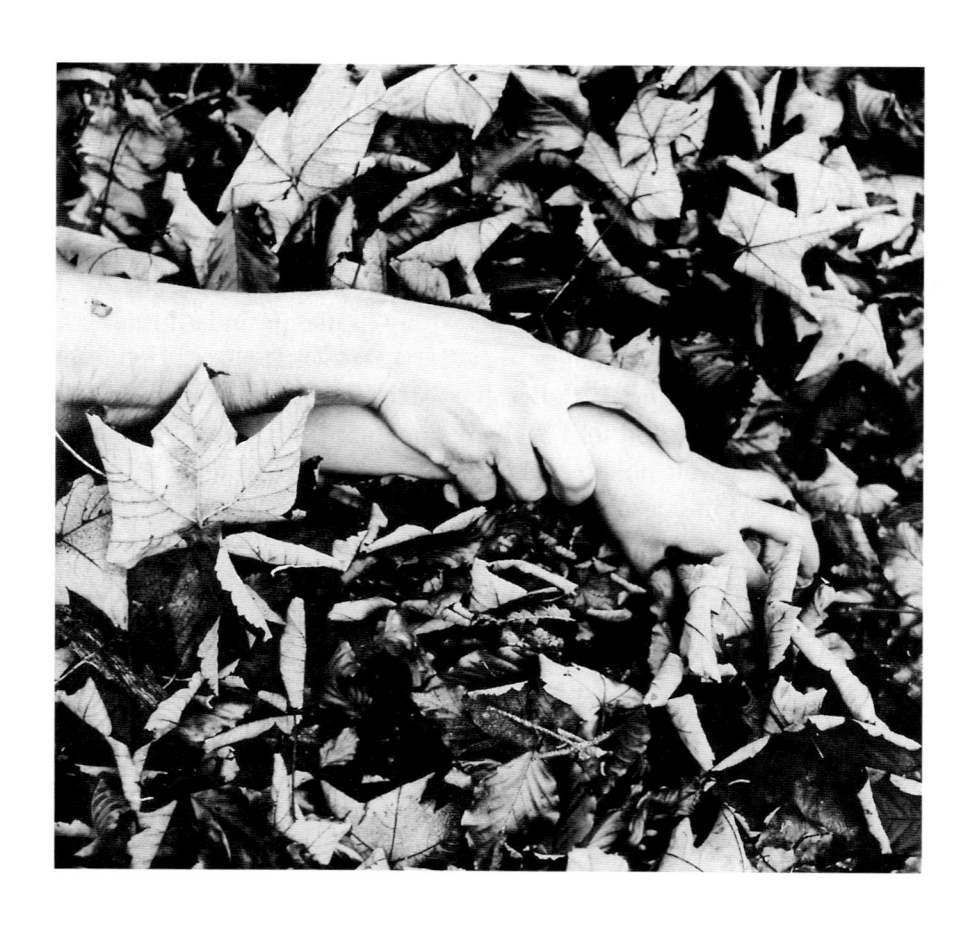

Das Tao der Liebe

Yoga lehrt Askese. Askese kann zum Kampf werden. Zum Kampf gegen das Ego. Da jedoch Kampf kein Mittel ist, um zu siegen, werden wir uns von unseren Wünschen auf diese Weise nicht befreien können.
Den Partner festhalten zu wollen, wird einer Verbindung ebenfalls nicht förderlich sein, sondern ihr eher schaden.

Tantra, eine buddhistische Tradition, lehrt demgegenüber einen sanften Weg der Hingabe an das, was wir wünschen. Wenn wir über lange Zeit ein Wunschdenken aufgebaut haben, werden die Elementale unserer Wünsche uns auch irgendwann einholen. Es ist also besser, sie auszuleben, damit sie danach von selbst von uns abfallen.

Im alten China entwickelte sich eine ähnliche Tradition, die als das **Tao**[9] **der Liebe** bekannt wurde und deren Grundsätze mittlerweile mehr und mehr auch im Abendland Eingang finden. Das Tao sieht den Menschen im Einklang mit dem Urgrund des Seins.
Auf die Erotik angewandt, erfordert das eine Einstellung, in der unter anderem das Seelengift der Eifersucht keine Entwicklungschance mehr hat, weil Liebende erkannt haben, daß wir letztlich alle eins sind. Anstatt uns also zu bekriegen, können wir uns gegenseitig dabei behilflich sein, die Freuden körperlicher Liebe zu genießen.

Viele künstlerische Darstellungen, wie z.B. gemalte Miniaturen, belegen, daß und auf welche Weise das Tao der Liebe gepflegt wurde. Gerne bediente sich ein Paar dabei einer so benannten „Schönen Helferin". Diese umfing z.B. die sich an sie lehnende Frau oder Geliebte des Mannes und half ihr dabei, ihre Beine in

---

[9] sprich: Dao, chin.: *tau* = „Bahn, Weg" - der Urgrund allen Seins. LAO-TSE (4.Jahrh.v.Chr.) eröffnete in seinem philosophischen System des Taoismus, die Möglichkeit einer Gesundung der menschlichen Gesellschaft durch eine Lebensführung, die mit dem Urgrund des Seins in Harmonie ist.

gespreizter Stellung zu halten, damit der vor ihr stehende oder kniende Mann besser in sie eindringen konnte.

Eine andere Stellung sah vor, daß die Helferin hinter dem Mann stehend, diesen auf seine Gespielin zu schob, um ihn dann sanft wieder aus ihr herauszuziehen. Das erlaubt dem Mann, sich von jedem Leistungsdruck zu befreien und entspannt nach innen zu lauschen, um auf seine Gefühle zu achten.

Es darf nicht nur angenommen werden, sondern es ist auch beschrieben, daß danach die Rollen vertauscht wurden, damit die Helferin ebenfalls in den Genuß des phallischen Freudenbringers gelangte.

Übrigens betonen sowohl die tantrische Tradition wie das Tao der Liebe, daß es überhaupt nicht vonnöten ist, zu ejakulieren. Wer von vorneherein entspannt in eine sexuelle Begegnung hineingeht, muß sich nicht durch einen Samenerguß entspannen.

Das Gute daran im Gegensatz zum aggressiven Sex ist, daß man sich bei diesen Praktiken gegenseitig Energie schenkt, anstatt sie sich zu rauben. Außerdem ist es eine echte Liebesschule, weil dabei in zunehmendem Maß die Herzensliebe geweckt wird.

Des weiteren ist nicht jeder Orgamus ein entpannender und belebender, es sei denn, er reinigt die Körperzellen von Groll, Ärger, und Angriffslust, welche sich sowohl im täglichen Kampf der Geschlechter gegeneinander wie im Berufsleben aufgebaut hat. Die üblicherweise angestrebte Form des Orgasmus wirkt sich jedoch eher erschöpfend auf den Organismus aus.

Es soll deshalb niemand versuchen, mit Gewalt einen Höhepunkt der Lust zu erreichen. Viele Frauen haben großes Vergnügen am Sex, auch ohne das zu kennen, was man gemeinhin als Orgasmus bezeichnet und es unterteilt in eine klitorale, mehr oberflächliche sowie eine vaginale und mehr den ganzen Körper ergreifende Form. Außerdem stellen sich Höhepunkte der Lust wie von selbst und ohne unser Zutun ein, je mehr sich ein Mensch erlaubt, innerlich in Fluß zu kommen und von starren Denkgewohnheiten und einengenden Verhaltensmustern abzulassen.

Derlei Praktiken werden mittlerweile bereits im Fernsehen demonstriert, wobei gesagt werden muß, daß diesen Szenen überhaupt nichts Anstößiges anhaftet. Im Gegenteil, die Darbietung wirkt außerordentlich ästhetisch, und hat eine geradezu meditative Ausstrahlung.
Sogar über den Bildschirm wird eine geistige Haltung spürbar, die von Liebe und Achtung für das jeweilige Gegenüber getragen ist. Auf jeden Fall ist der Charakter solcher Szenen ein grundsätzlich anderer und in nichts vergleichbar mit den bei der Besprechung von Lachesis geschilderten lüstern-aggressiven Darbietungen diverser Swinger-Veranstaltungen.

So besteht also zwischen Vielweiberei auf der einen Seite und Austausch von Liebesbezeugungen mehrerer Partner untereinander ein himmelweiter Unterschied.[10]

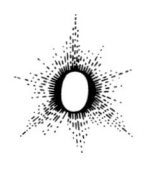

---

[10] Wer sich intensiver mit dem Tao der Liebe beschäftigen will, lese beispeilsweise das im Rowohlt-Verlag erschienene Buch von JOLAN CHANG: *Das Tao für liebende Paare*.

„Liebe und Angst schließen einander aus.
Die Liebe ist zur seltenen Blume geworden,
denn sie kann auf dem Dünger der Angst
nicht gedeihen.
Wer die Blume findet,
will sie schützen
und stellt erstaunt fest:
da wo sie blüht, schützt sie sich selbst."

PETER RABA

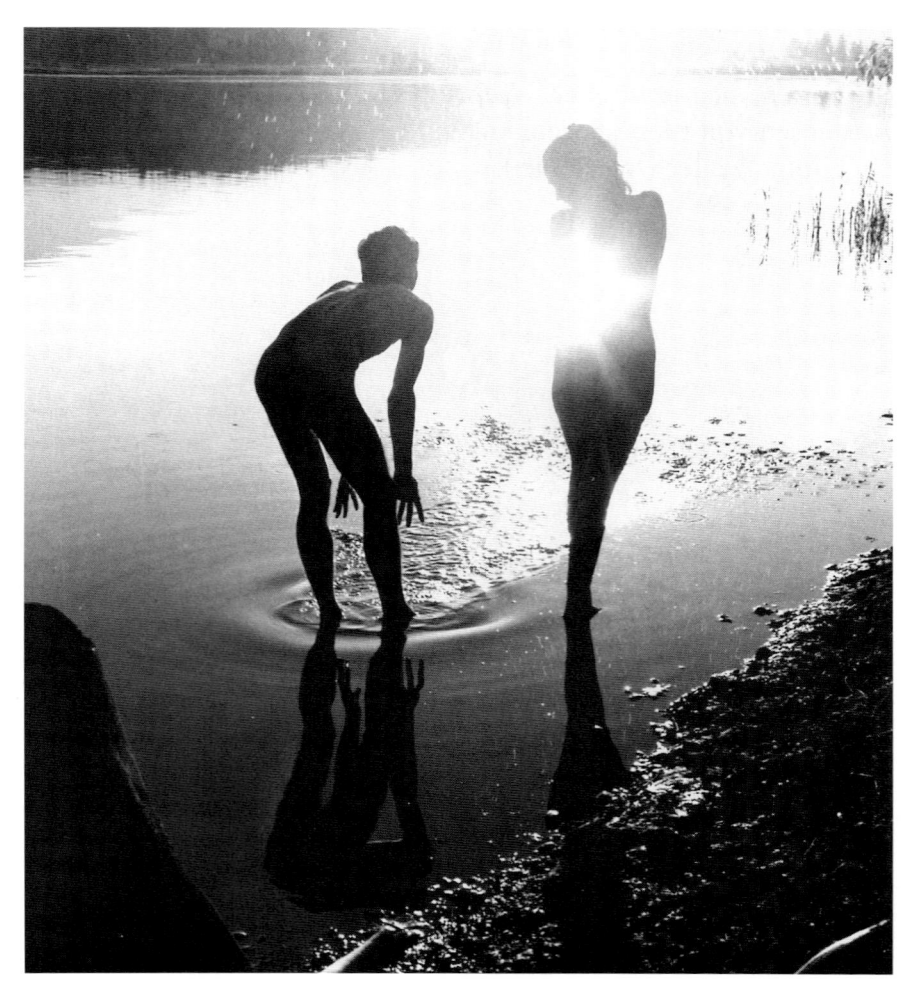

Hysterie und Nymphomanie

Einer der bedeutendsten amerikanischen Vertreter der Homöopathie des 19. Jahrhunderts, HENRY GUERNSEY, liefert folgende Definition für das übersteigerte Verlangen der Frau:

„Die *Nymphomanie* besteht in einer unkontrollierbaren Leidenschaft für den Geschlechtsverkehr, die alle Einschränkungen von Anstand und Sittlichkeit überwältigt und zu einem regelrechten Wahn ausartet, einer Monomanie, welche sich nur um das eine Thema des Beischlafs dreht."

Im Gegensatz zu der damals herrschenden Ansicht, daß diese Anomalien aus den Organen selbst abzuleiten wären und in funktionellen Störungen des Geschlechtssystems bestünden, wissen wir heute, daß die Nymphomanie wie jede andere Spielart von Erotomanie eine rein psychogene Störung ist, welche sich als Folge hysterischer Neurosen und Psychosen einstellt.

Das übersteigerte Verlangen der Frau resultiert ähnlich wie beim Mann letzten Endes aus einem Mangel an Selbstsicherheit und Selbstwertgefühl. Eine tief verwurzelte Angst vor der Unsicherheit des Lebens treibt die ihr Verfallenen durch alle Höllen ihrer Existenz. Durch die Eroberung immer neuer Liebhaber versucht das kranke Ich sich zu beweisen, daß es wert ist, geliebt zu werden.
Dem hermetischen Prinzip der Entsprechung zufolge, zieht die betreffende Frau jedoch immer wieder Männer an, die sie gemäß ihrer eigenen Meinung von sich, schlecht behandeln oder bald wieder verlassen. Ein Ausbrechen aus diesem Teufelskreis ist nur möglich, wenn die Frau daran arbeitet, sich selbst und ihre Einstellung zum Leben und zur Liebe einer grundlegenden Wandlung zu unterziehen.

Eng vergesellschaftet mit der Nymphomanie finden wir jene Erscheinung, die gemeinhin als Hysterie[11] bezeichnet wird.

---

[11] von griech.: *hystera* = „die Gebärmutter".

Hysterie - eine Verbindung von Sinnlichkeit und Egoismus

Eine Hysterie erkennen wir oft bereits an dem zwanghaften Verhalten einer Frau, sich in Positur zu stellen, ihre positiven Seiten herauszustreichen und das mit entprechendem Redeschwall und aufgesetzter Heiterkeit zu unterstreichen. Hinter solch krampfhaften Bemühungen steht das Verlangen, auf sich aufmerksam zu machen, um ein Gefühl scheinbarer Wichtigkeit zu genießen. Geboren wird solch ein Verhalten bisweilen aus frühkindlichen Entbehrungen die der Persönlichkeit einprägen, im Mangel zu sein, sei ein natürlicher Zustand. Ein hysterisches Verhalten resultiert also aus dem unbewußten Verlangen, sich vorzuspiegeln, man sei dennoch begehrenswert. Um das zu erreichen, werden die geschlechtsspezifischen Reize - im weitesten Sinn also die *hystera* eingesetzt. In der Hysterie paart sich also starker Egoismus mit übersteigerter Erregbarkeit und ausgeprägter Einbildungskraft. Daß es unter diesen Umständen auch immer wieder einmal zu einer mehr oder weniger stark ausgeprägten Nymphomanie kommen kann, versteht sich von selbst. Das ist die eine Komponente der Hysterie.

Nun ist aber das hysterische Verhalten auf der anderen Seite gekennzeichnet durch einen plötzlichen Umschwung von scheinbarer Heiterkeit zu Tränen, Trauer und Depression. Diese Frauen haben „schwer zu schlucken" und können „nicht verdauen" was ihnen da immer wieder sauer aufstößt. So bleibt ihnen also dieser „Kloß im Hals stecken" und es kommt dabei häufig zu Schildddrüsen-Störungen, bis hin zum handfesten Kropf, welcher dann in der Regel auf die übliche Weise mit Jodpräparaten behandelt wird, ohne daß dadurch auch nur im entferntesten an den ursächlichen Rädern im Urgrund der Beschwerde gedreht würde. Was sich diese gequälten Frauen oft zusätzlich einhandeln, sind die für eine Überdosierung mit Jod üblichen Wutausbrüche, sodaß sie am liebsten Amok laufen würden, oder zumindest den Wunsch haben, laut zu schreien, ihrem Ehemann - so vorhanden - eine runterzuhauen oder einen Teller an der Wand zu zerteppern.

Interessant ist in diesem Zusammenhang, daß viele der von KENT im Repertorium angeführten Arzneien bei KROPF ebenfalls in der Rubrik für HYSTERIE auftauchen.

Diese Hysterie-Rubrik ist sehr groß. Sie beinhaltet allein 21 von insgesamt 110 Arzneien in der höchsten Wertigkeit. Weitere 46 im zweiten Grad. Der Rest steht unter ferner liefen. Die Rubrik enthält viele fett ausgedruckte Arzneien, mit denen wir uns schon eingehender beschäftigt haben oder das an anderer Stelle noch tun werden, wie beispielsweise **Aurum, Causticum, Coccolus, Conium, Gelsemium, Ignatia, Lachesis, Magnesium, Natrium-muriaticum, Nux-vomica, Platina, Sepia, Tarentula**. Das zeigt, daß all diese Mittel immer auch eine stark ausgeprägte hysterische Komponente aufweisen können, - nicht notwendigerweise müssen. Im Sinne einer Mittelwahl für einen speziellen Fall von Hysterie liefert aber diese Kolonne keine sehr guten Hinweise. Allenfalls wird man sie bei der Gesamtbetrachtung eines Falles mitverwerten.

Eine sehr ausführliche Auflistung „hysterischer Mittel" liefert uns HENRY N. GUERNSEY in seinem Buch *Homöopathie in Gynäkologie und Geburtshilfe*.[12] Wer sich also für Charakteristika einzelner Mittel in Bezug auf Hysterie informieren möchte, kann hier nachlesen.

Weil es ein häufiger gebrauchtes Pharmakon ist, mit dem auch ein Laie auf Anhieb schöne Erfolge erzielen kann, wollen wir uns lediglich ein wenig mit **Ignatia** - der *Ignatiusbohne* beschäftigen. Diese Arznei beinhaltet nicht nur viele Wesenszüge einer hysterischen Persönlichkeit, wir finden in ihr auch einen großen homöopathischen Heilstoff gegen Kümmernisse aller Art.

---

[12] Siehe Bibliographie unter HOMÖOPATHIE / SEXUALITÄT.

„*Und stehet beieinander, doch nicht zu nahe beieinander:*
Denn die Säulen des Tempels stehen einzeln.
Und Eichbaum und Zypresse wachsen
nicht im gegenseit'gen Schatten."

KAHLIL GIBRAN

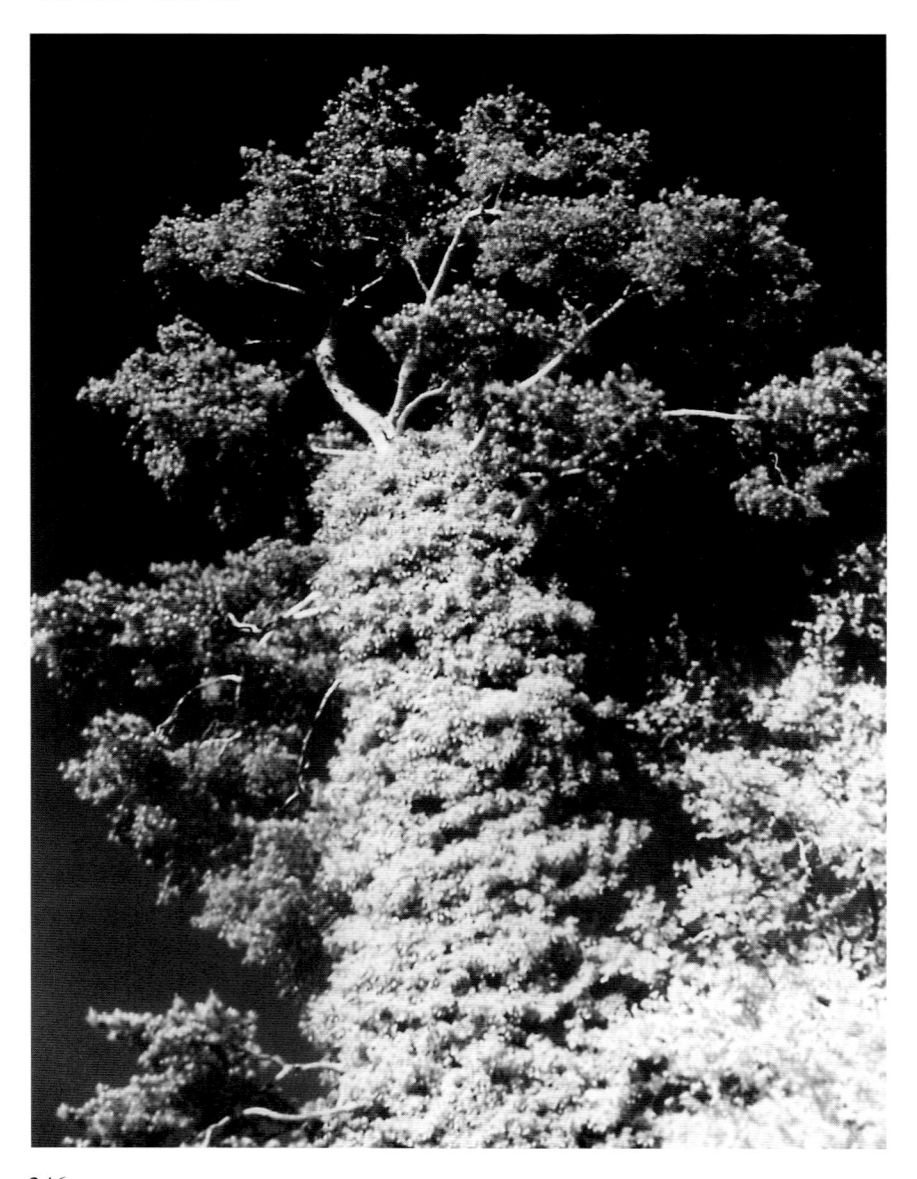

Ignatia
Kleiner Finger - Ganze Hand

Ignatia - das ist die Bohne aus der Frucht einer hochklimmenden dornenlosen Liane von *Strychnos Ignatii* auf den Philippinen. Wie schon aus der Namensgebung erkennbar ist, die in Erinnerung an IGNATIUS VON LOYOLA erfolgte, ist sie verwandt mit *Strychnos Nux-vomica*. Aus einer genügenden Anzahl ihrer Kerne, deren „Haut sehr dünn ist" - (Signatur!) - kann ähnlich wie bei Nux-vomica Strychnin hergestellt werden. Die Frucht ähnelt ein wenig einer Pampelmuse und erreicht in etwa deren Größe.
Diese Schlingpflanze „klammert sich an andere Gewächse an" - (Signatur!) - und gelangt dabei sogar bis an die Spitzen sehr hoher Bäume. Der Stamm erreicht einen Durchmesser von 10 cm und mehr. Die Blätter zeigen ein sehr „feines, reichverzweigtes Nervengeflecht". Auch diese Angabe in KÖHLERs Atlas der Medizinalpflanzen signalisiert uns die Ähnlichkeit zu der im folgenden ein wenig näher beschriebenen Persönlichkeit. Die Giftwirkung der Kerne ist *neurotrop* - also gegen die Leitungsbahnen der Nerven gerichtet.

Fassen wir das, was sich aus der Signatur dieser Pflanze bereits bei oberflächlicher Betrachtung ablesen läßt zusammen, so finden wir Entsprechungen hierzu bei einem feinnervigen, zarten Frauentypus, der sich gerne in Abhängigkeit von anderen begibt und wie die Liane, Halt an stärkeren Menschen sucht. Wird ihr diese klettenhafte Anhaftung genommen, beispielsweise durch einen Todesfall ihres Partners oder dessen Untreue, so ist sie fassungslos. In Fällen einer durch emotionalen Schock unterbrochenen, krankhaft symbiotischen Beziehung kann das homöopathische Pharmakon den seelischen Schmerz besänftigen und sich fördernd auf die anstehende Entwicklung und Veränderung der Persönlichkeit auswirken.

Der Leser möge folgende Charakteristika im Auge behalten, wenn er daran denkt, die **Ignatiusbohne** homöopathisch einzusetzen.

HYSTERIE UND NYMPHOMANIE

Wir haben es mit geistig beweglichen Frauen zu tun, die stark hin- und hergerissen sind, zwischen ihren Gefühlsimpulsen und ihrem Verstandesdenken, romantische Naturen, die immer wieder einen „emotionalen Knoten" in ihre Kommunikationsmuster hineinbringen. Dabei fällt ein starker Gegensatz zwischen ihrem Wunschdenken und der sie umgebenden Realität auf. Man gewinnt den Eindruck, als warteten diese Frauen - bisweilen handelt es sich um „brave Töchter aus besserem Hause" -, tatsächlich auf den makellosen Märchenprinzen.

Vor einigen Jahren konnte man folgende Kontaktanzeige in der Süddeutschen Zeitung lesen:

„Bei der Partnersuche halte ich es wie die Märchenerzähler, bei denen die Ritter auch immer erst einige Mutproben bestehen mußten, ehe sie die Hand der Prinzessin erhielten. In diesem Fall ist die Prinzessin jung, (unter 30), schön (zierlich, langhaarig), ein wenig ver-rückt und voller Sehnsucht. - Da ihr Herz aber nicht so leicht zu gewinnen ist, muß 'ihr Held' erst drei Mutproben bestehen und ein Rätsel lösen. Die erste Hürde schaffen all jene, die einen phantasievollen Brief inklusive Adresse und Photo unter Chiffre... senden. Weitere Angaben erfolgen prompt."

Eine Einstellung dieser Art sorgt für ebenso vorprogrammierte wie heilsame „Ent-Täuschungen", die bei Bedarf nach Ignatia verlangen könnten.
Glaubt solch ein ätherisches Wesen, die ideale Beziehung gefunden zu haben und sieht sich schließlich enttäuscht, weil sich der Erwählte eben doch nicht in die Schablone ihrer zu hochgesteckten Idealvorstellungen pressen ließ, so kann es passieren, daß sie - anstatt ihr Schicksal zu akzeptieren oder einen emotionalen Ausbruch zu riskieren -, wie unter Schock steht und verstummt. Ein häufiges Seufzen oder Aufstöhnen während des Tagesverlaufs, ist dann unter Umständen alles, was sich ihrer Brust entringt.
Eine Variante solchen Verhaltens bietet sich uns in der Frau, deren Stimme immer höher und schriller wird, bis sie schließlich umkippt und in einem Weinkrampf oder in krampfhaften Gähnanfällen endet. Dabei erduldet sie überhaupt keinen Tadel und Widerspruch. Ignatia braucht immer Anerkennung und Applaus.

Emotionale Zusammenbrüche nicht nur nach dem Tod einer geliebten Person, sondern auch nach kleinsten Anlässen sind durchaus üblich. Ignatia gehört zu den Frauen, die von Selbstmord sprechen, ihn aber nicht ausführen.
Dann weinen sie einem verlorenen Glück nach, das eigentlich nie ein wirkliches Glück war und alles ist tragisch und unfaßbar. Dabei wird ihnen nicht bewußt, daß sie sich eigentlich recht fordernd und anklammernd verhalten und leichtfertig andere beschuldigen, um ein eventuelles Fehlverhalten nicht bei sich selbst entdecken zu müssen. Gibt man einem Menschen dieser Charakterstruktur den kleinen Finger, greift er sofort nach der ganzen Hand. Frau Ignatia ist sehr fürsorglich, erwartet aber ebensoviel an Aufmerksamkeit zurück, wie sie investiert.

Auch ein eifersüchtiges, haßerfülltes oder rachsüchtiges Verhalten gegenüber jemandem der sie beleidigt hat, können wir beobachten, Diese Frauen hängen fixen Ideen nach, sind „knatschig", echauffieren sich über Kleinigkeiten oder zeigen überhaupt keine Gefühle und schlucken Enttäuschung hinunter. Das gelingt aber nicht immer restlos und so bleibt oft ein Koßgefühl - der berühmte *globus hystericus* im Hals, oder ein Hochkommen von Nahrung infolge *Retroperistaltik* der Speiseröhre, zurück.

Fast immer handelt es sich um feinsinnige, feingeistige, feinfühlige äußerst perfektionistisch veranlagte Frauen, die jedoch weitgehend oder völlig in eine Abhängigkeit von ihrem Liebespartner geraten sind. Zerbricht die Beziehung, sind sie vollkommen aufgelöst, magern entweder ab oder legen etliche Pfunde zu, suchen materielle Ersatzbefriedigungen, geraten beispeilsweise in einen Kaufrausch unnützen Tands, um sich „etwas Gutes zu tun." Oder sie flüchten sich in eine idealisierte Scheinwirklichkeit, eine esoterisch angehauchte Engelwelt, werden nach einer Enttäuschung zur Geliebten von Jesus und gehen schweren Herzens und unter Seufzern ins Kloster.
Das Zucken von Gesichtsmuskeln kann einen bevorstehenden Weinkrampf ankündigen. Hysterische Lachanfälle sind der Dame

Ignatia ebenso zueigen, wie stiller, tränenloser Kummer, ähnlich dem von **Natrium-muriaticum**.
Sich wiederholende nächtliche Träume mit der Thematik des Erstickens, Ertrinkens oder Lebendig-Begraben-Seins spiegeln die Stagnation des Bewußtseins wider. Die Seele legt das Problem wiederholt zur Bearbeitung vor. Auch dieses Symptom wird in ähnlicher Weise von **Natrium-muriaticum** abgedeckt.
Die beiden Mittel können übrigens in manchen Fällen, - einander gut ergänzend -, verabfolgt werden.

Extravagante und exzentrische menschliche Barbiepuppen, die sich gerne schminken, schmücken und dekorieren, seelisch und körperlich maskieren, Gefühle übertünchen, den Anschein von Glück erwecken, sich an sich selbst berauschen und nicht genug von anderen bekommen können, das alles sind potentielle Ignatia-Anwärterinnen. Die Diskrepanz zwischen äußerem Schein und innerem Befinden fällt jedem halbwegs psychologisch geschulten Beobachter schnell auf.

Wir finden Ignatia unter Mannequins, Opernsängerinnen und Schauspielerinnen, Musikern, und inbrünstigen Nonnen. Entsprechend zu dem feinen Nervengeflecht in den Bättern der Pflanze, scheinen auch die Nerven der Ignatia-Frau wie bloßgelegt.
Ignatia-Frauen sind von Therapeuten gefürchtet, weil sie sich leicht in ihre Behandler verlieben.

Der Körpersymptome sind viele. Man lese sie in guten Arzneimittellehren nach.
Hier nur noch ein paar Anmerkungen zum häufig beobachten Ablauf der Regelblutungen. Diese erscheinen meist um 8-10 Tage verfrüht und mit großer Heftigkeit. Die Blutung ist dunkel, bis schwärzlich und mit faulig riechenden Klumpen versetzt. Die *Hysterie* zeitigt die ihr entsprechende *Dyskrasis*. Während der Menses bestehen Krämpfe, ein heißer schmerzerfüllter Kopf, große Lichtscheu, Herzklopfen und außergewöhnliche Schwäche. Auch ein wundmachender Weißfluß kommt nicht selten vor.

IGNATIA

Zum Schluß der Betrachtungen über Hysterie im allgemeinen und über Ignatia im besonderen, sei noch eine Geschichte zum besten gegeben, die sehr bezeichnend ist für eine Frau der oben geschilderten Art. Darüber hinaus verhält sich diese Dame unbewußt „homöopathisch", indem sie einem Übertragungsmechanismus erliegt:

Der italienische Schriftsteller ALBERTO MORAVIA beschrieb in einer Kurzgeschichte mit dem Titel „*Verkauft und gekauft*" eine Frau, die plötzlich erkennen muß, daß ihr Mann nicht der gesuchte Märchenprinz ist, weil dieser mehrere Betthäschen neben ihr verkonsumiert. Es handelt sich dabei um ein finanziell abgesichertes, gelangweiltes weibliches Wesen, das keinen anderen Lebensinhalt kennt, als den, welchen sie in ihrer Ehe zu finden erhoffte. Nachdem dieses Kartenhaus zusammengebrochen ist, wird sie haltlos. Ein typischer Fall von **Ignatia,** den ich hier nicht nur wegen der psychologisch geschickten Erzählkunst Moravias etwas ausführlicher wiedergebe, sondern auch weil ein ähnliches Verhalten sehr typisch ist für viele Frauen, die eine ähnlich kindliche Trotzreaktion bereits nach einer geringfügigen Meinungsverschiedenheit mit dem Ehegatten an den Tag legen.
In der Geschichte Moravias, übernimmt die junge Frau unterbewußt das Konsumdenken ihres Mannes. Wir begegnen ihr gleich zu Beginn der Erzählung in aufreizender Pose an der Via Flaminia in Rom:

„Wie immer habe ich einen Minirock an, aber keine Strumpfhose und vor allem keinen Schlüpfer. Unten herum bin ich also nackt, und ich habe berechnet, daß bei dieser Stellung jeder Autofahrer, der aus der nahe vor mir gelegenen Kurve kommt, geradenwegs zwischen meine Beine und bis ins Dunkel des Schoßes blicken kann. Ich warte niemals lange, denn um zu zeigen, was ich für eine bin oder vielmehr zu sein vorgebe, tue ich auch, als rauchte ich eine Zigarette."

Hat sich dann ein Freier gefunden, zieht sie diesen einen abschüssigen Rain hinab zu einem Baum auf einer Wiese, nicht ohne ihm vorher Geld abzunehmen, um sich das Gefühl zu geben, daß sie etwas wert sei. Kaum will er sich jedoch auf sie stürzen, schützt sie einen Herzanfall vor:

HYSTERIE UND NYMPHOMANIE

„Nicht einen einzigen gibt es, der nicht die Brieftasche zöge und mir den verlangten Betrag in die Hand drückte. Dann wirft er sich auf mich, und genau in diesem Augenblick tue ich, als wäre ich krank. Ich schreie auf, wälze mich im Gras und presse eine Hand aufs Herz. Der Mann weicht bestürzt zurück und beobachtet mich. Während ich stöhne und die eine Hand aufs Herz drücke, ziehe ich mit der anderen das Geld aus dem noch offenen Portmonnaie, gebe es ihm wieder und stammle: 'Ich bin herzkrank. Aber geh ruhig. Das packt mich manchmal, das ist bald vorüber.' - Natürlich kann von Lieben keine Rede mehr sein."

Die junge Frau weiß genau über den Hintergrund ihres hysterischen Verhaltens Bescheid:

„Diese Art eines gewissermaßen symbolischen Rituals, mit dessen Hilfe ich mich verkaufen kann, ohne mich hinzugeben, hat natürlich einen ganz bestimmten Ursprung, und ich bin mir völlig im klaren, welcher das ist. Als ich vor fünf Jahren Siro, meinen Mann, heiratete, bildete ich mir nämlich ein, er liebe mich ebenso, wie ich ihn liebte: leidenschaftlich, ausschließlich. Aber diese Illusion dauerte nicht lange, nicht länger als ein kleines Abenteuer."

Ihr Leiden begann mit einem methodischen Rhythmus von Kaufanfällen. Hatte sie sich vorher mehr bedeckt als bekleidet, entwickelt sie sich nun zur besessenen Konsumentin, die mit lüsterngierigen Augen die Schaufenster auffrißt und dann von ein und demselben Teil gleich vier oder fünf Stücke einkauft, während die Verkäuferinnen, einander verstohlen verständnisinnige Blicke zuwerfend, sich bemühen, sie zufriedenzustellen.

„In Wirklichkeit war dieses Einkaufen, wie ich sehr wohl spürte, das Ergebnis einer Art Explosion der allzu lange unterdrückten und verdrängten Angst. Als ich einmal einen Laden betrat, hörte ich gerade zwei Verkäuferinnen leise und hastig miteinander reden. 'Da kommt die Verrückte', sagte die eine. Sie irrten sich, wie es häufig in solchen Fällen ist. Ich war nicht nur keineswegs verrückt, sondern ich tätigte all diese scheinbar sinnlosen und chaotischen Einkäufe, um nicht ernstlich verrückt zu werden, in der festen und bewußten Absicht, die fast unerträgliche Spannung in mir zu mildern... Meine Vorliebe galt den persönlichsten Dingen, das heißt solchen, die unter den Kleidern in Berührung mit der Haut getragen werden: Strümpfe, Büstenhalter, Strumpfhaltergürtel, Höschen, Strumpfhosen, Handschuhe, Unterröcke... Mein Mann betrog mich: das war eine Tatsache; ich war eine Verrückte, die zehn Büstenhalter auf einmal kaufte: das war eine andere Tatsache. Der Zusammenhang zwischen den beiden Tatsachen enthüllte sich mir noch nicht."

Kurze Zeit darauf wird ihr dieser Zusammenhang klar, als sie an einem Sonntag vor einem Schaufenster stehend eine Auslage mit Blusen betrachtet und von einem Mann angesprochen wird, in dessen Auto sie gleich darauf einsteigt:

„'Die Blusen gefallen Dir, was? Heute ist Sonntag; aber morgen kannst du dir mit dem Geld, das ich dir nachher geben werde, mehr als eine davon kaufen.' Dieser Satz zeigte mir endlich, wie ein plötzliches grelles Licht, die Verbindung zwischen der Untreue meines Mannes und meiner Kaufsucht... In unserem Fall waren die Liebkosungen, die Küsse, die Umarmungen, die Orgasmen, der Gebrauch, der Konsum. Aber mein Mann hatte kaum zwei Wochen nach der Hochzeit fast ganz aufgehört, mich zu 'gebrauchen', mich zu 'konsumieren', kurz, sein Vergnügen mit mir zu haben... Um mich von der Angst zu befreien, hatte ich mir selbst gegenüber unbewußt so getan, als wäre ich mein Mann; ich hatte Kleidungsstücke zum Verbrauch erworben, die auf gewisse Weise, entweder durch den Zweck, für den sie bestimmt waren, oder durch ihre Form meinen verschmähten Körper symbolisieren konnten."

Ganz unbewußt offenbart uns die Frau hier ihr - im wahrsten Sinn dieses Wortes - hömöopathisches Verhalten. Noch während sie schweigend neben dem Mann im Auto sitzt wird ihr bewußt, warum sie sich plötzlich selbst zur Ware macht:

„Aber jetzt, in diesem Auto, das auf der Flaminia dahinrollte und mich dorthin brachte, wo ich wie eine beliebige, in einem Laden gekaufte Ware von meinem unbekannten Käufer konsumiert werden würde, war ich wieder der Gegenstand, der ich in der ersten Zeit meiner Ehe gewesen. Ich identifizierte mich nicht mehr mit meinem Mann als Konsumentin von Kleidungsstücken, die meinen Körper symbolisierten. Ich bot vielmehr unmittelbar den Körper in Fleisch und Blut einem wirklichen und ganz und gar nicht symbolischen Käufer an. Doch da ich das Vergnügen suchte und kein Geld brauchte, denn wahrscheinlich liebte ich meinen Mann noch immer, ließ ich es dabei bewenden, den Verkauf vorzutäuschen, wie bei einem Ritus."

Die Geschichte endet damit, daß der Mann im Auto sie wiedererkennt und keinen Zweifel aufkommen läßt, daß er sie diesesmal bestimmt konsumieren wird:

„Du bist doch die, die mich neulich mit ihrem Anfall gefoppt hat. Erkennst du mich nicht? Aber diesmal mußt du ran, egal, was mit dir ist. Tot oder lebendig."

*„Die Nacktheit der Frau ist weiser als
die Lehre des Philosophen"*

MAX ERNST

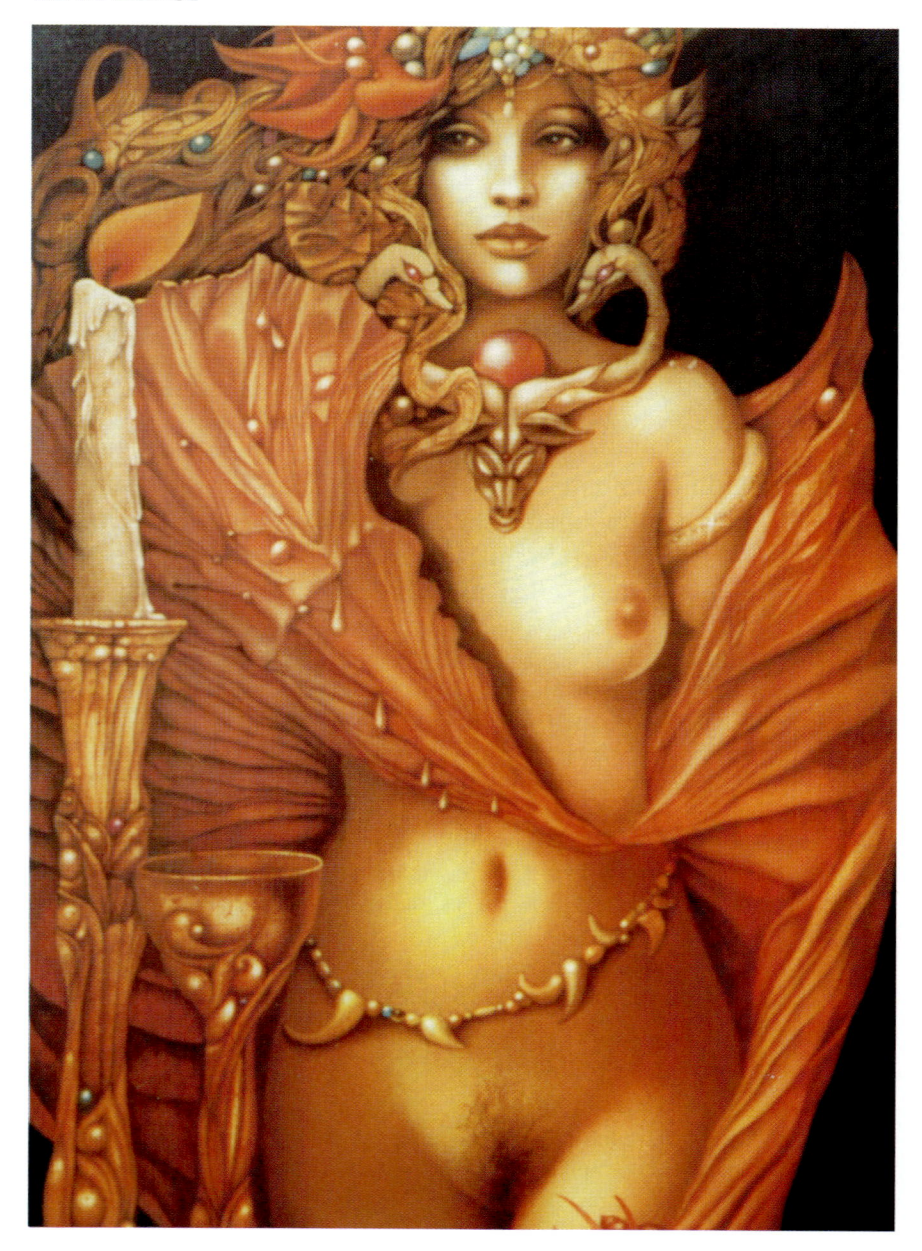

Nymphomanie, - der Wahn vom Glück durch Sex

Auch bei dieser Art der Erotomanie kommt der Homöopathie - wie stets in derlei Fällen - eine bedeutende, den Heilungs-Prozeß beschleunigende Funktion zu, - vorausgesetzt, die Frau leidet bereits derart an ihrer Mannstollheit, daß sie unbedingt eine Veränderung ihres Verhaltens anstrebt. Solange sie ihre Promiskuität genießt und dabei symptomlos bleibt, soll niemand sich einbilden, irgendwelche Bekehrungsversuche starten zu wollen.

Wenn jedoch das geschlechtliche Verlangen abnorm und quälend wird, weil kaum noch ein anderer Gedanke Zugang ins Bewußtsein findet, sollte der homöopathisch interessierte Leser sich aufgerufen fühlen, vielleicht aus den hier gemachten Anregungen Gewinn zu ziehen oder sich einem erfahrenen Therapeuten anzuvertrauen.
Zu Beginn meiner Tätigkeit als klassischer Homöopath wurde mir von einem Hypnosetherapeuten ein Elternpaar mit ihrer 15-jährigen Tochter geschickt. Die Eltern des Mädchens waren ziemlich verzweifelt, weil die Tochter sich einfach jedem an den Hals warf. Sie war vollkommen fixiert auf ihre Genitalien, masturbierte jeden Tag mehrmals und war nur mühsam daran zu hindern, sich sofort und im Beisein ihrer Eltern vor mir zu entblößen, um ihr Geschlecht genauer inspizieren zu lassen.
Ihre Schulleistungen waren entsprechend schlecht. **Platin** und **Hyoscyamus** besänftigten das überreizte Gemüt, das Mädchen konnte wieder ruhig schlafen und ihre Schulnoten besserten sich.

Als ähnlich wirkungsvolles Mittel gegen übermäßig starken Geschlechtstrieb bei Jungfrauen gibt KENT noch **Conium** - den **Schierling** an und KNERR **Origanum.** Man hat also in der Homöopathie, wie man sieht, immer noch ein paar Pfeile im Köcher, selbst wenn man beim ersten Mal danebengezielt hätte.

Sehen wir in der Rubrik NYMPHOMANIE innerhalb der Gemütssymptome im KENT'schen Repertorium nach, so finden wir dort exakt 50 Einzelmittel verzeichnet. Davon sind 6 in der höchsten

Wertigkeit, - also fett - ausgedruckt, weitere 29 im zweiten Grad und der Rest von 15 steht dort unter „ferner liefen".

Es macht nun keinen Sinn, diese Mittel hier alle zu besprechen. Beschränken wir uns also auf die fett gedruckten und ein paar der zweiwertigen. Hier zeigt sich bereits, daß die wichtigsten Arzneien bei einem übererregten Geschlechtstrieb der Frau - bis auf eines - schon im vorangegangenen Abschnitt über den Mann auf uns zu kamen, sodaß wir nur noch darauf verweisen müssen. Es handelt sich um

Hyoscyamus*
Lachesis*
Origanum*
Platina*
Stramonium*

Neu taucht in dieser Rubrik lediglich

Gratiola officinalis* - das *Gottesgnadenkraut* auf, ein im mitteleuropäischen Raum ansässiger Rachenblütler. WILLIAM BOERICKE bezeichnet Gratiola als eine Art Nux-Vomica für Frauen, mit Störungen wie sie durch anmaßenden Stolz entstehen.
Prüfungen des Mittels an gesunden Menschen ergaben Schlaflosigkeit, Magen-Darmbschwerden, Schwindel mit Schluckbeschwerden beim Essen und nachfolgendem Erbrechen, gewaltsame, wenngleich schmerzlose Stuhlentleerungen von grünem, schaumigen Wasser, katarrhalische Zustände, zu frühe, zu reichliche und zu lange Menstruationsblutungen sowie eine Art gonorrhoischen Ausfluß.

Als einige der nächstwichtigen Heilstoffe bei Nymphomanie - werden insgesamt 21 angeführt, von denen uns einige nun schon ein wenig vertraut sind. Wer mehr über die übrigen, - speziell über deren nymphomanische Komponente wissen will, lese nach bei GUERNSEY, der zu jedem Mittel diesbezügliche kurzgefaßte

NYMPHOMANIE

Anmerkungen macht. Hier also spaßeshalber eine Aufzählung der 2-wertigen Arzneien bei Nymphomanie:

Antimonium-crudum - der *graue Spießglanz*
Apis-mellifica - die *Honigbiene*
Barium-muriaticum - *Bariumchlorid*
Belladonna - die *Tollkirsche*
Calcium-phosphoricum - *Calciumphosphat*
Cannabis-indica - *indischer Hanf*
Cannabis-sativa - *kultivierter Hanf*
Cantharis - die *Spanische Fliege*
Cedron - der *Same von Simaruba Cedron*
China - *Rinde des Chinarindenbaums*
Coffea-cruda - *Rohkaffee*
Digitalis - der *Rote Fingerhut*
Dulcamara - das Nachtschattengewächs *Bittersüß*
Fluoricum-acidum - die *Fluoressigsäure*
Gratiola - das *Gottesgnadenkraut*
Kalium-bromatum - *Kaliumbromid*
Lilium-tigrinum - die *Tigerlilie*
Lycopodium - *Bärlapp*
Mercurius-solubilis - sublimiertes *Quecksilber*
Murex - die *Purpurschnecke*
Nux-vomica - die *Brechnuß*
Opium - der *Schlafmohn*
Phosphor - *gelber Phosphor*
Pulsatilla - die *Küchenschelle*
Raphanus-sativus - der *Schwarze Rettich*
Sabadilla - *Sabadill*, ein Liliengewächs Mexicos
Staphisagria - der *Rittersporn*
Tarentula-hispanica - die *spanische Wolfsspinne*
Veratrum-album - die *Weiße Nieswurz*
Zincum - das Metall *Zink*

Über diese Litanei hinaus sind im KENT noch 15 weitere Arzneien im 1. Grad genannt, in BARTHEL/KLUNKERs *Synthetischem Repertorium* gar noch einige mehr.

Neu im Arsenal

Aus der vorangestellten Fülle an Möglichkeiten, in Sachen Nymphomanie, welche vor allem für den Fachmann interessant ist, wollen wir uns für eine nähere Betrachtung die folgenden Mittel herausgreifen, mit welchen der homöopathische Neuling vielleicht am ehesten umgehen kann:

Apis - die *Honigbiene*
Belladonna - die *Tollkirsche*
Calcium-phosphoricum - *Calciumphosphat*
Lilium-tigrinum - die *Tigerlilie*
Pulsatilla - die *Küchenschelle*
Veratrum-album - die *Weiße Nieswurz*

Versuchen wir, diese Heilstoffe in Bezug auf ihr Wesen und speziell ihr Sexualverhalten ein wenig näher zu beleuchten, denn auch sie werden uns in folgenden Kapiteln immer einmal wieder begegnen.

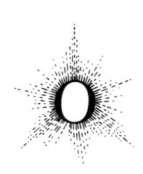

„*Eine schöne Frau ist am besten bekleidet durch ein kostbares Parfum.*"

PETER RABA

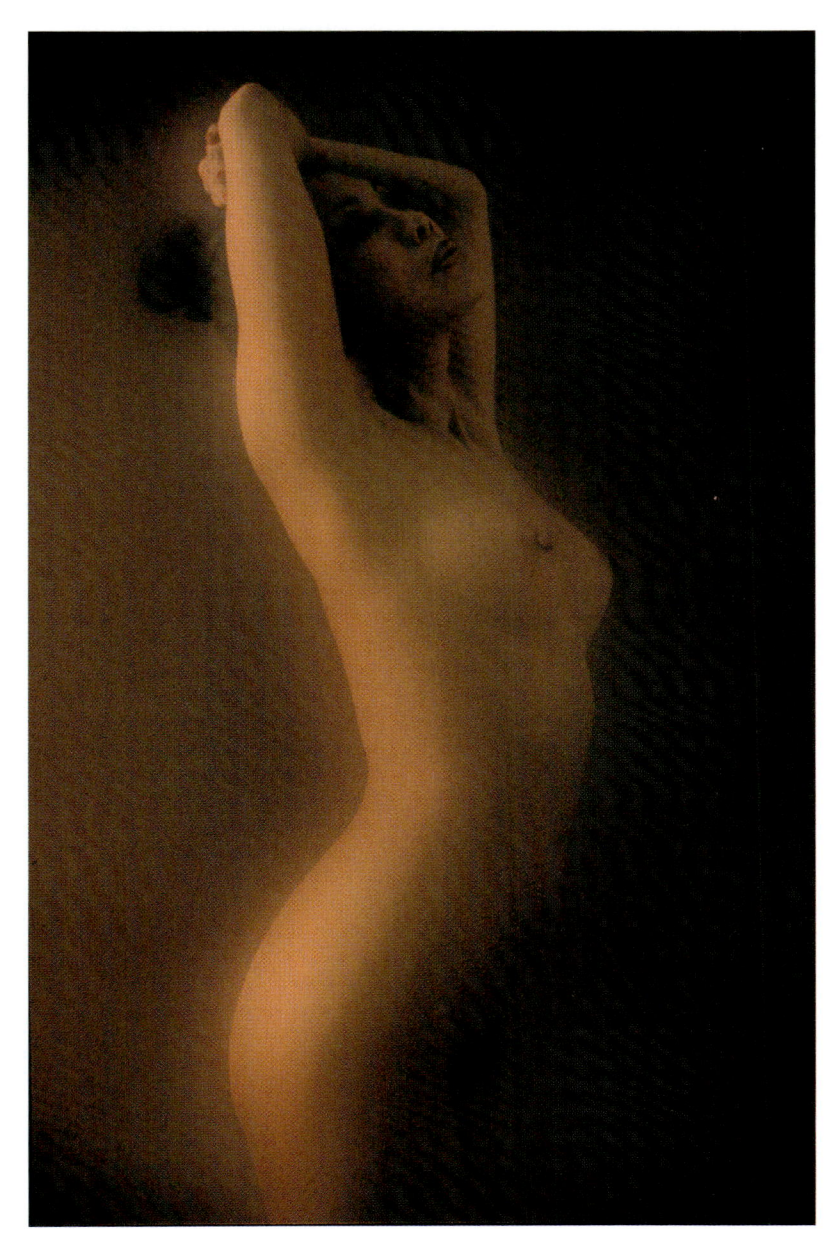

Apis
Die lustige Witwe

Apis -die *Honigbiene,* das ist die emsige Hausfrau, fleißig, geschäftig, nützlich, sozial. Sie ist ordentlich und putzt die Wohnung, sie ist sparsam und hortet Vorräte in der Speisekammer, - so sie eine hat.
Oder sie ist die „flotte Biene", der „Überflieger", der sich gern in Gelb und Schwarz kleidet.
Es kann auch eine grüne Witwe sein, die schon mal schwach wird, wenn „der Postmann zweimal klingelt".

Für ihre Störungen im Sexualbereich gibt es zwei Gründe: Sexuelle Enthaltsamkeit im allgemeinen und Verlust des Partners im besonderen. Sie wird jedoch dadurch weniger trübsinnig als vielmehr eher unternehmungslustig. Durch Stau unausgelebter sexueller Energie kann sie leichtfertig und frivol werden, bis zur erotischen Manie. Auf der anderen Seite hat sie Angst vor einer Vergewaltigung.
Obwohl sie sich elend fühlt, simuliert sie Fröhlichkeit und ergeht sich dabei oftmals in fruchtlosen Beschäftigungen, wobei ihr leicht Gegenstände aus der Hand fallen. Wie die Biene ist sie ein Arbeitstier. Scheinbar ohne Ursache beginnt sie hysterisch zu lachen oder zu weinen. Das krampfhafte Lachen über ihr Unglück scheint Außenstehenden unangemessen. Manchmal kann sich ihr Lachen oder Weinen auch bis zum schrillen Schreien steigern, wobei ihr meist unter der Maske äußerer Fröhlichkeit versteckter Schmerz, sie sogar im Zimmer herumtanzen läßt.
Der eine oder andere Leser wird sich an das Buch oder den Film *Alexis Sorbas* von NIKOS KAZANZAKIS erinnern. Als dieser Sorbas seinem „Boss" vom Tod seines Sohnes erzählt, sagte er zu ihm in etwa „Ich mußte meine Trauer tanzen, ich wäre sonst verrückt geworden."
Wie wir wissen, kann sich Schmerz auf verschiedene Art und Weise ausdrücken, wenn er nur überhaupt herauskommt. Schlimmer, wenn alles verschluckt wird.

Im allgemeinen gelangt Apis durch den Homöopathen bei vielerlei entzündlichen Prozessen zum Einsatz, die mit den drei Charakteristica Schwellung, Rötung und Schmerz - vorzugsweise stechender Schmerz - einhergehen. Seien das Mandelentzündungen, Eierstocksentzündungen, Blasen- oder Nierenentzündungen, wassersüchtige Schwellungen, Lidödeme oder allergische Reaktionen nach Insektenstichen oder Tierbissen.

Bewegung in frischer oder feucht-kühler Luft tut der Apis-Frau ausgesprochen gut. In warmen oder gar verrauchten Räumen fühlt sie sich unwohl. Jede Art von Beengung, sei es durch enge Räume oder enge Rockbünde hält sie ebenfalls nicht gut aus.

Als ähnlich gut wirkendes Mittel gegen den zu starken Geschlechtstrieb bei Witwen gibt KENT noch **Origanum** an.

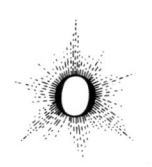

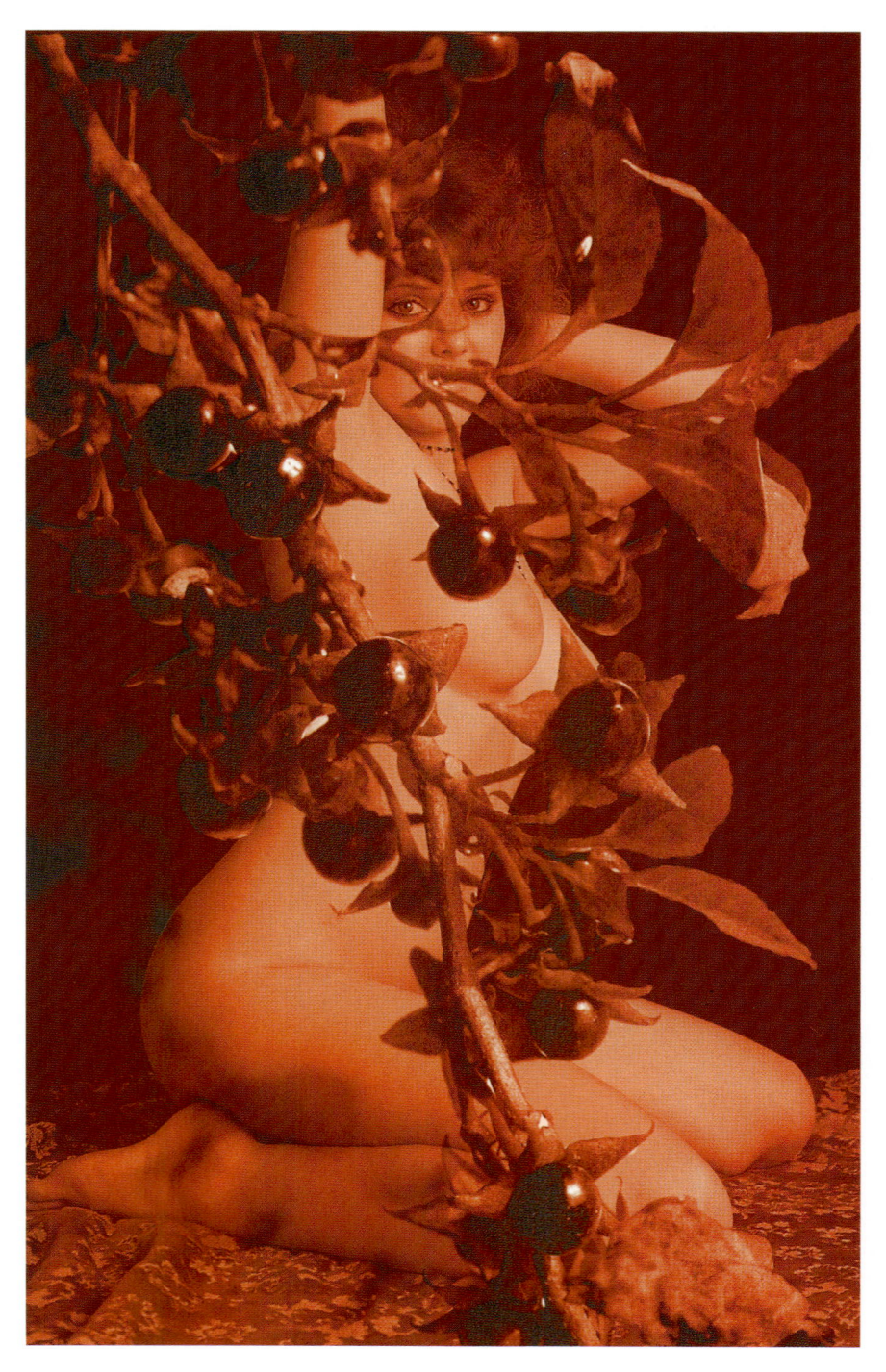

Belladonna
...und bist du nicht willig...

„Der Puder ist, so wie der Rock, für alt' und graue Weibchen;
Drum sitz' ich nackt auf meinem Bock
Und zeig' ein derbes Leibchen."

JOHANN WOLFGANG VON GOETHE
(Faust, Walpurgisnachtstraum)

Belladonna - die *Tollkirsche,* das ist dunkle, wilde Schönheit, heftige Leidenschaft, Erregung, Faszination, Verlockung, Drama, Ekstase, aber auch fiebrige Hitze, Panik, Halluzination, ein Überwältigtwerden durch innere Bilder von Hexen, Gespenstern und anderen Phantomgesichten wie im Drogenrausch.
Bella Donna, - das ist „die schöne Frau" von hitzigem Temperament, die sich noch vor hundert Jahren den atropinhaltigen Saft der Tollkirsche in die Augen träufelte, um südländische Glutaugen vorzutäuschen und dabei in Kauf nahm, daß sich ihr Blick verschleierte und sie nicht mehr ordentlich sehen konnte.
Belladonna, das ist die mannstolle Hexe, die in Vollmondnächten nackt im Kahlschlag des Gebirgswaldes um ein Feuer tanzt, wobei ihr die Bäume erscheinen wie dunkle Männer, die sich an ihrer Blöße weiden. Hat sie sich schließlich schweißnaß getanzt, kann es sein, daß sie ihren staunenden Geliebten im angrenzenden Heustadel schier vergewaltigt. In Gesellschaft bevorzugt dieselbe Dame dann schwarze, schwarz-rote oder scharlachrote Kleidung.

Eine nicht lebbare, verzehrende Leidenschaft, eine plötzliche Abkühlung nach heißer Erregung, zitternde Wut, bei der sie sich die Haare rauft, Folgen von Zugluft nach hitzigem Tanzvergnügen, ein Sonnenstich oder Sonnenbrand, Folgen einer ungewollten Abtreibung, die sie ihrem Freund zuliebe vornimmt und der ein Nervenfieber folgt, das alles können Ausgangssituationen für die Anwendung von Belladonna sein.
Hohes, plötzlich auftauchendes Fieber mit pochenden, pulsierenden Kopfschmerzen, bei gleichzeitig kalten Füßen, unruhigem Schlaf

HYSTERIE UND NYMPHOMANIE

mit wildem Umherwerfen, Um-sich-Schlagen, Zähneknirschen, das ist die altbekannte akute Symptomatik, die nach diesem Heilmittel in potenzierter Form verlangt.

Dabei kann sie Fallträume haben, oder sie träumt von schwarzen Hunden, wilden Stieren und brennenden Häusern. Auch Träume von schwirrenden Insekten können bei einer nervlichen Überreizung vorkommen und zeigen an, daß das Bewußtsein, die vielen gleichzeitig auf es einstürmenden Eindrücke nicht mehr bewältigen kann.

Solch plötzliche Erkältungen können sich bei einer Belladonna-Frau schon einstellen, wenn sie nur mit nassen Haaren aus dem Haus rennt, um dem Briefträger die Post abzunehmen.

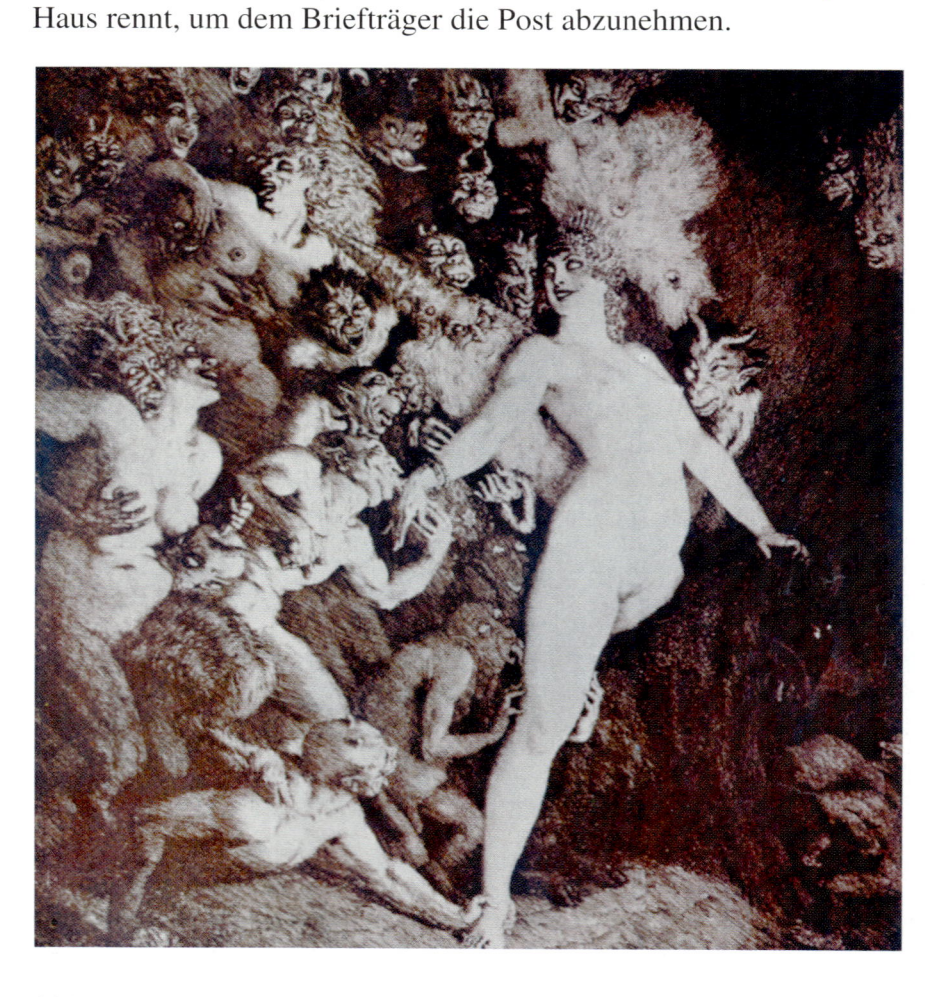

*„Bändige! bändige,
Eltern zu Liebe.
Überlebendige
Heftige Triebe!"*

JOHANN WOLFGANG VON GOETHE
(Faust II, Helena und Faust)

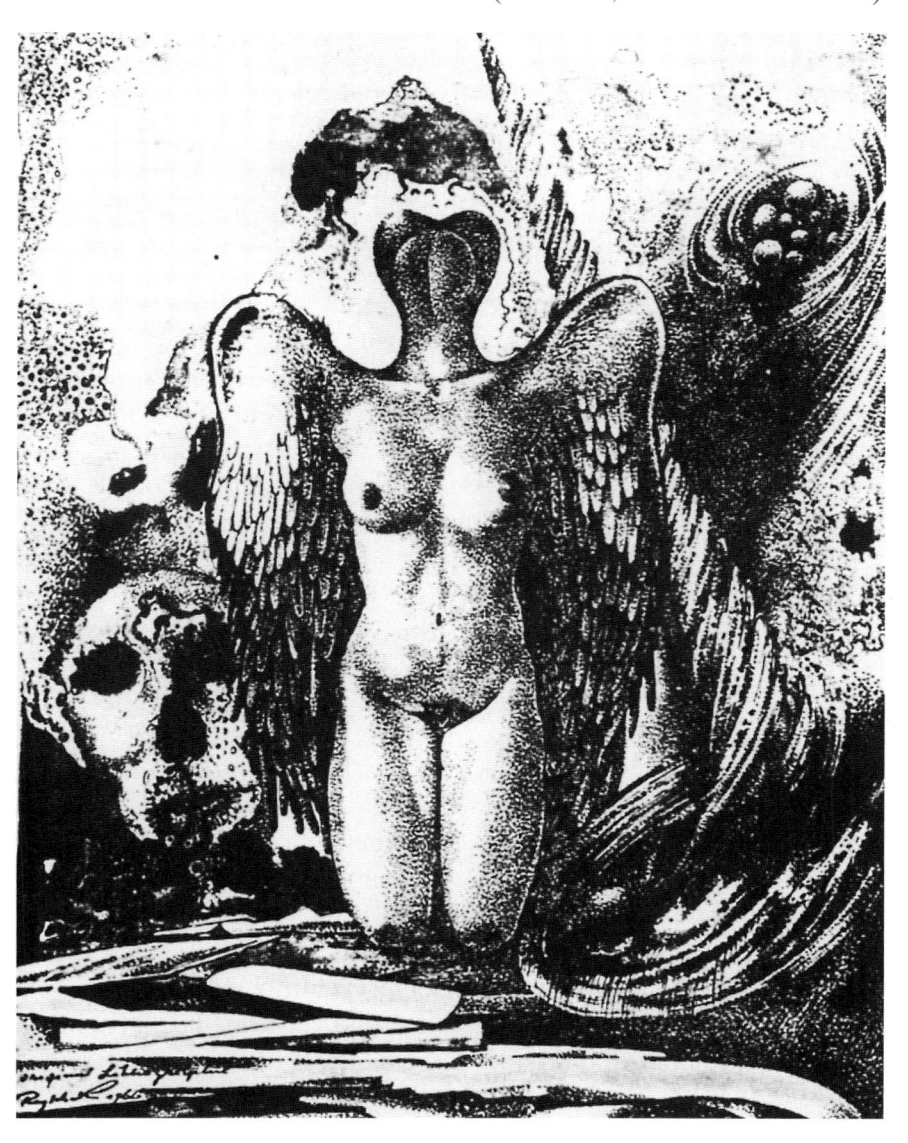

Calcium-phosphoricum
Der Geist ist willig, doch das Fleisch ist schwach

Calcium-phosphoricum - wird von den meisten Homöopathen zuerst als ein Knochenmittel angesehen. Wie alle Pharmaka hat es jedoch seinen eigenen Genius und eine dahinterliegende psychische Komponente und das ist in diesem Fall eine Spannung zwischen den Extremen der flammenden Begeisterung (Phosphor) und innerer Unsicherheit und Unentschlossenheit, mangelnder Aufrichtigkeit und Standfestigkeit (Calcium).
Also kommt es dahin, daß der Geist sich in lichte Höhen aufschwingen will, aber der Körper nicht mitspielt. Hier kann das potenzierte Pharmakon für den erlösenden Ausgleich sorgen.

Typische Symptome, die aus der geschilderten Problematik resultieren, sind: Große Abenteuerlust, aber es gebricht ihm oder ihr an Mut, den inneren Impulsen Folge zu leisten. Alles ist zu anstrengend, der Mensch ist wenig belastbar. Er geht die Dinge mit Schwung an und ist schnell erschöpft. Zwar ist er ehrgeizig und energiegeladen, aber diese Energie wird zum großen Teil gebraucht, um die inneren Hemmungen und Blockaden aufrechtzuerhalten. Deswegen besteht eine starke Handlungslähme. Der Calcium-phosphoricum-Bedürftige ist leicht gereizt, genervt und quengelig. Er entwickelt eine Abneigung gegen Gesellschaft, verzieht sich lieber mit einem guten Buch in eine Ecke und läßt sich nachsagen, er sei ein Stubenhocker.

Seine Träume, in denen er an schweren Lasten trägt, spiegeln die innere Lähmung wieder.
Verklebte Augen beim Erwachen, wegen chronischer Bindehautentzündung, Bindegewebsschwäche, Knochenerweichung, Wirbelsäulenverkrümmungen (*Skoliosen*), ein später Fontanellenschluß bei Kleinkindern, Lymphknotenschwellungen, Wachstumsschmerzen, Mittelohrentzündungen und eine leichte Erkältlichkeit sind Erscheinungen, wegen derer dieses phosphorische Calcium in potenzierter Form einem Zappel-Philipp oder Suppenkasper üblicherweise eingegeben wird.

CALCIUM-PHOSPHORICUM

Warum erscheint es unter den Mitteln bei Mannstollheit der Frau?

Im Gegensatz zur Pulsatilla haben wir es hier mit Frauen zu tun, welche bei der oben geschilderten Diskrepanz zwischen Wollen und Können zusätzlich jeden Monat durch sehr starke Regelblutungen geschwächt werden. Nun gehört Calcium-phosphoricum - (ähnlich: China, Carbo-vegetabilis, Phosphoricum-acidum, Selen, Sepia und Staphisagria) - zu einer Reihe von Mitteln welche den Schwächezuständen, wie sie durch Verlust vitaler Flüssigkeiten (Blut, Samen, Lymphe) entstehen, wirkungsvoll begegnen können. Die Schwächung im Bereich des Wurzelchakras erzeugt eine gewisse Haltlosigkeit und so fühlen sich diese Frauen ähnlich Platina einem ständigen wollüstigen Kitzel ausgesetzt.

Dieser ist besonders stark vor dem Einsetzen der Regel, sodaß die Frauen in dieser Zeit unter einem schier unersättlichen Verlangen leiden. Sie spüren, wie ihr Geschlecht sich allmählich mit Blut füllt und das erzeugt ein Pulsieren und Drücken, das sich über den Schamhügel nach oben hin ausbreitet. Das Jucken kann in ein Brennen und Anschwellen von Vagina und Labien übergehen, wobei mit dem Periodenfluß auch wehenartige Schmerzen einsetzen.
Das Symptom der Verschlimmerung vor der Regel teilt sich unser Mittel in der gleichen hohen Wertigkeit auch noch mit **Phosphor** und **Veratrum-album.** Auch einige einwertige Arzneien zieren diese Rubrik, die wir hier jedoch unterschlagen.

Frauen die unter der genannten Symptomatik leiden und ihr Verlangen nicht mit einem Partner stillen können, werden durch eine Anwendung von Calcium-phosphoricum in potenzierter Form über mehrere Wochen oder Monate nicht nur Erlösung von dieser quälerischen Lust finden. Gerade die großen antipsorischen Arzneien greifen in ihrer Wirkung weit über die Bereinigung der Symptomatik hinaus, weswegen sie eingenommen wurden und verändern die gesamte Persönlichkeit zum Positiven hin.
(Übrigens kann auch manchmal die gemütlichere Schwester von Calcium-phosporicum, nämlich **Calcium-carbonicum** gefragt sein, wenn es um Mannstollheit geht. Man halte sich bei der Wahl

HYSTERIE UND NYMPHOMANIE

an die weiter oben unter „Friede, - Freude - Eierkuchen" geschilderte Symptomatik des Austernschalenkalks).

Für Frauen mit einem **stark gesteigerten Geschlechtstrieb während der Regel** gibt es im Repertorium eine eigene Rubrik. Diese weist als wichtigste Arzneien folgende fettgedruckte Mittel aus:
Lycopodium*
Pulsatilla*

Mittel 2.Grades:
Cantharais
Hyoscyamus
Lachesis
Moschus
Origano
Platina

Für Frauen mit einem **stark gesteigerten Geschlechtstrieb nach der Regel** kommt laut KENT eine einzige Arznei infrage:
Kalium-phosphoricum, einer der großen Heilstoffe bei nervlicher Überbelastung, Folgen von Erregung, Überarbeitung und Sorgen.
Vor allem KNERR und VON BOENNINGHAUSEN geben hier aber noch andere Arzneien an, welche in Zusammenfassung im *Synthetischen Repertorium* von HORST BARTHEL und WILLI KLUNKER zu finden sind. Es sind dies vor allem die Mittel:

Kalium-bromatum - *Kaliumbromid*
Medorrhinum - die *Trippernosode*
Natrium-muriaticum - das *Kochsalz*
Sulfuricum-acidum - die *Schwefelsäure*

Es gibt auch noch eine Arznei für Frauen mit **stark gesteigertem Geschlechtstrieb zwischen den Perioden** und zwar ist das **Sabina** - der *Sadebaum,* eine auffallend duftende südländische Zwergzypressenart mit erbsengroßen, fleischigen, blauen und weißbereiften

Beeren, die an sykotische Warzen erinnern, gegen die sie auch bisweilen helfen.

Das Hauptcharakteristicum von Frauen, die diese Arznei in potenzierter Form benötigen, sind zu starke und vor allem schwallartige, meist dunkle und klumpige Regelblutungen, die sich lange hinziehen, oder auch zwischen den normalen Perioden erneut auftauchen. Wenn **Sepia** in solchen Fällen nicht oder nur ungenügend hilft, hat sich Sabina oft als das bessere Simile herausgestellt.

Gegen Mannstollheit wegen unterdrückter Menses verwenden wir am ehesten **Murex** - die *Purpurschnecke* oder **Platina**. Aber auch Phosphor oder Sulfur können dabei zum Einsatz kommen.

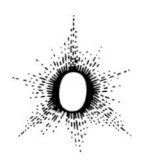

„*Die Begierde schleicht sich ins Herz
als niedliches Schmeichelkätzchen
und wächst darin in kurzer Zeit
zum Königstiger.*"
OTTO VON LEIXNER

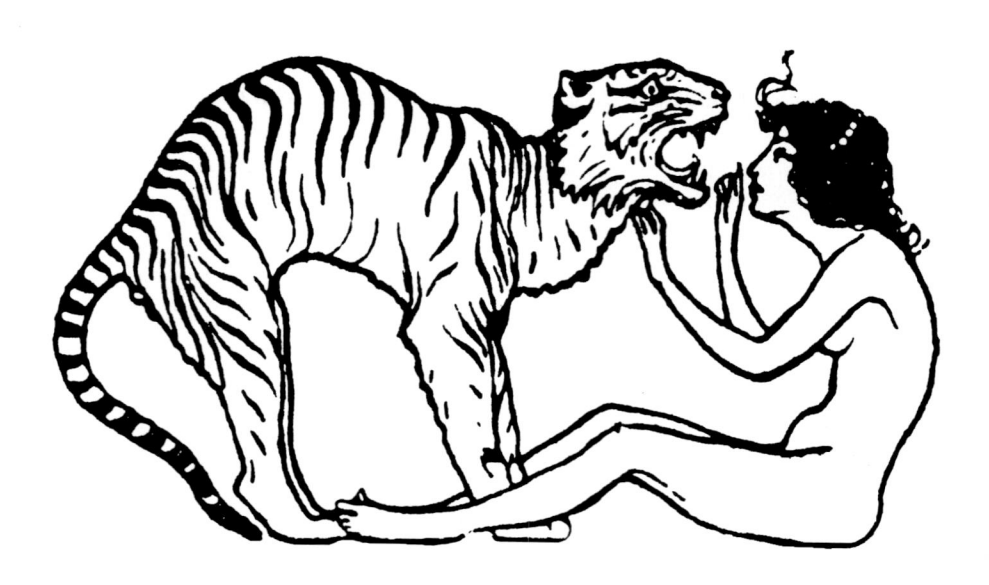

Lilium tigrinum
Die heilige Hure

Lilium-tigrinum - die *Tigerlilie,* das ist **der Einbruch des Tigers der Leidenschaft in den Rosengarten der unbefleckten Empfängnis.**
Lilium, das ist eines der vier Mittel, mit auffallendem Bezug zur weiblichen Sexualsphäre, welche einen Wechsel von psychischen und physischen Symptomen in ihrem Genius tragen.

Diese Lilie ist weiß-gelb gefleckt wie das Fell eines Leoparden oder Tigers. Der Lilien-Frau fällt es besonders schwer, die Flecken auf ihrem als reinweiß erwünschten Seelenkostüm anzunehmen. Sie arbeitet wie ein Tier und scheint dabei über schier unerschöpfliche Energien zu verfügen. Sie betet wie eine Nonne und möchte doch eigentlich manchmal eine Hure sein, am liebsten eine Hure, die einen Pfarrer verführt, damit der dann nach vollendetem Akt durch Erteilung der Absolution sicherstellt, daß ihr Seelenheil trotz ihres Ausrutschers gerettet ist.
Ihre Schuldgefühle wegen der nicht eingestandenen sexuellen Wünsche, treiben sie in die Kirche, der sie in kindlicher Religiosität zugetan ist und von der sie sich letztendlich Erlösung erhofft. Oder sie übt sich in esoterischen Disziplinen, begibt sich auf den spirituellen Weg und versucht den Elfenbeinturm einer selbsterrichteten Idealvorstellung von sich selbst zu erklimmen.
Das ist der Hauptkonflikt, dem sich die Lilienfrau gegenüber sieht: Eigentlich möchte sie schon ein Engel sein, aber „die böse Fleischeslust" zieht sie immer wieder auf diese niedere Ebene.

Wir haben es mit einer empfindsamen Seele von großer Herzensgüte zu tun, die von ihren unterdrückten sexuellen Gelüsten hin-und-hergebeutelt wird. Weil sie das nach außen hin und in der Gesellschaft in der sie lebt, nicht zugeben kann, hat sie sich eine Maske von biederer Ehrlichkeit aufgesetzt und leidet entsetzliche Seelenqual, weil man, - wenn sie sich anders gäbe - mit Fingern auf sie zeigen würde und sie sozusagen „untendurch" wäre. Das Schlimmste für sie wäre das Bekanntwerden von Schande. Das könnte sie unter Umständen sogar dazu bringen, sich durch Gift das Leben zu nehmen. Ein nicht bis ins Bewußtsein dringender Haß auf das andere Geschlecht, läßt sie überaus empfindlich, ja beleidigt reagieren, wenn ihr männliches Gegenüber sich nicht ihren Reinheitsvorstellungen entsprechend verhält. Bei Kritik ist ihr Selbstvertrauen schnell erschüttert und sie reagiert unter Umständen unversöhnlich. Männer tun gut daran, ihr im Grunde zartes Seelchen mit Glaceehandschuhen anzufassen. Vernunftgründen gegenüber ist sie jedoch zugänglich.

Auf einen Nenner gebracht, liegt ihr Konflikt in der Furcht vor moralischer Verirrung, im Wechsel mit sexueller Erregung, zwischen übersteigertem Reinheitsbedürfnis und Hunger nach Sex, nach wildem, hemmungslosen, brutalem oder zärtlich-herzvollem Sex. Was sie des Tags über durch Arbeit zudeckt, bricht sich mitunter nachts Bahn und so hat sie Träume von Vergewaltigungen, obszöner Zurschaustellung oder erzwungener Hingabe. Auch erdolcht sie andere im Traum oder wird selbst erstochen.

Das treibt ihr schier die Gebärmutter aus dem Schoß und so hat sie ähnlich wie **Sepia** immer wieder das Gefühl, des Nach-Unten-Ziehens ihrer Beckenorgane, die sie durch eine Korsage oder irgendwie äußerlich, stützen möchte. Die Verkrampfung im Beckenboden macht sich durch Schmerzen im Sacralgebiet bemerkbar, die vor allem im Stehen schlimmer sind und welche die Beine hinunter ziehen.
Ihre Monatsblutung ist häufig dunkel, klumpig und übelriechend. Auch ein scharfer, bräunlicher Ausfluß ist sehr typisch für dieses Mittel, des weiteren, daß die Regel nur bei Bewegung fließt und ansonsten wegen des mangelnden Energieflusses im Basis-Chakra stagniert.
Da ihre Sichtweise nicht zuläßt, daß sie ihre Situation klar „ins Auge faßt", hat sie oft Sehstörungen, neigt zur Kurz- oder Weitsichtigkeit, mit Schwierigkeiten, klar zu fokussieren. Nicht genau lokalisierbare Kopfschmerzen mit einem wilden Gefühl im Kopf, kommen ebenfalls häufiger vor.

Die Seelenpein ihres unsichtbaren Doppellebens schlägt ihr auch aufs Herz und so kann sie eventuell unter dem Gefühl leiden, daß dieses von einer Zange ergriffen würde oder ihr ein Alb auf der Brust sitzt. Dieser ist nichts anderes, als der ihr innewohnende eigene Dämon, der aber von ihr abgelehnt wird. Angina-pectoris-Anfälle mit Erstickungsgefühlen sind nicht selten durch **Lilium-tigrinum** zu beheben, wenn die sonstige Symptomatik das Mittel anzeigt. Wie bei Apis bessert ein Gehen an frischer Luft, wohingegen Trost und Zuspruch - ähnlich Natrium - meistens verschlimmern. Durch häufiges tiefempfundenes Beten erlangt sie Erleichterung. Dabei kann sie sich jedoch in eine religöse Psychose hineinsteigern, in der sie JESUS zu ihrem Geliebten macht.

Lilium hat Angst vor unheilbaren Krankheiten, klagt ohne ersichtlichen Befund darüber, daß sie krank sei. Sie kleidet sich einfach und geradlinig, gerne in Schwarz mit rotem Akzent und trägt mitunter ein Kreuz bei sich. Sie liebt naive Malerei und Blumen mit kelchartigen großen Blüten deren freiliegende Sexualorgane einen betörenden Duft ausströmen.

Gesteht sie sich ihre Gelüste ein, kann es sein, daß sie sich heimlich der Prostitution im Nobelbordell hingibt, wie CATHERINE DENEUF in dem Film *Die Schöne vom Tage* von LUIS BUNUEL, in dem die von ihr dargestellte Frau bis zum bitteren Ende, vor ihrem Ehemann ihr Gesicht wahrt und den Schein des Anstands aufrechterhält.
MARILYN MONROE ist an dem geschilderten Konflikt gescheitert, die Sängerin MADONNA scheint ihn - zumindest bis jetzt - gut zu bewältigen.

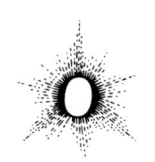

*„Es ist weder erforderlich noch sinnvoll,
die eigene Entwicklung gewaltsam voranzutreiben.
Es genügt vollkommen, sie nicht zu behindern."*
PETER RABA

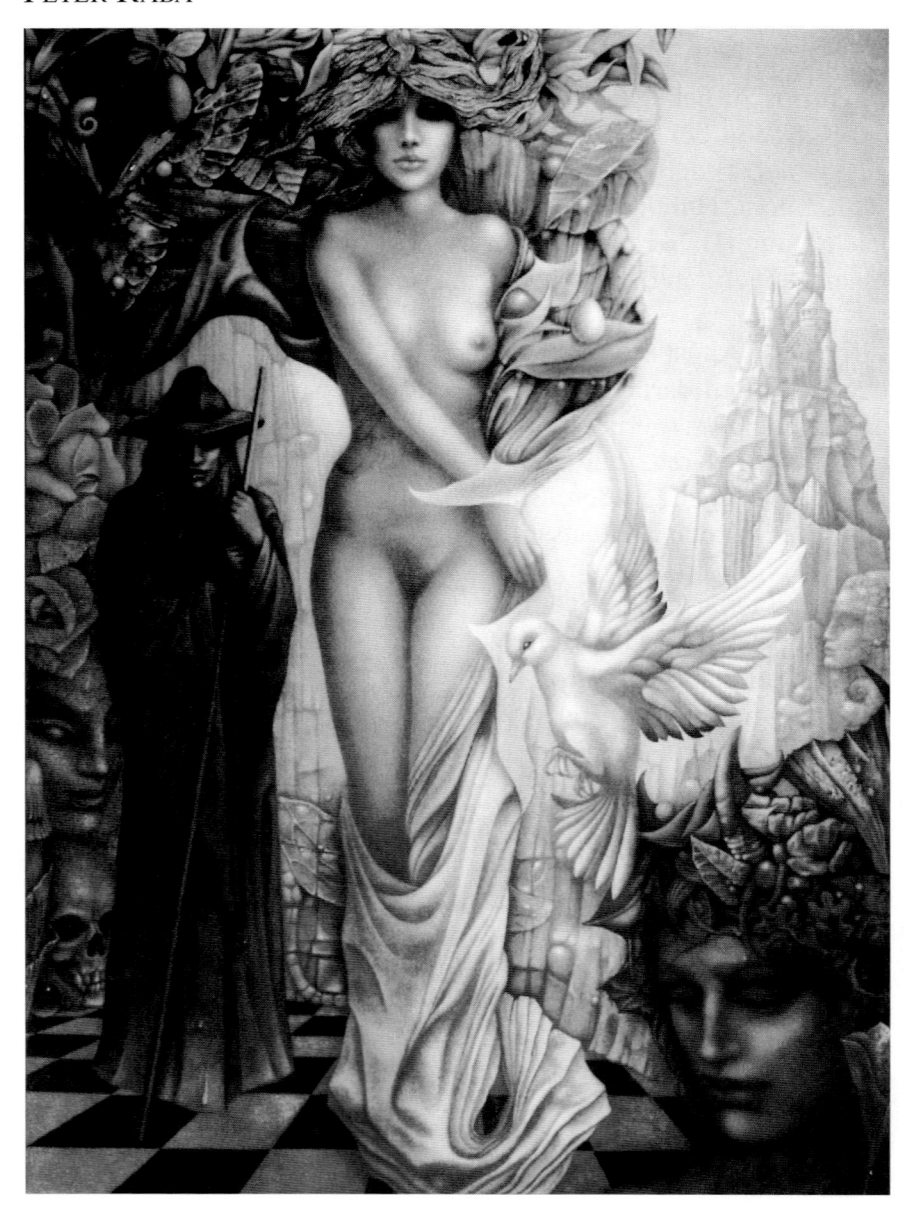

HYSTERIE

Pulsatilla
Himmelhoch jauchzend - zu Tode betrübt

Pulsatilla - die *Küchenschelle*, das ist der blonde, blauäugige Teeny, die kleine Lolita, die im Miniröckchen und engen Pullover die Männer verrückt macht und wenn einer anbeißt, Angst vor der eigenen Courage bekommt, zickig wird und hysterisch kichernd so schnell wie möglich abhaut.

Das ist eine der zahlreichen Facetten dieses kleinen, wunderschön violett erblühenden Blumenwesens Küchenschelle, im silbrigen Haarflaum. Dieses zarte Blümchen steht da, als ob es kein Wässerchen trüben könne und hat's doch, wenn auch nicht faustdick, so doch mindestens „fingerdick" hinter den - unsichtbaren - Öhrchen. Ich sage Öhr-chen, denn für Pulsatilla ist alles „-chen". Sie neigt dazu die Dinge zu verkleinern und zu verniedlichen. Deshalb dehnt sich die „Stofftier-Phase" des jungen Schmusekätzchens auch aus bis in ihr späteres Frausein hinein. Pulsatilla liebt Katzen, streichelt sie, trägt sie mit sich herum und träumt von ihnen.

Pulsatilla in der Pubertät, - das bedeutet, sie möchte eigentlich schon gerne schwanger sein, aber nicht so richtig, - lieber erst mal nur ein bischen... denn so ganz traut sie sich noch nicht Frau zu sein, das kleine Prinzeßchen. Es ist, als erinnere sie sich ihres Keuschheitsgürtels aus früheren Inkarnationen als Burgfräulein oder Tempelpriesterin. So kann es auch geschehen, daß sie sich vorübergehend in eine Art religiösen Fanatismus verrennt.

Die erste Monats-Blutung tritt ziemlich spät auf, - wenn ihre kühneren Schulfreundinnen - heute schon nicht mehr hinter vorgehaltener Hand - sich ihrer ersten Affairen mit Jungs aus der Oberstufe brüsten. Diese „Regel" ist auch anfangs überhaupt nicht so regelmäßig, wie sich das gehört, viel zu schwach und oft sehr schmerzhaft. Während also andere Mädchen das bereits tun, hat sie lediglich Träume von nackten Männern, die in ihrem Bett liegen. Hierbei - und gegen vieles andere, was damit zusammenhängt, hilft Pulsatilla ganz ausgezeichnet.

HYSTERIE UND NYMPHOMANIE

Pulsatilla als Frau, - das ist die scheinbar sanftmütige und meist auch gutmütige Glucke, die sich viele Kinder wünscht und oft auch bekommt. Diesen ist sie eine treue und fürsorgliche Mutter. Als Vater dieser Kinder sucht sie sich unterbewußt den diametralen Gegensatz zu ihrer Natur und so kann es sein, daß sie bei einem schneidigen Oberstleutnant landet oder zumindest bei einem Militär-Attaché. Auch diesem ist sie eine fürsorgliche Frau, was nicht verhindert - und jetzt kommt's -, daß sie womöglich fleißig fremdgeht, wenn der Gatte in Sachen Vaterland unterwegs ist. Dabei sucht sie sich nun gerne als Ausgleich zur täglichen Hausmannskost, weichere, künstlerische Naturen, die sie als „ihre Jungs" oder „ihre Männer" bezeichnet. Manchmal kann sie sich nicht zwischen zwei Männern entscheiden. Bisweilen unterhält sie auch mehrere Liebesbeziehungen gleichzeitig nebeneinander.
Da ihr Sexualtrieb im Erwachsenenalter stark entwickelt ist, scheint es fast, als würde sie versuchen, das, was ihr in früheren Jahren durch Selbstbeschränkung entgangen ist, nun nachzuholen.
Ihr sexuelles Verlangen ist besonders stark ausgeprägt während der monatlichen Regel und in einer Schwangerschaft in der sie ganz aufgeht und gluckenhaft glücklich ist. Dann kann sie im Schlußverkauf hamstern gehen für all ihre Lieben und dafür sorgen, daß die Speisekammer immer gut gefüllt ist, damit niemand an irgendetwas Mangel leiden müsse.

Alleine kann sie nicht gut einschlafen. Das war schon so, als sie noch ein Kind war. Da mußte die Schlafzimmertür immer einen Spalt offen bleiben, damit ein Lichtstrahl ins Zimmer fiel, weil sie Angst vor dem Alleinsein und in der Dunkelheit hatte. Ein Gang im Zwielicht über den Friedhof schien ihr unmöglich.

Beim Schlaf zu zweit bevorzugt sie nur eine Decke für beide, um sich möglichst eng in der Löffelchenlage an den Geliebten zu kuscheln.
Wie wir noch sehen werden, gibt es auch die lesbische Pulsatilla, dann nämlich, wenn dem zarten Pflänzchen die Männer insgesamt als zu grobschlächtig erscheinen.

PULSATILLA

Auf jeden Fall ist Pulsatilla einem Flirt gegenüber nie abgeneigt und hat dabei Schmetterlinge im Bauch
Sie ist aber auch neidisch in Liebesdingen und neigt zu Eifersüchteleien. Wird sie abgelehnt, kann ihr Begehren in Haß umschlagen. Vom Charakter her ist sie jedoch meist milde und gefühlsbetont. Ihr romantisches Wesen und ihr schwaches Selbstbewußtsein verlangen ständig nach Liebesbeteuerungen, Liebesschwüren und Liebesbeweisen. Sie ist also sehr abhängig von der Meinung anderer, will eigentlich nie ganz erwachsen werden und die Verantwortung für eigene Entscheidungen übernehmen.

Pulsatilla ist über die Maßen anlehnungsbedürftig und zärtlichkeitsabhängig, bisweilen anhänglich wie eine Klette und braucht viel Akzeptanz. Um vor allem Männern zu gefallen, erscheint sie manchem als eitel und putzsüchtig, ja sogar als aufdringlich, obwohl sie das nicht will. Ihr Haar trägt sie auch bis ins reifere Alter hinein gerne knielang. Sie ist die typische Mädchenfrau: sehr empfindlich und schnell beleidigt, jedoch bedrohlichen Situationen gegenüber erstaunlich ruhig und gefaßt.
Sie ist mitfühlend, mürrisch, launisch, liebevoll, nachgiebig, penetrant. Sie kann lachen und weinen im Kino, über Gelesenes, vor Glück. Sie ist emotional überschießend und unbeständig wie ein Apriltag.

Was die körperliche Symptomatik angeht, so sind alle Ausscheidungen entsprechend ihrem psychischen Charakterbild cremig-sahnig und milde, sei es ein Schnupfen oder ein vaginaler Ausfluß.
Das Mittel hilft bei schmerzhaften Venenstauungen und Beschwerden der Brüste in der Schwangerschaft. Ein bläuliches Durchschimmern der Venen an der inneren Ferse kann ein Hinweis auf eine Schwäche in diesem Bereich sein.
Bei Sterilität durch verklebte Eileiter wie auch bei der Geburtsvorbereitung oder bei einer Schwangerschaft, die kein Ende findet, weil das Baby sich nicht dazu entschließen will, endlich das Licht dieser Welt zu erblicken, kann es von großem Nutzen sein. Man spricht in diesen Fällen davon, daß das Kind „übertragen" sei.

Bereits hierdurch kann sich eine übergroße Zurückhaltung und ein mangelndes Durchsetzungsvermögen des Foeten kundtun.
Oftmals ist Pulsatilla auch angezeigt bei Verdauungsstörungen durch zu fettes Essen. Die Küchenschelle verträgt zwar Butter aber kein Schweinefleisch, Schmalzgebackenes oder Faschingskrapfen.

Ursachen für die Anwendung des potenzierten Heilstoffes finden wir z.B. in der Ablehnung ihrer Persönlichkeit durch den Partner während einer Schwangerschaft, oder im Kummer darüber, daß die Kinder sich von zuhause lösen. Auch die psychischen Folgen einer Eierstocksentfernung (*Ovarektomie*) können zu einer Pulsatilla-Symptomatik führen; ebenso Beschwerden die einer jahrelangen Einnahme von Ovulationshemmern (Pille) folgen. Enttäuschter Ehrgeiz oder eine zerstörerische Eifersucht kann ebenfalls Bedingungen schaffen, die nach diesem Pharmakon verlangen.
Alles wird sofort besser, kommt man ihrem Verlangen nach Anerkennung nach, versorgt sie mit ausreichend Trost und Aufmerksamkeit durch Berührung oder zärtliche Massage.
Auf jeden Fall braucht sie immer viel frische Luft und kaltes Wasser, aber auffallend wenig zu trinken.
Bevorzugte Berufe der *Küchenschelle* sind beispielsweise Köchin, Hebamme, Hauswirtschafterin, Krankenschwester oder Landfrau. Wir finden ihren Typ aber auch in der Prostituiertenszene. Ihre wahre Berufung wird sie wohl immer in der Rolle der Hausfrau und Mutter sehen. Besonders gut kann sie mit Pflanzen umgehen und man sagt ihr nach, sie hätte den „grünen Daumen".
In Kleidung und Ambiente huldigt sie ihrem Hang zur Nostalgie. Sie kleidet sich gern ein wenig altmodisch, zieht manchmal Spitzenblusen, knöchellange Röcke und Stiefelchen von anno dazumal an. Vom Körperbau her, finden wir vielerlei Gestaltbildungen, vom gertenschlanken Mannequin, bis zur robusten, straffen Matrone oder einem etwas molligen Barockengel.

Im Märchen von der Gänsemagd, wie ich es in meinem Basiswerk *Homöopathie das kosmische Heilgesetz* ausführlich beschrieben habe, finden wir eine Metapher für die Wandlung des unreifen Pulsatilla-Mädchens zur vollerwachten Frau.

„Freude schöner Götterfunken,
Tochter aus Elysium,
Wir betreten feuertrunken
Himmlische, dein Heiligtum."

FRIEDRICH VON SCHILLER
(Ode an die Freude)

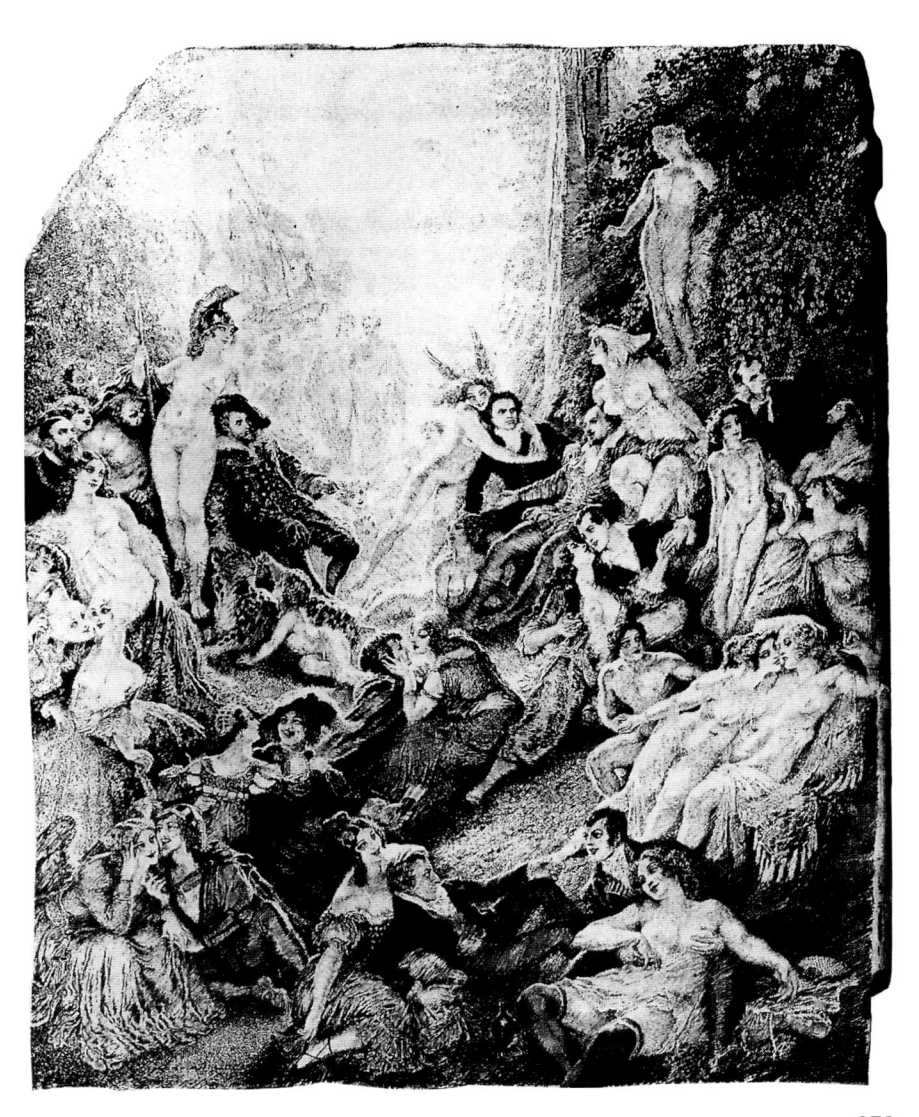

Veratrum album
Diesen Kuß der ganzen Welt

Veratrum album - die *Weiße Nieswurz,* oder *Weißer Germer*, wie diese auf Hochmooren und an Waldrändern im Hochgebirge heimische Pflanze auch heißt, ist ein in Eurasien und Nordamerika ansässiges Liliengewächs. Die starke, beeindruckende Pflanze wächst gesellig und wird mit ihrem grünlichen Blütenstand bis zu 1.50 m hoch. Diesen treibt sie allerdings ähnlich den Agaven erst im zehnten Jahr ihres Daseins hervor.

Wenn eine Pflanze 10 Jahre lang ihre Kräfte in der Wurzel - die ja gleichbedeutend mit ihrer Kopfregion ist - staut, um sie erst dann explosionsartig in ihre Geschlechtsregion nach oben zu treiben, so kann das nur bedeuten, daß bei einem näheren Aufeinander-Einlassen, enorme und gefährliche Einflüsse sowohl auf die Hirn- und Bewußtseinspäre stattfinden werden, wie ebenfalls auf die Geschlechtsorgane eines Menschen, der sie sich einverleibt.

Ich werde mich über die Signatur dieser prachtvollen Pflanze und ihre diesbezüglichen Beziehungen zur Gemütssphäre ausführlicher in der von mir geplanten *Signaturenlehre* auslassen. Hier nur einige Schlaglichter auf Charakter und Gemüt, soweit sie für unsere Thematik interessant sind.

Das Mittel erinnert in bestimmten Bereichen seiner Symptomatik an **Arsenicum-album.** Man könnte von einer Art „pflanzlichem Arsen" sprechen, mit Kollapsneigung, kaltem Schweiß auf der Stirn, großer innerer Unruhe, Herzschwäche mit Erbrechen, reichlichen und erschöpfenden Durchfällen, (z.B. durch übermäßigen Genuß von kaltem, saftreichem Obst), Hitze im Wechsel mit Kälteschauern und einem tiefen, hohlen Husten.

Auffallend ist ein stark angstgeprägtes Verhalten, mit dem Wunsch in die Wälder zu entfliehen. Ich erinnere mich irgendwo von einem Patienten gelesen zu haben, der aus einer psychiatrischen Anstalt

ausgebrochen war. Bei der Suche nach ihm, fand man ihn in einem nahegelegenenen Wald auf einem Baum sitzend. Das wäre eine - allerdings ziemlich extreme Situation - in der dieser Heilstoff von Nutzen sein könnte.
Natürlich muß das alles nicht im einzelnen gegeben sein, damit wir einen Grund haben, diese Arznei anzuwenden. Es genügen auch zartere Hinweise.

Eine Mannstollheit, die nach Veratrum verlangt, finden wir bei exzentrischen Frauen, mit zartbesaitetem Nervenkostüm, die leicht „durchdrehen" und viel reden. Das wohl auffallendste Symptom, das einen Einsatz unserer Medizin als gerechtfertigt erscheinen läßt, ist, daß die Frau sich jedem Mann an den Hals wirft, um ihn abzuküssen.

Die sexuelle Manie ist besonders stark vor der Menstruation. Nur **Phosphor** und **Calcium-phosphoricum** ist dieses auffallende Symptom in ähnlich starkem Maße zueigen.

Bei einer beginnenden Psychose stellen wir weitere Charakteristika fest: z. B. eine ziellose Arbeitswut, das Gefühl es stehe ihr Böses bis über den Tod hinaus bevor oder niemand würde sie verstehen. Des weiteren ein Sich-Hineinsteigern in einen Redeschwall, das Herumreiten auf den Fehlern von anderen, mit Worten scharfen Tadels und eindringlichen moralischen Ermahnungen, eine eingebildete Schwangerschaft, ein plötzlicher Selbstmordimpuls.
Religiöse Wahnideen mit der Vorstellung ein Werkzeug Gottes zu sein, sind ebenfalls typisch und erinnern ein wenig an Lachesis.

Fragen wir nach den Hintergründen der Entstehung solcher Symptomatik, so finden wir sie in über lange Zeit aufrechterhaltenen Selbstvorwürfen, bei gleichzeitiger bewußter Unterdrückung sexueller Gefühle. Eine Enttäuschung in Liebessachen, langanhaltender Kummer über das Unverständnis und die Gefühllosigkeit anderer Menschen, ein Ausgesetzsein an die Willkür anderer, können ebenfalls eine Ausgangssituation liefern, welche Symptome erzeugt, die nach Veratrum verlangen.

HYSTERIE UND NYMPHOMANIE

Das Problem, dem sich die Veratrum-Frau gegenüber sieht, besteht darin, daß sie nicht so gefühllos ist, wie andere Menschen, die sich gut gegen Gefühlsdurchbrüche gepanzert haben. Sie glaubt an höhere Werte und stößt deshalb oft auf Unverständnis oder wird insgeheim belächelt, was ihr zusätzlich weh tut. Sie leidet an der auf diesem Erdenrund herrschenden Brutalität und merkt nicht, daß sie selbst dabei ist, andere zu quälen. Mit ihren freigebig verteilten Küssen versucht sie gleichsam, die verhärteten Gefühlswelten der anderen zu erweichen, um im Sinne des „Alle Menschen werden Brüder" zu wirken:

„Seid umschlungen, Millionen!
Diesen Kuß der ganzen Welt!
Brüder - überm Sternenzelt
Muß ein lieber Vater wohnen."

Ihre nächtlichen Träume drehen sich um vergebliche Arbeit, die Gleichgültigkeit der Menschen und Selbstmord durch Ertrinken.

Die Hautfarbe der Veratrum-Frau ist blaß und bläulich, ihre Hände fühlen sich feucht-kalt an und ihr Gesichtsausdruck hat etwas von einer lebenden Leiche an sich, mit tiefen Augenhöhlen und eingefallenen Wangen. Man stelle sich KLAUS KINSKI als Prediger oder in einem Krimi der frühen 60-er-Jahre vor, um zu wissen was ich meine. Auch manche Frauengestalten auf Bildern von EDWARD MUNCH, wie z.B. das mit *Der Schrei* betitelte Bild, zeigen diesen Gesichtsausdruck.

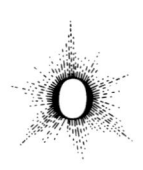

Übermäßiger Geschlechtstrieb bei jungen Mädchen

wird laut C.B.KNERR mit **Origanum** besonders wirkungsvoll behandelt. Knerr stützt sich dabei auf die von CONSTANTIN HERING herausgebrachten, in 10 Bänden niedergeschriebenen *Guiding Symptoms*. Ich selbst habe aber, wie geschildert, genau so gute Erfahrungen mit Platin und Hyoscyamus gemacht.

Ein übermäßiger Geschlechtstrieb bei Schwangeren

kann je nach Einzelsymptomatik nach folgenden Arzneien verlangen:
Mittel 1. Grades:
Belladonna
Lachesis
Mercurius-solubilis
Platina
Pulsatilla
Stramonium
Veratrum

Ein übermäßiger Geschlechtstrieb bei Wöchnerinnen

kann je nach Einzelsymptomatik mit folgenden Arzneien kuriert werden:

Mittel im 2. Grad:	Mittel im 1. Grad:
China	Bella Donna
Gratiola	Camphora
Hyoscyamus	Tarentula
Moschus	Veratrum
	Zincum

Nymphomanie im Klimakterium

behandeln wir am besten mit der schon erwähnten **Murex** - der *Purpurschnecke*. Sodann auch noch mit **Lachesis**.

„*Wer sich leicht schämt,
sündigt schwer.*"

TALMUD

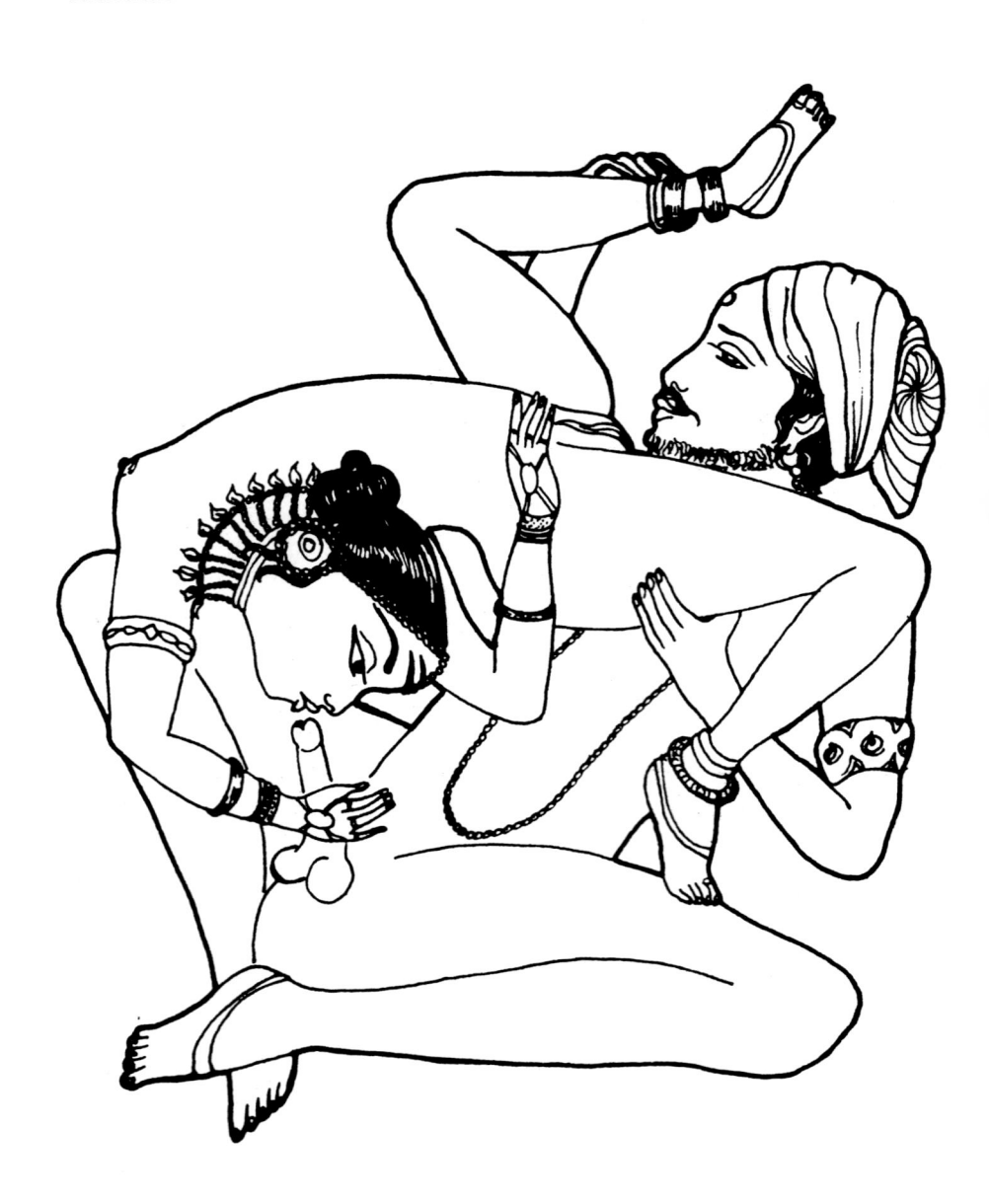

Lachesis
„Ich wäre Nutte geworden, wenn..."

Wie bei der Vielweiberei des Mannes, so ist auch bei der Nymphomanie der Frau, **Lachesis** ein häufig angezeigtes Mittel. Deshalb sei zum Abschluß dieses Kapitels noch eine kleine Geschichte angehängt, die einerseits vorführt, wie durchgreifend und schnell eine gut gewählte homöopathische Hochpotenz wirkt und die andererseits zeigt, welche erlösenden Veränderungen und grundlegenden Wandlungen im Verhalten der Person dadurch einsetzen können:

Im Dezember 1997, kurz vor Weihnachten kommt auf Anraten meines Apothekers eine blonde Kinderkrankenschwester von 56 Jahren in meine Praxis, die für ihr Alter erstaunlich jugendlich, - wenngleich etwas verquält - aussieht.
Grund ihres Kommens: Ein „schlimmes Bein". Sie enthüllt mir das Desaster und ich bin wirklich erschrocken. Dieses Bein ist dick angeschwollen und vom Knöchel bis zum Oberschenkel blaurot verfärbt. An der seitlichen Ferse ist es offen und eitert. Klinische Diagnose: *Ulcus cruris* („Unterschenkelgeschwür"). Sowohl Schulmedizin wie Klassische Homöopathie sind sich darüber einig, daß als Hintergrund solcher Erscheinungen meist eine syphilitische oder tuberkulöse Erbdiathese steht.
So berichtet die Frau auch, daß sie schon seit ihrer Geburt ein „großflächiges Feuermal" auf diesem Bein gehabt hätte.
Der sorgfältig ausgefüllte Fragebogen ergibt aber keinen direkten Hinweis auf eines dieser Miasmen, außer daß auch der Vater immer schon mit den Venen zu tun hatte und im Alter von 76 Jahren an einer Gehirnblutung verstorben war sowie eine Schwester der Patientin bereits in jugendlicher Blüte von 18 Jahren wegen Leukämie das Zeitliche gesegnet hatte, während ein Bruder im Alter von 50 Jahren an einem Gehirntumor verschied.
Im Jahr 1979 wurde dieses, - das rechte Bein -, am Unterschenkel der Patientin anläßlich einer Operation um 4,7 cm verkürzt, um dieses Feuermal und zusätzliche statische Beschwerden aus der Welt zu schaffen.

HYSTERIE UND NYMPHOMANIE

Es wird mir ewig ein Rätsel bleiben, wie man der äußeren Erscheinung einer inneren Säfteverstimmung operativ begegnen will, allein derlei Dinge finden tagtäglich statt und die solches tun, handeln in bestem, - wenn auch etwas beschränktem - Wissen und mit gutem Gewissen.
Die Patientin trug danach 9 Monate lang eine Winkelschiene, die im Adergeflecht Verletzungen erzeugte, woraufhin sie in einer zweiten Operation wieder entfernt wurde. In der Folge wurde das Knie zweimal *arthroskopiert* - zu deutsch: man sah mittels einer Sonde in dasselbige hinein - um festzustellen, daß es daselbst „Ablagerungen" gäbe. Therapie keine.
Im Jahr 1980 unterzog sich die Patientin einer Gebärmutterentfernung wegen zahlreicher Myome.
Seit 1992 litt sie zusätzlich an einer Psoriasis im Kopfbereich.
Im Jahr 1997 erfolgte eine weitere OP am rechten Bein, wobei in klassischer Unterdrückungsmanier, von der Wade zum Knöchel verlaufende Venen „abgebunden" wurden.
Der Fragebogen förderte eine Fülle von Daten zutage, die vor allem eine sehr stark ausgeprägte Sexualität erkennen ließen. Die Patientin gab sich bereits seit ihrem 4. Lebensjahr geradezu zwanghaft der Masturbation hin, - wenngleich mit schlechtem Gewissen - und hat das bis auf den heutigen Tag beibehalten. Auch kleinere Sexspielchen mit ihren Brüdern standen immer wieder auf dem Programm. In einem Begleitschreiben zum Fragebogen heißt es: „Ich habe immer meine Reize ausgespielt, mich 'prostituiert', - Nietenhosen, Petticoat, Ausschnitte, enge Pullover - und wurde wahrscheinlich unter leichtlebig eingestuft.

Inzwischen ist die Patientin verheiratet und offenbar recht glücklich in ihrer Beziehung.
Eines interessiert mich. Ich frage sie, ob sie sich darüber im klaren sei, was der Teil ihres Unterbewußtseins, der ihr dieses Bein bescherte, positives für sie täte, - wie ihr Leben verlaufen wäre, wenn sie dieses „schlimme Bein" nicht gehabt hätte. Da kommt es wie aus der Pistole geschossen: „Ja natürlich, das ist ganz klar. Ich wäre Nutte geworden. Das Bein hat mich davon abgehalten, denn ich hätte mich geschämt, mich den Männern so zu zeigen."

Nachdem hier offensichtlich bereits ein Lernprozeß eingesetzt hatte, war es vielleicht an der Zeit, zu erkennen, daß dieses Bein sozusagen seinen Zweck erfüllt hatte und eine Heilung stattfinden durfte.
Das tout-ensemble der im Bogen beantworteten Fragen schrie geradezu nach einer einzigen Medizin und das war die **Grubenotter.**

Ich machte die Frau darauf aufmerksam, daß sie sich - gemessen an der Schwere der Erkrankung -, wahrscheinlich auf eine längere Behandlungszeit einrichten müsse. Sie meinte, das sei ihr egal, wenn es nur überhaupt aufwärts ginge, sie könne ja kaum noch laufen und wenn, dann nur unter großer Anstrengung und mit Schmerzen
Die Frau nahm die Tropfen vorerst in einer LM 12 ein, - steigern konnte man später immer noch.
Nach 14 Tagen - Anfang des neuen Jahres 1998 - erhielt ich einen Anruf von dieser Patientin. Sie berichtete, sie könne jetzt wieder durchschlafen, erinnere sich an ihre Träume, diese seien im Gegensatz zu früher leicht und schön und - ihr Bein sei, - man höre und staune -, um 70% besser. Ich konnte es wirklich kaum fassen. Lachesis - eine der größten Arzneien die der Homöopathie zur Verfügung stehen, - und nicht nur gegen Mannstollheit!

300 Männer am Stück - ein neuer Rekord

Den derzeitigen Nymphomanie-Rekord hält wohl eine junge Amerikanerin, die sich von 300 Männern hintereinander besteigen ließ, um Eingang ins Guinness-Buch der Rekorde zu finden. Die Männer wurden über Anzeigen ausfindig gemacht und standen stundenlang an, bis sie an der Reihe waren, um die Dame zu begatten. Das Ereignis wurde von Presse und Fernsehen intensivst ausgeschlachtet. Eine homöopathische Behandlung des „Opfers" scheint nicht angebracht. Die junge Dame strotzt vor Lebenslust und strahlte mit sprühenden Augen aus faltenfreiem Gesicht in die Kamera. Jedem das Seine. Manchmal muß man eben viele Frösche küssen, bevor sich einer als Prinz entpuppt.

*„Die Gesellschaft kann Ekstase
nicht dulden, weil Ekstase
die größte Revolution ist.
Ich wiederhole: Ekstase ist
die größte Revolution."*

OSHO

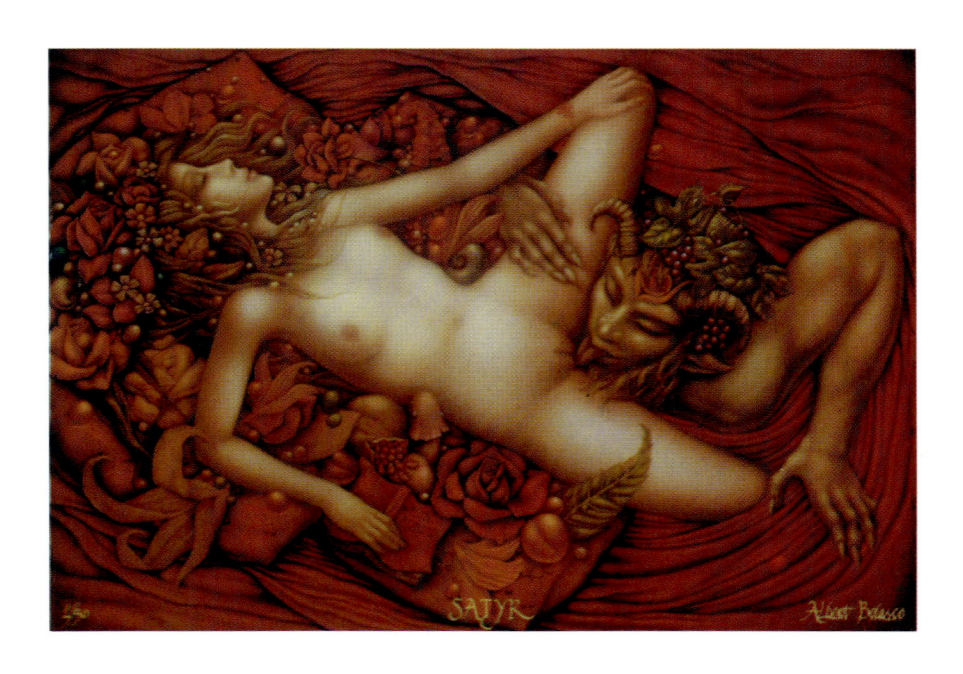

Exhibitionismus
oder die Lust sich nackt zu zeigen

Die Lust, sich einem Gegenüber mehr oder weniger unverhüllt zu zeigen, um dessen erotischen Appetit anzuregen ist nicht neu. Die Raffinesse provokativer Entblößung entfaltete sich im Abendland bereits in der vorhellenistischen Zeit und zwar in der minoischen Kultur auf Kreta. Die kretischen Damen huldigten, wie die Funde beweisen, vor allem einer Zurschaustellung ihrer Brüste. Während sie ab der Taille durch einen mehrfach übereinandergelgten Rock verhüllt waren, brüsteten sie sich - im wahrsten Sinne dieses Wortes - oben herum in besonders auffallender Weise, mittels einer Art eng anliegenden Bolero-Jäckchens, welches sich über dem Dekolleté nicht schließen ließ und den Busen in der herausfordernsten Art und Weise herausmodellierte, was - so dürfen wir annehmen - das Vorrecht der vornehmen Damen war, auf jeden Fall aber die vorgeschriebene Mode für die Priesterin.
Interessanterweise halten Statuetten kretischer Priesterinnen aus dem 16. vorchristlichen Jahrhundert, je eine Schlange in ihrer linken und rechten Hand, Sinnbild für die sich erhebende Lebensenergie.
Damals wurde die innige Verbindung zwischen Sexualität und Spiritualität eben nicht geleugnet, wie das auch aus dem Kult der Tempel-Prostitution hervorgeht.
Das Bewußtsein für die Verbindung zwischen Sexus, Eros und Agape ist leider heuzutage auf weiten Strecken verloren gegangen, bis auf einige Tantra-Gruppen, die sich mit mehr oder weniger großem Erfolg darum bemühen, diese Einheit wiederherzustellen.

Im hellenistischen Griechenland ging man noch einen Schritt weiter: Die ungezügelte Freude der Griechen an nackten Menschen führte auch damals schon zur Einrichtung von Schönheitswettkämpfen, bei denen sich allerdings die Mädchen im Gegensatz zu den heute stattfindenden Wettbewerben in völliger Nacktheit zu präsentieren hatten. ATHENAIOS beschreibt den eigentlichen Wettbewerb nur kurz, läßt sich jedoch, wie man sich denken kann, ziemlich breit darüber aus, welche Preise die Siegerinnen einheimsen durften.

EXHIBITIONISMUS

Es ist übrigens nie ganz klar geworden, ob die Begeisterung der Griechen für alles Nackte sich aus der Betrachtung der großartigen Kunstwerke der griechischen Bildhauer ergab, oder ob die Künstler aus eben dieser allgemeinen Verehrung des nackten Körpers heraus ihre wunderschönen Bildwerke und Plastiken schufen. Wahrscheinlicher ist wohl das letztere.

Das Urteil des Paris

Die Götter selbst lieferten für diesen regelrechten Schönheitswahn der Griechen das Vorbild.
Die wohl bekannteste Szene dieser Art ist der Streit von HERA, PALLAS ATHENE und APHRODITE, wer denn nun von ihnen dreien die Schönste sei. Gottvater ZEUS wälzte diese schwierige Entscheidung geschickt von sich ab und übertrug dem trojanischen Prinzen PARIS das Urteil hierüber. Auch dieser wollte zuerst diese kitzelige Entscheidung nicht treffen, wurde dann aber von dem redegewandten HERMES darauf hingewiesen, daß er schließlich dem allmächtigen Zeus nicht den Gehorsam verweigern dürfe.
Nachdem sein Versuch, den zu vergebenden goldenen Apfel geschickt in drei Teile zu teilen, nicht akzeptiert wird, bedingt er sich noch aus, daß die beiden Verliererinnen, sich nicht grämen dürften, - ein völlig unsinniges Ansinnen, drei eifernden Göttinen gegenüber. Sodann stellt er die scheinheilige Frage an Hermes: „Genügt es, sie so zu beurteilen, wie sie sind, oder sollten sie nackt sein?"
Hermes gibt mit einem versteckten Lächeln zurück, daß es an ihm läge, die Regeln des Wettkampfes zu entscheiden, woraufhin Paris seine Forderung in die Frage kleidet:
„In diesem Fall - würden sie sich freundlicherweise entkleiden?"
Dem voyeuristisch veranlagten Hermes ist diese Entscheidung des Paris nur recht und so befiehlt er nun den göttlichen Striptease. Sein unverblümt ausgesprochener Befehl kommt auch dem unterbewußtem Verlangen der drei olympischen Grazien erleichternd entgegen und so wird ihm sofort mit Herzklopfen nachgekommen.

Naturgemäß war die sowieso stets äußerst düftig bekleidete Aphrodite am schnellsten fertig, doch bestand Athene darauf, daß diese sich auch ihres berühmt-berüchtigten, magischen Gürtels zu entledigen habe, der ihr einen ungerechten Vorteil gegenüber den anderen verschaffen würde, da sich jeder Mann automatisch in dessen Trägerin verlieben würde. Aphrodite fordert daraufhin, daß Hera ihren Helm abzulegen habe und so geht dieses Spiel noch ein wenig weiter. Die von unzähligen Künstlern aller Couleur unter dem Titel „*Das Urteil des Paris*" dargestellte und unsterblich gewordene Szene, könnte man getrost auch als „Die Versuchung des Paris" bezeichnen.

Die als erste von Paris zum Vortreten aufgerufene Hera bietet nämlich an, Paris zum reichsten Mann der Welt zu machen. Athene verspricht Schönheit, Weisheit und Sieg in allen Schlachten. Noch rettet sich Paris durch äußerst diplomatische Redewendungen aus dieser Affaire.

Aphrodite schließlich tritt in ihrer strahlenden Nacktheit so dicht an ihn heran, daß ihr Duft in seinem Gemüt Verwirrung zu stiften droht und sagt in geradezu unverschämter Naivität, er möge nur ja nichts an ihr übersehen, um gerecht beurteilen zu können. Während Paris errötet und halb von Sinnen im Dunstkreis der Liebesgöttin aufgeht, beschreibt ihm Aphrodite nun HELENA, - die aus dem Schwanenei geschlüpfte Tochter des Zeus und der Leda, - als ihr an Schönheit ebenbürtig und verspricht ihm, dafür zu sorgen, daß diese seine Geliebte würde. Da schließlich erliegt Paris der Versuchung, überreicht ihr den goldenen Apfel und beschwört auf diese Weise den Trojanischen Krieg herauf.

Gehen wir bei unserem Ausflug in die Welt der Antike noch einen Schritt weiter und gönnen dem Leser eine kurze Verschnaufpause in Sachen Homöopathie.

Wenn wir uns vor Augen halten, wie weitgehend primitiv und sinnentleert heute Nacktheit präsentiert wird, kann man fast ein wenig wehmütig werden, sich nicht mehr an eine mögliche altgriechische Inkarnation erinnern zu können.

Immer wieder wurden dort die Schönheit und der Exhibitionismus mit einem ungeheurem Aufwand an Festlichkeit zelebriert.

CIRCE

*„Alle Frauenkleidung ist nur ein Kompromiß
zwischen dem eingestandenen Wunsch sich anzuziehen
und dem uneingestandenen, sich auszuziehen."*
LIN YUTANG

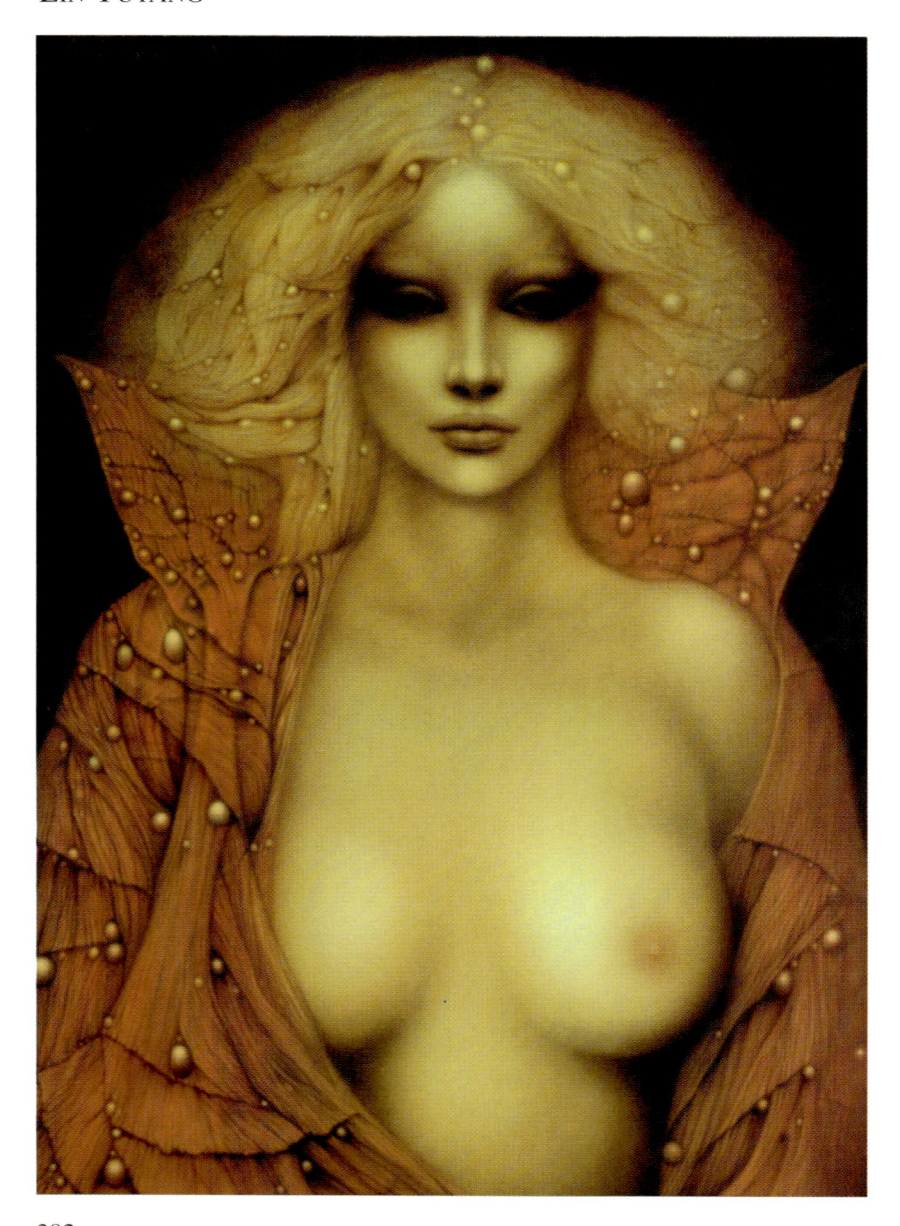

Festliche Nacktheit

Wie der griechische Geschichtsschreiber TIMAIOS bekundet, war es bei den Thyrrhenern Sitte, daß die dienenden Mägde bei festlichen Gelagen den Männern gänzlich nackt aufwarteten. THEOPOMPOS bestätigt das und ergeht sich in genüßlich ausgeführten Beschreibungen der einzelnen Gepflogenheiten, deren ich hier einen Teil wiedergebe, um zu demonstrieren, daß solcherart „Leichtigkeit des Seins" den Griechen keineswegs „unerträglich" war und Teil ihrer Anbetung alles Schönen. FRIEDRICH VON SCHILLERs Worte: „Damals war nichts heilig als das Schöne" dürfen als Schlüssel zum Verständnis der gesamten griechischen Kultur sowie des Alltagslebens der Griechen und ihrer Mythologie angesehen werden. Theopompos schreibt:

„Es war bei den Thyrrhenern Gesetz, daß die Frauen Gemeingut waren. Diese legten sehr viel Wert auf die Körperpflege und turnten oft in Gemeinschaft mit den Männern, bisweilen auch unter sich, und es hatte für sie nichts Anstößiges, sich nackt zu zeigen. Die Mahlzeiten nahmen sie nicht mit ihren Gatten ein, sondern mit den Männern, mit denen sie gerade zusammen waren, auch tranken sie jedem beliebigen zu; sie waren nämlich auch trinkfest und von Antlitz hervorragend schön. Alle Kinder, die geboren werden, ziehen die Thyrrhener auf, oft ohne zu wissen, wer der Vater ist. Sind die Kinder herangewachsen, machen sie es wie ihre Väter, veranstalten oft Zechgelage und verkehren mit allen Weibern, die ihnen gefallen. Nicht einmal das gilt den Thyrrhenern als anstößig, in aller Öffentlichkeit Knaben zu gebrauchen oder sich gebrauchen zu lassen, denn auch die Päderastie ist bei ihnen landesübliche Sitte. Ja, so fremd ist ihnen das Schamgefühl in sexuellen Dingen, daß sie, wenn etwa der Hausherr gerade geschlechtlichen Verkehr hat und jemand kommt und nach ihm fragt, dann ganz ruhig sagen, daß er gerade das und jenes mache oder mit sich machen lasse, wobei sie den jeweiligen Liebesakt mit der größten Ungeniertheit genau bezeichneten.
Sind sie aber mit Freunden oder Verwandten gesellig beisammen, haben sie folgenden Brauch. Wenn sie genug gezecht haben und an den Schlaf denken, dann führen, ohne daß die Lampen gelöscht würden, Pagen ihnen Freudenmädchen zu oder auch bildschöne Jungen oder auch ihre eigenen Frauen. Haben sie sich an diesen genug erfreut, dann holen sie Jünglinge in voller Jugendkraft, die sie nun wieder mit jenen Dirnen oder Knaben sich vergnügen lassen. Sie huldigen der Liebe und dem geschlechtlichen Verkehr, teils sich gegenseitig zuschauend, meistens aber indem sie von Stangen, die an den Betten befestigt sind, Vorhänge herablassen. Sie sind zwar sehr toll auf Frauenliebe, weit mehr Gefallen finden sie aber an Knaben und Jünglingen. Diese blühen bei ihnen in seltener Schönheit, da sie große Sorgfalt auf die Körperpflege verwenden und jedes störende Haar am

Körper peinlich entfernen, eine Sitte, die übrigens bei allen abendländischen Völkern herrscht. Bei den Tyrrhenern gibt es viele zu diesem Zwecke eingerichtete Läden und eigens dazu geschultes Personal wie bei uns die Friseure. Man betritt die Läden und läßt sich dort auf jede gewünschte Art und an jeder beliebigen Körperstelle behandeln, ohne sich irgendwie vor den Blicken der Verübergehenden zu verbergen."

Wie man sieht, waren die Griechen weit entfernt davon, sich ihrer Schamteile zu schämen und so muß man auch die Ausdrücke *Aidoion* und *Aidos* verstehen: nämlich als Zentren, innerhalb derer sich Schöpfung und Fortpflanzung stets aufs neue vollziehen. Deswegen begegnet man diesem unbegreiflichen Geheimnis mit „heiliger Scheu" - nicht Scham.

Viele Stellen, vor allem der griechischen Komödie, belegen, daß der griechische Mann den glatten weiblichen Schoß einem behaarten vorzog. Das geschah sicher nicht nur aus ästhetischen und hygienischen Gründen, sondern ganz einfach auch deshalb, weil er sich durch den Anblick eines völlig entblößten Geschlechts noch mehr erregte. So heißt es in ARISTOPHANES *Lysistrata*[13] :

„*Säßen daheim wir, frisch gebadet und schön geputzt*
Und zeigten uns den Männern im leichten Morgenkleid
Halb nackt die Brüste und den Schoß recht glatt und blank
Gleich fühlten sie's prickeln, streckten nach uns die Arme aus."

Die Zurschaustellung der ihres natürlichen Haarkleides beraubten Scham war übrigens nicht nur bei den Griechen gang und gäbe. Die abendländische Bade-Kultur des Mittelalters entdeckte diese Gepflogenheit aufs neue und in jüngster Zeit greift dieser Brauch ebenfalls wieder um sich. Als Argumentation für eine mehr oder weniger vollkommene Enthaarung hört man, daß hierdurch nicht nur der Linienfluß eines schönen Körpers ungebrochener zum Ausdruck

---

[13] Lysistrata, d.h. „die das Heer Auflösende", von griech.: *lysein* = „lösen" und *strategia* = „Heerführung". Lysistrata überredet die Frauen der Athener und Spartaner dazu, sich ihren Männern zu verweigern, um den unsinnigen Bruderkrieg zu beenden.

kommt und den Anblick des nackten Geschlechts erregender mache, sondern daß durch diese totale Entblößung auch die intime Begegnung und Berührung zweier Liebender noch inniger und gefühlsreicher ablaufe.

In grauer Vorzeit dienten Scham- und Achselhaare gleichsam als „Duftpinsel" zur Aussendung erotischer Signale. Der ursprüngliche Mensch verhielt sich dabei ähnlich den Tieren, welche Düfte als sexuelle Botenstoffe über viele Kilometer hinweg ausschicken und wahrnehmen können. Ein eklatantes Beispiel für solch ein Brunstverhalten liefert das Moschustier. Auch verschiedene Schmetterlingsarten, vorzugsweise Nachtfalter, verfügen über enorm verfeinerte Fühlernasen, um die Lockdüfte ihrer Geschlechtsgenossen zu erfassen. Mit zunehmender „Entpelzung" des Menschen kam es auch mehr und mehr zu einem Rückgang verfeinerter Geruchswahrnehmungen und so sind die nur noch als Rudimente eines ehemals vollständigen Haarkleides anzusehenden Scham- und Achselhaare mehr oder weniger überflüssig geworden.

Der neuzeitliche Mensch delektiert sich primär an optischen Reizen. Zwar gibt es auch heute wieder eine Art von Fernliebe, doch spielt der Geruchssinn dabei überhaupt keine Rolle mehr. Der Mensch, der Sex auf Distanz haben will, macht das „online", wobei Entblößung und Nacktheit als Hauptstimulantien eingesetzt werden.

Interessant ist, daß im Verlauf der Jahrmillionen menschlicher Entwicklung eine zunehmende Tendenz zur Enthaarung einsetzte, was zuallererst aus dem unbewußten Nützlichkeitsstreben entstanden sein mag, lästigem, im Haarkleid nistendem Ungeziefer die Brutstätte zu entziehen. Zum anderen schien der Mensch an der reineren Linienführung eines enthaarten Körpers Gefallen zu finden und nicht zuletzt mag er wohl festgestellt haben, daß der Austausch von Zärtlichkeiten intensivere erotische Reize ermöglichte, wenn dabei kein störender Pelz den Versuch der Verschmelzung zweier Körperoberflächen behinderte. All diese Gedankenimpulse mögen den menschlichen Genen über Äonen hinweg die entsprechenden Botschaften aufgeprägt haben, welche letztendlich zu einer immer weiter fortschreitenden Enthaarung als dem heutigen Schönheitsideal hinführten.

*„Werft auch ihr, o Fraun, die Mäntel
wieder weg: anriechen soll
man uns Fraun sogleich das wilde,
hitzigscharfe Temperament!"*

ARISTOPHANES
(Lysistrata)

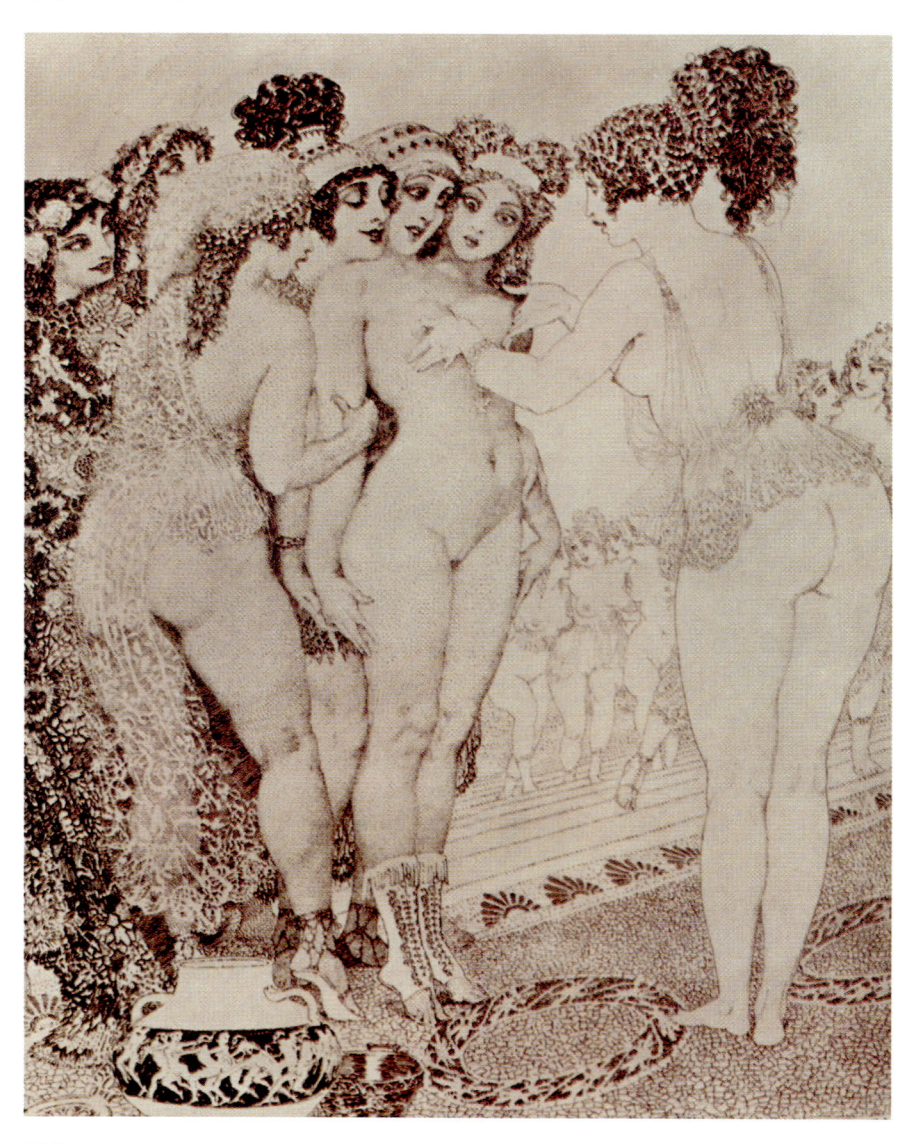

Entblößung im Licht der Homöopathie

Aus der Sicht der Homöopathie allerdings wird Nacktheit erst bemerkenswert, wenn beispielsweise eine Stripperin von uns behandelt werden will oder ein Mädchen, das in einer Peepshow auftritt. Natürlich wird sie uns nicht aufsuchen, weil sie sich ihrer exhibitionistischen Neigungen entäußern möchte, denn davon lebt sie ja. Wir können aber solche Zeichen bei unserer Mittelsuche für andere Beschwerden mitverwenden und finden diese beispielsweise in einer KENT-Rubrik, die da heißt:

GEMÜT/ NACKT SEIN MÖCHTE. Hier gibt es ein Mittel in der höchsten Wertigkeit, 4 Arzneien im 2. Grad und und 5 Pharmaka im 1. Grad.
Das fett gedruckte dreiwertige ist - wie könnte es anders sein, das alte Hexenkraut **Hyoscyamus***.

Mittel im 2. Grad	Mittel im 1. Grad
Belladonna - die *Tollkirsche*	Camphora - *Kampfer*
Phosphor - der *gelbe Phosphor*	Chamomilla - *Kamille*
Secale-cornutum - *Mutterkorn*	Mercurius - solubilis
Stramonium - der *Stechapfel*	Mercurius - corrosivus
	Quecksilber
	Phytolacca - *Kermesbeere*

Ich glaube der französiche Homöopath VOISIN war es, von dem VOEGELI einmal erzählte, er habe einen Professor von der Sorbonne des längeren wegen einer chronischen Bronchitis behandelt, ohne daß auch nur eines der verordneten Mittel einen durchschlagenden Erfolg erzielt hätte, bis besagter Professor ihm unter dem Siegel der Verschwiegenheit eröffnete, er sei Exhibitionist. Darunter verstand man zu Voisins Zeiten einen Menschen, der im Park seinen Mantel vor vorübergehenden Frauen öffnet. Nach dieser Offenbarung lag die heilende Arznei auf der Hand. **Phosphor** kurierte den Mann nicht nur von seiner Bronchitis, sondern hob auch die Neigung des gelehrten Mannes auf, sich im Park zu entblößen.

EXHIBITIONISMUS

Aus der oben angeführten Auflistung werden uns die Mittel **Secale** und **Chamomilla** etwas näher beschäftigen, wenn es um Vorgänge bei und nach der Geburt geht.
Interessant für die jetzigen Zusammenhänge ist aber vor allem der bisher ausgesparte **Mercur.**

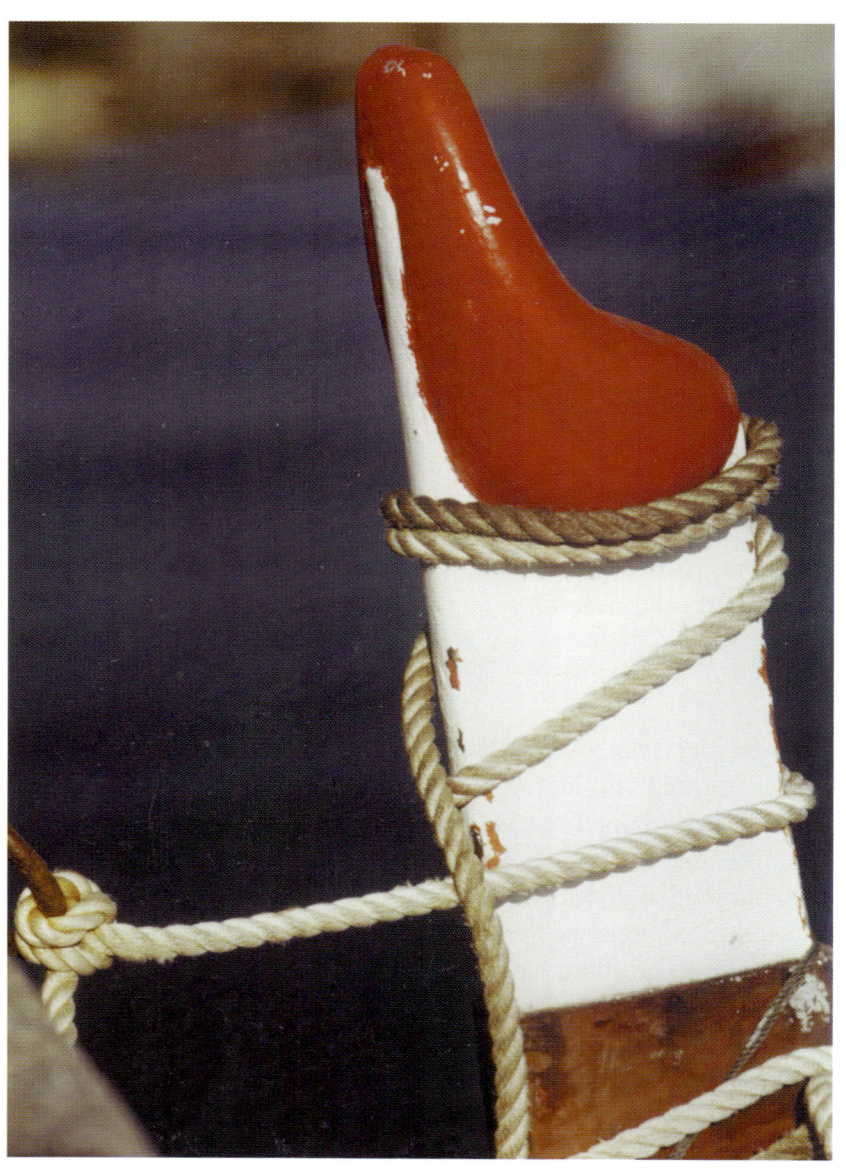

*„Da die Götter menschlicher noch waren,
waren Menschen göttlicher!"*
FRIEDRICH VON SCHILLER

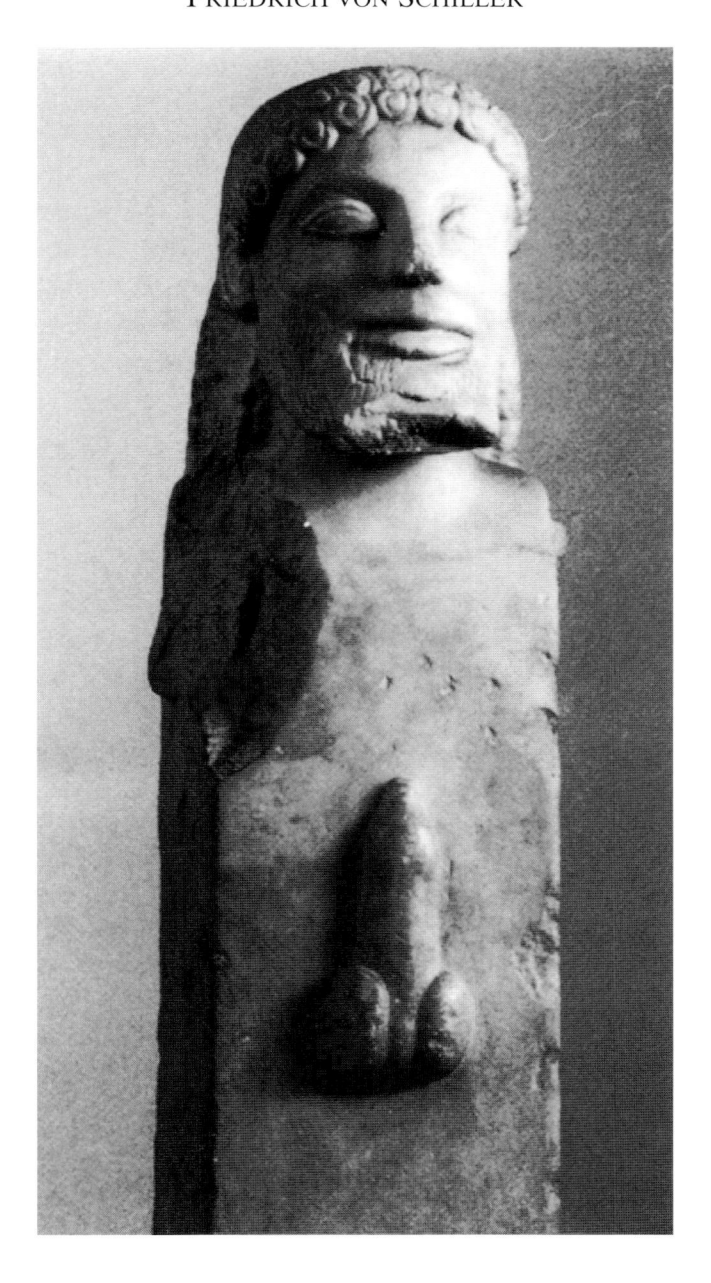

EXHIBITIONISMUS

Mercurius-solubilis
Zur Sache Schätzchen

Mercurius - das ist das dem Urprinzip MERCUR auf der Ebene der Metalle zugeordnete *Quecksilber,* in der griechischen Mythologie HERMES, der Götterbote, oft dargestellt mit Flügeln an den Sandalen und Schlangenstab in der Hand. Natürlich nackend.
Der fast immer verliebte Hermes ist die Frucht von MAJA, einer Tochter des ATLAS, und des Göttervaters ZEUS. Zum einen wird er als der Gott des Handels und „Verkehrs" angesehen. Er ist aber auch ein „Seelengeleiter", ein Mittler zwischen den verschiedenen Schwingungsebenen der Liebe, also zwischen Sexus, - der geschlechtlichen Liebe, Eros - der Herzensliebe und Agape, der himmlischen Liebe.

Die zahlreichen Steinpfeiler mit ausgearbeiteten Köpfen, die ursprünglich den Gott selbst zeigten und deshalb Hermen genannt werden, wurden später auch mit Darstellungen von Köpfen anderer Götter versehen. Bis auf den heutigen Tag hat sich die Herme als Portraitbüste - hauptsächlich von Dichtern und Musikern - erhalten. Um die Verbindung zwischen aufsteigender Lebensenergie und geistiger Entwicklung zu symbolisieren, zeigen die ursprünglichen Hermen zusätzlich zu ihrer phallischen Grundform einen aus dem Stein herausgehauenen erigierten Phallos. Das wiederum demonstriert die völlig unbefangene Haltung der Griechen allem Geschlechtlichen gegenüber, denn diese Hermen standen überall an den Wegen, auf Marktplätzen und an den Stadttoren. Das Symbol des steil aufgerichteten Phallos galt als glücksbringend und unheilabwehrend. Man brachte es dort an, wo man dem Unheil wirkungsvoll begegnen wollte.
Im Jahr 415 v.Chr. wurden die Hermen verstümmelt und zwar beraubte man sie über Nacht ihrer erigierten Phalli. Das wurde als schlechtes Omen in Bezug auf den bevorstehenden Feldzug des ALKIBIADES nach Syrakus angesehen und in der Tat wurden die Griechen dabei auch vernichtend geschlagen. Die Tragweite dieser Schlacht war viel größer, als vorauszusehen war. Sie bildete den Anfang vom Niedergang der ganzen griechischen Hochkultur. Es

war tatsächlich, als ob sich der Eros beleidigt zurückgezogen hätte. Bis heute gehört die Verstümmelung der Hermen zu den ungelösten Rätseln der griechischen Geschichte. JOHN JULIUS NORWICH schreibt, daß es:
„der erste von Frauen organisierte Protest gegen einen Krieg gewesen sein könnte.... Diese Erklärung für die Zerstörung der Hermessäulen erscheint zwar einleuchtender als jede andere, ob sie jedoch den historischen Fakten entspricht, wird nie zu klären sein. Sollte Aristophanes, der den Vorfall in seiner Komödie 'Lysistrata' erwähnt, gewußt haben, wer die Schuldigen waren, so gibt er keinen Hinweis auf ihre Identität... Wenn die Aktion als Protest gedacht war, so blieb er wirkungslos. Die Flotte stach in See."[14]

Dem meist in schöner jugendlicher Gestalt dargestellten Gott Hermes waren zwar nicht viele Feste gewidmet, aber sie ermangelten keineswegs des erotischen Grundanstrichs.

Das quicklebendige Quecksilber ist zurecht das diesem Urprinzip zuzuordnende Metall. Es wird aus dem scharlachroten *Zinnober* durch Rösten herausgelöst und so sind sich die beiden auch von ihren Mittelbildern her ähnlich. Die Zerstörungen, die dieses Metall in einem gesunden Organismus anrichtet, ähneln denen der Lustseuche Syphilis. Deshalb hat man auch instinktiv richtig gehandelt, als man versuchte, dieser Geschlechtskrankheit mit Quecksilber zu begegnen. Falsch war dabei lediglich, daß die Anwendungen über eine grobstoffliche Behandlung in den meisten Fällen nicht hinausgingen, sodaß zusätzliche Schäden durch die Metallvergiftung angerichtet wurden und das eigentliche Übel, die Syphilis, höchstens unterdrückt wurde. Einigen Eingeweihten gelang es, durch alchemistische Prozeduren das Quecksilber so aufzubereiten, daß es verfeinert, gereinigt und dadurch ungiftig geworden, ein „merkuriales Fieber" zu erzeugen imstande war und nur wenn das Fieber auftrat, konnte die Syphilis wirklich an der Wurzel gepackt und in diesem reinigenden Fegefeuer verbrannt werden.

In dem 1789 erschienen „Unterricht für Wundärzte" stellte HAHNEMANN eine von ihm wieder entdeckte besondere Aufbereitung des

---

[14] CHRISTOPHER MILES & JOHN JULIUS NORWICH: *Liebe in der Antike S. 107,* ein besonders liebevoll gestalteter Bildband im Großformat, (Siehe Bibliogr.).

EXHIBITIONISMUS

Quecksilbers vor. Das heißt im Klartext, daß sein berühmter Chinarinden-Selbstversuch von 1790 nicht aus dem Nichts durch einen genialen Einfall geboren wurde, sondern daß er bereits lange vorher aus seiner Beschäftigung mit den chronischen Krankheiten Beobachtungen machte, die ihn allmählich zur Entdeckung des Ähnlichkeitsgesetzes hinführten.

In seinem berühmten Aufsatz *Versuch über ein neues Prinzip zur Auffindung der Heilkräfte der Arzneisubstanzen, nebst einigen Blicken auf die bisherigen,* der im Jahr 1796 in *Hufelands Journal der praktischen Arzneikunde* erschien, legte er diese Beobachtungen der Öffentlichkeit vor und das gilt uns heute als die Geburtsstunde der Homöopathie. In diesem Aufsatz goß er das Ähnlichkeitsgesetz in die folgenden Worte:

„Jedes wirksame Arzneimittel erregt im menschlichen Körper eine Art von eigner Krankheit, eine desto eigenthümlichere, ausgezeichnetere und heftigere Krankheit, je wirksamer die Arznei ist. Man ahme die Natur nach, welche zuweilen eine chronische Krankheit durch eine andre hinzukommende heilt, und wende in der zu heilenden (vorzüglich chronischen) Krankheit dasjenige Arzneimittel an, welches eine andere, möglichst ähnliche künstliche Krankheit zu erregen imstande ist, und jene wird geheilt werden; Similia similibus."

Welcher Genius, welcher Geist steckt nun hinter der äußeren Erscheinung des Quecksilbers?

Läßt man Quecksilber in eine Schüssel fallen, zerspringt es in hunderte kleiner Kügelchen, die jedoch immer das Bestreben haben, wieder miteinander zu verschmelzen. Das deutet auf ein äußerst labiles Gleichgewicht, einen wankelmütigen Charakter mit einer Diskrepanz zwischen Anhänglichkeit auf der einen Seite und Freiheitsdrang auf der anderen. Freiheit, Ekstase und totale Hingabe, das sind Qualitäten von Quecksilber.

Der merkuriale Mensch will intensiv leben, läßt sich - wie das Quecksilber - nicht unterdrücken, findet immer wieder Schlupflöcher, durch die er nach einer waghalsigen Unternehmung entkommen kann, wenn man ihn greifen will. Es sind die alten Revoluzzer und Freiheitskämpfer, die kompromißlos für eine gerechte Sache zu kämpfen glauben. Es sind die Samurais und Kamikaze-

Flieger, die Musketiere, die sich treu sind bis in den Tod, die Robin Hoods und Highlanders die diesem Prinzip entsprechen, ideenreiche Individualisten, die keine Angst zeigen im Angesicht von Gefahr; Menschen die den Stier an den Hörnern packen, die zwischen Extremen von Himmel und Hölle hin und herpendeln, die ihr Gefühl mit ihrem Verstand zu einen suchen, Menschen, die nach Wahrheit und Erkenntnis streben und dabei auch asketisch leben können. Merkur ist impulsiv und handelt sekundenschnell aus einer starken Intuition heraus.

Merkur besitzt auch eine scharfe Beobachtungsgabe, schwafelt nicht lange herum, geht den Dingen auf den Grund und erwartet bedingungslose Zustimmung. Er hat nur eine geringe Toleranzbreite und macht sich durch Direktheit unbeliebt. Mit großer Eloquenz bringt er völlig ungeniert Dinge zur Sprache, die andere garnicht so gern hören.
Hermes in menschlicher Gestalt will alles oder nichts. Gelinkt zu werden macht ihn sauer. Er „merkt" sich alles. Das Wort merkwürdig könnte man verstehen als „des Merkur würdig." Sein scharfes Mundwerk macht ihn anfällig für bösartige Zahfleisch- und Mundschleimhaut-Erkrankungen, bei denen die Zähne auch locker werden oder gar ausfallen können.
Nachdem Kampf kein Mittel ist, um zu siegen, wirkt sich die zerstörerische Einstellung letztlich gegen den der sie hegt und pflegt, selbst aus. Die aggressive Einstellung erzeugt auf Dauer ein ätzendes Seelengift, das zu Erscheinungen führt, die nach **Mercurius** verlangen.

Merkur strebt nach Klarheit und Wahrheit. Heuchelei, Betrug und Lüge sind ihm ein Greuel. Dabei merkt er nicht, daß er unversehens von der Bahn abkommt und selbst zum Gauner, Bandenchef, schlauen Händler, Vermittler, oder Hehler wird. Aber auch im Heilerberuf ist Merkur anzutreffen. Die etymologische Ähnlichkeit der Worte Quecksilber und Quacksalber ist auffallend. Der innere Götterbote durchstreift alle Ebenen menschlichen Seins, vom Zuhälter bis zum Geistheiler.

EXHIBITIONISMUS

In der Liebe will Merkur keine Kompromisse. Er kommt schnell zur Sache. Wenn er etwas begehrt, läuft ihm buchstäblich „das Wasser im Munde zusammen". Ein Zittern der Unterlippe, verbunden mit der Neigung zu starkem Speichelfluß, vor allem nachts im Schlaf, ist typisch für dieses Schwermetall. Dabei ist die Zunge oft weiß belegt und zeigt die Eindrücke der Zähne. In seinem Durst auf kalte Getränke ähnelt der Götterbote dem Phosphor.

In dem Versuch, Extreme zu einen, überschreitet Merkur auch die Schmerz-Lust-Grenze. Er liebt harten, schonungslosen Sex, hängt ständig sexuellen Gedanken nach, ist unbändig und unbeherrscht, zieht sich gern aus und spielt mit seinen Genitalien, weswegen wir zum Thema Exhibitionismus hier auf ihn zu sprechen kamen. Da er den starken Mann „markiert" und sehr sprachgewandt ist, findet er auch relativ leicht entsprechend devote Gespielinnen, die ihm hörig werden, weil sie selbst schwach sind und den Macho suchen, der sie an die Kandarre nimmt. Wir begegnen ihm also auch bei Gruppensex-Parties, oder unter Sado-Masochisten.

Auch rein perverse Praktiken wie Nekrophilie können unter Umständen durch **Mercurius** einer Heilung zugeführt werden. Als ob er instinktiv wüßte, worauf er sich dabei einläßt, hat gerade der merkuriale Mensch eine ausgeprägte Angst vor Syphilis oder AIDS, hinter welchem sich ja oft nichts anderes als eine unterdrückte oder nur unzureichend mit antibiotischen Mitteln behandelte Syphilis verbirgt.

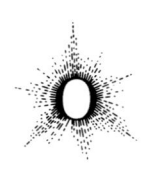

> *„Ganz unnöt'ge Mühe!*
> *Ich komme selbst heraus! – Wozu die Stangen?*
> *Nicht Stangen – nein, Verstand bedarf es hier!"*
>
> ARISTOPHANES
(Lysistrata)

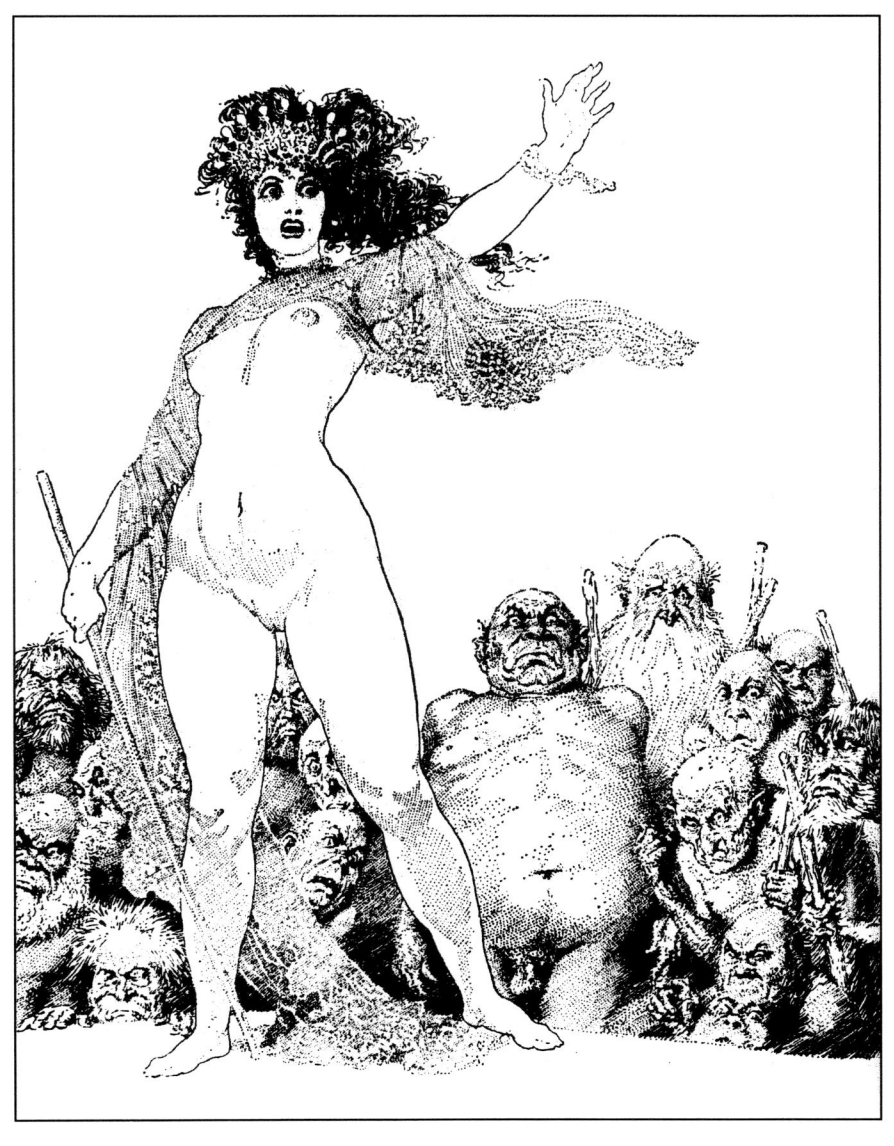

EXHIBITIONISMUS

Hautnah

Der Exhibitionismus treibt merkwürdige Blüten. Eine besondere Art sich nackt zu zeigen, ohne dabei wirklich nackt zu sein, kreierte die italienische Künstlerin ALBA D'URBANO.
Geht man derzeit in München im Viertel um den Wittelsbacher Platz spazieren und gelangt dabei in die Finkenstraße, so kommt man nicht umhin, zumindest leicht irritiert vor einigen Schaufenstern stehen zu bleiben, in denen sich scheinbar völlig nackte Frauengestalten zur Betrachtung darbieten. Noch verblüffter dürfte der automatisch zum Voyeur werdende Fußgänger bei der Feststellung sein, daß diese Offerte von der „Deutschen Gesellschaft für christliche Kunst" gemacht wird und es sich dabei um immer den gleichen Frauenkörper handelt.
Des Rätsels Lösung entpuppt sich auf den zweiten Blick:
Die Künstlerin, - sie lehrt, - wie man in der Süddeutschen Zeitung vom 16.2.98 lesen kann, - als Professorin Computergrafik in Leipzig, hat sich nicht gescheut, - man höre und staune -, das photographische Abbild ihres Körpers in Originalgröße auf Hosenanzüge, Kleider und Kostüme aus weichfallenden Seidenstoffen zu drucken, was diese Bekleidungsstücke paradoxerweise zu einer Art „Ent-kleidungsstücke" werden läßt.
Bereits auf der *Dokumenta X* in Kassel, hatte diese Exhibitionistin der besonderen Art, dergestalt ihre „zweite Haut" unter dem Titel „Hautnah" zu Markte getragen.
Über die dahinterliegende Seelenhaltung von Frau D'Urbano dürfen lediglich Vermutungen angestellt werden. Welch ganz besonderen erotischen Kick es der Künstlerin gibt, sich auf diese Weise zu vorzustellen, wissen wir nicht.
Aus der redegewandten Rechtfertigung für die Darbietung ihrer Blöße, und in Anbetracht, daß es sich ja um eine Künstlerin handelt, fühlt man sich - in Ermangelung weiterer Symptome - wohl am ehesten an Phosphor oder Mercur erinnert. Ihr Kommentar:

„Hautnah" sei „eine Hommage an den vergessenen und gleichzeitig zelebrierten Körper, entmaterialisiert transformiert in der Botschaft von sich selbst und als

zweidimensionales Bild unserer Informationsgesellschaft obsessiv und ikonisch wiederholt."
Jetzt wissen wir's ganz genau. Besser kann man's nicht ausdrücken. Titel der Ausstellung: „Der unsterbliche Schneider". Das erinnert, wie uns die Autorin des Artikels, CORNELIA GOCKEL wissen läßt, „an ein altes Märchen von einem unsterblichen Schneider, der sich nachts in die Schlafzimmer schleicht, um den Menschen ein unsichtbares, aus den Fäden ihres Schicksals gewebtes Hemd auf den Leib zu nähen. Seine armen Opfer müssen ihr ganzes Leben damit herumlaufen - ganz so, als wäre es ihre zweite Haut."
Eine schöne Idee, solange es dabei um unser selbstgestricktes Schicksalsgewand geht. Ob wir uns allerdings das Konterfei von Frau D'Urbano überstreifen müssen, wage ich zu bezweifeln.

Da lobe ich mir doch die Schöne, die vor Jahren wirklich in persona stolz und pudelnackt durch die Münchner Innenstadt stöckelte. Man soll sich zwar jeder Wertung enthalten, aber ganz persönlich ist mir soetwas lieber, als diese vorgetäuschten nackten Tatsachen. Leider bin ich der Dame nicht begegnet, sondern habe nur in der Abendzeitung darüber gelesen. Es hätten sich sicher interessante Gesprächsansätze ergeben.

Prostitution

Vom Exhibitionismus zur Prostitution ist es nur ein Schritt. Der Schritt, Geld für etwas zu nehmen, was eigentlich Spaß machen sollte. Wie man zahlreichen Fernseh-Inteviews mit käuflichen Mädchen entnehmen kann, bereitet ihnen das was sie tun, kaum noch oder überhaupt keine Freude mehr, was nicht weiter verwunderlich ist. Naturgemäß muß sich ein Wesen, das von Berufs wegen die sexuellen Wünsche anderer Menschen befriedigt, eine zweite Haut zulegen, und Sex im Schutzanzug bereitet, - wenn man nicht gerade Gummi-Fetischist ist -, einfach kein Vergnügen.

Auch in diesem Bereich sexueller Ausdrucksmöglichkeiten waren die alten Babylonier und Griechen uns voraus. Sie waren es deshalb, weil die Verbindung von Sexualität und Religion noch nicht

EXHIBITIONISMUS

unterbrochen war, wie das heute der Fall ist. Das Geheimnis um die beim Sex freiwerdende Lebensenergie war Gegenstand göttlicher Verehrung, und nur unter diesem Gesichtspunkt ist die Tatsache der Tempelprostitution zu betrachten und zu verstehen.

In Korinth gab es ein der Aphrodite PORNE geweihtes Heiligtum, über das STRABO [15] folgendes sagt:

Der Aphroditetempel war so reich, daß er mehr als tausend Hetären als Hierodulen[16] halten konnte, die von Männern und Frauen der Göttin geweiht waren. Um dieser Mädchen strömten die Fremden in Masse herbei, sodaß die Stadt dabei reich wurde. Die Schiffsherren ließen dort nämlich nur gar zu leicht ihr Geld, und so entstand das Sprichwort: 'Nicht jedem Manne frommet nach Korinth die Fahrt.'"

HERODOT[17] berichtet, daß bereits bei den Babyloniern das folgende Gesetz bestand:

„Einmal im Leben muß sich jedes einheimische Weib im Tempelbezirk der Aphrodite niedersetzen und sich einem fremden Manne hingeben. Viele Weiber, die auf ihren Reichtum stolz, sich von der großen Masse fernhalten wollen, fahren in verdeckten, geschlossenen Wagen, von vielen Mädchen gefolgt in das Heiligtum. Die meisten aber machen es so: Im Heiligtum der Aphrodite sitzen mit einem Kranz aus Stricken um den Kopf viele Weiber, die einen kommen, die anderen gehen.[18] Vor und hinter, rechts und links von jeder ist ein gradliniger Weg freigelassen, so daß die Fremden nach allen Seiten bequem hindurchwandeln können, um ihre Wahl zu treffen. Wenn ein Weib sich dorthin gesetzt hat, so kehrt es nicht eher nach Hause zurück, als bis einer der Fremden ihr in den Schoß ein Geldstück geworfen und sich außerhalb des Heiligtums mit ihr vereinigt hat. Wenn er ihr das Geld in den Schoß wirft, braucht er nichts weiter zu sagen als: 'Ich fordere dich auf im Namen der Mylitta.' Mylitta ist aber der assyrische Name für Aphrodite. Die Höhe des Preises steht im Ermessen des Käufers, der nicht zu befürchten braucht, zurückgewiesen zu werden, da das vom Gesetz verboten ist, denn das Geld gehört der Gottheit. Das Weib muß dem ersten folgen, der ihr Geld

---

[15] Der Geschichtsschreiber STRABO lebte von 63 v.Chr. bis 23.n. Chr.
[16] Tempeldienerinnen, von griech.: *hieros* = „heilig" und *doulos* = „Diener".
[17] Der vor allem durch die Beschreibung der Perserkriege bekannte griechische Geschichtsschreiber HERODOT lebte von 484 v. Chr. bis 425 v. Chr.
[18] Der Kranz ist Zeichen der Gebundenheit und des Dienstes an die Göttin Aphrodite.

in den Schoß wirft, und nie kommt es vor, daß einer zurückgewiesen wird. Wenn die Frau sich dem Fremden hingegeben und dadurch die heilige Pflicht gegen die Göttin erfüllt hat, so kehrt sie nachhause zurück, und von nun an ist sie selbst für eine größere Summe nicht mehr käuflich."

Wie wir bei STRABO weiter lesen können, war der religiöse Brauch weiter bis nach Armenien gedrungen, nur hieß die Göttin dort ANAITIS:

„Für sie läßt man dort junge Sklaven und Sklavinnen sich prostituieren. Das ist ja weiter nicht verwunderlich, aber auch die Angesehensten im Lande geben ihre jungfräulichen Töchter preis, und das Gesetz gebietet, daß sie sich erst verheiraten, nachdem sie lange Zeit im Dienste der Göttin gedient haben, ohne daß irgendeiner sie deshalb als Frau verschmähte. Übrigens benahmen sie sich so liebenswürdig gegen ihre Liebhaber, daß sie ihnen sogar Gastfreundschaft gewähren und ihnen oft größere Geschenke geben, als sie selbst empfangen, da sie ja aus wohlhabenden Familien stammen."[19]

In vielen Fällen in denen die Familien nicht so begütert waren, verdienten sich die Mädchen durch Prostitution ihren Brautschatz und so wurde hierdurch kurioserweise die spätere Ehe sogar gefördert. Das war aber nur möglich, weil die Prostitution in diesen gottbezogenen Rahmen gestellt war und die Mädchen primär als menschliche Wesen geachtet waren und nicht als Sexualobjekte.
Stifteten die reicheren Mädchen ihren Ertrag der Tempelkasse, so geschah es wiederum zu Ehren der Göttin Aphrodite.

Haben wir heutzutage eine Prostituierte wegen irgendwelcher körperlicher oder seelischer Beschwerden homöopathisch zu behandeln, so richtet sich die Mittelwahl natürlich individuell nach der Art ihres Leidens und ihrer Symptomatik wie bei jedem anderen Menschen auch und wir können die Tatsache, daß sie ihren Körper verkauft, höchstens am Rande mitverwerten, denn spezielle „Mittel für Prostituierte" gibt es nicht.

---

[19] Alle Zitate aus HANS LICHT: *Sittengeschichte Griechenlands*, S. 274 f.

*„Die Philosophie ist die einzig anständige Hure,
die es Dir auch platonisch besorgt."*
KEN KASKA

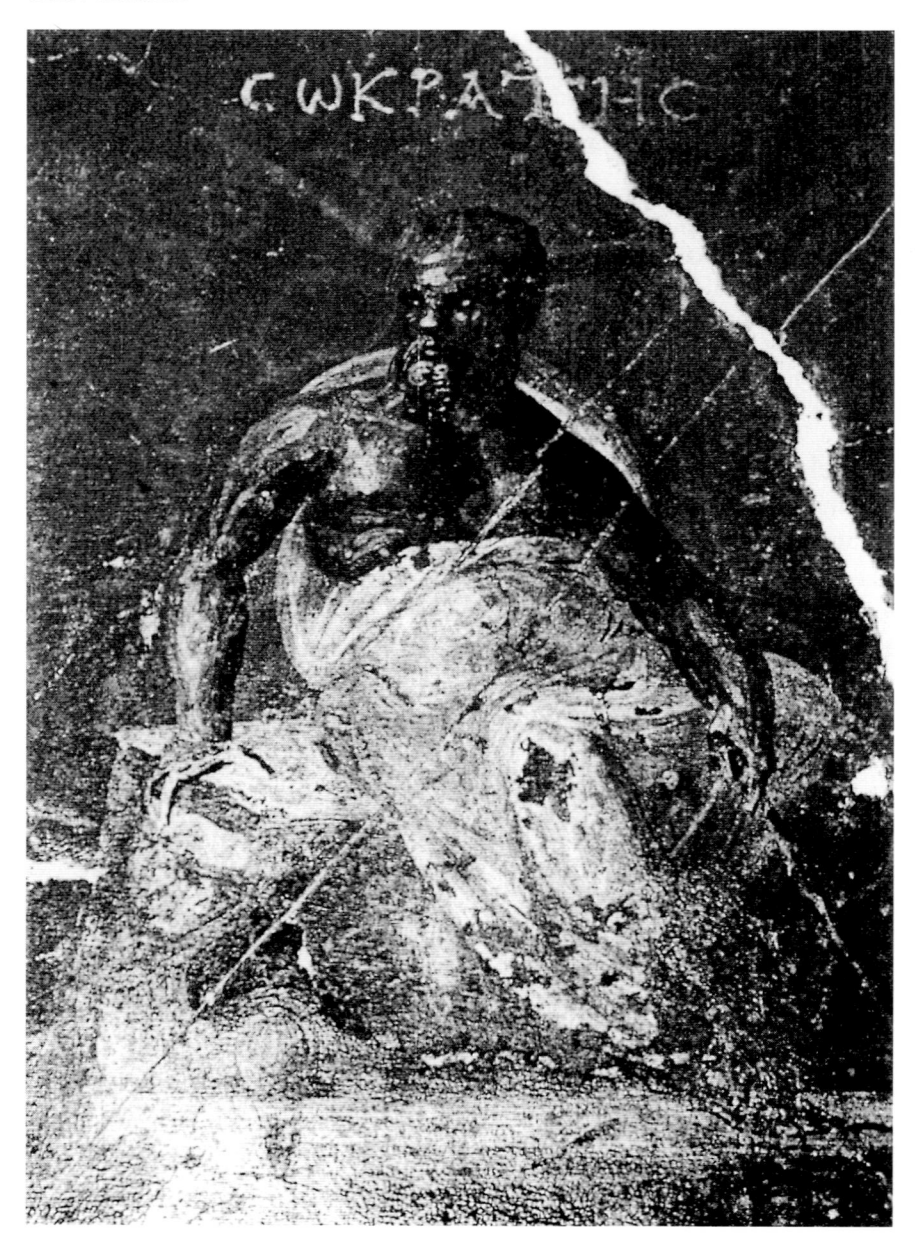

Verbaler Exhibitionismus

Telephon-Sex - Online-Sex

Die hier angesprochenen Phänomene sind Ausdruck einer Entwicklung, die typisch für unsere Zeit ist und die mehr und mehr zur Isolation und Vereinsamung des einzelnen Menschen führt. Diese Erscheinungen haben primär nichts mit Homöopathie zu tun. Ihre Betrachtung ist jedoch vor allem aus kulturhistorischen Gründen wichtig.

Man hütet sich vor Berührungen. Man tanzt nicht mehr miteinander sondern alleine. Grelle Stroboskoplichter sowie Rap- und Techno-Musik tun ein übriges, um die Atmosphäre zu zerhacken und gefühlsmäßige Bindungen möglichst nicht aufkommen zu lassen. Man bleibt unverbindlich. Man sehnt sich nach einer „guten Beziehung", nicht nach einer Liebschaft.

Man steht im Zug, im Fahrstuhl, in der U-Bahn. Vielleicht sind die Körper dabei dichtgedrängt. Aber die Seelen bleiben in sich gekehrt. Wer einen anderen wirklich berührt, erntet Empörung. Das liegt natürlich auch daran, daß solchen Berührungen, wenn sie stattfinden, meist eindeutige Absichten zugrunde liegen. Also ist man auf der Hut. Tuchfühlung ist unerwünscht.

OSHO sagt:
„Diese Unempfindsamkeit ist schlimm. Schlimm, weil ihr euch damit gegen das Leben wehrt. Ihr habt eine derartige Angst vor dem Tode - und dabei seid ihr sowieso schon tot! Aber deshalb habt ihr ja Angst - weil ihr nicht gelebt habt. Wenn ihr euer Leben wirklich auslebt, habt ihr keine Angst zu sterben - dann könnt ihr nämlich auch den Tod ausleben. Wenn der Tod kommt, seid ihr empfindsam genug, ihn genauso genüßlich auszukosten, wie das Leben. Dann ist der Tod ein ungeheures Erlebnis."

Die gegenseitige Entfremdung der Menschen in unserer Zeit nimmt merkwürdige Formen an.
Ein Sich-dem-Anderen-Öffnen, um mit ihm zu verschmelzen, wie das vor Millionen von Jahren unter einzelligen Lebewesen in den

EXHIBITIONISMUS

Urmeeren stattgefunden hatte, damit eine bessere Überlebenschance inmitten einer unwirtlich gewordenen Umwelt gegeben sei, die nur noch mit einem geringeren Nahrungsangebot aufwarten konnte, - das findet heute nicht mehr statt. Zwar ist die Umwelt uns gegenüber feindlicher geworden, sie läßt sich die Übergriffe des Menschen nicht mehr ungestraft gefallen, allein, - zu essen haben die meisten von uns in ausreichendem Maße. Offenbar geht es uns noch nicht schlecht genug, um enger zusammenzurücken und unsere Grenzen wieder zu öffnen.

Die Angst beginnt beim Überstreifen des Kondoms. Wenn dem nicht so wäre, würde niemand eines benutzen. Die Menschen können ihre sexuellen Energien nicht lenken und haben Angst vor ungewollten Schwangerschaften - einerseits. Sodann werden sie - im Zeitalter von AIDS - gebeutelt von ihrer Angst vor Ansteckung. In *Homöopathie - das Kosmische Heilgesetz* habe ich dargestellt, was es mit der gefürchteten Immunschwäche-Krankheit auf sich hat. Wer tiefer verstehen lernen und seine diesbezüglichen Ängste ein wenig abbauen möchte, lese dort nach. Wissen bedeutet immer auch ein Stück Macht.

Die Auswirkungen der diversen Ängste sind vielerorts ablesbar. Die Technik hilft mit, neue Möglichkeiten sexueller Kommunikation zu kreieren, ohne daß sich Menschen dabei wirklich begegnen. Eine schizophrene Situation. Die Methoden sind sicher. *„Aber Sicherheit und Tod sind eins. Leben ist immer unsicher",* sagt OSHO.

Der Gang in die Isolation und die scheinbare Sicherheit wird mit einem profunden Verlust an echter Lebensqualität und Liebesfähigkeit bezahlt.
Wie jede neue Errungenschaft, bieten die jüngstgeborenen sexuellen Praktiken verschiedene Möglichkeiten. Wie die Praktizierenden damit umgehen, bleibt ihrem Erfindungsreichtum einerseits und ihrem Wunsch nach Selbstbegegnung andererseits überlassen. Die Frage ist in jedem Fall, wie gut, - wenn ich schon nicht dem anderen begegne, ja nicht einmal mich von ihm

berühren lassen will -, kann ich mich bei den diversen Praktiken selbst beobachten, erforschen und kennenlernen?

Mit am erstaunlichsten für mich ist der ungeheure Wellenschlag an Verbalerotik am Telephon. Dabei weiß inzwischen fast jeder, daß das Mädel am anderen Ende, womöglich gerade an ihrem Strickstrumpf ein paar Maschen weiterstichert, während sie dem Anrufer etwas vorstöhnt. Aber das scheint die auditiven Verbalerotiker nicht im mindesten zu stören. Sie benützen einfach die Geräuschkulisse, um zusätzlich dazu ihren ganz persönlichen inneren Film abzudrehen. Kein Ärger, keine Eifersucht, keine Verpflichtung. Trotz hoher Telephongebühren offenbar ein billiger Orgasmus. Das Geschäft boomt derart, daß die Fernsehsender inzwischen ihre Gebühren für die Schaltungen der 190er-Nummern nach Mitternacht um 30% angehoben haben, ohne daß ein Rückgang an Bestellungen für ein paar Sekunden Sendezeit zu verzeichnen wäre. Im Gegenteil: Inzwischen ärgert man sich von Seiten des Senders bereits, daß man nicht um 50% erhöht hat.
Wie groß muß die innere Verarmung sein, daß solche Ersatzbefriedigungen derart frequentiert werden!

Auch was die Verbalerotik angeht, waren uns die alten Griechen mal wieder ein ganzes Stück voraus. Die alten Komödiendichter, allen voran ARISTOPHANES, geizten zum großen Ergötzen der Theaterbesucher nicht mit obszönen Ausdrücken. Doch waren diese so weiß HANS LICHT „Ausfluß einer weinseligen Frömmigkeit, der Frömmigkeit nämlich, die im Danke an Dionysos wurzelt, den großen Freudenbringer, den ewig jungen Gott der stets sich erneuernden Fruchtbarkeit üppigster Natur."[20]
Die Komödie war und ist ja bis auf den heutigen Tag als ein ins Groteske verzerrtes Spiegelbild des Lebens, - insbesondere des Geschlechtslebens - anzusehen und ihre Durchtränkung mit Obszönitäten ist durchaus als ein erheiternder Teil des Gesamtkunstwerks zu betrachten.

---

[20] HANS LICHT: *Sittengeschichte Griechenlands,* S.111.

EXHIBITIONISMUS

Es zeugt von der unschuldigen Art mit der die damaligen Menschen mit diesen geschlechtlichen Dingen umgingen, daß es die versteckte Zote und zweideutig-lüsterne Anzüglichkeiten kaum gab, worauf schon ARISTOTELES hingewiesen hat.
Das unverhüllte Benennen der Dinge war dagegen die Regel.

Online

Die das primäre visuelle Repräsentationssystem bevorzugenden Zeitgenossen, - um im NLP-Jargon zu sprechen -, lassen sich Online bedienen. Sie genießen optische und akustische Reize ihres jeweiligen Gesprächspartners, den sie per Telephon anleiten können, sich vor der Videokamera ihren Wünschen entsprechend zu gebärden. Man wird weltweit erotisch erreichbar!

Der Sciencefiction-Autor RICHARD KADREY äußerte sich in einer Fernseh-Dokumentation des ZDF hierzu folgendermaßen:

„Wenn man Sex und Technologie kombiniert, kombiniert man auch Phantasie und Gefahr. Der Reiz an der Sache ist, daß man nicht hundertprozentig wissen kann, wer oder wie die andere Person ist. Menschen gehen immer das Risiko ein, die Sache zum Fetisch zu machen. Also kann man, statt daß es nur um ein neues Gerät ginge, die Distanz zum Fetisch machen. Man kann vergessen, daß am anderen Ende des Computers ein lebendiger Mensch sitzt. Das ist immer ein Risiko, das ist Teil der Gefahr und gleichzeitig auch eine Chance. Romanzen und Sex sind immer gefährlich."

Im Internet ist alles möglich. Frauen werden zu Männern und umgekehrt. Man genießt „Home-Order-Service" oder „Begleit-Service". Man kann - jenseits der Angst vor AIDS - Dinge tun, die man sich im normalen Leben scheuen würde zu tun, was dazu ermutigt, Phantasien ungehemmter auszuleben. Ein Benutzer bekannte: „Ich habe einen Masochisten aus mir herausgeholt, den ich vorher garnicht gekannt habe."

Hier trifft sich Voyeurismus auf der einen Seite mit einem Hang zum Exhibitionismus auf der anderen. Das hat es immer schon gegeben, nur war es eben früher verbunden mit dem echten Anhauch des Lebendigen:

„Die ganze Kultur der Griechen ist ein einziger Lobgesamg auf die Hedoné, d.h. den heiteren Genuß des Lebens, insbesondere die Freuden der Liebe. Das innerste Wesen der Griechen ist nackte Sinnlichkeit, die sich zwar im Gegensatz zu den Römern sehr selten bis zur Brutalität steigert, aber doch dem gesamten Leben ihren Stempel aufdrückt, ohne daß der Staat durch rigorose Gesetze oder die öffentliche Meinung durch heuchlerische Ächtung das Bekenntnis zur Sinnlichkeit oder ihre Betätigung im Leben gehemmt hätte. Von vereinzelten Ausnahmen abgesehen, haben daher auch die großen Denker der Griechen das Recht der sinnlichen Freuden immer anerkannt, ja als selbstverständliches Glück der Menschen in Anspruch genommen. Erst als Greis hat Sophokles den bekannten Ausspruch getan, das Alter sei deshalb zu loben, weil es uns von der Sklaverei der Sinnlichkeit erlöst. In seiner Jugend hat der große Dichter wesentlich anders gedacht."[21]

Der so spricht, - der bekannte Kulturhistoriker HANS LICHT, - darf als einer der profundesten Kenner griechischer Sittengeschichte angesehen werden.

Die homöopathischen Arzneien gegen die Unsitte der UNZÜCHTIGEN REDEN, - speziell am Telephon - sind:

Mittel im 2. Grad	Mittel im 1. Grad
Belladonna	Aurum
Hyoscyamus	Campher
Lilium-tigrinum	Cubeba - der Cubebenpfeffer
Nux-vomica	Phosphor
	Platina
	Veratrum-album

Bis auf den Cubebenpfeffer sind sie uns bereits alle vertraut.
Der *Cubebenpfeffer* ist ein selten gebrauchtes Mittel bei bestimmten Formen von Ausfluß und in seiner Wirkung ähnlich wie **Copaiva -,** das Harz einer venezulischen Mimosenart, dessen Potenzen oft mit Erfolg bei gichtartigen Nachwirkungen einer überstandenen Gonorrhoe eingesetzt werden können.

Wer genaueres wissen will, studiere die Arzneimittellehren.

---

[21] HANS LICHT: *Sittengeschichte Griechenlands, S. 32.*

„*Erzwungener Verzicht
vergiftet die Seelen
und macht sie ärmlich.
Freiwilliger Verzicht dagegen
ist Zeichen inneren Reichtums
und macht den Verzichtenden
stärker.*"

MELZER

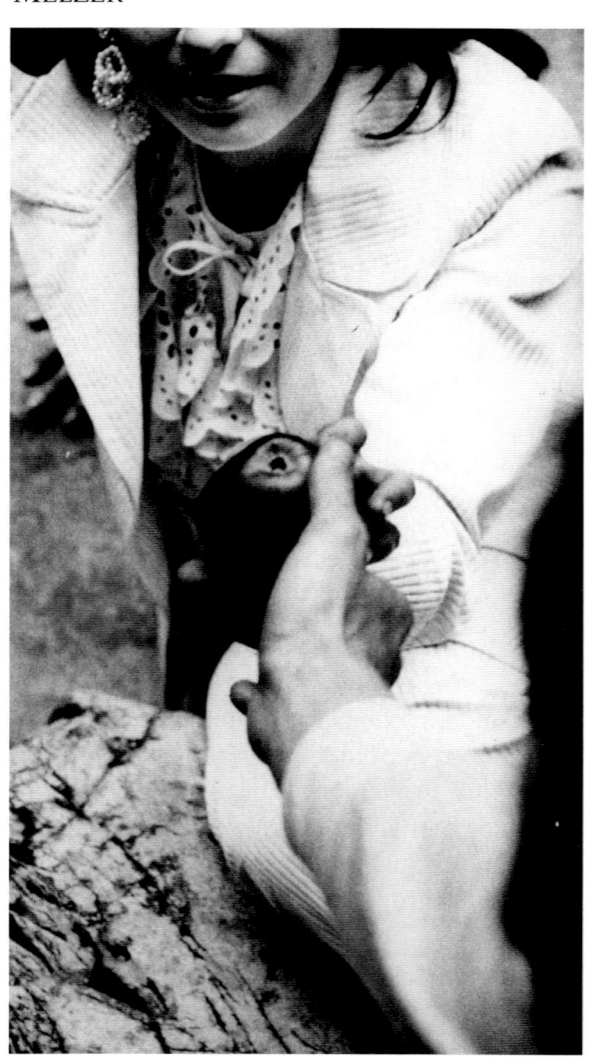

Unterdrückung des sexuellen Verlangens und ihre Folgen

Zölibat

Gefordertes und freiwilliges Keuschheitsgelübde

Unter Zölibat verstehen wir eine den katholischen Geistlichen vorgeschriebene Ehelosigkeit.[22] Damit verbunden ist das Keuschheitsgelübde der katholischen Priester.
Inzwischen wird der Begriff auch angewandt, wenn ein normaler Bürger sich für eine keusche Lebensweise entscheidet.

In früheren Zeiten nahmen Mönche, um gegen die Anfechtungen des Fleisches gewappnet zu sein, den sogenannten *Mönchspfeffer* ein. In unserer homöopathischen Materia Medica erscheint dieses Mittel als **Agnus-castus, -** das *Keuschlamm.* Es handelt sich um einen Baum, auch Strauch aus der südeuropäischen Familie der Verbenaceen.

Die Auswirkungen der rohen Droge müssen ziemlich verheerend gewesen sein, denn die Mittelprüfungen beschreiben einen totalen Zusammenbruch der Energien des Sacralplexus, gefolgt von gonorrhoischem Ausfluß, Rückenschmerzen und einem Gefühl, als ob die Gedärme nach unten gedrückt werden. Bei längerer Anwendung stellen sich auch rheumatisch-gichtische Knotenbildungen an den Gelenken ein.
Am schlimmsten müssen jedoch Reaktionen im Bereich der Psyche sein, denn wer zuviel davon einnimmt, erlebt schwere Depressionen, welche sich bis zu völliger Apathie und Handlungslähme steigern, mit dem Gefühl, daß das Ende allmählich herannaht und es sowieso sinnlos sei, noch irgend etwas zu unternehmen. Also

---

[22] Das Wort leitet sich wohl ursprünglich aus dem Sanskritwort *kevala* ab, was soviel bedeutet wie „allein, ausschließlich, eigen". In der lateinischen Sprache taucht es dann auf als *caelibatu* , womit der „ehelose Stand eines Mannes" gemeint war.

nicht gerade eine ideale Ausgangsbasis, um Erleuchtung durch Meditation oder geistige Übungen zu erlangen.
In der Homöopathie nehmen wir das potenzierte Pharmakon gegen eben diese Form depressiver Verstimmung und Impotenz ein.

Die Idee des Zölibats ist uralt. Soweit wir zurückdenken können, fehlt es nicht an Versuchen, einen „unerotischen Menschen" zu schaffen. Um dem propagierten Ideal zu entsprechen, mittels mehr oder weniger gewaltsamer Übungen den natürlichen Trieben und Begierden zu entsagen, trieben sich Menschen in die Askese und wurden zu seelischen und körperlichen Krüppeln:

„Geschlechtslose Individuen, zum Prinzip erhoben, würden zuletzt stets einen Niedergang herbeiführen....
Wenn wir das Individuum im höchsten Menschentum mehr und mehr auf den Schild heben wollen, so brauchen wir erst recht dazu das harmonische Individuum, das wenigstens prinzipiell und in der Elitezahl kein Krüppel, also auch kein erotischer ist."[23]

Der so spricht: der Naturphilosoph WILHELM BÖLSCHE, dessen dreibändiges, 1927 bei Eugen Diederichs in Jena verlegtes *Liebesleben in der Natur*, durchaus auch heute noch lesenswert ist, - so man es in irgendeinem Antiquariat entdecken kann.

Bölsche steht nicht allein da mit dieser Ansicht. Es entspricht im Grunde der durch mannigfache Erfahrungen erhärteten Auffassung der Taoisten, daß ein erfülltes Liebesleben die schöpferischen Talente fördern würde. JOLAN CHANG führt hierfür und für das Gegenteil u.a. den russischen Schriftsteller TOLSTOI an:

„Tolstoi hatte beschlossen, nicht mehr mit seiner Frau sexuell zu verkehren, als er fünfzig und sie vierunddreißig Jahre alt war. Es gelang ihm jedoch nicht, diesem Vorsatz völlig treu zu bleiben. Erst als Zweiundachtzigjähriger vertraute er seinem Biographen und Übersetzer Aylmer Maude an, er werde nun nicht mehr von seinem Sexualtrieb heimgesucht. Im selben Jahr starb er in einem einsamen Bahnwärterhäuschen. Tolstois Keuschheitsideal hatte nicht nur ihn selber, sondern

---

[23] WILHELM BOELSCHE: *Das Liebesleben in der Natur - Eine Entwicklungsgeschichte der Liebe, Zweiter Teil, Zweite Hälfte, S. 482.*

auch seine ganze Familie unglücklich gemacht. Noch tragischer ist, daß seine Not und das Leiden seiner Familie seiner Kunst in keiner Weise zugute kamen. Praktisch alle seine großen Werke entstanden in den glücklichen Jahren nach seiner Heirat. Als Streit zwischen den Eheleuten aufkam und Tolstoi sich in seiner Ehe nicht mehr glücklich fühlte, schrieb er keine bedeutenden Werke mehr... Und doch hatte er in seinen ersten Ehejahren, während er an seinem Meisterwerk *Krieg und Frieden* arbeitete, an den mit ihm befreundeten Dichter Fet geschrieben: 'Die Poesie gewinnt ihre Kraft allein aus der Liebe. Ohne sie gibt es keine Poesie...' Die Tragödie von Tolstois späten Jahren zeigt deutlich, daß der Künstler keineswegs ehelos oder in mönchischer Zucht zu leben braucht. Nach Ansicht der Taoisten wird er um so Größeres schaffen, je glücklicher er sich fühlt. Dies gilt allerdings nur unter der Bedingung, daß er Glück nicht mit materiellem Überfluß verwechselt."[24]

Der bereits an anderer Stelle zitierte Lebenslehrer BARRY LONG äußerte sich ebenfalls ziemlich ausführlich zum Thema Zölibat. Er sieht in den Lichtkreisen der Heiligenscheine auf den alten Ikonen lediglich die Rudimente von ehemals in grauer Vorzeit den ganzen Menschen einhüllenden Lichtbögen, welche Ausdruck der allumfassenden Liebesfähigkeit dieser in völliger Zeitlosigkeit lebenden Frühmenschen waren, welche Liebe und Lebensenergie gleichermaßen stark in allen Chakren zum Aufleuchten brachten.
Mit den Mystikern, Heiligen und Asketen geht Long einigermaßen streng ins Gericht:

„Indem sie die irdische Notwendigkeit nach Vereinigung mit dem anderen Pol oder Geschlecht verleugneten, war die mystische Alternative, bei all ihrer abgehobenen idealistischen Hingabe, grundsätzlich etwas Exklusives, Unnatürliches und Selbstbezogenes. Konsequenterweise entstanden daraus halb integrierte und nur teilweise göttliche Menschen...
Diese geschrumpften Heiligenscheine zeigten genau, wie beschränkt und formal die menschliche Idee der Liebe auf Erden, oder von irdischer Liebe, mit der Zeit geworden war. Dadurch, daß die Gesamtheit ihrer Körper aus der göttlichen Vereinigung mit dem anderen Geschlecht auf der Erde herausgehalten wurde und sich Liebe nur noch als eine Abstraktion im Geist behauptete, umgab das Licht nur noch den Kopf, oder bestenfalls den oberen Teil des Körpers.
Man könnte nun argumentieren, daß die Mystiker und Heiligen angesichts jener Flutwelle von Zeit keine andere Wahl hatten, als den Weg des Zölibats zu beschreiten. Auf diese Weise gelang es ihnen zumindest teilweise, die Reinheit und göttliche Liebe auf der Erde zu bewahren, bis schließlich das Gewicht der Zeit alle Bewußtheit absorbierte...

---

[24] JOLAN CHANG: *Das Tao für liebende Paare* S.203 f.

SEXUELLE UNTERDRÜCKUNG

Die Heiligen blieben von der Menscheit abgehoben. Sie waren mitfühlend in Bezug auf die äußeren Leiden der Menschheit, die Armut, Krankheit und Gewalt, aber stets vermieden sie das zentrale Thema körperlicher Liebe...
Sogar Jesus Christus, wenn wir seinen Übersetzern glauben wollen, vermied das Thema völlig und hinterließ der Menscheit, die damals wie heute dauernd körperliche Liebe machte, kein einziges Wort der Orientierung. Der Messias, durch sein offensichtliches Vermeiden von Sexualität in seinen Lehren, hätte noch eine Menge Fragen zu beantworten."[25]

Wie stets in seinen Äußerungen, nimmt sich Barry Long auch hier kein Blatt vor den Mund. Ein anderer, der mit Zeichenstift und Radiernadel gegen die Verurteilung der Liebe zu Felde zog, war der um die Jahrhundertwende lebende, großartige, australische Maler NORMAN LINDSAY. Neben seinen die Liebe verherrlichenden Stahlstichen gibt es auch eine provokante Federzeichnung von ihm, auf der die nackte Aphrodite von fanatischen Kirchenvätern ans Kreuz geschlagen wird, was natürlich von diesen entsprechend geahndet wurde.[26]

Über das Für und Wider des Zölibats könnten viele Seiten gefüllt werden, doch ist das hier nicht unsere Aufgabe.
Auch heutzutage können wir - gleichsam als Gegenbewegung zu der übersteigerten Sexualisierungswelle - einen Trend zur freiwilligen asketischen Lebensführung verzeichnen.
Was aber soll ein Mensch unternehmen, dessen Ego sich dafür entschieden hat, keusch zu leben, dessen Seele aber dazu eigentlich noch garnicht bereit ist und der unterschiedliche Symptome entwickelt, die auf einer Unterdrückung seiner sexuellen Energien beruhen?

Durch die mutigen Prüfungen der Arzneimittel, die unsere Altvorderen unternahmen, hat sich herausgestellt, daß es eine ganze Reihe von Medizinen gibt, die in einem ursächlichen Zusammenhang zur Unterdrückung des Trieblebens und den sich daraus ergebenden Beschwerden stehen.

---

[25] Aus einem Skript zum Thema *Making Love*.
[26] Das Bild befindet sich heute in der National-Galerie in Victoria.

ZÖLIBAT

Im KENT'schen REPERTORIUM finden wir sie in einer Rubrik, die da lautet: GENITALIEN / SEXUELLES VERLANGEN / BESCHWERDEN DURCH UNTERDDRÜCKUNG.
Es gibt 4 Arzneien im dritten Grad, - also fett gedruckt. Weitere 5 Mittel im zweiten Grad und noch einmal drei im ersten Grad.

Mittel im 3. Grad:
Conium* - der *Schierling*
Camphora* - der *Kampferbaum*
Lyssinum* - die *Tollwut-Nosode*
Pulsatilla* - die *Küchenschelle*

Mittel im 2. Grad:
Apis - die *Honigbiene*
Carboneum-oxygenisatum - *Hydrogenkarbonat*
Helleborus - die *Christrose*
Lilium-tigrinum - die *Tigerlilie*
Phosphoricum-acidum - die *Phosphorsäure*

Mittel im 1. Grad:
Berberis - die *Berberitze,* - eine Arznei die hauptsächlich bei einstrahlenden Nierenschmerzen und Blasen-Beschwerden aus der Schublade gezogen wird. Verminderte Libido und ein verzögerter Orgasmus sind ebenfalls charakteristisch.
Calcium-carbonicum - der *Austernschalenkalk*
Picricum-acidum - *Trinitrophenol*
Platina - das Metall *Platin*

ERWIN SCHLÜREN führt in seinem sehr empfehlenswerten Buch *Homöopathie in Frauenheilkunde und Geburtshilfe*[27] auch noch **Onosmodium-virginicum** an, - ein nordamerikanisches *Borax-Gewächs,* auch bekannt unter der Bezeichnung **Lithospermum - Falscher Steinsamen**. Auch BOERICKE und CLARKE weisen diesem Mittel beträchtliche Kräfte zu, vor allem bei sehr erschöpften, unkonzentrierten und vergeßlichen Patienten, mit müden Augen und

---
[27] Siehe Bibliographie unter HOMÖOPATHIE / SEXUALITÄT.

trockenen Schleimhäuten der Nase und des Mundes. Das Mittel soll Farbenblindheit für Rot-Grün geheilt haben. Frauen mit völlig unterdrücktem oder verlorengegangenem Sexualleben, sowie Männer mit psychischer Impotenz bei gleichzeitiger Erregung sollen von dieser Arznei profitieren. Ich selbst habe das Mittel noch nie bei einem Patienten eingesetzt, kann also nicht aus eigener Erfahrung sprechen.

Beschäftigen wir uns mit drei Arzneien aus diesem Gesamtangebot etwas näher und zwar mit **Conium, Helleborus und Lyssinum.**

Conium
Der Schierlingsbecher des Sokrates

Conium - das ist jener bittere Trank, den SOKRATES auf Geheiß der Obrigkeit in stoischer Gelassenheit zu sich nahm, um sich damit zu entleiben.
In dem von ihm selbst verfaßten Kommentar zu seinen 5 Gedichten mit dem Titel *Urworte Orphisch* äußert sich GOETHE über den Zufall im Sinne einer Gesetzmäßigkeit, die einem Menschen zu einem bestimmten Zeitpunkt zu-fällt. Er schreibt da unter anderem:

„In diesem Sinne einer nothwendig aufgestellten Individualität hat man einem jeden Menschen seinen Dämon zugeschrieben, der ihm gelegentlich ins Ohr raunt was denn eigentlich zu tun sey, und so wählte Sokrates den Giftbecher, weil ihm ziemte zu sterben."

Der *Schierling* in potenzierter Form gilt als das Haupt- und Staatsmittel der Homöopathie gegen die Folgen des unterdrückten Eros. Und da sich Lebenskraft primär von dort zurückzieht, wo sie quasi zuhause ist, wird bei einer vorzeitigen Unterdrückung und Abschnürung dieser Energien im Beckenbodenbereich als erstes die Zellatmung behindert. Die Folgen sind Verkrampfungen, Schmerz und im Anschluß daran irgendwann eine Entartung der Zellen, die durch eine Vergrößerung ihrer Oberfläche versuchen, den Energiemangel zu kompensieren. Schließlich werden Erscheinungen diagnostiziert, die der Schulmediziner in die Schubladen Myome, Uterus-, Prostata- oder Hoden-Carcinom einreiht. In solch einem Fall ist nun Conium eines der ersten Mittel, an die der Homöopath denkt. Mehr oder weniger schnell stößt man beim Einsatz dieses Heilstoffs dann auf einen nicht bereinigten Konflikt. In *Homöopathie das kosmische Heilgesetz* ist bis in die Einzelheiten hinein die seltsame Geschichte von einem bedrohlichen Myom bei einer Frau geschildert, die, - als sich die Geschwulst unter der Medikamentation mit Conium zurückbildete -, plötzlich wieder mit ihren strömenden Energien konfrontiert wurde. Sie gelangte dabei an die Wurzeln ihres Konflikts, der darin bestand, daß sie mit ihrem Gatten keinen sexuellen Verkehr mehr pflegen wollte und sich einen Geliebten aus moralischen Gründen nicht erlaubte. So blieb ein nicht mehr bedrohlicher Rest des Myoms bestehen und die Frau setzte ihre Arznei ab. Nun wird sie seit mehreren Jahren von furchtbaren Rückenschmerzen geplagt, gegen die kein Kraut gewachsen scheint. In meiner Praxis ist sie nicht mehr erschienen.

Der geistige Hintergrund bei einem Menschen, der Conium benötigt, besteht in einer massiven Panzerung gegen das Strömen des natürlichen, energetischen Flusses.
Sokrates beschrieb den Freunden, die seinen Sterbeprozeß begleiteten genau, wie das Gift sich von den Beinen her allmählich nach oben ausbreitete, sodaß ein Körperteil nach dem anderen erstarrte, bis es schließlich sein Herz erreichte und er den ihm verliehenen Körper verlassen konnte.

Conium ist wohl eines der besten Mittel gegen ein inneres Absterben durch eine bewußte oder unbewußte Gefühlslähmung. Typische Symptome, die nach dieser Arznei in potenzierter Form verlangen, sind: Großes Bedürfnis nach Einsamkeit. Ein Verhalten, wie bei Tieren, die sich zum Sterben verkriechen wollen.
Verlust des sexuellen Verlangens, oder ein vermehrter Trieb bei verminderter Kraft sowie ein Mangel an Kontrolle bei älteren Menschen, speziell Witwern, die durch Verlust des Partners vorzeitig gealtert scheinen. Bei Männern ist ein Samenerguß bereits beim bloßen Anblick schöner Frauen oder nachts im Bett typisch. Drehschwindel und Schweiß im Bett beim Augenschließen. Schwindel bei der Betrachtung von sich bewegenden Gegenständen, eine steife wie gelähmte Zunge.

SEXUELLE UNTERDRÜCKUNG

Konzentrationsschwierigkeiten, Lichtscheu, Alters-Star, Zittern bei kleinsten Anstrengungen. Steinharte Drüsen, Hoden- oder Prostata-Carcinom.

Ursachen für die Entstehung solcher Symptome finden wir z.B.
im Gram über den Verlust geliebter Personen, in sexueller Enthaltsamkeit, im abrupten Abstillen, mit daraufhin erfolgender Entartung der Mammae, also einer massiven Unterdrückung natürlicher Abläufe, oder in der Quetschung der weiblichen Brust durch Stoß oder Fall, mit nachfolgender Zellentartung.

VOEGELI berichtet in einem seiner Seminare von einem Mönch, der ihn um ein Mittel bat, weil er sich durch sein starkes erotisches Verlangen bei seinen Übungen gestört fühlte. Conium half ihm.

GALLAVARDIN erzählt in dem kleinen Bändchen *Homöopathische Behandlung von Charakter, Trunksucht und Sexualtrieb,* daß es ihm in vielen Fällen gelungen war, einen übersteigerten Geschlechtstrieb bei zölibatär lebenden Einzelpersonen mittels diverser homöopathischer Arzneien auf ein normales Maß zurückzuführen. Er weist jedoch auch darauf hin, daß den Anfechtungen des Fleisches bei Menschen etwas schwerer beizukommen ist, als das bei Tieren der Fall ist, weil diese nicht in demselben Maße den Einbildungen ihrer Phantasie ausgeliefert sind. Über Mittel gegen eine quälende Bedrängung durch laszive Gedanken werden wir noch zu sprechen haben.

Gallavardin spricht aber auch davon, daß unwillkürliche nächtliche Ergüsse „ein Sicherheitsventil" sind, „das es gestattet, die geschlechtliche, sittliche und geistige Ruhe zu bewahren." Durch willentliche Unterdrückung solcher Entladungen, können sich bei einem Menschen, dessen Bewußtsein noch nicht dazu in der Lage ist, die im Samen enthaltenen Kräfte in Lichtenergie zu verwandeln und dessen Organismus noch nicht genügend transformiert ist, um dem Ansturm dieser Energien standzuhalten, hochgradig gefährliche Zustände einstellen.

Als Beispiel führt er einen Abbé Blanchet an, den Pfarrer von Cours, bei la Réole (Guyenne), der im 18. Jahrhundert einen großen Skandal verursachte:

„Auf Wunsch seiner Mutter war er Priester geworden. Später versuchte er alles erdenkliche, um seine unfreiwilligen Pollutionen, die er für Sünde hielt, zu unterdrücken. Es entstand bei ihm eine Samenstauung, die eine außerordentliche Reizbarkeit und Empfindlichkeit auslöste. Die Frauen erschienen ihm in Licht getaucht und glänzend, wie im Widerschein elektrischer Funken, eine Lampe schien ihm eine Feuersbrunst zu sein. Seine Augen glänzten so, daß niemand ihren Schein ertragen konnte. Seine Phantasie und alle seine Sinne waren übererregt, er hatte Halluzinationen. Er wurde von dieser Satyriasis geheilt, indem er sie mit Frauen befriedigte."

Das homöopathische Mittel, das ihm vermutlich geholfen hätte, wäre **Phosphor** gewesen, - allein, die Lösung, die der Abbé für sich fand, ist sicher auch zu befürworten, erstens, weil SAMUEL HAHNEMANN zu dessen Zeit noch nicht auf dem Plan war mit seiner Homöopathie, zum anderen, weil man diese Lösung auch nach dem Wahlspruch angehen kann: „Die sicherste Methode, um einer Versuchung ein Ende zu bereiten, ist es, ihr zu erliegen."

Dazu fällt mir ein persönliches Erlebnis ein, was nicht einer gewissen Komik entbehrt:
In meiner Übergangszeit vom Photographen zum Klassischen Homöopathen, vor nunmehr 25 Jahren, war ich einmal sehr verliebt in ein blondes, wunderschönes Photomodell mit meergrünen Augen, die auf den Kosenamen Wooky hörte. Diese hatte jedoch einen festen Freund und so bestand zunächst keine Chance, ihr irgendwie näher zu kommen, als auf rein beruflicher oder kameradschaftlicher Ebene.
Eines Tages nun rief Wooky mich an und war völlig verstört, weil ihr Freund sie verlassen hatte. Sie fragte mich, ob ich ihr auf irgendeine - man behalte das Wort „irgendeine" - Weise helfen könnte. Mein Herz floß über vor Liebe und Hilfsbereitschaft. Sie kam und sank in meine Arme. Und was tat ich?! - Anstatt die Situation zu nutzen und Wooky mit der ihr gebührenden Aufmerksamkeit persönlich zu trösten, gab ich ihr ein paar Kügelchen

Ignatia (Folgen von Liebeskummer) in einer 30. Potenz, woraufhin sie noch eine viertel Stunde auf meinem Sofa sitzenblieb, um sich dann nach kurzer Zeit die Tränen abtrocknend, zu verabschieden. Von zuhause rief sie mich nochmals an, um mir mitzuteilen, daß es ihr jetzt wieder warm ums Herz sei und sie die Dinge bereits auf dem Nachhauseweg in einem völlig anderen Licht sehen konnte. Ich erinnere mich noch, ihr gesagt zu haben: „Siehst Du, es wird schon wieder - und denk daran: andere Mütter haben auch hübsche Söhne."
Danach faßte ich mich an die Stirn und dachte: Man muß wirklich besessen sein, von dieser Heilkunst, um solch einen Blödsinn zu fabrizieren. Auch eine - besonders subtile - Art von Unterdrückung!

GALLAVARDIN verwendete vielfach eine 200ste Potenz von **Causticum** zur Dämpfung des Geschlechtstriebs bei Personen, die besonderen Anfechtungen ausgesetzt waren, wie eben beispielsweise Mönche. Wir haben uns mit dieser Arznei schon im Kapitel über die Frigidität der Frau beschäftigt und werden es ein zweites Mal tun, wenn es um perverse Gelüste geht.

Wenden wir uns einer weiteren Arznei aus dem Arsenal der Möglichkeiten zur Bewältigung des Zölibats, bzw. zur innerseelischen Unterstützung der Keuschheit zu und das ist:

Helleborus-niger
Es ist ein Ros entsprungen...

Helleborus-niger - die *Christrose*, oder *Schneerose,* gehört zur Familie der Hahnenfußgewächse. Sie wächst an kühlen, feuchten und schattigen Plätzen der Kalkalpen und besitzt lederartig feste, fußförmig verzweigte und sehr ausdauernde Blätter. Die Information die ihr Genius beinhaltet, entspricht der Idee, Licht ins Dunkel zu bringen. Diese Rose blüht nicht im Sommer, - nein, sie entfaltet ihre Blüte im tiefsten Winter, zur dunkelsten Jahreszeit und huldigt auf diese Weise einer völligen Umkehrung der dem natürlichen Ablauf der Jahreszeiten angepaßten vegetativen Vor-

gänge, d.h. der ihr innewohnende eigene Rhythmus „stemmt sich gegen den normalen Rhythmus des Erdenjahres."
Mit der ihm eigenen tiefen Schau in die Signatur dieser Pflanze, erkannte bereits PARACELSUS,[28] welche Möglichkeiten sich dem alternden Menschen, der dem Winter seines Lebens zustrebt, durch Anwendung eines aus ihr gewonnenen Arcanum[29] erschließen könnten.

Wenn wir die Zeichen, die die Christrose durch ihr winterliches Erscheinen setzt, richtig deuten, so können wir aus ihnen erkennen, daß das astralische Element viel weniger stark entvitalisierend in die materielle Pflanze eingreift, als das normalerweise der Fall ist, sodaß diese dadurch Kräfte anreichern kann, die ihr Überleben in Eis und Schnee sichern.
Auch **Aconit** - der *blaue Sturmhut* ist ein Hahnenfußgewächs, doch ist ihm diese Fähigkeit nicht zu eigen. Seine Büte stirbt und er muß seine Kräfte in Samen hinein verdichten, die im Spätherbst in verholzten, erstarrten Samenrasseln starr in die Luft ragen.
Die Blüte der Schneerose überdauert hingegen, macht lediglich eine Wandlung durch, indem ihr strahlendes Weiß sich zuerst in himmlischen Purpur verwandelt - RUDOLF STEINER gab dieser Farbe den Namen „Pfirsichblüt" - sodann grün wird und schließlich bis ins kommende Frühjahr in seinem Kelchblattteil weiterlebt.
Die herzwirksamen Glycoside des Wurzelstocks rücken die Pflanze in die Nähe von Digitalis. Da das menschliche Herz von seinem inneren Wesen her keine Pumpe sondern primär ein rhythmisches Organ darstellt, beginnen wir zu begreifen, warum die Christrose mit ihrer Idee der Rhythmusumkehr und verstärkten Kraftentfaltung im

---

[28] eigentlich THEOPHRASTUS BOMBASTUS VON HOHENHEIM, 1493-1541, dt. Alchemist, Arzt und Naturforscher, der nicht nur das Prinzip der heilenden Ähnlichkeit durchschaut hatte und bei der Herstellung seiner spagyrischen Präparate anwandte, sondern durch die dynamische Betrachtung der Lebensvorgänge den Grundstein legte, für eine Medizin des 3. Jahrtausends.
[29] ein Geheimmittel, aus lat.: *arcanum* = „das Geheime, das Verschlossene". Genauer: die Essenz einer Arznei, ihr eigentliches Wesen, ihr vergeistigter innerer Genius, der durch spagyrische Prozesse (Trennen, Reinigen und Wiedervereinigen der einzelnen Bestandteile einer Pflanze oder eines Minerals) gewonnen wird. Die Spagyrik bedient sich dabei der Gärung, Destillation und Calcination.

Winter, dem allmählichen Entzug von Lebensenergie beim alternden Menschen so wohltuend entgegenwirken kann.

Diese Möglichkeit zur Kompensation gilt natürlich auch, wenn ein Mensch seine sexuellen Energien bewußt unterdrückt und dadurch Geschwulstkrankheiten im genitalen Bereich provoziert.

„Was Du nicht gebrauchst, nimmt der Liebe Gott zurück", sagte kürzlich ein Freund spaßeshalber zu mir und bezog sich dabei auf die zahlreich vorkommenden Prostata-Adenome und -Karcinome bei alternden Männern, welche keinen regelmäßigen Geschlechtsverkehr mehr ausüben, sei es wegen Partnerverlust oder aus Mangel an Gelegenheit.

Die Christrose zeigt Parallelen zur **Mistel,** was die Vermittlung von Lichtkräften in einen Organismus hinein angeht, der von abnormen Wachstumsprozessen überprägt ist.

Die Botschaft der aus dem Wurzelstock von **Helleborus** entwickelten Arznei richtet sich also auch auf unser Wurzel-Chakra und bringt dort Licht ins Dunkel.

Es ist übrigens eigenartig, daß Menschen soviel Angst vor Licht haben. Zwar wird das Dunkel auch gefürchtet, aber mir will fast scheinen, daß die Angst vor dem Licht noch profunder ist. Mit Dunkelheit kennt die Menschheit sich aus. Der Dunkelheit, der Unwissenheit, der Verdummung - womit ich ein Festhalten an der Materie und eine Verhaftung in materiellen Denkmustern meine - wird seit Jahrhunderten Vorschub geleistet. Dem Vorgang des inneren Sich-Zusammenziehens ebenfalls. Licht jedoch erfordert ein Sich-Öffnen. Licht muß man „aus-halten" und das bedeutet sowohl eine Weiterentwicklung des Denkens in nicht-materielle geistige Welten hinein, wie auch eine Transformation des Körpers, damit der gegenüber höheren Schwingungen gewappnet ist und diese ohne Schaden verkraftet. Die nahe Verwandtschaft von Genie und Irresein zeigt sich an dutzenden von Beispielen, von HÖLDERLIN bis VAN GOGH.

So ist es wiederum nicht verwunderlich, daß ebenso wie **Magnesium-carbonicum,** über dessen innige Beziehung zum Licht wir schon eingehender gesprochen haben, - auch die Christrose ein wenig stiefmütterlich von den Homöopathen behandelt wird. Ich glaube fast, man weiß bisweilen nicht so recht wie man sie einsetzen soll.

In meinem Erstlingswerk habe ich den Fall einer Hauskatze beschrieben, die im Alter von 14 Jahren an fortgeschrittener *Urämie*[30] litt, abgemagert war bis zum Skelett und vom Tierarzt aufgegeben. Durch eine LM-12 Potenz von Helleborus - auf die übliche Weise verabfolgt - genas sie. Binnen weniger Tage schied sie eine Menge stinkender Substanzen aus, erholte sich, wurde wieder mobil und lebt, soweit ich weiß, heute im Alter von 20 Jahren immer noch.

Vielleicht wird aus den hier gemachten, etwas tieferreichenden Einblicken klarer, was dieses Mittel - speziell beim alternden Menschen, - selbst ohne klare Indikation -, ausrichten kann.

In früheren Zeiten bedurfte es noch nicht einmal einer auf alchemistische Weise fabrizierten Essenz der Pflanze. PARACELSUS stellte ein lebensverlängerndes Mittel allein aus den zu Pulver zerriebenen getrockneten Blättern und gleichen Teilen Milchzucker her. Spätestens ab seinem 60. Lebensjahr sollte der alternde Mensch jeden Morgen und abend soviel davon zu sich nehmen, wie er zwischen drei Fingern aufnehmen und halten könne. Ab dem 70. Lebensjahr dann nur noch jeden 2. Tag einmal und ab dem 80. Jahr nur noch einmal wöchentlich eben diese Menge, welche Paracelsus als „ein Quintlein" bezeichnet. Spaßeshalber und wegen der herrlich antiquierten Sprache sei hier seine Anweisung im Original der ASCHNER'schen Ausgabe wiedergegeben:

„Merket euch zuerst von den Kräften der alten Nieswurz, die sie in den Blättern hat, nämlich in der Bereitung, daß sie in dem Zeichen der Erhaltung abgebrochen werden soll. Sie soll im Schatten in trockener Luft gut gedörrt, dann auf's kleinste gestoßen und mit wenig Zucker vermengt werden. So wird das Pulver bereitet. Täglich morgens und nachts das Pulver gebraucht, und zwar die Menge, die drei Finger halten können. Diese Kraft hat die Natur aus der ganzen Maschine der Welt zur Erhaltung des Mikrokosmus in ein Arcanum gelegt.

---

[30] Harnvergiftung, wegen Niereninsuffizienz, von griech.: *ouron* = „Harn" und *aima* = „das Blut".

Ferner sollt ihr wissen, daß es nicht jeder gebrauchen muß, sondern ein Arzt soll die Gesundheit des Menschen beachten und soviel verordnen, wie jedem notwendig ist."

Die homöopathischen Prüfungen wurden mit dem aus dem schwarzen Wurzelstock gewonnenen Pharmakon gemacht. Es ist sehr giftig und ruft Symptome in Erscheinung, welche in ähnlicher Form durch die potenzierte Arznei beim Kranken zum Erlöschen gebracht werden können. HAHNEMANN schreibt in einer Anmerkung zu den Prüfungssymptomen von Helleborus, wie sie in Band 3 seiner *Reinen Arzneimittellehre* niedergelegt sind:

„Aus verschiedenen Beobachtungen schließe ich, daß Stupor, Abstumpfung des inneren Gefühls (sensorium commune) - wo man bei gutem Gesichte nur unvollkommen sieht und das Gesehene nicht achtet, bei guten Gehörswerkzeugen nichts deutlich hört oder vernimmt, bei richtigem Geschmackswerkzeuge an nichts Geschmack findet, immer oder oft gedankenlos ist, sich des Vergangenen oder kurz vorher Begegneten wenig oder nicht erinnert, an nichts Freude hat, nur leicht schlummert, ohne fest und erquickend zu schlafen, arbeiten will, ohne Aufmerksamkeit oder Kräfte dazu zu haben - eine erste Hauptwirkung der Schwarz-Christwurzel sey."

Wie es für die Hahnenfußgewächse typisch ist, richtet sich auch bei der Christrose die medizinische Wirkung in der Hauptsache auf den Flüssigkeitsorganismus. Dieser wird in höherem Maße vom Astralleib ergriffen und komprimiert, sodaß aufgrund einer Blutdruckerhöhung und allgemeinen Gewebsstraffung eine verstärkte Flüssigkeitsabsonderung in Gang kommen kann.
So gesehen kann man an Helleborus sogar bei Folgen einer *Scharlachnephritis* denken.
Die Kopf- und Gemütssymptome lassen auch an eine Behandlung von Hirnhautenzündungen (*Meningitiden*) mit starken Ausscheidungen von Gewebe- und Gefäßflüssigkeiten denken, wenn entsprechende sonstige Symptome gegeben sind.
Ähnlich Lycopodium haben wir eine typische Verschlimmerung zur Maximalzeit des Nieren- und Blasenmeridians zwischen 16-20 Uhr.
Der Leser studiere die Einzelsymptomatik der Christrose!

Lyssinum
Der Werwolf?

Lyssinum - das ist die *Tollwut-Nosode,* eine Arznei aus dem Speichel eines tollwütigen Hundes. **Hydrophobinum** wird das Mittel auch genannt, wegen der außergewöhnlichen Empfindlichkeit des Gemüts beim Anblick fließenden Wassers oder durch blendendes Licht, welche beiden „Ein-Flüsse" sofort Krampfzustände auslösen.

Was hat es damit auf sich und welche philosophischen Gedanken könnte man daran knüpfen?
Sowohl fließendes Wasser, wie auch Licht sind Repräsentanten reinen Lebens. Aus Wasser, das durch Licht belebt wurde und fester Materie, entstand mit Hilfe von spiralförmigen Rotationskräften vor Urzeiten das Leben auf diesem Planeten. WILHELM REICH konnte diesen Vorgang unter dem Mikroskop nachvollziehen und feststellen, wie sich der Übergang aus scheinbar toter Materie zu dem Phänomen, das wir Leben nennen, vollzieht. Bringt man beliebige Partikel von Materie, z.B. Sand vom Strand, zusammen mit Wasser zum kochen, dann läßt sich beobachten, wie die Sandkörner an ihren Rändern beginnen, ihre Struktur aufzulösen und kleinere Entitäten in Form pulsierender und bläulich leuchtender Bläschen abzusondern. Diese formieren sich von einer unsichtbaren Kraft angetrieben in einer kreisförmigen Bahn und schließen sich zu einem größeren Verband zusammen, in dessen Mitte sich ein Kern bildet. Ein Einzeller, - ein *Protozoon* ist entstanden. Dieser Vorgang findet heutzutage immer noch auf ganz natürliche Weise statt und zwar in den vulkanischen Tiefseegräben unserer Ozeane. Doch das nur nebenbei.
Was muß vorausgegangen sein, wenn ein Wesen auf die Hauptlebensimpulse, wie sie durch Licht und Fließwasser gesetzt werden, mit Konvulsionen reagiert? Könnte es sich vielleicht um eine Reaktion handeln, die durch unterdrückte sexuelle Energie ausgelöst wird, welche ja nichts anderes ist als reine Lebenskraft?
Was hat das alles darüber hinaus mit Wut zu tun, - mit Wut bis zur Tollheit? Ich erlaube mir weitere Fragen in den Raum zu stellen, um den Leser hierdurch anzuregen, mir vielleicht zu folgen.

Was geschieht mit einem Lebewesen, sei es Mensch oder Tier, das seine sexuellen Energien auf der einen Seite nicht ausleben kann oder darf und auf der anderen Seite von seinem Bewußtsein her nicht weit genug entwickelt ist, um diese Potenzen in schöpferischen Eros hinein zu transformieren?

Es wird entweder schwermütig und verändert sich degenerativ bis hin zu Geschwulstkrankheiten im Sinne der von RECKEWEG so benannten *Neoplasmaphase,*[31] oder es wird - immer entsprechend seiner individuellen Anlagen - zornig, wütend, aggressiv und sinkt ab in niedere tierische Triebbefriedigungs-Bereiche. Die zahlreichen Vergewaltigungen, welche tagtäglich stattfinden, gedeihen auf dem Boden von Liebesentzug und unterdrückter Sexualität. Leichtere und auch schwerere Erkrankungen in unseren Gefängnissen gehen häufig zu Lasten derselben Ursache.

Ich stelle meine Vermutung zur Diskussion, daß die Wutkrankheiten bei Tieren deshalb zugenommen haben, weil der Mensch durch gewaltsame Eingriffe in natürliche Abläufe innerhalb der Tierwelt, Entbehrungssyndrome ausgelöst hat, gegen die - z.B. im Fall der tollwütigen Füchse -, diese Tiere sich nicht wehren können. Spricht nicht einiges dafür, daß männliche Füchse vor allem dann zur Tollwut neigen, wenn sie ihren Geschlechtstrieb aus Mangel an paarungswilligen Weibchen nicht ausleben können?

Auch hier ist es wohl primär die innerseelische Wut, die sich vergiftend auf die Körpersäfte auswirkt, nicht das im Geifer des Tieres nachträglich gefundene Virus.

Generell können Bisse auch von sogenannten nichtgiftigen Tieren enorm zersetzend wirken, wenn hinter solch einem Biß eine gehörige Portion Wut sitzt. Man erinnere sich an den im wahrsten Sinn des Wortes „bissigen" Witz, ungefähr folgenden Inhalts:

Ein junger Assistenzarzt begleitet den Chef zum ersten Mal bei der Visite. Die beiden betreten ein Zimmer in welchem eine Frau, mit

---

[31] H.H.RECKEWEG teilte die Möglichkeiten der Reaktion eines Organismus gegenüber kränkenden Einflüssen in 6 Phasen ein: 1. Exkretionsphase, 2. Reaktionsphase, 3. Depositionsphase, 4. Imprägnationsphase, 5.Degenerationsphase und 6. Neoplasmaphase. Näheres siehe RABA, *Homöopathie - das kosmische Heilgesetz.*

rosiger Gesichtsfarbe im Bett liegt, der es offenbar nicht sehr schlecht gehen kann. Der junge Arzt fragt seinen Chef:
„Was fehlt dieser Patientin?"
Der Chef: „Wir wurden letzte Woche von einer Kreuzotter gebissen, nicht wahr, Frau Vipera... Na ja, geht ja schon wieder recht ordentlich, lassen Se mal sehen. (gönnerhaft): Se können morgen nachhause gehen."
Die beiden betreten ein nächstes, leicht abgedunkeltes Zimmer. In diesem liegt wiederum eine Frau. Sie macht einen verstörten, ungeduldigen und gereizten Eindruck, hat offensichtlich große Angst vor einer schlechten Neuigkeit und scheint ständig an irgendetwas zu schlucken. Sie ist ziemlich blaß. Der Chef erklärt:
„Die gute Frau ist vor 6 Wochen von einem tollwütigen Hund gebissen worden, nicht wahr, Frau Lyssina... Aber nun regen wir uns mal nicht auf, wir kriegen Sie schon wieder hin, gell?!"
Nehmen wir mal an, es handelt sich um ein fortschrittlicheres Krankenhaus für Naturheilweisen und Klassische Homöopathie, dann würde der Chef zu seinem jungen Kollegen vielleicht noch gesagt haben: „Sie bekommt Belladonna und Stramonium in ziemlich hohen Potenzen, ich schätze mal, daß wir sie in einer Woche entlassen können."
Die beiden gehen nun weiter und betreten ein drittes Zimmer. In diesem liegt ein Mann mit allen Anzeichen schwerster Mangeloxidation im Koma. Er nimmt die beiden Ärzte garnicht mehr wahr.
Der junge Arzt zum Chef: „Um Gottes willen, was ist denn mit dem los?"
Der Chef - als sie wieder vor der Tür sind - (damit der Kranke nicht unterbewußt mithört, was gesprochen wird): „Der wurde schon vor vier Wochen eingeliefert. Wir haben alles mögliche probiert. Nichts greift an. Kein Opium, kein Carbo, noch Arsen, richten auch nur die Bohne aus. Hab' nur noch wenig Hoffnung."
Der Assistenzarzt: „Was ist passiert?"
Der Chef: „Den hat seine Frau gebissen!"
Eine recht boshafte Geschichte, sicher - jedoch - cum grano salis!

Lyssa - das heißt auf altgriechisch: „Die Wölfin". Lyssa-Fieber - so hieß früher die Tollwut.

SEXUELLE UNTERDRÜCKUNG

Seit Jahrhunderten spukt der Mythos vom Werwolf durch die überhitzten Gehirne der Horror-Geschichten-Schreiber. Kommt das alles von ungefähr oder basiert es in irgendeiner Weise auf einem realen Hintergrund?
Ich sehe den Werwolf-Mythos als eine Parabel für unterdrückte Wut und abgeklemmten Geschlechtstrieb an. Naturgemäß wirkt sich das vor allem auf das männliche Tier in der bekannten Weise aus. Die Geschichte ist dutzende Male verfilmt worden. Eine brillante Version liegt in dem 1994 gedrehten Film mit MICHELLE PFEIFFER und JACK NICHOLSON unter der Regie von MIKE NICHOLS vor. Offenbar besteht ein großes Verlangen nach Gänsehaut beim Publikum und dieser Mythos besitzt darüber hinaus eine gewisse Homöopathizität zu Urproblemen der Menschheit. Der Werwolf-Mythos ist im Grunde die Geschichte von *Dr. Jeckyl und Mr. Hyde,* eine Metapher für die zwei Seelen, die in einer Brust wohnen: das Böse, das nicht integriert werden kann und sich nach außen Bahn bricht.

Die hochpotenzierte Arznei aus dem Speichel des tollwütigen Tieres kann angewandt werden bei Folgen von Unterdrückung des Sexualtriebs, mit der für das Mittel typischen Symptomatik. Neben der Verschlimmerung aller Symptome durch Wasser und Lichtreflexe besteht vor allem eine außergewöhnliche Erotomanie, eine abnorme Libido, mit schmerzhaften Dauererektionen (*Satyriasis*), epileptischen Krämpfen und ständigem Speichelfluß. Auch ein Somnambulismus, wie er z.B. als Folge eines Sonnenstichs auftreten kann, kommt vor.
Ebenfalls typisch ist eine Atrophie der Hoden, wie sie die antisyphilitischen Arzneien Aurum, Iod und Kalium-jodatum in ihrem Mittelbild aufweisen.
Der Kranke beschimpft Frau und Kinder, bittet andere, für ihn zu beten und fürchtet sich davor verrückt zu werden, weil er die zerstörerischen Energien, die sein Gehirn in Aufruhr versetzen, nicht mehr kontrollieren kann.
Das Mittel kann übrigens auch für Frauen hilfreich sein, z.B. wenn sie eine Abneigung gegen den Coitus seit einer Entbindung entwickelt haben, weil ihre Vagina dadurch sehr empfindlich geworden ist und die Vereinigung schmerzhaft macht.

„*Wenn der Teufel alt wird,
will er oft Mönch werden.*"

ANONYMUS

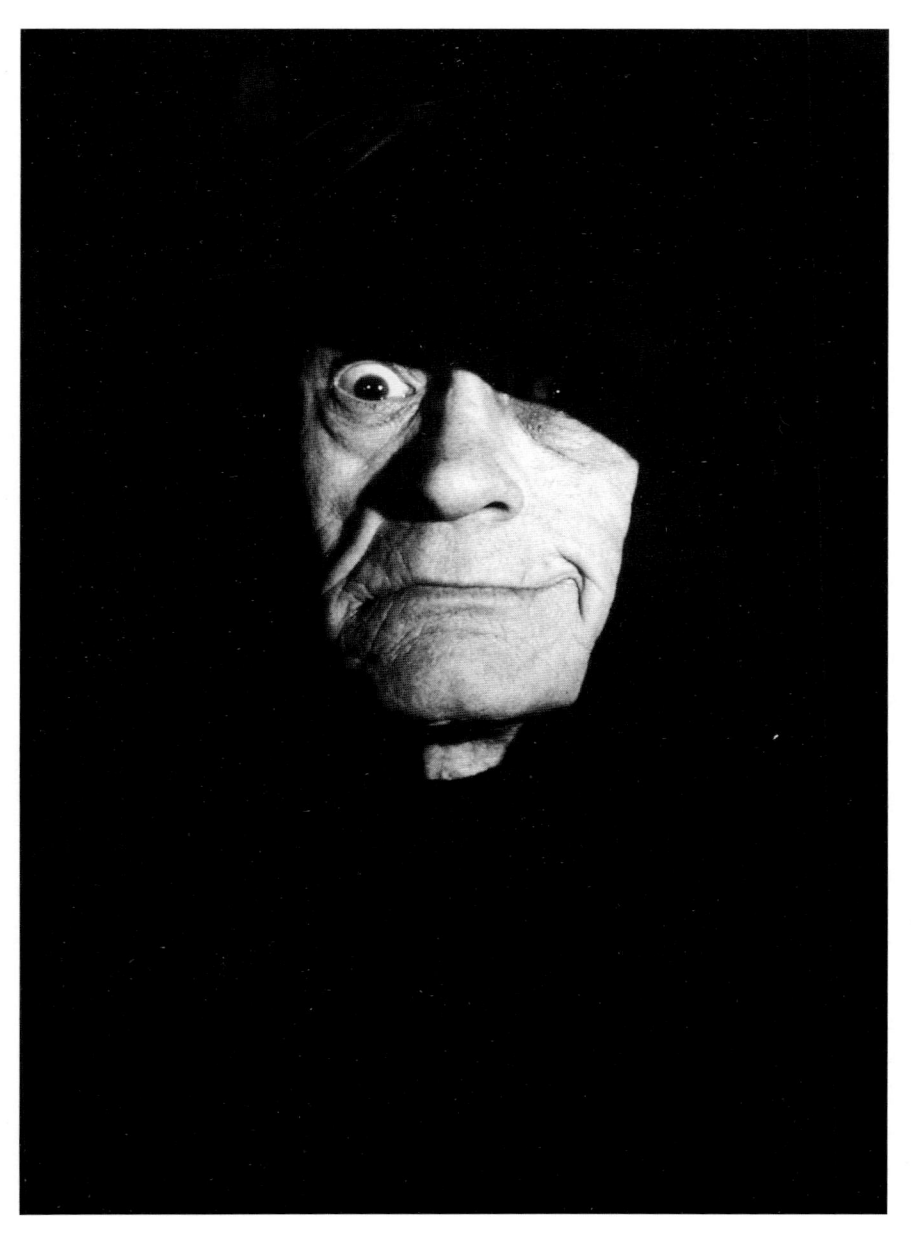

Sexuelle Phantasien -
Ausgleich für Frustration und Mangel an Kommunikation

Sexuelle Phantasien sind so alt wie die Menschheit. Erotik findet in erster Linie im Kopf statt. Die Ausführung der inneren Vorstellung ist erst der zweite Akt. Über die Problematik der Phantasien im Hinblick auf die Entwicklung einer gesunden Liebesbeziehung wurde bereits gesprochen.

Sexuelle Phantasien dienen jedoch auch der Ankurbelung der Lebensenergie. Im besten Fall können sie den, der sie pflegt, beflügeln und ihm schöpferische Impulse für künstlerische Aktivitäten vermitteln. Zumindest können sie dazu dienen, uns besser durch unseren Tag zu bringen.

Die Sache wird erst dann fragwürdig, wenn nicht mehr wir die Phantasie besitzen, sondern wenn die Phantasie total Besitz von uns ergreift. Dann sind wir nicht mehr Herr im Haus unserer Persönlichkeit, sondern ein Sklave im virtuellen Haus unserer selbsterschaffenen Elementale. Dann beflügelt uns die selbstgezeugte Erotik nicht mehr, sondern bildet Schlinggewächse, deren Ausbreitung zuviel Energie von unserer Schaffenskraft abzieht und mit Beschlag belegt. Die Sinne stumpfen ab und wir benötigen immer stärke Stimuli. Ein Teufelskreis, der uns seelisch und körperlich verkommen läßt.

Mittel, die dem entgegensteuern, sind im KENT unter der Gemütsrubrik PHANTASIEN/WOLLÜSTIGE angeführt. Es stehen da lauter zwei- und einwertige Arzneien, die wir hier kurz auflisten können:

Mittel im 2. Grad	Mittel im 1. Grad
Ambra-grisea - *grauer Amber*	Ammonium-carb. - *Hirschhornsalz*
Calcium-carbonicum	Anacardium - *„Elephantenlaus"*
China	Arundo - *Spanische Gräser*
Graphit	Aurum - *Gold*
Lycopodium	Belladonna - *Tollkirsche*
Opium	Carbo-veg. - *Birkenholz-Kohle*
	Digitalis - *Roter Fingerhut*

Noch 1.Grad
Hippomanes - *die Allantoishaut des Pferdeembryo*
Ignatia - *Ignatiusbohne*
Lilium tigrinum - *Tigerlilie*
Sanguinaria - *Kanadische Blutwurzel*
Thuja - der *Lebensbaum*
Verbascum - *Königskerze*

Ergänzen bzw. vergleichen kann man diese Liste mit den in einer synomymen Rubrik angeführten Mitteln. Diese finden sich unter der Bezeichnung GEMÜT / GEDANKEN / DRÄNGEN SICH AUF UND SCHWIRREN DURCHEINANDER / SEXUELLE. Hier finden wir:

Mittel im 2.Grad
Graphit
Phosphor
Platina
Staphisagria

Mittel im 1.Grad
Aloe - ein *Liliengewächs Afrikas*
Conium - der *Schierling*
Picricum-acidum - *Pikrinsäure*

Außer jenen Arzneien denen wir zum größten Teil schon begegnet sind, könnten wir aus diesem Sammelsurium vielleicht den folgenden - als für unsere Belange wichtig - ein wenig mehr Beachtung schenken:
Ambra, China, Graphit, Aurum, Anacardium. Natürlich geschieht diese Auswahl nach rein subjektiven Kriterien.

Ambra
Er hat den Faden verloren

Ambra - das ist ein *Sekret des Pottwals*, das dieser aus seinen Darmwänden absondert. Immer wieder rätselt man herum, wie diese Substanz eigentlich entsteht, die einen aromatischen Geruch ausströmt und sich deshalb vor allem in der Parfum-Industrie vergangener Jahrhunderte einer steigenden Beliebtheit erfreute.

Es könnte sich um eine Art „Wundharz" handeln, welches die Darmwände der Wale absondern, wenn sie, - wie manche behaupten -, durch die scharfen Papageienschnäbel der Sepien und Kraken, die angeblich ihre Hauptnahrungsquelle darstellen -, verletzt werden. Diese Version wird gestützt durch die Beobachtung, daß man Ambra stets nur in etwas abgemagerten Walen gefunden habe.
„An Unterernährung scheinen diese 40-Tonner, wie auch kleinere Pottwale nur zu leiden, wenn sie Ambra in ihrem Darm tragen", heißt es in YVES COHATs *Leben und Tod der Wale*.

Das könnte erklären, warum Ambra sich als homöopathisch erweist bei fortschreitender Hemmung der Lebensvorgänge in einem frühzeitig gealterten Menschen. Der geniale französische Homöopath PIERRE SCHMIDT hält Ambra für das wichtigste Mittel für den alten Menschen überhaupt.
Es findet sich nirgends ein Hinweis, ob diese „unterernährten Wale" in kürzeren Abständen als andere an die Wasseroberfläche kommen müssen, um zu atmen. Ambra wohnt nämlich eine Information inne, die beim Menschen einen tiefen hohlen Husten erzeugt, den die potenzierte Arznei heilen kann. Es findet sich auch kein Hinweis darüber, ob diese Wale sich von der Herde absondern und für sich alleine schwimmen. Besonders gut wirkt das Mittel nämlich auf Menschen, die Gesellschaft meiden und den Hang haben, sich zu verkriechen. Alle Symptome, besonders der Husten werden schlimmer in Gesellschaft.

Gesunde Wale scheinen zusätzlich zu ihrer kochkarätigen Plankton-Nahrung von einer ätherischen Lebensessenz zu zehren, deren Information auf das zentrale Nervensystem und das Atemzentrum der Tiere einzuwirken imstande ist, um dafür zu sorgen, daß sie mittels Lungenatmung länger unter Wasser bleiben können, als man das aufgrund anatomischer Gegebenheiten annehmen könnte.
Dieses Lebenselixier reichert sich in besonderem Maße durch die astrale Schwingung des Jupiter-Prinzips an, dem die mächtigen Tiere - ähnlich den Elephanten oder den Eichen auf der Ebene der Pflanzen -, unterstehen.

Wo solch eine Einstrahlung des Jupiter-Prinzips auf der Ebene stofflicher Manifestation (hier speziell im Tierreich) in Erscheinung tritt, prägt sie sich aus in Größe der Gestalt, Stärke des Körpers sowie Gutmütigkeit und Friedfertigkeit des Charakters. Diese Wirkkräfte befähigen Pflanzen wie Tiere, ein erstaunlich hohes Alter zu erreichen.

Da Ambra aus dem Darm der Tiere stammt, erweist es sich beim Menschen als homöopathisch gegenüber allem, was gewissermaßen als unverdaulich im „psychischen Darm" liegengeblieben ist und die Seele vergiftet.

Schüchternheit, Melancholie, Wehrlosigkeit, Versagen und Rückzug sind typische Indizien für Ambra, besonders, wenn sich dazu der bewußte tiefe, hohle Husten gesellt, der sich sofort verschlimmert, wenn die Notwendigkeit besteht, sich in Gesellschaft zu bewegen. Es ist als wollten sie den anderen „etwas husten", was sie sich nicht getrauen auszusprechen. Das schnelle Erröten in der Konfrontation mit Menschen teilt sich Ambra vor allem mit Ferrum.

Ein Patient welcher Ambra benötigt, ist geprägt von einer fortschreitenden Hemmung seiner Ausdrucksmöglichkeiten. Er hat irgendwie den Faden des Lebens verloren und möchte sich am liebsten in einer Einsiedelei verkriechen.

Ist er dann mit sich allein, geht jedoch das Gedankenkarussell mit ihm durch und er kann nicht einschlafen. Bei Schlaflosigkeit wegen geschäftlicher Sorgen, Überreizung oder Angst ist - vor allem bei älteren Menschen - an Ambra zu denken, wenn Coffea versagen sollte.

Nervöses Asthma, Morbus Parkinson und Morbus Alzheimer sind klinische Diagnosen, die an Ambra denken lassen, wenn die übrige Symptomatik damit in Übereinstimmung ist.

Ihre erotischen Phantasien halten sie zwar am Leben, aber die Ambra-Frau hat nicht das Verlangen, sie in die Tat umzusetzen. Anwandlungen von Nymphomanie hat sie ebenfalls hin und wieder, doch gibt sie sich lieber der Masturbation hin, wenngleich sie dadurch Schuldgefühle bekommt.

Auffallend sind Blutungen zwischen den Perioden, die bei den geringsten Anlässen von Erregung auftreten sowie ein Jucken der Geschlechtsteile, ohne erkennbare äußere Ursache. Auch ein schleimiger, weiß-bläulicher Ausfluß, dem schießende Schmerzen im Uterus vorangehen ist typisch. Der Ausfluß ist stärker nachts, brennt und läßt die Labien anschwellen.

Männer leiden an schmerzhaften Erektionen, ohne Lustgefühl, vor allem morgens beim Erwachen. Der Penis fühllt sich taub an. Auch Brennen und Jucken in der Harnröhre beim Wasserlassen, sind zusätzliche Hinweise. Sehr typisch ist das Gefühl, als ob von Zeit zu Zeit ein paar Tropfen herausliefen.

China
Frust statt Lust

China - das ist die Arznei aus der *Rinde des Chinabaumes*, der in den Sümpfen Hinterindiens wächst und deshalb einen Bezug zu Sumpffiebern und Malaria hat. Es ist dieses Mittel, das HAHNEMANN u.a. zum Nachdenken über die Heilung des Ähnlichen mit dem Ähnlichen anregte, weil er sich wunderte, warum bestimmte Arten von Wechselfieber so gut auf eine Behandlung mit Pharmaka ansprachen, die aus der Rinde des Chinabaums hergestellt waren. Nach seinem berühmten Selbstversuch mit diesem Pulver wußte er Bescheid, warum.

So, wie der Baum den Sümpfen das Wasser entzieht und in sich aufsaugt, wirkt die aus ihm gewonnene Arznei gegen Schwächeerscheinungen durch Verlust vitaler Flüssigkeiten. Es kann sich dabei um die Entkräftung und Frustration einer Mutter handeln, der zuviel Milch beim Stillen entzogen wurde oder um Schwächezustände einer Frau durch einen enormen Blutverlust bei der Menstruation oder Entbindung. Auch übermäßig starke Samenverluste durch geschlechtliche Exzesse sowie extreme Flüssigkeitsverluste und Erschöpfung durch Schwitzen in der Sauna oder chronische Durchfälle, können als Ursache für Zustände infrage kommen, die nach diesem Heilstoff verlangen.

In ihren Entscheidungen unsichere Eltern, die zu antiautoritär bei der Erziehung ihrer Kinder vorgehen, oder der gebrochene Wille

CHINA

bei einem Kleinkind, das man hat schreien lassen, weil es modern war, „nach Plan" zu stillen, begünstigen Zustände, die China auf den Plan rufen können.

So entflieht der China-Bedürftige frühzeitig aus der Realität, verfällt, - nachdem er sich total verausgabt hat - in Apathie, kultiviert eine Abneigung gegen geistige Arbeit und gibt sich der Täuschung hin, man würde ihn an der Arbeit hindern. Er träumt sich in Gedankenblasen und Luftschlösser hinein und begibt sich auf Schatzsuche ins Eldorado seiner Phantasie. Dabei spielt er gerne die Heldenrolle.
Trotzdem sieht er überall Hindernisse, unterliegt der Täuschung, man würde ihn verfolgen oder er würde gefoltert. Auch macht er sich ständig Gedanken darüber, was er alles hätte besser machen können.
Besonders nachts leidet er an übermäßigem Ideenreichtum, schmiedet Pläne und gibt sich lüsternen Vorstellungen hin, die ihn zu reichlichen Samenergüssen anregen. Er masturbiert ohne Schuldgefühle. In der Ehe wird er schlaflos, wenn man ihm den Beischlaf entzieht.
Sein Realitätsverlust tagsüber beruht auf Schwäche und Reizbarkeit. Vor allem das Geschrei eines Säuglings regt ihn auf, denn er ist durch eine völlige Überreizung seines Nervensystems äußerst geräuschempfindlich. Nichts kann man ihm recht machen. Er denkt an Selbstmord, doch fehlt ihm der Mut dazu.
Auffallend ist seine Angst vor Tieren, besonders vor großen Tieren und Hunden. Durch den enormen Energieverschleiß bei seinen gedanklichen Eskapaden, hat er die Zügel nicht in der Hand, wenn er einer realen Gefahr gegenübersteht.

Da er nicht in der Realität lebt, sieht er die Dinge nicht mehr richtig, Sehtäuschungen stellen sich ein, er sieht - im wahrsten Sinn des Wortes - schwarz. Schwarze Flecke vor seinem Gesichtsfeld zeigen an, daß er die Wirklichkeit ausgeblendet hat. Blickt er Buchstaben beim Schreiben an, so sieht er sie mit weißen Rändern umgeben. Er vertauscht Buchstaben beim Schreiben oder stellt Worte falsch.

Man sieht ihm an, daß er übernächtig ist. Blaue Augenringe in einem blassen, gelblichen, oder erdfarbenen Gesicht, Abmagerung und durchscheinende Adern unter wächserner Haut sowie Blutungen aus diversen Körperöffnungen lassen eine Anämie ahnen. Die Abkehr von der Realität des Lebens wirkt sich auf die Träger des Lebens, die roten Blutkörperchen aus, sodaß diese sich degenerativ verändern. Die Milz bekommt vermehrt Arbeit, um die untüchtig gewordenen Erythrozythen abzubauen. Eine Milzschwellung mit stechenden Schmerzen ist also nicht ungewöhnlich in solch einem Zustand. Auch die Leber ist überfordert und kann das vermehrt anfallende Hämoglobin womöglich nicht abbauen, weswegen eine Gelbfärbung der Skleren und der Haut auftreten kann, ein sogenannter *prähepatischer Ikterus.*
Wegen der Säfteverluste besteht ein großes Verlangen nach erfrischenden Getränken, die aber nicht vertragen werden. Durst auf das chininhaltige Gin-Tonic kann ein Hinweis sein. Es kann auch ein Heißhunger auftreten, vor allem nachts, jedoch das Eigenartige dabei ist, daß der Patient kaum einen Bissen hinunterbringt. Alles schmeckt sauer, bitter oder schleimig.

Eine Periodizität von Ereignissen wie z.B. periodisches Fieber ist sehr typisch. Ich konnte vor Jahren einen Jungen von einem Knieschmerz befreien. Auf leichte Berührung hin reagierte das Knie mit Schmerzen, wohingegen starker Druck anstandslos vertragen wurde, was ebenso kurios ist, wie typisch für China. Zusätzlich litt der Junge unter einem Fieber, das jeden 7. Tag auftrat und dann wieder verschwand, was ebenfalls der Chinarinde entspricht. Ein bereits vorher konsultierter homöopathischer Kinderarzt, der sehr überlaufen war, hatte dieses Zeichen nicht beachtet und routinemäßig andere Arzneien verschrieben. Ohne Erfolg. China heilte binnen einer Woche.

Der körperlichen Symptome sind viele. Man studiere sie sorgfältig, wie immer, - in guten Arzneimittellehren.
Hier wollten wir lediglich einige Hinweise geben, die dem Leser ermöglichen, den Typus Mensch ein wenig besser zu erfassen, der

diesem Mittel entspricht. Wobei sogleich hinzugefügt werden muß, daß es natürlich einen „China-Typ" nicht gibt, denn das Einzelkind, dem man nichts recht machen kann, muß noch nicht unbedingt China in Reinkultur repräsentieren.

Hier ist ein Extrem geschildert, um die Idee des Mittels herauszuarbeiten. Personen, die dieser Idee entsprechen, können wir vielleicht unter abgefahrenen Künstlern, exzentrischen Malern, verträumten Dichtern und ausgemergelten Schatzsuchern begegnen - aber dazu müßten wir uns schon selbst auf die Suche nach dem grünen Diamanten im Smaragdwald unserer Seelenlandschaft aufmachen oder schimmernden Opalen in den heißen Erdlöchern der australischen Wüste nachjagen. Auf alle Fälle sollten wir eine gut bestückte homöopathische Reiseapotheke dabeihaben, denn wer weiß, - ehe wir uns versehen, könnten wir bei diesen Unternehmungen selbst dieses Mittels bedürftig werden.

Graphit
Ficken - Fressen - Fernsehen

Graphit - das ist eine amorphe Form des Kohlenstoffs, das *Reißblei.* Graphit ist etwas schmierig, grob, aber herzlich und hilfsbereit. Es kann ein Emporkömmling sein, der seine Abstammung gerne verleugnen möchte, das aber nicht so recht fertig bringt. Auch als Direktor im Kohlenpott schiebt er sich vielleicht immer noch den Bleistift hinters Ohr, so wie er das früher gemacht hatte, als er noch als Bauarbeiter, Baggerführer oder Fernfahrer geschuftet hatte, bis es dann endlich soweit war und er sich seinen ersten Lastzug kaufen konnte. Mit zähem Durchsetzungswillen gelang es ihm im Laufe der Jahre, „jede Menge Kohle" zu machen, um sich ebenfalls ein Stück vom großen Kuchen zu sichern.
GERT FRÖBE in der Rolle des Direktors in dem Film *Menschen im Hotel* nach dem gleichnamigen Roman von VICKY BAUM, liefert ein perfektes Bild solch eines gewichtigen Dickhäuters. Ungeschliffen, plump, mit einem Mangel an Feingefühl, - ein tänzelnder, taktloser, oder tolpatschiger Elephant, mit einer Abneigung gegen Leute, die sich etwas besseres zu sein dünken.

SEXUELLE PHANTASIEN

In Gesellschaft fällt er auf durch ein ungehobeltes Auftreten, durch dumme Sprüche an der falschen Stelle, lautes Lachen über seine eigenen Witze oder eine primitive Anmache von Frauen, mit denen er gerne ins Bett gehen würde.
Oft verbirgt sich dahinter das ehemals dicklich-plumpe Kind aus einfachen Verhältnissen, das lediglich Liebe sucht und sie nicht bekommt, weil es äußerlich so unansehnlich wirkt. Die rauhe Schale von Graphit, kommt beim Anhören bestimmter Musikstücke zum Schmelzen, dann enthüllt sich sein gutmütiger und liebenswerter Kern und es laufen ihm einfach die Tränen über die feisten Backen.

Graphit verrichtet bisweilen schmierige Arbeiten mit einer behäbigen Gelassenheit, die an Faulheit grenzt, sodaß Leute die es eilig haben und auf eine Dienstleistung solch eines Menschen angewiesen sind, leicht aus der Haut fahren können. Der Nux-vomica-Manager, der auf sein Auto in der Werkstatt eines Graphit-Kumpels wartet, dürfte ziemlich schnell ausflippen, während Graphit dabei überhaupt nicht ins Schwitzen kommt, sich die schrundigen Hände an einem Öllappen abwischt und sich mit brüchigen Fingernägeln ungeniert den Schorf aus dem Gehörgang kratzt. (Feuchte Hautausschläge, die ein honigartiges Sekret absondern sind typisch für Graphit).
Während er zwischen leicht wunden Lidrändern sein Gegenüber treuherzig anblinzelt, kann es sein, daß er sich mit erzwungenem Hochdeutsch bemüht, seinen Dialekt zu unterdrücken, um wenigstens auf irgendeiner Ebene Rapport mit dem feinen Herrn herzustellen.
Wenn er dann diesen „spinnerten Uhu" endlich los ist, schaut er vielleicht auf die Uhr, läßt einen Rülpser los und überlegt, ob er fünf Minuten früher Schluß machen sollte, um sich aus der Videothek vielleicht nochmal *Laß jucken Kumpel* mitzunehmen, damit er nach dem Abendessen seine Alte ein wenig anheizen kann oder ob er heute einfach nur auf dem Kanapée ein Bier zur Sportschau zischen läßt.

Natürlich gibt es einen vergleichbaren weiblichen Typus, auch sie leicht übergewichtig und mit überdimensionierten Brüsten, die zu Verhärtungen neigen, wie überhaupt Wunden und Narben schnell wildes Fleisch bilden, bei Menschen, denen das potenzierte Reißblei gut tun würde.

Aurum
Der Tanz ums goldene Kalb

Aurum-metallicum - *Gold,* das bedeutet Schwere und Schwermut, Gier, Glanz und Glaubenszweifel, ein Hin- und Hergerissensein zwischen inneren und äußeren Werten, zwischen Leidenschaft und Leid, zwischen Sinnfindung und Sinnlosigkeit, zwischen dem inneren unsichtbaren, vollkommenen Gott und einem zerbrechlichen Götzenbild, das man sich gebaut hat, zwischen Unsterblichkeit auf der einen Seite und drohendem Untergang auf der anderen, zwischen Verantwortung und Verzweiflung, zwischen Souveränität und Zusammenbruch der Existenz.

Die psychischen Hintergünde, die nach einer Behandlung mit Gold verlangen, bauen sich auf bei Überforderung durch zu frühzeitige Übernahme von Verantwortung, durch Ärger, durch eine enttäuschte Liebe, tiefen Kummer über einen Bankrott, eine entwürdigende Behandlung durch andere. Diese Überbeanspruchung der Kräfte des Gemüts zieht nach sich, was man „ein gebrochenes Herz" nennt. Der Aurum-Patient ist an einem Punkt angelangt, an dem er keinen Widerspruch und keine noch so gut gemeinte Kritik mehr verträgt und sofort aufbraust. Bei lautem Beten und Bewegung an frischer Luft, am besten bei einem beschaulichen Abend-Spaziergang oder der Betrachtung der untergehenden Sonne geht es ihm besser.

Das Prinzip *Gold* ist eine Emanation der Sonne und findet seine Entsprechung auf der Körperebene im Herzen. Das Gefühl von plötzlichem Herzstillstand ist sehr typisch für Aurum. (Ähnlich sind bei diesem Symptom vor allem Cactus-grandiflorus, - die *Königin der Nacht*, Digitalis, - der *rote Fingerhut*, Lilium-tigrinum, - die *Tigerlilie* und Lobelia-inflata, - die *Glockenblume*).
Der Aurum-Mensch hat Angst vor Herzinfarkt, unterhält „herzliche" Beziehungen, baut auf wenige enge Freunde und reagiert mit „heili-

gem Zorn" auf Undankbarkeit. In seiner Einsamkeit unterliegt er vielleicht auch dem Irrtum, Freunde durch Geld finden zu wollen.
Da das naturgemäß nicht gelingen kann, treibt ihn die Enttäuschung weiter in sein Verlangen, alleine zu sein: „Starke Bäume stehn alleine" oder „Adler fliegen einsam" sind typische Aussprüche solcher Menschen.
Oft bekleidet er verantwortungsreiche Stellungen und genießt hohes soziales Ansehen. Wir finden ihn in Berufen wie Bankier, Unternehmer, Politiker. Zusätzlich ist er vielleicht auch noch Vorsitzender eines Aufsichtsrats. Auch in kirchlichen Ämtern, vom einfachen Pfarrer bis zum Bischof oder Kardinal können wir auf ihn stoßen.
Seine unbewußte Angst vor Armut auf der einen und dem jüngsten Gericht auf der anderen Seite, läßt ihn immer schwer arbeiten, doch stets haftet ihm ein Rest von Schuldgefühl an, er hätte nicht genug getan, seine Pflicht nicht ausreichend erfüllt. Gelangt er zu Ruhm, kann es sein, daß er auch deswegen Schuldgefühle bekommt, weil er soviel Erfolg hat.
In seiner Schwermut sehnt er sich nach einem besseren Jenseits, das er durch einen Sprung aus dem Fenster oder von einer Brücke zu erreichen hofft. Drohender Selbstmord nach gekränkter Ehre oder nach Verlust von Macht, liefert einen idealen Einstieg für eine Gold-Therapie, - so uns solch ein Mensch in seiner Verzweiflung überhaupt aufsucht.

Autoaggresion und Selbstzerstörung könnte man diesen Versuch über Aurum auch überschreiben, denn der Aurum-Mensch trägt immer an seiner unsichtbaren Dornenkrone. Deshalb berichtet er unter Umständen in der Sitzung von einem drückenden, ringförmigen Kopfschmerz, als wäre ihm eine schwere Krone aufgesetzt.

Der Gold-Mensch imponiert,- so er über Geld verfügt -, durch ein gepflegtes Äußeres und feine Manieren. Jedoch ist er meist füllig von Gestalt, hat ein etwas aufgedunsenes, wegen innerer Zorneswallungen oftmals hochrotes Gesicht, aus dem bisweilen auch die berühmte rote und etwas knollige Trinkernase hervorsticht. Er liebt Alkohol und ist der typische Rotweintrinker, der gern über den

Durst hinaustrinkt, um seinen Groll und schwelenden Zorn zu ersäufen, der ihm ansonsten „das Blut in den Adern kochen läßt."
Die innere Sicht nach oben, in das Himmelreich Gottes ist ihm versagt. Deshalb klagt der Des-Heilstoffes-Gold-Bedürftige im fortgeschrittenen Zustand seiner Beschwerden auch darüber, daß ihm das Gesichtsfeld beschnitten sei: Er kann den oberen Teil der Gegenstände nicht mehr wahrnehmen. Zu sehr hat er sich beschwert mit irdischen Gütern: *„Zum Golde drängt, am Golde hängt doch alles, ach wir Armen!"*

Kreislaufbeschwerden, Herzrhythmusstörungen mit Extrasystolen, Herzbeutelentzündung (*Pericarditis, Endocarditis*), Schilddrüsenbeschwerden (*Hyperthyreose*) wegen all der Dinge die er nicht hat schlucken können, Knochenkaries, (*Nekrosen, Sklerosen*), wegen seiner zunehmenden inneren Verhärtung und Verbitterung, Hörstürze, - damit er die ihn beleidigenden Entehrungen nicht mehr wahrnehmen muß, - das alles und noch weit mehr, sind typische klinische Syndrome, die nach Gold in potenzierter Form verlangen. In dieser Aufbereitung entfaltet das Gold seine Strahlen, dann „geht ihm das Herz auf", er kann wieder durchatmen und findet zurück zur Liebe.

Der Aurum-Charakter liebt schwere Musik, BACH, HÄNDEL, BRUCKNER, WAGNER.
MARTIN BOMHARDT führt in seiner *Symbolischen Materia Medica* den Politiker FRANZ JOSEF STRAUSS und den Religionsphilosophen FRIEDRICH WEINREB als typische Vertreter dieses Menschenschlags an.

Und wo bleibt bei alledem der Sex, wird der Leser fragen. Nun, wo man sich derart vom Leben und der inneren Lebendigkeit abkehrt, degenerieren dementsprechend die Zentren des Lebens. So finden wir bei Aurum eine chronische Hodenentzündung, eine Verkümmerung (*Atrophie*) der Hoden, oder eine schmerzhafte Schwellung und Verhärtung bis hin zum Hodenkrebs. Das allerdings sind die Endstadien. Wo es noch nicht so weit gekommen ist, verkonsu-

miert der Aurum-Mann Frauen, wie ein gutes Mahl. Jedoch, - seine Zeit für Sex ist streng bemessen. Deshalb kommt es vor, daß er sich mehrere Geliebte - auch in verschiedenen Städten - hält, die er von Zeit zu Zeit besucht, wenn ihn seine Geschäfte dorthin führen. Unter Umständen spendiert er der einen oder anderen auch schon mal ein schickes Appartement. Wenn er aber merken würde, daß die Auserwählte in der Zeit seiner Abwesenheit dort auch noch andere Liebhaber empfinge, dann „gnade ihr Gott!".
Nach außen hin ist er natürlich ehrbar und gut verheiratet. Aber die eigene Frau genügt den Ansprüchen des hohen Herrn oft nicht, denn er leidet unter quälenden nächtlichen Erektionen und Pollutionen und wenn seine Frau schläft, will er sie ja schließlich nicht jede Nacht wecken. Also flüchtet er sich in erotische Phantasien.

ADOLF VOEGELI berichtete allerdings einmal, daß ihn die Frau eines Bankdirektors aufgesucht habe, weil sie die täglichen und nächtlichen Überfälle ihres Gatten nicht länger ertrage, welcher morgens, mittags und abends Sex mit ihr haben wollte. Nach sorgfältiger Befragung über die sonstigen Gewohnheiten ihres Mannes, gab Voegeli der ziemlich entnervten Bankiersgattin hochpotenziertes Aurum in Form von Globuli einer C 200 mit, welche diese ihrem Mann in gewissen Abständen verabfolgte, woraufhin sie dem Altmeister nach einiger Zeit berichten konnte, ihr Gatte verlange den Beischlaf jetzt nur noch zwei bis drei mal die Woche und nicht mehr drei mal täglich.

Fast unnötig zu sagen, daß Aurum natürlich auch mit Erfolg bei Frauen angewandt werden kann, wenn deren schwermütiger Charakter und die übrige Symptomatik danach verlangt. Auffallend bei Frauen ist vor allem die zu spät einsetzende und zu spärliche Monatsblutung. Die Vagina ist äußerst empfindlich. Ein vergrößerter und prolabierender Uterus kann vorkommen. Ebenso Vaginismus und Sterilität.

*„Sind's unsere eigenen Laster in Gestalt,
die unsere Schönheit, Jugend, Kraft verzehren,
oder können wir uns der Gewalt
von Wesen anderer Reiche nicht erwehren?"*

PETER RABA

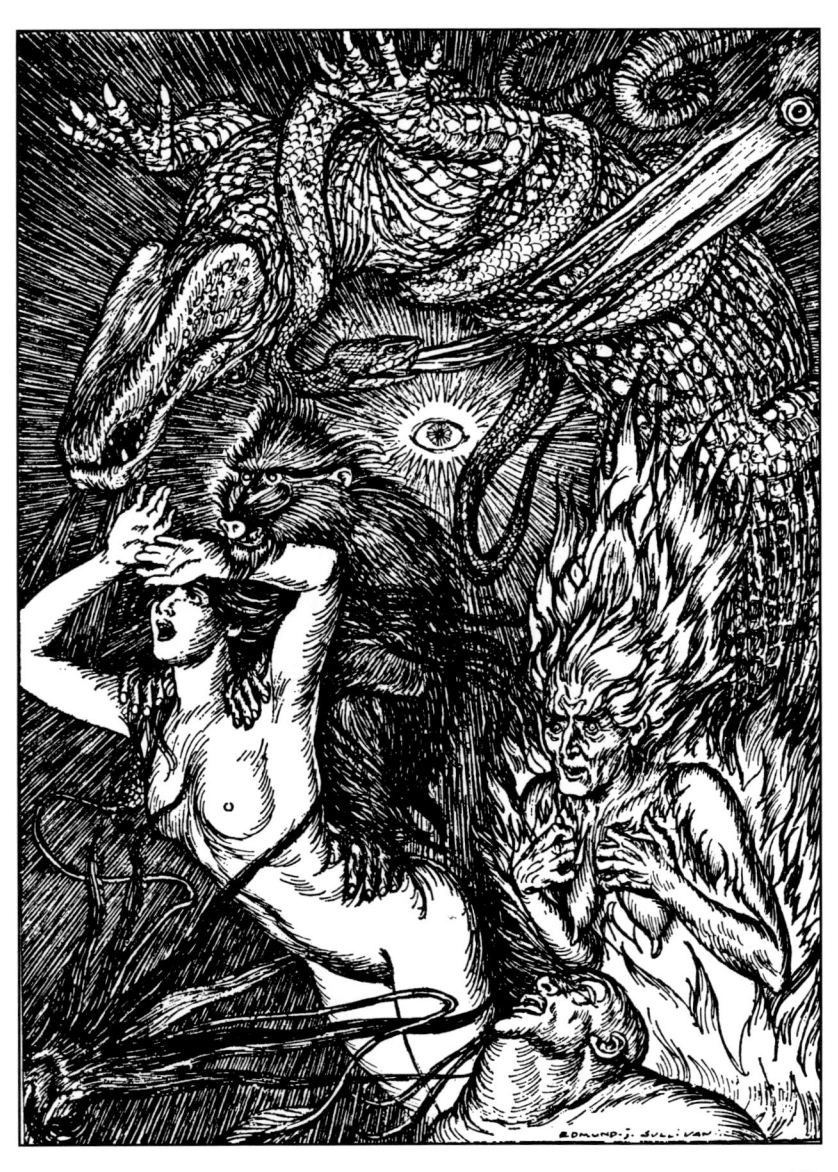

SEXUELLE PHANTASIEN

Anacardium
Du bist der letzte Dreck

Anacardium-orientale die sogenannte *Elephantenlaus*, ist ein Sumach-Gewächs Ostindiens. Es gibt auch ein Anacardium-occidentale, heimisch auf den Westindischen Inseln. Zu tun haben wir es mit der so gern konsumierten Caju - oder in der englischen Schreibweise - Cashew-Nuß, d.h. genau genommen nicht mit dieser, sondern mit dem dunklen Saft, der in Cavernen zwischen äußerer Schale und Umhüllung des inneren, embryoähnlichen Kerns der Nuß eingebettet liegt. Dieser „Balsam" von schwach aromatischem Geruch, die Anacardsäure, wird mit Milchzucker trituriert und anschließend potenziert.
Die Nuß sitzt tatsächlich wie eine große, dunkle, gekrümmte Laus einem roten birnenförmig aufgeblähten Fruchtstiel auf, der wie ein Herz aussieht und ebenfalls verzehrbar ist. Deshalb *Ana - kardium,* was etwa soviel bedeutet wie „dem Herzen aufsitzend."

Da Anacardium jenes Mittel mit dem geringsten Selbstbewußtsein und dem größten mentalen Zwie-Spalt ist, gibt uns das Anlaß, ein wenig über die Signatur dieses dunklen Safts zwischen äußerer Schale und innerer Umhüllung des Kerns nachzudenken. Dieser Stoff hat nichts mit der Süße des herz- oder nierenförmigen Kerns gemein und besitzt auch nicht die Qualitäten des Schutzes, den eine Schale gewährt. Er ist eine Art Ausschwitzung des dunklen Pols dieser Pflanze in ein Zwischenreich hinein. Man könnte fast glauben, sie entledige sich auf diese Weise ihrer Säure und dunkelsten Triebe, damit ihr Kern umso süßer schmecken möge.

Das Wort „Ana-kardium" signalisiert also einen totalen Verlust der Herzmitte und Liebesfähigkeit. Typisch ist ein Fehlen jedes moralischen Verantwortungsgefühls und ethischen Bewußtseins.
Der Anacardium-Patient sieht sich ausgeliefert an sein selbstinszeniertes Inquisitionsgericht. Er erlebt diesen Zwiespalt in der eigenen Seele und hat das Gefühl in einem Zwischenreich zu leben, in dem er von einem oder zwei dämonischen Willen besessen ist.

ANACARDIUM

Kain und Abel, - Engel und Teufel in einer Person. Seine Selbstverdammung hat sich in Form einer inneren Stimme verselbständigt und beschimpft ihn tagtäglich, bei jeder Gelegenheit und immer dann am eindringlichsten, wenn er von anderen Leuten in der äußeren Ebene der Wirklichkeit gerade einmal nicht gemaßregelt oder beschimpft wird.
Dieser Teufel sitzt ihm im Genick und beleidigt ihn unaufhörlich. Das zieht eine Menge Energie ab und so leidet Anacardium unter ständiger Hirnmüdigkeit. Er fühlt buchstäblich das berühmte „Brett vor dem Kopf", scheint sich wie in einem Traum zu bewegen, lästert, schmäht, schimpft und flucht vor sich hin. Er hat seine Eigenständigkeit verloren und kann nicht mehr selbständig denken. Gut hingegen kann er auswendig lernen, jedoch hat er trotzdem Angst vor Prüfungen.

Das einzige was sein Ungemach zeitweise lindert, ist Essen, durch das er sich neue Energie zuführt, von der sich allerdings zum großen Teil der innere Teufel ernährt.
Mit diesem Essen verhält es sich in etwa so, wie mit der Jungfrau, die man von Zeit zu Zeit dem Drachen opfern muß, damit er die Stadt verschont.

Dem Anacardium-Anwärter wurde frühzeitig das psychische Rückgrat gebrochen. Er ist zutiefst von seiner eigenen Minderwertigkeit überzeugt und von außen wird alles dazu getan, um seinen Glauben zu verstärken, daß er ein Versager sei. Frühzeitige Mißachtung seiner Würde als menschliches Wesen, an ihn gestellte, unerfüllbare Anforderungen von anderen, die ihn unter Erfolgszwang stellen, übermäßig ausgeübter Druck leistungsorientierter Eltern, die ihren Zorn über ein unerwünschtes Kind an diesem auslassen, das alles kann Ausgangspunkt für eine sich entwickelnde Anacardium-Symptomatik sein. Vor allem Grausamkeiten, Beschimpfungen und Schläge durch andere, stärkere Kinder schüren eine emotionale Giftsuppe aus Ohnmacht, Zorn und Verachtung. Das lähmt Anacardium die Zunge, sodaß er sich später schwer beim normalen Sprechen tut und außer giftigen Anwürfen wenig herausbringt. Das läßt ihn dann als feige erscheinen.

SEXUELLE PHANTASIEN

Das Schlimme daran ist, daß sich der Zorn und die Grausamkeit von Anacardium gegen noch schwächere Wesen, vorzugsweise Tiere richtet. Menschen, die Frösche mit den Beinen an Bäume nageln und ähnlich brutal mit anderen Tieren umgehen, benötigen dringend diesen Heilstoff in hochpotenzierter Form.
Auch gegen die nächsten Angehörigen und am meisten geliebten Personen äußert sich diese Grausamkeit und Ausfälligkeit, weil er sich in vertrauter Umgebung am ehesten gefahrlos gehen lassen kann. (Andere Mittel gegen Grausamkeit sind vor allem **Heparsulfur**, - die *Kalkschwefelleber,* sodann Hyoscyamus, Kaliumjodatum, Lachesis, Nitricum-acidum, Platina und Stramonium).

Seine häufigen Träume von Leichen zeigen an, was Anacardium an unversöhnten und nicht beerdigten, längst verwesten und stinkenden Anteilen im Schattenreich der eigenen Persönlichkeit mit sich trägt.

Spendet man ihm - (oder natürlich auch ihr) - Aufmerksamkeit und Anerkennung, gibt ihm Bestätigung, fordert ihn auf, seinen Unmut, seine Wut heraus zu lassen, seinen „Dreck abzuladen", hilft man ihm allein dadurch schon ein Stück aus seiner Misere heraus.
Sein unterdrücktes „Aus-der-Haut-fahren-Wollen" ist so stark, daß er unter neurotischen Hautausschlägen leidet, die aussehen, wie Verbrennungen 2. Grades. Die erlittene Schmach, die Schmerzen brennen ihm auf der Seele, deswegen hat er oder sie auch häufig Träume von Feuer, welches gleichsam fegefeuerartig die abgelagerten Seelenschlacken zu verzehren trachtet.
Die inneren energetischen Blockaden äußern sich in intensiven Pflock-Gefühlen. Er oder sie fühlt einen Pflock im Kopf, im Magen, im Darm, einen Pflock im After, der den Stuhlgang verhindert oder auch in den blockierten Knien, die sich wie bandagiert anfühlen und dadurch in ihrer Bewegung behindert sind: eine mangelnde Bereitschaft, sich innerlich zu beugen, um sich vertrauensvoll der Führung des Hohen Selbst hinzugeben.
Deswegen hat sich Anacardium als ein ähnlich großes Mittel bei Entzündungen von Sehnen und Bändern wie **Rhus-toxicodendron**

- der *Giftsumach* erwiesen, der ja der gleichen Familie der Sumach-gewächse angehört.

Allen Mitteln die wir unter dem Aspekt von lasziven, sexuellen Imaginationen hier vorstellen, ist zueigen, daß die ihrer bedürftigen Personen, an einem Mangel an Selbstbewußtsein und äußerer Kommunikationsfähigkeit leiden und deshalb in die virtuelle Welt selbstkreierter, lustvoller Vorstellungen entfliehen.
Im Fall von Anacardium sind diese Vorstellungen allerdings meist sadomasochistischer Natur.
Das sexuelle Verlangen ist verstärkt, er oder sie verzeichnen ein wollüstiges Jucken, haben aber keinen Genuß beim Liebesakt, weil ihre Gefühlswelt total abgestorben ist.
Beim Mann entweichen Prostata-Flüssigkeit und Samen während des Stuhlgangs oder beim Wasserlassen, ohne daß damit irgend ein Lustgefühl verbunden wäre.
Um überhaupt an seine Empfindungen heranzukommen, muß sich Anacardium beschimpfen und schlagen lassen, wie wir noch sehen werden.

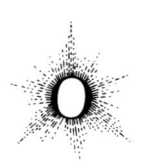

„Wie an dem Tag, der dich der Welt verliehen,
Die Sonne stand zum Gruße der Planeten,
Bist alsobald und fort und fort gediehen
Nach dem Gesetz wonach du angetreten.
So mußt du seyn, dir kannst du nicht entfliehen,
So sagten schon Sibyllen, so Propheten;
Und keine Zeit und keine Macht zerstückelt
Geprägte Form die lebend sich entwickelt."

JOHANN WOLFGANG VON GOETHE
(Urworte Orphisch)

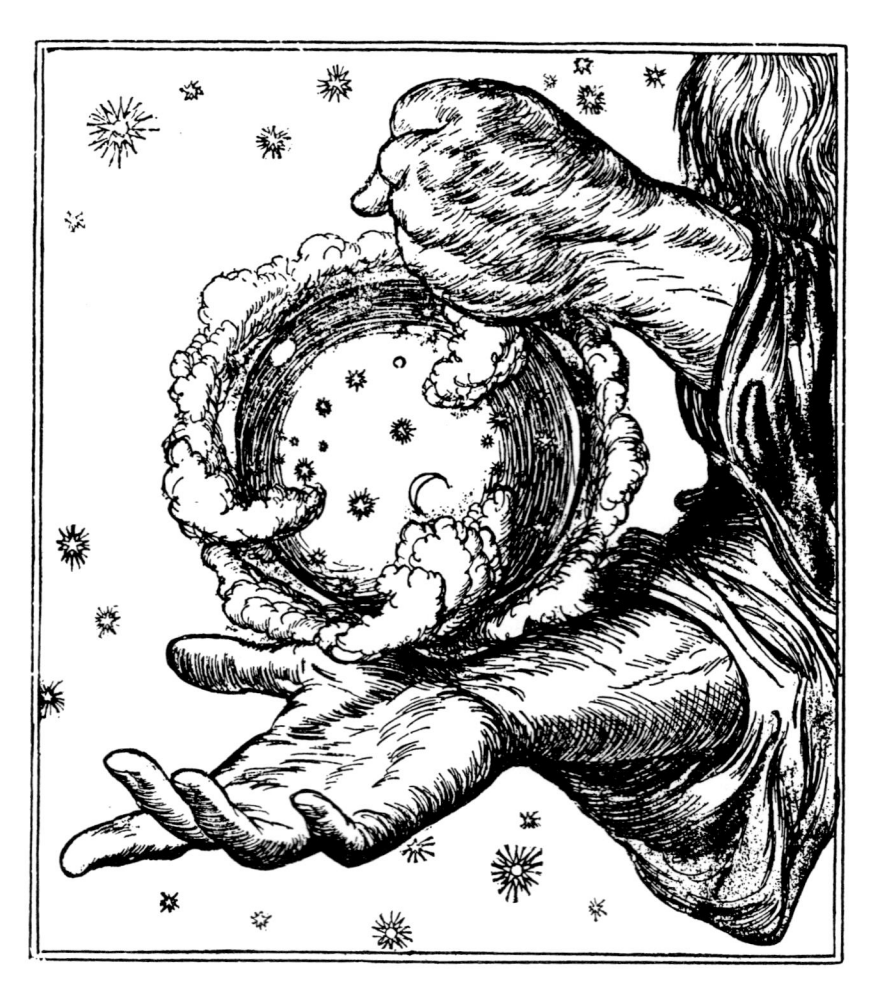

Die zwölf planetaren Metalle und ihre Beziehung zur Energie

„Die Metalle haben eine große Übereinstimmung mit dem menschlichen Körper. Denn Kräfte, die im Metall verborgen ruhen, sind auch im Menschen. Wenn Gleiches zu Gleichem kommt und mit Verstand gebraucht wird, so wird der Natur geholfen."

PARACELSUS

Nachdem wir bei unseren bisherigen Betrachtungen fast wie von selbst bereits vier Metallen begegnet sind, bietet es sich an dieser Stelle an, die anderen acht auch noch kurz zu begrüßen. Alle Elemente haben auch einen - mehr oder weniger dämpfenden oder erregenden - Einfluß auf die Sexualsphäre.
Wie wir aber gesehen haben, läßt sich Sexualität nie isoliert betrachten, sondern immer nur in Verbindung mit den Kräften des Gemüts und dem ganz individuellen Ausdruck einer Persönlichkeit.

Zunächst ein Überblick über die Manifestation der jeweiligen Urprinzipien auf der Ebene der Himmelskörper und den ihnen von alters her zugeordneten Metallen, bzw. Elementen. Darüber hinaus in Schlagworten ihr Bezug zu den ihnen entsprechenden Körperregionen und Organen.

Sonne	**Aurum**	Herz, Kreislauf, Augen, Thymus
Mond	**Argentum**	Rechte intuitive Gehirnhälfte, Genital-System: Hoden, Uterus, Menstruation, Eierstöcke, Brustdrüsen
Merkur	**Mercurius**	Linke intellektuelle Gehirnhälfte Lunge, Atmung, Nerven, Magen, Darm, Lymphe, Drüsen

DIE PLANETAREN METALLE

Venus	**Cuprum**	Gesicht, (Teint), Nieren, Genitalien, Zellmetamorphose, Venöser Kreislauf
Erde	**Tellurium**	Haut, (Augen, Ohren,) Wirbelsäule
Mars	**Ferrum**	Galle, Magen, Blutbildendes System (Hämoglobin), Arterieller Kreislauf, Kehlkopf (Sprache)
Jupiter	**Stannum**	Leber, Pankreas, Gehirn, Hypophysen-Hinterlappen, (Dirigent der Hormone), Knorpel und Bandscheiben
Saturn	**Plumbum**	Kleinhirn, Knochen, Milz, Knochenmark, Bindegewebe, Hypophysen-Vorderlappen
Uranus	**Zincum**	Rückenmark, Zentrales Nervensystem
Neptun	**Alumina**	Interstitium, Flüssigkeitshaushalt
Pluto	**Platin**	Nervensystem
Transpluto	**Plutonium**	Gonaden, Chromosomen, Genetischer Code

Es versteht sich, daß wir bei unserem folgenden Überblick nicht bis in die letzten geisteswissenschaftlichen Zusammenhänge hineinleuchten können. Hierfür muß sich der Interessierte mit der diesbezüglichen anthroposophischen Literatur vertraut machen. Ein gutes Buch für solcherlei geistige Exkursionen liegt uns z.B. in WILHELM PELIKANS *Sieben Metalle* vor, oder in ALLA SELAWRYS

Silber und Silber-Therapie sowie ihrer *Zinn und Zinn-Therapie*. Auch RUDOLF HAUSCHKAs *Substanzlehre* ist diesbezüglich sehr zu empfehlen.[32]

In seinem schon erwähnten Werk *Das verlorene Paradies,* wies der tiefgründige EDGAR DACQUÉ auch auf den Stand hin, der den Metallen bei den alten Kulturvölkern zukam:

„Bei den Babyloniern bildeten Minerale und Metalle ersichtlich eine Hierarchie der Werte. Der Kauf- oder Tauschwert von Gold, Silber, Kupfer war nicht etwa von Angebot und Nachfrage bestimmt, sondern der Wert bemaß sich nach den Verhältniszahlen der ihnen zugeordneten Planeten, mit denen sie magische Wesensverwandtschaft besaßen. Das war auch der Sinn ihrer Verwendung. Der Wert solcher Metalle, ihre Wertung, die ein dauernd Unverändertes, ein Währendes war, also ihre Währung, hatte somit nichts Händlerisches an sich, sondern wertbestimmend war der 'Ort' derselben, d.h. ihre kosmisch bezogene und gebundene Rangordnung innerlicher Art; denn jedes Element, jedes Mineral hatte seine eigene 'Tugend' wie Paracelsus sagt; das rein Substanzielle war stets lebendiger Ausdruck, also Symbol für die Wirklichkeit seiner Naturseelenkraft."

Dacqué spricht im folgenden auch von „Potenzen", was seine Äußerungen im Hinblick auf die Homöopathie noch interessanter macht:

„So wird das einzelne 'Tierkreiszeichen', werden die Planeten und ihre Stellungen und die ihm zugeordneten oder in seinem kosmischen 'Ort' wohnenden Potenzen zum Sinnbild ganz bestimmter Strebungen, Zustände, Einordnungen, Schicksalsfügungen in der götterhaften Natur. Alles aber, was wir heute dazu vorbringen, ist doch eigentlich recht äußerlicher, unbeholfener Natur, sind elende Versuche, das ehedem wirklich erschaute und unmittelbar erfühlte lebendige Wesen dieser kosmischen Gegebenheiten uns irgendwie wieder vorzustellen. Aber so wenig wir selbst noch kosmische Götter sehen und erleben, so wenig ist uns, anders als durch bloß intellektualistische Beschreibungen, der Geist einer urtümlichen Astrologie verständlich... Es war die klare Sicht auf die Götterpotenzen, und war sozusagen ein eigener Bezirk des Götterkultes, des Naturkultes, erhoben in die Region reiner Priesterweisheit, und auch so gehütet vor der 'Entweihung' durch die Unberufenen.

---

[32] Siehe Bibliographie.

DIE PLANETAREN METALLE

Jetzt verstehen wir...wie nach und nach eine Götterhierarchie, ein Göttersaal, ein Olymp, ein Pantheon dem vergeistigten Blick sich darbot, und wie dies alles Ausdruck echtester Wirklichkeit war.
Das Mythische wurde durch die Epochen seit dem silbernen Seelenzeitalter immer mehr und mehr intellektualisiert. Und unser Mythus vom Kosmos und den Göttergewalten ist heute intellektuelle Wissenschaft. Mit unserem wissenschaftlichen Denken können wir freilich nicht mehr das innere Leben der Natur, das der Mythus meint und aussprechen will, erschauen. Aber wir können es erahnen, wenn wir in uns selbst an die in den Tiefen unseres Wesens noch schlummernde Urschicht rühren. Das mythische, goldene Zeitalter ist uns so gut wie völlig verschlossen und fremd geworden; aber das magische Zeitalter, das silberne, können wir noch verstehen, weil in ihm schon der grob physische Lebenszustand verwirklicht war, weil im Menschen schon der Intellekt mit-zuarbeiten begann, in welchem wir jetzt so völlig befangen sind." [33]

Leichte Abweichungen in der Chronologie bzw. der Plazierung der Metalle im Vergleich zur oben vorgestellten Ordnung sind beabsichtigt.

Argentum
Reden ist Silber

„Im Silber sind die Samen des Mondes.
Sie können ihrer Festigkeit halber,
dieweil sie tief im Körper verborgen liegen,
keine Bewegung haben; sie werden denn ihrer Banden
entlöset und kunstreich heraufgezogen."

BASILIUS VALENTINUS

Der Alchemist Valentinus spielt in diesen schönen Zeilen auf die innere sanfte Lichtnatur des Silbers an, welche freigesetzt wird, wenn es gelingt, den rohen Corpus des Metalls durch mannigfache ebenso mühsame wie liebevoll ausgeführte Prozeduren zu durchdringen, um sich die inneren Kräfte des Silbers verfügbar zu machen.
Silber - das entspricht den kühlenden Strömen, die durch den lunaren Nadi im Innersten unser Wirbelsäule aufsteigen und ein Gegen-

---

[33] EDGAR DACQUÉ: *Das verlorene Paradies,* S. 166 ff.

gewicht zur solaren Kraft bilden. Argentum sorgt für den freien Fluß der Rede und des Gesangs, bringt die intuitiven und intellektuellen Kräfte unseres Gehirns zum Ausgleich und heilt die durch körperliche Verletzung gestörte Sexualsphäre. Silber paßt, wie wir im Kapitel über Hochmut und Eitelkeit erfahren haben, zu sanftmütigen Charakteren, - Männer oder Frauen -, deren weibliche Seite stark ausgeprägt ist. „Die Mondin" müßte es eigentlich genau heißen, - so wie „der Sonnengott".

Die Mondgöttin steht für die Prinzipien des Empfangens, Keimens, Frucht-Tragens und Ausstoßens. Eine schöne diesbezügliche Metapher ist die Geschichte der griechischen Mondgöttin SELENE - (vergl. unser Arzneimittel **Selen**) -, die immer bei Neumond symbolisch im Ehebett des Sonnengottes (bei der Konjunktion von Sonne und Mond) verschwindet, bis sie sich bei Vollmond ihrer Gebärphase hingibt, woraufhin sie danach wieder abnimmt und in den mütterlichen Schoß zurückkehrt.

Das rhythmische Geschehen des weiblichen Zyklus findet in den Mondzyklen seine Entsprechung. Hierbei kommt die dunkle Seite des Mondes zum Tragen, das ausscheidende und zerstörende Prinzip. Dieses findet sein Symbol in der Gestalt der babylonischen Mondgöttin ISHTAR oder der dunklen LILITH. In dieser erkennen wir auch den jüdischen Gegenpol zur christlichen Eva oder Maria, welch letztere, - als Mutter Gottes -, ja oft auf einer Mondsichel stehend, dargestellt ist.

Wer mehr über die mythologischen Hintergründe zu den einzelnen Gestirnen, bzw. Urprinzipien, erfahren möchte, dem empfehle ich *Das Buch vom Esoterischen Wissen* von RÜDIGER DAHLKE und NIKOLAUS KLEIN, in dem diese Bereiche ausführlich beschrieben sind.

Wer mehr über die vielseitige praktische, medizinische Anwendbarkeit speziell von Argentum-metallicum, erfahren will, sei an das bereits erwähnte Gerät zur Herstellung von kolloidalem Silber in destilliertem Wasser erinnert, welches als eine Art natürliches Antibiotikum bei vielerlei Entzündungen mit Erfolg eingesetzt werden kann, wobei gleichzeitig das Immunsystem gestärkt wird.[34]

---

[34] Vergl. Fußnote S. 116.

*„Die Sonne tönt nach alter Weise
in Brudersphären Wettgesang
und ihre vorgeschriebene Reise
vollendet sie mit Donnergang."*

JOHANN WOLFGANG VON GOETHE
(Prolog im Himmel, Faust I)

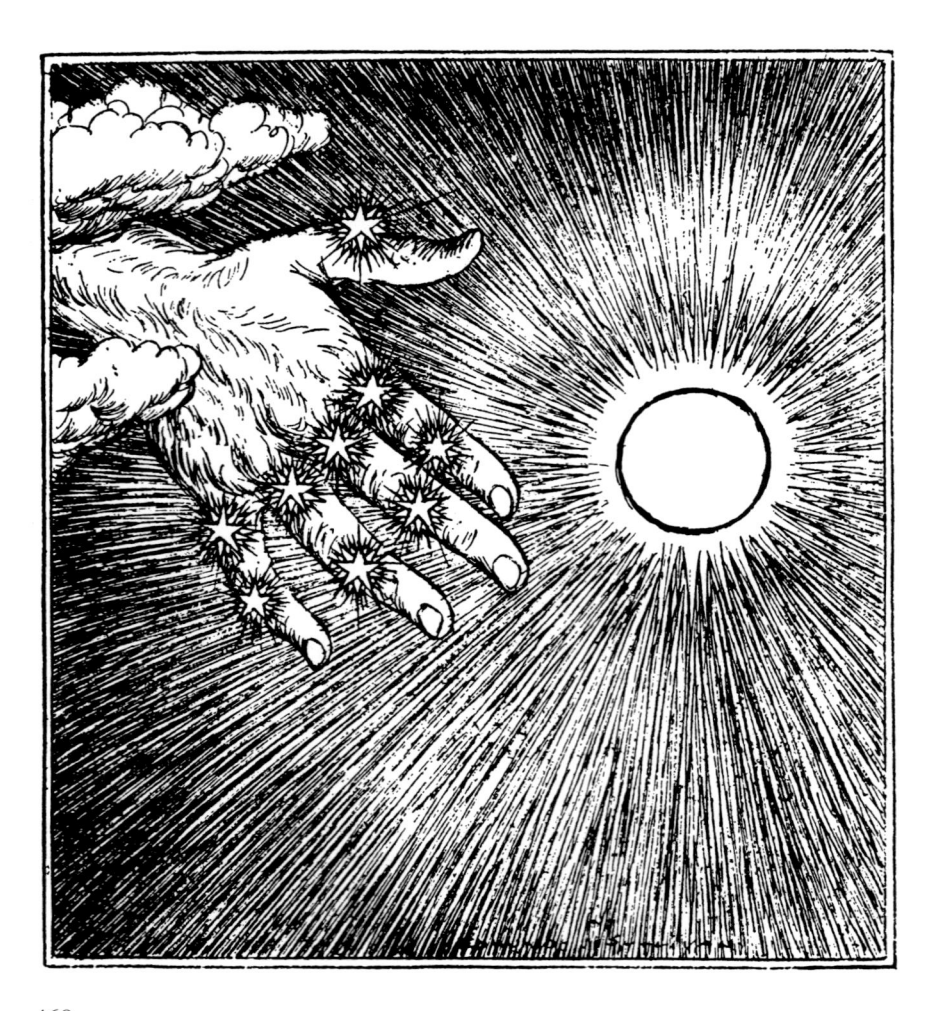

Aurum
Schweigen ist Gold

Wohl kaum ein Dichter hat mit mehr Wortgewalt die mächtige Strahlkraft der Sonne zum Ausdruck gebracht, welche auf der irdischen Ebene ihre Entsprechung in dem Metall Gold hervorbringt.
„Grün ist des Lebens goldener Baum". In diesem anderen Goethe'schen Satz, kommt so recht zum Ausdruck, welche Macht der solaren Kraft innewohnt, die es unter anderem fertig bringt, die grüne Pflanzendecke auf unserem Edball zu erzeugen.
So vermittelt Gold zwischen den Kräften der Finsternis und denen des Lichts. Die Sonne scheint dem Mörder genauso wie dem Heiligen.
Im weißen Licht von HELIOS' Sonnenwagen sind alle anderen Farben enthalten, welche die vitalen Kräfte anregen.
Wenn wir hauchdünnes Blattgold gegen das Licht halten, so ergibt sich als himmlische Komplementärfarbe zum Grün der echte Purpur. Es ist jene Purpurfarbe, die wir als ein Rosa in allen Schattierungen in Apfel, Kirsch- und Pfirsichblüten erleben können, - die „Inkarnatfarbe" der gesunden menschlichen Haut.
Dieser Purpur wurde in der Glasschmelzekunst des Mittelalters durch Zugabe kolloiden Goldes in den Schmelzfluß erzielt. Je geringer - gewissermaßen homöopathischer - dabei der Goldanteil, umso überirdischer, zarter und strahlender die Rosatöne der fertiggestellten Gläser.
Im Turmalin finden wir bisweilen die beiden Farben in einem Kristall vereint.
Übertragen wir diese Idee auf das menschliche Herz, dann wird klar, welche Kraft dem Gold innewohnt, wenn es um die Auflichtung der Seele und die Erweckung des Gemüts aus einer Umnachtung geht.
Wer auf seinem Lebensweg die Bahn verloren hat und in innerer Verblendung sein ganz persönliches goldenes Kalb umtanzt und dabei von Schwermut niedergezogen wird, dem hilft Aurum wie wir gesehen haben, sein Herz wieder der Liebe zu öffnen. Dabei werden jene Impulse gesetzt, die den Menschen zu seiner Eigenverantwortlichkeit und Großzügigkeit hinführen.

DIE PLANETAREN METALLE

Wir haben das Mittel im Kapitel über die sexuellen Phantasien eingehender betrachtet und gesehen, wo es entsprechend seiner himmlischen Vormachtstellung im irdischen Bereich anzusiedeln ist. Das sind die Königshöfe, Chef-Etagen und die feudale Gesellschaft der oberen Zehntausend.

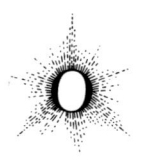

*„… denn Wollust ist's
den Göttern, Menschen zu beglücken; zu verderben
die Menschen, ist den Göttern Schmerz –."*

FRIEDRICH VON SCHILLER
(Merkur in Semele, 2. Szene)

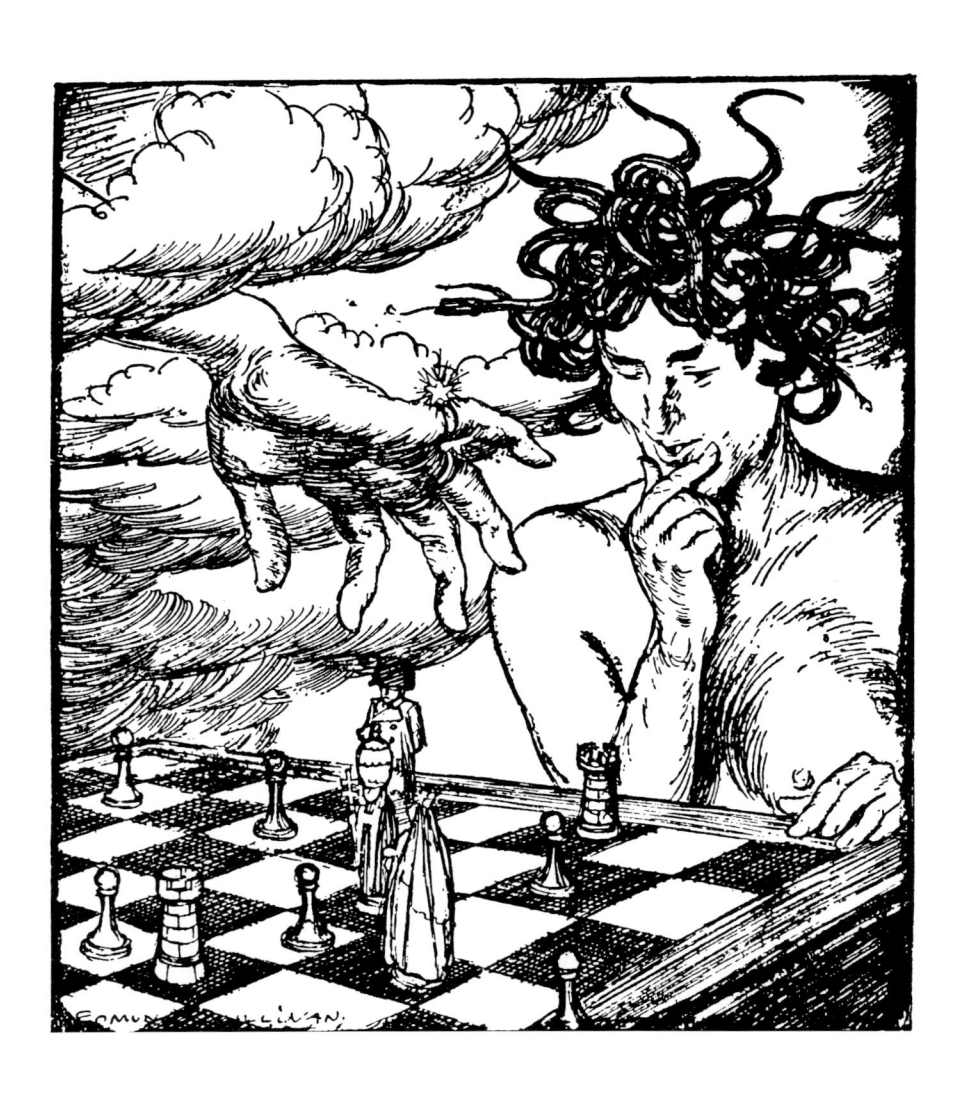

Mercurius
Alles oder Nichts

Der Götterbote Merkur ist in der ganzen Welt zuhause. Er ist ein Eroberer, der wie CHRISTOPH COLUMBUS neue Welten entdeckt und lieber stirbt, als von seinem eingeschlagenen Weg abzugehen. Wie das ihm zugehörige, schlüpfrige Quecksilber breitet er sich überall hin aus und ist nur schlecht in die Enge zu treiben, geschweige denn zu packen.

Schnelligkeit, Geistesgegenwart und Redegewandtheit des Merkur - manchen besser vertraut als HERMES -, sind bekannt. Selbst als er bereits am Abend seines ersten Lebenstages die Rinderherde seines Halbbruders APOLLO geraubt hat, kann er dies den anderen Göttern gegenüber noch zu seinem Vorteil verkehren. ZEUS, der seine Begabungen für Kommunikation und Handel erkennt, macht ihn zum Götterboten und Vermittler und verleiht ihm den geflügelten Helm und ebensolche Sandalen.

Seine Fähigkeit, Gegensätze zusammenzuführen, findet seine Entsprechung im Hermes-Stab, an dem sich die beiden Schlangen winden.

Auch einen Sohn Apollos, den Heilgott ASKLEPIOS[35], haben wir dabei vor Augen. Der Stab ist noch heute das Wahrzeichen der Ärzte, welche dieser Aufgabe auf Erden dienen.

Übrigens ist ein Hinweis auf die Behandlung mittels des Prinzips der heilenden Ähnlichkeit versteckt in dem Mythos um den weisen Centauren CHEIRON, welcher Asklepios lehrt, mithilfe des Blutes der von PERSEUS erlegten schlangenköpfigen MEDUSA, Tote wieder zum Leben zu erwecken. Die bereits angesprochene Therapie mit Schlangen-Reintoxinen bei aussichtslos scheinenden Fällen, ist auch unter diesem Gesichtspunkt zu sehen.

Solche Eingriffe in die Belange der Götter, müssen allerdings HADES den Gott der Unterwelt erzürnen und so überredet dieser den Zeus, Asklepios mit seinem Blitz zu erschlagen, da der sich zum Herrn über Tod und Leben aufgeschwungen habe.

---

[35] lat. AESCULAP

Nicht von ungefähr ist Hermes die uneheliche Frucht von Zeus und Maia (in Indien Maja - die „Verblendung"). Deshalb ist ihm auch die Damenwelt stets zugetan. Er verbindet sich spontan - ist eben „ein rechtes Quecksilber" - und löst seine Beziehungen ebenso leicht wieder auf. Immer bleibt er „un-verbindlich", was bis zur Grausamkeit gehen kann. Deshalb paßt, - wie wir gesehen haben -, das potenzierte Pharmakon zu bösartigen Erkrankungen, wie sie uns als Antwort auf ausgesandte Grausamkeiten heimsuchen. Syphilis und AIDS sind, - neben anderen Mitteln -, die dem Genius dieser Arznei adäquaten Leiden.

Sein labiler Charakter enthüllt sich uns auch durch den engen Spielraum des Quecksilbers zwischen Siedepunkt und Gefrierpunkt. Es wechselt ständig und leicht von einem Aggregatzustand in einen anderen über: fest - flüssig - gasförmig. Wir erkennen daran, daß es gleichsam noch die Form des ehemals flüssigen Zustandes der Erde beibehalten hat. In seiner Neigung in tausend Kügelchen zu zerspringen, können wir einerseits eine Tendenz erkennen, die optimale kosmische Form beizubehalten, und andererseits, sich zu individualisieren. Die Kügelchen lassen sich aber auch ebenso leicht wieder miteinander vereinigen. Diese Eigenschaft macht **Mercurius** zu einem idealen Vermittler zwischen den Kräften des Himmels und der Erde.

Das ist das Gegenteil der fixierenden Kräfte, die dem Eisen zueigen sind, wie wir im Anschluß sehen werden.

Wenn sich „eiserner Wille" mit „merkurialischem Temperament" vereint, dann verdichtet sich hieraus eine harmonische Persönlichkeit mit sozialem Engagement.

Die Eigenschaft des Quecksilbers zur Amalgambildung, - also sich mit anderen Metallen zu verbinden -, finden wir im Vorgang der Verdauung gespiegelt. Durch die merkuriale Mittlerkraft wird dabei ein äußerer Teil der Welt in Form von Nahrung, dem Lymph-und Blutstrom zugänglich gemacht, mit ihm vermengt.

Dem vergleichbar wird in dem quecksilberähnlichen „Tröpfchenbaum" der Lunge mit ihren Millionen von Alveolen, die Atemluft inhaliert. Dergestalt vermitteln die merkurialen Kräfte ständig zwischen dem Leben der einzelnen Zellen und dem Leben des Gesamtorganismsus.

DIE PLANETAREN METALLE

Ferrum
Alte Liebe rostet nicht

„Das Eisen ermöglicht uns, unsere Persönlichkeit in den Leibesprozessen zu verankern. Ohne Eisen keine 'Geistesgegenwart' in des Ausdrucks wörtlicher Bedeutung."

RUDOLF HAUSCHKA

In seiner *Erhöhung der Schlange* zitiert der deutsche Geisteswissenschaftler und Esoteriker - (im besten Sinne dieses inzwischen etwas abgegriffenen Wortes) - HERBERT FRITSCHE, die *älteste homöopathische Heilung,* von der ehemals EDUARD SIECKMANN berichtete:
TELEPHOS, der König von Mysien war durch den Wurfspeer des ACHILL verwundet worden und diese Wunde wollte und wollte sich nicht schließen. Das Orakel zu Delphi wurde befragt und von dort kam die Antwort: „Der die Wunde schlug, heilt sie auch!"
Also sandte man nach Achill und der listenreiche ODYSSEUS hatte schließlich den rettenden Einfall, etwas vom angesetzten Rost des Speers zu schaben und auf die Wunde fallen zu lassen, woraufhin diese sich in kurzer Zeit schloß. Nicht durch dasselbe wurde hier geheilt, sondern durch „*to homoion*"- das Ähnliche, denn Rost ist ein Oxydationsprodukt des Eisens.
Ferrum-metallicum - das ist Eisen, das ist die Farbe Rot, das ist Tatkraft, Wille und Aggression. Eisen -, das bedeutet Männlichkeit, Wehrhaftigkeit und das Verlangen zu handeln.
„Marsimpulse sind Träger der Inkarnationskraft", sagt RUDOLF HAUSCHKA: „Der Eisenprozeß ist geeignet, Kosmisches, Schwereloses in die Schwere hereinzuführen." Wir sehen diese radialen Kräfte sehr schön, wenn wir - z.B. auf einer Mineralien-Messe aufgebrochene Markasit-Kugeln betrachten. Die sternförmig angeordneten Strahlen streben von außen auf den Mittelpunkt der Kugel zu. Andere Stücke wie Siderit, zeigen die sich einrollende Energie in Form spiralförmig von außen nach innen strebender Eisenspäne. Das Janusköpfige, das allen Mitteln zueigen ist, offenbart sich bei Ferrum einerseits in einer enormen Charakter-Panzerung, auf der anderen

Seite in holdem Erröten bei Verlegenheit. Diese Schamröte entspringt eigentlich einer unterdrückten Aggression.

Gestaltgewordenes Symbol für das Eisen ist der Kriegsgott MARS, bei den Griechen ARES geheißen.
Ares und Aphrodite, - (Mars und Venus) - gehören zusammen.
Bekannt ist die Episode im achten Buch der *Odyssee,* in welcher dem Gott der Unterwelt, HEPHAISTOS, (Pluto) von diesen beiden Hörner aufgesetzt werden. Die dem hinkenden Hephaistos von Göttervater ZEUS angetraute Aphrodite, geht mit dem appetitlich jugendstarken Ares in der unterirdischen Schmiede allersüßestem Getändel nach. Vom Sonnengott HELIOS rechtzeitig darauf aufmerksam gemacht, was sich da unten anbahnt, fertigt der Schmiedekünstler ein Netz aus feinsten Ketten, die keinem Sterblichen noch Unsterblichen erkennbar sind und fängt die beiden darin ein, als sie erhitzt vom Liebesspiel und splitternackend auf dem ehelichen, zum Lotterpfuhl degradierten Ehebett liegen. Mit der im griechischen Götterhimmel üblichen Ungeniertheit, ruft nun Hephaistos sogleich sämtliche gerade verfügbaren Götter und Göttinnen zusammen, damit sie seiner Schande ansichtig würden und verlangt von Zeus die Brautgeschenke zurück, die er ihm gab „für sein schamloses Gezüchte", - womit er natürlich die ihm angetraute Aphrodite meint.
HOMER beendet die pikante Szene mit einer Frage an HERMES, ob dieser nicht ebenfalls Lust verspüre, „in dem Bette zu ruhn bei der goldenen Aphrodite?" wofür sich dieser natürlich sofort begeistert: „Da lachten laut die unsterblichen Götter."
Die berühmte Szene diente Generationen von Malern als Vorwurf für mehr oder weniger bekannte und pikante Gemälde.

Ferrum redet nicht gerne über seine Gefühle, jedoch ist er oder sie interessiert an direkten Begegnungen und geht einer Auseinandersetzung nicht aus dem Weg. Ferrum hat einen „eisernen Willen", leidet aber auch an aufbrausender Wut. Es besteht ein Hang zum Pazifismus und der „Eisen-Mann" nimmt dafür in Kauf, Dinge zu tun, die er lieber nicht täte, also z.B. Wehrersatzdienst zu leisten. Er sucht eine gute und verläßliche Kameradschaft unter Männern.

DIE PLANETAREN METALLE

Was die Körpersymptomatik betrifft, so ist eine anämische Blässe der Haut auffallend, die sich jedoch bei der geringsten Anstrengung, Aufregung oder Streit, - besonders im Gesicht - sofort rötet. Auf der Haut verbleiben Dellen beim Eindrücken. Unsere Zellatmung beruht auf dem Hunger des Eisens nach Sauerstoff. Herzklopfen und Hitzewallungen begleiten jede Überforderung.
„Ist nicht diese Wärmequalität des Eisens, wenn sie in unserem Blute aktiv wird, jene Wärme, welche die enthusiastische Natur der menschlichen Persönlichkeit entzündet?" fragt RUDOLF HAUSCHKA in seiner *Substanzlehre*.

Rheumatische Schmerzen des rechten Schultergelenks mit Schwierigkeiten beim Heben des Armes reagieren oft gut auf **Ferrummuriaticum** - das *Salz des Eisens* (vergleichbar was diesen Punkt angeht, ist **Sanguinaria**, - die *Kanadische Blutwurz*).
Ferrum neigt ähnlich Phosphor zu Blutungen und kompensiert wie China Schwächeanfälle durch Blutverlust. Ein typisches Symptom bei Frauen ist ein Einsetzen von Nasenbluten anstelle der Menses. Zu heftige Blutungen wechseln sich mit zeitweilig aussetzender Regel ab. Blasse, anämische Frauen mit hochrotem Gesicht sprechen besonders gut auf eine Behandlung mit höheren Ferrumpotenzen an. Bei Blutabnahme neigt der Ferrum-Patient dazu, in Ohnmacht zu fallen.
Typisch ist auch ein Dauerkopfschmerz, der 2-3 Tage anhält oder ein Erbrechen sofort nach dem Essen oder nach Mitternacht.
Auffallend bisweilen eine Abneigung gegen Eier und eine Unverträglichkeit von Wein.

Prügel im Kindesalter, Säfteverluste und Chininmißbrauch liefern in der Regel die Ausgangssituation für einen späteren Einsatz von Ferrum in potenzierter Form.
Wir finden Ferrum-Anwärter u.a. in Berufen, wie Metzger, Chirurgen, unter Schmiedekünstlern oder Metallgießern. Instinktiv sucht sich die Seele die Begegnung mit dem ihr entsprechenden Genius.

Sexuell ist eher der Ferrum-Mann aktiv. Das geschlechtliche Verlangen der Frau ist infolge ihrer meist schwächlichen Konstitution nicht so stark ausgeprägt. Es kann zu Schwellungen und Verhärtungen der Vagina kommen. Deshalb hat die Ferrum-Frau wenig Vergnügen beim Sex, sondern eher Schmerzen bei der Vereinigung. Der Mann ist zwar leicht erregbar und hat häufige Erektionen. Er entspricht aber in der Regel nicht gerade dem Kriegsgott Ares und neigt daher zur Impotenz wegen häufiger nächtlicher Samenergüsse.

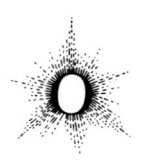

„*Erobert bin ich; ob gefangen, weiß ich nicht?*
Denn Ruf und Schicksal bestimmten fürwahr die Unsterblichen
Zweideutig mir, der Schöngestalt bedenkliche Begleiter…"
GOETHE
(Faust II, Helena)

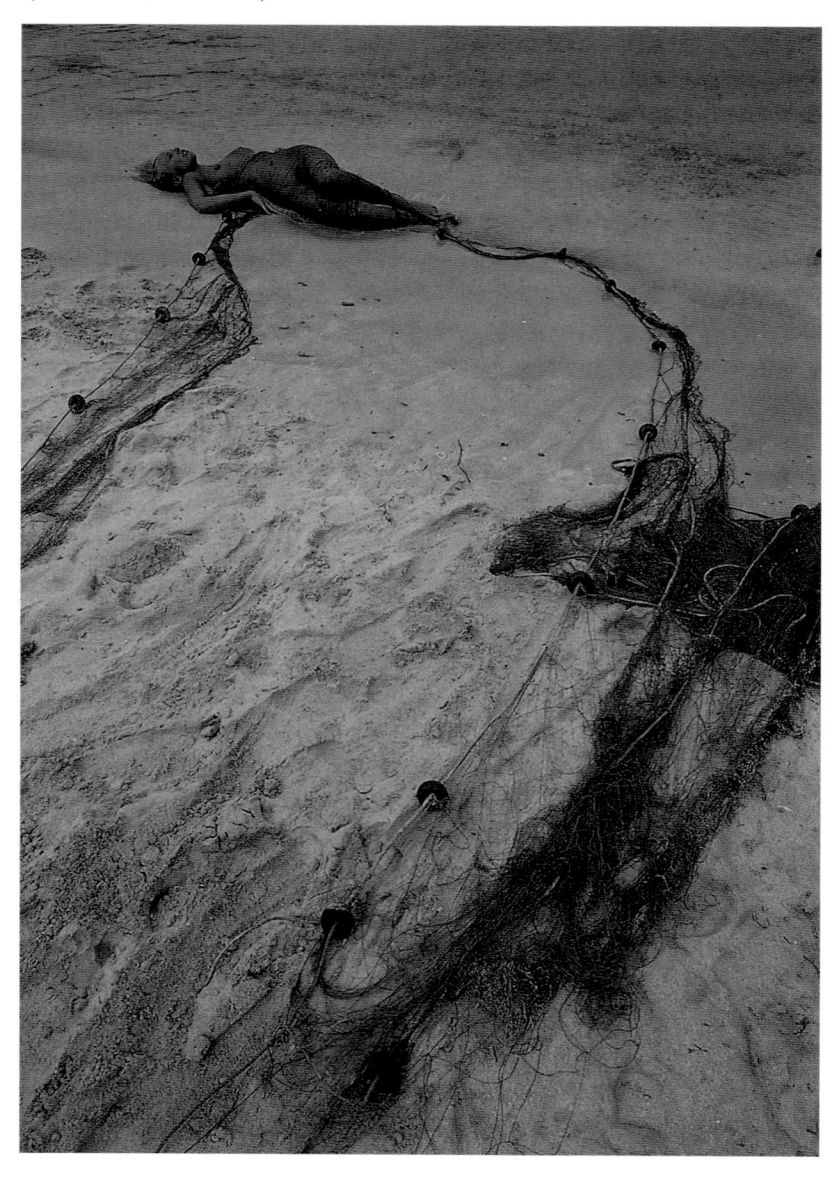

Cuprum
Ins Netz gegangen

„Und sie bestiegen das Lager und schlummerten. Plötzlich umschlangen / Sie die künstlichen Bande des klugen Erfinders Hephaistos; / Und sie vermochten kein Glied zu bewegen oder zu heben./ Aber sie merkten es erst, als ihnen die Flucht schon gehemmt war."

HOMER (Odyssee, 8.Gesang)

Cuprum-metallicum - *metallisches Kupfer,* das „cyprische Erz", - daraus formt VENUS ihren Spiegel, von dessen Widerschein ihre Wangen mit einem rosigen Schein überhaucht werden, als würde EOS persönlich ihr Antlitz in sanfte Morgensonne tauchen.
Das leuchtende Blau von Kupfersulfat, das satte Grün von Malachit, das sind die Farben der „Schaumgeborenen".
So wie das Hauptcharakteristikum des MERKUR im wendigen Intellekt, - also im Denken - zu sehen ist, haben wir bei APHRODITE/VENUS das Fühlen im Vordergrund. Das führt allerdings dazu, daß sich die Göttin der Liebe immer wieder ungezügelten Sinnesfreuden und erotisch-sexuellen Ausschweifungen hingibt. Die „venerischen", - die Geschlechts-Krankheiten" -, sind nach ihr benannt.
Allerdings berichten die Mythen auch, daß die Liebesgöttin ihre Jungfernschaft, - sprich Verjüngung -, immer wieder im Meer erneuern kann. Man denke dabei an die Besserung aller Symptome am Meer, wie sie typisch ist, für venerische Erkrankungen und man erinnere sich diesbezüglich ganz besonders an **Medorrhinum.**

Kupfer ist das vielleicht exzellenteste Mittel der Homöopathie bei anfallartigen Krampfzuständen unterschiedlicher Art und Genese. Das heißt, Kupfer in entstofflichter Form und alchemistischen Veredelungen fand schon frühzeitig Anwendung bei Energiemangelzuständen des Urogenitaltrakts mit daraus entstehenden Krampfzuständen.
Eine potentielle Anwärterin auf Cuprum ist pflichtbewußt, pünktlich und arbeitet hart. Sie braucht aber als Ausgleich emotionale Har-

monie und ein Gleichgewicht der Gefühle. Ist das nicht gewährleistet, kann sie also ihre Liebe nicht frei äußern und ist sie gezwungen, ihre Gefühle zu unterdrücken, so wird alles zum „Krampf". Sie hat dann den Eindruck von einer fremden Macht gefangen zu sein, bedroht und beobachtet zu werden.

Um den Schlüssel zum Verständnis von Cuprum in die Hand zu bekommen, denke man an das Netz des Hephaistos in dem Aphrodite sich - zutiefst erschreckt - zusammen mit Ares windet, weil sie sich unerlaubter Liebe hingegeben hat. Nackt, ausgeliefert, ihrer Intimsphäre beraubt und lüstern inspiziert, ein Fisch der ins Netz gegangen ist, - das ist Cuprum.
Die einengende Situation in Frauengefängnissen, liefert hierzu eine Entsprechung und macht verständlich, warum solche Frauen für eine Cuprum-Symptomatik anfällig werden können.
JOHN HENRY CLARKE berichtet in seiner *Praktischen Materia Medica* von einem Schuljungen, der epileptisch wurde, nachdem er, - wohl unbeabsichtigt - in einer Schule eingeschlossen worden war.
Solche Schrecksituationen können ein monatelanges Ausbleiben der Regelblutung nach sich ziehen und das wiederum kann zu den bewußten Krampfzuständen führen. Aber auch krampfhafte Schmerzen während einer zu schwachen Menstruation können nach Kupfer verlangen.
(Die wichtigsten weiteren Mittel beim Ausbleiben der Regel nach Schreck sind: **Aconit** - der *blaue Eisenhut*, **Kalium-carbonicum**, **Lycopodium**, **Opium**, Coffea und Gelsemium,- der *wilde Jasmin;* die letzten beiden lediglich im 1.Grad. Die wohl beste Arznei beim Ausbleiben der Regel nach Kummer, ist und bleibt **Ignatia.** Auch **Cimicifuga -** dem *Wanzenkraut*, kommt große Bedeutung in diesem Zusammenhang zu, besonders, wenn die Blutung nach emotionaler Belastung und Aufregung versiegt und eine Depression sich stattdessen einstellt).

Die Cuprum-Frau stöhnt, weint und schreit wie in Geburts- oder Nachwehen.
Bläuliche Gesichtsfarbe, blaue Lippen, nachdem sie kurz vor dem Ertrinken gerettet wurde und sich in Zuckungen und Konvulsionen

windet, verlangen nach dieser Medizin. Spastische Zusammenschnürungen der Brust, *Ösophagus-Spasmen*, Krämpfe am Magenausgang (*Pylorus-Spasmen*), Schmerzen im Solar-Plexus, Fieberkrämpfe, Krampf- und Keuchhustenanfälle sowie epileptische Anfälle nach unterdrückten Hautausschlägen können das potenzierte Pharmakon auf den Plan rufen. Ein schleimig-metallischer Geschmack im Mund ist ein starkes Indiz für Cuprum.
Interessant ist die Tatsache, daß sich bei bestimmten Geisteskrankheiten wie der Schizzophrenie oder dem manisch-depressiven Irresein ein extrem erhöhter Kupferspiegel im Blut findet.

Tellurium
Mutter Erde

„Es war, als hätt der Himmel
Die Erde still geküßt,
Daß sie im Blütenschimmer
Von ihm nun träumen müßt"

JOSEPH VON EICHENDORFF

Tellurium - ein Element, das zwischen Sulphur und Selen steht.
Es wurde im Jahr 1850 von CONSTANTIN HERING der Homöopathie zugeführt und wird sicher zu Unrecht oft übersehen. Meist wird der Einfachheit halber Sulphur verschrieben, wenn sich ein Versuch mit diesem Heilstoff lohnen könnte.
Tellus - das heißt auf lateinisch „die Erde". *Tellus mater,* das ist „die Mutter Erde als nährende Gottheit", *tellurisch* sind also „der Erde zugehörige" Vorgänge.
Da wir auf dieser Erde nicht immer mit überströmender Geisteskraft gesegnet sind, weil wir uns ein-und abgrenzen vom großen Strom der Allweisheit, vermitteln die diesem „Metall" innewohnenden Kräfte und Informationen uns unter Umständen wieder den Anschluß an die Welt der Ideen und „Ein-Fälle."

Tellurium ist „unfähig", nachlässig und vergeßlich; - ein großes Mittel bei den relativ häufig vorkommenden, auffallend ringför-

DIE PLANETAREN METALLE

migen Hautausschlägen und Ekzemflecken, welche die innere Abgrenzung signalisieren. (Ähnlich sind hier **Natrium, Sepia** und **Tuberculinum**).
Ein gutes Leitsymptom ist Überempfindlichkeit gegen die leichteste Berührung, welche sofort einen starken Schmerz in den Kopf sowie selbst in entlegenste Körperpartien entsendet.
Die Schönheiten der Erde können nicht mehr wahrgenommen werden, die Augenlider sind verdickt und entzündet und laufen über vor Tränen. Auf der vorderen Linse befinden sich weißliche Kalkablagerungen, welche dieser Heilstoff aufzulösen imstande ist, besonders wenn es sich um einen *Catarakt* durch Verletzung des Auges handelt. (Man vergleiche diesbezüglich **Conium** und **Symphytum - *Beinwell*)**.
Ausschläge am Haarrand, Chronischer Schnupfen, Mittelohrentzündungen und Ekzeme an und in den Ohren, mit einer feuchten Absonderung von fischigem Geruch sowie brennenden Schmerzen am äußeren Ohr und Ohrläppchen, sind gute Leitsymptome für die Anwendung von Tellur. Dabei sind die Ohren häufig blaurot verfärbt.
Kreuzschmerzen, welche in die Oberschenkel ausstrahlen und sich beim Liegen auf dem Rücken, sowie bei allen Anstrengungen wie z.B. Stuhlgang oder Husten, enorm verschlimmern, sind ebenfalls ein guter Hinweis. Der Oberschenkel auf dem man gelegen hat, wird taub. Die Sehnen der Kniebeugen sind verspannt und scheinen zu kurz.
Die sexuelle Begierde ist beim Mann stark ausgeprägt. Sie wechselt ab mit Perioden völliger Interesselosigkeit an geschlechtlichen Dingen. Er leidet unter schmerzhaften Erektionen, welche die ganze Nacht anhalten können. Das Mittel kann bei sykotischem Ausfluß gefragt sein.
Die Frau beklagt sich über eine schmerzhafte Wundheit im Nierengebiet, welche sich, - hauptsächlich rechtsseitig -, nach unten zieht und wie ein Gewicht anfühlt. Im Klimakterium erscheinen die Blutungen zu früh. Alle Symptome sind gelindert beim Laufen an der frischen Luft und verschlimmern sich des nachts.

„Fest dann zwängt' er in Bande den rathgeübten Prometheus,
Mit den gewaltsamen Banden die mittlere Säule durchschlingend;
    Und ihm sandt er daher den weitgeflügelten Adler,
Der die unsterbliche Leber ihm fraß; doch völlig umher wuchs
Alles bei Nacht, was bei Tag der mächtige Vogel geschmauset."

HESIOD
(Theogonie)

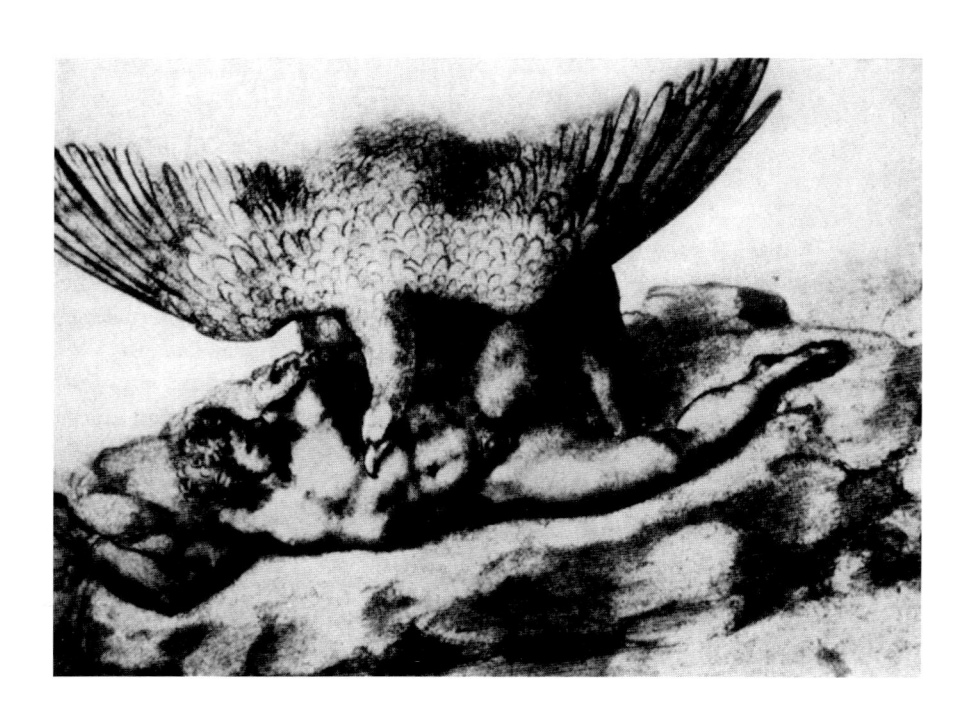

DIE PLANETAREN METALLE

Stannum
Die Luft ist raus

„Der den Jupiter erkennt, erkennt auch das Zinn, und wer das Zinn erkennt, weiß, was Jupiter ist."

PARACELSUS

Stannum - das ist *Zinn*. Zinn entspricht dem Prinzip JUPITER und das bedeutet übergreifende Weisheit und Denkfähigkeit, Stärke, Güte und Gelassenheit. „Jupiter verleiht eine geniale, leicht bewegliche Denkkraft, die auch weit auseinanderliegende Perspektiven zusammenschauen kann," sagte RUDOLF STEINER.
Die mythologische Gestalt des ZEUS/JUPITER ist nicht nur eine Personifikation von Naturkräften. Göttliche Weisheit schlägt sich zur Kraft menschlichen Denkens im Gehirn nieder. So können wir das Gehirn als körperliche Entsprechung einer lichteren Ideenwelt ansehen.
Fanden wir beim Kupfer ein inniges Verbundensein mit dem wässrigen Element, so zieht sich der Zinnprozeß ganz aus dem Wasser zurück. Zinn wird vorwiegend auf Inseln gefunden. In ihm scheinen jedoch Kräfte am Werke, welche fähig sind, plastische Formen aus dem flüssigen Bereich heraus zu gestalten. Auf diesem Wege erwirkt der Zinnprozeß die Erschaffung der Leber.
„Dem äußeren Jupiter entspricht ein innerer Jupiter, die Leber", wußte PARACELSUS. Ist diese in ihrer Funktion, - ihrem inneren Jupiter -, gestört, so vermag alchemistisch aufbereitetes Zinn - quasi als unterer Jupiter -, sie zu heilen.

Untrennbar verbunden mit diesen Wirkmechanismen ist der PROMETHEUS-Mythos. Prometheus, der den Menschen verfrüht das Feuer gebracht hatte, wird von Zeus dafür an einen Felsen im Kaukasus geschmiedet. Tag für Tag frißt ein Adler, - der Raubvogel täglicher Rastlosigkeit -, das Lebensorgan auf, während es sich in der Nacht wieder erneuert. Eine Metapher für die Anstrengungen denen die Leber untertags ausgesetzt ist, bei ihrer Arbeit, die *humores*[36] - die Körpersäfte, aufsteigen zu lassen und das Reine vom Unreinen zu trennen. Hinter dem Prometheus-Mythos steht der rhythmische Wechsel der Leberfunktion. Einer Abbauphase tagsüber folgt eine Aufbauphase während der Nacht. Das wurde durch die chinesische Akupunkturlehre bestätigt, die als Zeit des Haupt-Energiedurchflusses in diesem Organ die Spanne zwischen 1 und 3 Uhr nachts feststellte.

Andere Metalle werden durch Zugabe von Zinn spröde und ändern ihre Natur je nach ihrer Eigenart.
Paracelsus weiß um eine weitere Besonderheit des Zinns gegenüber anderen Metallen:

„Es ist zu merken, daß Luft im Zinn den Körper liefert, sonst aber in keinem Metall. Zum Teil steigt sie aus dem Bade mit auf und bleibt mit den anderen drei Elementen vermischt. Doch ist dies nicht die körperliche Luft, sondern die...nicht geschieden werden kann."

Diese Signatur verschafft uns nicht nur das Verständnis für die Ähnlichkeit des Zinns zur Zellatmung der Leber. Wir verstehen dadurch auch besser, welche Rolle für den Vorgang der Lungen-Atmung Zinn haben kann, was uns bei unserer Betrachtung von Stannum aus der Sicht der Homöopathie zuhilfe kommt. Denn wir wollen uns ja hier weniger auf die geisteswissenschaftlich-anthroposophische Seite des Zinn-Prozesses einlassen, als vielmehr ein paar wichtige homöopathische Wesenszüge des menschlichen „standhaften Zinn-Soldaten" zu erkennen suchen.

Stannum, - das bedeutet Schwäche, tiefe chronische Müdigkeit und Erschöpfung, wie sie typisch ist als Folgeerscheinung einer Leber- oder Lungenerkrankung.

---

[36] Von den *humores* - den Körpersäften im Sinne des HIPPOKRATES -, hat sich das Wort „der Humor" abgeleitet. Wenn also davon gesprochen wird, daß jemand „einen guten Humor" hat, so ist damit ursprünglich gemeint, daß seine Körpersäfte in Ordnung sind.

DIE PLANETAREN METALLE

Der hiervon Befallene fängt viele Arbeiten an, hat aber - auch wegen des Andrangs einander durchkreuzender Gedanken -, nicht die Kraft, sie zu beenden. Er zittert, betet und fleht zaghaft im Schlaf. Tagsüber erscheint ihm die Welt wie entfernt. Da er bisweilen halb ohnmächtig ist vor Schwäche, hat er naturgemäß zahlreiche Ängste: Angst in Gesellschaft, wegen der Anstrengung, die ihn das kostet, Angst davor Geld auszugeben, weil er nicht weiß, wie er in Zukunft neues erwerben soll, Angst, eine unheilbare Krankheit zu haben, weil ihn diese Müdigkeit immer wieder überfällt.

An körperlichen Symptomen fallen vor allem auf: die große Atemnot beim Gehen, beim Husten und der dicke, zähe, grünliche, süßliche oder übelriechende, bisweilen kugelförmige Auswurf am Morgen.
Das Sprechen fällt ihm schwer, wegen der Schwäche in der Brust. Alles deutet auf eine beginnende Tuberkulose oder Folgeerscheinungen einer nicht ausgeheilten.

Etwas stößt ihm „verdammt bitter auf." Der bittere Geschmack im Mund nach dem Essen zeigt an, daß ihm diverse Läuse über die Leber gelaufen sind, die er „nicht verdauen" konnte, Schicksalsschläge, die nicht verkraftet, als unbeerdigte Leichen die Landschaften der Psyche durchstreifen.

Es gibt eine Fülle an körperlichen Einzelsymptomen, die man in einer guten Arzneimittellehre studieren kann. Hier wollen wir lediglich noch kurz die sexuelle Komponente betrachten:

Der Mann hat erotische Täume mit häufigen Erektionen und nachfolgenden Ergüssen, welche die vorherrschende Schwäche weiter vertiefen. Die innere Haltlosigkeit bedingt, daß die erotische Kraft nicht gezügelt werden kann.

Auch bei der Frau ist das sexuelle Verlangen gesteigert. Es kommt zu verfrühten und erschöpfenden Orgasmen. Vor dem Einsetzen der monatlichen Regel wird die Stannum-Frau leicht depressiv.

Während der Blutung bestehen Krämpfe und ein nach unten ziehendes Gefühl in der Gebärmutter, ähnlich Sepia. Es kann dann tatsächlich zu einem Vorfall von Uterus oder Vagina kommen, da wegen der generellen Schwäche auch hier kein Halt mehr vorhanden ist. Oftmals besteht ein gelblich-schleimiger Ausfluß.
Das Mittel kann von Wert sein bei erschöpfenden, spastischen Geburtswehen oder wenn das Kind aus lauter Schwäche nicht an der Mutterbrust trinken will.

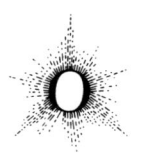

„*So stieg ich auf vom Mittelpunkt der Erde,
durchschritt das siebte Tor zu Saturns Thron,
erlöste manchen Knoten und erwirkte Lohn,
doch Tod und Schicksal blieben als Beschwerde.*"

OMAR KHAYYÁM
(Rubáiyát)

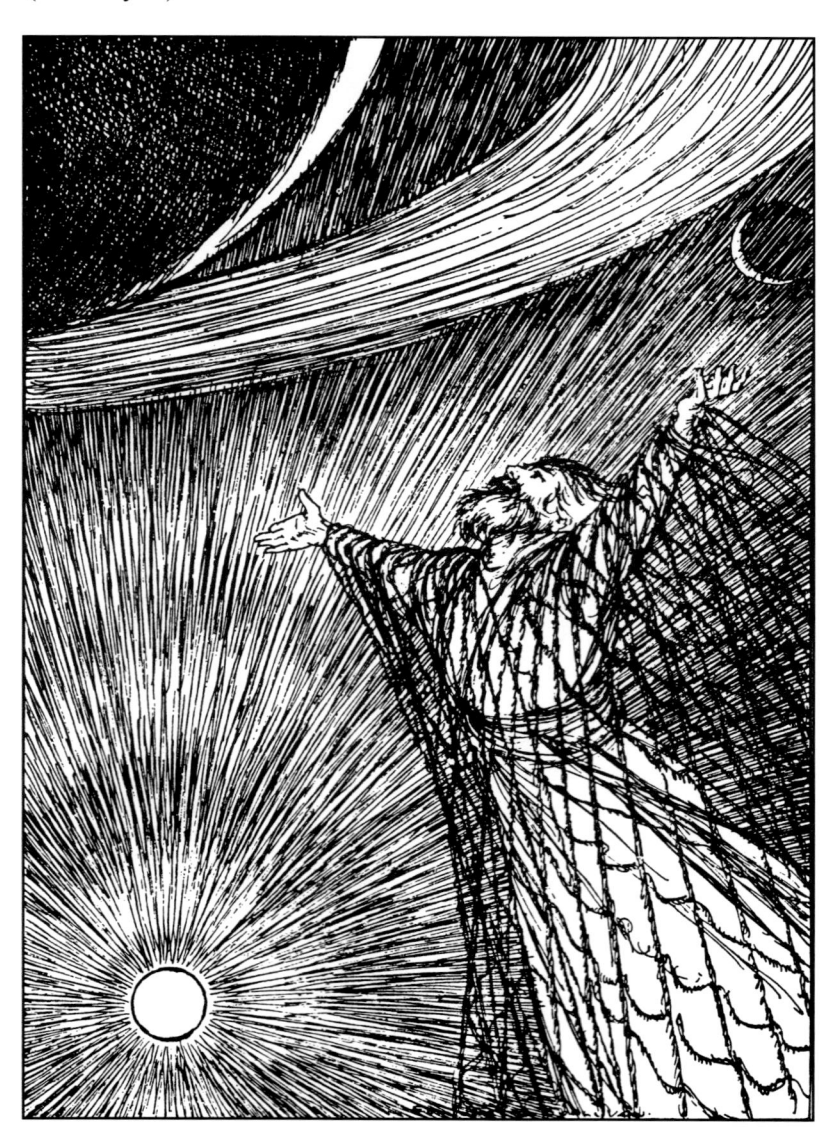

Plumbum
Störe meine Kreise nicht

„Heute muß die Glocke werden!
Frisch, Gesellen, seid zur Hand!"

FRIEDRICH VON SCHILLER
(Die Glocke)

Plumbum - so nennt sich das *Blei* mit seinem lateinisch-wissenschaftlichen Namen -, hat eine noch negativere Beziehung zum Wasser als das Zinn, was es trotz seiner Weichheit spröde erscheinen läßt. Dafür hat es einen starken Bezug zum Feuer, was kaum jemand weiß. Erhitzt man Blei in einer gläsernen Vakuumröhre, so kann man es monatelang unbeschadet aufbewahren. In dem Moment jedoch, wo es danach mit Luft in Berührung kommt, fängt es zu brennen an und zerfällt zu Staub.

Die innere Feuernatur des Bleis macht es als Zugabe zur Bronze für den Glockenguß geeignet und gibt den Glocken die tiefe und warme Klangfarbe.
Eine weitere Eigenschaft des Bleis besteht in seiner Mantelfunktion, wodurch es für kurzwellige Energiestrahlen aller Art undurchdringlich wird.
Diese Mantelfunktion geht aber - wie HAUSCHKA ausführt -, noch viel weiter. Er sieht in SATURN, der geistigen Heimat des Bleis, sowie dem kosmischen Bleiprozeß überhaupt, die letzte entscheidende Umhüllung der Erde gegen kosmische Einstrahlungen von jenseits unseres Sonnensystems.
Im Mikrokosmos Mensch, ist der Bleiprozeß überall dort wirksam, wo dichteste Mineralisierung erwünscht ist, nämlich im Knochen. Das Netzwerk an gleissenden Strukturnadeln im Weißbleierz ähnelt in erstaunlicher Weise der Spongiosa eines Knochens.
Das was der Zinnprozeß nur bis zu den weichen Organen erreicht, gelingt dem Bleiprozeß durch völlige Erhärtung der Strukturen. Zwar wird mit dieser Sklerosierung der Gewebe dem Menschen auch der physische Tod vorgegeben, aber inmitten der Knochen

wird ständig, analog zum inneren Feuer des Bleis, neues Leben geboren und zwar durch die Blutbildung *(Erythropoese)*. Die Polaritäten von Tod und Auferstehung sind das zentrale Thema des Bleiprozesses. Lassen wir deshalb HAUSCHKAs tröstliche Erkenntnis auf uns wirken, wenn er festellt:

„Aber gerade dadurch, daß wir dauernd einen partiellen Todesprozeß durchmachen, werden wir zu bewußten Wesen. Im Augenblick des totalen Todes bei Abschluß unserer irdischen Laufbahn tritt daher eine ungeahnte Steigerung des Bewußtseins ein, da soviele Bildekräfte plötzlich aus ihren substanziellen Aufgaben frei werden. Darüber kann man Berichte hören von Menschen, die die Schwelle des Todes beinahe überschritten haben und doch wieder ins Leben zurückkamen. Diese sprechen von einer gewaltigen Überschau über das ganze Leben, wie es im normalen Dasein nicht vorkommen kann."[37]

Kommt die feurige Seite innerhalb des Bleiprozesses in unserem Leben irgendwann zu kurz, so läuft der Prozeß der Verhärtung beschleunigt ab. Das ist immer dann der Fall, wenn wir starrsinnig an Gewohntem festzuhalten suchen, weil wir der Wahnvorstellung erliegen, dies böte mehr Sicherheit. Zuerst kommt der Altersstarrsinn, danach erfolgt die äußere Systemverhärtung.

Unfälle mit Knochenbrüchen haben letztlich zum Hintergrund, daß wir uns in starren Verhaltensmustern bewegen und irgendwie festgefahren sind. In den nach solchen Unfällen stattfindenden Zwangsruhepausen, haben wir Zeit, darüber nachzudenken, was wir ändern müssen, um wieder „in Fluß zu kommen." Alte Denkmuster werden zerbrochen und neue installiert. Das Prinzip Saturn ist gefürchtet, weil es zu tiefgreifenden Lernprozessen und Veränderungen aufruft. Doch haben wir immer lange genug Zeit, um die anstehende Aufgabe auch freiwillig zu erfüllen. Bevor SATURN die Türe zum Haus unserer Persönlichkeit eintritt, klopft er mehrmals höflich an. Erst wenn wir partout nicht hören wollen, ruft er uns zu Schmerz, Einsamkeit und Selbsterkenntnis auf.

Dem Saturn entspricht in der Welt der griechischen Götter CHRONOS, der Gott der Zeit, der seine eigenen Kinder verschlingt, um den Gang der Geschichte zu bremsen. Ihm war prophezeit worden, daß ihn eines

---

[37] *Substanzlehre*, S. 226.

seiner Kinder einst umbringen würde. Man kann aber das Rad des Lebens nicht ungestraft anhalten. Sein von der Mutter RHEA heimlich zur Welt gebrachter und in der Einsamkeit der Berge aufgewachsener Sohn Zeus, schenkt ihm zwar später das Leben, zwingt ihn jedoch, all diese Kinder, - unter anderem HESTIA, DEMETER, HERA, HADES und POSEIDON -, auch wieder zu erbrechen. Hierin kommt die feine Sinnbildhaftigkeit der sich selbst erneuernden Zeit zum Ausdruck.

In Kern und Ringbildung des sichtbaren Himmelskörpers Saturn haben wir das Gleichnis für die unsichtbare Ringwallbildung vor seelischen Wunden, die wir irgendwann davongetragen haben, weil unser Ego starren Erwartenshaltungen nachhing, die nicht erfüllt werden konnten.
Homöopathie ist jedoch hervorragend geeignet, solche Schutzwälle aufzuschmelzen. Den richtigen Zeitpunkt für eine „Wallbehandlung" wählt die Seele selbst. Diese findet automatisch immer dann statt, wenn wir bereit sind, uns von vorgefaßten Überzeugungen zu lösen und ein Mehr an Weltwirklichkeit zu ertragen.

Plumbum in der vergeistigten Form als homöopathische Potenzierung ist gefragt, wenn die oben angesprochenen Verhaltensmuster einen Organismus vorzeitig in die Stagnation treiben. Das Märchen vom einsamen Riesen der erstarrt und ganz allein in seinem eisigen Schloß sitzt, weil ihn das Lachen spielender Kinder in seinem Obstgarten gestört hatte, steht symbolisch für einen arteriosklerotischen Prozeß, der erst dann auftaut, wenn der Riese, mürbe geworden durch sein Alleinsein, den Kindern wieder Einlaß gewährt, was in unserem Sinne einer Belebung der Erythropoese gleichkommt. Vorher frißt CHRONOS seine eigenen Kinder. In unserem Gleichnis sind das die roten Blutkörperchen, die vom körpereigenen TÜV, - der Milz -, überprüft, und so sie für schlecht befunden -, abgebaut werden. Deshalb übrigens auch der Bezug des Bleiprozesses zur Milz.
Menschen die Blei als Pharmakon benötigen, leiden unter Gedächtnisschwund, sprechen langsam und bedächtig und tun sich schwer, die richtigen Worte zu finden. Sie scheinen überhaupt etwas begriffsstutzig zu sein, sind unflexibel, selbstsüchtig, träge und

traurig. Man gewinnt schnell den Eindruck, daß sie unter einer emotionalen Lähmung stehen.

Mr. Plumbum hat ein großes Verlangen nach Annehmlichkeiten, ist anspruchsvoll und verlangt für sich das Beste. Meist handelt es sich um ältere, abgemagerte Personen mit faltigen Gesichtern, einer ausgeprägten Porenbildung und erdigem Teint, die ziemlich nachlässig gekleidet sind.

Auffallend sind festgefahrene Tics. Das Verlangen, Tabus zu verletzen, etwas Verbotenes zu tun, einen Nervenkitzel zu erleben, entspringt dem unbewußten Wunsch der Seele, wieder emotional in Bewegung zu kommen. Fortschreitende Verkümmerung der Muskeln, starre Gefäße und eine Überempfindlichkeit einzelner Hautbezirke auf der einen Seite wie auch ein Taubwerden und die Lähmung von Gliedmaßen auf der anderen, sind typische Bleisymptome. Krankheiten wie Multiple Sklerose, chronische Gicht, eine Verhärtung der Nieren, mit Beschwerden durch Nieren- oder Blasensteine fallen ebenfalls in das Tätigkeitsgebiet von Plumbum.

Die Beschwerden stellen sich schubweise ein. Ein starkes Leitsymptom ist ein kahnförmig eingezogener Bauch, verbunden mit dem Gefühl, daß die Bauchdecke von einem Faden nach innen gezogen würde. Der blaue Zahnfleischsaum bei einer Bleivergiftung ist bekannt.

Eine altersbedingte Potenzverminderung bis zur völligen Impotenz mit Atrophie der Hoden ist möglich. Es kommt aber auch ein exzessives Verlangen vor, mit häufigen Erektionen und Ergüssen.

Bei Frauen ist die Monatsblutung zumeist verzögert oder auch zu heftig und verbunden mit Koliken und der Absonderung von dunkel verklumptem Blut. Von Nymphomanie bis zum Vaginismus und Unfruchtbarkeit ist alles möglich. Ein drohender Abort während der Schwangerschaft kann bei Vorhandensein weiterer wahlanzeigender Symptome ebenfalls auf Plumbum weisen. Die Schwangere hat dabei das Empfinden, ihre Gebärmutter sei zu klein und der Foetus habe keinen Platz. Sie kann auch des öfteren kein Wasser lassen. Bei Koliken können die Brüste vorübergehend kleiner und härter werden. Der Milchfluß nach der Entbindung ist zu schwach und die Milch ist wäßrig.

Alumina
Auf tönernen Füßen

„Festgemauert in der Erden,
Steht die Form, aus Ton gebrannt."

FRIEDRICH VON SCHILLER
(Die Glocke)

Alumina - das ist *Tonerde,* trituriertes *Aluminiumoxid.* In seiner ursprünglichen Form haben wir es mit Lehm zu tun, Schwemmaterial (Prinzip NEPTUN), das von den Gebirgen durch Wind und Wasser abgetragen, sich in den Tälern sammelt und in seiner reinsten Form als Korund, Saphir und Rubin auftritt. Das Erz des Aluminium ist also Tonerde.

Sie entsteht unter Einwirkung des Gottes der Gewässer, POSEIDON/NEPTUN. Nach Zeus ist Poseidon der jüngste Sohn von Chronos und Rhea. Als ihm anläßlich einer Streiterei unter Göttern verboten wird, sich mit den üblichen Sturmfluten für ihm entstandenes Ungemach zu rächen, greift er zur umgekehrten Taktik und läßt die Flüsse austrocknen. Trockenheit ist also als ein Vergehen am neptunischen Urprinzip zu betrachten. In der Tat ist Trockenheit der Häute und Schleimhäute ein Hauptcharakteristicum von Alumina.
Durch welche Seelenhaltungen äußert sich nun dieses Prinzip? Hier nur ein paar andeutungsweise Schlaglichter, wobei ich den interessierten Leser wieder auf RÜDIGER DAHLKE verweise oder auf das direkte Quellenstudium der alten Mythen, z.B. bei RANKE-GRAVES.

NEPTUN wurde bei der Verteilung der Herrschaftsbereiche das Meer zugesprochen. Wasser hat mit Auflösung, Verschwemmung und „Verschwimmen" zu tun. Im Dunkel tiefer Gewässer ist gut munkeln. Dieses Urprinzip artikuliert sich durch Begriffe wie: Auflösung bestehender Ordnungen, Verschleierung von Wahrheiten, das Ausstreuen von Gerüchten und Andeutungen, heimliche Ränkespiele, eine Fähigkeit Illusionen zu erzeugen. Das kann bis zu

DIE PLANETAREN METALLE

einer Neigung gehen, in rauschhafte Zustände, „Schäume und Träume" durch entsprechende Drogen „einzutauchen", um sich das riesige und gefährliche Reich des Unbewußten zu erschließen. HOMER'S *Odyssee* ist voll von Elementen des POSEIDON/NEPTUN-Prinzips, durch das ODYSSEUS Reise immer wieder verzögert wird. Erst als er Poseidon genug geopfert hat, darf er auf diese Weise geläutert und bereichert, heimkehren.

Seine eigentliche Rettung wird interessanter- und konsequenterweise eingeleitet, durch das Prinzip der heilenden Ähnlichkeit. Das *homoion* ist in diesem Fall der schützende Schleier, den die mitleidige Meeres-Göttin INO ihm in Gestalt einer Seemöwe zuwirft, damit er sich Neptun auf diese Weise ähnlich mache.
Das Neptunische Element ist also als direkter Gegenpol zu den lichten Höhen des Jupiter-Prinzips anzusehen.
Wer sich zur entsprechenden Zeitqualität freiwillig anbietet, seine Ich-Grenzen zu überschreiten, erfährt Gott Neptun auf eine sanfte Weise in sich und wird zum Mystiker. So führt uns also Poseidon-Neptun ein in sein Reich, zur Entwicklung der intuitiven Kräfte.

Kehren wir zurück zur Betrachtung der Tonerde als einer Möglichkeit, sich diese Bereiche zu erschließen: In den Urgesteinen, z.B. dem Granit, tritt uns Tonerde als Feldspat entgegen. Die anderen beiden Bestandteile des Granits sind der lichtdurchlässige Quarz und der lichtreflektierende Glimmer. Somit steht das Aluminium - in der Form von Feldspat -, als rhythmisch vermittelndes Element genau zwischen dem Kieseligen (Quarz) und dem Kalkigen (Glimmer).
Etwa 60% der Gesteinsmassen der Erde bestehen aus Feldspat. Das darin eingebundene Aluminium ist also das häufigste Metall der Erde. Bilden sich Edelsteine der oben genannten Art aus, so neigt sich die Tonerde gänzlich den kosmischen Wirkkräften des Kieselprozesses zu, wohingegen im Lehmziegel der Kalkprozeß überwiegt.
Durch Einbringung großen Energieaufwands vermittels der Elektrizität, kann es als Metall in reiner Form aus den Schlämmen he-

rausgelöst werden. Aluminium ist das Metall des elektrischen Zeitalters.
Bei diesem Vorgang wird der Tonerde der Sauerstoff entzogen. Wir erkennen, daß die metallische Form des Aluminiums eigentlich eine unnatürliche ist. Sogleich reißt es danach auch wieder Sauerstoff an sich und oxidiert. Das dabei entstehende Aluminumoxid, welches das Metall sogleich mit einer Schutzschicht überzieht, ist so betrachtet also eine Art Edelrost.

Wird es in Form von Tonerde in den Humus eingeschwemmt, der ja aus abgestorbenen pflanzlichen und tierischen Resten besteht, so entsteht bereits ein halblebendiger Stoff, aus dem die Wurzeln der Pflanzen ihre Kraft beziehen. Aluminium ist also ein Mittler zwischen mineralischen und pflanzlichen Prozessen. Es trägt die wasserbindenen Kräfte sowie die plastischen Formkräfte hinein in die Pflanze.
Erinnern wir uns an die Mittlerrolle des Eisens: Es ist das „Atmungsmetall", das den roten Blutfarbstoff Hämoglobin belebt. Dieselbe Rolle spielt das Magnesium als Vermittler der Lichtkräfte zur Entwicklung des grünen Farbstoffs Chlorophyll in der Pflanze. Und nun haben wir noch das Aluminium, als Vermittler der Kräfte von unten her, aus dem Reich der Mineralien in die Pflanze hinein.
In seinem unermüdlichen Forscherdrang griff GOETHE eines Tages eine Handvoll Erde und erkannte „wie die Natur den Tod erfunden hat, um viel Leben zu haben."[38]

Tonerde liebt Wasser. Sie verbindet sich gerne mit Wasser und das gibt dem Keramik-Künstler die Möglichkeit, daraus Gefäße zu formen, die dazu dienen, Flüssiges zu fassen. Auch edles Porzellan ist aus besonderen Aluminiumschlämmen gefertigt.
Das macht wiederum verständlich, warum Tonerde von ihrem Wesen her, - der „Auflösung im Wässrigen" -, NEPTUN zugeordnet ist.
Alumina (Al_2O_3) - ähnelt, was seine homöopathische Verwendung angeht, in gewisser Weise dem zuvor besprochenen Plumbum.

---

[38] Aphoristischer Prosahymnus „*Die Natur*", in Goethes Naturwissenschaftlichen Schriften, unter dem Kapitel: *Zur Naturwissenschaft im Allgemeinen*.

DIE PLANETAREN METALLE

Es ist angezeigt für gealterte, magere Menschen, die durch eine innere Hektik und Betriebsamkeit belastet, schwer an sich selbst tragen.

In ihren nächtlichen Träumen stecken sie fest im Lehmboden ihrer Gewohnheiten. Sie sind auf der Suche nach ihrer inneren Heimat, haben ein großes Verlangen danach, dort aufgenommen zu werden, kommen aber auf ihrem mühsamen Wanderweg nicht voran.

Ähnlich dem Blei haben sie Artikulationsschwierigkeiten, antworten langsam und schwerfällig, haben Angst vor Gesprächen, oder sagen sie verstünden „nur Bahnhof".

Schwächezustände nach Fernsehen, schnelle Ermüdung bei geistiger Arbeit, das Gefühl eines Lehmknotens im Kopf oder der Eindruck Lehmbollen an den Schuhen zu haben, können auf Alumina deuten.

Auffallend sind Koordinationsstörungen beim Gehen, ausgelöst durch degenerative Rückenmarkserkrankungen. Lähmungserscheinungen der unteren Glieder, wie sie bei Morbus Parkinson oder Multipler Sklerose auftreten, können mit Alumina versuchsweise behandelt werden, wenn weitere Indizien diesen Heilstoff als angebracht erscheinen lassen. Auch **Causticum** und **Plumbum** können bei derlei Störungen versucht werden. - Gerade bei der MS steht jedoch immer im Hintergrund eine unbedingt erforderliche Versöhnung mit abgelehnten Wirklichkeitsanteilen. Meist handelt es sich um verdrängte Haßprobleme und Familienkonflikte, die - im Unterbewußtsein vor sich hinschwelend -, sich nun autoaggressiv auswirken. Doch das nur nebenbei.

Alumina denkt oft ans Sterben, hat Angst beim Anblick eines Messers oder von Blut, klagt über ein Gefühl auf dem Gesicht, wie von eingetrocknetem Eiweiß.

Alle Schleimheute sind extrem trocken, wie gebrannter Ton. Auch der Stuhl ist trocken wie harte Hasen- oder Schafsknollen, die nur mit großer Anstrengung und unter Schmerzen herausgepreßt werden können. Selbst weicher Stuhl, - so er vorkommt-, kann nur schwer entleert werden und haftet am After wie Lehm. Hier kann das Ähnliche dem Ähnlichen wiederum hilfreich entgegenkommen und Heilung vermitteln. Naturgemäß besteht ein großes Verlangen nach wässrigen Speisen und nach Heilerde.

In den überlieferten Mythen setzt Gott Neptun seine Fähigkeiten, zum Erwirken von Wundern und Illusionen oftmals ein, um seine Sehn-Sucht nach einer Liebschaft zu erfüllen und seine Triebe zu befriedigen.

Die Libido ist bei dem Alumina-Bedürftigen - wenn nicht gewaltsam abgewürgt -, extrem gesteigert. Es kann zu einer Art sexueller Raserei mit Samenkoller kommen. Selbst beim Herauspressen des Stuhls kann es vorkommen, daß Prostataflüssigkeit oder Sperma abgeht. Ein Kontraktionsgefühl in den Hoden und Samenleitern ist auffallend und oft verbunden mit dem Eindruck von Verhärtung in diesen Organen. Ein Schmerz im Basischakra (Dammgebiet oder *Perineum*) während des Coitus und bei länger anhaltenden Erektionen, zeigt an, daß hier zuviel Kraft verausgabt wird. Auch eine Schweißbildung am Perineum, bei Beginn einer Erektion kann bereits als Hinweis für eine Überforderung angesehen werden.

Die Beschwerden verschlimmern sich noch mehr nach einem Samenverlust.

Bei Frauen finden wir entweder ein zu frühes Einsetzen der Menstruation, wobei die Blutung jedoch gleichzeitig zu schwach erscheint und nur von kurzer Dauer ist. Das Blut ist in diesem Fall von recht dünner Konsistenz.

Es kommt jedoch auch eine zu reichhaltige Blutung vor, wobei der Schlaf gestört ist durch schwere Träume, die voll von innerer Geschäftigkeit sind, verbunden mit Herzklopfen und Blutandrang, mit Hitzegefühlen zum Kopf hin. Nach den Menses werden diese Frauen von großer Erschöpfung befallen.

Ein wundmachender, fleischfarbener oder wäßriger Ausfluß vor oder nach der Blutung, ist keine Seltenheit.

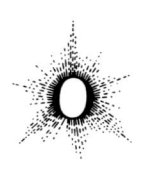

DIE PLANETAREN METALLE

Zincum
Halt bloß dicht!

*„So schaff ich am sausenden Webstuhl der Zeit
und wirke der Gottheit lebendiges Kleid."*

JOHANN WOLFGANG VON GOETHE
(Faust, - Der Erdgeist)

Zincum, - das ist **Zink**, das in der Natur in reinem Zustand nicht vorkommt, sondern meist als Schwefelzink, aus dem es durch Abrösten herausgelöst werden muß. Vergesellschaftet ist es fast immer mit Bleilagern, wobei es kurioserweise tiefer gebettet liegt, als das schwerere Blei. Doch beinhaltet das Blei mehr feurige Wärme, wie wir gesehen haben, was vielleicht bewirkt, daß es sich bei seiner Bildung doch in höheren Erdschichten ausgeformt hat.
Im Zink jedoch lebt mehr kristalline Erstarrung als lebendige Geschmeidigkeit. Wir sehen diese den Eisblumen ähnlichen Strukturen, wenn wir ein mit Zink überzogenes Blech betrachten.
Das deutet darauf hin, daß die geistige Heimat des Zinks in noch größerer Erdenferne zu suchen ist als Neptun und da stoßen wir auf URANUS.
Wiederum finden wir im olympischen Schöpfungsmythos der griechischen Mythologie das Gleichnis für den Uranus-Zink-Prozeß, - ein Hinweis darauf, daß diesen Griechen ein viel tieferer Einblick in die Wirkmechanismen der kosmischen Bildekräfte gegeben sein mußte, als das erscheinen mag, wenn wir ihre Mythen lediglich als „schöne Geschichten", - sozusagen als die Comic-Strips des Altertums ansehen:

URANOS, dessen Name die Bedeutung „Himmel" zukam, zeugte mit GAEA, - Mutter Erde, das Geschlecht der Titanen, nachdem er vorher seine aufmüpfigen Söhne, die Kyplopen - (die Urväter der Schmiedekunst - also sozusagen die „kosmischen Metallurgen"), - in des Tartaros finstere Unterwelt geworfen hatte.
Aus Gram über die Verbannung der Söhne, sann Mutter Erde auf Rache und verleitete die Titanen dazu, den Vater zu entmannen.

ZINK

Mit einer steinernen Sichel bewaffnet, überraschten sie Uranos im Schlafe und beraubten ihn seiner Genitalien, die sie zusammen mit der Sichel in den Ocean warfen, um die Fische zu ermutigen, sich zu vermehren. Das Meer schäumte auf und gebar APHRODITE, - die „Schaumgeborene". Das aus der Wunde fließende Blut des Uranos tropfte auf die Erde und diese entsandte als Rachegeister, die drei altbekannten Erinyen.

URANUS ist in der Astrologie jenes Prinzip, das mit urplötzlicher Gewalt einbricht, um alte Zustände zu „entmannen" und Veränderungen zu induzieren. Wird der damit einhergehende plötzliche Energieverlust nicht verkraftet, kann durch Zuführung eines vergeistigten Uranus ein Ausgleich erzielt werden.
Geisteswissenschaftlich gesehen, entspricht dem Prinzip Uranus auf der Ebene der Metalle das Zink. Auch saturnine Einflüsse mögen bei der Entstehung von Zink mitwirksam sein, aber im wesentlichen ist es wohl das uranische Prinzip, welches für seine Gestaltbildung verantwortlich zeichnet: Die Blutstropfen aus dem Geschlecht von Uranos zeugen in Verbindung mit Mutter Erde jene Rachegeister, die sich im Zink materialisiert haben.

Zink gilt als das vielleicht beste Pharmakon zur Kompensierung von Zuständen, wie sie nach einer Kastration bei Tier oder Mensch eintreten können.
Eigenartigerweise findet sich das Uranus-Prinzip auch tatsächlich stark ausgeprägt im Meer wieder, denn Knochenfische, Heringe, Austern, Krabben, Tintenfische sowie das Muskelfleisch und die Lebern von Seelöwen und Pottwalen, sind außerordentlich reich an Zink. Die Prostata des Stiers ist ebenfalls sehr zinkreich und sein Sperma enthält um 2000 mg pro kg.
Zahlreiche Schlangengifte enthalten größere Mengen an Zink, wodurch die eiweißzerstörenden Wirkungen dieser Gifte sehr gefördert werden.

Bei Vergiftungen oder Arzneimittelprüfungen mit dem Pharmakon Zink werden die Schranken zwischen Stoffwechselorganisation einerseits und Sinnes-Nervenorganisation andererseits durchbro-

DIE PLANETAREN METALLE

chen. Der diesem Einfluß ausgesetzte Mensch erlebt sich, als würde er auf der einen Seite eingeschläfert und auf der anderen aufgeweckt, wobei es scheint, als würden die höheren, seelisch-geistigen Wesensglieder aus der Gesamtorganisation hinausgedrängt werden.
Wir erkennen, daß das Prinzip Uranus bereits derart erdfern ist, daß ein Abbau von Substanz zugunsten eines Aufbruchs in höhere Bewußtseinssphären eingeleitet wird, um gewissermaßen die Persönlichkeit „leibfrei" zu machen.
Bei den noch dichteren Metallen wie dem Uran und den Transuranen wird diese Absicht dann ganz deutlich erkennbar, wie wir bei der Betrachtung von Plutonium sehen werden.

Zink bildet abdichtende Überzüge, die das von ihm umkleidete Metall, z.B. Eisen - an der Oxidation hindern. Diese Eigenschaft macht sich neuerdings die Automobilindustrie zunutze, um Karrosserien gegen das Durchrosten zu schützen.

Das Hauptthema beim homöopathischen Einsatz von Zink heißt also: Überall, wo etwas von Außen unterdrückt, abgedichtet und damit nach innen verschoben wurde, was eigentlich ans Licht des Tages gehörte, wie z.B. ein Ausschlag, der durch Zinksalben solange zugeschmiert wurde, bis er - scheinbar - verschwunden war, könnte, - bei entsprechend typischer Symptomatik -, ein „Zinkfall" sein. Auch ein psychischer Schock, der verdrängt und durch Psychopharmaka unterdrückt wurde, kann nach Zink verlangen. Ebenso Symptome, wie sie durch eine Überdosierung von Vitamin A entstehen. Das Auftreten eines Somnambulismus nach unterdrückten Emotionen ist sehr typisch und kann fast immer durch Zincum geheilt werden. Des weiteren und vor allem natürlich die Folgen einer nicht verkrafteten Sterilisation oder gar Kastration (z.B. bei einem Gewaltverbrecher).

Der Zink-Patient lehnt sich auf gegen Perfektion und Kontrolle. Alles was mit Überwachung und erzwungener Unterwerfung durch totalitäre Regime zu tun hat, ist ihm ein Greuel. Es kommt für ihn einer psychischen Entmannung gleich. Deshalb fordert er Freiheit,

Gleichheit und Brüderlichkeit. Zink in potenzierter Form bringt eine innere Revolution in Gang und fördert den Ausbruch aus psychischer und physischer Unterdrückung und Ummantelung.
Die oft erwähnte Ruhelosigkeit der Beine, das ständige Wippeln, erklärt sich aus einer inneren Hektik in einem überwachen Körper, der eigentlich losstürmen will, aber von der Einsicht handlungsunfähig zu sein, an Ort und Stelle gehalten wird. So ist solch ein Mensch gleichzeitig übermüdet und übererregt. Viele Ideen stürmen auf ihn ein, aber er kann sie nicht verwirklichen, was ihn innerlich vibrieren läßt und zu nervösen Zuckungen veranlaßt. Manchmal versteht er Fragen nicht, oder wiederholt die an ihn gerichtete Frage noch einmal leise, wie um besser begreifen zu können. Zeitdruck macht ihn wütend. Gibt man ihm Freiraum, um seinen Bewegungstrieb auszuleben, bessern sich alle Symptome. Ähnlich Alumina verschlimmert sich sein Befinden durch den Konsum von Alkohol, vor allem Wein.

Den Gedanken ans Sterben erträgt er mit Gleichgültigkeit, was aus dem weiter oben gesagten, verständlich wird. Jedoch fürchtet er den „Blitz aus heiterem Himmel", die abrupte Veränderung. Plötzliches Unheil wirft ihn aus der Bahn.

Vom äußeren Aussehen her ähnelt er einem Plumbum- oder Alumina-Patienten. Das Gesicht kann ebenso faltig, fahl und verwelkt aussehen, die Gestalt ähnlich hager bis mager und kränklich wirkend. In der Druckereibranche, in der früher viel mit Bleisatz gearbeitet wurde, fanden sich des öfteren Ausgangsssituationen, die eine homöopathische Zink-Behandlung nahelegen konnten.

Das dem Zink innewohnende Bestreben durch Abdecken zu schützen, erstreckt sich auch auf den sexuellen Bereich. Da er sich in der freien Entfaltung seiner Wünsche gehindert oder gar bedroht fühlt, haftet dieser Persönlichkeit eine gewisse Geheimniskrämerei an. Er geht lieber geheimen Sexualpraktiken nach, als sich in dieser Hinsicht eine Blöße zu geben.

Ein merkwürdiges Symptom ist, daß er unter Umständen nur im Sitzen und beim Zurücklehnen Wasserlassen kann.

In vielen Sexual-Symptomen sind sich die Metalle Blei, Aluminium und Zink sehr ähnlich. Im Fall von Zincum können die Hoden entzündlich verändert und schmerzhaft geschwollen sein. Dann ist meist auch ein ziehender Schmerz im Samenleiter vorhanden. Der Zincum-Mann ist leicht erregbar, jedoch kommt er merkwürdigerweise nicht zum Erguß während des Liebesaktes. Ist er dann wieder alleine, leidet er unter Dauererektionen (*Priapismus*) und es kommt zu nächtlichen Ergüssen, ohne daß vorher erregende Träume stattgefunden hätten.

Das sexuelle Verlangen ist bei beiden Geschlechtern besonders nachts außerordentlich erhöht. Bei Frauen ist die Begierde vor allem im Wochenbett gesteigert, was sie ständig veranlaßt, sich wegen des wollüstigen Juckens an die Scham zu fassen und zu masturbieren.

Bei überforderten und hyperkinetischen Schulkindern kann es ein Hinweis für die Wahl von Zincum sein, wenn sie sich beim Husten an die Genitalien fassen.

Oft fallen - ähnlich wie bei **Natrium-muriaticum,** Nitricum-acidum, Phosphoricum-acidum oder Selen -, die Schamhaare aus. Dieses Zeichen deutet immer auf einen profunden Energieverlust im Basis-Chakra hin, woraus geschlossen werden kann, daß die sexuellen Energien blockiert sind.

Unterdrückte Menstruation, abgewürgter Milchfluss durch zu frühzeitiges Abstillen, Schwangerschafts-Varicen, das alles können Zeichen für den Einsatz von Zincum sein.

Platina
Hochmut kommt vor dem Fall

Das Metall Platin wird HADES, - auf der Ebene des Himmels verkörpert durch PLUTO -, zugerechnet. Dieser ist der Gott des Totenreichs und - sinnigerweise - der Erdfrüchte. Die plutonischen, die *chthonischen*[39] Kräfte sind es, welche die Materie zur Umkehr zwingen, und dazu bewegen, sich selbst zu überwinden. So dürfen wir den „Stolz" dieses Metalls nicht nur verstehen als Überheblichkeit im üblichen Sinn, sondern auch als Fähigkeit, sich über sich selbst hinauszuheben und neue Früchte hervorzubringen.

In vielen Mythen, die sich um Hades ranken, kommen seine Freude am Leid und sein Sadismus zum Vorschein. Das beginnt bei den unendlichen Qualen, die er dem SISYPHOS für dessen Verrat an Zeus auferlegt, geht über die Prüfung des ORPHEUS, dem er letztendlich die geliebte EURIDIKE doch wieder abspenstig macht, bis hin zur Tötung des Heilgottes ASKLEPIOS. Seine Machtbesessenheit, seine Prinzipienhörigkeit und sein Starrsinn sind sprichwörtlich.

Hier liegen die Wurzeln, für die gute Wirkung von Platin bei besonders sadistischen Menschen. Wir werden der daraus gewonnenen Arznei deshalb ein weiteres Mal im Kapitel über die Perversionen begegnen.

Jedes Urprinzip hat jedoch auch seine guten Seiten. Das ist im Fall von Hades-Pluto die Tatsache, daß ein Gang in die (eigene) Unterwelt auch eine Transformation bewirkt. Auf eine Zersetzung und Auflösung des Alten folgt in der Alchimie immer auch eine Reinigung und ein aufgelichteter Neubeginn.[40]

Dem Metall Platin wurde in unseren Betrachtungen schon große Aufmerksamkeit zuteil. Es hat seinen Namen von dem spanischen

---

[39] unterirdisch, unter der Erde lebend, von griech.: *chthon* = „Erde, Erdboden"

[40] MC lieferbar: Peter Raba: *Die Wasser des Hades*; eine Trance-Reise in die Innenwelt der eigenen Seele. Das alte Ritual der Griechen, die Wasser des Hades zu durchschreiten, wenn sie ihr Leben von Grund auf verändern wollen, wird noch heute im Fluß Acheron, in welchem die Griechen den antiken Hades sehen, praktiziert. Der Hörer kann dieses Ritual mittels verbaler Anleitung durch NLP-Techniken nachvollziehen und zu einer ganz persönlichen Läuterung und Versöhnung mit bisher abgelehnten Wirklichkeitsanteilen gelangen. Bezug: ANDROMEDA-Verlag, Murnau, Fax 08841-47055. Des weiteren Peter Raba: MC: ICH BIN - *Ein-Fälle zum Nach-Denken.*

Plata, was soviel wie Silber heißt. Der tote Charakter, den dieses Metall ausströmt, läßt es tatsächlich „als ein erstorbenes Eisen mit Silbereinschlag" erscheinen, wie das RUDOLF HAUSCHKA treffend charakterisiert hat.

Auf seine Unangreifbarkeit durch chemische Agentien haben wir schon hingewiesen, ebenfalls auf seine glänzende Eignung als Katalysator. Dieser Stoff ist zu „stolz" um sich die Finger bei einer chemischen Reaktion schmutzig zu machen. Es setzt diese nur in Gang. Beispielsweise wird die Reaktion von Sauerstoff und Wasserstoff durch Platin derart beschleunigt, daß Selbstentzündung eintritt, d.h. dieses Metall steht schon so weit jenseits des Goldes, ist derart an den Rand möglicher Prozesse innerhalb der Materie unseres Planetensystems gerückt, daß es dieses eigentlich schon zu verlassen strebt. Noch dichter ist nur Uran. Und da kehrt sich, wie wir wissen, der Vorgang der Verdichtung in die Materie hinein um.

Intensiver noch als Blei, strebt Platin auf eine Sklerose zu, eine Verhärtung, diesmal weniger des arteriellen Kreislaufs, als eines Systems, das eine Stufe höher liegt und noch feiner organisiert ist, nämlich des Sinnes-Nerven-Systems. Wie bekannt ist, haben Nerven ständig die Neigung durch Sklerotisierung abzusterben. Das Lebendige, die an es gebundenen Gedankenblitze des Bewußtseins, werden in dem Maße frei, sich ungehindert über die Begrenzung des Individuums hinauszubewegen, wie Nervenzellen absterben. So ist also der Nerv, der polare Gegenpol zum Blutgefäß.

HAUSCHKA arbeitet diesen Gegensatz heraus, wenn er darauf hinweist, daß diese sogenannten außersinnlichen Fähigkeiten bei Tieren, deren Leib mehr und mehr sklerotisiert erscheint, in besonderem Maße gesteigert sind:

„Es ist auf der Hand liegend, daß diese Tiere Einheiten bilden, welche durch eine höhere Intelligenz getragen werden, die nicht im einzelnen Tierkörper eingeschlossen ist, sondern von außen die ganze Gemeinschaft eines Schwalbenzuges, eines Ameisenhaufens oder eines Bienenstockes trägt, lenkt und organisiert. Platin ist als chemische Substanz fast vollständig atrophisch und sklerotisiert... Dafür aber ist es umgeben von einer Aura chemischer Energie... Mit anderen Worten: die edle Fähigkeit, Kraft zu vermitteln, wurde bezahlt mit dem Tod."[41]

---

[41] *Substanzlehre,* S. 276.

Plutonium
Total geil!

*"Und solang Du das nicht hast,
Dieses: Stirb und werde!
Bist Du nur ein trüber Gast
Auf der dunklen Erde."*

GOETHE
(West-Östlicher Diwan, „Selige Sehnsucht")

Plutonium - das ist ein radioaktives Transuran mit der Ordnungszahl 94, das zu Uran 235 zerfällt. Es entsteht im Reaktor durch Beschuß von Uran 238 mit Neutronen und ist somit eigentlich ein Kunstprodukt. Es gilt neben Uran als wichtigster Kernbrennstoff.

Der Planet Pluto wurde erst im Jahre 1930 entdeckt, nachdem man seine Bahn zuvor berechnet hatte. Da die Anziehungskraft der Sonne jedoch noch um tausendmal weiter reicht, darf vermutet werden, daß es jenseits von Pluto noch transplutonische Planeten geben könnte.
Der Prozeß des Kernzerfalls deutet jedenfalls über dieses unser Planetensystem hinaus in Regionen unserer Milchstraße welche näher zu deren Zentrum gelegen sind.

Es gibt kein eigenes Arzneimittelbild für Plutonium und das Mittel darf - einer starren Gesetzgebung zufolge, welche die Prinzipien der Potenzierung nicht verstanden hat -, nicht vertrieben werden. Das spielt jedoch für unsere Betrachtungen keine Rolle. Wir können uns genausogut mit Uran oder seinem Zerfallsprodukt Radium beschäftigen, über die es homöopathische Erfahrungen gibt.

In dem Uranerz Pechblende hat der Prozeß der Verdichtung seine extremste Form erreicht. Eine Umkehr in Richtung Auflösung steht an. Pechblende ist sozusagen ein irdisches Gleichnis für die „schwarzen Löcher" des Universums, aus denen nach unendlicher

DIE PLANETAREN METALLE

Verdichtung vieler erstorbener Sonnenmassen, neue junge Sterne geboren werden.
Ist aus Uran Radium geworden, so zerfällt dieses wiederum in materielle Partikelchen (alpha-Strahlen), Elektrizität (beta-Strahlen oder Elektronen) und Licht (gamma-Strahlen). Beim Zerfall entsteht zusätzlich Wärme. In längeren oder kürzeren Zeiträumen, der sogenannten Halbwertszeit, werden die radioaktiven Substanzen auf die Hälfte ihrer Masse reduziert. Zurück bleibt letztlich immer Blei.
PELIKAN nennt Uran das „Metall des Entwerdens" und meint damit, daß die Natur dem, was der Verhärtung, Erstarrung und Abschnürung ausgeliefert ist, immer auch Fermente der Befreiung mitgegeben hat. Am wenigsten der Luft, dem Wasser und der Erde etwas mehr, am meisten den Metallen. Solch ein Ferment ist beim Uran der radioaktive Zerfall. Das innere Feuer, im Blei noch inaktiv, fängt im Uran an lebendig zu werden. Beim Ritzen oder Schütteln von kleinen Stücken des reinen, silbrig glänzenden Metalls, entstehen Funken. Der Prozeß der Gestaltbildung kehrt sich, - dem Prinzip der Polarität folgend -, um.
Auch das Lebewesen Erde macht auf seinem Weg zur Vergeistigung Entwicklungsstufen durch, in denen sie das Niedere, Schwere, z.B. die Urgesteine, welche die Gebirgsrücken bilden, abscheidet von der lichteren Fülle des Lebens, der Pflanzen und Tierwelt. Deswegen erscheint auch der Mensch als letztes auf dieser Erde, weil er sich immer mehr abgeschieden hat von der Einheit der ursprünglich miteinander verbundenen Naturreiche.

Uran findet sich bis in die tiefsten Erdschichten hinab immer als Erz, nie als gediegenes Metall. Pechblende ist wie der Name schon sagt pechschwarz und tritt auf in derben, schaligen oder nierenförmigen Massen. Blei ist immer mit ihr vergesellschaftet. Des weiteren andere Edel- und Schwermetalle, wie Nickel, Cobalt, Kupfer, Silber und Platin.
Da es im lebendigen Körper analoge Vorgänge von Zellexplosion und Zellzerfall gibt, wie wir das bei den Geschwulstkrankheiten beobachten können, werden hierbei radioaktive Substanzen bisweilen mit Erfolg eingesetzt. Das geschieht jedoch nicht, weil die

dafür Verantwortlichen die homöopathische Idee begriffen hätten, sondern aus der Vorstellung einer Kampfansage heraus. Aller Wahrscheinlichkeit nach, könnte man mit potenziertem **Radium-bromatum** in solchen Fällen mehr ausrichten, als durch direkten Beschuß mit strahlender Materie.

Der russische Forscher GURWITSCH wies, wie PELIKAN berichtet, als erster darauf hin, daß die wachsende und sich teilende Zelle in einer Art „organischer Atomspaltung" eine Strahlung aussendet, welche „gleichfalls damit bestrahltes Pflanzliches, im Wachstum beeinflußt."

Die homöopathischen Prüfungen von **Radium-bromatum** und **Uranium-nitricum** belegen die möglichen positiven Einwirkungen von potenzierten Pharmaka dieser Art, bei vielerlei degenerativen und neoplastischen Erkrankungen des Menschen. Das beginnt bei Rheuma und Gicht, geht weiter über chronische Ekzeme aufgrund von Leberinsuffizienzen, bis hin zum Diabetes mellitus, schweren Nierenleiden und schließlich auch Krebsgeschwülsten.

Daß solch schwere Störungen der Lebenskraft immer auch begleitet sind von mehr oder weniger stark ausgeprägter sexueller Impotenz ist leicht verständlich und völlig normal. Dafür erwirbt der auf diese Weise hinsterbende Mensch jedoch eine höhere Potenz, indem seine Bewußtseins- und Erkenntnisfähigkeiten gewaltig ansteigen. Das neuerdings so leicht von unserer Jugend dahingesagte „Total geil", kann in unserem Sinne hier auch verstanden werden als ein orgiastisch-ekstatisches Sterbe- und Geburtserlebnis in neue Daseinsebenen hinein.

Auf seinem Weg zur Erkenntnis solch höherer Seinsebenen bewegt sich der Mensch jedoch ständig auf einer Gratwanderung: Auf der einen Seite droht der Absturz in eine Katastrophe, wenn Veraltetes zulange festgehalten wird, auf der anderen Seite droht der Biß der Schlange der Lebensenergie, wenn der Mensch sich zu schnell aus dieser Daseins-Ebene erheben will in höhere Regionen. Dann geschieht verfrüht, wofür die Zeit noch nicht reif ist:

DIE PLANETAREN METALLE

Die Folgen der Bombenabwürfe auf Hiroshima und Nagasaki stehen als lebendiges Menetekel am Himmel unserer Erinnerung. Die technische Entwicklung des Atomzeitalters ist der ethischen davongelaufen und muß von ihr erst wieder eingeholt und gebändigt werden. Die kommenden unausweichlichen Katastrophen können höchstens noch abgemildert, nicht mehr verhindert werden, denn das Bewußtsein für eine neue, - ihrem Wesen nach uralte - Ethik muß der Mensch erst wieder in sich erwecken.

„Dieses Stehen an der Schwelle schult eine ganz bestimmte Seelenhaltung, bedeutet eine große Erkraftung des Bewußtseins. Dieser bedarf er, denn in dem Weltbereich, zu dem die Schwelle Zutritt gibt, findet er keine Stütze - er trage sie denn in sich selbst."[42]

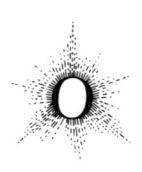

---

[42] WILHELM PELIKAN: *„Sieben Metalle"* S. 222.

*„Selbst in der Tugend ist der letzte Zweck
unseres Trachtens die Wollust."*

MICHEL DE MONTAIGNE

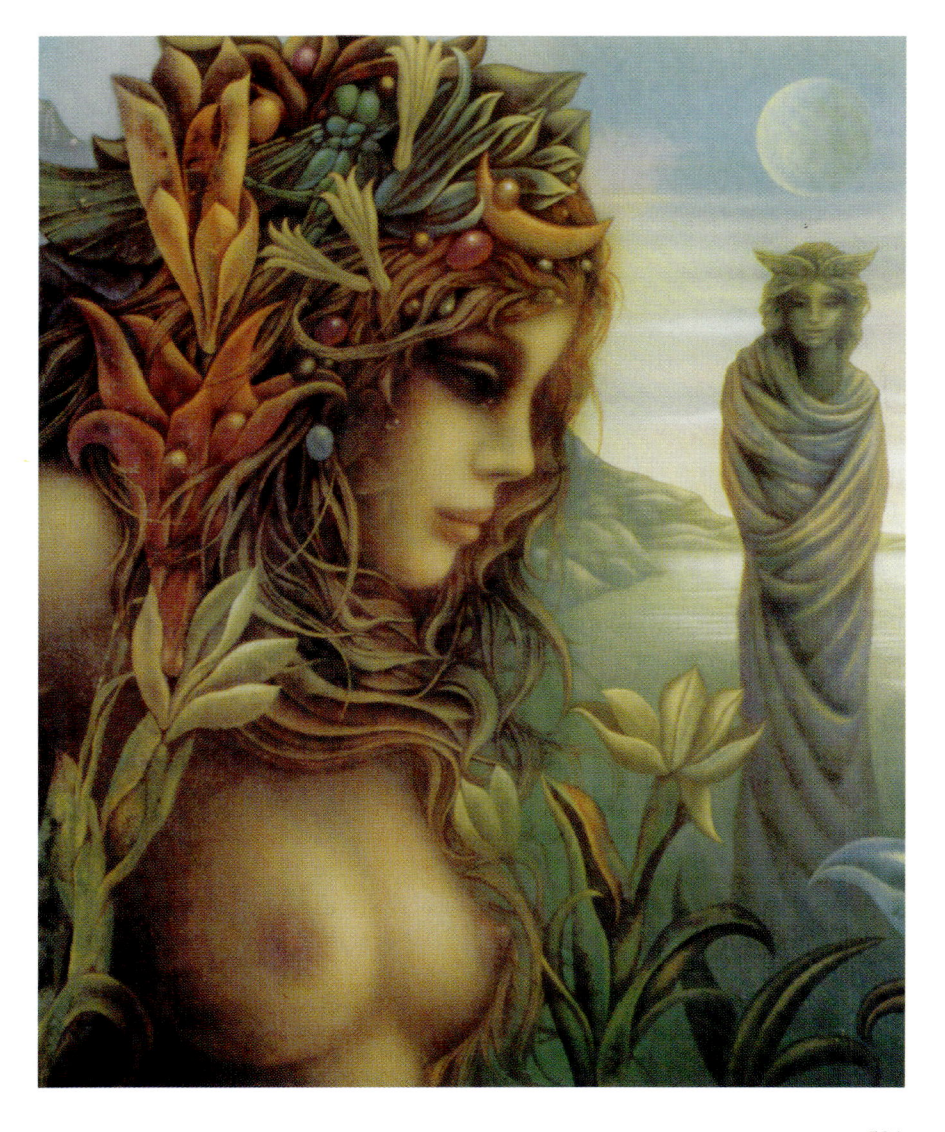

Barbarella läßt grüßen
Cyber-Sex - Maschinen-Sex

Das englische Wort Cyber leitet sich von dem altgriechischen Wort *kyberne* ab, was soviel heißt wie „der Steuermann". Was bedeutet das im Zusammenhang mit Sexualität und was wird dabei gesteuert? Wir kennen das Wort aus der Bezeichnung „Kybernetischer Regelkreis." Dabei handelt es sich um ein sich selbsttätig steuerndes System, wie z.B. einen Eisschrank. Ein auf eine bestimmte Temperaturgrenze eingestellter Thermostat meldet eine Über- oder Unterschreitung der Grenztemperatur an den Motor und dieser schaltet sich daraufhin ein oder aus. Der Motor bezieht also eine Information, auf die hin er reagiert. Im amerikanisierten Neuhochdeutsch würde man sagen, er bezieht ein feedback, - eine „Rückspeisung".
Die moderne elektronische High-Tech-Industie hat nun Geräte entwickelt, die es erlauben, eigene Visionen, die bisher nur auf dem geistigen Bildschirm der Phantasie entworfen wurden, in dreidimensionaler Form und mittels Laserprojektion sichtbar und erlebbar zu machen, als sei man „mitten im eigenen Film." Der Phantasierende begibt sich also in die inneren Schein-Welten seiner subjektiven Wirklichkeit, welche natürlich auch dementsprechend mächtig auf ihn zurückwirkt. Er kann also nicht nur seine eigenen Schöpfungen direkt beobachten, sondern diese auch beeinflussen.

Die Entwicklung ist insofern hochinteressant, als dadurch auch dem Einfältigsten allmählich aufgehen muß, welch mächtiger Schöpfer er tatsächlich ist. So steckt in dieser Erfindung auch eine Chance: Der Mensch könnte beim Experimentieren damit erkennen, wie er ständig dabei ist, durch die Art seines Denkens und seiner Vorstellungen sein eigenes Schicksal zu entwerfen, d.h. geistig auszusenden, was auf ihn zurückkommt.

Die Versuchsperson ist dabei völlig abgeschnitten von der diesseitigen Ebene der Wirklichkeit und begibt sich in die virtuelle Welt ihrer eigenen Kreativität. Zweifellos faszinierende Möglichkeiten, -

solange man dabei das innere Zeugenbewußtsein nicht verliert und wendig genug bleibt, um sich zu jeder Zeit auch wieder von der eigenen Traumwelt zu verabschieden. Man könnte sich jedoch auch denken, daß ein labiler Charakter dabei immer mehr in die Schluchten der eigenen Wahnvorstellungen gerät. Er würde dann ähnlich einem von Halluzinationen heimgesuchten Menschen, in seiner eigenen virtuellen oder auch einer ganz diesseitigen Klapsmühle landen.
Auch der Austausch mit den Phantasiewelten einer Person des anderen Geschlechts wird durch diese Technik eröffnet. Der Geschlechtsverkehr findet also nicht mehr direkt statt, sondern nur noch im Kopf. Das ist nun nicht neu. Es hat das immer schon gegeben. Neu ist die Art der Verpackung und direkten Sichtbarmachung. Die Sex-Gespielin taucht per Mausklick auf.

Der „Benutzer" wird zum *kyberne,* zum Steuermann seines eigenen erotischen Erlebnisses. NIKI CYBERSEX hat daraus sogar ein Computerspiel entwickelt und verkauft ihre eigene CD-Rom, die in Form eines Rollenspiels oder Rätsels aufgebaut ist. Wer alle darin gestellten Aufgaben gelöst hat, darf mit ihr ins virtuelle Lotterbett. Niki:

„Es ist ein Spiel, es macht neugierig, es macht Spaß. Es ist kein trauriges und schwerfälliges Erleben. Was ist, wenn ich dich kontrollieren kann, ohne Deinen Körper zu sehen, ohne daß du mich daran hindern kannst?"[1]

Es ist nicht uninteressant zu beobachten, daß diese Entwicklung die zunehmende Entfernung und Entfremdung von anderen Menschen weiter vorantreibt. Auf der anderen Seite ist es jedoch äußerst beunruhigend, daß dadurch der Isolation des Einzelnen und der Angst vor menschlicher Nähe weiter Vorschub geleistet wird. Diese Entwicklung begann damit, daß schon vor Jahren auf einer Tanzfläche kaum noch jemand mit dem anderen tanzte, sondern jeder sich ohne Bezug zu seinem Gegenüber für sich allein bewegte. Überlaute Rap-Music und Stroboskop-Blitze sorgen nicht

---

[1] Dieses und alle weiteren Zitate entstammen einer TV-Dokumentation des WDR vom 27. 4.98, mit dem Titel *Menschen hautnah - Reiz der Haut,* von CARMEN ECKHARDT und FELIX KUBALLA.

nur für eine totale Überreizung des Nervensystems, sondern auch dafür, daß jede Möglichkeit zu einem intimeren Zusammensein garnicht erst aufkommen kann.
Cyber-Sex ist die bisher letzte Konsequenz der Angst vor „Anstekkung" durch den Geschlechtspartner und eröffnet Räume für Experimente mit der eigenen Persönlichkeit. Man kann sich an den verschiedensten sexuellen Spielen erregen, ohne Angst haben zu müssen, dabei zu erkranken. Die Verarmung der eigenen Seele wird dabei nicht zur Kenntnis genommen. Depressionen sind vorprogrammiert. Sie sind nach den Regeln der Klassischen Homöopathie individuell und aus dem reichhaltigen Arsenal unserer hierbei zur Verfügung stehenden Arzneien zu behandeln.

Die Angst vor Geschlechtskrankheit, speziell vor Syphilis - und damit auch vor AIDS -, wird bei KENT vor allem durch ein Mittel abgedeckt und das heißt **Hyoscyamus**. Dieses paßt, wie wir gesehen haben, auf viele Zustände unserer exhibitionistischen Gesellschaft.

Die zunehmende Vernetzung verschafft uns auf der einen Seite die Illusion, mit jedermann verbunden zu sein.
Auf der anderen Seite häufen sich bereits jetzt die Stimmen von Menschen, die sich darüber beklagen, keine Partner mehr zu finden, weil sie zuviel am Computer hängen. Man erinnere sich an **Nux-vomica**.

In einer filmischen Dokumentation über Cyber- und Maschinen-Sex, die Anfang Februar 1998 vom ZDF ausgestrahlt wurde, äußerte sich der Wuppertaler Kulturphilosoph BAZON BROCK folgendermaßen zu der stattfindenden Entwicklung:

„Alle Psychiater wissen seit 100 Jahren, daß Sexualität keine Frage der erigierten Penisse ist, sondern eine Frage der Arbeit der Vorstellung. Sexualität ist eine Leistung der intrapsychischen Generierung. Also ändert sich überhaupt nichts daran, ob mein Partner jetzt 10 000 km entfernt ist, oder 20 cm im Bett. Was da objektiv abläuft, ist genau das gleiche."

Verzeihung, mit Verlaub, - das gleiche scheint es mir noch lange nicht zu sein, solange hierbei der direkte Kontakt mit einem geliebtem Menschen fehlt und drei unserer 5 Sinne vollkommen ausgespart bleiben: Nämlich Tastsinn, Geruch und Geschmack. Die intersexuelle Kommunikation beschränkt sich auf audio-visuelle Reize und das, was der jeweilige Partner für sich daraus macht.
Der australische Performance-Künstler STELARK geht noch einen Schritt weiter in der verstiegenen Bemühung, Intimität ohne Körperkontakt per Fernbedienung herzustellen. Er versteht sich als Vorkämpfer der virtuellen Zukunft und ist seit vielen Jahren darum bemüht, die Technik der Erzeugung unwillkürlicher Körperbewegungen per Computerbefehl zu perfektionieren. Per Elektroden werden die Befehle von einem dritten, künstlich, ihm anhaftenden Arm auf seine Haut übertragen. Er wird zum ferngesteuerten Menschen. Sein Kommentar:

„Die Haut kann nicht länger als Grenze der Seele betrachtet werden. Die Haut ist nicht länger der Anfang der Welt. - Nehmen wir an, ich hätte eine Geliebte an einem entfernten Ort. Ich lebe in Melbourne, Australien und sie lebt in New York. Wenn ich in Melbourne meine Brust berühre, bewirke ich dadurch, daß sie in New York ihren Busen streichelt. Jeder der das beobachtet, würde das für einen Akt der Selbstbefriedigung halten. Sie selbst aber würde wissen, daß ihre Hand aus der Ferne vielleicht sogar wie von göttlicher Hand geführt wird."

Man stelle sich vor, die Geliebte wäre beispielsweise Rechtsanwältin und befände sich gerade in der Situation, einen Klienten vor Gericht verteidigen zu müssen, während ihre Hand auf diese Weise „wie von göttlicher Hand geführt wird." Das würde dann vielleicht beim Publikum eine gewisse Erheiterung auslösen, nicht aber unbe-dingt beim hohen Gericht.

Immer mehr entfernt sich der Mensch von einer verinnerlichten Einheit mit der Schöpfungsordnung. Stelark scheint nicht verstanden zu haben, daß sowieso jedes Wesen durch sehr hoch schwingende unsichtbare Telephonleitungen mit dem anderen in Kontakt steht und diesen auf dem Wege der Versenkung jederzeit erreichen kann. Jedoch arbeitet die Menschheit immer noch eifrig weiter an ihrer Vertreibung aus dem Paradies. Sie übergibt sich weitgehend nicht mehr der inneren Führung, sondern will selbst alles kontrollierbar machen, ja in immer größerem Maße bevormundenden Einfluß auf Einzelne und ganze Völker nehmen.

Frankensteins Kinder sind längst unterwegs. Der japanische Ingenieur und Puppenmechaniker SHUNICHI MIZUMO begann bereits vor 30 Jahren mit ersten Versuchen, steuerbare menschliche Puppen zu bauen. Inzwischen kommen diese Robotmonster den in Science-Fiction-Filmen durch Computer-Animation belebten Kunstmenschen schon verdächtig nahe. Sogar die aus Venyl gefertigte Haut kann mittlerweile auf Körpertemperatur aufgeheizt werden. Derzeit macht man sich Gedanken darüber, ob diese kunsthautverkleideten Menschenmaschinen mit Gefühlen ausgestattet werden können. So bewahrheitet sich auch diesbezüglich das Goethe-Wort:

„Der Mensch hat viele Häute abzuwerfen, bis er seiner selbst und der weltlichen Dinge nur einigermaßen sicher wird."

Sex wird immer körperloser. Es gibt keine Verführung mehr, kein Vorspiel, dafür aber Pornos in unüberschaubarer Fülle. Wie es in der besagten Dokumentation heißt: „Verkauft wird, was erregt. Je heißer die Ware, desto kühler das Kalkül. Eine Milliarde Umsatz pro Jahr allein in Deutschland. Produktvermarktung mit vollem Körpereinsatz."

„Religion ist Opium für's Volk" heißt ein bekannter Satz. Begibt sich der Proband mittels der beschriebenen Techniken in seine sexuellen Wunschvorstellungen hinein, dann haben wir mit dieser Entwicklung eine Art elektronisch-erotisches Opium fürs Volk. Denn wenn Sex zur Religion erhoben wird, so befinden wir uns in einer kollektiven Trance, einem Rausch der Verblendung. Sollten sich hieraus gravierende Krankheitszustände ergeben, - so kann man diesen auf die bekannte Weise mit ähnlichen Mitteln der Homöopathie begegnen, um aus dieser Trance schließlich wieder zu erwachen.

Wir finden diese Arzneien in der KENT-Rubrik GEMÜT/ WAHNVORSTELLUNGEN mit ihren zahlreichen speziellen Unterrubriken. Eine andere brauchbare Rubrik steht unter SCHLAF/ TRÄUME/EROTISCHE.

Und welche Mittel entsprächen diesem modernen Blocksbergtanz schließlich besser, als die altbekannten Kräuter der sich für „Flugerlebnisse der besonderen Art" interessierenden Hexen von anno dazumal:

Belladonna
Stramonium
Hyoscyamus

Dazu würden sich gesellen, so wieder mit einer Freigabe dieser Mittel zu rechnen wäre:
Anhalonium - der *Peyote-Kaktus*
Coca - die *Coca-Pflanze,* - in hoher Potenz das wohl beste Pharmakon bei Schwächezuständen im Hochgebirge. Nicht umsonst wächst die Pflanze dort, wo sie gebraucht wird, - im Hochgebirge der Anden. Das Kauen der Blätter befähigt die Indios, den spärlich verhandenen Sauerstoff in mehr als 3000 m Höhe besser auszuwerten.
Erst in der Konzentration und nach Durchlaufen verschiedener chemischer Schritte wird daraus das gefährliche Kokain.
Sodann haben wir da noch:
Cannabis-indica - *Indischer Hanf*
Cannabis-sativa - *Kultivierter Hanf*
Vor allem die Hanfgewächse erfüllen neben unseren europäischen Hexenkräutern die Bedingung der Einbildung des Fliegens.

Es gehört zur Tragik eines gespaltenen Denkens der hierfür zuständigen Autoritäten, daß das Wesen der Hochpotenz-Homöopathie von ihnen nicht verstanden wird. So müssen wir von der Gesetzgebung aus auf diese Heilstoffe, - selbst in der nichtstofflichen Form -, bis auf den heutigen Tag verzichten.
Auf der anderen Seite offenbart sich das Unverständnis für die Seinsbereiche einer dynamisch-informativen Medizinkunst darin, daß weiterhin eifrig bestritten wird, Hochpotenzen hätten überhaupt eine Wirkung.

BARBARELLA LÄSST GRÜSSEN

Was uns kurioserweise - und Gott sei Dank - geblieben ist, - der schon andeutungsweise bei der Impotenz erwähnte **Schlafmohn** - **Papaver somniferum** oder schlichtweg **Opium**.
Es lohnt sich, ihn diesbezüglich noch einmal etwas genauer in Augenschein zu nehmen. Komme nun aber niemand auf die Idee, zu behaupten, ich hätte hier geschrieben, man könne in die Apotheke gehen und diesen Stoff mengenmäßig dort einkaufen. Ich muß soetwas leider betonen, weil die Narren nicht aussterben und ich derlei schon bei anderer Gelegenheit erlebt habe! Ich spreche wie immer in solchen Fällen von der potenzierten Arznei.

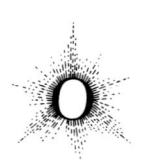

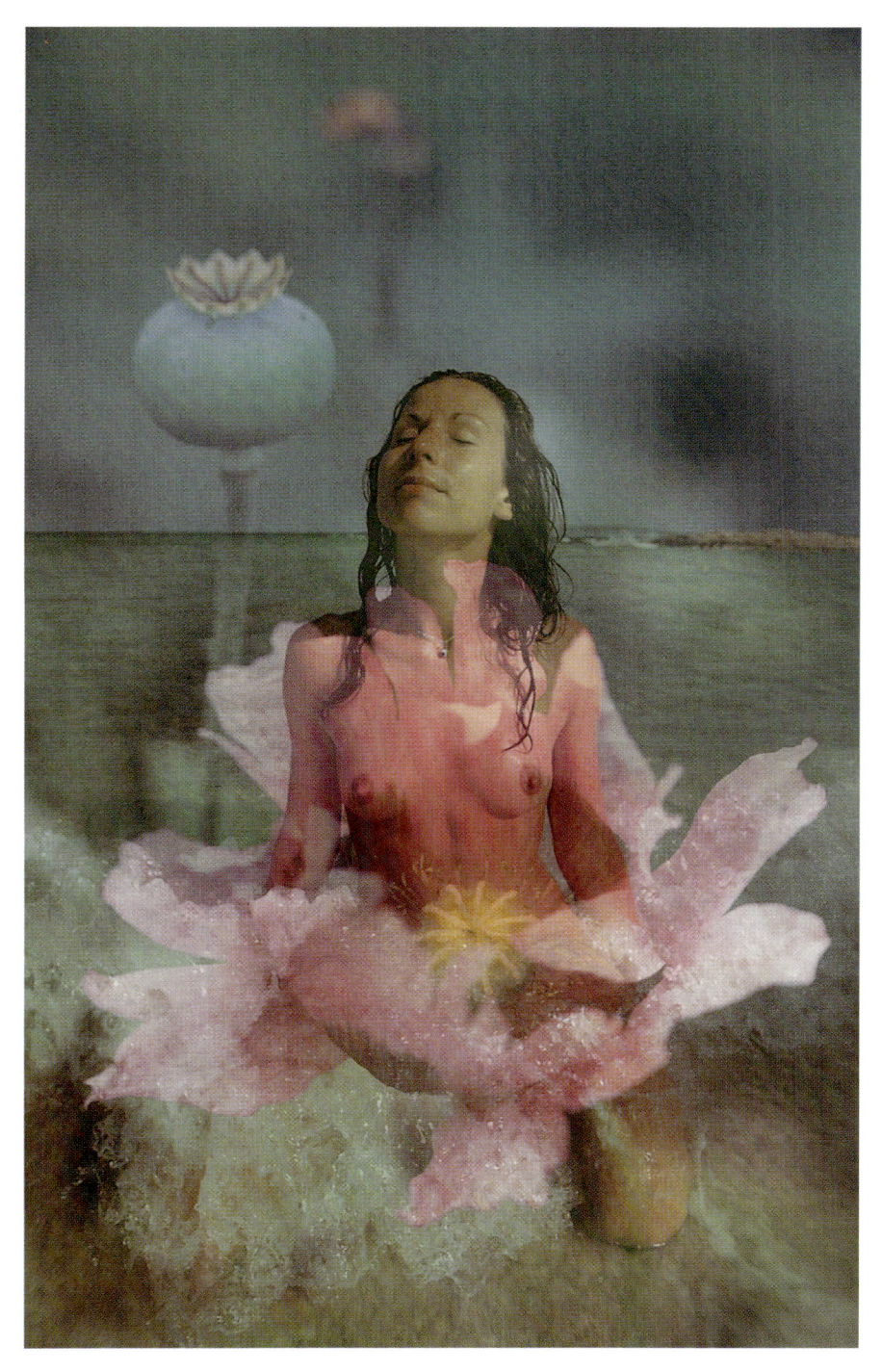

Opium
Fliegender Teppich zur Fata Morgana

„Und schlafen will ich! Schlafen und nicht leben!
In einem Schlummer süßer als der Tod
Verstreu ich Küsse ohn Gewissensnot
Auf deines Leibes kupferdunkles Beben."

CHARLES BAUDELAIRE
(Aus: Der Lethe)

Opium ist das klassische Suchtmittel. Was sucht ein Mensch, der dieser unwirtlichen Wirklichkeit entfliehen will? Er sucht die ihm verlorengegangene Einheit des Fühlens, Denkens und Handelns. Er will wieder von der „Milch der reinen Denkungsart" trinken. Was heißt das?

Milch ist eine Ur-Nahrung. Der Milchsaft der Mohnkapsel trägt in sich die Information der Urwelt, zu einer Zeit, als die Naturreiche noch weitgehend miteinander verbunden waren und diese beseligende Einheit bestand.

Der im Embryonalzustand seiner geistigen Entwicklung befindliche Urmensch sog über die Atmung etwas wie eine feine Urmilch aus der Sphäre des ihn umgebenden Pflanzenhaften ein und damit war sein Dasein vegetativer und folgte mehr intuitiven Impulsen als rationalen Überlegungen.

Je weiter die Entwicklung von der Pflanze über das Tier zum Menschen als einem „verkopften", linkshirn-orientierten Individuum voranschritt, umso mehr hat sich auch die Milchbildung aus dem Körperinneren an die Peripherie verlagert.

Im Licht solcher geisteswissenschaftlicher Betrachtungen entspringt die Suche vieler Menschen nach der entrückenden Macht der Droge einer tiefen Sehnsucht nach dem Numinosen, - dem Sich-Ausliefern an die waltende Gottheit. Da aber eine Zunahme an Bewußtsein und innerer Schau stets einhergeht mit einem Verlust an Vitalität, erwirkt der an die Urmilch erinnernde Saft der Mohnpflanze bei seiner Einverleibung gleichzeitig einen komatösen und leblosen Zustand des Körpers. Das wiederum erinnert stark an

Erschei-nungen, wie wir sie z.B. bei Unfallopfern nach einem Schock kennen. Deshalb wird der Schlafmohn in potenzierter Form zu dieser großartigen Arznei bei allen möglichen Zuständen, wie sie sich häufig nach stark traumatischen Erlebnissen einstellen, allen voran einem geistigen „Weggetreten-Sein", einem Dämmerzustand zwischen Schlafen und Wachen oder im Gegenteil, - einer überwachen Ruhelosigkeit.

Die Cyber-Technik erschließt nun künstliche Paradiese, Räume inneren Erlebens ohne Droge, d.h. die Technik selbst wird zur Droge. Wird der Mensch süchtig nach dieser Art „Aus-Flucht", so erscheint er nach außen hin in einer komatösen Trance gefangen. Zwar ist er stark nach innen fokussiert, doch was er da sieht, hat nur mit ihm selbst zu tun. Vom alten, aus der innigen Verbindung mit den Naturreichen geschöpften Bilderbewußtsein, ist er abgeschnitten. Er saugt nicht von der Milch der reinen Denkungsart an den Brüsten der Natur, sondern dreht sich im Kreis der Bildprojektionen seiner pervertierten Gelüste.
Es steht noch nicht fest, wie sich die Cyber-Droge auf Dauer auf die menschliche Psyche auswirken wird. Falls es jedoch zu ernsthaften Störungen im Befinden kommen wird, kann man aus der Sicht der Homöopathie sicher bevorzugt an den Schlafmohn als Arznei denken.
Ich erinnere noch einmal an die Meldung, daß in Japan eine größere Anzahl von Schulkindern nach der Konzentration auf Computerspiele mit extrem starken Reizmomenten, bei gleichzeitig geforderter größtmöglicher Aufmerksamkeit, sozusagen „ausgebrannt" waren und in Krankenhäuser eingeliefert werden mußten. Vorkommnisse ähnlicher Art werden sich wiederholen. Allein die grellen und viel zu schnellen Schnittfolgen mancher Fernsehsendungen sind oft schon schwer zu verkraften. Der *Thalamus*[2] ist vom Ansturm der Schein-

---

[2] Griech.: *Thalamos*: „Gemach, Höhle": Empfangs- und Umschaltstelle für zufließende sensibel-sensorische Reize aus Umwelt und Innenwelt, mit Sitz im Zwischenhirn. Der Thalamus wählt aus, welche Informationen in einer bestimmten Situation bevorzugt zur Großhirnrinde durchdringen dürfen. Bei einem gleichzeitigen Überangebot von Reizen, kann es zu Epilepsie-ähnlichen Konvulsionen kommen.

realitäten überfordert und kann der anfallenden Informationsflut nicht mehr gerecht werden.

Ein übermächtiger Ansturm von Wirklichkeit in der Gegenwart führt zur Ohnmacht. Wenn solcherart die „Sicherungen rausgeflogen" sind, gibt der Mensch seine Macht ab an einen höheren geistigen Schaltkreis seines ätherischen Körpers. Er wird empfindungs- und reaktionslos, unempfindlich gegenüber Schmerzen, ja sogar gleichgültig gegenüber dem eigenen Leben. Er kann nicht mehr unterscheiden zwischen jenseitiger traumhafter Wirklichkeit und diesseitiger Realität. Auch eine Art ängstliches Delirium mit gewalttätigen und schrecklichen Phantasien sowie ein Wechsel zwischen Erregungs- und Depressionsphasen kommt vor. Es kann auch sein, daß Folgen eines Schocks, vom Zellgedächtnis gespeichert, das ganze weitere Leben belasten und lange nicht mehr ausgeschieden werden. Solange, bis ein Ereignis stattfndet, das quasi als homöopathischer Reiz wirkt, weil es unter ähnlichen Bedingungen stattfindet. Dann kommt es zu einer Art Kurzschluß, welcher die verzerrten Energieströme des ätherischen Körpers wieder zur Normalität hin ausrichtet.

Wir kennen ein scheinbares Sich-Verlieren mancher Dichter der deutschen Romantik, einem JOSEF VON EICHENDORF, EDUARD MÖRIKE, NIKOLAUS LENAU, oder dem Maler CASPAR DAVID FRIEDRICH. Bei genauem Hinsehen entpuppt sich das aber als etwas ganz anderes, nämlich als eine schwärmerische Hingabe an die Schönheiten der zur damaligen Zeit noch weitgehend heilen Welt, - keine Weltflucht, - und das alles in sehr gekonnter, sprachlich oder malerisch gebändigter Form. Auch JOHN MILTONS *Paradise Lost* ist nicht unter diesem Aspekt zu sehen.

Der offensichtlich unter schweren traumatischen Erinnerungen leidende EDGAR ALLEN POE hätte schon eher durch das potenzierte Opium profitieren können. Da ihm das versagt blieb, hat er sich von den ihn quälenden Alpträumen durch Aus-Schreiben befreit.

Am eindrucksvollsten präsentiert sich uns die Opium-Symptomatik bei einem Dichter wie CHARLES BAUDELAIRE. Sein ganzes Leben

steht gleichsam unter einem Dauer-Schwelbrand glühender Erinnerungen und rauschhaft sinnlich-dunkler Eindrücke. Die oftmals exotischen Sprachmuster erscheinen wie mit einem schweren, aus verwelkten Rosen gewonnenem Parfum besprüht. Ständig hat er Lethe, den Fluß aus dem man das Vergessen trinkt, vor dem inneren Auge.
An seinen *Fleurs du Mal* - den „Blumen des Bösen" haben sich vor und nach STEPHAN GEORGE dutzende von mehr oder weniger bekannten Dichtern und Übersetzern versucht.

Das folgende Sonett spiegelt wider, welch andere Möglichkeiten ein Mensch hat, ohne Droge aus dieser Welt zu fliehen:

Sed non satiata

Verzerrte Gottheit du, so dunkel wie die Nacht,
Havanna- und Muskatgerüche um dich kreisen,
Geschöpf des Satans: sollst ein Faust der Steppe heißen,
Du schwarze Zauberin, du Kind der Mitternacht!

Doch teurer als Bestand, als Opium und Nacht
Wird mir dein Mund, sein Trank der Liebe, sich erweisen;
Als Karawane wird mein Sehnen zu dir reisen:
Zisterne deines Augs, die meinem Unmut lacht.

Mit diesen Augen, drin der Seele Seufzer fluten,
Grausamer Dämon du, schick mir nicht solche Gluten:
Ich bin nicht Styx, der dich neunmal umarmen kann...

Und leider kann ich auch, Megäre, hier auf Erden
-Zu brechen deinen Stolz in eines Abgrunds Bann -
Auf deinem Höllenbett Proserpina[3] nicht werden!

---

[3] Proserpina = PERSEPHONE, die griechische Göttin der Unterwelt. Sie nährte die Hoffnung der Griechen auf eine Wiedergeburt.

BARBARELLA LÄSST GRÜSSEN

Noch kurz vor seinem Tod, wurde Baudelaire eine gewisse Erlösung durch die Mittel der Homöopathie zuteil, welche vermutlich zu später Stunde, manches zum Ausgleich brachten und ihm einiges an Karmalast von den Schultern nahmen. Wie man lesen kann, bekam er Opium, Digitalis, Belladonna und China.
Immer wieder klagte er über seinen „schläfrigen" Zustand sowie starke Neuralgien, Schwindel und Ekelgefühle. Im März des Jahres 1866 erleidet Baudelaire bei der Besichtigung der Kirche St.Loup einen heftigen Schwindel, dem am nächsten Tag ein Schlaganfall folgt, woraufhin seine rechte Seite gelähmt bleibt und sein Sprachvermögen gelitten hat. Baudelaire stirbt im Alter von nur 46 Jahren am 31. August des Jahres 1867.
Unter den Mitteln bei Schlaganfall mit Rechtsseitenlähmung befindet sich auch Opium.

Eine Indikation für diesen Heilstoff ist gegeben bei Mißbrauch von Reizmitteln aller Art, welche die typische Schlafmohn-Symtomatik zur Folge haben. Sei das nun ein stumpfsinniges vor sich Hinglotzen mit weitaufgerissenenen Augen in einem aufgedunsenen Gesicht, oder ein hochroter Kopf nach einem Sonnenstich, mit Schaum vor dem Mund, Schluckbeschwerden, Schweißausbrüchen und schnarchender Atmung. Die Alpträume eines Trinkers, wie auch Schlaflosigkeit nach einem Horrortrip, ein furchtbarer Schreck durch Tadel oder einer existenz-bedrohenden Anklage sowie Folgen eines Verkehrsunfalls oder Schlaganfalls können diese Signaturen tragen. Eine schwere Betäubung, die sich auch in tauben Stellen im Körper äußern kann und welche zu völligem Erliegen der Darmfunktionen mit Darmverschluß führt (*Paralytischer Ileus*) und eine Art Nebel um alle Sinneswahrnehmungen legt, ist ebenfalls typisch.
Über die sexuelle Komponente des Mittels haben wir schon an anderer Stelle gesprochen.

„Wieviele Seelen starren solange auf die Erde,
bis ihre Füße zu Pfoten werden!
Man wird buchstäblich in das verwandelt,
was man liebt."

P. Etienne de St. Marie

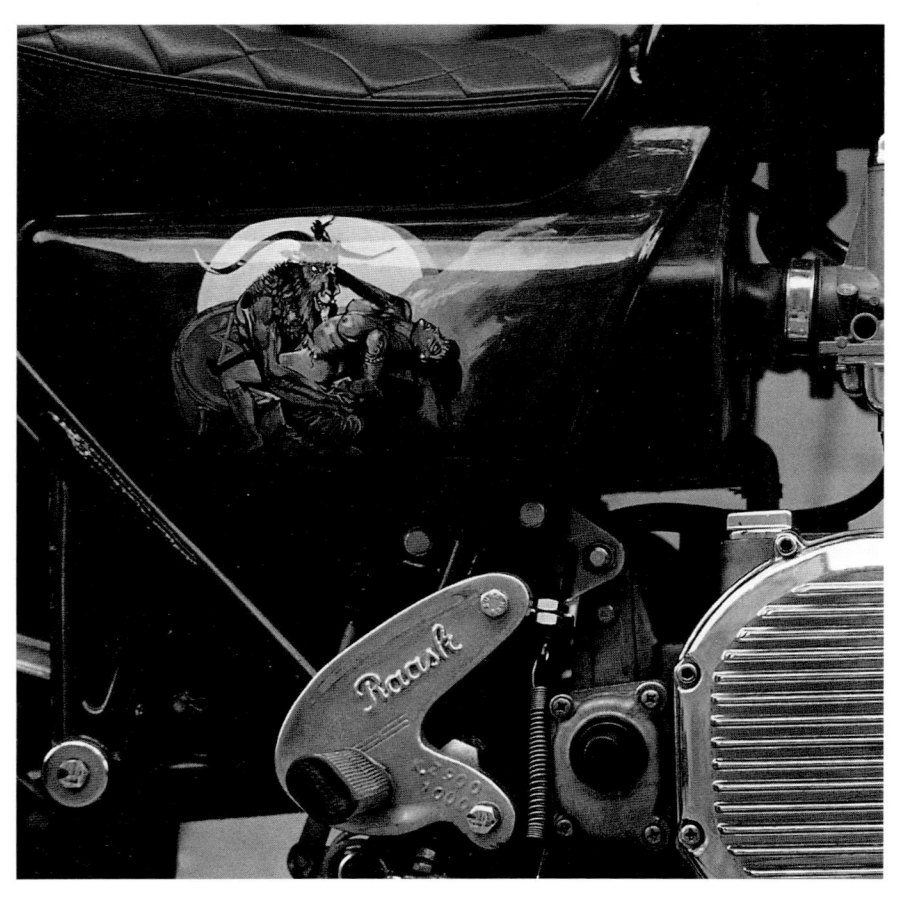

BARBARELLA LÄSST GRÜSSEN

Maschinen-Sex

Der eine oder andere Leser wird sich noch an die von JANE FONDA in der Knospe ihrer Jahre überzeugend dargestellte Weltraum-Nymphomanin BARBARELLA erinnern. Die Vorstellung, daß diese so appetitlich zurechtgemachte Sex-Biene im Verlauf der Handlung, auf eine Begattungs-Maschine geschnallt, von dieser vergewaltigt wird, erregte damals die Massen. Ziel dieser Aktion im Film war, den unersättlichen Trieb der mannstollen Barbarella durch die unermüdliche Tätigkeit eines künstlichen, maschinell betriebenen Phallus zum Erliegen zu bringen. Der Film ironisiert sich selbst, indem die nimmersatte Barbarella unter Ächzen und Stöhnen die Maschine zum Kollabieren bringt.

Die damalige Fiktion ist längst Wirklichkeit geworden. Auf geradezu abenteuerlich anmutenden Geräten wie dem „Auto-Erotic-Chair" eines Wiener Erfinders, können vor allem Frauen sich selbst oder einer anderen, Lust per Fernsteuerung verschaffen, mittels „Vaginal-Plug" und mit „Orgasmus-Garantie".

Eine zierliche, rotblonde Probandin namens Rosita streckt sich wohlig in ihren Lederbanden. Man könnte fast den Einddruck gewinnen, daß hier alte Inquisitionserlebnisse psychohomöopathisch aufgearbeitet werden, indem ein ähnliches Erleben nocheinmal unter veränderten Verhältnissen und angstfrei ablaufen kann:

„Was für mich den Unterschied macht, ist dieses Ausgeliefert sein. Wenn man sich festketten läßt, - das ist das erste, was einen brutalen Reiz auf mich ausübt. Ich kann mich dabei total auf mich konzentrieren. Wenn ich einen Partner habe, versuche ich, daß es ihm auch Freude macht. Hier geht es nur um mich."

Der mit der Fernbedienung vor ihr sitzende Mitvierziger in schwarzen Niethosen:

„Es ist etwas Schönes, diesen Menschen, diese Frau anzubinden, mit ihren Gefühlen zu spielen und mich auf mich konzentrieren zu müssen. Dabei versuche ich aus den Gefühlen die sie zeigt, noch ein bischen mehr zu machen.

Die Maschine kann von Zärtlichkeit bis zur Schmerzausübung beides, so wie es die Menschen auch tun."[4]

Die sado-masochistische Komponente solcher Spiele ist unverkennbar. Der Homöopath sitzt dabei staunend vor dem Schirm und denkt: Mr. **Mercur** traktiert die Dame **Phosphora.**

Der norwegische Cyber-Avantgardist STAHL-STENSLIE erschuf „Tele-sensorische Anzüge" welche - ebenfalls per Fernbedienung - die erogenen Zonen der in ihnen steckenden Person stimulieren, um auf diese Weise Gefühlsqualitäten auzulösen. Der bei der Vorführung in einem dieser Anzüge steckende weibliche Superstar der virtuellen europäischen Erotik-Szene, namens NIKI CYBERSEX, kommentierte die mitgefilmte Fern-Behandlung durch den Erfinder folgendermaßen:

„Es ist garnicht wie ein Mann oder eine Frau, die mich berührt, es ist etwas ganz anderes" und eine weitere Probandin, namens MIA meinte: „Es fehlen viele Sinneseindrücke,- Geruchs - Geschmackssinn, - die Körpersäfte gehen ab, - es ist nicht streßfrei."

Und der schon genannte Sciencefiction-Autor RICHARD KADREY meint lakonisch:

„Wenn man also seine Grenzen sucht, warum sollte man dafür nicht Sex und Maschinen nutzen. Die Antwort kann nur lauten, daß die Maschine eine sexu-elle Erfahrung bringt, die mit einem Menschen nicht möglich wäre."

Das mag richtig sein. Ob es auf der anderen Seite erstrebenswert oder notwendig ist, jede Erfahrung machen zu müssen, sei dahingestellt. Wie heißt es so schön: „Erfahrung ist eine strenge Lehrmeisterin. Das einzig Gute daran ist,- Du bekommst stets Einzelunterricht."

---

[4] Aus einer TV-Dokumentation des WDR vom 27. 4.98, mit dem Titel *Menschen hautnah - Reiz der Haut,* von CARMEN ECKHARDT und FELIX KUBALLA.

BARBARELLA LÄSST GRÜSSEN

Das bedenkliche an dieser Entwicklung scheint mir ihre Reduzierung auf einen rein sexuellen Kitzel zu sein. Es gibt keinen tieferen, damit verbundenen Sinngehalt mehr, wie er bei sogenannten primi-tiven Völkern und auch zum Teil im alten Griechenland vorhanden war. Die Idee des „Maschinensex" ist nämlich garnicht so neu. Die heutigen Auswüchse solcher Spiele gehen zurück auf uralte rituelle Handlungen. Dabei wurden hölzerne Standbilder und Phalli als Sinnbilder göttlicher Kraft und Macht unter anderem zu Einweihungszwecken und zur Entjungferung benutzt.

Eine hermaphroditische Gottheit dieser Art war beispielsweise LEUKIPPOS. Ihm zu Ehren wurde in Phaistos auf Kreta das Fest Apodysia, das „Entkleidungsfest" abgehalten, bei dem zukünftige Bräute die Nacht vor der Hochzeitsnacht neben dem hölzernen Standbild des Leukippos verbringen mußten. Diese Statue besaß weibliche Formen und Kleidung, jedoch einen erigierten Phallos. Die Zeremonie sah vor, daß die jungen Frauen das hölzerne Bildnis in der bewußten Nacht zu entkleiden hatten, was dem Fest seinen Namen gab. Wie danach weiter vorzugehen war, ist unschwer zu erraten.

Der Unterschied zu den heutigen Auswüchsen maschineller, sexueller Befriedigungsmechanismen besteht einmal in der aktiven Rolle, die der Frau bei diesem Spiel damals zukam und zum anderen darin, daß das Ritual verbunden war mit der Vorstellung, der Erweckung des fehlenden Pols in der eigenen Persönlichkeit durch die sinnbildliche Befruchtung mit dem vergeistigten Samen der Gottheit, was einer religiösen Rückbindung gleichkommt. Heute dagegen besteht auf weiter Strecke keine Einheit mehr zwischen Sexualität und Spiritualität.

Ein Hermaphrodit war übrigens großer Verehrung gewiß, weil in ihm die in jedem menschlichen Wesen angelegten bipolaren Seiten, durch die Ausprägung sowohl weiblicher wie auch männlicher Geschlechtsmerkmale nach außen hin sichtbar wurden. Hierdurch signalisierte das solcherart ausgestattete Wesen nach damaligem Glauben, daß er oder sie die göttliche Vollkommenheit bereits im irdischen Dasein erreicht habe.

Mittel für sexuell erperimentierfreudige Menschen beiderlei Geschlechts, die sich daran ergötzen, von Maschinen bedient zu werden, erübrigen sich. Niemand der an soetwas Gefallen findet, wird eine Arznei schlucken, um sich das abzugewöhnen. Es geht wie immer in solchen Fällen darum, ihnen behilflich zu sein, wenn sie an Krankheitserscheinungen leiden, die mit herkömmlichen Mitteln nicht in den Griff zu bekommen sind. Dann allerdings wird man diese, ihre bizarre seelische Komponente mit berücksichtigen und kommt auf diese Weise unter Umständen zu bestimmten Arzneien, die je nach Einzelsymptomatik **Anacardium, Belladonna, Causticum, Hyoscyamus, Lycopodium, Medorrhinum, Phosphor, Platina, Staphisagria und Stramonium** heißen könnten.

Daß sich bei Einnahme solcher Pharmaka auch der ganze psychische Hintergrund verändert und der Patient dann meist von selbst derlei Praktiken unterläßt, weil sich sein Bewußtsein verändert, ist eine andere Sache.

Ein Künstler, der wie kein anderer Sex, Tod und Maschine in sein Schaffen miteinbezieht, ja, sich ähnlich einem EDGAR ALAN POE geradezu durch seine Kunst von ihn bedrängenden, traumatischen Erinnerungen zu befreien sucht, ist der Schweizer HANS-UELI GIGER. Für ihn wird die Malerei zur spezifischen, homöopathischen Arznei. Anläßlich eines Interviews zu einer Fernseh-Dokumentation über Phantastische Malerei unter dem Titel *Der Faden der Ariadne - Im Labyrinth phantastischer Kunst-Welten,* bekannte er:

„Es hat eine Zeit gegeben, in der ich ziemlich unangenehme Träume hatte und ich hab' mich da quasi freigemalt. Ich habe Erstickungsträume gehabt, stand in einem engen Kamin drin und hab ganz weit weg ein Licht gesehen, das verlöschte. Plötzlich wurde mir die Luft abgeschnitten, - dieser Horror hatte mich jedesmal aufwachen lassen, schweißgebadet.... Ich weiß von meiner Mutter, daß ich eine schwierige Geburt war, daß ich nicht raus wollte.... Diese Öffnung ist für mich eine Art Pforte des Todes geworden.

BARBARELLA LÄSST GRÜSSEN

Ich kann es nicht sehen, wenn jemand gefoltert wird. Nun glauben die Leute oft, weil ich diese Dinge male, das würde mich erfreuen, aber ich male meistens Dinge vor denen ich Angst habe, das male ich nieder, damit ich dann davon erlöst bin."

Die grotesken Aneinander-Kopplungen von Plastiken aus Arm-Bein-Fragmenten, wie Giger sie auf der Drehscheibe seines „Zodiak-Brunnens" zur Schau stellt, erscheinen uns wie bildhafte homöopathische Gleichnisse für schwere traumatische Verzerrungen des Eros innerhalb seiner psychischen Landschaft:

„Meine wichtigsten Themen sind der Mensch und die Maschine und wie Teile des Menschen ersetzt werden können durch die Maschine. Ich nenne diese (Schöpfungen) 'Biomechanoiden'. Diese Zwischenstadien vom Mensch zum Roboter sind sehr interessant.... *Nekronomicon* - das Buch hat mir sehr geholfen."

Ist es bei EDGAR ALLAN POE die Angst vor dem Lebendig-Begraben-Sein, die immer wieder in seinen Erzählungen zum Ausdruck kommt, so ist es bei Giger, die Angst vor dem Geburtskanal, in den er sich eingezwängt fühlt.

Nekronomicon - ein Befreiungsakt von bedrängenden Gesichten der ganz persönlichen psychischen Unterwelt des Künstlers. Eine Bilderschau der Vergewaltigung durch Maschinen und satanische Mächte. Seien es nun Bilder von Embryos, die ins Magazin eines Gewehrs hineingepreßt sind oder die Darstellung der wächsernen Göttin einer technisierten Unterwelt, welche angebunden, aufgespreizt und gepfählt von einem stählernen Phallus mit leeren Augen durch den Betrachter hindurchschaut.

Eine homöopathische Entsprechung, die wohl am ehesten zu diesem Schlachthaus-Rausch aus Sex und Tod passen würde, ist **Causticum,** - der *Ätzstoff Hahnemanns.*

Gigers *Alien*-Schöpfung war wohl auch deshalb so erfolgreich, weil sie eine psychohomöopathische Entsprechung zu einem häßlichen, selbstzerstörerischen Teil in uns allen ist, der mit automatischer Präzision seine Arbeit verrichtet. Durch Konfrontation mit diesem gestaltgewordenen Teil auf der Kinoleinwand, könnte es unter Umständen zu kathartischen Reaktionen im Unterbewußtsein des Betrachters kommen.

„*Das seelische und geistige Abenteuer
zwischen Mann und Frau ist viel zu groß,
als daß das sexuelle Erlebnis noch etwas
am Resultat zu verändern vermöchte.*"

KEN KASKA

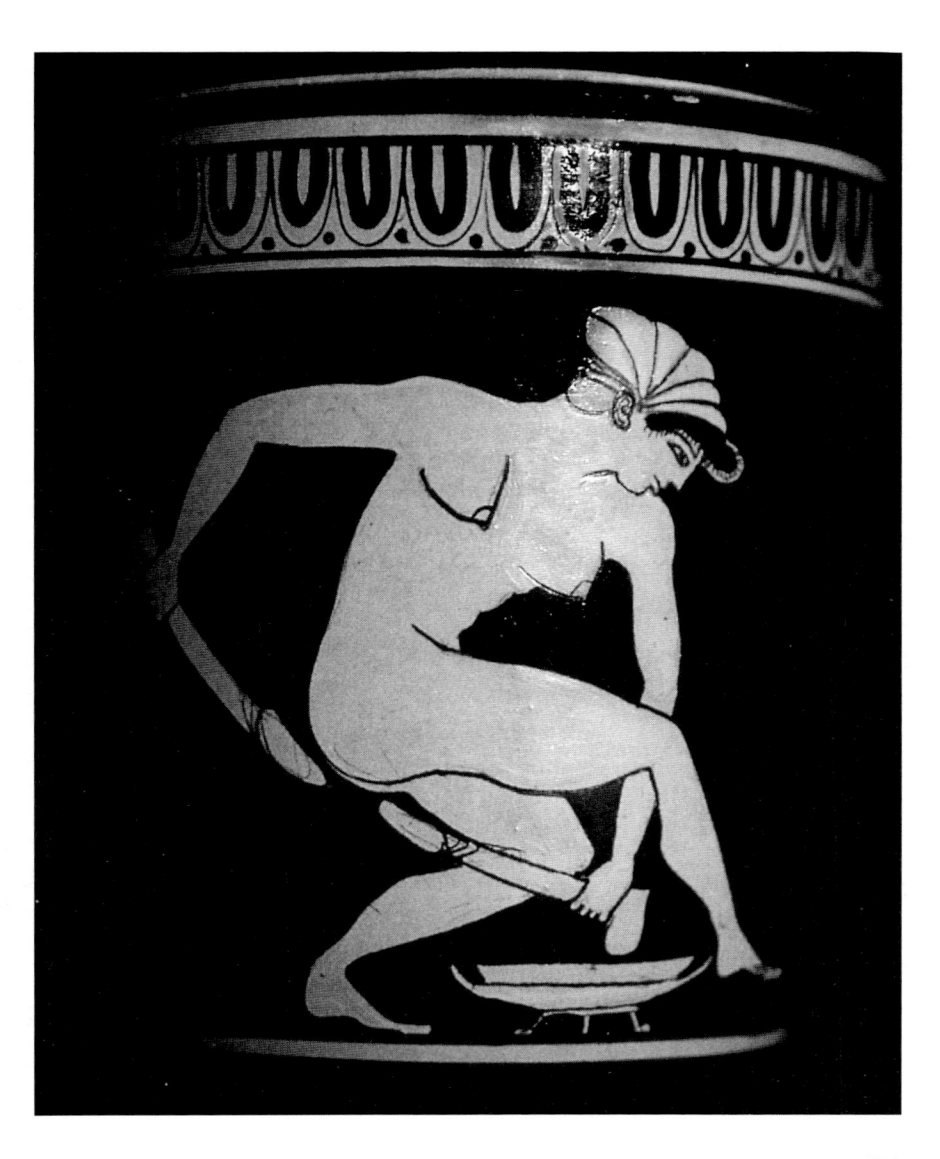

Onanie und Masturbation

Eine „Chirurgie" der besonderen Art

Im Griechenland der Antike war man der Selbstbefriedigung sehr zugetan und sie galt keineswegs als ein Laster wie lange Zeit bei uns. Allerdings wußte man auch darum, daß jeder Sinnengenuß - im Übermaß betrieben -, schädlich ist. Für die Selbstbefriedigung per Hand gebrauchte man den Ausdruck *cheirurgein*[5], was soviel heißt, wie „Handarbeit". Es ist heute sicher nicht mehr jedem „Wundarzt" geläufig, welche ursprüngliche Bedeutung sich hinter dem Begriff „Chirurg" verbirgt.

HANS LICHT gibt einige Ausdrücke im Zusammenhang mit der Onanie zum besten. Demnach sagte man damals z.B. scherzhaft „sich der Hand des Ganymed bedienen" oder „sich mit der Hand das Hochzeitslied singen" oder „ohne Frau heiraten" oder „mit der Hand gegen Aphrodite kämpfen".

Man benützte hierzu vorzugsweise die linke, als die mehr mit den Kräften des Gemüts verbundene Hand. CARL LUDWIG SCHLEICH beschrieb einen interessanten psychologischen Aspekt hierzu:

> „Näher dem menschlichen Herzen, hat die linke Hand auch etwas gleichsam Gemütvolleres, Weicheres, Besänftigenderes. Sie ist gern das Organ der Zärtlichkeit, des Streichelns, und sie hat etwas von einem milderen ausgleichen-deren Widerpart ihres gewaltsameren Zwillings."[6]

Mädchen und Frauen huldigten der Sitte der Selbstbefriedigung entweder ebenfalls mit der Hand oder sie bedienten sich dabei phallischer Instrumente aus Elfenbein oder lederüberzogenem Holz, welche sie Olisbos oder Baubon nannten. Diese wurden hauptsächlich in der reichen Handelsstadt Milet hergestellt. Wie eine Stelle der *Erotes* betitelten Schrift des LUKIAN ausweist, gab

---

[5] eine „Verrichtung mit der Hand" von griech.: *cheiros* = „Hand" und *ergos* = „Werk, Beschäftigung"

[6] Dieses und alle folgenden Zitate entstammen der *Sittengeschichte Griechenlands* von HANS LICHT.

man sich auch gern zu zweit dem Spiel mit Olisben hin, was einen dort genannten Herrn namens Charikles empört ausrufen läßt:

„Die Erfindung schamloser Instrumente verwertend, den monströsen Zauber-stab unfruchtbarer Liebe, soll das Weib beim Weibe schlafen wie ein Mann; jenes Wort, das bisher nur selten an das Ohr drang, - ich schäme mich, es zu nennen - tribadische Unzucht mag zügellos ihre Triumphe feiern."

Die letzten drei Jahrzehnte dieses Jahrhunderts brachten einen bislang unvorstellbaren Aufschwung in der Fabrikation von Dildos und Vibratoren und leiteten damit das Zeitalter des Maschinen-Sex ein. Was immer man davon halten mag, - auf jeden Fall scheint mir der Verlust zwischenmenschlicher Nähe zugunsten einer Vergötterung mechanischer Hilfsmittel einigermaßen bedenklich.

Sodann ist es von großer Bedeutung, mit welch geistiger Haltung ein Mensch an diese Sache, genannt Masturbation[7], herangeht. Auf welche Art und Weise berührt er sich und seinen Körper? Hat er dabei eine gebende oder nehmende Haltung. Gibt er sich selbst Liebe oder zwingt er sich Lust ab?

Wird Masturbation zur Zwangshandlung, so liegen die Ursachen hierfür im seelischen Bereich. Die Suche nach Liebe wird zur Sucht mit falschen Mitteln.
Haben wir an anderer Stelle über eine mögliche Impotenz durch erschöpfende Übertreibung dieser Veranlagung gesprochen, so behandeln wir hier die Neigung selbst.
Die im KENT'schen Repertorium dafür angeführten Arzneien sind:

Mittel im 3. Grad:
Anantherum* - *Indisches Cuscus-Gras*
(„eine Hautmedizin hohen Ranges" BOERICKE)
Bufo-rana*- *Krötengift*
(Paßt zu geistig weniger hochstehenden Menschen, bis hin zu Schwachsinnigen. Auffallend ist eine unwiderstehliche Neigung zur Selbstbefriedigung mit großem Verlangen nach Einsamkeit.

---
[7] Eigentlich „Schändung", von lat.: *manum* = „Hand" und *stuprare* = „beschmutzen, beflecken."

MASTURBATION

Bei Männern erfolgen die Samenergüsse zu rasch und erschöpfen den gesamten Organismus.
Das Krötengift hat sich auch einen Namen gemacht bei Lymphangitis septischen Ursprungs, z.B. nach Fingerverletzung oder Bißwunden. Hautverfärbung und Schmerz verlaufen streifenförmig den Arm hoch, die Lymphdrüsen unter den Achseln werden steinhart. Bei Verhärtung der Brustdrüsen bis hin zu Brustkrebs, bei Venenentzündung, Geschwülsten und Gebärmutterpolypen kann ebenfalls an Bufo gedacht werden.

Lachesis*
Origano*
Platina*
Staphisagria*

Mittel im 2. Grad
Nux-vomica
Phosphoricum-acidum
Phosphor
Picricum-acidum
Stramonium
Tuberculinum
Ustilago-maydis - der *Maisbrand*

Dieses letzte Mittel hat sich vor allem bewährt bei zu reichlicher Menstruation nach oder seit einer Fehlgeburt, mit erneuten Blutungen bei geringsten Anlässen. Das sickernde Blut bildet - ähnlich den klebrigen, dunklen Strähnen des Maisbrandes -, schwärzliche Fäden. Ein Gefühl kochenden Wassers, das den Rücken hinunterfließt, ist ein starkes Leitsymptom. In der Neigung zu drohendem Abort, - vor allem im 3. Monat -, ähnelt es Mercur, Sabina und Secale-cornutum, - dem Mutterkorn. Von seiner Genese her ist Ustilago dem letzteren sehr verwandt.
Auch diese Medizin hat sich bei Hauterkrankungen vom einfachen Sonnenbrand, über trockene, juckende Ekzeme, sowie der Ausbildung kleiner Furunkel, oder einer echten Psoriasis, bis hin zum Ausfall der Kopfbehaarung, als heilsam erwiesen.

SELBSTLIEBE ODER ZWANGSNEUROSE?

Ähnlich Bufo sucht auch Ustilago gerne die Einsamkeit, um sich der Selbstbefriedigung hinzugeben. Der Maiskolben ist ja an sich schon ein stark phallisches Fruchtbarkeits-Symbol und manche Frauen ziehen diese Frucht ihrer natürlichen Anschmiegsamkeit wegen einem künstlichen Gerät bei der Selbstliebe vor.

Das *Synthetische Repertorium* von BARTHEL/KLUNKER, gibt darüber hinaus noch eine Reihe weiterer Mittel bei der Neigung zur Masturbation im 2. Grad an. Nämlich:

Alumina
Anacardium
Apis
Aurum
Barium-carbonicum
Calcium-phosphoricum
China
Cina - die *Zitwerblüten,* (hauptsächlich als Anti-Wurmmittel bekannt)
Coffea
Conium
Digitalis
Ferrum
Kalium-bromatum
Mephites-putorius - das *Stinktier,* (ein großartiges Mittel bei Keuchhusten)
Opium
Plumbum
Pulsatilla
Stannum

Des weiteren erscheinen in dieser Zusammenstellung sogar noch einige Mittel im 3.Grad, also in der höchsten Wertigkeit, welche KENT nicht anführt. Es sind dies:

Carbo-vegetabilis*
Causticum*
Sepia*

MASTURBATION

Die Mittel im 1. Grad bei KENT:

Agnus-castus
Ambra
Calcium-carbonicum
China
Cocculus
Hyoscyamus
Mercurius-solubilis
Natrium-muriaticum
Pulsatilla
Secale-cornutum
Sulphur
Thuja

Zusätzlich zu diesen Rubriken, welche im Repertorium unter GENITALIEN / MÄNNLICH zu finden sind, weist die analoge Rubrik bei GENITALIEN / WEIBLICH drei weitere Arzneien als geeignet bei quälendem Drang zur Masturbation aus, und zwar sind das:

Caladium-seguinum - das *Schweigrohr*, - ein Arongewächs, - ein Pharmakon, das sich als Mückenschutzmittel und Anti-Raucher-Arznei einen gewissen Namen gemacht hat
Gelsemium - der *Wilde Jasmin*, bestens bekannt als Grippemittel sowie bei Föhnkopfschmerz, Prüfungsängsten und Lampenfieber.
Gratiola - das bereits bei Mannstollheit erwähnte „weibliche Nux-vomica".
Raphanus - der *Schwarze Rettich* scheint ebenfalls zur Lust zu reizen, denn er steht hier immerhin noch im Dünndruck.

Wie man sieht - eine schier unübersehbare Fülle an Möglichkeiten. Soweit es um einen wirklich zwanghaften und erschöpfenden Hang zu diesem „liebenswerten Laster" geht, wird sich die Mittelwahl aber wohl recht einfach gestalten und immer wieder und mit gutem Erfolg auf die erstgenannten Arzneien beschränken.

„*Ich liebe dich, mich reizt deine schöne Gestalt;
Und bist du nicht willig, so brauch' ich Gewalt.*"

JOHANN WOLFGANG VON GOETHE
(Erlkönig)

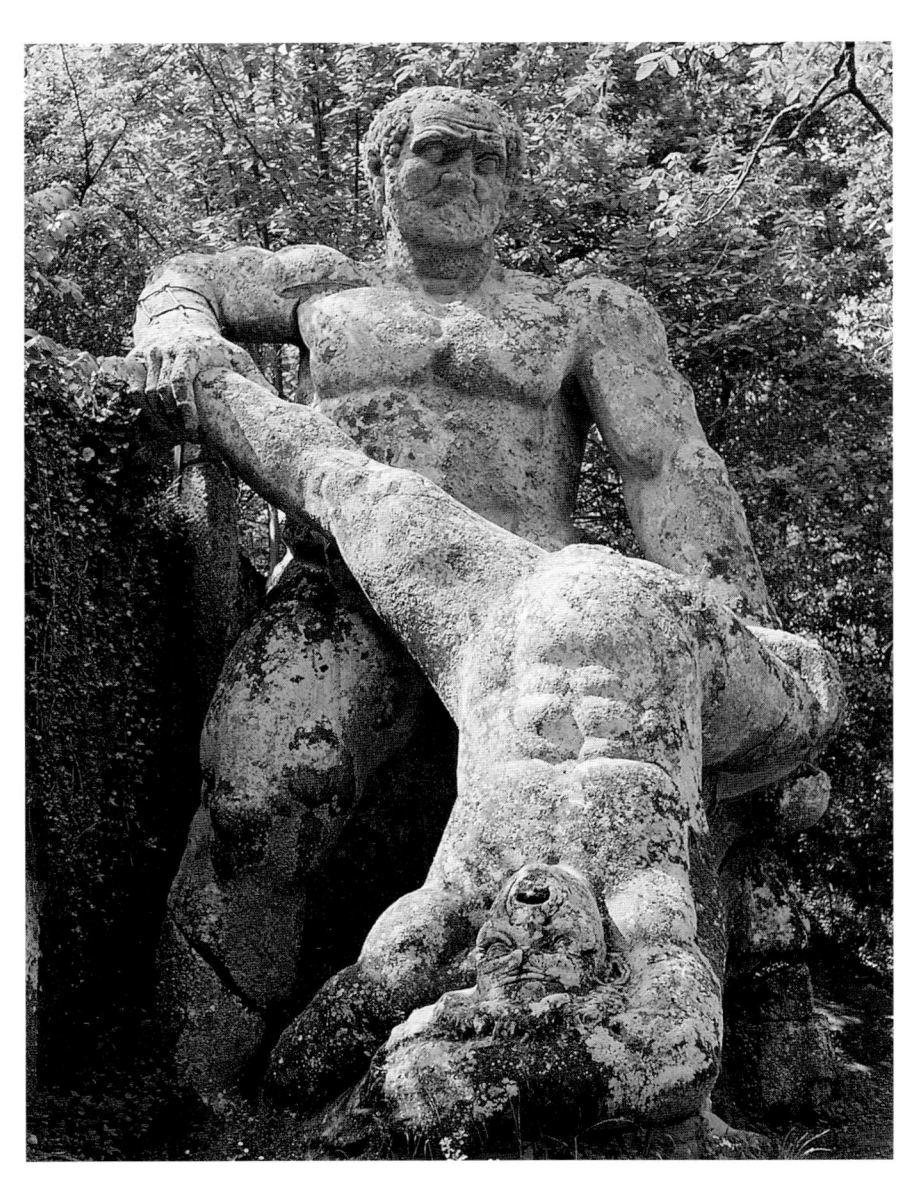

Sexualität und Aggression
Vergewaltigung und ihre Folgen

Im Kampf der Geschlechter spielt Aggression eine wichtige Rolle. Darunter haben wir zuerst einmal nichts anderes zu verstehen, als ein „aufeinander Zugehen," welches noch nichts zu tun hat mit Vergewaltigung, Destruktion oder Sadismus. Diese Erkenntnis veranlaßte WILHELM REICH zu der Feststellung:

„Jede positive Lebensäußerung ist aggressiv.... Die Aggression ist die Lebensäußerung der Muskulatur, des Systems der Bewegung.... Das Ziel der Aggression ist stets die Ermöglichung der Befriedigung eines lebenswichtigen Bedürfnisses." [8]

Erst wenn dem natürlichen geschlechtlichen Trieb wegen Abneigung auf einer Seite Widerstand entgegengesetzt wird, drängt dieser nach gewaltsamer Erfüllung:

„Ist der aggressiven Sexualität die Befriedigung versagt, so bleibt der Drang zurück, sie dennoch durchzusetzen. Dann entsteht der Impuls, die zu erzielende Lust *mit allen Mitteln* zu gewinnen. Die aggressive Note beginnt die der Liebe zu übertönen."

Jahrtausendelang haben Männer Frauen unterdrückt, ja, ihnen sogar eine Seele abgesprochen. Wen verwundert es, daß solche Verhal-tensweisen die Begeisterung zur freiwilligen Hingabe bei der Frau nicht gerade gefördert haben
Täter-Opfer-Geschehnisse sitzen tief eingeprägt in unserem Zellgedächtnis und haben zu automatisierten Verhaltensmustern geführt. Inwieweit diese spielerisch bleiben, ist eine Frage der Vereinbarung zwischen zwei Partnern. Oft können sich durch das symbolische und durchaus kunstvolle Knüpfen äußerer Knoten - es gibt inzwischen sogenannte „Bondage-Seminare", man höre und staune -, innere Verknotungen lösen, was der Energie ermöglicht, wieder freier zu fließen.

---

[8] *Die Entstehung des Orgons I, Die Funktion des Orgasmus, S.119f.*

VERGEWALTIGUNG

Leider werden diese oder andere Methoden zur Lösung innerseelischer Knoten, und damit zu einem respektvollen sexuellen Energieaustausch, nur selten wahrgenommen. Viel häufiger sind brutale Übergriffe und Tätlichkeiten. Auf der Suche nach Liebe, vergeht sich das kranke Ich am Gegenüber und könnte doch mit Einfühlung in die andere Wesenheit schneller und erfüllender ans Ziel seiner Wünsche gelangen.

Mir ist die Geschichte einer Frau in Erinnerung, durch deren geöffnetes Schlafzimmerfenster ein maskierter und mit einem Messer bewaffneter Mann eindrang, mit der Absicht, sie zu vergewaltigen. Diese Frau handelte ebenso geistesgegenwärtig wie psychologisch richtig und hatte darüber hinaus ihr Herz am rechten Fleck. Sie brachte den Mann durch eindringliches und ruhiges Reden dazu, Maske, Messer und Kleidung abzulegen und sich zu ihr ins Bett zu legen, wo er schließlich weinend in ihren Armen einschlief.

Dergleichen kostet ein großes Maß an Überwindung und Liebesfähigkeit und so ist dieser sanfte Weg des *Aikido* nicht jeder Frau zugänglich. Deshalb kommt es neben häufigen körperlichen Verletzungen, zu tiefen seelischen Wunden bei den vergewaltigten Frauen.

Der Täter

Wer seine gewalttätigen Anlagen bei sich erkennt und ehrlich darum bemüht ist, sich weiterzuentwickeln und die in der Aggression schlummernden Energien gewinnbringender zu nutzen, kann sich dabei mit Erfolg der homöopathischen Heilkunst bedienen.

Wut die zu Gewalttaten führt, wird vor allem durch die folgenden Mittel verändert und schließlich aufgehoben:

Belladonna
Hepar-sulfur* - *Kalkschwefelleber*
Ignatia

SEX UND AGGRESSION

Iodum*- *Iod* (Paßt zu dünnen Menschen mit *Hyperthyreose*)[9]
Nux-vomica*
Veratrum-album

Den typischen Amokläufer finden wir unter Iod-Menschen, Nux-vomica-Typen und einer Hepar-Sulfur-Persönlichkeit. Letztere kann auch wegen einer geringfügigen Beleidigung, auf ihr Gegenüber mit einem Messer losgehen. Auch Mr. Nux ist gegen derlei Affekthandlungen nicht gefeit. China und Mercur sind in der fraglichen Rubrik ebenfalls mit angeführt, wenngleich nur im 1.Grad.

Darüber hinaus ist **Hepar-sulfur** der geborene Pyromane. Feuer zu legen, entspricht seiner innersten Natur, - leicht einzusehen, wenn wir bedenken, was passiert, wenn Kalk mit Schwefel vermischt wird. Hepar-sulfur ist überempfindlich, - übrigens auch gegen äussere Kälte -, spricht hastig und ist stets mit allem unzufrieden. Die dem Mittel innewohnende Idee des „Aus-der-Haut-Platzens" benützt der Homöopath, um mittels dieser Medizin in tieferen D-Potenzen Furunkel zu öffnen und Eiterprozesse beschleunigt zum Erliegen zu bringen, also Körpergifte auszuschleusen. (Ähnlich wirksam in solchen Fällen: **Myristica-sebifera D3-D6** und **Silicea D6-D12**). In hohen Potenzen wirkt diese Arznei entsprechend auf die Gifte des Gemüts.

Die Ätiologie für Störungen, die zu einer Hepar-sulfur-Symptomatik führen, ist gegeben bei Mißbrauch von Eisenpräparaten (einem Zuviel des Urprinzips MARS), bei Uneinigkeit zwischen Bezugspersonen, bei unterdrückten Hauterkrankungen, bei Folgeerscheinungen von kaltem Wind, durch Splitterverletzungen und nach unterdrücktem Zorn.

Der körperlichen Symptome sind viele. Man studiere sie wie immer in den Arzneimittellehren.

Bei ZORN DURCH WIDERSPRUCH denke man vor allem an **Aurum***, **Ignatia***, **Lycopodium*** und **Sepia***. Sodann auch an **Bryonia, Ferrum, Nux-vomica, Silicea** und **Thuja**.

---

[9] Schilddrüsen-Überfunktion.

VERGEWALTIGUNG

HEFTIGER ZORN kann darüber hinaus auch nach **Anacardium***, **Chamomilla***, **Nitricum-acidum*** oder **Tarantula*** verlangen, wie wir im Kapitel über den Zorn gesehen haben.

HASS wird vor allem abgedeckt durch **Anacardium***. Diesem Mittel ist, wie wir schon gehört haben, eine extraordinäre Grausamkeit ohne jedes moralische Empfinden zu eigen.
Nitricum-acidum* - die *Salpetersäure,* ist eine Arznei, die dem ätzenden Gift unversöhnlichen Hasses gerecht wird, der ungerührt bleibt von jedweder Entschuldigung. Wer den Film *Spiel mir das Lied vom Tod* gesehen hat, weiß, was ich meine.

Der Haß auf Frauen, wie er oft einer Vergewaltigung zugrundeliegt, wird durch das zarte Pflänzchen **Pulsatilla** aufgeweicht. Allerdings handelt es sich hierbei oft auch um Haß von Frau zu Frau.

Einer Grausamkeit, die zur Vergewaltigung führen kann, wird im einen oder anderen Fall auch **Platina** gerecht.

Die derbe Geilheit, die nach rücksichtsloser Erfüllung strebt, heilt **Hyoscyamus*** oder **Fluoricum-acidum***, - die *Fluoressigsäure.*

Das Opfer

Wenden wir uns vom Täter zu den Opfern und den möglichen Folgen der Tat, dann gelangen wir je nach Symptomatik im einzelnen Fall wieder zu unterschiedlichen Heilstoffen.

Die akuten Hauptmittel kurz nach der Tat

Aconitum-napellum - der *Blaue Eisenhut* (Folgen von Schreck mit Todesangst, Blässe, Schüttelfrost und Nervenfieber)
Arnica-montana - der *Bergwohlverleih* (bei stumpfen Quetschungen mit Blutergüssen sowie Verletzungen der Genitalien)

SEX UND AGGRESSION

Das Mittel wird in höheren Potenzen auch dem psychischen Schock gerecht.

Ledum-palustrae - der Sumpfporst, bei Stichwunden oder blau geschlagenen Augen („Blaues Veilchen.")

Staphisagria - der *Rittersporn,* bei Schnittwunden durch Messer. Das Mittel heilt in hohen Potenzen auch die „seelischen Schnittwunden" in Verbindung mit dem Vergehen, besonders, wenn sich das Opfer über seine Leichtgläubigkeit und seine eigenen Fehler, ärgert.

Opium (Papaver-somniferum)- der *Schlafmohn*, bei anhaltenden Schockzuständen, mit teilnahmslosem Vor-Sich-Hinstarren in der Trance oder in Verbin-dung mit Schlaflosigkeit.

Die wichtigsten Mittel bei chronischen Zuständen nach der Tat

Aurum - Schwermut mit Selbstmordneigung. Spielt mit dem Gedanken, sich aus dem Fenster oder von einer Brücke zu stürzen.

Causticum - Mehr tot als lebendig. Kleidet sich grau in grau, um nicht mehr aufzufallen.

Ignatia - Hysterische Komponente mit Schluckbeschwerden. (Ihr ist „die Luft weggeblieben". Es hat ihr „die Sprache verschlagen.") Viel Seufzen und Stöhnen.

Natrium-muriaticum - Anhaltende Traurigkeit, bei der kein Trost lindert, sondern nur verschlimmert. Auffallendes Verlangen nach salzreicher Nahrung.

Phosphoricum-acidum - Entwurzelung mit Enttäuschung über die Männer. „Alle sind gleich und wollen nur das Eine." Großes Verlangen nach saftreichen Früchten und Getränken.

Sepia - Fühlt sich zutiefst in ihrer weiblichen Würde verletzt und wird dadurch hart. Sie macht sich unterbewußt den Männern ähnlich, um ihnen mit ihren eigenen Waffen zu begegnen und gewöhnt sich eine schroffe und abweisende Haltung an.

*„Es ist kein Spiel, es ist keine Bestrafung
und es hat nichts mit Erziehung zu tun.
Was ist es?
Mann sucht fesselbare Frau,
die sich und die Antwort kennt."*

ANONYME ANZEIGE

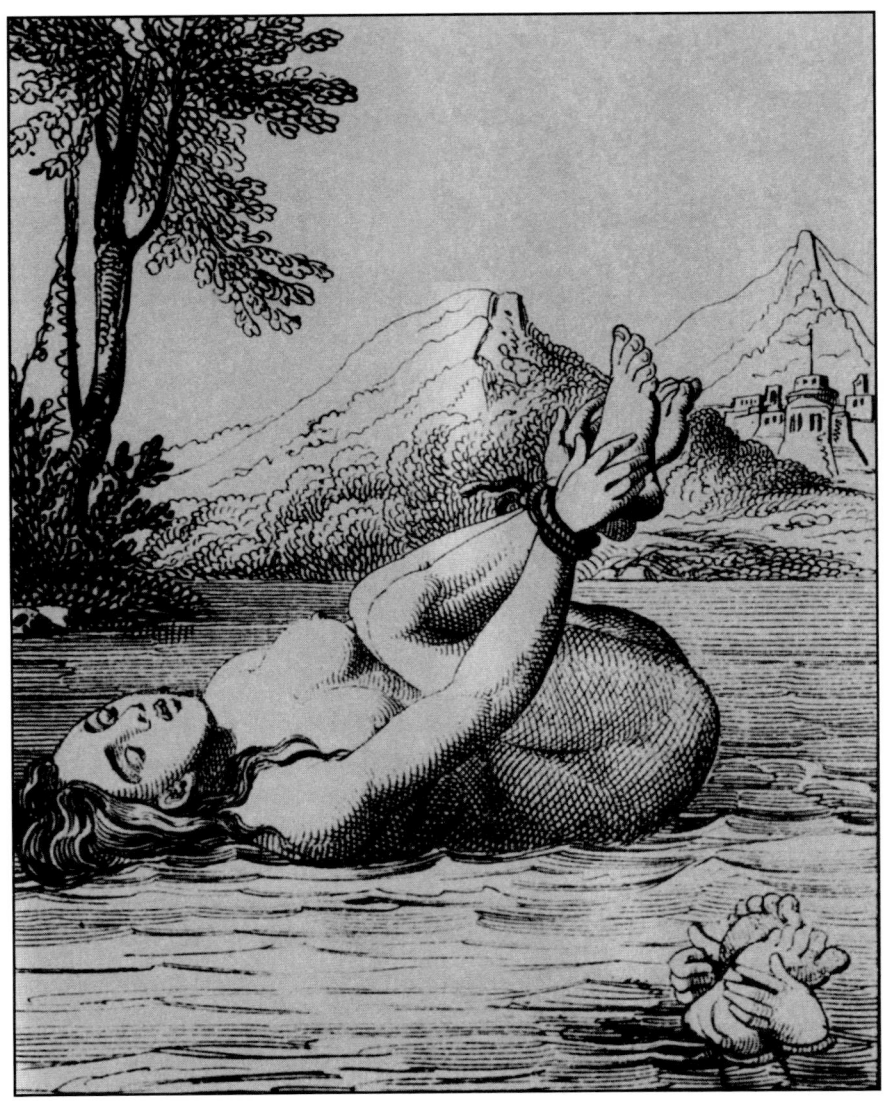

Sadismus und Masochismus

Sadismus

Das Wort Sadismus leitet sich her von dem Eigennamen des allzulande bekannten MARQUIS DE SADE, einem französischen Edelmann, Freigeist und Schriftsteller, der in den Jahren von 1740-1814 auf Erden wandelte und zu einem Symbol für die Verbindung von Lust mit Grausamkeit und Perversion wurde. Mehr als ein Drittel der ihm beschiedenen Lebensspanne verbrachte er hinter Gittern, wo er verschiedene Bücher schrieb, um sich auf seine Weise von den ihn bedrängenden Visionen und Gelüsten zu befreien.

Einem in Graphologie bewanderten, wird sofort die peitschenartige, tief in die emotionalen Niederungen dringende Spirale am Ende seiner Namens-Signatur auffallen.

Menschen, bei denen sich Sex, Gewalt und Grausamkeit auf eine perfide Art und Weise miteinander verbanden, hat es in der Geschichte des öfteren gegeben. Man erinnere sich nur an den legendären Grafen DRACULA, an MESSALINA oder LUCREZIA BORGIA, an die russische Zarin KATHARINA DIE GROSSE oder an die von de Sade beschriebene ISABELLE VON BAYERN (1371-1435). Während sich diese noch ein letztes Mal dem Herzog von Orleans hingab, wurde dessen Tod bereits von den gedungenen Mördern vorbereitet.

WILHELM REICH war der erste, der eine saubere Trennung zwischen den Begriffen Aggression und Destruktion vornahm und erkannte, daß der Sadismus ursprünglich nichts mit Aggression zu tun hat. Ihm wurde klar, daß Sadismus erst dann entsteht, wenn ein Lustziel vollkommen unerreichbar bleibt oder die Erfüllung des Ziels - bei gleichzeitigem Stau genitaler Energie -, durch Angst blockiert ist. Er schreibt:

„Ist das Lustziel völlig ausgeschaltet, unbewußt geworden oder mit Angst besetzt, dann wird die Aggression, die ursprünglich nur Mittel zum Zweck war, selbst zur spannungslösenden Handlung. Sie wird als *Lebensäußerung* lustvoll.

SADISMUS

So entsteht der *Sadismus*. Durch den Verlust des eigentlichen Liebesziels entwickelt sich Haß. Man haßt am schwersten, wenn man am Lieben oder Geliebtwerden verhindert ist.
Dadurch kommt die *Vernichtungsabsicht mit sexuellen Zielen* in die aggressive Handlung. Dem entspricht etwa der Lustmord." [10]

Genau genommen müßten diese Vergehen eigentlich nicht Lustmorde sondern eher „Haßmorde" genannt werden, denn Lust empfindet der Täter in solchen Fällen wohl kaum.
Man erinnere sich an die vielen Morde an Prostituierten durch Jack The Ripper, welche auf kaltblütig angewandte anatomische Kenntnisse schließen ließen und den Schluß nahelegten, daß der Täter ein Herr aus der besseren Gesellschaft, - womöglich ein Arzt - sein müsse. Trotz eines Riesenaufgebots an Polizei, wurden diese „Lust-morde" nie aufgeklärt.
Wie Reich plausibel erklärt, ist die Vorbedingung für solche Taten

„die komplette Sperrung der Fähigkeit, auf natürliche Weise genitale Lust zu genießen. Die Perversion 'Sadismus' ist somit eine Mischung von ursprünglichen sexuellen mit sekundären destruktiven Impulsen. Sie kommt im Tierreiche nicht vor und ist somit eine spät erworbene Eigenheit des Menschen, ein sekundär entstandener Trieb."

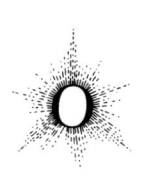

---

[10] *Die Funktion des Orgasmus S. 120.*

*"So mahne sie die Spinne an Gott und müsse,
dem Teufel zum Trotz, ihnen zum Heil werden.
Ließen sie aber von Gott, und wären es hundert Stunden von da,
so könnte die Spinne sie finden oder der Teufel selbst."*

JEREMIAS GOTTHELF
(Die schwarze Spinne)

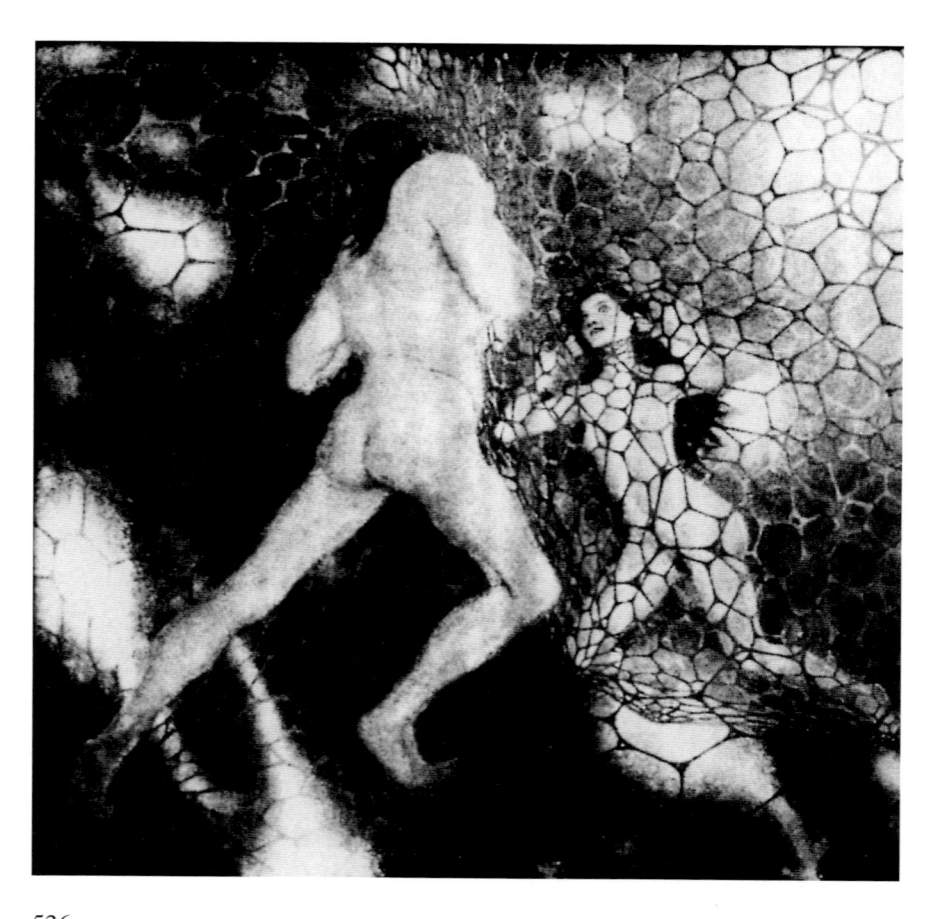

Spinnentiere

Wilhelm Reichs Satz über den Sadismus stimmt natürlich nicht ganz, denn wir kennen diese Art kaltblütig präziser Schlächterarbeit von den Spinnen. Der Unterschied zum Menschen besteht darin, daß diese Tiere dabei nicht aus Haß vorgehen, sondern aufgrund des ihnen angeborenen Gesetzes, was ihnen aber nicht bewußt ist. Die Ähnlichkeit der Vorgehensweise läßt vermuten, daß wir in den homöopathisch aufbereiteten Spinnentieren aufgrund des automatisierten Ablaufs bestimmter innerseelischer Prozesse, gute Mittel gegen eine tiefsitzende Gefühlskälte in der Hand haben, die an den Herzkräften der von ihnen befallenen Menschen zehrt. Diese Annahme hat sich schließlich nicht nur bei den Prüfungen sondern auch in der Therapie mit diesen Mitteln bestätigt. Besonders bei der *Schwarzen Witwe* ist ja der Bezug zum Herzen und zu praecordialen Beschwerden sehr deutlich.

In der Hauptsache beinhaltet der homöopathische Arzneischatz drei Spinnentiere. Es sind dies

Aranea-diadema - die (ganze) *Kreuzspinne*
Aranea-ixobola - das *aus den Greifwerkzeugen gewonnene Gift*
Latrodectus-mactans - die *Schwarze Witwe*
Tarentula-hispanica - die *Wolfsspinne*

In den Spinnentieren haben wir ein extrem stark in Erstarrung verfallenes Prinzip vor uns. Wie wir wissen, ist es eine tief im Inneren der persönlichen Seelenstruktur getroffene Entscheidung, in Erstarrung zu fallen. Man kann auch, wie MARTIN STÜBLER das vereinfachend formuliert, sagen, „Erstarrung geht immer vom Kopf aus."[11] Die Erstarrung führt zu einer gefühllosen Mechanik in Verbindung mit extremer Schnelligkeit. Jack the Ripper war sehr schnell. Da er nicht durch Gefühle belastet war, handelte er darüberhinaus offensichtlich vollkommen angstfrei.
Wenn jemand wirklichkeitsfremd denkt, sagt man „er spinnt".

---

[11] *Sepia und Spinnentiere, S. 38,* (Siehe Bibliographie, Arzneimittellehren).

SEX UND AGGRESSION

Denkt jemand sehr rational logisch, so fängt er sein Gegenüber mit einer Art geistigem Netz der Überzeugungskraft ein. Auch im kaltblütigen Analysieren von Situationen gleicht manch intellektuell überbetonter Zeitgenosse den Spinnen. Wir können daraus schließen, daß die Spinnengifte generell zu vielen Fällen an gefühlsmäßiger Verarmung passen, wie sie dem heutigen Menschen zueigen ist. Martin Stübler sagt:

„Wärme kommt vom Kosmos, von der Sonne. Jede Spinne hängt mit dem Kopf nach unten. Die Richtung ist erdwärts. Alle die erwähnten Phänomene sind erdbezogen, erdgerichtet und doch etwas ganz außerordentlich Hohes. Dieses Mathematisieren, diese vollendete Technik ist bewundernswert. Aber das ist ein Einschlag, der dort noch nicht hingehört, der aber organisch geworden ist. Wenn nun genau solch eine Situation im Menschen eintritt, dann ist dieses das Heilmittel. Dann kann man dadurch dem Menschen auf organischer Ebene zeigen: diese Kräfte sind in dir wirksam, die überstarke Nerven-Sinnestätigkeit, dieses Überwuchern der Kälte, die Erstarrung und gleichzeitige Schnelligkeit - kurz: viele heutige Tendenzen." [12]

Bei manchen Spinnenarten, wie z.B. der *Schwarzen Witwe,* können wir auch das Auffressen des Männchens durch das Weibchen beobachten. Man kann das nun als Grausamkeit betrachten oder als ein Zum-Fressen-Gernhaben, bei dem die beiden gegensätzlichen Pole auf eine besondere Art und Weise miteinander zur Verschmelzung gelangen.

Das potenzierte Gift der Arachnoiden ist den plutonischen Kräften zuzuordnen und in besonderer Weise fähig, psychische Leichen aus dem Keller zu holen, damit diese in einem rituellen Akt begraben werden können.
Den Spinnentieren wohnen ja auch stark zentrierende Kräfte inne. Wenn wir die wundervolle Präzision und Leichtigkeit betrachten, mit der sie ihr Netz spinnen, muß klar werden, daß uns die Vermittlung dieser Information ein wesentliches Stück weiter auf den Weg zu unserem innersten Wesenskern bringen kann. Deshalb sah der die Natur mit „anschauender Urteilskraft" betrachtende GOETHE, im Wesen der Spinne auch noch etwas anderes, wenn er schreibt:

---

[12] MARTIN STÜBLER - OTTO WOLFF: *Sepia und Spinnentiere*, S. 42.

SADISMUS

„Nicht jeder wandelt nur gemeine Stege:
Du siehst, die Spinnen bauen luft'ge Wege."

Wir werden uns gleich ausführlicher mit einer dieser Spinnen beschäftigen, wenn es um die masochistische Veranlagung geht.

Aus dieser Erkenntnis heraus werden wir vielleicht die Tatsache sado-masochistischer Rituale mit anderen Augen sehen können. Ein Ritual ist der streng geregelte Ablauf einer - usprünglich heiliger - Handlung. In diesem Zusammenhang kann das Ritual, - so von wissenden Händen und einem reifen Bewußtsein vollzogen -, ein Stück Heilcharakter beinhalten. Zumindest wissen wir nicht, um wieviel höher die sexuellen Gewaltdelikte wären, gäbe es diese mehr oder weniger geheimen Clubs nicht, in denen solche Praktiken angewandt werden.

Wenn wir nun nach den soeben gewonnenen Erkenntnissen, Haß als die Hauptkomponente des Sadismus ansehen, kommen aus der Sicht der Homöopathie nicht sehr viele Mittel infrage, um solchen Triebtaten vorzubeugen.
Wir finden diese Arzneien vorzugsweise in den Rubriken
GEMÜT/GRAUSAMKEIT
GEMÜT/HASS
GEMÜT/ MENSCHENFEINDLICHKEIT
GEMÜT/TÖTEN

Alles in allem werden sich wieder jene Pharmaka als wirkungsvoll erweisen, denen wir im Verlauf unserer Betrachtungen bereits häufiger begegnet sind. Versuchen wir sie diesmal nicht alphabetisch sondern nach Wichtigkeit zu ordnen, speziell wenn es um sexuell eingefärbte, sadistische Haßgefühle angeht, so zeigt sich, daß hierbei ganz sicher **Platina*** den Vogel abschießt. Platina ist die geborene Domina. Gefolgt wird dieses Mittel von
Anacardium
Hyoscyamus
Mercurius-solubilis
Nux-vomica
Lachesis

539

SEX UND AGGRESSION

Nitricum-acidum*
Phosphor

Wir wollen uns noch ein Mittel etwas genauer vornehmen, das man im Zusammenhang mit Grausamkeit und Sadismus kaum kennt, weil es bei KENT diesbezüglich nicht erwähnt wird. Erst neuere For-schungen von HANS-JÜRGEN ACHTZEHN und ANDREAS KRÜGER sowie GEORGOS VITHOULKAS ermöglichten tiefere Einblicke in die bislang weitgehend unbekannten Gemütssymptome dieser Arznei. Ähnlich Nitricum-acidum - der *Salpetersäure* mit ihren ausgeprägten Haßsymptomen, haben wir es wiederum mit einer Säure zu tun und zwar mit **Fluoricum-acidum,**- der *Fluor-Essigsäure.* Es ist dies ein extravagantes Medikament mit sehr eigenartigen Einzelsymptomen und Modalitäten, die man am besten in guten Arzneimittellehren studiert. Von ihrem Genius her entspricht die Arznei am ehesten dem syphilitischen Miasma. Wir konzentrieren uns hier auf den allgemeinen Habitus und die psychische Veranlagung.

Fluoricum-acidum
Mich hält niemand aus!

Die Thematik, um die es bei dieser großartigen Arznei geht, dreht sich um Begriffe wie ätzende Seelenpein, abrupte Trennung oder Scheidung, sexuelle Exzesse, Pornographie, verbaler Sarkasmus, schneidend scharfer Sadismus und vorzeitiges Altern.

Die Persönlichkeit solcher Menschen ist innerlich zerrissen. Sie achten sehr auf Äußerlichkeiten, wollen nach außen hin auffallen, sind ruhm-, karriere- und genußsüchtig. Was sie nicht bekommen, wird kaputt gemacht, - die typische Skinhead-Ideologie. Hinter der nach außen zur Schau getragenen Überlegenheit, verbergen sich tiefe seelische Verwundungen, die sich solch ein Mensch natürlich nicht von ungefähr zugezogen hat. Weil er innerlich unsicher ist, muß er nach außen hin ständig seine Überlegenheit beweisen. Würde man ihn nach der vereinfachenden Methode von JAMES REDFIELD klassifizieren, dann hätten wir den sogenannten Ein-

schüchterer vor uns. Im Gegenzug verflucht er sich selbst und denkt an Selbstmord durch Erhängen oder indem er sich vor einen Zug wirft. Vor allem wenn er krank ist, möchte er nicht länger am Leben bleiben und hat den Wusch getötet zu werden.
Stets ist er hastig, hektisch, übellaunig, verlangt ständig nach Zuspruch und Bestätigung seiner eingebildeten Machtposition, kurzum: er ist nie befriedigt.

Der Acidum-fluoricum-Mensch ist der Judas unter den homöopathischen Charakteren. Verrat ist sein täglich Brot. Um im äusseren Leben voranzukommen, geht er über die sprichwörtlichen Leichen seiner Mitmenschen, ja sogar seiner sogenannten Freunde. Er unterhält fast immer mehrere, völlig oberflächliche Beziehungen zur selben Zeit, doch hält es ihn nirgends lange und so bricht er jede Bindung nach kurzer Zeit gewaltsam ab. Typische Redewendung nach MARTIN BOMHARDT: „Verlaß mich, weil du hältst mich sowieso nicht aus." Dabei ist das sexuelle Verlangen ständig, - also auch tagsüber -, stark gesteigert, vor allem am frühen Nachmittag, zwischen 13-15 h. Nachts wird er von quälenden Erektionen geplagt. Er treibt sich, - oft schon in jugendlichem Alter -, in Sex-Shops, Pornokinos und in der Sado-Maso-Szene herum. Der schwelende Haß wird in entsprechenden Aktionen mit Ketten und Peitschen ausgelebt. Er hadert mit seinem verpfuschten Leben und bestraft sich unter Umständen durch Selbstgeißelung. Am besten werden seine zerstörerischen Energien verwandelt, wenn er sich in Kampfsportarten diszipliniert, wobei es in seinem Fall weniger das elegante Aikido ist, was zu seinen Mustern Ähnlichkeit aufweist, als vielmehr das harte Karate.

Laut MARTIN BOMHARDT können wir solche Menschen in Berufen finden, die mit äußerem Ruhm oder Erfolg verbunden sind, wie beispielsweise als Rennfahrer oder harter, erfolgreicher Geschäftsmann.
Die ätzenden Seelengifte dringen bis tief in den Körper ein und führen zum Verfall des Immunsystems, zu Knochenfraß, zu schnell wachsenden, aber brüchigen und deformierten Fuß- und Finger-

nägeln, zu Zahnzerfall, Paradontose mit stinkendem Eiter und einer allgemeinen Auszehrung trotz guten Appetits.

Fluoricum-acidum ist eine Art „Chronisches Hyoscyamus" und ähnlich diesem, hat solch ein Mensch Angst vor Krebs und AIDS. Deshalb sucht er sich gerne Ärzte als Freunde. Begegnen wir ihm als Betreuer eines AIDS-Kranken, so befindet er sich schon in einer Phase innerer Verwandlung.

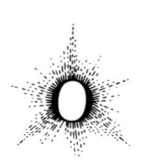

„*Die Neurose ist nichts anderes als die Summe
aller chronisch automatisierten Bremsungen
der natürlichen Sexualerregung.*"

WILHELM REICH

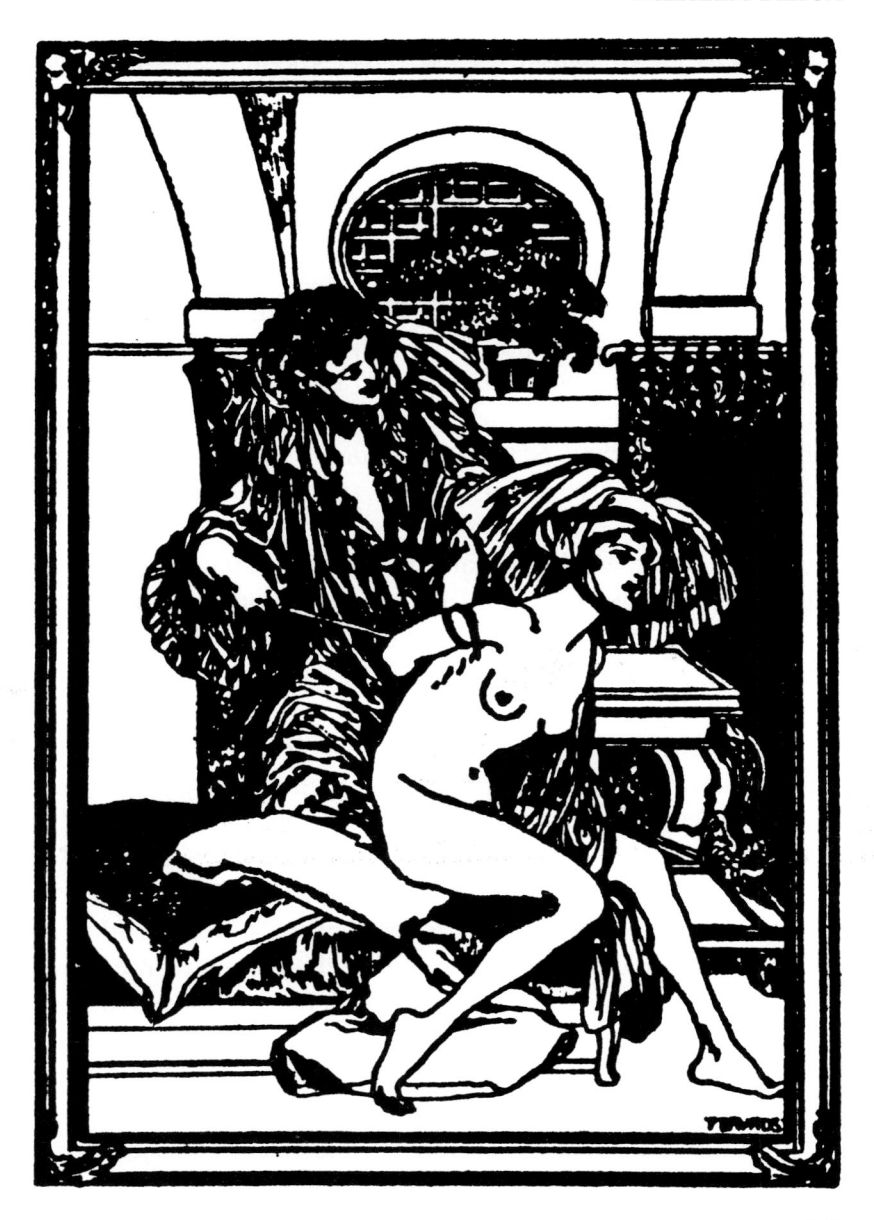

SEX UND AGGRESSION

Masochismus

Der österreichische Schriftsteller LEOPOLD VON SACHER-MASOCH, nach dem dieses merkwürdige Gebaren in Verbindung mit sexuellem Lustgewinn benannt wurde, lebte von 1835 bis 1895, also rund zweihundert Jahre später, als De Sade. Auch er betätigte sich als Schriftsteller. Nachdem es in seinen erotischen Romanen und Novellen oft um die Schilderungen geschlechtlicher Erregung bei gleichzeitiger Erduldung körperlicher oder seelischer Schmerzen geht, bürgerte sich die Bezeichnung Masochismus hierfür ein.

Es kann nun sein, daß sich aus der wiederholten Bestrafung kleiner Vergehen durch körperliche Züchtigung in Verbindung mit dabei auftretender sexueller Erregung, wegen des Blutandrangs im genitalen Bereich, die Gewohnheit entwickelt, geschlechtliche Erregung von nun an nur noch auf diese Art und Weise genießen zu wollen. In englischen Schulheimen des viktorianischen Zeitalters gehörten ja solche Vorgehensweisen zum guten Ton der Anstalt.

Auch wurden die Mädchen natürlich beim Austausch von Zärtlichkeiten untereinander oder bei der Masturbation ertappt und befanden sich dann in einer Falle ähnlich der Aphrodite, die mit Ares von Hephaistos überrascht worden war.

Da körperliche Lustgefühle häufig als schlecht hingestellt wurden, war man der Verantwortung für deren Genuß enthoben, wenn man dafür eine Bestrafung erlitt.
Der oder die betreffende Schülerin gewöhnte sich daran, daß sexuelle Lust nur in Verbindung mit vorheriger Demütigung zu erhalten war und sehnte deshalb dieses Ritual herbei, um zur Entladung zu gelangen. Innerhalb dieses Schaukelmechanismus wurden also immer wieder Handlungen begangen, welche in letzter Konsequenz zur Züchtigung führen mußten. So bildete sich im Unterbewußtsein des Masochisten ein unauflösbarer Kontext von Lust und Bestrafung, der wahrscheinlich unbewußt auch über mehrere Inkarnationen des Individuums aufrechterhalten und weitergetragen wird.

Das passive Flagellantentum kommt darüber hinaus relativ häufig bei Frauen der slawischen Völker und des Balkan vor, die ohnehin jahrhundertelang unterdrückt waren und denen der Glaube an eine „gesunde Tracht Prügel" gewissermaßen im Blut liegt. Der eine oder andere Leser wird sich an den Witz erinnern, in dem eine Frau zur anderen sagt: „Ich glaube, mein Mann liebt mich nicht mehr." Darauf die andere: „Woraus schließt Du das?" Lapidare Antwort der ersteren: „Er schlägt mich nicht mehr."

Immer wieder kann man beobachten, daß vor allem Frauen es darauf anlegen, durch ein entsprechend, schnippisches und impertinent-sarkastisches Benehmen ihre Partner solange zu reizen, bis diese in ihrer Verzweiflung und ohne zu ahnen, was dieses Spiel bedeutet, sie zu schlagen beginnen.

Solch ein Verhalten konnten wir vor vielen Jahren bei einem unserer Freunde beobachten, der eine Frau geheiratet hatte, von der er sich aus diesen Gründen später scheiden ließ. Die Frau trieb diese Marotte bei einer Urlaubsfahrt derart auf die Spitze, daß er, - ein herzensguter Mann -, sie irgendwann übers Knie legte und ordentlich durchtrimmte. Danach war er vollkommen entsetzt darüber, daß er zu solch einer Handlung überhaupt fähig war, während sie sich vor den Spiegel setzte, schminkte und lediglich noch ein wenig herummaulte, daß er sie danach nicht geradewegs genommen hätte. Ihm jedoch war inzwischen speiübel, denn er gehörte nicht zu der Sorte von Männern, die Gefallen daran finden, die bekannte Aufforderung ZARATHUSTRAS, „Wenn Du zum Weibe gehst, vergiß die Peitsche nicht!" - in die Tat umzusetzen. Nach dieser „Abreibung" war diese Frau etwa 14 Tage lang lammfromm, las ihrem Mann jeden Wunsch von den Augen ab, bis sich ihr zynisches Verhalten allmählich von neuem aufbaute.

MAGNUS HIRSCHFELD schreibt: „Ähnlich betrachten Dirnen, die in sexueller Dienstbarkeit unter einem Zuhälter stehen, körperliche Züchtigung als eine Quelle ungewöhnlicher Lust und oft als die einzige Quelle sexueller Befriedigung. In gleicher Weise hegen viele Frauen aller Gesellschaftsklassen einen unbewußten masochistischen Wunsch, von einem Manne geprügelt zu werden, oder haben den nie gebeichteten oder unbewußten Drang, sich vergewaltigen zu lassen."[13]

Hirschfeld schildert eine Begebenheit, welcher der von mir bei meinem Freund erlebten, in gewisser Weise ähnelt. Dabei handelte es sich um eine offenbar ausnehmend hübsche junge Frau, die erst kurze Zeit glücklich verheiratet, von ihren Spaziergängen mit ihrem Mann, jedesmal in einem Zustand gesteigerter sexueller Erregung nachhause kam. Dies wurde wohl ausgelöst durch den Anblick fremder Männer, denen sie bei ihrem Gang begegnet waren, wodurch sich die Phantasie der jungen Frau in ungezügelter Weise entzündet haben mag. Da sie sich deswegen schuldig fühlte, verlangte sie prompt danach, gezüchtigt zu werden. Hirschfeld zitiert aus BLOCHs *Geschichte der englischen Sexualmoral* :

„Eines Nachmittags begann die hübsche junge Frau aus keinem ersichtlichen Grund eine heftige Szene, als das Paar nach einem Spaziergang die Treppe zu der eigenen Wohnung hinaufging. Im Gegensatz zu ihren Gewohnheiten gebrauchte sie Flüche, verhöhnte ihren Gatten, versetzte ihm schließlich einen Stoß und schlug ihm ins Gesicht. Dann bekam sie plötzlich Angst, brach in Tränen aus und schluchzte, und nachdem sie den Hut abgesetzt hatte, warf sie sich in ihrem eleganten Ausgehkleid auf den Teppich und verlangte für ihr schlechtes Benehmen gestraft und geschlagen zu werden. Der unerfahrene Gatte war sprachlos vor Erstaunen und wußte nicht, was er sagen oder was er machen sollte, als die Frau bat, sie mit der griffbereiten Hundepeitsche zu prügeln. Sie selbst begann, von ihrem rosigen Gesäß ein Paar Spitzenhöschen herunterzuziehen, das ihr Gatte zuvor noch nicht gesehen hatte. Die Schlüpfer waren recht kurz, und der obere Teil der Schenkel war durch sie hindurch über den Seidenstrümpfen sichtbar. Der Gatte ahnte dumpf die Bedeutung dieses eigenartigen Benehmens seiner Frau, ergriff mechanisch die Hundepeitsche und schlug damit ihr Gesäß, dessen vollfleischige Rundung, die einigermaßen zu ihrer sonst schlanken Figur kontrastierte, der Gatte zum ersten Mal bemerkt haben will, wie auch seine delikate Farbe. Seine Frau verlangte, stärker geschlagen zu werden, und er gab schließlich nach, so daß das Gesäß mit roten Striemen bedeckt war und die Frau sich voll erotischer Lust unter der Peitsche wand. Als dieses ein zweites und drittes Mal passierte, befragte der Gatte uns, und wir klärten ihn auf."[14]

---

[13] HIRSCHFELD: Geschlechtsverirrungen, S. 338.
[14] HIRSCHFELD: Geschlechtsverirrungen, S. 338.

MASOCHISMUS

Bloch berichtet u.a. noch von einem Besuch bei der Leiterin eines Pariser Nobelbordells, welche ihm einen oft gehörten Hinweis mit folgenden Worten bestätigte:

„'Wir erfüllen', so schloß sie, 'ohne Zweifel das wichtigste Verwaltungsgeschäft in Paris, da wir das Vorrecht genießen, sowohl die prominentesten Mitglieder der Geistlichkeit als auch der Regierungs- und Handelswelt auszupeitschen.'"

Daran scheint sich bis auf den heutigen Tag nicht viel geändert zu haben. Man vergleiche, was in diesem Werk speziell zu **Aurum** gesagt wurde. Vielleicht läßt sich die Sucht nach Schlägen u.a. aus dem übersteigerten Leistungsbedürfnis heraus begreifen, dem nachzukommen diese hochgestellten Persönlichkeiten von frühester Jugend an gehalten waren. Der solchen Menschen ständig auferlegte Druck, erzeugt eine Unterdrückung des freien Energieflusses und baut entsprechende Panzerungen auf, welche, wie wir noch sehen werden, bisweilen nur gewaltsam durchschlagen werden wollen.

Will man den Konfliktkreislauf zwischen Begierde, verlogenem Moralkodex und Bestrafung durchbrechen, muß der oder die masochistische Patientin vor allem lernen, die Verantwortung für die Erfahrung frei fließender, orgastischer Energie in ihrem Körper zu übernehmen. Der in solchen Fällen meist vorhandene starre Charakterpanzer ist jedoch schwer einzuschmelzen. Das gut gewählte homöopathische Mittel kann dabei entscheidende Hilfe leisten und schneller die gewünschten Veränderungen bewirken.

Aus dem zuletzt geschilderten Fall, könnte man, - vor allem auch wegen der Flüche, die die Frau gebraucht haben soll -, auf **Anacardium** als Heilmittel schließen. Ansonsten erweist sich oft **Tarantula** als ein gutes Simile für starke Selbstbestrafungstendenzen, besonders wenn dabei auch noch eine gesteigerte Arbeitswut zu beobachten ist.

Ein Hauptmittel für diese Art des Masochismus ist sicher auch **Cuprum**, vor allem wenn es zu Krampferscheinungen wegen angestauter Sexualität kommt. Erinnern wir uns, was wir bei der Betrachtung des Kupfers innerhalb des Kapitels über die Metalle erarbeitet haben, so ist auch klar, warum. Die Symptomverschiebung wie sie durch Unterdrückung entsteht und welche im Repertorium unter der Rubrik ALLGEMEINES / METASTASEN angesprochen wird, weist Cuprum im 2. Grad aus. Die „Metastase" heißt in diesem Falle, KRAMPFNEIGUNG. Auch unter GEMÜT / FOLGEN VON SCHRECK, finden wir das Kupfer im 2. Grad.

Interessanterweise gibt es Masochisten, welche als solche geboren werden, ohne je irgendeine Erfahrung der vorher beschriebenen Art in ihrer Kindheit oder Jugend gemacht zu haben. Der Wunsch, sich zu demütigen, findet also keine plausible Erklärung, es sei denn, die Seele trüge diese Muster bereits aus einem Vorleben in sich und wäre bisher unfähig gewesen, sie zu durchbrechen.

Eine junge Frau, die vielleicht dieser Kategorie einer masochistischen Veranlagung zuzuordnen wäre, ist die Schriftstellerin SINA ALINE GEISSLER. Sie sieht im Schmerz ein Mittel zur Überwindung eigener Grenzen.

In ihrem Buch *Lust an der Unterwerfung,* findet sie zu ihrem persönlichen Glaubensbekenntnis:

„In sämtlichen Religionen, insbesondere den östlichen, spielen Erfahrungen von Schmerz und Leiden als eine Möglichkeit, Gott nahe zu kommen, als Möglichkeit zur Reise in das Innerste, in das Wahre, eine große Rolle.
Auch das Christentum kennt die Idee von diesem Weg zu Gott. Ein Mensch, der leidet, der Schmerzen hinnimmt, wird dadurch in einen Zustand gebracht, der ihn zur Konzentration zwingt, zur Aufgabe alles Unwesentlichen, aller Äußerlichkeiten, zur Besinnung auf sich, auf den Schmerz - und auf den, der da kommen wird.
Konzentration, Empfänglichkeit, Besinnung, all das erfahre ich als masochistische Frau. Allerdings empfange ich keine göttliche Botschaft irgendeiner Religion. Ich empfange, ausgeliefert und schutzlos und damit in aller Intensität, die Liebe und die Zärtlichkeit des Mannes, den ich liebe.
Ich gebe mich - aber immer, um viel mehr, Neues, anderes *von ihm* zu erhalten.
Ich gebe mich, um empfangen zu können.
Ich leide, um glücklich zu werden.
Ich unterwerfe mich, um aufgehoben zu werden.
Ich erniedrige mich, um erhöht zu werden."[15]

---

[15] *Lust an der Unterwerfung, S. 208.*

MASOCHISMUS

Entschließt man sich zu dieser Art der Betrachtung, dann bedeutet das ein Bekenntnis zum freiwillen Empfangen des anderen, des dunklen und schmerzhaften Pols im Leben, der sowieso nicht ausbleibt, weil das Prinzip Saturn die Konfrontation mit dem eigenen Wesen irgendwann einfordert. Wenn wir dem Schmerz also freiwillig die Tür öffnen, - so verstehe ich Sina Aline Geißler -, dann brauche ich vielleicht keine anderweitigen, schmerzhaften Erfahrungen im Leben zu machen, die mich erzwungenermaßen zur inneren Einkehr rufen, wie beispielsweise ein schwerer Unfall das tun würde.
Das erinnert im Ansatz an die Zeilen SCHILLERs im *Ring des Polykrates*:

„Mir grauet vor der Götter Neide;
Des Lebens ungemischte Freude
Ward keinem Irdischen zu teil.
..
„Drum, willst du dich vor Leid bewahren,
So flehe zu den Unsichtbaren,
Daß sie zum Glück den Schmerz verleihn.
Noch keinen sah ich fröhlich enden,
Auf den mit immer vollen Händen
Die Götter ihre Gaben streun."

Sinngmäß ähnlich, nur viel stiller, drückt sich EDUARD MÖRIKE aus, wenn er betet:

„Wollest mit Freuden
Und wollest mit Leiden
Mich nicht überschütten!
Doch in der Mitten
Liegt holdes Bescheiden."

Sehen wir also Sina Aline Geißlers Bekenntnis zum Schmerz auf der Ebene einer freiwilligen Erfüllung des Polaritätsprinzips an, dann könnten wir sie, - zumindest aus psychologischer Sicht -, garkeine Masochistin nennen.

SEX UND AGGRESSION

Ähnlich verhält es sich mit vielen Menschen, welche eine Domina aufsuchen, um sich durch Konfrontation mit Schmerz in einer realen Situation von quälenden Vorstellungen zu befreien.
In einer Dokumentation des Fernsehsenders RTL 2, vom 16.5.98, über die Problematik unterdrückter Sexualität und Agression, - vor allem im priesterlichen Leben-, bekannte der Kunde einer Domina:

„Jeder Mensch hat schmerzliche Erfahrungen in seinem Leben. Üblicherweise laufen wir davor weg. Hier kann man Schmerz erfahren, ohne sich dabei zu verspannen oder davor wegzulaufen, indem man in den Schmerz hineingeht und ihn auflöst."

Die Theologin und Ex-Domina HEIDE-MARIE EMMERMANN, äusserte sich in einem Fernseh-Interview hierzu folgendermaßen:

„Ich bin davon überzeugt, daß die Domina eine Therapeutin ist und es ist ganz wichtig, daß das ein anerkannter Beruf wird, weil er möglicher Kriminalität vorbeugt. Sexuelle Kriminalität, wie sie heute aufgedeckt wird, ist nicht nötig. Ich habe mit einem Juristen gearbeitet, der Phantasien hatte, Kinder zu vergewaltigen und er brauchte es dann nicht de facto zu tun. Er kam vor jedem Prozeß in dem es um solche Dinge ging, zu mir. Wir sind dann diese Phantasien durchgegangen. Er hat sie bis zu dem Punkt formuliert, an dem er über sich selbst in Entsetzen kam. Dann war es erlöst."

Die beschriebenen Aktionen sind ihrem Wesen nach psycho-homöopathisch, denn sie arbeiten nach dem Prinzip des gleichnishaft Ähnlichen. Auch solche und vergleichbare Neigungen können wir natürlich bis jetzt nur erklären, indem wir unsere Zuflucht zu der Idee der Reinkarnation nehmen.

Was aber macht dann einen „echten Masochisten" aus? Hier nun stellt sich etwas Eigenartiges, etwas - im wahrsten Sinne „Merk-Würdiges" heraus: Der echte Masochist sucht garkeinen Schmerz. Er nimmt ihn in Kauf! Er nimmt ihn wohl oder übel in Kauf, weil anders seine Panzerungen gegen den freien Fluß der sexuellen Energie nicht durchbrochen werden können.

WILHELM REICH erkannte, daß hinter dem masochistischen Hang zur Erniedrigung „unfähiger Ehrgeiz und angstbeseelte Größensucht" wirken. Auch diese Zeichen finden wir vielfach bei **Aurum.**

MASOCHISMUS

Meine eigenen Beobachtungen in dieser Richtung zeigen, daß tatsächlich vielen Masochisten das schon erwähnte übersteigerte Leistungsbedürfnis zueigen ist. Sie handeln dabei aus der Zwangsvorstellung heraus, daß das arme Ich mehr geliebt würde oder grössere Anerkennung erfahre, wenn es etwas Großartiges vollbracht habe:

„Der Masochist phantasiert, gepeinigt zu werden, um zu zerplatzen. Auf diese Weise allein hofft er die Entspannung zu erzielen. Die masochistischen Klagen erweisen sich als Ausdruck unlösbarer und quälender *innerer Spannung*. Sie sind offen oder verhüllt klagende Bitten um Erlösung von der Triebspannung. Da die Fähigkeit zur selbständig aktiven Herbeiführung der Befriedigung durch die Lustangst gesperrt ist, erwarten die Masochisten die orgastische Lösung, die sie am tiefsten fürchten, dennoch als *Erlösung von außen* durch einen anderen... Die Selbstvergrößerung ist sozusagen eine biopsychische Erektion, eine phantastische Weitung des seelischen Apparats. Das Gegenteil davon ist die Selbstverkleinerung. Man verkleinert sich selbst aus Angst vor dem Platzen.[16]

Anhand von zahlreichen Patienten erkannte Reich somit, daß hinter der masochistischen Provokation geschlagen zu werden, nichts anderes steht, als das unausgesprochene Begehren, gegen den eigenen Willen von der inneren Anspannung weg und zur Entspannung hin gebracht zu werden. Die masochistische Veranlagung entspringt also keinem biologischen Trieb, sondern ist als Folge einer Befriedigungsstörung anzusehen. Sie ist das Resultat einer Neurose und nicht deren auslösende Verursachung.

Reich sieht in den masochistischen Orgien des Mittelalters, den Folterungen der Inquisition, den Kasteiungen und Bußübungen der diversen Religionen nichts anderes als „masochistische Selbstbefriedigungsversuche ohne Erfolg". Damit steht er im Gegensatz zu einer Sina Aline Geisler, - die -, wie wir gehört haben -, solchen Peinigungen eine andere Bedeutung zumißt. Nachdem diese sich jedoch selbst als Masochistin bezeichnet, mag es durchaus angehen, daß ihr Blick in dieser Hinsicht getrübt und der von ihr gestellte Anspruch, - dem Schmerz als dem anderen Pol im Leben freiwillig entgegenzukommen -, ein wenig zu hoch gegriffen ist:

---

[16] WILHELM REICH: *Die Funktion des Orgasmus* S. 189 ff.

„Der Masochismus in Gestalt der verschiedenen patriarchalischen Religionen blüht als Ideologie und Tat wie Unkraut und erwürgt jeden natürlichen Lebensanspruch. Er hält die Menschen in tiefer demütiger Duldsamkeit." [17]

Ein weiteres wichtiges Moment für die Auslösung dessen, was wir als Masochismus bezeichnen, ist der Widerspruch zwischen fadenscheiniger Moral und Sexualität. Setzen falsche Moralvorstellungen Schleusen vor die Stau-Becken der sexuellen Energie, dann kommt es zum Konflikt zwischen Lusterregung und innerer Verkrampfung, die im Organismus zum muskulärem Krampf des Beckenbodens führt, weil der Orgasmus nicht zugelassen wird.[18]

Dank unermüdlicher Aktivitäten im Abbau von Schamgrenzen durch die modernen Medien einerseits und der nachlassenden Macht kirchlicher Dogmen andererseits, kommt es, - so steht zu hoffen -, zu einer zumindest teilweisen Entspannung, was diese Ursachen der Entstehung einer masochistischen Haltung junger Menschen angeht.

REICH erkannte weiter, daß die masochistischen Neurotiker über ein „Gespanntsein wie zum Bersten" oder ein „Gefülltsein wie zum Zerspringen" klagen. Manche behaupteten auch, sie fürchteten, zu „zergehen", ihren „Halt" oder ihre „Kontrolle" zu verlieren:

„Sie halten sich an die starren Panzerungen ihrer Bewegungen und Haltungen wie ein Ertrinkender an eine Schiffsplanke. Andere wünschen nichts sehnlicher als zu zerspringen. Mancher Selbstmord hat hier seinen Ursprung. Je schärfer die sexuellen Spannungszustände werden, desto besser prägen sich diese Empfindungen aus. Sie verschwinden prompt, sobald die Orgasmusangst überwunden wird und die sexuelle Entspannung eintreten kann." [19]

Des langen Rätsels kurzer Sinn: Der Masochist will geschlagen werden, weil er keine andere Möglichkeit hat, mit dem Ansturm der Lebensenergie fertig zu werden, als sie in einer „Grenzüberschreitung"

---

[17] *Die Funktion des Orgasmus*, S. 194.
[18] Vergl. hierzu des lesenwerte Büchlein von BENITA CANTIENI: *Tiger Feeling - Das sinnliche Beckenbodentraining*, - Siehe Bibliographie.
[19] *Die Funktion des Orgasmus*, S. 193f.

nach außen hin abfließen zu lassen. Da die Haut die natürliche Abgrenzung eines Individuums gegenüber seiner Umwelt darstellt, muß eben diese durch Schläge geöffnet werden.

Dem Masochisten ist aufgrund seiner Bewußtseinsstruktur, die eine natürliche orgastische Entladung ausschließt, auch der Zugang zu den höheren Chakren versperrt. So kann die Energie nicht befruchtend und verwandelnd auf diese Schwingkreise des Organismus wirken. Die Evolution des Individuums in Richtung einer Vergeistigung kann aber erst stattfinden, wenn vorher die notwendigen Erfahrungen auf der niedrigeren Schwingungsebene gemacht wurden und dazu gehören eben auch die Erfahrungen des freien Energieflusses im Orgasmus.

Beschäftigen wir uns an dieser Stelle mit einem Hauptmittel der Homöopathie zur Behebung der blockierten energetischen Strömung bei der masochistischen Persönlichkeit.

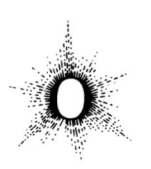

*„Fesselung ist der Seele endloser Kreislauf
von Geburt und Tod."*
NIK DOUGLAS

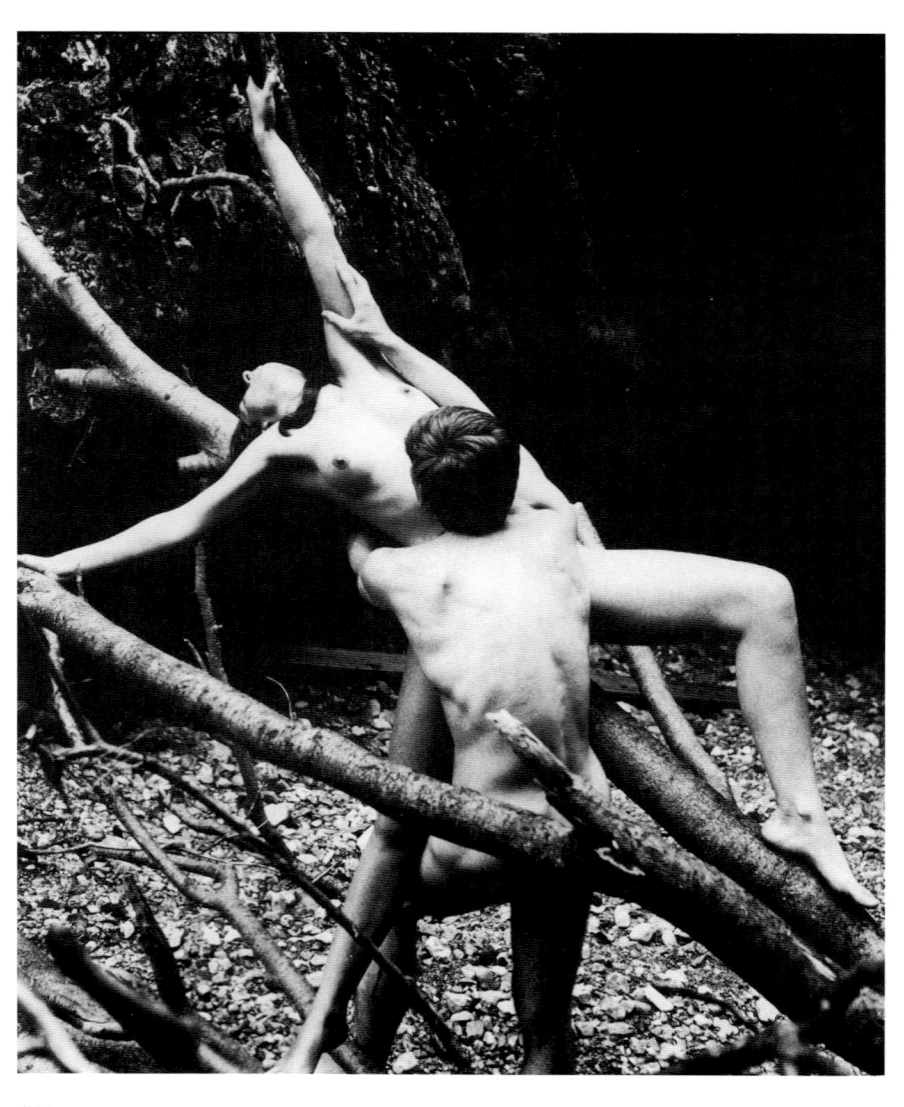

Aranea-diadema
Eine fesselnde Erscheinung

Manche Menschen, - vorzugsweise Frauen -, haben Angst vor Spinnen. Das Pharmakon Aranea ermöglicht eine Begegnung mit den von ihnen abgelehnten Wirklichkeitsanteilen. Oft haben diese mit dem mütterlichen Prinzip, mit der Großen Mutter schlechthin zu tun. Des weiteren rankt sich die zu behandelnde Problematik um Themen wie eine Diskrepanz zwischen Erwartung und Realität, um faschistoide Neigungen sowie um den Hang, jemandem eine Falle zu stellen, ihn zu umgarnen.
Hinter dem Verlangen, sich jemanden durch Fesselung gefügig zu machen, steckt eine der Spinne sehr ähnliche vampiristische Grundhaltung. Die Spinne verschafft sich auf diese Weise Energie durch Nahrungszufuhr. Der Mensch verschafft sich Energiezufuhr durch sexuellen Kitzel und Lustgewinn.

Die Aranea-Frau hat Angst vor Männern und sehnt sich trotzdem oft geradezu nymphoman nach einer Begegnung. Sie hat Platzangst, erwartet Unheil oder fühlt sich verfolgt von einer bösen Macht. Mit provozierender Schamlosigkeit erschafft sie sich Situationen, die einer erotischen Inszenierung gleichen, in der das Unheil seinen Lauf nimmt. Wird sie gefesselt, wird sie also zum Opfer, so muß sie die Verantwortung für ihre Lust nicht übernehmen. Das Gefühl, nicht entkommen zu können, der Begierde - des im Grunde gehaßten Mannes -, ausgeliefert zu sein, verschafft ihr den erotischen Kick.
Ein unterbewußt zur Schau getragenes Signal für solche Wünsche, ist das bisweilen von solchen Frauen an der „Fessel" getragene Fußkettchen.
Im *Großen Buch des Tantra* äußert sich NIK DOUGLAS sehr liberal in Sachen Fesselung:

„Wenn sowohl Yin als auch Yang Vergnügen an solchem Zeitvertreib finden, dann kann Fesselung als erotische Kunst praktiziert werden, aber sie sollte niemals dazu benutzt werden, die Seele zu degradieren.
Es gibt diejenigen, die Fesselung als ein wirksames Mittel anwenden, um die Rollen zu vertauschen. Als erotisches Werkzeug kann Fesselung den Geist

SEX UND AGGRESSION

befreien, indem der Körper zurückgehalten wird. Als Symbol der totalen Hingabe vor der Entspannung spiegelt Fesselung das Spiel des Lebens wider. Diejenigen, die Fesselung für eigene sadistische oder masochistische Zwecke anraten, sollten es stattdessen lieber mit Kriegsführung versuchen. Dann geht es nämlich nur um ihr eigenes Schicksal, ob sie nun jemanden gefangennehmen oder selbst gefangengenommen werden; die Entscheidung zwischen Konfrontation und Flucht bleibt jedem selbst überlassen. Es wird mit Recht gesagt: 'Die Stricke die am stärksten binden, sind im Geist zu finden.'"[20]

Aranea ist vergeßlich, zerstreut, fahrig, ungeschickt, verspricht sich oft und lebt am Rand einer Psychose. Ein migräneartiger Kopfschmerz mit Flimmern vor den Augen wird gebessert durch Rauchen. Es besteht überhaupt ein großes Verlangen, sich durch Rauchen abzulenken oder bedrängende Seeleninhalte zu unterdrücken. Bisweilen erzielt man Erfolge mit diesem Mittel, wenn es um das Bemühen geht, mit dem Rauchen aufzuhören.
Ihre eigene Stimme hört Aranea wie von weither. Immer wieder verstrickt sie sich in den selbstgesponnenen Fäden ihrer sexuellen Phantasien, welche voll sind von Grausamkeiten.
In ihren schrecklichen und wilden Träumen wird sie in alten Gemäuern von Männern bedroht, gefangen, gefesselt und zum Geschlechtsverkehr gezwungen. Auch Träume in denen das unversöhnte mütterliche Prinzip auftaucht, kommen vor. (Ähnliche Träume von Verfolgung und Angst vor Vergewaltigung kennen wir nur von **Kreosot**,- dem potenzierten *Buchenholzharz-Destillat).*

Was die körperliche Symptomatik der Aranea angeht, so ist ein allgemeiner Mangel an Lebenswärme auffallend. Es herrschen eine außerordentliche Kälte und Frostigkeit bis in die Knochen hinein vor. Auch langanhaltende Schüttelfröste ohne Fieber sind charakteristisch. Aranea hat eiskalte Hände und Füße und ist sehr stark beeinflußbar durch Nässe und feuchte Wohnverhältnisse.
Die Hauptangriffspunkte des Gifts zielen, - wie aus dem Vorangegangenen leicht ersichtlich -, auf das Sonnengeflecht im 3. Chakra. Die Auswirkungen werden außer im Nerven-Sinnesbereich in der Magen-Darm-Region wahrgenommen. Ein schmerzhaft aufgetrie-

---

[20] NIK DOUGLAS: *Das große Buch des Tantra,* S. 140.

bener Bauch, Taubheitsgefühle der Extremitäten und bohrende Schmerzen im Fersenbein sind keine Seltenheit. Alkohol und fettes Essen sind absolut unverträglich. Der Stuhl ist durchfällig, hellgelb verfärbt und von aashaftem Geruch. Ein Gefühl, klebrige, wie mit Spinnweben behaftete Hände zu haben, kann vorkommen. Wie um der inneren Erstarrung entgegenzuwirken, leidet die Aranea-Frau häufig an unwillkürlichen Muskelzuckungen.

Spielfilme wie *Der Kuß der Spinnenfrau*, oder *Arachnophobia* sowie die bäuerlich-mythische Erzählung *Die schwarze Spinne* von JEREMIAS GOTTHELF, bringen uns in künstlerischer Form in Konfrontation mit diesen dämonisch-urtümlichen Kräften.

Homöopathische Behandlung des Masochismus

Fast nie wird der Masochist zu uns kommen, weil er aus seiner Zwangsneurose heraus will. Meist sind es irgendwelche Körpersymptome, an denen er leidet und die er uns mitteilt. Sollte der Behandler jedoch seine Neigung erkannt haben, kommt es sehr darauf an, bei der Aufnahme des Falls die richtigen Fragen zu stellen. Wenn Sie ihn also fragen: „Leiden Sie unter unanständigen Vorstellungen?" kann es sein, daß er antwortet: „Im Gegenteil, ich genieße sie."

Was hat nun die Homöopathie dem Masochisten, der aus dem Teufelskreis der Lustunterbrechung durch Verkrampfung herauswill, außer der *Kreuzspinne* noch anzubieten?
Es ist sicher sinnvoll, in derlei Fällen nicht nur symptomatisch vorzugehen, sondern auch einen möglichen causalen Hintergrund für die Neurose zu eruieren.
So kann es z.B. sein, daß man, um ein passendes Simile für die betreffende Persönlichkeit auszugraben, die berühmte Unterdrückungs-Rubrik mit zu befragen hat.
Hier stehen einige fett gedruckte Arzneien, die aber bei oberflächlicher Betrachtung nicht unbedingt einen Bezug zum Masochismus zu haben scheinen, wie beispielsweise **Campher***, **Conium***, **Lyssinum***, und die zarte **Pulsatilla***. Des weiteren unter den

SEX UND AGGRESSION

zweiwertigen wohl am ehesten, das zwischen Sex und Seelenheil hin- und hergerissene **Lilium-tigrinum**. Die Sache ist also garnicht so einfach.

Da die Gemüts-Rubrik SCHRECKFOLGEN fast immer bei derlei Fällen mit zu betrachten ist, kommen sicher auch im einen oder anderen Fall, **Causticum*, Ignatia*, Phosphor*** und **Papaver-somniferum*** infrage. Der Schlafmohn wird zwar nicht der allein selig-machende Heilstoff sein, aber zur Aufweichung der verhärteten Körper-Strukturen und eingefahrenen Seelenmuster kann er seinen Teil mit beitragen.

Ein vielversprechendes Mittel für Masochisten beiderlei Geschlechts, - auch wenn nicht in jedem Fall klare Indikationen dafür vorhanden sind -, ist **Staphisagria**. So wie man sich von **Platina** bei einem Sadisten einiges erhoffen darf, kann man bei Staphisagria damit rechnen, daß zumindest etwas in Bewegung kommt. Die Chance hierfür erhöht sich, wenn der Patient angibt, er sei voyeuristisch veranlagt, gifte sich über seine eigenen Fehler und leide des öfteren wegen heruntergeschluckten Ärgers an Magenbeschwerden oder Hautausschlägen. Staphisagria ist vielfach das treffende Medikament für einen Menschen, der gerne „aus der Haut fahren" würde, sich das aber nicht traut. Unterdrückte Sexualität in Verbindung mit sado-masochistischen Phantasien läßt immer eine Ahnung an den *Rittersporn* aufkommen.

Auch an **Lycopodium** sollte man nicht vorbeidenken. Der nach oben buckelnde und nach unten tretende Duckmäuser ist aufgrund seines schwachen Selbstbewußtseins schon von Hause aus ein halber Masochist.

Ausgesprochen zur Selbstbestrafung neigt **Tarantula**. Jedoch müssen, - wie schon besprochen -, gute andere Gründe seine Wahl rechtfertigen, da dieses Mittel mehr zur aktiv-zerstörerischen sexuellen Manie neigt, als zur passiv duldenden.

Eine Sonderstellung bei den Sado-Masochisten nehmen die Gummi- und Lederfetischisten ein. Im Grunde dokumentieren sie jedoch nur ihre Angst vor menschlicher Nähe durch eine zweite Haut, welche gleichsam nach außen hin ein Signal für die innere Isolation setzt. Sollte jemand aus dieser Riege, wegen welcher Beschwerde auch immer, behandelt werden wollen, so geschieht das nach den üblichen Kriterien der homöopathischen Heilkunst und aufgrund einer ordentlich aufgenommenen Anamnese.

Dabei wird man unter Umständen die Tatsache, der nach außen hin zur Schau gestellten inneren „Ringwallbildung", aus Angst vor menschlicher Nähe und Berührung, bei der Aufnahme des Falles miteinbeziehen.

Die Gemütsrubrik FURCHT VOR BERÜHRUNG weist bei KENT nicht sehr viele Mittel aus. Im *Synthetischen Repertorium* sind es wesentlich mehr. Ein paar davon wollen wir nennen:
Aconit
Antimonium-crudum - der *Graue Spießglanz*
Arnica
Belladonna
Chamomilla
China
Colchicum - die *Herbstzeitlose*
Kalium-carbonicum
Nux-vomica
Plumbum
Spigelia - das *Wurmkraut*
Tarantula
Tellurium

Das sind wohlgemerkt lediglich Hinweise, als Anregung zur Entwicklung eigener Gedankengänge.

„Der Mensch ist weder Engel noch Tier;
Das Unglück ist aber,
daß er sich wie ein Tier benimmt
und wie ein Engel handeln möchte."

BLAISE PASCAL

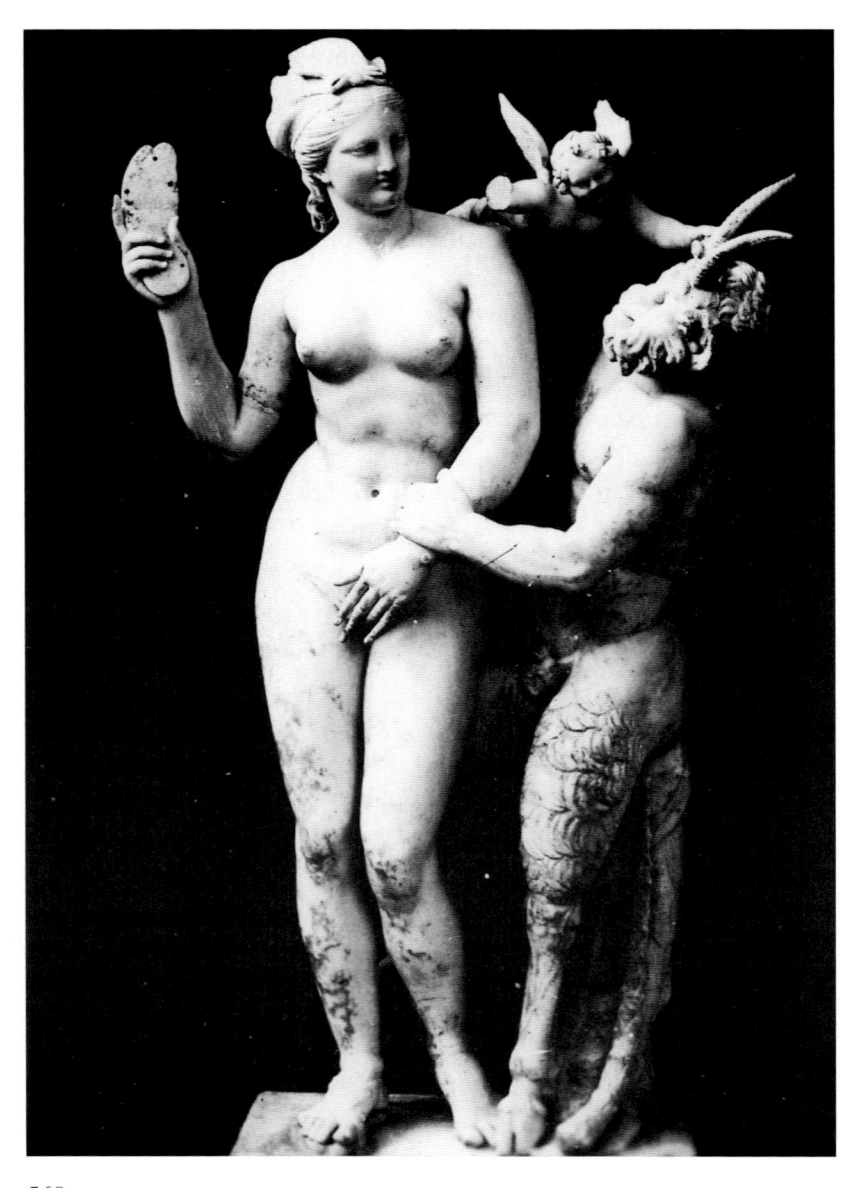

Perversionen

Lustmord - Nekrophilie - Koprophilie

Pervers, - das heißt eigentlich wider die von der Natur vorgegebenen Abläufe.[21] Wir verstehen darunter Handlungsweisen, die von einem kranken Gemüt diktiert werden, das sich abgewendet hat von lebensbejahenden und lebensfördernden Prozessen, hin zu geistiger Verdrehung, Abkapselung und Tod.
Die Palette reicht vom Lustmord mit der Zerstückelung von Leichen und der Einverleibung von Hirn oder Blut der Ermordeten bis hin zur Nekrophilie und Koprophilie, also der sexuellen Erregung durch Leichenschändung oder der Einverleibung von Kot oder Urin des Objekts der Begierde.

Gemäß HERBERT LEWANDOWSKI gibt es in Indien die Sekte der Nambourys, bei denen Mädchen, welche vor ihrer Verheiratung sterben, noch nach ihrem Ableben entjungfert werden. Nach dem Glauben dieser Menschen, kommen diese sonst nämlich nicht den Himmel und müssen sich durch viele Inkarnationen vom Tier wieder zum Menschen emporarbeiten. Also mußte ein Mann vor Gericht freigesprochen werden, der seinen Freund die verstorbene Tochter noch nach ihrem Hinscheiden entjungfern ließ.[22]

Ist soetwas im einen Fall als religiöses Ritual einer ethnischen Minderheit anzusehen, so liegen im modernen Abendland praktisch all solchen Verirrungen abgrundtiefe Haßgefühle gegen Gott, die Welt, das Leben und damit letztlich sich selbst zugrunde.

Es soll nicht unsere Aufgabe sein, diesen relativ selten vorkommenden Abnormitäten nachzuspüren. Wer will, kann das im einzelnen nachlesen bei HIRSCHFELD oder in LOUISE KAPLANs großangelegtem Werk über die *Weiblichen Perversionen*.

---

[21] Verdreht, widernatürlich, geschlechtlich unnormal, aus lat.: *per* = „ganz, völlig" und *vertere* = „wenden".
[22] HERBERT LEWANDOWSKI: *Ferne Länder - Fremde Sitten,*. S. 264.

PERVERSIONEN

Diesen extrem zerstörerischen, durch ätzenden Haß ausgelösten Perversionen, bis hin zum Sexualmord, werden am ehesten die folgenden homöopathischen Mittel gerecht:
Anacardium, Aranea-diadema, Causticum, Hepar-sulfuris, Lachesis und einige andere Schlangengifte, wie Crotalus-horridus, Cenchris, Elaps etc., **Latrodectus-mactans, Nitricum-acidum, Tarantula-hispanica** und **Tarantula-cubensis**, - die *kubanische Spinne*.
Wenn überhaupt, werden wir jedoch solchen Menschen höchstens in einer Anstalt begegnen.

Manche Psychologen rechnen auch den Analverkehr mit einer Frau zu den Perversionen, weil eben der Anus ein Ausgang und kein Eingang ist und es somit einer Sinnverdrehung gleichkommt, ihn als Geschlechtsöffnung zu betrachten. Mittel, welche diese Neigung zum Erliegen bringen können, sind in der Hauptsache **Causticum** und **Platina**.

Wenden wir uns einer neuen Variante der Perversion zu, - der so genannten Sodomie, dem Geschlechtsverkehr mit Tieren. Sogar Göttervater Zeus, stand nicht an, sich in diverse Tiere zu verwandeln, um ans Ziel seiner vielfältigen erotischen Wünsche zu gelangen, wobei er zahlreiche sterbliche Frauen in arge Verlegenheit brachte. Die bekannteste unter seinen Auserwählten ist wohl Leda, die er in Gestalt eines Schwanes beglückte. Zahlreiche Dichter und Maler inspirierte die pikante Szene zu berühmt gewordenen Kunstwerken, so auch RAINER MARIA RILKE:

SODOMIE

Leda

Als ihn der Gott in seiner Not betrat,
erschrak er fast, den Schwan so schön zu finden;
er ließ sich ganz verwirrt ihn ihm verschwinden.
Schon aber trug ihn sein Betrug zur Tat,

bevor er noch des unerprobten Seins
Gefühle prüfte. Und die Aufgetane
erkannte schon den Kommenden im Schwane
und wußte schon: er bat um eins,

das sie, verwirrt in ihrem Widerstand,
nicht mehr verbergen konnte. Er kam nieder
und halsend durch die immer schwächre Hand

ließ sich der Gott in die Geliebte los.
Dann erst empfand er glücklich sein Gefieder
und wurde wirklich Schwan in ihrem Schoß.

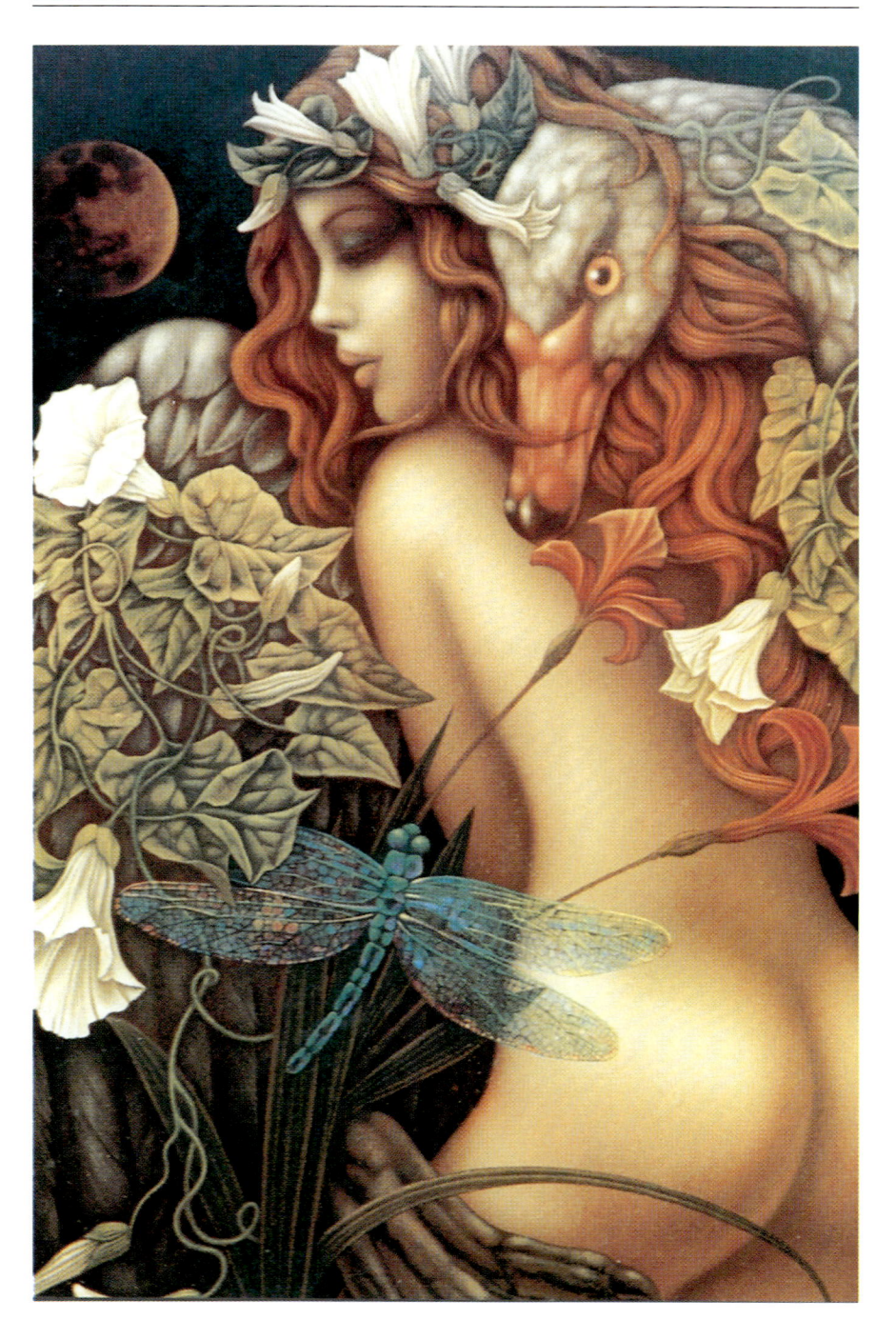

LEDA

Sodomie

Wie fast jeder weiß, hat sich der irreführende oder zumindest unpräzise Begriff, in Anlehnung an den biblischen Bericht über die lasterhafte altpalästinensische Stadt Sodom gebildet, über die im 1. Buch Mosis, Kap. 18 und 19 berichtet wird.

Das Verlangen, sich mit Tieren abzugeben, ihnen nahe zu sein und sie zu liebkosen ist uralt, und hat erst einmal garnichts Sexuelles an sich. Das Geschäft mit Kuscheltieren auf der ganzen Welt floriert nach wie vor und erklärt sich aus dem Wunsch der Kinder und mancher einsamer Erwachsener, ihre Wünsche und Gedanken mit diesem Wesen aus Plüsch auszutauschen, das geduldig zuhört, ohne zu widersprechen. In einer Welt der Forderungen, Angriffe, Beschuldigungen und Verurteilungen durch andere Menschen, bildet der Umgang mit Tieren einen heilsamen Gegenpol zur rauhen äußeren Wirklichkeit. Keine Blume, kein Baum, kein Tier werden uns je verurteilen. Ein Tier fragt nicht nach dem Warum unserer Handlungsweise, es besänftigt einfach durch seine Nähe und Zutraulichkeit. Es dient einem Mörder genauso wie einem Heiligen:

*„Es leuchtet die Sonne
Über Bös' und Gute,
Und dem Verbrecher
Glänzen, wie dem Besten,
Der Mond und die Sterne."*

sagt GOETHE in dem wundervollen Gedicht an *Das Göttliche*, das mit den bekannten Zeilen beginnt:

*„Edel sey der Mensch,
Hülfreich und gut!
Denn das allein
Unterscheidet ihn
Von allen Wesen,
Die wir kennen."*

PERVERSIONEN

Weiter unten heißt es dann:

*„Nur allein der Mensch
Vermag das Unmögliche;
Er unterscheidet,
Wählet und richtet;
Er kann dem Augenblick
Dauer verleihen.*

*Er allein darf
Den Guten lohnen,
Den Bösen strafen,
Heilen und retten;
Alles Irrende, Schweifende
Nützlich verbinden."*

Von FRANZ VON ASSISI erzählt man sich, er habe tieferen Zugang zum Verhalten der Tiere und ihren Kommunikationsmöglichkeiten entwickelt und die Sprache der Tiere verstanden.
Über indische Avatare hört man, sie würden sich mitten im Urwald zum Schlafen auf den Boden legen. Ihre friedliche Ausstrahlung würde dafür sorgen, daß alle wilden Tiere einen respektvollen Bogen um sie herum zögen.
In noch älterer Zeit, als die Naturreiche untereinander noch eine Einheit bildeten, sollen alle Menschen zu einer nonverbalen Kommunikation mit den Tieren fähig gewesen sein. In Ausnahmefällen kommt das auch heute noch vor.

Es gibt Menschen, denen gegenüber auch angriffslustige Tiere so zahm sind, daß sie allen Gedankenimpulsen gehorchen, die diese aussenden. Im Juliheft 1982 der Zeitschrift esotera, berichtet ERNST MECKELBURG von einem damals 17jährigen, geistig und körperlich zurückgebliebenen Jungen, names FRANCISCO DUARTE, aus Pratá-polis in Brasilien, der mit „Bienen, Spinnen, Schlangen, Fröschen, Ratten und Fischen, sogar mit Alligatoren 'spricht'."
Unter wissenschaftlicher Beobachtung erbrachte Francisco dabei den Beweis, daß sogar einzelne Bienen inklusive der Königin genau

seinen Anweisungen folgten. Der inzwischen - so er noch am Leben ist -, 33-jährige, scheint gerade durch seine Behinderung auf der rationa-len Ebene, noch einen Zugang zu der vor Jahrmillionen vorhande-nen Einheit der Naturreiche zu haben.

Außer solchen Einzelphänomenen, verstehen sich heutzutage allein Schamanen darauf, die geistige Einheit mit einem Tier herzustellen, welches dann für sie zu einem Krafttier wird. Das heißt, mittels einer - oftmals durch Trance-Tanz hergestellten - Identifikation mit dem visionär ins Auge gefaßten und angerufenen Tier, stattet dieses den Heiler mit seinen Fähigkeiten oder denen seiner ganzen Art aus.

Bei der Sodomie jedoch findet primär eine rein körperliche Vereinigung statt. Meines Wissens gibt es keine Untersuchungen darüber, inwieweit darüber hinaus in solchen Fällen eine geistig-seelische Verbindung mit dem erwählten Tier im Sinne einer schamanistischen Identifikation stattgefunden hat.

Versuchen wir nun dem Phänomen der Sodomie etwas näher zu kommen, so könnte es sich bei Menschen, die sich auf geschlechtlichen Austausch mit Tieren einlassen, um noch realtiv junge Seelen handeln, die gerade erst beginnen, sich vom Tierreich zu lösen. Wenn wir die Gedankengänge HANS STERNEDERs nachzuvollziehen versuchen, wie er sie in seinem esoterischen Roman *Der Wunderapostel* darlegt, so vereinigen sich, mit unterschiedlichen Erfahrungen angereicherte, bereits höher entwickelte Tierseelen, um hieraus eine - allerdings noch primitive, und unerfahrene - menschliche Seele zu bilden, welche naturgemäß entsprechend wild ist, und eine innere Verbindung zum Tier aufrechterhält.

Eine bemerkenswerte Entsprechung zu diesen Aussagen Sterneders findet sich bereits bei dem um 550 v. Chr. lebenden griechischen Fabeldichter AESOP. Es scheint sich dabei um die gleiche Idee zu handeln, lediglich eingekleidet in ein mythologisch-symbolisches Gewand:

PERVERSIONEN

„Auf Zeus' Befehl schuf Prometheus Menschen und Tiere. Als aber Zeus sah, daß der Tiere weit mehr waren als der Menschen, befahl er ihm, von den Tieren einige zu Menschen umzuformen. Prometheus tat das, und so kommt es, daß mancher eine menschliche Gestalt hat, aber eine tierische Seele."

Ein Symbol für diese allumfassende, beide Reiche verbindende Kraft des Eros ist PAN, der Gott der Hirten und Ziegenherden Arkadiens. Er war daselbst von HERMES im Waldgebirge *Kyllene* mit PERSEPHONE der Göttin der Unterwelt gezeugt worden und wenn er nicht gerade in den Wäldern oder an einem Bach der süßen Liebe mit einer Nymphe pflegt, tanzt oder musiziert er mit einer von ihnen und bläst dabei auf seiner Rohrpfeife, deren Echo wir biseilen in dieser Bergwelt vernehmen können. Pan war ja über alle Maßen in die Nymphe ECHO verliebt, die jedoch den schönen NARCISSOS diesem struppigen Gesellen vorzog.

Die alten Griechen gingen auch mit der Sodomie recht locker um. Derlei Praktiken dienten eher zur Belustigung denn zur Verdammnis. Das mythologische Deckmäntelchen dient sogar dazu, Liebesszenen mit Tieren in die Komödien mit einzubauen.
Gemäß einer alten Sage wurde die Gattin des Königs Minos von Kreta, PASIPHAE von einem Stier begattet. Aus dieser Verbindung entstand der Minotauros, jenes bekannte Fabelwesen, halb Stier, halb Mensch.
In einer pantomimischen Darstellung gelangte dieser Mythos auf die Bühne, wobei der geschickte Baumeister Daidalos eine Kuh aus Holz anfertigte, welche mit Fellen behängt war und in deren Innerem sich Pasiphae verbarg, um den Stier zu empfangen.
Schließlich wurde sogar die Vermummung mittels Tierfellen aufgegeben und man brachte tatsächlich reale Begattungsszenen zwischen Mensch und Tier auf die antike Bühne. Die Schrift des LUKIAN, mit dem Titel *Lukios oder der Esel*, schildert auf einfallsreiche Weise die Abenteuer des Lukios, der in einen Esel verwandelt, dennoch sein menschliches Denken und Fühlen beibehält.

PARACELSUS läßt sich immer wieder des längeren aus über die astrologischen Wechselbeziehungen zwischen Gestirn und Mensch und auf welche Weise letzterer von diesem regiert wird. Er weist versteckt auf die Willensfreiheit hin, die uns allen innewohnt und mittels welcher wir entscheiden können, welchen Versuchungen wir erliegen wollen:

„Nun ist es ein großer Unterschied zu merken, daß das Gestirn den einen Menschen zwingt und nötigt, den anderen nicht. Es ist notwendig zu wissen, wer das Gestirn regieren und meistern kann und wer vom Gestirn regiert wird ... Einen viehischen Menschen aber regiert, meistert, zwingt und nötigt das Gestirn... Die Ursache ist nur die, daß dieser Mensch sich selbst und seine eigenen Kräfte, die in ihm verborgen sind, nicht erkennt und nicht zu gebrauchen versteht. Er weiß nicht, daß das Gestirn in ihm ist, und daß er auch das ganze Firmament mit allen seinen Kräften in sich hat... So wir den Menschen fahren lassen und dem viehischen Sinn nachgeben, so tun sich die viehischen Augenlider auf und sehen den Himmel an, den Mars, den Saturn...Ihnen geschieht gleich dem Narren, der die Sonne ansieht und davon geblendet wird. Also werden sie toll, der untere Himmel überwindet den Menschen, wie der Wein seinen Trinker. So wendet der Mensch seine Lust, Liebe und sein Gemüt allein diesem zu. So verfällt er in Hurerei und Völlerei."

In meiner inzwischen 22jährigen Praxis ist mir nie ein Fall von Sodomie begegnet, aber wenn ich jemals vor der Frage stehen würde, ein derartig abwegiges Verlangen zu behandeln, würde ich auf alle Fälle die tierischen Mittel mit in Erwägung ziehen, die solch einer Neigung eventuell entsprechen könnten, also beispielsweise:

Bufo Rana - das *Krötengift*
Lac-caninum - die *Hundemilch*
Lachesis - die *Grubenotter*
Moschus - das *Drüsensekret des männlichen Moschustiers*
Tarantula - die *Wolfsspinne*

Beenden wir dieses Kapitel mit dem sinnreich-hintergründigen Vers von ANGELUS SILESIUS:

„*Kreuch doch heraus, mein Mensch,
du steckst in einem Tier.
Wo du darinnen bleibst,
kommst du bei Gott nicht für.*"

„Damals war nichts heilig als das Schöne,
Keiner Freude schämte sich der Gott,
Wo die keusch errötende Kamöne,[23]
Wo die Grazie gebot."

FRIEDRICH VON SCHILLER
(Die Götter Griechenlands)

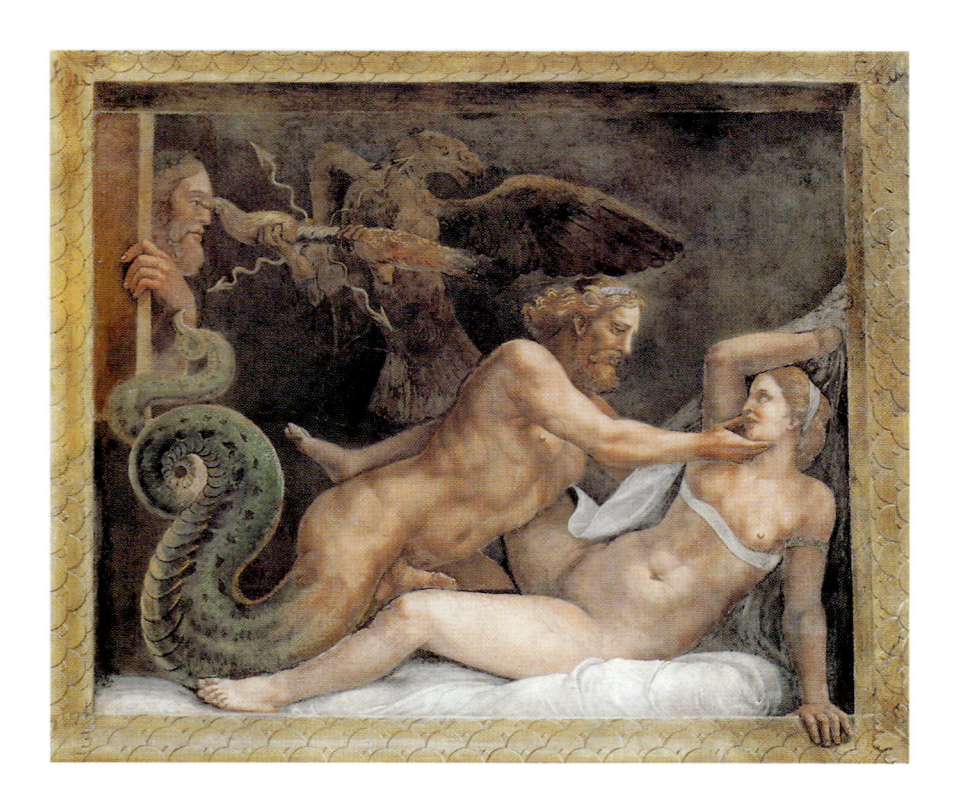

---

[23] Kamönen, *Camenae*, ursprünglich altrömische Quellgöttinen, später dann allgemein Musen (= Quellkräfte künstlerischer Kreativität).

Inzest

Auch die inzestuöse Neigung gehört zu den Perversionen. Sie ist relativ selten, jedoch ist die Dunkelziffer vermutlich höher als angenommen. Erinnern wir uns an den Fall der jungen Frau aus meiner Praxis, den ich im Kapitel über Träume und Traumarbeit geschildert habe. Daß Kinder von einem Elternteil sexuell mißbraucht werden, kommt wahrscheinlich häufiger vor als gedacht.

Um wieder auf die unvermeidlichen Griechen zu kommen, was diesen Hang zum interfamiliären Sex angeht, so nahmen diese es auch hierbei nicht so genau, wenngleich die öffentliche Meinung grundssätzlich dagegen war. Trotzdem standen keine strengen Strafen darauf. Das höchste Vorbild lieferte nämlich Göttervater ZEUS selbst:

„Zur Gemahlin begehrt Zeus die eigene Schwester Hera, die sich ihm aber hef-tig widersetzt. Da greift er zu einer List, verwandelt sich in einen mitleiderweckenden Kuckuck und schmeichelt sich so bei der Schwester ein. Als Hera den zerzausten Vogel nichtsahnend an sich drückt, verwandelt sich Zeus in seine wirkliche Gestalt zurück und vergewaltigt die Schwester. Danach muß Hera seinem Drängen auf Heirat nachgeben, will sie nicht in Schande fallen. Ihre Hochzeitsnacht dauert 300 Jahre und ihnen werden die Kinder Ares (Mars), Hephaistos und Hebe geboren."[24]

Mit rührender Naivität unterstellt das griechische Gemüt tatsächlich einer Göttin, sie hätte dieses „Kuckucksei" nicht bemerkt. Ein weiterer Hinweis dafür, in wie hohem Maße die Griechen ihre Götterwelt vermenschlicht hatten. Zeus benutzt übrigens recht oft die Verwandlung in ein Tier, um seine erotischen Gelüste auszuleben. Das Vertrauen der EUROPA gewinnt er, indem er sich in einen wunderschönen weißen Stier verwandelt. Nachdem er sie auf seinem Rücken übers Meer entführt hat, - das Motiv ist inzwischen weltbekannt -, wird auch sie mit roher Gewalt genommen.

Bei anderer Gelegenheit wird er zum Hengst oder verwandelt sich in eine Schlange.

---

[24] Rüdiger Dahlke: *Das Buch vom esoterischen Wissen* S. 555.

PERVERSIONEN

Nach den Forschungen von HANS LICHT, war die Ehe unter Geschwistern zwar in der älteren Zeit verpönt, jedoch wurde sie später geduldet, wenn die Gatten zwar vom selben Vater, jedoch von unterschiedlichen Müttern abstammten.

Bei den Ägyptern hatte die Geschwisterehe schon immer bestanden. Der Pharao als ein Gott-König konnte sich nur mit seinesgleichen vermählen. Also war der Inzest, die Heirat zwischen Bruder und Schwester, Vater und Tochter oder Mutter und Sohn unausweichlich. Offensichtlich wurde diese Möglichkeit von den Griechen einfach übernommen, wahrscheinlich vor allem deshalb, um die Mitgift der Tochter innerhalb der Familie zu behalten.

Soweit man weiß, scheint das ohne gravierende degenerative Folgen abgegangen zu sein.

In den *Metamorphosen* beschreibt OVID, wie MYRRHA, die Tochter des Cypernkönigs CINYRAS[25] sich lange Zeit mit ihrer inzestuösen Liebe zu ihrem Vater herumquält, bis sie ihr schließlich erliegt. Ovid allerdings sieht das bereits nicht mehr so unbeschwert, wie die Ägypter und Griechen. In wohlgeformten Hexametern läßt er Myrrha sagen:

" 'Wohin denk' ich?' begann sie für sich, 'was steht mir im Sinne? / Götter und kindliche Scheu und geheiligte Rechte der Eltern, / Wehrt, wehrt so fleh' ich, dem Greuel! Seid hinderlich meinem Verbrechen,/ Wenn ein Verbrechen es ist. Nicht sollen ja Bande des Blutes / Feind sein solchem Verein. Lust einigt die anderen Geschöpfe / Ohne Bedenken und Wahl. Auf dem Rücken zu tragen den Vater / Gilt nicht schimpflich der Kuh; dem Hengst wird Gattin die Tochter; / Schafen gesellt sich der Bock, die selbst er gezeugt, und der Vogel / Läßt sich befruchten von ihm, des Samen die Mutter empfangen. / Glücklich fürwahr, wem solches erlaubt! Nur menschliche Sorge / Gab boshaftes Gesetz, und neidische Rechte

---

[25] Cinyras ist die Frucht der von PYGMALION erschaffenen und von APHRODITE zum Leben erweckten Marmorstatue einer erträumten, weiblichen Idealgestalt, in die sich ihr Schöpfer derart verliebt, daß er die Göttin bittet, sie zum Leben zu erwecken: „Als neun Male sich die Hörner geschlossen zum Vollmond, / Wand sich Cinyras ihr aus dem Schoß..." (OVID: *Metamorphosen*).

versagen, / Was zuläßt die Natur. Doch sind ja, sagen sie, Völker, / Wo sich die Mutter dem Sohn mit dem Leib und die Tochter dem Vater / Einigt, und enger das Band noch knüpft die verdoppelte Liebe. / Weh mir, daß nicht dort mir wurde das Leben gegeben, / Daß mich verfolgt des Orts Ungunst.'"

Zum alljährlich wiederkehrenden Fest der Fruchtbarkeits-Göttin CERES, - (der griechischen DEMETER) bei dem während neun Tagen eheliche Bande nicht aufrechterhalten werden müssen, sorgt die ins Vertrauen gezogene Amme Myrrhas nun dafür, daß diese - vom Vater unerkannt in dunkler Nacht - das Lager mit ihm teilen kann. Jedoch Myrrha wird schwanger und der Vater erkennt schließlich in einer der folgenden Nächte was geschehen ist und verfolgt Myrrha wutentbrannt mit dem blanken Schwert. Als ihr die Beine den Dienst versagen und sie des Lebens in dieser Form müde ist

„Sagte sie dieses Gebet: 'O, wenn ihr geständigen Sündern,/ Götter, ein Ohr noch leiht: Schuld trag' ich, und traurig zu büßen / Bin ich bereit. Daß aber ich nicht den Lebendigen lebend / Ärgernis sei, noch tot den Gestorbenen, stoßt von den beiden / Reichen mich aus und versagt mir Leben und Sterben durch Wandlung.'"

Ähnlich der Nymphe DAPHNE, die von dem liebestollen APOLL verfolgt, flieht, und Mutter Erde anrufend, von dieser in einen Lorbeerbaum verwandelt[26] wurde, macht nun auch Myrrha eine Metamorphose durch und wird, - es steht nicht geschrieben von welchem Gott -, in einen Myrrhenbaum verwandelt, dessen blutstillendes Harz zur Herstellung der Myrrhentinktur bis auf den heutigen Tag Verwendung findet:

---

[26] RANKE-GRAVES gibt eine andere Darstellung dieses Mythos. Nach ihm wird Daphne nicht verwandelt, sondern von Mutter Erde nach Kreta „hinweggezaubert", wo sie als PASIPHAE - (die sich später von einem Stier begatten ließ) - bekannt wurde. An ihrer Stelle wuchs besagter Lorbeerbaum, aus dessen Blättern sich APOLL zum Trost einen Kranz band.

PERVERSIONEN

„Irgend ein Gott leiht gnädig sein Ohr. Das Letzte des Wunsches / Wenigstens ward von den Göttern erhört. Denn über die Schenkel, / Während sie sprach, kam Erde, und schräg durch die berstenden Nägel / Dehnten Wurzeln sich aus, die Stützen des steigenden Stammes./ Knochen gedeihen als Holz, und während inmitten das Mark bleibt, / Wandelt das Blut sich in Saft, in gebreitete Äste die Arme, / Finger in dünnes Gezweig, und die Haut wird härter zur Rinde. / Als den belasteten Schoß nun zwängte der wachsende Baumstamm / Und ihr bedeckte die Brust und den Hals schon wollte verhüllen, / Wartete länger sie nicht, und entgegen dem kommenden Holze / Saß sie geduckt und senkt' ihr Antlitz unter die Rinde. / Hat mit dem Leib sie auch die früheren Sinne verloren, / Weint sie doch, und es rinnen vom Baum warm quellende Tropfen. / Hoch sind die Tränen geschätzt, und die Myrrhe, getropft von der Rinde, / Führt den Namen von ihr. So nennen sie ewige Zeiten."

Als Frucht der inzestuösen Verbindung erblickt nun der schöne Jüngling ADONIS das Licht:

„Unter dem Stamm ward nun der in Sünden empfangene Knabe / Reif und suchte den Weg, auf dem er, die Mutter verlassend / Käme zum Licht. Der befruchtete Schoß schwillt mitten im Baume. / ....Dennoch tut es der Baum den Kreißenden gleich, und sich krümmend / Stößt oft Seufzer er aus und ist feucht von fallenden Tränen. / ...Risse gewinnt der Baum und gibt aus gespaltener Rinde / Lebend die Last, und es wimmert ein Knabe. Ihn salbten Najaden, / Als sie auf schwellendes Gras ihn gelegt, mit Tränen der Mutter. / Schönheit mußt' ihm erkennen der Neid. Denn ganz wie die nackten / Liebesgötter gemalt sich dem Blick darstellen auf Bildern, / War er von Wuchs....."[27]

---

[27] OVID: *Metamorphosen* S. 204 ff.

DAPHNE

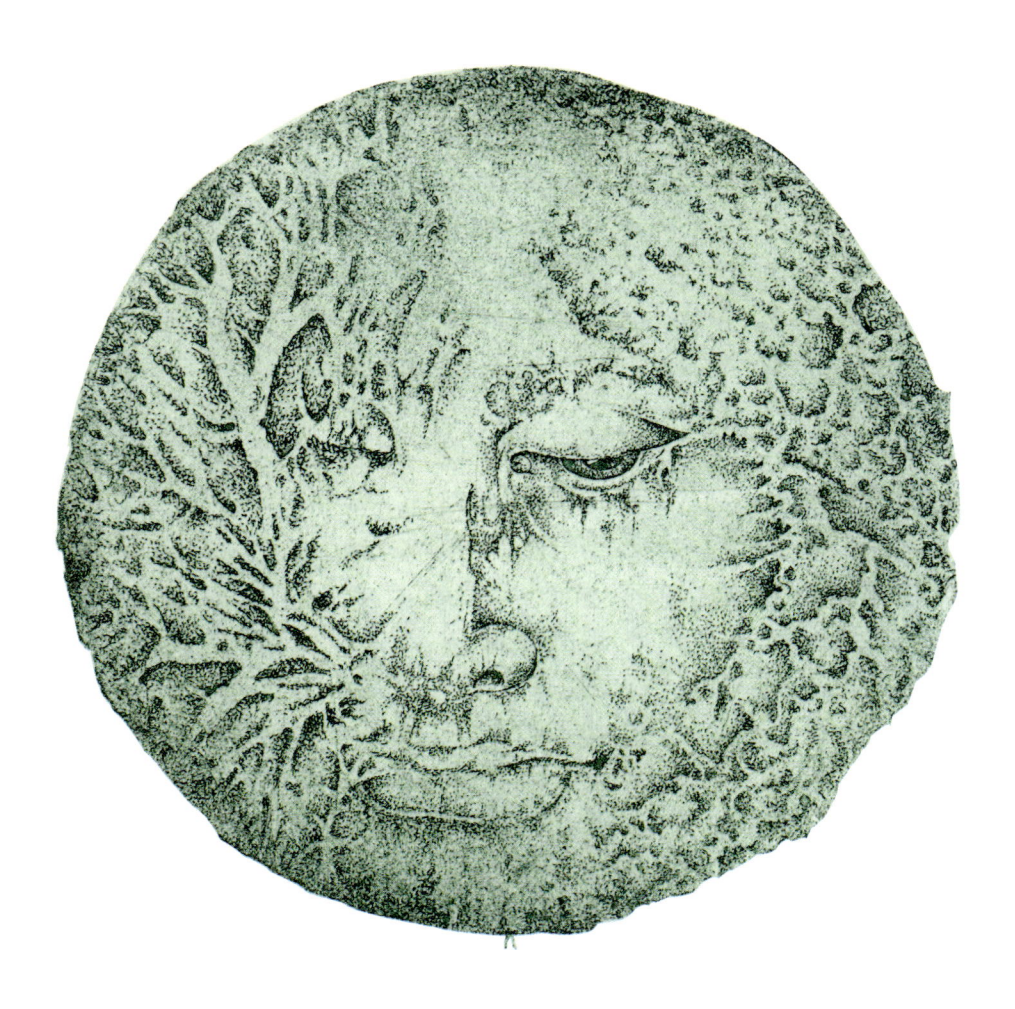

PERVERSIONEN

MAGNUS HIRSCHFELD stellte bei einem längeren Aufenthalt in Ägypten fest, daß es auch heute noch vielfach zu Verwandtschaftsehen, - vor allem zwischen Cousin und Cousine kommt, ohne daß er Hinweise auf Degenerationserscheinungen durch Inzucht hätte feststellen können.
Auf seiner Weltreise konnte er beobachten, daß bei den „Tottys" in Indien ein freier Geschlechtsverkehr innerhalb der Familie die Regel ist. Andere Länder - andere Sitten:

„Onkel, Brüder, Neffen, Vettern schlafen mit Tanten, Schwestern, Nichten und Basen sozusagen reihum. Ein sexueller Kommunismus innerhalb der Familie, der die Mitglieder vielleicht ein wenig darüber tröstet, daß sie nach den Lehren des Kastenwesens ausschließlich zu dem Zweck geboren sind, die Fäkalien ihrer Mitmenschen wegzuschaffen."[28]

Von LUCREZIA BORGIA heißt es, sie habe nicht nur mit unzähligen Männern geschlafen, sondern auch ihren Vater und Bruder zu ihren Liebhabern gemacht.

Im Europa unserer Zeit kommen diese offiziellen Formen von inzestuösen Bindungen kaum noch vor. Wenn wir Inzest zu behandeln haben, dann am ehesten, wenn innerhalb einer Familie ein Vater seine Tochter mißbraucht. Diese Vorkommnisse sind meist gut getarnt und die Schuldigen kommen nicht vor Gericht, weil die Opfer aus Angst schweigen. Homöopathische Mittel müßten wie immer, aufgrund einer spezifischen Repertorisation erarbeitet werden. Ganz grob kann gesagt werden, daß dabei in etwa von der Idee „Alter Mann stellt jungen Mädchen nach" auszugehen wäre. Dabei kommt man dann auf Mittel wie **Alumina, Conium, Fluoricumacidum, Selen, Staphisagria** oder auch **Platina**.

---

[28] HERBERT LEWANDOWSKI: *Ferne Länder - Fremde Sitten*, S. 264.

*„Spielen, Knabe, möcht ich mit dir,
denn du hast der Grazien Liebreiz."*
ANAKREON

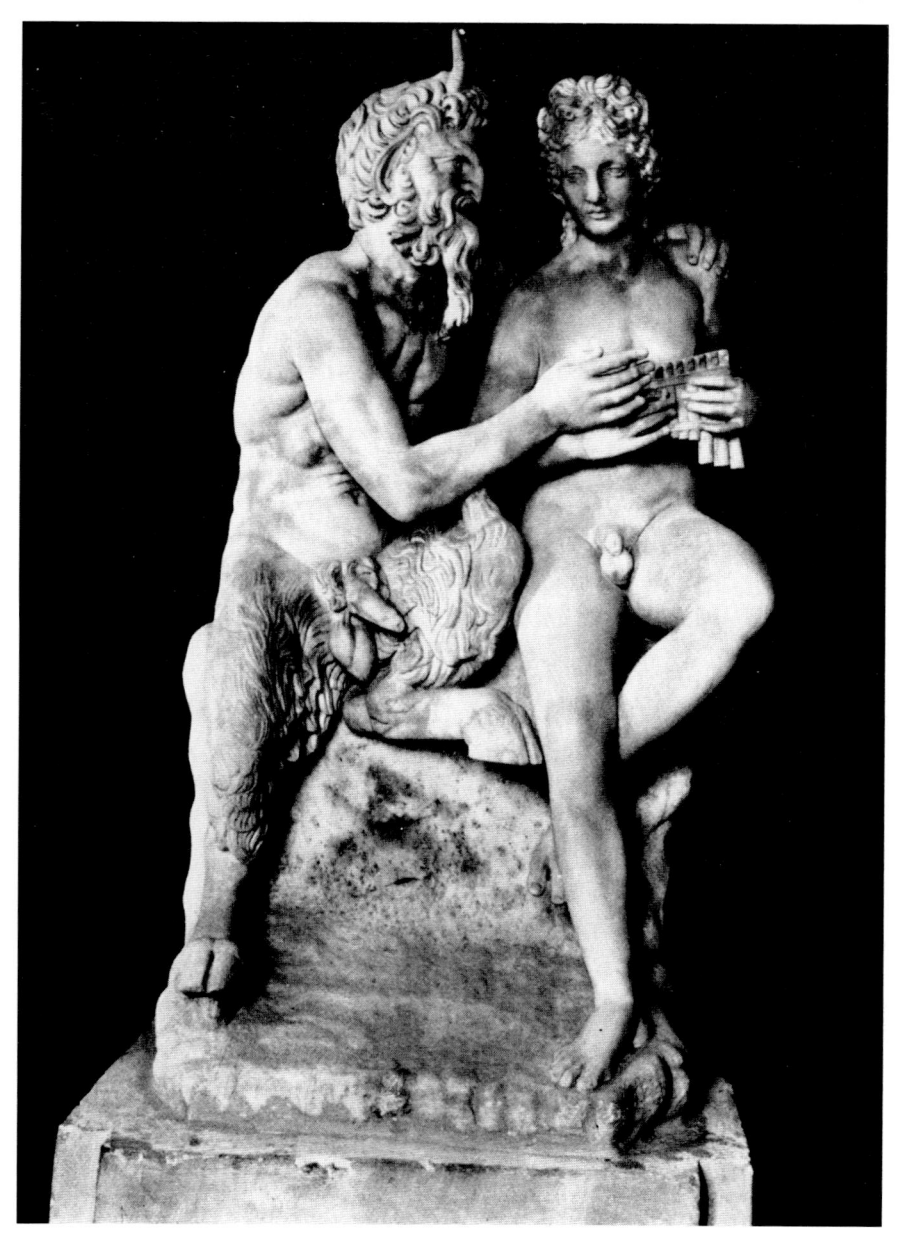

Homosexualität und Lesbische Liebe

Die Knabenliebe

*„Die Knabenliebe ist so alt wie die Menschheit,
und man kann daher sagen, sie liege in der Natur,
ob sie gleich gegen die Natur ist."*

JOHANN WOLFGANG VON GOETHE

Der alles erfassende und verstehende Universalgeist GOETHE legt in verschiedenen Bekenntnissen Zeugnis dafür ab, daß er selbst zu den Bewunderern knabenhafter Schönheit gehörte. So können wir beispielsweise in seinen Briefen aus der Schweiz lesen:

„Ich veranlaßte Ferdinanden zu baden im See, wie herrlich ist mein junger Freund gebildet! Welch ein Ebenmaß aller Teile! Welch eine Fülle der Form, welch ein Glanz der Jugend, welch ein Gewinn für mich, meine Einbildungskraft mit diesem vollkommenen Muster der menschlichen Natur bereichert zu haben! Nun bevölkre ich Wälder, Wiesen und Höhen mit solch schönen Gestalten; ihn sehe ich als Adonis dem Eber folgen, ihn als Narziß sich in der Quelle bespiegeln."

Ein viereinhalb Jahrtausende alter ägyptischer Papyrus belegt nicht nur, daß die Knabenliebe bereits im vorchristlichen Ägypten verbreitet, sondern auch, daß sie von den Göttern als selbstverständlich anerkannt war.
Wenn selbst ZEUS sich hinreißen läßt, zu dem schönen Knaben GANYMED in Liebe zu entbrennen und diesen in Gestalt eines Adlers durch die Wolken zu entführen und als Sternbild des Aquarius, des Wasserträgers, in den Himmel zu setzen, sollte dann der einfache Sterbliche nicht ebenso handeln dürfen?
So lautet denn die letzte Strophe von Goethes ebenso bekanntem wie umstrittenem Gedicht *Ganymed*:

*Hinauf! Hinauf strebt's.
Es schweben die Wolken
Abwärts, die Wolken
Neigen sich der sehnenden Liebe.
Mir! Mir
In euerm Schoße
Aufwärts!
Umfangend umfangen!
Aufwärts an deinen Busen,
Allliebender Vater!"*

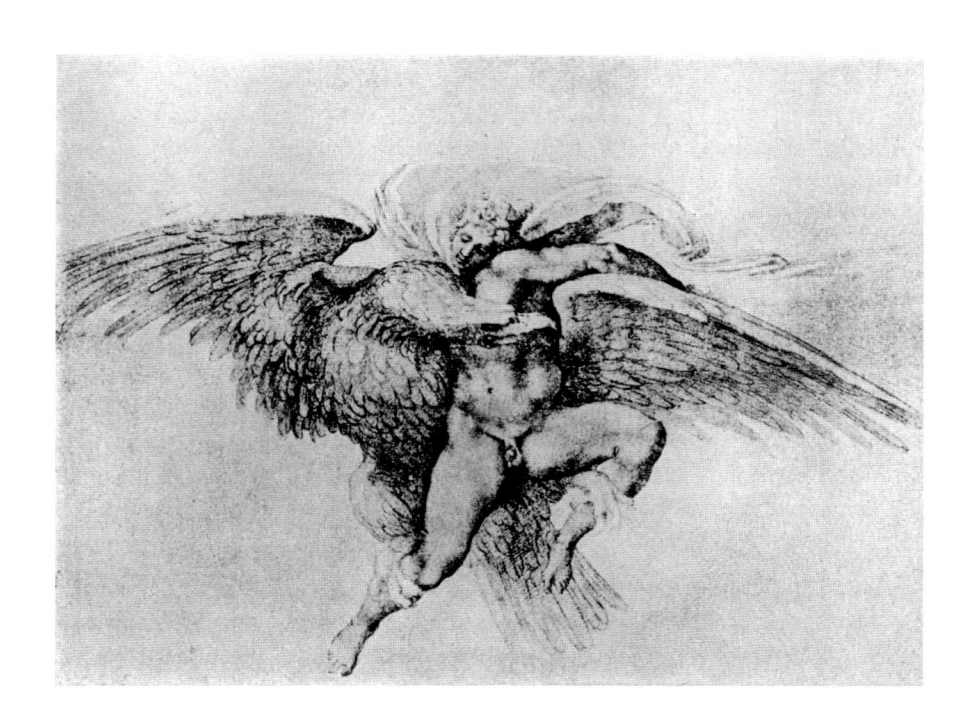

HOMOSEXUALITÄT

Auch die sich im Dunkel der Vergangenheit verlierenden Mythen, sind immer wieder durchwoben von pädophilen[29] Sagen.
Das ist vor allem aus der Tatsache zu verstehen, daß die alten Kulturen durchaus männlich betont und partriarchalisch ausgerichtet waren. Frauen wurden zwar auch als Geliebte, aber in der Regel primär als Mütter der Kinder angesehen.
Für unser heutiges Empfinden mutet es besonders eigenartig an, daß praktisch jeder reifere Mann sich einen Knaben erwählte, dem er tagtäglich als Berater und väterlicher Freund zur Verfügung stand, um ihn in den geltenden Tugenden und allgemeiner Lebensführung zu unterweisen. Ja, das wurde sogar erwartet und man würde es ihm als Verletzung seiner Pflicht ausgelegt haben, wäre er dem nicht nachgekommen.
Dazu muß man wissen, daß mit diesen „Knaben" natürlich geschlechtsreife junge Männer gemeint waren. Gleich zu Beginn von PLATOS *Gastmahl*, wird das sehr genau beschrieben. Indem PHAIDROS zunächst aufgefordert wird, EROS, den Gott der Liebe zu preisen, beginnt dieser also:

„Ein großer Gott ist Eros und wunderbar unter Menschen und Göttern, groß und wunderbar in manchem Sinne aber vor allem dann, wenn wir seiner Geburt gedenken. Denn Eros ist der älteste der Götter, und das allein ist ein Vorzug. Eros hat keinen Vater und keine Mutter, Dichter und Laien wissen nichts von seiner Geburt. Hesiod sagt, am Anfang sei das Chaos gewesen und 'dann die breite Erde, der Wesen ewig sicherer Sitz, und endlich Eros'. Und Parmenides erzählt von der Schöpfung, sie habe von allen Göttern zuerst den Gott der Liebe ersonnen. Wie Hesiod denkt auch Akusilaos, und so gilt denn Eros wirklich vielen als der älteste Gott. Aus diesem Grunde ist er auch der Spender höchster Gaben. Ich wüßte auch keine höhere Gabe als die: einem Jüngling den treuen Freund und diesem den Geliebten. Was alle Menschen, die auf edele Weise ihr Leben führen wollen, nötig haben, das können diesen nicht Geburt, nicht Ehre, nicht Reichtum so reich geben, wie die Liebe es gibt. Denn die Liebe allein gibt die Scham vor dem Laster und den Ehrgeiz alles Edlen, und ohne beide vermag eine ganze Stadt, vermag der Einzelne nicht das Große zu wirken. Ich meine, wenn ein Jüngling irgend etwas ganz Schlechtes getan hat oder aus Feigheit dem Gegner nicht standhalten wollte, so wird die Schande ihn vor seinen Eltern oder Gefährten lange nicht so wie vor dem Geliebten überkommen. Und wenn der Geliebte bei etwas Schlechtem ertappt wird, so empfindet er vor niemandem so heftig Scham wie vor dem Freunde! Die Freunde und die Geliebten - ja sollte es

---

[29] Knabenliebe, von griech.: *pais* = „der Knabe" und *philein* = „lieben".

DIE KNABENLIEBE

möglich sein, aus beiden eine ganze Stadt oder ein ganzes Heer zu bilden, so könnten eine so allgemeine Abscheu vor dem Laster und ein so selbstloser Ehrgeiz das Staatswesen nicht besser verwalten, und wenn sie gemeinsam in die Schlacht zögen, müßten sie, wenn ihrer auch nur wenige wären, alle anderen, ich sage gleich, die ganze Welt besiegen. Ein Jüngling, der die Waffen wegwirft und die Schlachtreihe verläßt, würde wohl von allen anderen besser als vom Geliebten empfangen werden und darum eher sterben, bevor er es täte. Oder gar den Geliebten verlassen, ihm in der Gefahr nicht beispringen: so feige ist niemand, jeden hat die Liebe so mit göttlichem Mute versehen, daß er sich dann mit dem Kühnsten messe. Und wenn der Gott, wie Homer ungeschickt sagt, einigen Helden den Mut einhaucht, so verleiht Eros sich selbst den Liebenden als Mut.
Und nur Liebende wollen füreinander sterben, und das tun nicht nur Männer, sondern sogar die Frauen."[30]

Diese Ausführungen lassen erkennen, daß der gedankliche Ansatz, aus dem heraus es ehemals zu diesem weitverbreiteten Phänomen der sogenannten Päderastie gekommen war, ein grundsätzlich anderer und ethisch viel tiefgreifenderer war, als das heute in der Regel der Fall ist. Ich wage die Behauptung, daß nur noch in äußerst seltenen Fällen dieser hohe Anspruch, den Plato hier vorträgt, von zwei Liebespartnern männlichen Geschlechts erfüllt wird.

In den *Erotes* - den „Zwei Arten der Liebe", welche LUKIAN zugeschrieben werden, gibt es eine Stelle in der abschließend über diese beiden Möglichkeiten geurteilt wird. Sie heißt:

„Die Ehe ist für die Menschen eine lebenerhaltende Notwendigkeit und ein köstlich Ding, wenn sie glücklich ist; die Knabenliebe aber, soweit sie um die heiligen Rechte der Zuneigung wirbt, ist meiner Meinung nach eine Frucht der Lebensweisheit. Deshalb soll die Ehe für alle sein, die Knabenliebe aber bleibe allein das Vorrecht der Weisen."

So erklärt sich auch, daß die Knabenliebe vom Staat nicht verfolgt, sondern im Gegenteil sogar gefördert wurde, da ja der reifere Mann für das Verhalten des jüngeren verantwortlich zeichnete, was einer staatserhaltenden Kraft gleichkam. ARISTOTELES bezeugt, daß die Knabenliebe auf Kreta von Seiten des Staats regelrecht angeordnet war und bei den Boiotern war nach XENOPHON die Liebe zwischen zwei sich liebenden Männern als Ehebündnis anerkannt.

---

[30] Plato: *Gastmahl,* S.14 f.

HOMOSEXUALITÄT

Darüber hinaus wird nunmehr auch verständlich, warum den Griechen, Seuchen wie Syphilis und AIDS, wie sie sich aus einer Pervertierung des Geschlechtslebens in Richtung einer allgemeinen Lieblosigkeit und Grausamkeit ergeben, unbekannt blieben. Der bekannte Spruch vom „gesunden Geist in einem gesunden Körper" gilt auch in diesem Bereich, gleichgültig, ob der Eros sich auf die Liebe zu einer Frau oder einem Mann erstreckt.

Die griechische Dichtung ist voll von mehr oder weniger blumigen Beschreibungen der männlichen Schönheit. Allen voran jene des lange Zeit auf Samos am Hofe des POLYCRATES lebenden heiteren ANAKREON:

„Meiner schönen Verse willen mögen mich die Knaben leiden,
Denn ich weiß mit liebem Singen, liebem Wort ihr Ohr zu weiden."

Wo stehen wir demgegenüber heute, wenn wir uns die „Schwulenszene" ansehen. Allein dieses Wort zeigt, welch tiefer Absturz in die Niederungen einer geistigen Verwahrlosung inzwischen stattgefunden hat.

Verwerflich ist also nicht die Tatsache einer erotischen Begegnung zwischen Mann und Mann, sondern nur die Art und Weise, wie dieselbe stattfindet. Wie generell eine exzessive Überbetonung alles Sexuellen den Niedergang einer Kulturepoche anzeigt, so liefern derartige Zeichen natürlich auch Hinweise auf eine beginnende Umstrukturierung und Neuorientierung. Diese trägt dann im Keim schon die Vorbereitung zur Geburt eines neuen Zeitalters in sich.

Kann man kulturgeschichtlich die Homosexualität im Altertum als eine positive Ablösungserscheinung vom prähistorischen Matriarchat ansehen, so müssen wir erkennen, daß diese in der heutigen Zeit nur noch auf einer seelischen Entwicklungstörung beruht, welche praktisch immer auf eine falsche Erziehung in frühester Jugend zurückzuführen ist. Meist wird eine gestörte Beziehung zur eigenen Mutter erkennbar.[31] Entweder wird durch Überbesorgnis der Mutter eine Hinführung zur Selbständigkeit des Kindes vernachlässigt, oder es werden durch schwere Verfehlungen der Mutter, frühzeitig starke Haßgefühle gegen alles Weibliche erzeugt. FRIEDRICH DAMASKOW schildert einen Fall, in dem der Patient sich im Traum wie wahnsinnig gebärdet und allen Frauen die Köpfe abschlägt. Es stellte sich heraus, daß das Kind im frühesten Alter von seiner Mutter monatelang alleingelassen worden war:

„Der Homosexuelle ist der muttergebundene Sohn. Durch die intensive Mutterbindung kommt es zu einer Identifikation mit der Mutter. Man liebt so, wie man von der Mutter geliebt wurde. Anfänglich wird jedoch im Säuglingsalter immer eine Störung des sogenannten Schicksalsdreiecks zwischen Mutter - Kind - Vater vorliegen. Wenn der Vater fehlt oder die Mutter das Kind nicht selbst aufzog, wird sie es später übermäßig verwöhnen. Die Mutter, die anfangs versagte, wird ihre Schuldgefühle später durch eine 'Affenliebe' wettmachen. Das Kind kann keine echte Ich-Du-Beziehung entwickeln, da das Leitbild fehl-te. Es wird in der 'analen Phase' hängenbleiben."[32]

Der Schriftsteller ANDRÉ GIDE wurde beispielsweise von seiner puritanisch-tyrannischen Mutter als Kind in Mädchenkleider gesteckt und mit Gouvernanten umgeben, damit er - auch noch als 20jähriger - nicht allein ausgehe und auf diese Weise von einer Frau verführt werden könne.
In seinem Werk *Corydon* das 1924 erschien, behandelt Gide das Problem der Päderastie von einem moralisch-soziologischen Standpunkt aus. Er bleibt jedoch sein ganzes Leben lang durch die Verdrehung seiner natürlichen Anlagen in der Kindheit und Jugend gezeichnet. Er sehnt sich nach Knaben, die er nicht liebt und verfällt in Liebe zu einer Frau, die er nicht begehrt. In seinen Schriften versucht er diese Widersprüche miteinander auszusöhnen, bleibt aber weiterhin ein Ästhet im Elfenbeinturm, bis er im Alter von 45 Jahren, beim Ausbruch des Ersten Weltkrieges, zum ersten Mal aktive Nächstenhilfe leistet und dadurch gezwungen ist, den ihn umgebenden Realitäten unmittelbar ins Auge zu sehen.

---

[31] Vergl. den ausführlich geschilderten Fall „Er wollte ein Monster sein", in PETER RABA: *Homöopathie - das kosmische Heilgesetz.*
[32] FRIEDRICH DAMASKOW: *Verbotene Früchte*, S. 161 f.

HOMOSEXUALITÄT

Durch gravierende frühkindliche Erlebnisse bilden sich gegenüber einer als feindlich empfundenen Umwelt schnell seelische und körperliche Abwehrspannungen heraus. Die daraus entstehende Charakterpanzerung drückt sich im Körper durch ausgeprägte, muskuläre Verspannungen und Abwehrhaltungen aus, die sowohl nach psychotherapeutischer wie auch bioenergetischer Behandlung verlangen. Aus Gründen der völligen Verkrampfung des Beckenbodens, bleibt den Homosexuellen nämlich in der Regel ein beglückender Ganzkörper-Orgasmus versagt.

Bahnbrechende Arbeit auf diesem Gebiet leistete der in New York lebende Arzt und Psychotherapeut ALEXANDER LOWEN, ein früher Schüler Wilhelm Reichs. Seine Bücher *Lust - Der Weg zum kreativen Leben* sowie *Liebe und Orgasmus - Ein Weg zu menschlicher Reife und sexueller Erfüllung,* seien all denen ans Herz gelegt, die zu tieferem Verständnis kommen wollen, was ihre eigenen energetischen Blockaden oder die von Patienten betrifft:

„Nichts erklärt den Homosexuellen so gut wie seine ständige Beschäftigung mit und Sorge um die Genitalien, wenn schon nicht seine eigenen, so doch die anderer. Die engen Hosen, die das Gesäß und die Genitalien betonen, sind ein Ausdruck dieses Wichtignehmens. Die Homosexualität von heute ist die moderne Version der antiken Religionen, bei denen der Phallus verehrt wurde; sie ist so entstellt, daß das, was früher ein Fruchtbarkeitssymbol war, heute das Gegenteil ist. Es ist zum Mittel des 'Ausagierens' all der negativen Gefühle geworden, die der Homosexuelle gegenüber seinen Eltern, der Gesellschaft und sich selbst empfindet."[33]

ALEXANDER LOWEN glaubt, darüber hinaus festgestellt zu haben,
„daß die Homosexualität ihren Ursprung in den inzestuösen Gefühlen des Kindes für seine Mutter hat, in Gefühlen, mit denen das Kind nicht fertigwerden kann."[34]

An anderer Stelle heißt es bei Lowen:

---

[33] Alexander Lowen: *Liebe und Orgasmus,* S. 100.
[34] *Liebe und Orgasmus* S. 117.

„Es fällt mir schwer zu begreifen, wie man den Homosexuellen 'gay' (= fröhlich, heiter) nennen kann.[35] Die Sorglosigkeit und Heiterkeit spiegeln das Fehlen starker Gefühle. Sie sind Masken, die die innere Abgestorbenheit der homo-sexuellen Persönlichkeit verdecken. Bei näherer Bekanntschaft und in der Analyse erweist sich der Homosexuelle als eine der tragischsten Gestalten unserer Zeit."[36]

MAGNUS HIRSCHFELD, der von der bipolaren geschlechtlichen Anlage in jedem Menschen ausgeht, baute darauf seine Theorie von den sexuellen Zwischenstufen auf. Diese Schublade war immerhin geschmeidig genug, um auch Erscheinungen wie das Transvestitentum und den Hermaphroditismus bequem aufzunehmen.

Eine Riesenhilfe zur Beschleunigung eines innerseelischen Wandlungsprozesses sind neben einer Hypnose-Behandlung in all diesen Fällen wiederum unsere homöopathischen Heilmittel, die natürlich auch hier, wie immer, speziell nach dem causalen Hintergrund und Beschwerdebild ausgewählt werden müssen.
Wir wollen deshalb lediglich zwei Rubriken des KENT'schen Repertoriums etwas näher betrachten, um eine ungefähre Ahnung zu bekommen, welche Heilstoffe Veränderungen in irgendeiner Form bei der Homosexualität induzieren könnten, - immer vorausgesetzt, daß das überhaupt erwünscht ist.

Ganz allgemein kann man davon ausgehen, daß der Homosexualität stets auch eine gewisse MENSCHENFEINDLICHKEIT zugrunde liegt. Deshalb ist es durchaus legitim, diese relativ umfangreiche Rubrik mit insgesamt 35 Arzneien mit zu Rate zu ziehen. Im *Synthetischen Repertorium, Bd.1,* weist die Spalte MISANTHROPIE sogar 43 Pharmaka auf. Die wesentlichen sind:

Ammonium-muriaticum
Ambra
Anacardium
Aurum
Calcium-carbonicum

---

[35] Anm. d.Übersetzers: Gay heißt nicht nur heiter, sondern auch „flott, ausschweifend, liederlich."
[36] *Liebe und Organsmus*, S. 93.

HOMOSEXUALITÄT

Hyoscyamus,
Ledum-palustrae
Lycopodium
Natium-carbonicum
Phosphor
Pulsatilla
Stannum

Eine kleine Kolonne im KENT weist des weiteren folgende Mittel aus, bei ABNEIGUNG GEGEN FRAUEN:

Mittel im 2. Grad
Dioscorea - die nordamerikanische *Yamswurzel.* Eine Medizin, die u.a. bei sexueller Atonie mit Erschlaffung, Kälte und Schweißbildung an den Genitalien angewandt werden kann.
Auch Koliken der Bauch- und Beckenorgane fallen in ihren Bereich. Ein Leitsymptom ist, daß der Patient Dinge mit falschen Namen belegt.
Als nächstes fallen an zweiwertigen Arzneien auf:
Lachesis
Pulsatilla

Mittel im 1. Grad
Ammonium-carbonicum
Baptisia
Natrium-muriaticum
Sulfur.

Hat ein Homosexueller Liebeskummer, was relativ häufig vorkommt, so trifft die Spalte LIEBE / BESCHWERDEN DURCH UNGLÜCKLICHE zu, mit ihrer kleinen Unterrubrik LIEBESKRANK, UM JEMAND AUS DEM EIGENEN GESCHLECHT:

Mittel im 2. Grad
Lachesis
Sulfur

DIE KNABENLIEBE

Mittel im 1. Grad
Calcium-phosphoricum
Natrium-muriaticum
Phosphor
Platin

Richtet man sich nach dem Synthetischen Repertorium, so weist die von GALLAVARDIN gemachte Angabe, Platin auch hier wieder als das markanteste Mittel in solchen Fällen aus.

Mir selbst gelang es in einem Fall von Homosexualität in Verbindung mit einem ausgeprägten Mutterhaß, den davon befallenen jungen Mann mit **Thuja** zu versöhnlichen Empfindungen zu bringen. Er fuhr anschließend zum ersten Mal mit einer jungen Frau in Urlaub. Zwar waren die beiden noch kein Liebespaar, aber sie schliefen immerhin schon im gleichen Zimmer miteinander. Das Mittel war ausgewählt worden, aufgrund anderer wahlanzeigender Symptome. Man sieht daran, daß gerade in solchen Fällen die Homöopathie nicht verallgemeinernd angewendet werden kann.

In der Gemüts-Rubrik HASS AUF FRAUEN findet sich gar nur ein einziges Mittel und das ist **Pulsatilla**, welches sich in der Tat als eine der am häufigsten gebrauchten Arzneien für den homosexuellen Mann herausstellt, der ein besonders weibisches Verhalten an den Tag legt.

Bei gleichzeitiger Eifersucht mit stillem Kummer haben sich am besten bewährt: **Ignatia, Natrium-muriaticum, Phosphoricum-acidum** und - in etwas schwächerem Maße - Phosphor.

„Folgt sie dir nicht, bald wird sie es müssen.
Verschmäht sie die Gaben, sie gibt sie dir noch.
Küßt sie dich nicht, bald wird sie dich küssen,
Willst du es nicht, sie tut es dann doch. –"

SAPPHO
(Aus der Ode an Aphrodite)

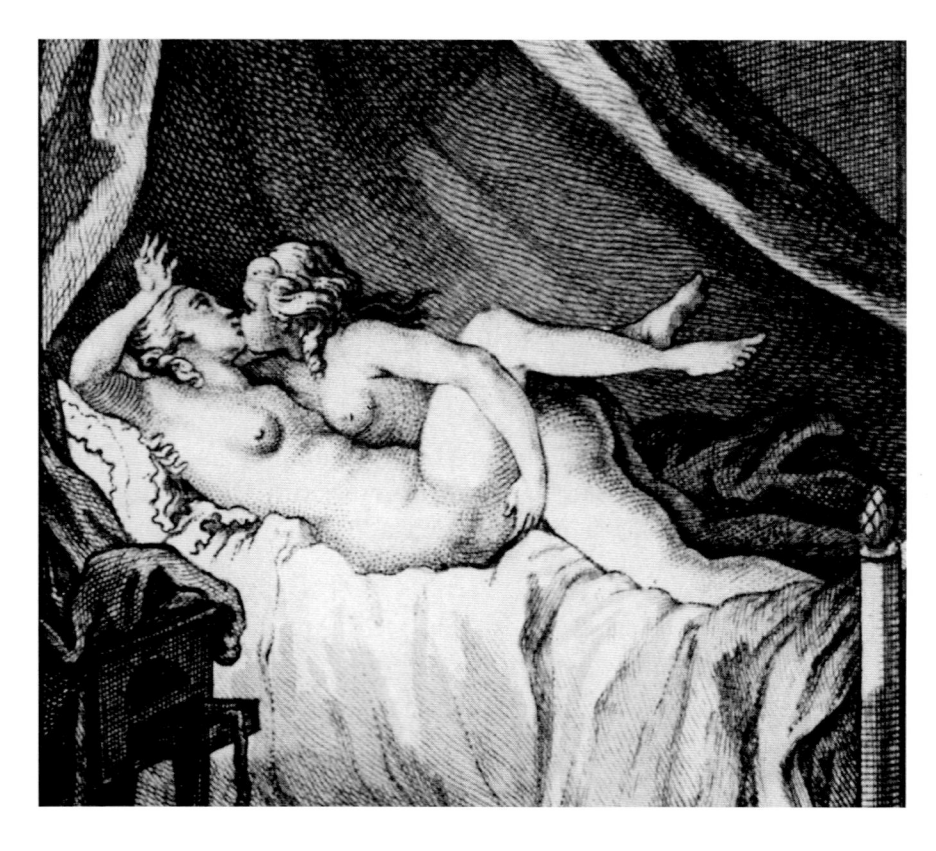

Lesbische Liebe

Wie durch LUKIAN bekannt wurde, war die gleichgeschlechtliche Liebe unter den Frauen des griechischen Altertums außer in Sparta vor allem auf der Insel Lesbos üblich. Deshalb hat sich hierfür die Bezeichnung lesbische Liebe eingebürgert.
Die Insel Lesbos war das Reich der Dichterin SAPPHO, welche mit glühender Inbrunst ihre Gefühle für ihre Schülerinnen und Freundinnen zum Ausdruck bringt. Leider ist uns durch die Mißgunst der Zeit nur wenig und Bruchstückhaftes von ihrer Dichtung erhalten geblieben. Die spärlichen auf uns gekommenen Strophen ihrer Oden, zeichnen sich neben der Tiefe der Empfindung, dem Widerstreit ihrer Gefühle und der Schönheit der Sprache, vor allem durch eine herzergreifende Ehrlichkeit aus:

„Mich bedünkt, es gleiche den Göttern jener
Jüngling, welcher dir gegenübersitzt und
nahe deinem süßen Gespräch sich, deinem
schmelzenden Lachen

lauschend zuneigt. Mir aber, ach, erschreckte
dies im Busen wahrlich das Herz; denn schau ich
flüchtig nur hinüber zu dir, versagt mir
völlig die Stimme,

und mir ist die Zunge gelähmt, ein feines
Feuer unterläuft mir die Haut urplötzlich;
mit den Augen sehe ich nichts, ein Dröhnen
füllt mir die Ohren,

und der Schweiß rinnt nieder, und meinen ganzen
Leib befällt ein Zittern, und bleicher bin ich
als das Gras, und nahe bereits dem Tode
schein ich..."

Oder das folgende:

„Mit einem Gotte wollt' ich nimmer tauschen,
Dürft' ich dir nahe sein zu jeder Stunde,
Ins Antlitz dir zu schauen, deinem Munde,
Wenn hold du lächelst, sinnverwirrt zu lauschen.
Ich Arme! Meine Sinne hält umstrickt
Ein Zauberbann, sobald ich dich erblickt,
Die Rede stockt, die Zunge ist gelähmt,
Ein rieselnd Feuer ist's, das mich durchströmt,
Geheimnisvoller Klang tönt meinem Ohr
Und meine Augen deckt ein nächt'ger Flor."

SAPPHO

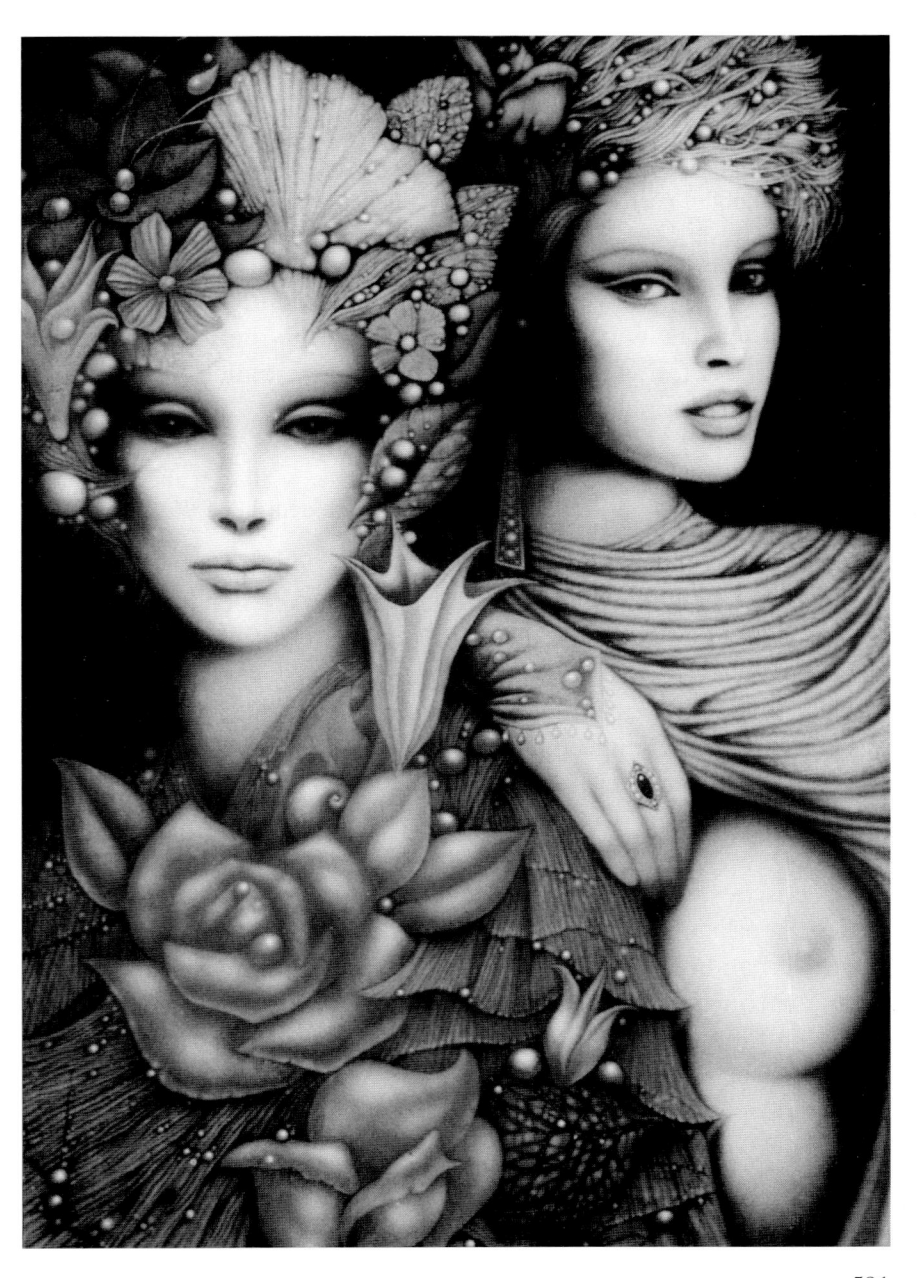

HOMO-EROTIK

HANS LICHT bemerkt hierzu:

„daß wir das Gedicht nicht für ein Abschiedsgedicht halten möchten, wie das einige tun, sondern für das Werbelied einer heißen und offenen Seele, die nach vielleicht langem Kampfe nun endlich den Mut findet, dem geliebten Wesen einen Einblick in ihr Inneres, in noch nicht erfüllte Wünsche zu gewähren, weil ihre mit lebhafter Phantasie den Ereignissen vorauseilende Seele bereits von der düsteren Ahnung befallen ist, daß die Geliebte dermaleinst einem Manne angehören wird, sodaß also in die Seele der Dichterin sich der Stachel der Eifersucht einbohrt, noch ehe sie selbst das Glück der Liebe genossen hat."

Was den homoerotischen Charakter der Sappho'schen Dichtung angeht, so wissen wir von OVID, - der die Gedichte noch unversehrt lesen konnte, daß wirklich alles daran eine Hymne auf die Liebe von Frau zu Frau gewesen war. APULEIUS schließlich weiß zu berichten, daß Sappho

„verliebte und sinnliche Verse geschrieben habe, zwar wollüstig, aber doch auch so anmutig, daß sich die Üppigkeit ihrer Worte durch den süßen Wohlklang ihrer Sprache nun erst recht dem Leser einschmeichle."

Was ist nun heute noch von solch innigem Werben unter Frauen geblieben? Gibt es sie noch, die hochpoetischen Bekenntnise und Liebesbeteuerungen von Frau zu Frau? Oder ist auch hier alles abgeflacht und reduziert auf rein körperlichen und kurzfristigen Lustgewinn zur Milderung von innerseelischen Spannungszuständen? Oder ein mehr oder weniger gespieltes Zurschaustellen tribadischer[37] Begierde, um voyeuristische Männerphantasien zu befriedigen?

Ein poetisches und musikalisches Interesse, das über das rein körperliche Verlangen hinaus den Kreis von Freundinnen um Sappho herum verband, wird es wohl kaum noch geben in unserer Zeit. Auch solch einschmeichelnden und wohlklingenden Namen wie Anagora, Euneika, Gongyla, Telesippa, Megara, Nossis und Andromeda begegnen wir nicht mehr. Das männliche Element jedoch, das wir im Wesen der Sappho entdecken und das uns den Schlüssel zum Verständnis ihrer Dichtkunst in die Hand gibt, finden wir natürlich

---

[37] Tribadie, von griech.: *tribein* = „reiben".

auch heute noch bei Lesbierinnen, die den führenden männlichen Part in einer Beziehung übernommen haben.
Nur entspringt eben dieser Teil meist nicht einer natürlichen Regung der weiblichen, nach Ganzheit strebenden Seele, sondern wurde gezüchtet durch eine die Weiblichkeit unterminierende Er-ziehung oder traumatische Erfahrungen mit dem männlichen Gegenpol.
Die Allgewalt des Eros jedoch ist unzerstörbar, wenngleich meist überdeckt oder gewaltsam unterdrückt. Junge Mädchen, die darunter leiden, daß ihre Eltern einen Jungen erwartet hatten und sich in Hosen kleiden, auf Bäume klettern oder sich sportliche Höchstleistungen abfordern, um wenigstens ein klein wenig Liebe und Anerkennung zu bekommen, sind prädestiniert für eine Beziehung von Frau zu Frau.

Zu Sapphos Zeiten hätte es kaum einer homöopathischen Behandlung für lesbische Frauen bedurft, wie sie uns heute vielfach abverlangt wird, ganz einfach, weil eine bedrängte Seele sich frei äussern durfte. Es kam, - so dürfen wir annehmen -, nicht in dem Maße zur seelischen Selbstvergiftung wie in unseren Tagen.
Sappho lebte im 6. vorchristlichen Jahrhundert. Ihr „gab ein Gott zu sagen was sie leidet". Rund 150 Jahre nach ihr war auf der Nachbarinsel Kos HIPPOKRATES zuhause und begründete dort seine Lehre von der *dyskrasis* der *humores*, - also der „Entmischung der Körpersäfte", die durch Seelengifte in Unordnung geraten waren. Immer wieder können wir jedoch feststellen, daß eine große Seele über Selbstregulationsmechanismen verfügt, um kränkende Einflüsse, - z.B. über eine homöopathisch-künstlerische Ausdrucksgebärde - nicht nur zu kompensieren, sondern regelrecht zu verwandeln, und daran letztendlich sogar noch ein Stück über sich selbst hinaus zu wachsen.
Die bildende Künstlerin NIKI DE SAINT PHALLE bietet dafür ein lebendiges Beispiel: Stark belastet, durch ein - zumindest äußerst zwiespältiges - Verhältnis zu ihrem Vater in früher Kindheit, befreite sie sich später von Aggressionen durch ihre „Schießbilder", wobei sie - in vorgefertigte, großflächige Reliefbilder eingebrachte - Farbbeutel zerschoß, sodaß die verschiedenen Farbtöne willkürlich über das Bild laufen konnten. Danach war sie frei für Neues.

HOMO-EROTIK

Arzneien bei Liebeskummer unter Gleichgeschlechtlichen

Suchen wir heute nach Arzneien, welche am ehesten heilende Hilfestellung leisten können bei Beschwerden, wie sie uns von Lesbierinnen geschildert werden, so fällt auf, daß wir einerseits sehr oft bei der zartbesaiteten **Pulsatilla** landen, sowie andererseits bei ihrer dunklen, „männlicheren" Schwester **Sepia.** Sehr viele körperliche und seelische Beschwerden, von Frauen, die intensiv an einer krankhaft symbiotischen Beziehung zu einer anderen Frau leiden, können wir allein schon durch diese beiden, leicht voneinander zu unterscheidenden Mittel, beheben.

Vor allem bei Liebeskummer kommt auch hier wieder die gleiche KENT-Rubrik mit den einschlägigen Heilstoffen, analog zur männlichen Homo-Erotik, zur Anwendung:

Ignatia
Natrium-muriaticum
Phosphoricum-acidum

sind die in solchen Fällen zumeist angezeigten Pharmaka.

Lachesis wird wie immer seine wohltuende Wirkung entfalten, bei völlig überzogener und zerstörerischer Eifersucht unter weiblichen Liebesleuten.

*Dionysos,
O, du zweimal
Geborener,
Tod und Leben
vereinender Gott!*

*Wie begannen
die Bäume zu grünen
und das gefangene Licht
brach los
von den Säulen
der Tempel
und sang.*

*Berauscht
und rasend
füllst Du aufs Neue
die Gärten der Freude,
die Adern der Erde
mit dem Wein
des Lebens.*

*Allein der Fächer
des Windes rettet
das nicht mehr Nennbare
in eine Zeit
ohne Mythos.*

*Besser,
wir lernen
wieder zu lieben,
denn gegen Liebende
stehen die Dinge
nicht auf.*

PETER RABA

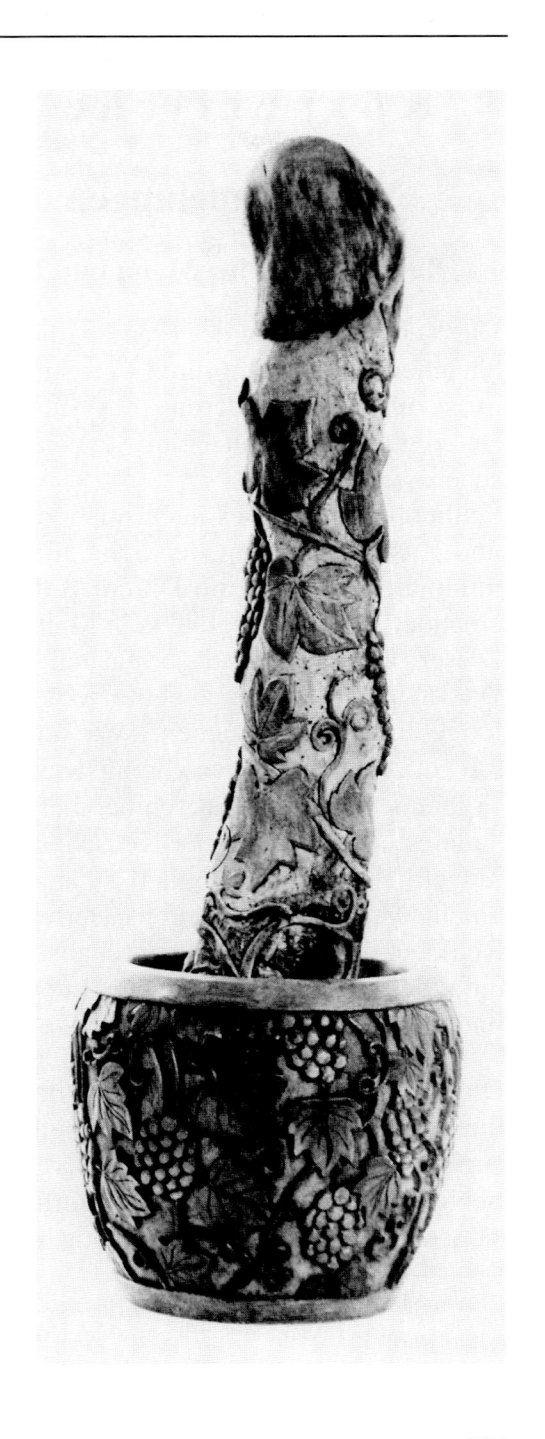

Körperliche Anomalien

Verstümmelungen und Verletzungen

Beschneidung bei Mann und Frau und mögliche Folgen

Die Verstümmelung der Frau beginnt beim Sprengen des Jungfernhäutchens und nimmt ihren Fortgang in der Beschneidung der Klitoris zur Herabminderung des Lustempfindens, weil eine aktive Beteiligung der Frau beim Sexualakt dem Orientalen nicht wünschenswert erscheint.
Schließlich kommt es auch noch zur Infibulation, dem Aufrauhen und Zusammennähen der Schamlippen, damit diese bis auf eine minimale Öffnung zum Durchlaß des Menstruationsblutes so miteinander verwachsen, daß kein Mann dort eindringen kann.
Dieser letzteren und brutalsten Methode mußten sich laut DESMOND MORRIS auch heute noch nicht weniger als 74 Millionen junge Frauen unterziehen,[1] vor allem in Äquatorialländern, also z.B. in Afrika und hier vorzugsweise in Dijbouti / Äthiopien. Das Ergebnis dieser äußerst schmerzhaften Prozedur ist letztlich nichts anderes, als ein moderner Keuschheitsgürtel ohne Gurt, um es dem jungen Mädchen unmöglich zu machen, vor seiner Hochzeit mit einem Mann zu verkehren. Derlei Methoden sind immer noch Relikte hochmütiger partriarchalischer Institutionen, welche sich einbilden, Frauen seien seelen- und empfindungslose Sklavinnen und Lustobjekte.

Die holländische Psychotherapeutin SUZANNE HAGENBEEK wirft in ihrem Buch *Entjungferung* die interessante Frage nach der ursprünglichen Funktion des *Hymens*[2] auf. Sie kommt zu dem kühnen Schluß, daß dieses nicht immer vorhanden gewesen sein könnte und sich die Information zur Bildung desselben durch das Glaubens-

---

[1] Desmond Morris: *Körpersignale*, Heyne, München.
[2] *Hymen* ist der Name des griechischen Hochzeitsgottes und Gottes der Ehe, der also eigentlich der „verbindende" Gott ist. Daraus hat sich die Bezeichnung für das Jungfernhäutchen ergeben. (Knaurs etymologisches Wörterbuch).

muster herausgebildet habe, daß die Frau Eigentum des Mannes sei und somit bis zur Heirat unberührt bleiben müsse. Suzanne Hagenbeek meint, es würde ihr Vergnügen bereiten, festzustellen, daß sich das Hymen aufgrund der Emanzipation der Frau allmählich zurückbilden würde. Wer allerdings hat schon, - so darf gefragt werden, - inkarnationenlang Zeit für diese Beobachtung?
Warum dann wiederum Eselinnen, Schweinedamen und Elephanten-Weibchen mit jenem Häutchen ausgestattet sind und andere Tiere nicht, ist außerdem die Frage.

Ursprünglich kam den Beschneidungen, gleichgültig ob bei Knaben oder Mädchen, eine religiöse Bedeutung zu. Man opferte ein Stück vom eigenen Körper, noch dazu eines, das dazu angetan war, Lust zu verschaffen. Und warum das? Aus Angst vor bösen Geistern und um sich die Götter gewogen zu machen. Also unterwarfen sich auch hochgestellte Persönlichkeiten einer *Klitorektomie*. Sogar an Cleopatras Mumie soll diese festgestellt worden sein.

Heute werden meist hygienische Gründe für eine Beschneidung angegeben. HIRSCHFELD äußert sich folgendermaßen hierzu:

„Rein sexualbiologisch betrachtet, erscheint uns die Beschneidung, wenn wir das, was für und gegen sie angeführt wird, gegeneinander abwägen, zum mindesten überflüsssig. Daß sie auch praktisch nicht ungefährlich ist, trotzdem man sich heute sicherlich bei ihrer Ausführung einer sorgsameren Asepsis befleißigt, als dies früher der Fall war, konnte ich an Beobachtungen feststellen. Es liegt mir fern, hier gegen einen Ritus wie die Beschneidung, die noch heute für mindestens 200 Millionen Menschen einen religiös-dogmatischen Charakter trägt, zu polemisieren, nur gegen ihre behauptete sexualhygienische Notwendigkeit und Nützlichkeit muß ich als objektiver Sexualforscher meine Stimme erheben. Die Natur erschafft nun doch einmal keine Organe und seien sie noch so klein - zum Abschneiden."[3]

Vom psychologischen Standpunkt aus ist die Beschneidung vor allem deshalb abzulehnen, weil sie dem Kind ein oftmals tiefsitzendes Trauma einpflanzt, das sich später in einer Beziehung zum anderen Geschlecht als außerordentlich hinderlich erweisen kann.

---

[3] HIRSCHFELD: *Weltreise.*

VERSTÜMMELUNGEN UND VERLETZUNGEN

Die beiden wohl besten homöopathischen Mittel, um allen Verletzungen, seelischer und körperlicher Art, wie sie durch chirurgische Manipulationen am Genitale sowohl wie in der Seele gesetzt werden, zu begegnen, sind **Arnica** - der *Bergwohlverleih* und **Staphisagria** - der *Rittersporn*.

Arnica ist das Haupt- und Staatsmittel par excellence bei allen Verletzungen, vorzugsweise Weichteilverletzungen und hier wieder besonders solchen, die mit Blutergüssen einhergehen.
Sodann gibt es kaum ein zweites Pharmakon im homöopathischen Arzneischatz, das mehr Furcht vor Annäherung und Berührung in seinem Mittelbild aufzuweisen hat. Und gerade darum geht es ja bei der Begegnung der Geschlechter: Um Annäherung, um Berührung und Berührtwerden. Ausdrücke wie „etwas berührt mich unangenehm" oder „jemand tritt mir zu nahe" haben sich eingebürgert.
In so einem Fall kann Arnica, die unangenehmen Erinnerungen in Verbindung mit einem Trauma ausräumen.

Staphisagria hat sich als genau so hervorragendes Pendent bei Schnittwunden erwiesen, speziell solchen, wie sie durch chirurgische Instrumente im Urogenitalbereich erzeugt werden.
Es ist sogar dann noch das Mittel der Wahl, wenn junge Frauen, nach ersten direkten sexuellen Begegnungen, zu Blasenbeschwerden mit häufigem Harndrang neigen oder zum Wundsein der Vagina nach zu exzessivem Geschlechtsverkehr.

Auch **Conium** - der *Schierling,* kann unter Umständen angezeigt sein bei Verletzung von Weichteilen, jedoch beinhaltet er eigentlich mehr den Entzug des Eros durch unterdrückende Maßnahmen. Er ist aber hervorragend geeignet, um einer Neigung zur Verhärtung oder cystischen Entartung der Brüste nach Stoß oder Fall zu begegnen. Auch **Phytolacca** - die *nordamerikanische Kermesbeere* tut hier gute Dienste, vor allem wenn es um die Entzündung der Brustwarzen beim Stillen oder nach einem Piercing geht.

*„Das Erschaffen von Freude
ist Teil der Leichtigkeit des Seins.
Wer aus Leid Lust zieht, hat vergessen,
wem sein Haß ursprünglich galt."*

PETER RABA

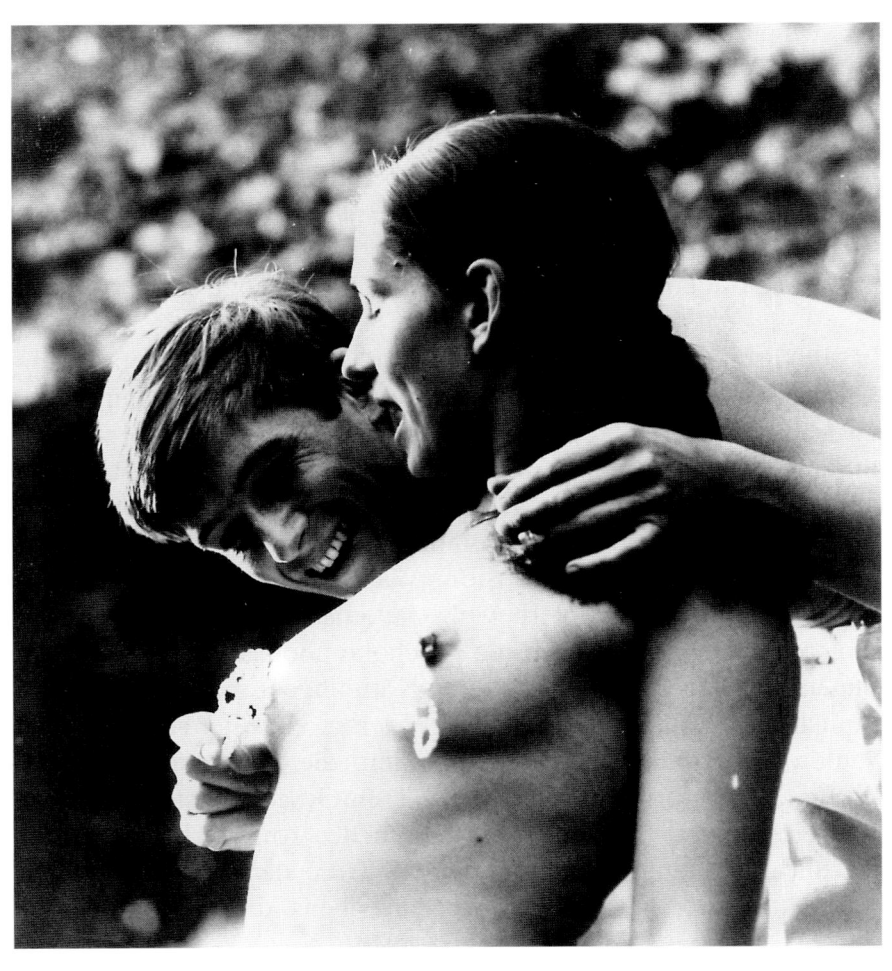

VERSTÜMMELUNGEN UND VERLETZUNGEN

Piercing
- die moderne Art der Selbstverstümmelung

Wer sich unbeschwert einem spontanen Einfall hingeben kann, wie die beiden auf dem vorangestellten Bild, bereichert sein erotisches Empfinden und empfängt ein Stück Heiterkeit des Himmels.
Wird jedoch verkopftes Kalkül hieraus, mit der Absicht, lustempfängliche Körperzonen zu durchbohren, so muß man sich fragen, wem der Empfänger solcher Verletzungen selbst gern weh tun würde.

Die Umgestaltung und Verstümmelung von bestimmten Körperteilen zwecks angeblicher Verschönerung hat es schon immer gegeben, von den Tellerlippen und den durch Metallringe in die Höhe getriebenen Frauenhälsen bestimmter Negerstämme Zentralafrikas, über die Anbringung von Schmucknarben bis hin zur Fußeinbindung bei den Chinesen. In dem Film *Die Herberge zur siebten Glückseligkeit* spielt INGRID BERGMANN eine junge Frau, die sich unter anderem dafür einsetzt, daß von dieser Tradition abgelassen wird.

Das englische Wort *to pierce* heißt soviel wie „durchlochen, durchbohren". Dabei geht es um Einbringung von mehr oder weniger edlen Metallteilen, Ringen, Spangen, Nadeln in diverse Körperteile, mit dem angeblichen Ziel, dieselben zu verschönern. Soweit es sich um das Anbringen von Ohrringen handelt, gibt es „piercing" schon seit undenkbaren Zeiten. Auf einmal aber kam es zu einer regelrechten Piercing-Mode-Explosion. Was bedeutet das? Es scheint fast, als würden hier unterbewußt sadomasochistische Rituale en miniature stattfinden, gleichsam psychohomöopathische Wiederholungen von höchst „pein-lichen" Nötigungen aus der Zeit der Inquisition. Wollen sich tatsächlich derart viele junge Menschen wehtun - und das oft an Körperstellen, die der Lustempfindung dienen, also an primären und sekundären Geschlechtsteilen? Es ist ja interessant zu beobachten, daß sich der Angriff beim Piercen oftmals genau auf jene Zentren richtet, die der Entwicklung der Lebenskraft oder des neugeborenen Lebens dienen. Außer den

Ohren, den Augenbrauen, der Nase, den Lippen und der Zunge, werden auch Bauchnabel und Schamteile nicht verschont. Außerdem die Brustwarzen, welche im Normalfall das Neugeborene mit Milch versorgen. Immer wieder tauchen selbst in Fernsehshows Frauen auf, die sich darin zu gefallen scheinen, ihre beringten Brustwarzen oder Schamlippen zu demonstrieren.
Inzwischen ist daraus ein lukratives Geschäft für diejenigen geworden, die am Löcherstechen verdienen. Außerdem hat sich ein völlig neuer Zweig der Schmuckindustrie entwickelt.

Läßt sich dieses Phänomen als autoaggressives Verhalten erklären, geboren aus Glaubensmustern von verdienter Bestrafung? Das mag zum Teil zutreffen, aber sicher nicht allein. Stecken exhibitionistische Tendenzen dahinter? Wohl schon eher. All solche Erklärungsversuche sollen uns jedoch hier nicht weiter beschäftigen. Das Phänomen ist da und jeder, der sich auf diese Weise „verschönern" möchte, soll die Freiheit haben, das zu tun.

Uns interessiert vielmehr, wie kann man entzündlichen Prozessen begegnen, die sich unter Umständen an den durchstochenen oder gelochten Körperteilen einstellen. Komplikationen dieser Art kommen, wie man hört, immer wieder vor, was den in der Miasmenlehre bewanderten Homöopathen nicht im mindesten wundert.

Mittel zur Behandlung von Entzündungen und Schmerzen nach Piercing

Ausgangspunkt für derlei Betrachtungen bildet die berühmtberüchtigte „Ohrläppchen-Rubrik" im KENT, die da heißt: OHR / GESCHWÜRE / OHRLÄPPCHEN / IM LOCH FÜR DEN OHRRING: Hier stehen drei Mittel: Das 2-wertige **Lachesis**, sowie die nur einwertig vermerkten Heilstoffe **Medorrhinum** und **Stannum**.

Das Gift der Grubenotter, wird fast immer sehr hilfreich sein, bei Entzündungen durch derartige „Bißwunden", gleichgültig, ob sie nun im Ohr stattgefunden haben oder an anderen Körperstellen.

VERSTÜMMELUNGEN UND VERLETZUNGEN

Sodann paßt es meistens noch aus anderen Gründen auf die im Hintergrund wirkende und letztlich das Piercing auslösende „Putzsucht" sowie den damit verbundenen Exhibitionismus.

Medorrhinum darf als das Hauptmittel bei vielen Beschwerden angesehen werden, die mit der modernen Promiskuität zusammenhängen, vom unspezifischen chronischen Ausfluß, bis zum Rheumatismus, der sich, - für den Patienten überraschend -, beim Aufenthalt am Ozean schlagartig bessert. Ich habe es mir mittlerweile zur Angewohnheit gemacht, meine Patientinnen danach zu fragen, ob sich ihnen beim Anlegen von Modeschmuck in den Ohren, die gestochenen Löcher entzünden. Viele geben an, daß es an diesen Stellen schnell zu wäßrigen bis eitrigen Absonderungen kommt, woraus man wiederum in vielen Fällen auf das Vorhandensein eines sykotischen Miasmas oder unter Umständen sogar auf eine absolvierte und mittels antibiotischer Maßnahmen unterdrückte Gonorrhoe schließen kann.

Bleibt noch **Stannum**, - *Zinn,* ausführlicher besprochen im Kapitel über die Metalle. Der Bezug von Stannum zur Lunge und einer Schwächung derselben liegt nahe. Die Frage nach einer tuberkulösen Anlage des Patienten oder nach einer vorhanden gewesenen Tuberkulose in der Vorfahrenschaft, bietet sich an.

Das alles will nicht heißen, daß man in jedem Fall mit einer dieser drei Medizinen Erfolg haben wird. Zumindest für Medorrhinum oder Stannum müssen gute andere Gründe vorliegen. Lachesis jedoch kann man fast in jedem Fall mit Aussicht auf Erfolg anwenden. Auch hier zeigt sich wieder die ungeheure therapeutische Bandbreite der Schlangengift-Information.

Ein weiteres hervorragendes Mittel bei Folgen von Stichwunden,- vor allem, wenn sich eine gewisse Kälteempfindung um die Verletzung herum ausbildet, - ist **Ledum** - der *Sumpfporst*, ein Heidekrautgewächs des nördlichen Europa. Neben seiner guten Wirkung bei bestimmten Formen von Gicht, kann man es sozusagen generalisiert bei Stichwunden aller Art, vom Messerstich, über den Tierbiß bis hin zur Piercing-Wunde anwenden.

Das beste Mittel bei anhaltenden Schmerzen nach und in der Folge von gepiercten Körperstellen ist **Hypericum**, - das *Johanniskraut.* Dieses ist geradezu ein Spezificum bei schmerzhaften Verletzungen von Nerven. Es hilft also nicht nur, wenn man sich mit dem Hammer auf die Finger gehauen hat, sondern auch noch, wenn nach einer Verletzung kein Gefühl mehr in den betroffenen Körperteil zurückkehren will. So gesehen ist es also auch das Mittel der Wahl, wenn der Zahnarzt mit der Betäubungsspritze einen Ast des *nervus facialis* getroffen hat und der Patient noch Tage danach darüber klagt, daß seine Backe taub sei.

An **Apis** kann gedacht werden, wenn außer dem Schmerz an der Stichstelle auch noch Schwellung und Rötung auftetten. Auch ein weiteres großes Antisycoticum kann unter Umständen zum Einsatz kommen, nämlich **Nitricum-acidum** - die *Salpetersäure,* und zwar immer dann, wenn ein anhaltender splitterartiger Schmerz vorherrscht.

Arsenicum-album und - oder **Carbo-vegetabilis** - die *Birkenholzkohle* kann gefragt sein, wenn es trotz aller hygienischer Vorsichtsmaßnahmen zu einer Blutsepsis kommen sollte. Das wird aber in der heutigen Zeit praktisch ausgeschlossen sein.

Eine weitere Unsitte ist das ebenfalls immer mehr in Mode kommende

Tattoo und Branding - Der gebrandmarkte Mensch

Der Naturphilosoph EDGAR DACQUÉ wies bereits 1938 darauf hin, daß die auf Gefäßen wie auch auf menschlicher Haut angebrachte Ornamentik keineswegs nur einem künstlerisch-ästhetischen Sinn entsprang, sondern vielmehr bedeutete:

„Unterstreichung, Verstärkung, ja unter Umständen sogar magische Ahmung oder Lenkung der Manakräfte[4] und -Spannungen...... Auch die Tätowierung wilder Völker mit dem geometrisch angelegten Linienbild, wie bei Indianern und

---

[4] Anm.: *Mana* = „schöpferische Urheberkraft".

VERSTÜMMELUNGEN UND VERLETZUNGEN

Polynesiern, aber auch Afrikanern, bedeutet einen haltenden oder abwehrenden Bann und Gegenbann gegen feindliche Daseinsgewalten; gegen sie schützt sich der Tätowierte entweder über dem ganzen Körper hin oder an bestimmten Stellen, wo diese Kräfte zu Unrecht eindringen oder aus ihm entweichen können."[5]

Ob der in Ihrer Fernseh-Dokumentation *Menschen hautnah,* von CARMEN ECKHARDT vorgestellte Rentner Theo Vetter, sich allerdings darüber im klaren ist, was er da tut, wenn er sich innerhalb seines Lebens nach und nach am ganzen Körper hat tätowieren lassen, steht dahin:

„Ich brauche das Tätowieren wie die Luft zum Atmen. Es ist ein Gefühl auf meiner Haut, als wenn meine Mutter mich berührt. Auf meinem Körper haben schon 225 verschiedene Tätowierer gearbeitet. Ich kann es mir nicht vorstellen, nicht tätowiert zu sein. Ich habe sogar schon einmal einen Orgasmus dabei gehabt. Ich kann mit einer Frau, die nicht tätowiert ist, nichts anfangen."[6]

Gegen Schmerzen oder Entzündungen im Anschluß an eine Tätowierung hilft am besten **Ledum.** Sollte die Haut Neigung zu Eiterungen zeigen, auch **Hepar-sulfur** und / oder **Silicea.** Letzteres würde aber bereits auf einen chronischen, psorisch-miasmatischen Hintergrund hinweisen, der entsprechend der Gesamtsymptomatik zu behandeln wäre.

Eine neuerdings auch im Abendland in Mode gekommene Sonderform des Tätowierens ist das sogenannte Branding.
Man könnte fast glauben, daß Menschen sich zum sprichwörtlichen Rindvieh machen, das sich freiwillig ein Brandzeichen aufdrücken läßt, um seiner Lust nach Unterjochung schmerzvollen Ausdruck zu verleihen. Bei der so betitelten Methode werden Tattoo-Muster mit heißen Eisen direkt in die Haut eingebrannt, um diese mit „Schmucknarben" nach Art bestimmter afrikanischer Stämme zu versehen. Von religiösen Ritualen oder therapeutischen Zeichensetzungen kann hierbei allerdings nicht mehr die Rede sein. Der Vorgang ist seines ursprünglichen Sinns entleert.

---

[5] EDGAR DACQUÉ: *Das verlorene Paradies,* S. 303.
[6] Ausgestrahlt vom WDR am 27.4.1998.

TATTOO UND BRANDING

Ein Ausführender:
„Ich kann beim Branding um ein Wesentliches tiefer gehen und eine bleibende Berührung hinterlassen."

Ein Proband:
„Branding ist etwas Besonderes. Ich nenne es gern die Königsdisziplin, weil es das gesamte Sensorium anspricht. Es ist ein kleiner abgezirkelter Schmerz, der ein bischen wie ein Stromstoß nur an der Stelle ist und dann breitet sich die Wärme über den Körper aus."[7]

Leidet der auf diese Weise Gebrandmarkte im Anschluß an die Prozedur unter Entzündungen oder Schmerzen, so werden ihm oder ihr am besten Arsenicum-album, Causticum oder Cantharis helfen.

Ausschabung

Eine besondere Art der Verletzung intimster Bereiche stellt die von der Schulmedizin häufig propagierte *Abrasio* oder *Curettage* dar. Diese kommt vor allem nach einer Fehlgeburt zur Anwendung, um Placentareste sauber zu entfernen, mit dem Ziel, eine Entzündung auszuschließen. Oft wird sie jedoch auch einfach angeordnet bei übermäßig starken Menstruationsblutungen (*Metrorrhagien*), was natürlich dem eigentlichen Hintergrund solch einer Störung nicht gerecht werden kann. Über die Notwendigkeit eines solchen Eingriffs im einen oder anderen Fall soll hier nicht diskutiert werden. Uns geht es um die homöopathische Behandlungsmöglichkeit zur Linderung von Schmerzen und schnelleren Heilung nach dem Eingriff.

Als erstes Mittel bietet sich selbstverständlich auch hier wieder **Arnica** an, um die Nachblutungen zu stoppen. Sodann **Calendula** - die *Ringelblume,* das wohl beste Mittel bei Schürfwunden aller Art über das die Homöopathie verfügt. Auch **Nitricum-acidum** kann bisweilen gefragt sein, vor allem, wenn ein splitterartiger Schmerz vorherrscht. Als letztes auch noch **Bellis-perennis** - das *Gänseblümchen,* ein großartiges Medikament bei Verletzung und Überanstrengung der Beckenregion ganz allgemein.

---

[7] TV-Dokumentation: *Menschen hautnah,* WDR, am 27.4.98.

VERSTÜMMELUNGEN UND VERLETZUNGEN

Die postoperative Übelkeit mit Schwindelanfällen verlangt wie immer nach **Nux-vomica.**

Danach kann man sich dann anamnestisch der eigentlichen Ursache einer Metrorrhagie zuwenden. CLAUDIA BERNHARD schildert einen derartigen Fall, in dem eine Patientin den Mut hatte, der wegen Metrorrhagie vom Gynäkologen angesagten Ausschabung zu widerstehen.
Die Blutung setzte jedesmal nach Geschlechtsverkehr ein und hielt danach noch zwei Tage lang an, was dazu führte, daß die Frau eine Abneigung gegen den geschlechtlichen Verkehr bekam. Es kommt in dem Bericht nicht zum Ausdruck, ob sie vielleicht vorher schon psychisch durch den Mann verletzt worden war, woraufhin „ihre Seele blutete" - und das an ihrer empfindlichsten Stelle kundtat.
Die genaue Symptomenauflistung ergab jedenfalls, - vor allem wegen des starken Zeichens der Abneigung gegen ihren - ansonsten durchaus geliebten - Ehemann im allgemeinen sowie den Geschlechtsakt im besonderen und einer Reihe weiterer Hinweise: **Sepia.** Verordnet wurde ein einziges Kügelchen einer Potenz C 30 dieses Pharmakons. Danach normalisierte sich nicht nur die Monatsblutung, sondern auch die Libido kehrte wie von selbst zurück.
Wie sich noch herausstellte, hatten die starken Blutungen als unterbewußt installierte Schutzfunktion gegen die Annäherung des Mannes gedient.[8]
Diese Patientin hatte übrigens helle Haut und blonde Haare, was wieder einmal die häufig gehörte Behauptung ad absurdum führt, Sepia wirke besonders gut oder überhaupt nur bei dunkelhaarigen Frauen des südländischen Typs.
Auch ich selbst konnte oft die Beobachtung machen, daß das nicht stimmt. Man kann nun sehr wissenschaftlich den soeben andeutungsweise wiedergegebenen Fall als Ausbruch einer Sykosis nach Trauma deuten -(auch eine Entbindung kann ja das sykotische Miasma stimulieren, warum also sollte das ein Coitus nicht vermögen); man kann aber auch ganz einfach sagen, daß eine, - durch was auch immer in ihrer Würde gekränkte weibliche Seele - auf

---

[8] Beschrieben in Zs. CO'med 3/97, S.56 f.

eben diese Weise reagiert hat. Letztlich bleibt sich das gleich, wenn nur wirkungsvoll und sanft geholfen werden kann.

Claudia Bernhard schließt daran die folgende Betrachtung an, die ich hier in toto wiedergebe, weil sie wieder einmal zu der Überlegung anregt, welche Möglichkeiten tatsächlich und immer wieder bestehen würden, um der Kostenexplosion im Gesundheitswesen wirkungsvoll zu begegnen:

„Wenn man sich nun überlegt, was zum einen der Patientin an Angst, Kummer und Schmerz durch diese Behandlung erspart blieb, ganz zu schweigen von dem Operations- und Narkoserisiko. Dazu die Kosten für die Ärzte und den Krankenhausaufenthalt nimmt, die die Krankenkasse und damit die gesamte Bevölkerung einsparen konnte, stelle ich mir zum hunderttausendsten Mal die gleiche Frage: 'Müssen die, die heute an den entscheidenden Stellen sitzen erst aussterben, bevor die Entwicklung der Medizin und damit der ganzen Menschheit weitergehen kann'?
Oder beruht die Ablehnung der Homöopathie auf der Tatsache, daß an einem Glubulus C 30 für 0,002 Pfennig kein Mensch etwas verdienen kann?"

Dem ist auch aus meiner Sicht nichts hinzuzufügen.

Zu ungestümes Liebespiel

Häufiger als man gemeinhin glaubt, kommt es zu schmerzhaften Verzerrungen und Verrenkungen, wenn die Liebespartner von Experimentierfreude getrieben, sich in den ausgefallensten Stellungen versuchen, obwohl das - vor allem dem Rücken nicht immer gut tut. Vom „Hexenschuß" bis zum Bandscheibenvorfall ist dabei „alles drin". Bei Schmerzen, die von der Wirbelsäule ins Bein ausstrahlen und die etwa gar mit Sensibilitätsstörungen einhergehen, sollte auf jeden Fall der Arzt aufgesucht und ein Röntgenbild angefertigt werden. In manchen Fällen hilft unser Haupt- und Staatsmittel bei Folgen von Überheben und Verreißen von Sehnen und Bändern, nämlich **Rhus-toxicodendron.** Dies umso mehr, wenn der Schmerz schlimmer in der Ruhe ist sowie beim Aufstehen vom Sitzen und den ersten Schritten danach. Besserung durch fortlaufende Bewegung oder auch Wärme ist ebenfalls typisch für diese Arznei. **Arnica** im Wechsel eingenommen, ergänzt das Mittel gut.

„*Ernähre meine Seele
mit der Milch Deiner Sterne,
All-umfassender Himmel
und ich erzähle Deinem Schoß
von der Lust der Erde
durch deine Berührung.*"

PETER RABA

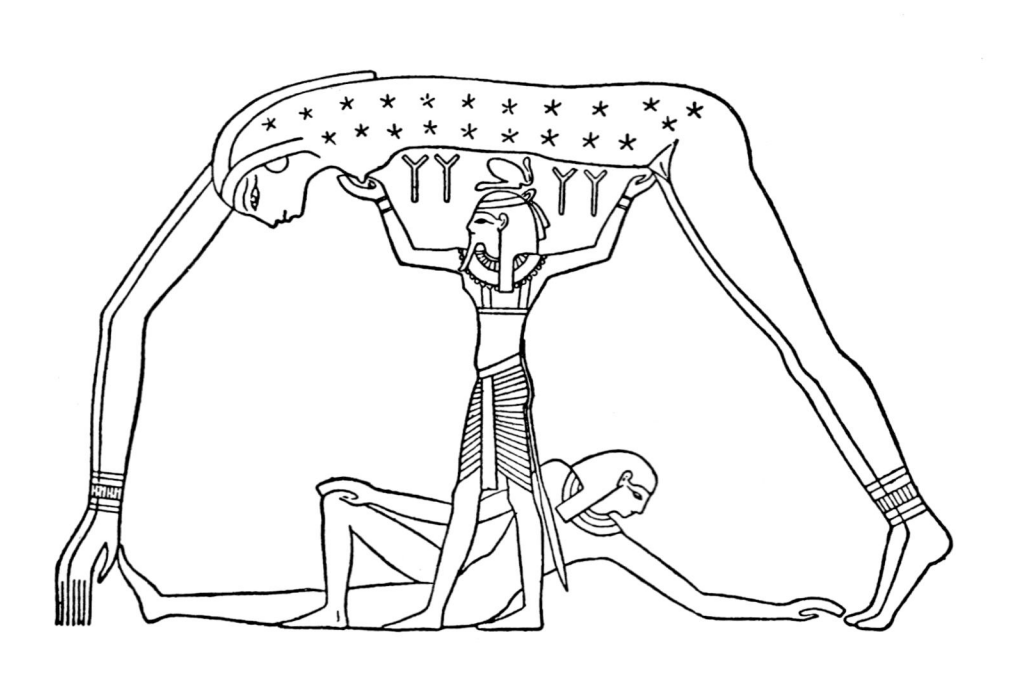

Folgen von Kastration

Der Ausdruck Kastration leitet sich ab von dem lateinischen Wort *castrare*, was laut Knaurs Etymologischem Wörterbuch soviel bedeutet, wie „beschneiden", oder „von üppig wuchernden Teilen befreien". Diese Redewendung mag nun für das Beschneiden von Bäumen oder Rosenstöcken gut gewählt sein. Wenden wir den Begriff jedoch auf den Menschen an, so müssen wir zu einer tieferliegenden Idee vordringen.

Wer sich wiederholt freflerisch gegen das Leben und seine Gesetze wendet, dem wird die Zeugungskraft von einem höheren Prinzip genommen. Dieses eherne Gesetz kommt in symbolischer Form zum Ausdruck in dem uralten Mythos von CHRONOS (der ZEIT, - dem Prinzip SATURN) und URANOS (dem HIMMEL, der den befruchtenden Regen auf seine Gemahlin GÄA, - die ERDE aussendet, die daraufhin die Welt der vielfältigen Erscheinungen gebiert). Uranos verbannt seine Kinder, die Titanen und Cyclopen, - die „kosmischen Schmiedekünstler" in die Unterwelt, verschlingt also sozusagen seine eigenen Schöpfungen. Das erträgt seine Gemahlin Gäa nicht und sie überredet, Chronos, (den jüngsten der Titanensöhne), den Vater mit einer Sichel aus Feuerstein zu entmannen. Dies wohl auch deshalb, damit dieser aufhören möge, weiterhin derart viele bizarre Wesen und mißgestaltete Ungeheuer der Tiefe zu zeugen, wie er das tat. (Im Kapitel über die Metalle ist der Uranos-Mythos etwas ausführlicher geschildert).

In unserer Zeit kommt eine geplante Entmannung nicht mehr oft vor. Höchstens bei einem Triebtäter, der sich freiwillig zu diesem Eingriff entschließt. Es hat sich in derlei Fällen jedoch immer wieder gezeigt, daß die Antriebskraft zu solchen Gewaltverbrechen dadurch nicht wesentlich abnimmt. Die Umstimmung muß wie immer durch innere Einkehr und Verwandlung der eigenen Haßgefühle geschehen.
Die seelischen und körperlichen Folgeerscheinungen nach solch einem Eingriff können denen entsprechen, wie sie im Kapitel über

VERSTÜMMELUNGEN UND VERLETZUNGEN

die erzwungene Enthaltsamkeit angeführt wurden. Natürlich müssen von Fall zu Fall die individuellen Symptome beachtet werden, um unter den Hauptmitteln zur Kompensation bestmöglich wählen zu können.
Die hauptsächlichen Heilstoffe sind in diesem Fall:

Argentum-metallicum
Conium-maculatum
Pulsatilla-pratensis
Zincum-metallicum

Eine Kastration durch Granatsplitter oder andere Geschoße kam übrigens im letzten Weltkrieg öfters vor als man glaubt. Die davon betroffenen leiden vor allem psychisch.
Aber es muß garnicht immer so tragisch-dramatisch ablaufen. Auch eine schwere Hodenprellung durch Sturz oder Schlag, z.B. an der Stange des Fahrrads, kann unter Umständen zur Unfruchtbarkeit führen oder krebsauslösend wirken. Der Hoden zieht sich dabei bisweilen auch in den Leistenkanal zurück. Die wohl besten Heilmittel in diesen Fällen sind **Argentum** und **Conium.** Eventuell sollte auch - unmittelbar nach dem Trauma -, an **Arnika** gedacht werden. Der *Bergwohlverleih* ist ebenfalls angezeigt, wenn in der Folge von instrumentellen Eingriffen oder durch Einführen von Fremdkörpern Verletzungen der Harnröhre mit extravasalen Blutungen auftreten.
Gelegentlich kommt es zu Penisödemen, eventuell sogar zu Thrombosen durch das Anlegen zu enger „Liebesringe", wie sie in Sex-Shops gekauft werden können. Auch hierbei ist an Arnica als erste Sofortmaßnahme zu denken. (Achtung: Arnica nie direkt auf offene Wunden auftragen!)
Clematis - die *Waldrebe* kann bei *Strikturen*[9] der Harnröhre nach Verletzungen angezeigt sein.

Um die gute Wirkung der substanzfreien Hochpotenzen nachzuweisen, eignet sich natürlich gut ein „Tierversuch der besonderen Art." Deshalb möchte ich hier eine Geschichte mit einbringen, die sich erst kürzlich ereignet hat:

---

[9] von lat.: *stringere* = „abschnüren"; hochgradige Verengung der Harnröhre.

KASTRATION

Der gekränkte Hengst

Im Januar 1998 rief mich eine Patientin aus einer ländlichen Gegend Oberbayerns an, mit der Bitte, ihr einen Rat bezüglich ihres Reitpferdes zu geben.
Auf meine Frage, was diesem fehle, bzw. worin das Problem bestünde, meinte sie, der Gaul würde sich in der Herde sehr devot verhalten und von den anderen Pferden geschnitten, oder regelrecht an die Balken der Koppel gedrängt werden. Auch habe sie beoachtet, daß ihm bisweilen der Rücken leicht einsinken und die Hinterbeine wegknicken würden, als sei er zu schwach, sein eigenes Gewicht zu tragen. Aus diesem Grunde könne sie ihn auch nur kurze Zeit reiten. So unterwürfig er sich innerhalb der Herde gebärde, so aufmüpfig verhalte er sich jedoch ihr gegenüber, indem er sie bisweilen kaum aufsitzen lasse. Seine Augen wirkten traurig und gebrochen.

Die Frau erzählte weiter, ihr geliebtes Reittier habe bereits eine Einzelgabe Phosphor in der C 1000, von einem homöopathisch orientierten Tierarzt erhalten, jedoch ohne jeden Erfolg.

Da man Tiere nicht fragen kann, woran sie leiden, braucht man in solchen Fällen neben Wissen und Erfahrung immer besonders viel Einfühlungsvermögen und eine gute Portion Intuition.
Das Erwähnen der auffallenden Schwäche brachte mich auf eine Idee, ich begann diese Spur zu verfolgen und fragte die Frau, ob es sich bei dem Pferd um eine Stute oder einen Hengst handeln würde.
Sie meinte, es sei ein fünfjähriger Wallach. Meine nächste Frage war, ob ihr am Genitale des Tieres irgendetwas aufgefallen sei. Sie antwortete sofort, daß hier seit längerer Zeit schon ein bräunlich-schwärzlicher, dünner Ausfluß bestehe.

Ich äußerte der Frau gegenüber meine Vermutung, - vorläufig war es nur eine Theorie -, daß dieses Roß die Kastration nicht verkraftet hätte und zwar weder physisch, noch psychisch. Sie wollte meinen Gedankengängen nicht gleich folgen, jedoch ließ ich mich nicht beirren und verordnete zwei Mittel: Conium in einer 12. und Staphisagria in einer 18. LM-Potenz. Die Mittel wurden, wie üblich

VERSTÜMMELUNGEN UND VERLETZUNGEN

- das eine morgens und das andere abends -, entweder dem Trinkwasser beigegeben oder auf ein Stückchen Brot getropft.

Die bereits nach wenigen Tagen einsetzende positive Veränderung im Verhalten des Tieres, ließ auf einen dauerhaften Erfolg hoffen, der sich dann in den nächsten Wochen auch einstellte. Sehr schnell wurde spürbar, daß das offensichtlich durch die Kastration eingebrochene Selbstbewußtsein des Tieres sich wieder aufrichtete. Der Ausfluß wurde schwächer und versiegte allmählich. Es bildeten sich nur noch hie und da ein paar krümelförmige Ausschwitzungen, die dann abfielen. Schließlich hörte auch das auf. Der Gaul spitzte die Ohren, wenn seine Besitzerin in den Stall kam oder an die Koppel trat und ließ sich auch wieder bereitwillig besteigen. Es knickte nicht mehr ein und behauptete sich auch innerhalb der Herde wieder. Wie ich erst kürzlich erfuhr, stellt dieser Wallach - man höre und staune - sogar den Stuten wieder ein wenig nach, indem er versucht, diese zu besteigen. Dies darf als ein sicherer Hinweis dafür gelten, daß die Lebenskraft des Tieres sich trotz Zeugungsunfähigkeit wieder restauriert hat. Die Mittel wurden noch eine zeitlang weitergegeben, damit sich der Zustand stabilisierte.

Die bei diesem interessanten Fall zur Anwendung kommende Rubrik im KENT'schen Repertorium muß also primär die folgende sein: GENITALIEN / MÄNNLICH / UNTERDRÜCKUNG / BESCHWERDEN DURCH UNTERDRÜCKUNG DES SEXUALTRIEBS.
Hier gibt es insgesamt 13 Arzneien. Davon sind 4 in der höchsten Wertigkeit angeführt, nämlich **Camphora***, **Conium***, **Lyssinum*** und **Pulsatilla***. Des weiteren stehen da noch 5 zweiwertige Mittel: *Apis, Carboneum-oxygenisatum, Helleborus, Lilium-tigrinum, Phosphoricum-acidum,* und darüber hinaus immerhin noch 4 einwertige: Berberis, Calcium-carbonicum, Picricum-acidum und Platina.

Nachdem die Schlüsselrubrik feststeht, läßt sich das beste Simile relativ einfach eruieren. Nur **Conium** - der Schierling, hat das Symptom der ausgeprägten Schwäche der Extremitäten und des Genitales. Wenn wir uns an das schwärzliche Aussehen des Harnröhrenausflusses klammern, werden wir das heilende Mittel nicht finden. Zwar hat Conium auch Ausfluß in seinem Mittelbild, jedoch nicht unbedingt einen dieser dunklen Art. Das muß in diesem Fall auch nicht penibel abgedeckt sein. Ein dunkler Ausfluß deutet in jedem Fall auf einen fundamentalen Einbruch der Lebensenergie, nahe einem Ort, von dem aus diese Kraft - gleichgültig ob in einem menschlichen oder tierischen Organismus -, ihren Ursprung nimmt.

Die Idee der Störung war also ein geknicktes Selbstbewußtsein in Verbindung mit einer ausgeprägten körperlichen Schwäche, gekennzeichnet durch das immer wieder auftretende Symptom des Einknickens der Hinterbeine sowie einem damit verbundenen Leistungsabfall. Das devote Verhalten in der Herde bei gleichzeitigem Aufbegehren gegenüber seiner Herrin, ist somit leicht verständlich.
Das Ergänzungsmittel war - **Staphisagria.** Es wurde in diesem Fall verabreicht, aus der Überlegung der Schnittverletzung im urogenitalen - und psychischen - Bereich. Für diesen Tatbestand ist es die wohl immer noch beste Arznei und somit das dominante Pharmakon zur Wiederaufrichtung des geknickten sexuellen Selbstbewußtseins

Die Kastration der Frau
Mögliche Folgen einer Amputation der Gebärmutter

Eigentlich wendet man den Ausdruck der Kastration immer nur auf den Mann an. Daß jedoch auch eine Frau an einer ähnlichen Unterdrückung des Eros leidet, wenn man ihr eine Hauptsignatur ihrer Weiblichkeit nimmt, davon ist meist nicht die Rede. Im Fachjargon spricht man dabei von *Hysterektomie*[10] oder *Uterusexstirpation.*
Es soll hier garnicht untersucht werden, inwieweit solche Eingriffe berechtigt sind, oder vielleicht im einen oder anderen Fall ein Uterus oder Eierstock voreilig oder - aus der Sicht erweiterter Behandlungsmöglichkeiten durch die Homöopathie -, gar unnötigerweise herausgeschnitten wird. Das muß und wird in jedem Fall der zuständige Facharzt - und natürlich der mündige Patient selbst - zu entscheiden haben.

---

[10] Von griech.: *hystera* = „die Gebärmutter" und *ektemno* = „herausschneiden".

VERSTÜMMELUNGEN UND VERLETZUNGEN

Wir wollen uns wieder einmal lediglich kurz damit beschäftigen, mit welchen Mitteln eine junge Frau, ihren Katapultstart ins vorzeitig abgerufene Klimakterium eventuell kompensieren kann, wenn die danach einsetzende Symptomatik zu unangenehm wird. Wobei eine Medikation durch die hier genannten Pharmaka wiederum lediglich als generelle Maßnahme anzusehen ist, die jedoch hin und wieder sogar ein Optimum darstellen kann. Trotzdem empfiehlt sich in jedem solchen Fall, einen versierten Praktiker hinzuzuziehen.
Dies ist schon aus dem Grund anzuraten, da natürlich - z.B. bei einer Uterusexstirpation wegen Myomen -, selbstredend die hinter der Myombildung stehende eigentliche Ursache nicht behoben ist und unter Umständen und in der Folge nach ganz anderen Mitteln als den hier genannten verlangt.

Trotz dieser Vorbehalte kann man festhalten, daß vor allem zwei Arzneien den meist in der Folge solcher Eingriffe auftretenden Beschwerden gerecht werden können und zwar zum einen **Lachesis** und zum anderen **Sepia**. Je nach Menschen-Typus sowie zusätzlichen Symptomen und Modalitäten, die mehr für das eine oder andere Mittel sprechen, wird man sich entscheiden.

Eine häufige Folge nach mehr oder weniger glücklich überstandener Entfernung der Gebärmutter in jungen Jahren, sind „fliegende Hitzen", mit Schweißausbrüchen, starkem Blutandrang zum Kopf, mit entsprechender Gesichtsrötung und heftigem Herzklopfen.
Hier kann außer Lachesis, je nach der Grundkonstitution der Frau auch einmal **Graphit** oder **Sulfuricum-acidum**, **Kalium-bichromicum** oder **Lycopodium** gefragt sein.
Bisweilen kann es zu Anfällen von Nasenbluten anstelle der abgewürgten Menstruationsblutung kommen. Auch hierbei stellt die *Grubenotter* das Hauptmittel dar. Sodann kommen hierfür noch **Sulphur** und **Sulphuricum-acidum,** - die potenzierte *Schwefelsäure* infrage. Argentum-nitricum - *Silbernitrat* oder *Höllenstein,* - die große Arznei bei irrationalen Ängsten - steht in dieser Rubrik immerhin noch einwertig. Auch für die klimakterische Gesichts-Kongestion ist der Höllenstein noch im 1.Grad zuständig.

Ein weiterer Heilstoff ist noch erwähnenswert in diesem Zusammenhang und zwar ist das **Cimicifuga** - die *Silberkerze,* auch *Wanzenkraut* genannt, eine Arznei, auf die wir bei der Geburtsvorbereitung noch stoßen werden. Cimicifuga gehört zu jenen vier Pharmaka, die einerseits einen starken Bezug zur Sexualsphäre haben und zum anderen einen Wechsel von körperlichen und geistigen Symptomen, also z.B. das Einsetzen einer Depression nach völligem Erliegen der Menstruation. Typisch sind stark krampfende Schmerzen, quer durch das Becken verlaufend, wie elektrische Schockwellen, sowie Schmerzen in der Lumbal- und Sacralgegend der Wirbelsäule, speziell im Ileo-Sacralgelenk. Diese ziehen sich entlang dem Verlauf des Ischias-Nervs die Oberschenkel hinunter.

Bei brennenden Füßen kommen vor allem **Sulphur** und **Sanguinaria-canadensis,** - die *Kanadische Blutwurzel,* infrage.

Komplikationen nach Sterilisation

In der Folge einer Bauchspiegelung bei vorgenommener Unfruchtbarmachung, - welche in der Regel durch eine Verschweissung der Eileiter vorgenommen wird -, kann es zu einer unangenehmen Nebenerscheinung kommen, welcher mit einem einfachen Mittel zu begegnen ist.
Um sich bei dem Eingriff, - der über einen winzigen Einschnitt und unter Einführung eines Endoskops, bewerkstelligt wird -, besser im Bauchraum zurechtzufinden, wird dieser mit Lachgas (Stickoxiden) trommelförmig aufgeblasen. Die Gynäkologen sprechen in diesem Zusammenhang meist von einer „Luftfüllung". Nach vollzogener Operation leiden die Patientinnen höllische Schmerzen, die durch die aufsteigenden Gase verursacht werden, welche eine Reizung der Nerven verursachen. Üblicherweise dauert es ein bis zwei Tage, bis die Gase sich wieder verflüchtigt haben und die damit verbundenen Beschwerden abklingen. Eine Medikamentation mit **Nux-vomica** hilft hier schnell und überzeugend und trägt fast augenblicklich zur Entspannung bei. In diesem Fall sind die Stickoxide wie ein „Arzneimittelmißbrauch" zu betrachten. Und dafür ist die *Brechnuß* immer noch die beste „Gegenarznei".

*„Soll ich euch raten, eure Sinne abzutöten?
Ich empfehle euch die Unschuld der Sinne."*
ZARATHUSTRA

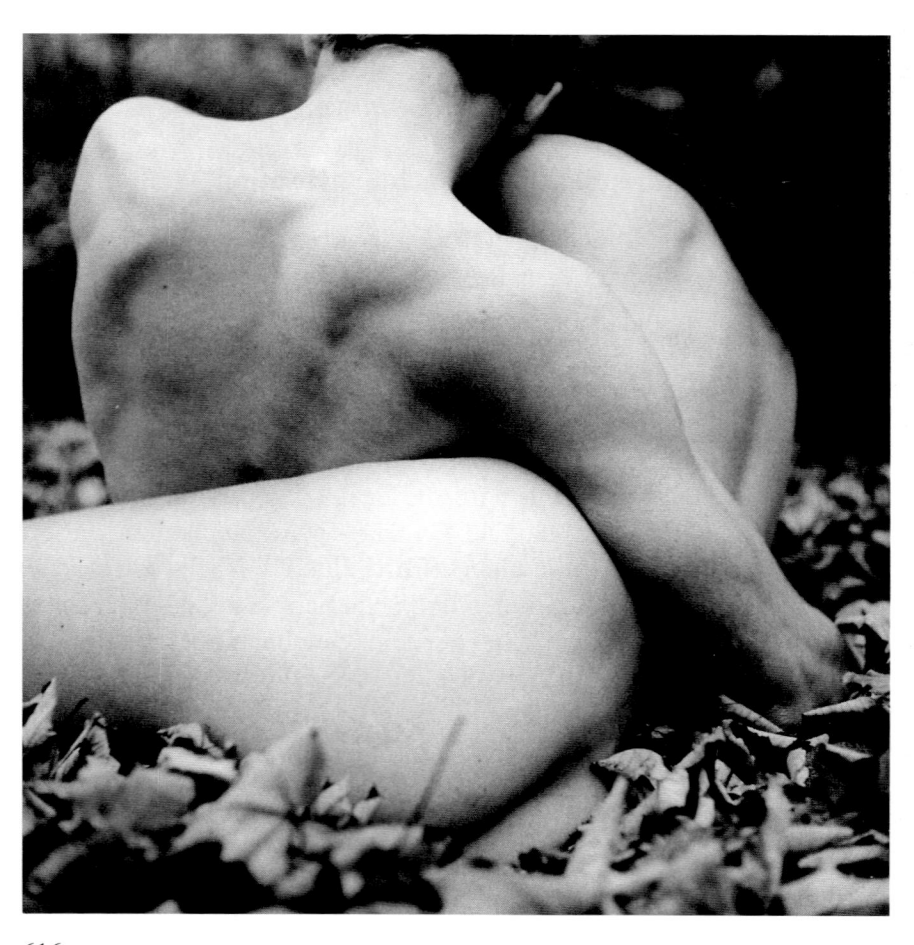

Folgen früherer Erkrankungen

Hodenmißbildungen und Verlagerungen

Eine Hodenretention oder wie man auch sagt, ein *Kryptorchismus*[11] kommt relativ häufig vor. Der Hoden zieht sich dabei entlang des Samenleiters nach oben in die Bauchhöhle oder den Leistenkanal zurück. Das kann, wie schon gesagt, traumatische Ursachen haben, - man spricht dann von Hodenluxation -, oder auch auf eine vorangegangene Erkrankung wie Mumps (*Parotitis epidemica*) zurückzuführen sein.
Im Fall einer Hodenentzündung bei oder nach Mumps, können vor allem folgende Mittel angezeigt sein:

Barium-carbonicum
Calcium-carbonicum
Pulsatilla

Ist der Hodenhochstand das Resultat einer zugrundeliegenden Sykosis oder ergibt er sich in der Folge einer absolvierten Gonorrhoe, dann können diese Mittel vielleicht eine Besserung oder völlige Ausheilung erzielen:

Argentum- nitricum
Barium-carbonicum
Berberis-vulgaris - die *Berberitze*
Calcium-carbonicum
Cantharis - die *Spanische Fliege*
Clematis-erecta - die *aufrechte Waldrebe*
Rhododendron-ferrugineum - die *Alpenrose*
Medorrhinum
Phosphor
Thuja-occidentalis - der *Lebensbaum*

---

[11] von griech.: *orchis* = „Hode" und *kryyptos* = „verborgen, versteckt".

FOLGEN FRÜHERER ERKRANKUNGEN

Bei Kryptorchismus infolge einer Verletzung denken wir als allererstes an: **Argentum**, **Arnica**, **Opium** oder **Zincum**.
Ist die Retention vor allem auf der rechten Seite zu beobachten, dann kann das ein zusätzlicher Hinweis auf **Clematis** oder **Pulsatilla** sein. Ist die linke Seite befallen, dann kann man es zuerst einmal mit **Calcium** oder **Thuja** versuchen.
Schlüpft der Hoden vor allem beim Laufen zurück, dann hat **Rhododendron** Aussicht auf Erfolg.

Ausgesprochene Hodenmißbildungen oder Verhärtungen entstehen infolge einer miasmatisch bedingten Fehlentwicklung, die am besten über die Aufnahme einer Gesamtanamnese via Fragebogenaktion zu bewerkstelligen ist. Deshalb wollen wir uns hier garnicht erst auf die Angabe einzelner Mittel einlassen. Meist stecken in diesen Fällen sykotische oder syphilitische Informationen in den Genen.

Bei akuten oder subakuten Hodenentzündungen können je nach vorhandenen wahlanzeigenden Symptomen, folgende Mittel zur Anwendung kommen:

Mittel im 3. Grad	Mittel im 2. Grad
Aconit*	**Argentum-nitricum**
Arnica*	**Arsenicum-album**
Clematis*	**Aurum**
Conium*	**Belladonna**
Pulsatilla*	**Berberis**
Rhododendron*	**China**
Rhus-toxicodendron*	**Nux-vomica**
Spongia-tosta* - *Meerschwamm*	**Staphisagria**

Hat sich die Sache schon etwas mehr „eingehängt", kann zusätzlich eine der folgenden in dieser KENT-Rubrik als zweiwertig ausgewiesenen Arzneien versucht werden:

Kalium-jodatum
Lycopodium
Mercurius-solubilis

Natrium-muriaticum
Nitricum-acidum
Phytolacca
Plumbum

Verwachsung von Vorhaut und Eichel

Diese Störung - allgemein unter dem Begriff *Phimose* bekannt -, geht praktisch immer zurück auf eine zugrundeliegende Sykosis oder auch das syphilitische Miasma. Deshalb werden auch hierbei wieder vor allem mit den antisykotischen und antisyphilitischen Mitteln Erfolge zu verzeichnen sein.
Es gibt im Kent'schen Repertorium eine eigene General-Rubrik: ALLGEMEINES/SYKOSIS, die man zu Rate ziehen kann. Sodann halten wir uns natürlich an die spezielle: GENITALIEN/MÄNNLICH/PHIMOSE.

Hier fallen die fett gedruckten, dreiwertigen Arzneien **Mercurius-solubilis*** und **Nitricum-acidum*** auf. Des weiteren finden wir dann noch folgende Mittel im 2.Grad: **Arnica, Calcium, Cantharis, Cinnabaris** - der *Zinnober* (dem Mercur verwandt, da das Quecksilber bekanntlich aus ihm gewonnen wird), **Digitalis** - der *Rote Fingerhut,* **Hamamelis** - der *Virginische Zauberstrauch,* **Hepar-sulfuris, Lycopodium, Rhus-toxicodendron** sowie **Sulphur**. Sodann tauchen auch noch an einwertigen Mitteln auf:

Caladium, Cyclamen, Jacaranda-caroba (eine brasilanische Bignoniacee mit antisykotischen Wirkungsspektrum), Natrium-muriaticum, Sabina, Sepia und Sumbulus - die *Mittelasiatische Moschuswurzel.*

Bei zusätzlicher Komplikation durch Eiterung empfiehlt KENT Capsicum, Cinnabaris, Hepar-sulfur, Mercur oder Nitricum-acidum. Man sieht, die beiden letztgenannten scheinen wirklich die Hauptmittel zu sein. Nur,- man muß Geduld haben. Bisweilen ist eine etwas längere Behandlungszeit von drei bis sechs Monaten erforderlich, bis sich die Vorhaut völlig problemlos zurückschieben läßt.

FOLGEN FRÜHERER ERKRANKUNGEN

Gleichwohl genießt man den Vorteil, daß durch solch eine Behandlung oftmals nicht nur das Trauma eines chirurgischen Eingriffs vermieden werden kann, sondern zugleich noch das dahinter liegende sykotische Ursachenfeld bearbeitet wird.

Trotzdem empfehle ich, diese Behandlung in die Hände eines durch Erfahrung geschulten homöopathischen Arztes oder Heilpraktikers zu legen.

Betrachten wir noch kurz die Rubrik ATROPHIE DES PENIS, dann stellen wir fest, daß im Hintergrund solcher Schrumpfungserscheinungen am Genitale Angst, Schreck und Kummer stehen müssen. Denn hier finden wir wieder einmal **Ignatia*** und **Lycopodium*** in der höchsten Wertigkeit sowie **Argentum-nitricum** zweiwertig und Papaver-somniferum (Opium), immerhin noch einwertig.
Es gibt noch eine weitere kleine Spalte unter der Bezeichnung PENIS ZURÜCKGEZOGEN. Auch hier ist Ignatia wieder die hervorstechende Arznei. Sodann noch **Nuphar-luteum**, - die *Gelbe Teichrose,* ein interessantes Mittel bei völlig erloschenen sexuellen Funktionen, weswegen wir dieses noch mit Fug und Recht auch bei Impotenz mit unwillkürlichen Ergüssen im einen oder anderen Fall versuchen können, vor allem wenn die Ejakulation in Zusammenhang mit Stuhl oder Harnabgang erfolgt, oder eine gelbliche, typhusähnliche Diarrhoe vorliegt.

Sinnigerweise ziert die Rubrik der Penis-Atrophie ebenso wie die Phimose-Rubrik noch eine weitere wertvolle antisykotische Medizin, um die jedoch ein steter Streit herrscht, sodaß es uns bis auf den heutigen Tag untersagt ist, mit ihr zu arbeiten, - und das, obwohl in einer substanzfreien Hochpotenz wie man weiß, kein einziges Molekül der ursprünglichen Droge enthalten ist. Es handelt sich um **Cannabis-sativa** - den kultivierten Hanf. Derlei unverständliche Entscheidungen erklären sich, wie schon gesagt, nur aus einer erkenntnisfeindlichen Einstellung der diesbezüglichen Gesetzgeber. Das alles ist umso kurioser, als ja Opium in potenzierter Form von eben diesen Instanzen und Autoritäten letztendlich wieder freigegeben wurde.

Ausschläge, Warzen, Condylome

Die Behandlung dieser Erscheinungen sollte ebenfalls einem versierten Arzt oder homöopathisch tätigen Therapeuten überlassen werden. Es gibt eine Fülle von Ausschlägen aller Art und Genese an den Genitalien beiderlei Geschlechts. Vielfach finden sich Herpesviren in Verbindung mit derlei Hauteruptionen, weswegen man einige dieser Erscheinungen unter dem Begriff *Herpes genitalis* oder Herpes 2 einordnet. Dahinter können sich aus der Sicht der Homöopathie wiederum sykotische Muster verbergen oder solche, die dem syphilitischen Miasma zuzuordnen sind.
Der infrage kommenden Mittel sind viele. Eine sinnvolle Therapie läßt sich nur in Verbindung mit der Aufnahme einer Gesamtanamnese erarbeiten, weswegen wir hier auf die Nennung einzelner Heilstoffe verzichten. In jedem Fall werden es immer wieder die großen antipsorischen, antysykostischen und antisyphilitischen Arzneien sein. Wer tiefer in dieses Gebiet homöopathischer Möglichkeiten eindringen will, studiere die einschlägige Literatur und natürlich ganz besonders das Kent'sche Repertorium.

Es kann sich aber auch ganz einfach um eine akute psychische Reaktion an einer konfliktbeladenen körperlichen Stelle handeln, gewissermaßen um ein Signal, das vom Patienten nicht gleich verstanden wird und das verschwindet, wenn der Konflikt gelöst ist. Ein schlagendes Beispiel dieser Art bot sich mir, als mir ein Mädchen von 21 Jahren gegenübersaß, welche mir von einer Störung dieser Art berichtete. Sie war aus Wien nach Oberbayern gekommen, um ein Praktikum in einem Hotel zu absolvieren. Dort hatte sie eine Affaire mit einem der Hotelangestellten begonnen. Kurze Zeit danach bekam sie einen stark juckenden Auschlag an den Schamlippen, jedoch ohne irgend eine Art von begleitendem Ausfluß. Nun kann man natürlich alle möglichen Tests, Abstriche und dergleichen mehr veranstalten, was ja in ähnlichen Fällen immer wieder gemacht wird und wogegen auch garnichts einzuwenden ist. Der gewiefte Homöopath wird darüber hinaus eine Gesamtanamnese aufnehmen und dann ein Mittel verordnen. Mich interessierte primär jedoch erst einmal etwas ganz anderes, nämlich die Frage, worin denn der

FOLGEN FRÜHERER ERKRANKUNGEN

eigentliche Konflikt bestand. So ging ich die Sache zuallererst mittels eines NLP-Reframings an, in welchem die Patientin angewiesen wurde, auf eine ihr bis dahin nicht bekannte Art und Weise mit sich selbst und ihren unbewußten Teilen Kontakt aufzunehmen und zu kommunizieren. Dabei trat dann der hinter der äußeren Symptomatik verborgene Konflikt hervor: Die Patientin lag mit sich im Streit, weil sie versprochen hatte, ihrem in Wien verbliebenen Freund während ihrer mehrwöchigen Abwesenheit treu zu bleiben. Als sie sich nun aber von spontaner Leidenschaft ergriffen, einem anderen Mann hingegeben hatte, projezierte sie ihre uneingestandenen Schuldgefühle genau an jene Stelle ihres Körpers, welcher die verbotene Lust genossen hatte.

Als ihr das klar wurde und sie sich ihren Fehltritt selbst verzieh, verschwand der juckende Ausschlag binnen Kürze ohne homöopathische Arznei und ward nicht mehr gesehen. Interessant war dabei noch die Tatsache, daß der Freund aus Wien, - während dieses Prozesses offensichtlich mental mit seinem Mädchen verbunden -, just in dem Augenblick bei mir in der Praxis anrief, als dieses gerade mit sich ins Reine gekommen war. So fand sie den Mut, sich ihrem Freund zu offenbaren, wonach auch er über ihren Fehltritt hinwegsehen konnte.

Warzen oder Condylome sind genau betrachtet, bereits kleine neoplastische Entartungen, die wir zu den Tumoren im weiteren Sinn zählen können. Sie treten in der Folge einer unterdrückten Psora in Verbindung mit Sykosis auf.

Betrachten wir die KENT-Rubrik CONDYLOME, so stellen wir fest, daß auch hier in der Hauptsache die großen antisykotischen Pharmaka zu finden sind:

Mittel im 3. Grad:
Hepar-sulfur*
Natrium-sulfuricum*
Nitricum-acidum*
Thuja*

Mittel im 2. Grad
Argentum-nitricum
Aurum-muriaticum
Calcium-carbonicum
Cinnabaris
Fluoricum-acidum
Lycopodium

MIASMATISCHE BELASTUNGEN

Medorrhinum
Mercurius-solubilis
Millefolium - die *Schafgarbe*
Phosphoricum-acidum
Phosphor
Sabina
Sarsaparilla - eine *Lilie Südmexicos*
Sepia
Staphisagria

Sehen die Warzen aus, wie ein mehr oder weniger dunkler, kleiner Blumenkohl und bluten sie darüber hinaus auch noch leicht, so hat man häufig Erfolg mit **Nitricum-acidum** oder **Thuja.** Aber auch Calcium, Cinnabaris, Sulfur oder Medorrhinum werden hier von Kent noch angeführt.

Dabei ist die Lokalisation von untergeordneter Bedeutung. Ob solch ein Gewächs am Hals, am Rücken oder Bauch sitzt, ist in diesem Fall nicht so ausschlaggebend für die Wahl der richtigen Arznei. Meist wird man sie an den weiblichen Brüsten finden, an den Schamlippen, dem Penis oder in der Analgegend.

Bei einem Mann mittleren Alters, dem solche Stielwarzen am Anus schon des öfteren weggeätzt worden waren, hatte ich mit Staphi-sagria und Thuja überhaupt keinen Erfolg, wohingegen die potenzierte *Salpetersäure* innerhalb einer Woche „griff" und die Warzen zum Eintrocknen und Abfallen brachte. Nach einer Behandlungszeit von insgesamt 6 Wochen mit LM-Potenzen von Nitricum-acidum, tauchten diese Gewächse nie wieder auf und der Mann war und blieb auch in seiner ganzen Wesensart positiv verändert.

All diese Erscheinungen kann man bereits als eine mehr oder weniger gravierende Praekancerose ansehen und eine sinnvolle Behandlung kann sich auch hier immer nur an die Aufnahme der Gesamtanamnese anschließen. Wer sich eingehender informieren möchte, studiere ERWIN SCHLÜRENs gut gegliedertes Buch *Homöopathie in Frauenheilkunde und Geburtshilfe.*

FOLGEN FRÜHERER ERKRANKUNGEN

JAMES TYLER KENTs Erkenntnis, daß nämlich Krebs die Folge einer unterdrückten Psora sei, gehört inzwischen zum selbstverständlichen Wissensgut eines guten Homöopathen. Den seelischen Hintergrund bilden die ungelösten und verdrängten Konflikte. In Analogie hierzu sind es körperlicherseits stagnierende Stoffwechselprozesse und unterdrückte Ausscheidungen, die von einem bereits degenerativen Zustand der Zellen dann mehr oder weniger schnell zur Neoplasma-Phase führen. Die Terrain-Sanierung wird also nach wie vor eine entscheidende Rolle bei der Krebsbehandlung spielen.

Wer sich intensiver mit den Möglichkeiten der homöopathischen Krebsbehandlung beschäftigen möchte, sei über die wertvollen Anregungen in Erwin Schlürens Buch hinaus, auf folgende Publikationen mit fast identischen Titeln hingewiesen: Zum ersten: J.C. BURNETT: *Die Heilbarkeit von Tumoren durch Arzneimittel* und zum zweiten: JOHN HENRY CLARKE: *Die Heilung von Tumoren durch Arzneimittel.*[12]

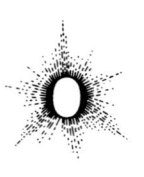

---

[12] Evtl. zu beziehen über den Homöopathie-Vertrieb Peter Irl, Auf der Schuchen 23, 82418 Seehausen, Tel. 08841-5998, Fax - 40383.

*„Der Höhepunkt unserer Reise war die Erkenntnis,
daß das Universum harmonisch, zweckvoll und schöpferisch ist.
Der Tiefpunkt lag in der Feststellung, daß sich die Menschheit
nicht dieser Erkenntnis gemäß verhält."*

EDGAR MITCHELL
(nach seinem Flug zum Mond)

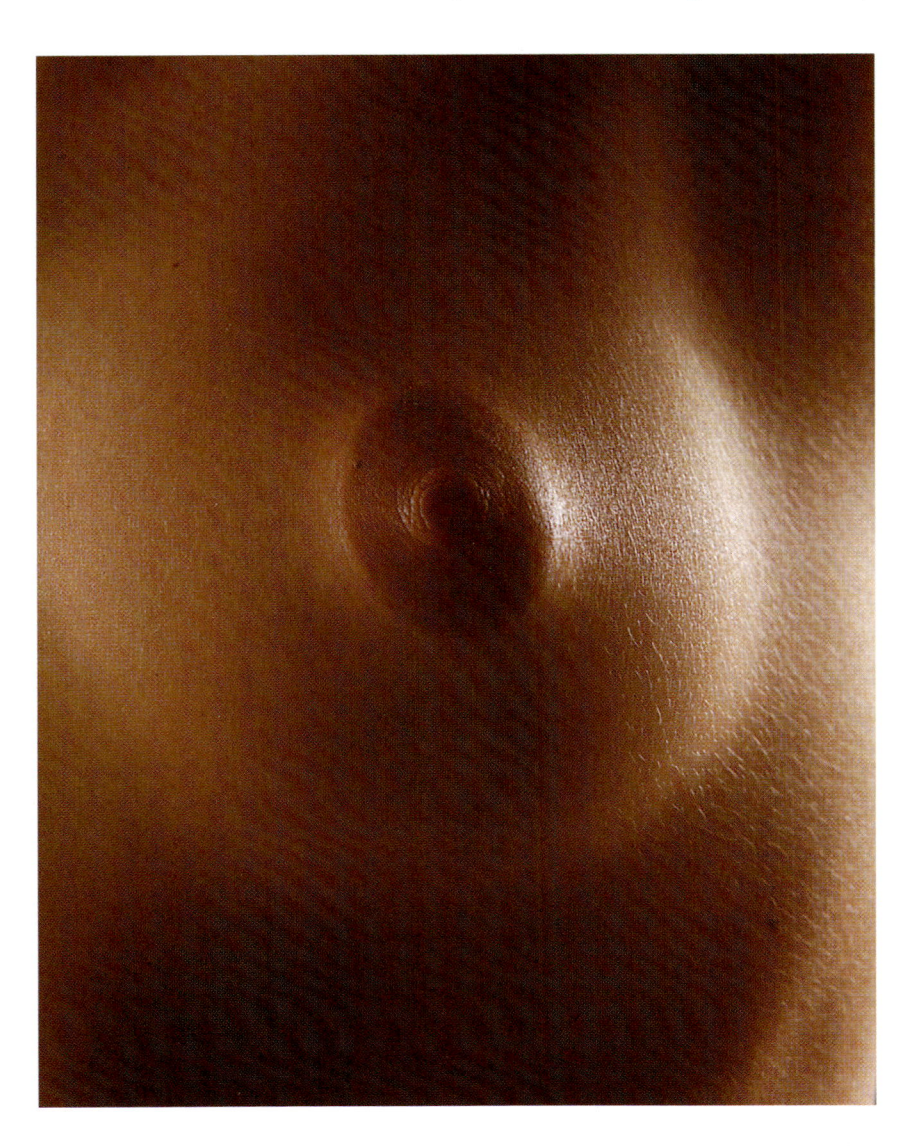

Weibliche Brüste
„Halbkugeln einer besseren Welt"

Wer anderes, als der ganzheitlich denkende „Psycho-Kosmonaut" GOETHE, könnte dieses Wort über den Busen der Frau geprägt haben.

Wenn also der innere Kosmos der Frau als einem empfindsamen und liebenden menschlichen Wesen in Ordnung ist, so wird sie auch eine schön gestaltete und gesunde Brust haben. Wo nicht, so können wir am Grad der Abweichung von ihrer ganz persönlichen Norm, unter Umständen Rückschlüsse ziehen, auf dahinter verborgenen Unstimmigkeiten im Bereich ihrer Seele.
In vielen Fällen abnormer Veränderungen des weiblichen Busens läßt sich mittels der Homöopathie auf sanfte Weise wieder ein Ausgleich erzielen.

Die Brust ist neben dem Schoß das wichtigste Organ der Frau, um Leben und Liebe zu spenden. So wie der Busen Liebe schenkt, bedarf er jedoch auch einer liebevollen Behandlung und eines Rückflusses an Energie. Bleiben psychische und physische Streicheleinheiten aus, so verkümmert oder entartet das Organ. Das vom Kleinkind häufig gebrauchte Wort „Mamma", ist wie man weiß, ein Synonym für die weibliche Brust. Verlangt ein Kind nach seiner Mamma, so meint es „Anlehnung, Schutz, Zärtlichkeit, Liebesaustausch, intime Berührung". Wir haben das schon fast vergessen.

Ein häufiger Kummer von Frauen ist ein

Zu kleiner Busen

In der Fachsprache heißt das: *Atrophia mammae*. Bei manchen Frauen steht dahinter die unbewußte Weigerung, sich mit ihrer Weiblichkeit zu identifizieren, sich selbst als Frau ganz anzunehmen. Es wird also der erfolgreiche „homöopathische Eingriff" unter anderem auch davon abhängen, ob diesbezügliche Konflikte ausgeräumt werden können und eine selbstbewußtere Haltung eingenommen wird, die sich mehr Liebe zugesteht. Davon hängt dann wiederum die Ausschüttung der entsprechenden Hormone ab.

Hauptmittel zur Vergrößerung des Busens sind vor allem die Jod-Verbindungen.

Mittel im 3. Grad:
Conium* (Erschlaffung und schmerzhafte Knoten)
Iodum*
(Brüste verkümmert, andere Drüsen vergrößert)
Kalium-jodatum*

Mittel im 2. Grad:
Chimaphila-umbellata
- Das *Wintergrün* (Knoten)
Kreosot - Buchenholzkreosot
(welkes Aussehen)
Natrium-muriaticum
Nitricum-acidum
Nux moschata - *Muskatnuß*
Secale cornutum - *Mutterkorn*

Mittel im 1. Grad:
Anantherum-muricatum - *Indische Gräser*
Arsenicum-album
Barium-carbonicum
Lac-deflorata - *Entrahmte Milch* (Erschlaffung)
Plumbum
Saccharum- album - *Weißer Zucker*
Sarsaparilla - die *Sarsaparillwurzel*

Das Synthetische Repertorium von BARTHEL-KLUNKER gibt in der Rubrik ATROPHIE VON DRÜSEN zusätzlich **Aurum, Chamomilla** und **Staphisagria** als möglicherweise wirkungsvoll im 2. Grad an.

ERWIN SCHLÜREN weist auf Agnus castus - das „*Keuschlamm*" hin, sowie Sabal-serrulata - die *Sägepalme*, (jeweils in der Urtinktur), - welche beiden die unterentwickelte Brust bei jungen Mädchen zu besseren Rundungen hin stimulieren würden.

Fast sicher darf man auch gewisse Erfolge erwarten, indem man eine rein organotrope Stimulation setzt und zwar mittels **Lac-caninum** - der potenzierten *Hundemilch* und / oder der schon weiter oben erwähnten *entrahmten Milch* - **Lac-deflorata**. Hierbei wird man sinnigerweise keine Hochpotenzen verwenden, sondern etwa eine Potenz D 4 oder D 6. Darüber hinaus kann man wohl von Calcium-carbonicum fast immer eine wohltuende Wirkung, nicht nur auf die Entwicklung des Busens, sondern der gesamten Persönlichkeit erwarten.

Um

Zu große Brüste

(*Hypertrophia mammae*) eventuell noch in Form zu bringen, kann man folgende zweiwertige Mittel versuchen:

Calcium-carbonicum
Conium
Graphit
Phytolacca

Eventuell mag es sinnvoll sein, auch in diesen Fällen versuchsweise erst einmal mit einer D 6 - D 12 beginnen und danach auf eine LM-Potenz überzugehen.

Auch mit Barium-carbonicum und Chimaphila hat man bei hypertrophen Brüsten unter Umständen noch Erfolg. Wo nicht - und wenn eine Operation zur Korrektur unumgänglich scheint -, wird man unter Verwendung von Arnica und Staphisagria zur besseren Wundheilung der Schnittverletzungen, eine optimale Begleittherapie zur Verfügung haben. Bei eiternden Narben verwenden wir Silicea, bei Verschwartungen von Narben, sog. *Keloiden,* hilft meist Graphit.

Eiskalte Brüste

werden oft durch **Medorrhinum** wieder zum Leben erweckt. Ein sicherer Hinweis auf dieses Mittel sind kalte Brustwarzen. Ansonsten kann man **Cocculus** versuchen oder **Cimicifuga**.

Eingezogene Brustwarzen

Diese Erscheinung des Sich-Zurückziehens, - ein Mangel an natürlicher Entfaltung und Ausstülpung - kann bereits auf ein Vorkrebsstadium hindeduten (*Praecanzerose*). Dementsprechend finden wir im Repertorium Mittel, wie sie auch bei Krebs zur Anwendung kommen können: Carbo-animalis, Condurango, Conium, **Nux-moschata** - die *Muskatnuß,* **Sarsaparilla*** und **Silicea**. Auch mit **Jodum** kann man Erfolg haben, wenn sonstige Symptome übereinstimmen, also z.B. starke Abmagerung bei gleichzeitigem Heißhunger und multiplen Drüsenschwellungen.
Bisweilen kommt es zu:

Absonderungen aus den Brustwarzen

Diese Erscheinung ist nicht mit dem natürlichen Milchfluß nach einer Entbindung zu vergleichen. Die besten Mittel hierfür sind Phosphor, Phelandrium - der *Wasserfenchel* und Phytolacca. Ist die Absonderung blutig-wäßrig, so hilft meist **Lycopodium** oder wiederum **Phytolacca**. Ein Milchausfluß ohne gleichzeitige Schwangerschaft kann nach **Lac-caninum** verlangen. Auch **Asa-foetida** - der *Stinkasant,* - ein iranisches Doldengewächs, kommt dafür infrage. Der letzteren Arznei eignet eine stark hysterische Komponente. Die Brüste sind dabei geschwollen, sowie äußerst berührungs- und erschütterungsempfindlich. Sondern diese schon vor der Pubertät Milch ab, so hilft **Pulsatilla**. Tritt das in auffallender Weise vor der Periode in Erscheinung, wählt man am besten **Cyclamen,** - das *Alpenveilchen.*

Überempfindlichkeit der Brustwarzen

gegenüber Berührung, reagiert bisweilen gut auf **Lilium-tigrinum**, besonders, wenn sonstige Symptome auf diesen Heilstoff verweisen. Auch **Helonias** - die *Einkornwurzel* kann in dieser Hinsicht Gutes tun. Solch eine *Hyperästhesie* kann sehr unangenehm sein und sich störend auf ein erfüllendes Liebesspiel auswirken. Das andere Extrem ist eine übermäßige sexuelle Erregung durch Berührung der

Warzen. Dagegen hilft **Murex** - die *Purpurschnecke* oder **Origanum**. Jedoch werden in unserem sexbesessenen Zeitalter die meisten Frauen hiergegen nichts einzuwenden haben.

Tumoren der Brüste

Hier gilt es zu unterscheiden zwischen einwandfrei diagnostisch abgesichertem Brustkrebs in mehr oder weniger fortgeschrittenem Stadium und mannigfachen nicht näher klassifizierten Verhärtungen, Knoten oder „Geschwülsten", die als *tumor* im Sinne der Urbedeutung des lateinischen Wortes zu bezeichnen und dementsprechend leichter zur Auflösung zu bringen sind.

In Ergänzung zur klinischen Blutuntersuchung empfehle ich die Anfertigung eines spagyrischen Blutkristalls. Die Analyse des Blutkristallisats läßt noch präzisere diagnostische Rückschlüsse im Hinblick auf den entzündlichen oder degenerativ veränderten Zustand eines jeden Organs sowie ganzer Systeme zu. Gleichzeitig geben sich spezifische Heilmittel in Form spagyrischer Essenzen und Substanzen zu erkennen.[13] Genaueres zu dieser Methode habe ich in meinem Werk *Homöopathie - das Kosmische Heilgesetz* ausgeführt.

Wenn ich hier in der Folge ein paar homöopathische Haupt-Arzneien benenne, die in solchen Fällen in eine Therapie welcher Provenienz auch immer, mit eingebracht werden können, so geht es überhaupt nicht darum, dem selbstverständlich zu konsultierenden Facharzt ins Gehege zu kommen. Es scheint mir vielmehr wichtig, den leidenden und im inneren Aufruhr befindlichen Frauen, ergänzende Möglichkeiten zu einer ursächlich wirkenden und sanften Behandlungsmethode aufzuzeigen, die natürlich im einzelnen Fall einer zusätzlichen Bestätigung durch den versierten homöopathischen Praktiker bedarf.

---

[13] HSI- Spagyrik-Labor, 38118 Braunschweig, Tel. 0531/ 25-647-25, Fax - / 25-647-95.

TUMOREN

Im übrigen muß selbst in fortgeschritteneren Fällen nicht immer gleich die ganze Brust geopfert und die damit die Selbstverstümmelung auf die Spitze getrieben werden.

Die Hauptmittel bei Tumoren der Brüste werden wohl immer sein und bleiben:
Conium* und **Phytolacca***. Letzteres, die Kanadische Kermesbeere, fehlte in fast keiner Rezeptur des für seine spektakulären Heilungen bekannten amerikanischen Arztes ELI G. JONES, M.D, der seine über 40-jährigen Erfahrungen auf diesem Gebiet in zwei Büchern niederschrieb, die unter den Titeln *Rational Treatment of Cancer* und *Cancer-Its Causes, Symptoms and Treatment*, der Nachwelt überlieferte.[14] Durch wiederholte Anwendung seiner speziellen Rezepturen gelang es Eli Jones sogar, riesige Krebsgeschwülste nach einiger Zeit sauber aus den von ihnen befallenen Brüsten herauszulösen.

Da Krebs eine Allgemeinerkrankung ist und niemals nur isoliert oder lokal betrachtet werden sollte, ist selbstverständlich eine Sanierung des gesamten körperlichen und seelischen Terrains unabdingbar. Darüber hinaus ist oft ein Bruch mit bisherigen Gepflogenheiten und Lebensumständen erforderlich.

KENT gibt in seinem Repertorium neben Conium und Phytolacca als weitere Mittel bei Tumoren der Brüste die folgenden Pharmaka im 2. Grad an:
Carbo-animalis - die *Tierkohle*
Condurango - ein *Peruanisches Schwalbenwurzgewächs*
Lachesis
Phosphor
Silicea
An einwertigen Mitteln sind noch Kalium-jodatum, Sanguinaria und Secale-cornutum angeführt.

---

[14] Indische Nachdrucke der amerikanischen Ausgaben sind erschienen bei B.Jain Publishers, Chuna Mandi, Paharganj, New Delhi-110055 und vielleicht noch oder wieder erhältlich über den Homöopathie-Vertrieb PETER IRL in 82418 Murnau-Seehausen, Tel. 08841-5998, Fax - 40383.

WEIBLICHE BRÜSTE

Relativ häufig kommt es zu Schwellungen und Verhärtungen nach Stoß, Schlag oder Fall. Hier helfen am besten **Bellis** und / oder **Conium**.

Kent unterscheidet übrigens ebenfalls nach Tumor und Krebs, wobei die Krebsrubrik zahlreiche weitere Mittel enthält, wie z.B. die hier dreiwertig vermerkten Heilstoffe **Mercurius-solubilis*** und **Graphit***. Die Übergänge vom Tumor zum Krebs sind wie immer und überall fließend.
Unter den vielen zweiwertigen Pharmaka sind vielleicht besonders hervorzuheben: **Apis, Argentum-nitricum, Aurum-arsenicum, Arsenicum-jodatum, Hepar-sulfur, Hydrastis, Lycopodium, Nitricum-acidum, Psorinum, Sanguinaria und Sepia**.

Klein und feingedruckt ziert diese Rubrik sogar noch die Nosode Tuberkulinum, ein Hinweis, daß eine tuberkulöse Vorgeschichte innerhalb der familiären Anamnese durchaus krebsfördernd sein kann.

Sind die Achseldrüsen mitbefallen, so verspricht **Asterias-rubens** - der *Rote Seestern* einigen Erfolg. Auch Arsenicum-jodatum, **Barium-carbonicum** und Petroleum können hier hilfreich sein. Bei einer Entzündung der Lymphgefäße (*Lymphangitis*) septischen Ursprungs, hilft vor allem **Bufo*** - das Krötengift.

Auf die mannigfachen und unterschiedlichen Schmerzen in den Brüsten können wir hier nicht weiter eingehen.
Einiges wird weiter unten noch zur Sprache kommen, im Kapitel über die Menstruation, sowie dem über die Entbindung und die Zeit danach.
Der diesbezügliche Wissensdurst der interessierten Leserin wird jedoch aufs beste gestillt in Erwin Schlürens schon erwähnter Publikation, von welcher derzeit die 8. Neuauflage geplant ist.
Auch was die homöopathische Carcinom-Behandlung angeht, erhält der Leser sehr detaillierte Angaben in diesem Buch.

„Vergiß nicht, daß allein Dein Lieben zählt,
nicht der Mensch, den du liebst:
Denn deine Liebe ist es, die dich nährt."

OMRAAM MIKHAEL AIVANHOV

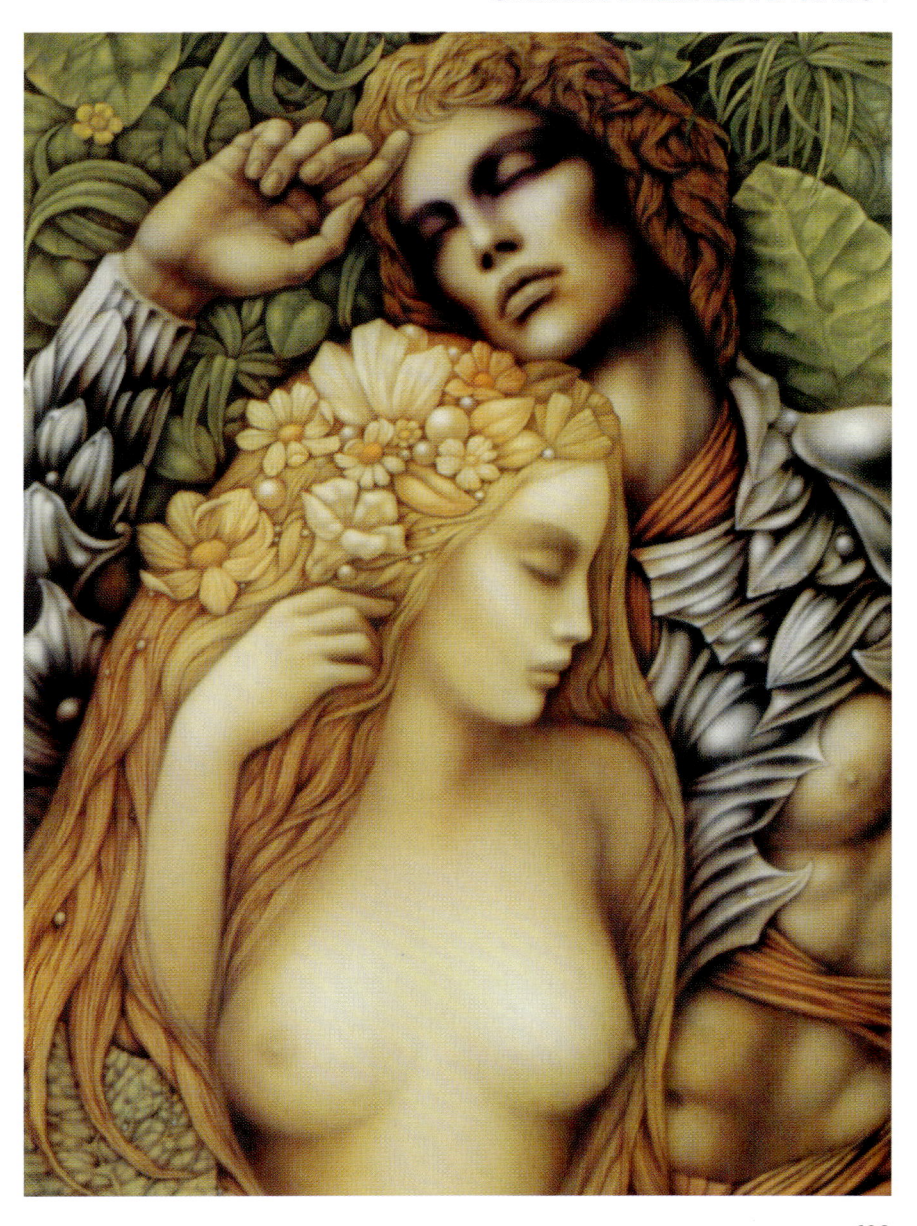

MYSTIK - MAGIE - MENSTRUATION

Über dieses Thema könnte ohne weiteres ein ganzes Buch geschrieben werden. Die monatliche Blutung ist an sich schon ein mystisches Geschehen, das die Frau in die gesetzmäßigen Abläufe des Kosmos einbettet. Entzieht sie sich durch eigenwillige Egoprozesse (siehe Kapitel „Todsünden") diesem von höherer Seite inszenierten zyklischen Geschehen, so kommt es zu mehr oder weniger schmerzhaften Erscheinungen, Symptomverschiebungen, Ausfällen oder depressiven Verstimmungen, welche im Grunde nichts anderes darstellen, als ein Hinweis der Seele, daß der Lebenskraft verweigert wird, ihren natürlichen Fließbewegungen zu folgen. Letztlich liegt es immer daran, daß das Bewußtsein noch nicht weit genug entwickelt ist, um mit bestimmten Situationen anders und besser umzugehen, als das im jeweiligen Fall praktiziert wird. Findet, - z.B. induziert durch ein homöopathisches Mittel -, ein Umdenken statt, dann regelt sich auch „die Regel" wieder ein. Wer ebenso unbeeinflußt von Anfechtungen bleibt, wie unbeeindruckt durch Anfeindungen, wer keinerlei Erwartenshaltungen mehr aufbaut und somit auch nicht enttäuscht werden kann, wer keine Anhaftungen an Gegenstände und Besitz und keine Anbindungen an Menschen mehr hat, der ist nicht nur mit sich und seinem Gott in Reinen, sondern wird sich auch einer vollkommenen Gesundheit erfreuen. Aber wer kann das schon.

Das sind Idealzustände, denen ein JESUS, BUDDHA, ST. GERMAIN, YOGANANDA, RAMTHA und einige andere auferstandene Meister gerecht wurden. Wir können nur von Fall zu Fall und anhand selbst erzeugter schicksalhafter Situationen lernen, allmählich leichter und kreativer mit den Herausforderungen des Lebens umzugehen.

Wenn wir Mystik verstehen wollen als das „geheimnisvolle Streben nach Vereinigung mit dem Göttlichen durch Versenkung" und Magie als die „Beschwörung übersinnlicher Kräfte durch ein Wissen um kosmische Gesetze", dann läßt sich vermuten, daß ein naturgegebener Ablauf wie der mondphasengebundene, monatliche Zyklus der Frau ein feiner Seismograph ist, welcher anzeigt, inwieweit die Regeln des im eigenen Inneren waltenden Gottes befolgt werden oder nicht.

Wenn also eine Frau „ihren Mond nicht lebt", was einem Mangel an Verehrung der eigenen Weiblichkeit gegenüber gleichkommt, dann wird auch die an den äußeren Mond gebundene Regelmäßigkeit aus ihrer Ordnung fallen.

Ich erinnere mich eines Buches mit einem ähnlichen Titel, wie der für dieses Kapitel gewählten Überschrift[15], das von einer Gruppe von 8 Frauen handelt, die das Experiment unternahmen, ein halbes Jahr ohne Männer und zurückgezogen von der Gesellschaft in der Einsamkeit zu verbringen. Sie taten das, um sich selbst besser kennenzulernen, ihre Emotionen zu beobachten, ihre intuitiven Kräfte wieder zu erwecken und in Ruhe neue Wahlmöglichkeiten für ein verändertes Verhalten nach ihrer Rückkehr zu kreieren. Nachdem die großstadtbedingte Reizüberflutung entfiel und die eigenen Energien zum großen Teil nach innen gewendet werden konnten, stellten die Frauen fest, daß sie fähig waren, auf eine völlig neue Art und Weise mit sich und ihrem Körper in Zwiesprache zu treten. Sie lernten, willentlich und durch die Kraft ihrer inneren Vorstellung ihre Menstruation zu beeinflussen und vollkommen zu harmonisieren, ja sie lernten sogar, mit ihren Eierstöcken so zu kommunizieren, daß sie einen Eisprung erzeugen oder auch verhindern und damit eine Empfängnis nach Belieben steuern konnten.

Wir können und wollen nicht auf die unzähligen Möglichkeiten und Modalitäten eingehen, die im Zusammenhang mit einem gestörten Regelablauf stattfinden können. Soweit das nicht beiläufig schon an anderer Stelle geschehen ist, beschränke ich mich hier bewußt auf ein paar Angaben, mit denen die an Homöopathie interessierte Frau mit einiger Aussicht auf Erfolg günstige Veränderungen bei ihrer Regel induzieren kann. Wo nicht, empfehle ich wie immer, einen versierten homöopathischen Arzt aufzusuchen.
Insgesamt läßt sich sagen, daß die homöopathische Behandlung von Gemütszuständen, welche zu hormonellen Störungen führen, ein sehr dankbares und erfolgversprechendes Feld ist.

---

[15] ROSEMARY L. RODEWALD: *Magie, Heilen und Menstruation.* Siehe Bibliographie.

*„Intuition ist der kreative Sprung
jenseits Eurer Anstrengungen."*
ROSEMARY L. RODEWALD

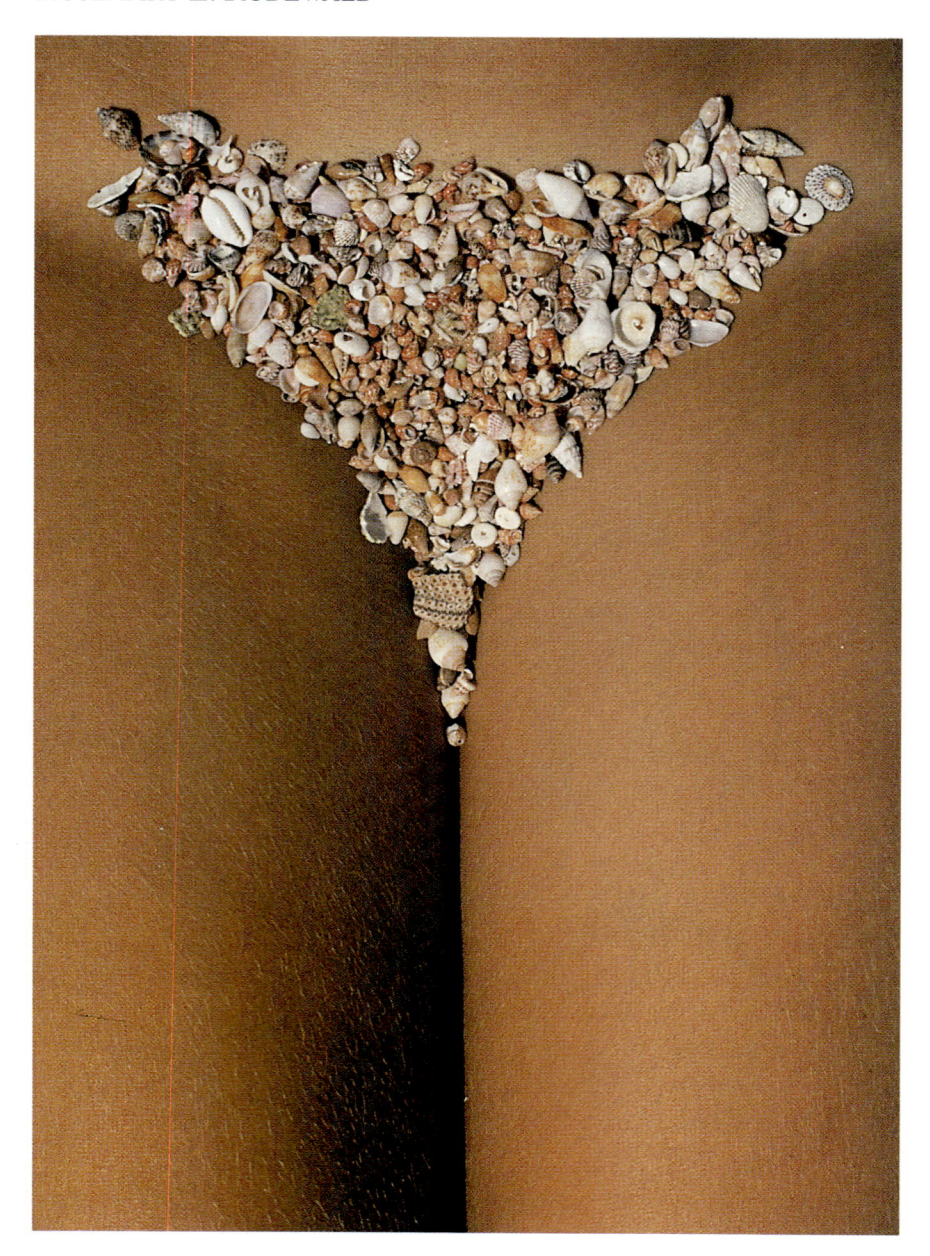

Unterdrückung der Menstruation
(Amenorrhoe)

Beginnen wir mit der Betrachtung von Heilstoffen für das mehr oder weniger plötzlich auftretende Ausbleiben der monatlichen Blutung.
Bei jungen Mädchen in der Pubertät, die sich noch nicht mit ihrer Rolle als Frau identifizieren können, welche Schwierigkeiten damit haben, sich auf das andere Geschlecht einzulassen und bei denen die monatliche Regel ganz oder teilweise ausbleibt oder zumindest sehr schwach verläuft und mit großen Schmerzen verbunden ist, kann je nach Typ und Charakter eines der folgenden Mittel versucht werden:
Pulsatilla* oder **Ferrum-metallicum.**
Beide haben sie Probleme damit, auf den Anderen zuzugehen, also ihre „Aggression" im ursprünglichen Sinn des Wortes zu leben. Ferrum errötet zudem leicht vor Verlegenheit oder bei Erregung und neigt zu häufigem Nasenbluten, wohingegen die Haut im allgemeinen blaß ist und Eindrücke mit einem stumpfen Gegenstand längere Zeit weißliche Dellen hinterlassen.

Ist die Regel unterdrückt oder verläuft sie sehr spärlich, ist jedoch verbunden mit gleichzeitigen schrecklichen Koliken, so wird das der Venus unterstellte **Cuprum** - fast generell fürs erste - Erleichterung, vielleicht sogar endgültige Hilfe bringen können. Wo nicht, ist ein der individuellen Beschwerde bestmöglich angepaßtes Mittel entsprechend der üblichen anamnestischen Vorgehensweise ausfindig zu machen.

Das Ausbleiben der Regel nach Ärger und Zorn

Chamomilla - Ausgesprochen zorniges Gemüt. Dem Ärger wird lautstark Ausdruck gegeben. Oft verbunden mit Schlaflosigkeit.
China - Ärger, verbunden mit Enttäuschung
Colocynthis - Ärger von Frauen, die ihre Hausarbeit nicht gerne verrichten. Die krampfartigen Schmerzen sind so stark, daß die Patientin sich krümmt und mit den Händen den Bauch preßt.

MENSTRUATIONS-ANOMALIEN

Staphisagria - Stiller Ärger mit Empörung, oft ohne Aufbegehren, aber mit Zorn auf die eigenen Fehler.
Auch diese Patientin neigt zur Schlaflosigkeit, ist tagsüber todmüde und kann abends nicht einschlafen.
Nux-vomica - der streitsüchtige, virile Typ mit „Haaren auf den Zähnen".

Das Ausbleiben der Regel durch starke Gemütsbewegungen

Hier finden wir eine einzige Arznei. Es ist **Cimicifuga** - die *Silberkerze,* auch *Wanzenkraut* genannt. Auffallend ist ein abwechselndes Auftreten von Gemütssymptomen und körperlichen Zeichen, also zum Beispiel ein Wechsel von - allerdings meist schmerzhaftem - Regelfluß, bei heiterem Gemüt und dann wieder einem oft monatelangem Ausbleiben der Blutung, bei gleichzeitiger depressiver Verstimmung.
Dieser Wechsel von Körper-und Gemütssymptomen ist, wie schon an anderer Stelle bemerkt, noch drei weiteren Mitteln zueigen, die alle einen ausgesprochenen Bezug zur Sexualsphäre haben, nämlich: Crocus-sativus, Lilium-tigrinum und Platina.

Mit besagtem Cimicifuga konnte ich einmal sehr eindrucksvoll einer Frau in mittleren Jahren helfen, welche - nach einer heftigen Aufregung -, gemütskrank wurde, woraufhin die Regel 10 Monate lang ausblieb, bis zur Einnahme des *Wanzenkrauts* in einer LM 12-Potenz. Daraufhin erschien die unterdrückte Blutung innerhalb weniger Tage und die vorher vorhandene Depression war wie weggeblasen.

ERWIN SCHLÜREN gibt beim Ausbleiben der Regel nach heftigen Gemütserregungen noch Ignatia und Nux-moschata an.

Das Ausbleiben der Regel nach Durchnässung

Mittel im 2. Grad
Calcium-carbonicum

Dulcamara - das *Bittersüß,* ein fast über die ganze Erde verbreitetes Nachtschattengewächs mit einem besonderen Bezug zum Wasser. Es wächst gerne in der Nähe von Tümpeln, Bächen und Gebirgsseen.
Helleborus - die *Christrose*
Pulsatilla
Rhus-toxicodendron - der *Giftsumach*
Senecio-aureus - das *Kreuzkraut,* ein Korbblütler der Sümpfe Nordamerikas und der afrikanischen Hochgebirge (Ruwenzori).

Mittel im 1. Grad
Aconit
Nux-vomica

Um eine Unterdrückung der Menses speziell nach nassen Füssen wieder in Gang zu bringen, haben sich als besonders erfolgversprechend die folgenden Arzneien erwiesen:

Mittel im 3. Grad	Mittel im 2. Grad
Pulsatilla*	**Aconit**
Rhus-toxicodendron*	**Graphit**
	Helleborus
	Natrium-muriaticum

Das Ausbleiben der Regel durch Kummer

Bei Unterdrückung der Menses durch Kummer haben wir verschiedene Möglichkeiten. Das Hauptmittel ist und wird immer bleiben: **Ignatia.** Man lese die im Kapitel über die Frigidität dargebotene eingehendere Beschreibung dieser Arznei.
Sodann stehen in solchen Fällen, - je nach ebenfalls an anderer Stelle beschriebener charakterlicher Veranlagung, - noch zur Verfügung:
Aurum - bei manischer Depression mit Herzleiden.
Causticum - bei sich aufopfernden, stark mitleidenden Frauen, mit Neigung zur chronischen Heiserkeit oder - bei jungen Mädchen -, zum Bettnässen.

MENSTRUATIONS-ANOMALIEN

Cocculus - eine aus den Samen einer *indischen Menispermacee* potenzierte Arznei. Dies ist übrigens eines der beliebtesten Mittel bei Seekrankheit. Demzufolge wird daran zu denken sein, wenn die Menstruation begleitet ist von großer Übelkeit, welche sich bei jeder Bewegung - z.B. beim Autofahren - verschlimmert.
Lachesis - bei sehr schnippischen, hochmütigen und eifersüchtigen Frauen.
Lycopodium - bei Mädchen oder Frauen mit gelblichem Teint, welche bei jeder Gelegenheit „sauer" sind, denen also die sprichwörtlichen „Läuse über die Leber laufen," was sich im Gesicht oft durch ausgeprägte Stirnfalten oder frühzeitig nach unten verlaufende Mundwinkel und ausgeprägte Nasolabialfalten bemerkbar macht.
Natrium-muriaticum - bei wortkargen und sehr zur Magersucht neigenden jungen Mädchen. Beim

Ausbleiben der Regel speziell nach enttäuschter Liebe

Helleborus
Ignatia
Natrium-muriaticum
Phosphoricum-acidum.

Das Ausbleiben der Regel nach Absetzen der Pille

Lachesis
Nux-vomica
Pulsatilla
Sulphur

Wenn der Regelablauf durch frühzeitige und anhaltende Einnahme der Antibabypille gestört sein sollte, so ist meist **Sulphur** das Mittel der Wahl, es sei denn, es weisen ein paar eindeutige Anzeichen auf **Nux-vomica**, wie z.B. Drehschwindel oder Übelkeit nach Einnahme der Pille. Auch Sepia kommt eventuell bei Störungen nach Pilleneinnahme infrage.

UNTERDRÜCKUNG

Das Ausbleiben der Regel nach Schreck

Mittel im 2. Grad
Aconit
Kalium-carbonicum
Lycopodium
Opium

Mittel im 1. Grad
Bryonia - die *weiße Zaunrübe*
Calcium-carbonicum
Coffea
Gelsemium
Nux-vomica

Das Ausbleiben der Regel nach Stillen (speziell nach Abstillen)

Sepia

Das Ausbleiben der Regel nach Unterkühlung

Mittel im 2. Grad
Cimicifuga

Coccus-cacti - die *Nepal-Schildlaus*
Conium
Dulcamara
Pulsatilla
Sepia

Mittel im 1. Grad
Aralia-racemosa - *amerikanische Narde*
Bryonia
Nux-moschata
Nux-vomica
Podophyllum
Senecio - das *Kreuzkraut*
Sulphur

Bleibt die Regel nach einem zu kalten Bad aus, so empfiehlt KENT als einzig infrage kommende Arznei **Aconit**.

Das Ausbleiben der Regel nach körperlicher Überanstrengung

Cyclamen - das *Alpenveilchen.* Eignet sich besonders nach anstrengenden Bergtouren oder einem heißen Tanzvergnügen.
Nux-moschata - die *Muskatnuß,* ein Mittel bei großer Trockenheit der Mundschleimhaut in Verbindung mit ausgeprägter Schlafsucht.

Das Ausbleiben der Regel nach Überhitzung

Bryonia - die *Weiße Zaunrübe*
Cyclamen

„*Wenn eine Frau ihren Mond verletzt,
so beleidigt sie auch ihr Blut.
Ihr Schoß weint dann
die Tränen ihrer Seele.*"

PETER RABA

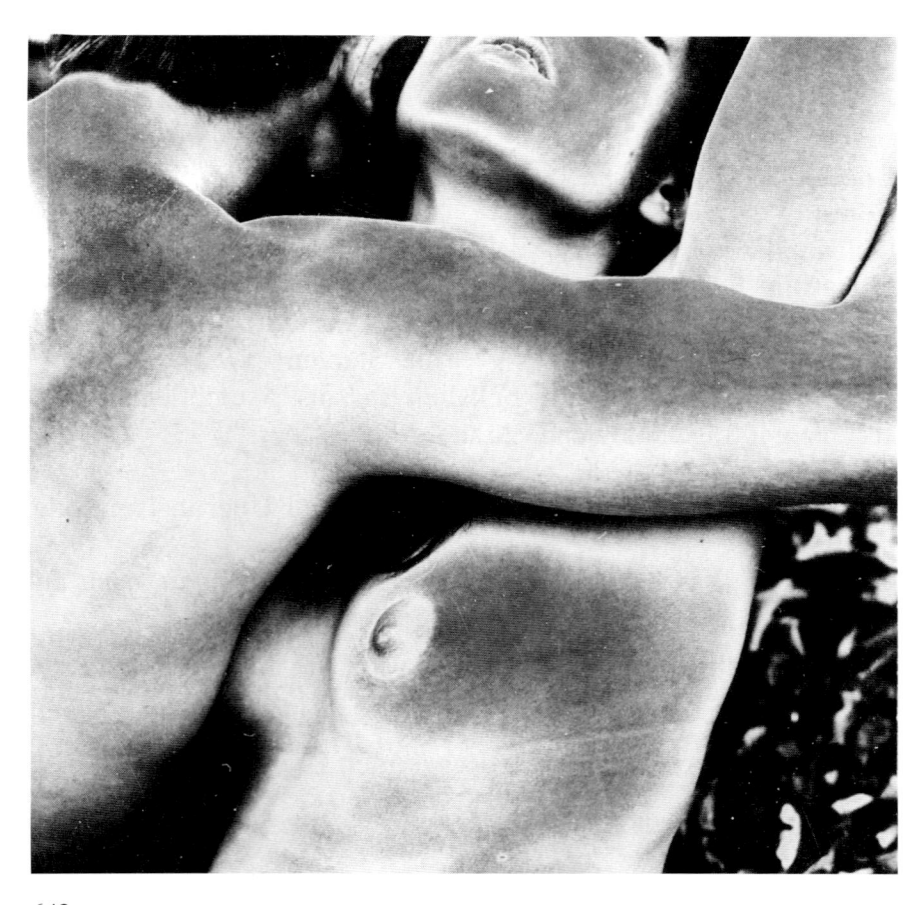

Zu starke Menstruationsblutung
(Metrorrhagie)

(Ausschluß von Carcinom-Erkrankungen ist unbedingt erforderlich!)

Die zu starke Blutung kann ebenso wie die zu schwache oder ganz ausbleibende auf vielerlei Ursachen zurückzuführen sein. Auch hier führe ich wiederum nur einige wichtige Arzneien an, die bei einwandfrei feststellbaren kausalen Zusammenhängen erfolgversprechend sind. Zunächst jene Mittel, die zur Anwendung kommen können, wenn es zu diesen übermäßigen Blutungen als Teil einer Allgemeinstörung, in den Wechseljahren der Frau kommt.

Metrorrhagie im Klimakterium

Mittel im 3. Grad
Calcium-carbonicum*
Lachesis*
Sepia*
Sulphur*

Mittel im 2. Grad
Aletris-farinosa- *nordamerik. „Kolik-Wurzel"*
Aloe
Carbo-vegetabilis
Crocus-sativus - *Safran*
Ferrum-metallicum
Medorrhinum
Murex
Nux-vomica
Plumbum
Psorinum
Pulsatilla
Sabina
Sanguinaria
Secale-cornutum
Trillium-pendulum - ein *nordam. Liliengewächs*
Ustilago-maydis - der *Maisbrand*

MENSTRUATIONS-ANOMALIEN

Psorinum
kommt auf keinen grünen Zweig

Von dieser großen Auswahl an zweiwertigen Arzneien, dürfte **Psorinum,** als *das* Psoramittel schlechthin, besonderer Beachtung wert sein. Vergessen wir nicht: Letztlich gibt es keine „Allergie" ohne dahinterliegende *psora,* keine schwere Stoffwechsel- oder Hormonstörung, kein klimakterisches Herzrasen, ohne daß sich auf diese Weise irgend ein Kopf dieser Hydra, genannt Psora, in Form einer „Säfteentmischung" bemerkbar machen würde. Psorinum reagiert gegenüber allem allergisch.

Der Sturz aus dem Paradies der Einheit des Fühlens, Denkens und Handelns, wird wohl durch keine Arznei so unmittelbar zum Ausdruck gebracht, wie durch diese große Nosode. Es ist sozusagen das sprichwörtliche Mittel des Urübels und der Erbsünde. Psorinum fühlt sich nicht eingebettet in dieses Universum, sondern von Gott verstoßen. Das zeigt sich an den ewigen Klagen, an der inneren Armut, an der Angst um die Zukunft und um das eigene Seelenheil, an der völligen Verzeiflung um die eigene Genesung. Psorinum, das ist - im Extremfall - der arme, krätzebedeckte Hiob oder Lazarus, der pessimistische Penner, dem es ständig die Ernte verhagelt und der sein Brot im Schweiße seines Angesichts verdienen und essen muß, der Griesgram, der nichts mehr vom Leben erwartet, weil alles sowieso keinen Sinn hat. Psorinum ist fatalistisch und faul, der sprichwörtliche Verlierertyp. Seine Angst vor Verarmung und geschäftlichem Ruin bringt ihm genau das ein, was er befürchtet. Er - oder sie - verlangt nach Gesellschaft, aber kann sie nicht ertragen wenn sie zuteil wird. Es fällt ihm ausgesprochen schwer, Freude mit anderen zu teilen. Er erzählt ständig von seinen Leiden, erschrickt, wenn er angesprochen wird und verfällt in eine Art Handlungslähme, aus lauter Angst, Fehler zu machen. So manövriert er sich sowohl innerlich wie äußerlich in eine Unterfunktion auf allen Ebenen hinein. Die innere Stagnation führt zu schrecklichen Körperausdünstungen von faulig-aashaftem Geruch. Die Haut versucht einen Teil der unterdrückten Gifte auszuscheiden, was nur höchst unvollkommen gelingt, solange die seelische Haltung sich nicht verändert. In seiner Unterwürfigkeit läßt er über sich verfügen, und lebt sein inneres Aufbegehren und „Aus-der-Haut-fahren-wollen" in einem ständigen Juckreiz aus, der ihn zur Verzweiflung treibt. Besonders nachts, beim Warmwerden im Bett treibt ihn das Hautjucken aus den Laken heraus. Auch Heißhungeranfälle nachts sind darüber hinaus nichts Ungewöhnliches.

Diese Schilderung ist überzeichnet, um klarer herauszustellen, was typisch ist für diese Arznei, die aus der Absonderung von Krätzebläschen gewonnen und potenziert wird. Es muß also keineswegs zu solch extremen Ausdrucksformen bei einem Menschen kommen, damit dieses Mittel seine wohltuende Wirkung entfalten kann. Unter Umständen genügen ein bis zwei herausragende Zeichen, wie zum Beispiel eine hartnäckige Reaktionslosigkeit gegenüber gut gewählten Heilstoffen oder eine Zeit auffallenden Wohlbefindens immer kurz vor dem Ausbruch einer Erkrankung, wie Asthma, einer Sinusitis oder einer heftigen Migräne.
Alle Hautsymptome verschlechtern sich durch den Kontakt mit Wasser, weswegen sich der Psorinum-Patient nicht gerne wäscht und oft einen leicht schmuddeligen Eindruck macht, der den Homöopathen auch an Sulphur erinnert. Bisweilen ergänzen sich die beiden Mittel oder folgen gut aufeinander. Jedoch ist der Psorinum-Bedürftige eher ein frösteliger Typ, welcher nach warmer Kleidung verlangt und jeden Luftzug scheut, wohingegen Sulphur, - seiner feurigen Natur zufolge -, in der Regel an Hitze leidet und auch im Winter manchmal nur mit Hemd bekleidet, herumläuft.

Für die Frau im Klimakterium kann Psorinum mitunter zu einem Überraschungserfolg werden und in seiner wohltuenden Wirkung weit über das hinausgehen, weswegen es eingenommen wurde.

Doch gehen wir weiter:

MENSTRUATIONS-ANOMALIEN

Metrorrhagie bei

Kleinen Mädchen **Cina**
Mageren Frauen **Secale-cornutum**
Großen Frauen **Phosphor**
Schwächlichen Frauen **Ferrum**
Psorinum
Sulphur

Metrorrhagie nach Ärger

Ipecacuanha - die *mexikanische Brechwuzel*
Kalium-carbonicum

Metrorrhagie nach Coitus

Argentum-nitricum*
Kreosot*
Arnica
Arsenicum-album
Hydrastis
Sepia [16]
Tarentula

Metrorrhagie nach Eisenmißbrauch

Die Unsitte, wegen eines festgestellten Eisenmangels eisenhaltige Tonika im Überfluß zu sich zu nehmen, kommt leider ziemlich häufig vor. Wenn die Patientin lernt, dem Marsischen Prinzip in ihrem Leben besser Ausdruck zu verleihen, indem sie sich mutiger den Herausforderungen des Lebens stellt, verschwindet der Eisenmangel meist von selbst und der rote Blutfarbstoff, das Hämoglobin, dessen Zentrum das Ferrum-Atom bildet, steigt auf seinen normalen Wert von 14-18 g / 100ml Blut. Eine Substitution mit

---

[16] Vergl. den im Kapitel **Verstümmelungen und Verletzungen** - (Ausschabung) von CLAUDIA BERNHARD geschilderten Fall einer starken Blutung, jedesmal nach Geschlechtsverkehr.

Eisen ist also gleichsam eine Krücke und beseitigt nicht die dahinter versteckte Unfähigkeit, dasselbe zu assimilieren. Deshalb stimuliert ein homöopathisches Mittel, das eben diesem Manko entgegenwirkt, wie z.B. Natrium-muriaticum, ungleich nachhaltiger und ursächlicher, weil es die Seelenhaltung korrigiert, einen Lernprozeß einleitet und so dem Menschen neue Wahlmöglichkeiten für kreativere Verhaltensweisen erschließt.

Haben sich nun durch ein Übermaß an Eisenzufuhr die Prüfungssymptome des Mittels ergeben, zu denen unter anderem auch eine besonders starke Menstruationsblutung gehört, so ist das einzige und wohl beste Mittel zur Korrektur und Aufhebung der Symptomatik **Pulsatilla,** - dies natürlich nur, wenn sichergestellt oder zumindest höchstwahrscheinlich ist, daß die Metrorrhagie auch hierdurch ausgelöst wurde.

Metrorrhagie nach Gemütsbewegungen (Erregung)

Mittel im 2. Grad
Calcium-carbonicum
Chamomilla
Silicea

Mittel im 1. Grad
Aconit
Belladonna
Bryonia
Cocculus
Crocus
Hyoscyamus
Natrium-muriaticum
Phosphor
Platina
Pulsatilla
Sepia
Stramonium
Sulphur

MENSTRUATIONS-ANOMALIEN

Metrorrhagie durch Myome

Mittel im 3. Grad
Phosphor*

Mittel im 2. Grad
Calcium-carbonicum
Hydrastis-canadensis - die *Kanadische Gelbwurz,* ein Sauerdorngewächs
Sabina - der *südeurop. Sadebaum*
Sulphur

Mittel im 1. Grad
Calcium-phosphoricum
Lycopodium
Mercurius-solubilis
Nitricum-acidum
Silicea
Sulfuricum-acidum

Metrorrhagie durch Polypen

Mittel im 2. Grad
Calcium-carbonicum
Conium-maculatum

Mittel im 1. Grad
Belladonna
Lycopodium
Phosphor
Thuja

Metrorrhagie nach Schreck

Mittel im 2. Grad
Calcium-carbonicum

ZU STARKE BLUTUNG

Mittel im 1. Grad
Aconit
Belladonna
Nux-vomica

Metrorrhagie beim Stillen
Silicea

Metrorrhagie nach Stuhlgang

Mittel im 3. Grad
Ambra*

Mittel im 2. Grad
Lycopodium

Metrorrhagie durch Tumoren
(In jedem Fall ist fachärztliche Untersuchung angesagt)

Mittel im 3. Grad
Apis*
Lachesis*
Lycopodium*

Mittel im 2. Grad
Arsenicum-album
Barium-muriaticum
Calcium-carbonicum
Colocynthis
Jodum
Platina
Podophyllum

Mittel im 1. Grad
Apocynum-cannabinum - der *hanfartige Hundswürger*, ein Hundsgiftgewächs Nordamerikas
Arsenicum-jodatum

MENSTRUATIONS-ANOMALIEN

Fluoricum-acidum
Graphit
Hepar-sulfur
Staphisagria
Stramonium
Syphilinum
Thuja
Zincum

Ähnliches gilt für **Cysten und Tumoren der Eierstöcke** (*Ovarien*)
Das Hauptmittel für linksseitige Cysten ist **Lachesis***.
Das Hauptmittel für rechtsseitige Cysten ist **Lycopodium***.
Apis oder **Podophyllum** - der nordamerikanische „*Entenfuß*" kann ebenfalls in beiden Fällen gefragt sein.
Auch hier geht der erste Gang natürlich wieder zum Facharzt.
Man bedenke aber darüber hinaus, daß sich hinter solchen Erscheinungen sehr oft sykotische Muster verbergen. Auch nach operativen Eingriffen verschwindet in der Regel nicht die Neigung zu Stellvertreter-Symptomen an anderen Örtlichkeiten! Dann ist unbedingt eine homöopathische Ursachen-Therapie angesagt, welche des öfteren Arzneien wie Medorrhinum, Thuja oder Nitricum-acidum auf den Plan ruft.

Metrorrhagie nach Überanstrengung

Mittel im 3. Grad
Ambra*
Calcium-carbonicum*
Erigeron* - das *Kanadische Berufskraut,* ein Korbblütler

Mittel im 2. Grad
Aurum
Bovista
Crocus-sativus
Nitricum-acidum
Trillium-pendulum

Mittel im 1. Grad
Millefolium - *Schafgarbe*
Rhus-Toxicodendron

ZU STARKE BLUTUNG

Metrorrhagie nach Verletzung und Erschütterung

Die Hauptmittel sind und bleiben wohl **Arnica** und **Rhus-toxicodendron** sowie **Secale-cornutum.** Bisweilen können auch Pulsatilla, Ruta oder Sulfur hilfreich sein.

Metrorrhagie während und nach den Wehen

Mittel im 3. Grad
Erigeron* - das *Kanadische Berufskraut*
Hamamelis* - der *Virginische Zauberstrauch*
Ipecacuanha* - die *Brasilianische Brechwurzel*
Sabina* - der *Südeuropäische Sadebaum*
Secale-cornutum* - das *Mutterkorn*

Mittel im 2. Grad
Arnica - der *Bergwohlverleih*
Belladonna - die *Tollkirsche*
Chamomila - die *Echte Kamille*
China - der *Chinarinden-Baum*
Cinnamonum - *Ceylon-Zimt*
Crocus-sativus - der *Safran*
Ferrum-metallicum - *Metallisches Eisen*
Hyoscyamus - das *Bilsenkraut*
Phosphor - der *gelbe Phosphor*
Platina - das *Metall Platin*
Ustilaga-maydis - der *Beulen-Maisbrand*

Metrorrhagie nach Zorn
Chamomilla - die *echte Kamille*
Staphisagria - der *Rittersporn*

MENSTRUATIONS-ANOMALIEN

Metrorrhagie zwischen den Perioden
(sog. „Zwischenblutungen")

Mittel im 3. Grad
Calcium-carbonicum* - *Austernschalenkalk*
Chamomilla* - *Echte Kamille*
Ipecacuanha* - *Brasilianische Brechwurzel*
Phosphor* - *Gelber Phosphor*
Rhus-toxicodendron* - *Giftsumach*
Sabina* - *Südeuropäischer Sadebaum*
Silicea* - *Echter Feuerstein (Quarz, Bergkristall)*

Mittel im 2. Grad
Ambra - *Krankhaftes Sekret des Pottwals*
Arnica - *Bergwohlverleih*
Belladonna - *Tollkirsche*
Bovista - *Riesenbovist*
Cimicifuga - *Silberkerze (Wanzenkraut)*
Cocculus - *Indische Kockelskörner*
Crocus-sativus - *Safran*
Secale-cornutum - *Mutterkorn*
Sepia - *Tintenfisch („Tintenschnecke")*

„*Wirklich unersetzlich
in der Geschichte der Menschheit
waren nur Adam und Eva.*"

MARK TWAIN

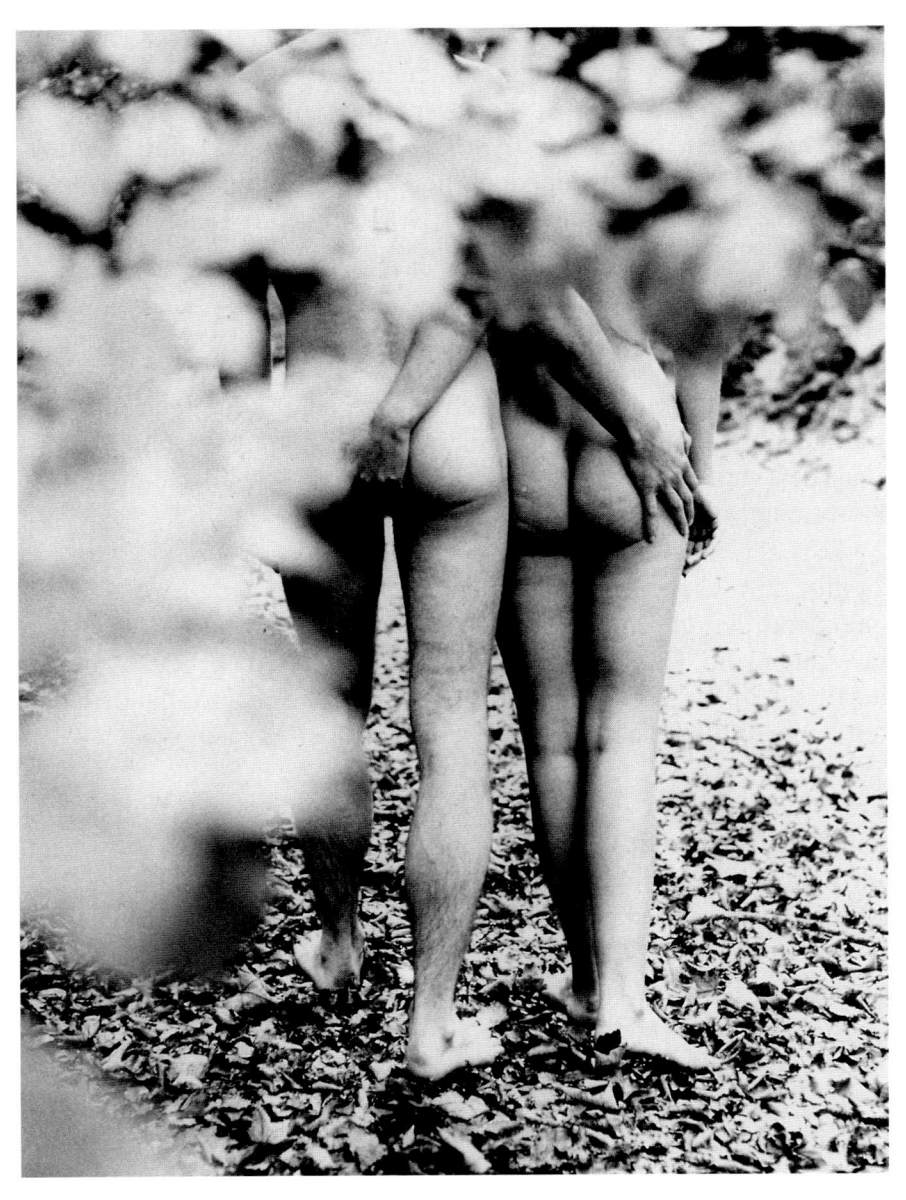

SCHWANGERSCHAFT UND ENTBINDUNG

Schwangerschaft

Jede Schwangerschaft kann eine latent schwelende Psora aktivieren. So kommt es zu mannigfachen Beschwerdebildern, die sehr übersichtlich in ERWIN SCHLÜRENs Buch über *Homöopathie in Frauenheilkunde und Geburtshilfe* beschrieben und dort nachzulesen sind. So will ich hier lediglich einige Schwerpunkte setzen, mit welchen Haupt-Mitteln häufiger vorkommende Leiden angegangen werden können.

Schwangerschafts-Erbrechen

Übelkeit und Erbrechen in der Schwangerschaft kommen relativ oft und aus unterschiedlichen Gründen vor. Eine unterbewußte Ablehnung des vielleicht zu diesem Zeitpunkt nicht erwünschten Kindes ist nur einer davon.

Es gibt eine Unzahl von Arzneien gegen dieses Übel, welche entsprechend den gut zu beobachtenden Symptomen und Modalitäten zu wählen sind. Hier lediglich einige, die mit relativ großer Aussicht auf Erfolg hilfreich sein können. All diesen ist eine auffallende Übelkeit beim Anblick oder Geruch kochender Speisen zueigen.

Arsenicum-album - der *Weiße Arsenik.* Bei Appetitlosigkeit mit anhaltender Übelkeit und Ekel vor Speisen. Ausgeprägte Schwäche, mit kaltem Stirnschweiß, bis hin zur Kollapsneigung. Keine Besserung durch Erbrechen.

Cocculus - die *Kockelskörner.* Bei Übelkeit, welche vor allem verstärkt bei passiver Bewegung, z.B. im Auto, auftritt. Ängstlich-depressiver, oft blonder Frauentyp, dem schon schwindelig wird beim bloßen Denken an Speisen.

Colchicum - die *Herbstzeitlose.* Die Übelkeit tritt schon beim bloßen Anblick von Speisen auf. Große Erschöpfung, ein Gefühl innerer Kälte, vor allem im Bereich des Magens mit einem Verlangen nach brennenden Schnäpsen sind weitere Merkmale.

Sepia - der *Tintenfisch.* Auch für dieses Mittel ist die Übelkeit bei Speisengerüchen charakteristisch. Auffallend ist ein Gefühl von Leere im Magen und eine besondere Abneigung gegen Fleisch und Milch. (Man ergänze, was zu Sepia im Kapitel über Frigidität gesagt wurde).

Bei **unstillbarem Erbrechen,** ohne die bisher geschilderte Überempfindlichkeit gegenüber den Gerüchen von Speisen, können je nach Frauen-Typ, möglichen ursächlichen Zusammenhängen und Einzelsymptomatik, folgende Mittel zum Zug kommen:

Ipecacuanha - die *brasilianische Brechwurzel.* Typisch ist eine rei-ne Zunge, ein ausgeprägter Speichelfluß, ständige Übelkeit sowie bisweilen ein Umklammerungsgefühl in der Nabelgegend.
Das Mittel verträgt sich gut mit **Nux-vomica,** mit dem es unter Umständen im Wechsel gegeben werden kann. Für die *Brechnuß* spricht vor allem die Übelkeit am Morgen und der schlechte Geschmack im Mund.
Bei sehr empfindsamen Frauen, die empfindlich gegen Zigarettenrauch reagieren, hilft **Ignatia**.
Auch **Tabacum** kann zum Erfolg führen, wenn die für den Tabak typische Symptomatik gegeben ist: Sterbenselend mit kaltem Stirnschweiß, ähnlich Arsen.
Petroleum - das *Steinöl* kann angezeigt sein, wenn starke emotionale Belastungen im Hintergrund der Psyche wirken. Ähnlich **Lobelia-inflata** - der *Nordamerikanischen Glockenblume,* bessert sich die Symptomatik durch Nahrungsaufnahme.

Absonderliche Gelüste

Gegen Gelüste nach besonderen Nahrungsmitteln helfen meist **Calcium-carbonicum, Sepia, Alumina** oder **Carbo-animalis**.

SCHWANGERSCHAFT

Heftige und schmerzhafte Kindsbewegungen

Arnica (Überanstrengung)
Bellis-perennis (Gliedermüdigkeit)
Conium (den Schlaf störend)
Lycopodium (Leberbeschwerden infolge von Kindsbewegungen)
Opium (bei Schreckfolgen, die sich auf den Foetus übertragen haben könnten).
Psorinum (Frauen mit Neigung zu allergischen Erscheinungen vom Heuschnupfen bis zu Asthma und Ekzemen)
Silicea (sehr zarte Frauen mit schwachem Bindegewebe)

Beschwerden der Brüste

Das Hauptmittel bei schmerzhaften Brüsten in der Schwangerschaft ist nach KENT **Sepia,** was auch durchaus einleuchtend ist, wenn wir uns in Erinnerung rufen, was bei der Abhandlung der Tintenschnecke gesagt wurde. Die Erfahrungen bestätigen darüber hinaus diese Angabe. Sogar ein Mutterschaf, das nach der Entbindung von einem Lämmchen, dieses nicht trinken ließ, erfuhr durch Sepia einen Gesinnungswandel.
Bei diversen schmerzhaften Beschwerden der Brüste haben sich folgende Mittel als hilfreich erwiesen: **Calcium-phosphoricum** sowie **Croton-tiglium** - der *Purgierbaum,* ein Wolfsmilchgewächs Ostindiens. Dieses ist auch neben **Phytolacca** und **Castor-equi,** - der potenzierten *rudimentären Pferdezehe,* das Hauptmittel gegen Entzündung der Brustwarzen beim Stillen.

Schmerzhafte Brüste vor der Menstruation reagieren gut auf **Calcium-carbonicum*** und **Conium*** sowie **Lac-caninum.**

Hält der Schmerz in den Brüsten auch noch nach dem Einsetzen der Blutung an, so kommen wir vielleicht mit **Conium, Mercurius-solubilis, Phelandrium** (dem *Wasserfenchel*), **Phosphor** oder **Phytolacca** zurecht.

Schwangerschafts-Varizen

Venöse Beschwerden (*Phlebitiden* und *Varizen*) verstärken sich häufig während einer Schwangerschaft und können je nach Charakter mit diesen Pharmaka angegangen werden:

Mittel im 3. Grad	Mittel im 2. Grad
Carbo-vegetabilis*	**Arnica**
Fluoricum-acidum*	**Arsenicum-album**
Pulsatilla*	**Causticum**
	Ferrum-metallicum
	Graphit
	Hamamelis
	Lycopodium
	Millefolium
	Nux-vomica
	Zincum

Sind die Varizen schmerzhaft, so helfen vor allem **Pulsatilla** und in zweiter Instanz Causticum, Hamamelis, Lycopodium, Millefolium, und Zincum.
Obwohl im KENT'schen Repertorium nicht in der Rubrik Schwangerschafts-Varizen angeführt, hilft auch oft **Lachesis** bei Krampfadern und entzündlichen Prozessen der Venen.

Neigung zum Weinen

Der Schwermut in der Schwangerschaft mit Neigung zum Weinen werden wir vor allem mit **Magnesium-carbonicum** gerecht. Sodann auch mit Apis, Ignatia, Natrium-muriaticum und Pulsatilla. Das *Kochsalz* ist angezeigt, wenn die Frau immer dann in Tränen ausbricht, wenn sie sicher ist, bemitleidet zu werden oder in Erinnerungen an vergangene Zeiten versinkt. Die hypochondrische Weinerlichkeit in Verbindung mit nymphomanen Anwandlungen heilt am besten **Platina**. Gleichgültigkeit gegenüber allem, wird von **Sepia** abgedeckt. Bei religiöser Melancholie hilft **Veratrum-album**.

SCHWANGERSCHAFT

Vermeidung von Fehlgeburt

Zwar kann auf wehenhemmende Mittel bei drohender Frühgeburt nicht in jedem Fall verzichtet werden, jedoch ist die homöopathische Therapie der schulmedizinischen fast immer überlegen, da es sich um eine echte die Konstitution verbessernde Methode handelt, welche darüber hinaus fähig ist, den wehenauslösenden Ursachen entgegenzuwirken. Dazu kommt, daß eleganterweise durch die substanzfreien, energetisierten, homöopathischen Pharmaka keine Nebenwirkungen auf Mutter und Kind zu befürchten sind, da der Informationsgehalt dieser Arzneien nach dem Alles- oder Nichts-Prinzip wirkt. Selbstverständlich wird die in Hinsicht auf einen drohenden Abortus gefährdete Mutter sich nicht gerade auf ein Pferd setzen oder anstrengende Autofahrten machen. Auch sexueller Verkehr, - so noch Lust dazu verspürt wird -, sollte liebevoll und schonend stattfinden.

In der Folge seien auch hier wieder aus der Fülle der Möglichkeiten einige wesentliche Arzneien genannt, welche erfolgversprechend gegen die **Neigung zur Fehlgeburt** eingesetzt werden können. Dabei unterscheiden wir Indikationen nach der Zeit-Modalität oder nach möglichen auslösenden Ereignissen:

Mögliche Ursachen

Anämie	Carbo-vegetabilis, Ferrum, **Kalium-carbonicum** Secale-cornutum - *Mutterkorn*
Angst, Furcht	Aconit
Anstrengung, körperliche	**Arnica** Bryonia **Erigeron*** -das *Kanadische Berufskraut,* ein Korbblütler

ABORT-NEIGUNG

	Helonias - die *Einkornwurzel* ein Liliengewächs des atlantischen Nordamerika
	Millefolium - die *Schafgarbe*
	Nitricum-acidum
	Rhus-toxicodendron
Ärger und Zorn	Chamomilla
Ausfluß, in Verbindung mit	Calcium-carb., Ferrum, **Plumbum, Sepia, Sulphur***
Blutung, mit Neigung zu	**Sulphur**
Erkältung mit Unterkühlung und Durchnässung	**Dulcamara**
Gefühlserregung, schlechte Neuigkeiten	**Gelsemium*** **Baptisia, Helonias, Opium**
Fall, Unfall, Verletzung	Arnica, Rhus-tox., Ruta
Fieber, schleichendes	Baptisia
Gebärmutterknick	Viburnum
Gewitter, bei	Natrium-carbonicum Rhododendron
Grippaler Infekt	Gelsemium
Husten	**Kalium-bromatum** **Rumex** - der *Sauerampfer*
Hysterische Frauen mit Ohnmachtsneigung und falschen Wehen	Nux-moschata

SCHWANGERSCHAFT

Kummer, unterdrückter	Ignatia, Natrium-muriaticum
Nachtwachen und Schlafverlust	Baptisia, **Cocculus**
Neigung zu Fehlgeburt, generelle	**Kalium-carbonicum***

(„Was Phosphor den Nerven, Kalk den Knochen, das ist Kali dem Uterus" - R.HAEHL, der Biograph Hahnemanns)

Noch einige weitere wichtige Mittel aus der Fülle der Möglichkeiten bei genereller Abort-Neigung:
Calcium-carbonicum
Plumbum
Sabina
Sepia
Sulphur
Viburnum-opulus - der *Gewöhnliche Schneeball* - ein Geisblattgewächs

Schreck, infolge von
Aconit, Cimicifuga, **Gelsemium, Ignatia, Opium***

Schwäche, konstitutionelle
Schwäche des Bindegewebes in
Verbindung mit Trägheit des Uterus
Carbo-vegetabilis
Caulophyllum - die *„Frauenwurzel"*
Cimicifuga
China
Ferrum
Helonias
Sabina
Secale-cornutum
Sepia
Silicea

ABORT-NEIGUNG

Überhitzung
Ustilago-maydis - der *Beulen-Maisbrand*
Bryonia

Zeitliches Auftreten

In den ersten Monaten
Apis, Caulophyllum
Viburnum

In den letzten Monaten
Opium

Im 2. Monat
Apis, **Cimicifuga**
Kalium-carbonicum*
Plumbum

Im 3. Monat
Apis
Crocus-sativus
Eupatorium-purpureum - der *Rote Wasserhanf*
Kreosot
Mercur.-sol. (Ende 3. Monat)
Nux-vomica
Sabina
Secale-cornutum
Sepia
Trillium-pendulum - ein *Nordamerik. Liliengewächs*
Ustilago-maydis

Im 4. Monat
Apis
Eupatorium-purpureum

Im 5. Monat
Plumbum

Im 5.-6. Monat
Arsenicum-album

Im 6. Monat
Lac-caninum
Crotalus-horridus

SCHWANGERSCHAFT/ABORT-NEIGUNG

Im 5.-7. Monat	Plumbum Sepia
Im 7. Monat	**Ruta** Sepia
Bei abgestorbenem Foeten	Cantharis (treibt ähnlich Sabina oft die tote Frucht aus) **Ruta**
Im 8. Monat	**Pulsatilla**

Bei und nach Abort

Nach Ausschabung (*Curettage*)	**Arnica**
Bei mangelhafter Rückbildung des Uterus und starken Schmerzen	**Psorinum** **Secale-cornutum**
Bei starken und langen, hellroten Periodenblutungen	Psorinum Sulfur Ustilago-maydis
Bei Knotenbildung in den Brüsten nach Fehlgeburt	Lac-caninum
Bei fieberhaften Zuständen nach Fehlgeburt (sofern nicht von schulmedizinischer Seite antibiotische Therapie vorgezogen wird)	Echinacea, Kreosot Lachesis Pyrogenium

Vorbeugende Maßnahmen für Mutter und Kind

Der französische Homöopath VANNIER empfahl als Präventiv-Maßnahme und zur Ausscheidung von miasmatischen Belastungen und Körpergiften eine sogenannte **Eugenische Kur**.[17] Das bedeutete in der Praxis, die Einnahme der großen antisykotischen, antisyphilitischen und antipsorischen Nosoden in alle 4-6 Wochen erfolgenden Einzelgaben einer C 200, verteilt über die Zeit der Schwangerschaft. Viele Homöopathen der älteren Zeit schlossen sich dieser Idee an und verabfolgten also ihren weiblichen Schützlingen in 4-6-wöchigem Abstand Syphilinum, - Tuberculinum, - Medorrhinum, - und je nach Typus Psorinum oder Sulphur. Hin und wieder, - entsprechend der Konstitution der Mutter, auch Calcium-carbonicum, -phophoricum oder -fluoratum. Bisweilen vielleicht auch einmal Natrium muriaticum.

Heutzutage ist man wieder etwas abgekommen von dieser Art verallgemeinernder, isopathischer „Rundumschlag-Therapie". Es wird meist sorgfältig recherchiert und repertorisiert, bevor man eine Nosode verschreibt. Viele Verordner, - wie ich übrigens auch -, ziehen dann in solchen Fällen eher die LM-Potenzen, - also vielleicht eine LM 18 oder LM 30, - den Einzelgaben hoher KORSAKOFF-Potenzen[18] vor.

Es ist nun bereits des öfteren auf ein Mittel hingewiesen worden, das seiner Natur gemäß eine besondere Beziehung zum Reproduktionssystem hat, - speziell dem der Frau:

---

[17] Eine Lenkung der Fortpflanzung, welche miasmatische Informationen aus dem Erbgut auszuscheiden bestrebt ist. Von griech.: *eu* = „gut" und *gennao* = „erzeuge". (Nach F. GALTON 1822-1911).

[18] Ein russischer General zu Hahnemanns Zeiten, der im Gegensatz zur „Mehrglas-Methode", beim Potenzieren nicht immer wieder das Glas wechselte. Er schüttete die Lösung einfach aus und rhythmisierte den im Glas verbliebenen Rest unter Hinzufügen von neuem Alkohol weiter. Deshalb sprach man dabei von der „Einglas-Methode". Hahnemann kritisierte diese Art der Herstellung und des Hinauftreibens der Potenzen ad infinitum mit den Worten: „Einmal muß doch die Sache ein Ziel haben und kann nicht ins Unendliche gehen." Auch wegen ihrer weicheren Wirkweise, die eine öftere Widerholung der Arzneigabe zuließ, bemühte er sich schließlich um eine elegantere Art der Potenzierung, die ihm schließlich mit der Herstellung der LM-Potenzen gelang.

Lac-caninum
- der „arme Hund"

Der tiefere Hintergrund, warum sich eine dieser Arznei ähnliche Symptomatik entwickelt, kann u.a. in einer frühkindlichen Entbehrung der mütterlichen Brust liegen. Ein zu frühes Abstillen, ein allgemeiner Mangel an mütterlicher Fürsorge oder eine frühzeitige Trennung von der Mutter, müssen nicht, - können aber den Boden schaffen für dieses tiefeingeprägte Gefühl des Mangels bei dem Neugeborenen. Kinder die im Brutkasten aufwuchsen, die überhaupt nicht oder von einer Amme gesäugt wurden, Adoptivkinder, sind mitunter prädestiniert für eine Symptomatik, die nach der potenzierten **Hundemilch** verlangt. Auch eine versuchte Abtreibung erzeugt in der Seele des noch ungeborenen Kindes das Gefühl nicht angenommen zu werden. Das wiederum wird seinen Genen Informationen übermitteln, die seine ganze spätere Entwicklung und sein Schicksal mitbestimmen.[19]
Natürlich hängt auch das wieder von der seelischen Reife und Unabhängigkeit des Einzelnen ab, die er sich bereits in früheren Inkarnationen erworben haben mag. In unserem Umfeld lebt ein Junge - inzwischen ist er schon weit über 20 Jahre alt -, welcher seine Eltern nie kennengelernt hat und der trotzdem immer strahlt und gewohnt ist, alles von der positiven Seite zu sehen.

Klassische Beispiele für ein Ausgesetztsein dieser Art bieten sich uns in der Legende von Romolus und Remus, die von der pontinischen Wölfin ernährt wurden und in der von RUDYARD KIPLING erzählten Geschichte von Mogli, der - im indischen Dschungel verlorengegangen -, ebenfalls von Wölfen aufgezogen wird. Ein so verlassener Mensch erschafft sich notgedrungen gute Panzerungen.

---

[19] Der schon als Kleinkind ausgesetzte und in einem Höhlenverließ notdürftig versorgte KASPAR HAUSER war solch ein „armer Hund" und wuchs zu dieser Art Persönlichkeit heran. Er lebte zu Hahnemanns Zeiten und muß wohl auch den Berichten zufolge im Verlauf seines späteren Lebens mit dessen Homöopathie in Kontakt gekommen sein. So jedenfalls belegt es ein 1993 mit großer Akribie produzierter und mehrfach ausgezeichneter Fernsehfilm von PETER SEHR.

LAC-CANINUM

Die Thematik, um die es bei **Lac-caninum** geht, pendelt zwischen Triebhaftigkeit und Unterwürfigkeit, zwischen Hilflosigkeit und Selbständigkeit, zwischen Masochismus und Sadismus. Er kann zum Wolf im Schafspelz, zum Gladiator des Lebens werden, der gleich einem Rambo glaubt, sein Überleben nur durch Kampf sichern zu können, ein einsamer Steppenwolf, der lieber stirbt, als jemals wieder in irgendeine Abhängigkeit zu geraten. Männer von „Lac-Caninum-Typ" finden wir in Sportvereinen, in der Fremdenlegion oder in militärischen Eliteeinheiten. Im 3. Reich wurden diese Menschen durch brutalen Liebesentzug regelrecht gezüchtet und durch entsprechende Exerzitien zu Kampfmaschinen herangezogen. All das nach dem Motto: „Gelobt sei, was hart macht."

Oder, - das andere Extrem -, eine Frau mit „Klammerreflex", die ihren Partner als Besitz betrachtet und ihm ständig mit ihren Forderungen in den Ohren liegt. Aus Angst, wieder zu verlieren, was sie glaubt zu besitzen, wird sie zur unerträglichen Schlingpflanze.

So oder so sind diese Menschen unfähig, eine tiefe und dauerhafte Beziehung zu erleben oder aufrechtzuerhalten. Immer wieder holt sie der Gedanke ein, sich mit Gewalt zu nehmen, was ihnen versagt geblieben ist. Seltsame Gelüste beim Anblick eines Messers, ähnlich denen, wie sie bei **Platina** auftauchen, lassen sie erschauern, denn sie spüren dahinter den starken Impuls, jemanden zu töten, den sie lieben. Solchen Impulsen können sie jedoch nur als Soldaten in Kriegszeiten nachgeben, wo das Töten legalisiert ist. Im normalen Leben wird das in der Regel nicht stattfinden. Ein unterschwellig schwelender Haß auf die „Rabenmutter" kann aber zum Auslöser für Verhaltensweisen werden, die hinterher bedauert werden. So kann es durchaus hin- und wieder zu Ausbrüchen eiskalter Wut kommen, um das Übermaß an innerer Spannung abzureagieren.

Das Gefühl des Verlassenseins ist jedoch solchen Menschen systemimmanent und hat nicht immer und unbedingt etwas zu tun mit mangelnder Fürsorge, denn sie können sich auch trotz Überbemutterung einsam fühlen.

Da innere wie äußere Geborgenheit ihnen fremd ist, sind sie vom Charakter her aggressiv und unberechenbar. Entsprechend ihrem starken Mangel an Selbstsicherheit, fühlen sie sich schnell bedroht und ausgeschlossen und haben Angst davor, verachtet zu werden. Deshalb haben sie sich notgedrungen in eine Isolation hineinmanövriert und oftmals darauf eingerichtet, alleine zu leben. Das Gefühl der inneren Ohnmacht führt zu Ersatzbefriedigungen. Musik wird zum Seelentröster. Stundenlang kann sich die Frau in Musik verlieren. Ebenso kann große Schwäche, verbunden mit einem Gefühl, über dem Boden zu schweben, ein Leitsymptom für die Wahl dieser Arznei sein. Auffallend ist auch eine ausgeprägte Spinnen- oder Schlangenangst. Überall glaubt sie Spinnen zu sehen. KENT führt die **Hundemilch** als einziges Mittel an in der Rubrik GEMÜT/ WAHNVORSTELLUNGEN / SPINNEN.

Ihrem eigenen Verlassenheitsgefühl entsprechend, träumt sie außer von Spinnen und Schlangen, auch oft von eingesperrten und vernachlässigten Haustieren, von Hundezwingern in Tierheimen, von ANUBIS, dem ägyptischen Totengott mit dem Kopf eines Schakals, von Gefängnissen, Gladiatorenkämpfen oder endlosen Schneelandschaften.

Milch hat naturgemäß einen ausgeprägten Bezug zum Reproduktionssystem und damit zur Sexualität. Das Verhältnis der Lac-caninum-Frau zu ihrer Geschlechtlichkeit ist sehr zwiespältig. Auf der einen Seite empfindet sie Ekel vor Sexualverkehr, auf der anderen Seite gerät sie bereits in übermäßige Erregung durch die Berührung ihrer Brustwarzen oder das Aneinanderreiben der Schenkel beim Gehen. Auch ihre Vagina ist ähnlich sensitiv wie die von Platina oder Staphisagria und fängt bereits durch Hautkontakt an völlig anderen Stellen an, innerlich zu pulsieren. So ist Lac-caninum ständig im Widerstreit mit sich selbst und es kann vorkommen, daß sie in Zorn gerät über ihr eigenes Verlangen. Die durch ihre Träume geisternden Schlangen können unter anderem als Versuche ihres Unbewußten angesehen werden, sich dem Prinzip der Lebenskraft und Mutter Erde anzuvertrauen. Auffallend ist auch ihre Angst vor Krankheit allgemein und davor, selbst zu erkranken.

Das Verwechseln von Buchstaben beim Schreiben, erinnert ein wenig an Lycopodium.

Insgesamt ist ein großes Bedürfnis nach Geborgenheit, Versorgung und Zuneigung vorhanden. Deshalb fällt der Lac-caninum-Mensch bisweilen durch eine Vorliebe für schwarze Lederbekleidung auf. Diese fungiert als eine Art zweite Haut, welche Schutz gewährt und gleichzeitig ein wenig abschreckt. Außer hierdurch, besteht eine große Empfindlichkeit gegenüber jeglicher Einengung und Revierverletzung.

An körperlichen Symptomen finden sich bei der Lac-caninum-Frau schmerzhafte Brüste vor den Menses, und wie wir noch sehen werden, Probleme beim Abstillen. Knoten und andere Beschwerden der Brüste (*Mastapathien*) sowie Entzündungen der Eierstöcke (*Ovariitis*) oder der Gebärmutter (*Endometritis*) sind typische Erscheinungen, welche die potenzierte Hundemilch heilen kann, vor allem dann, wenn damit verbundene Schmerzen die Körperseiten wechseln. Berichtet eine Frau, daß ihr vor der einen Periode der linke Eierstock weh tut und einem Monat später der rechte und vier Wochen danach wiederum der linke, dann wird durch Lac-caninum mit Sicherheit noch weit mehr zu besänftigen sein, als nur die Eierstöcke dieser Frau. Die Information der Hundemilch holt gleichsam das nach, was fast sicher vor langer Zeit mütterlicherseits versäumt wurde. Das ganze Wesen solch einer Frau entspannt sich. Auch auf diese Weise erweist sich der Hund wieder einmal mehr als ein wahrer Freund des Menschen.

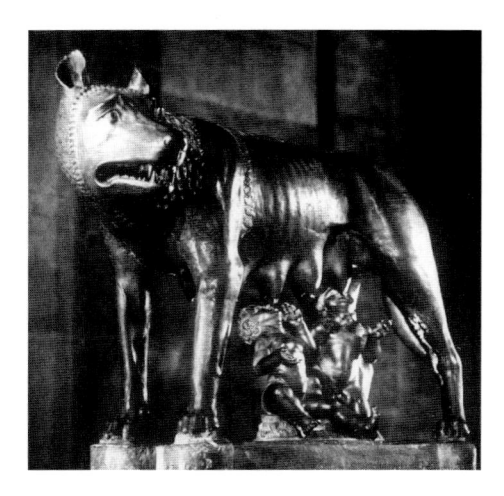

„… *Eure Kinder sind nicht eure Kinder.*
Es sind die Söhne und Töchter von des Lebens
Verlangen nach sich selber.
Sie kommen durch euch, doch nicht von euch;
Und sind sie auch bei euch, so gehören Sie euch doch nicht …"

Kahlil Gibran
(Der Prophet)

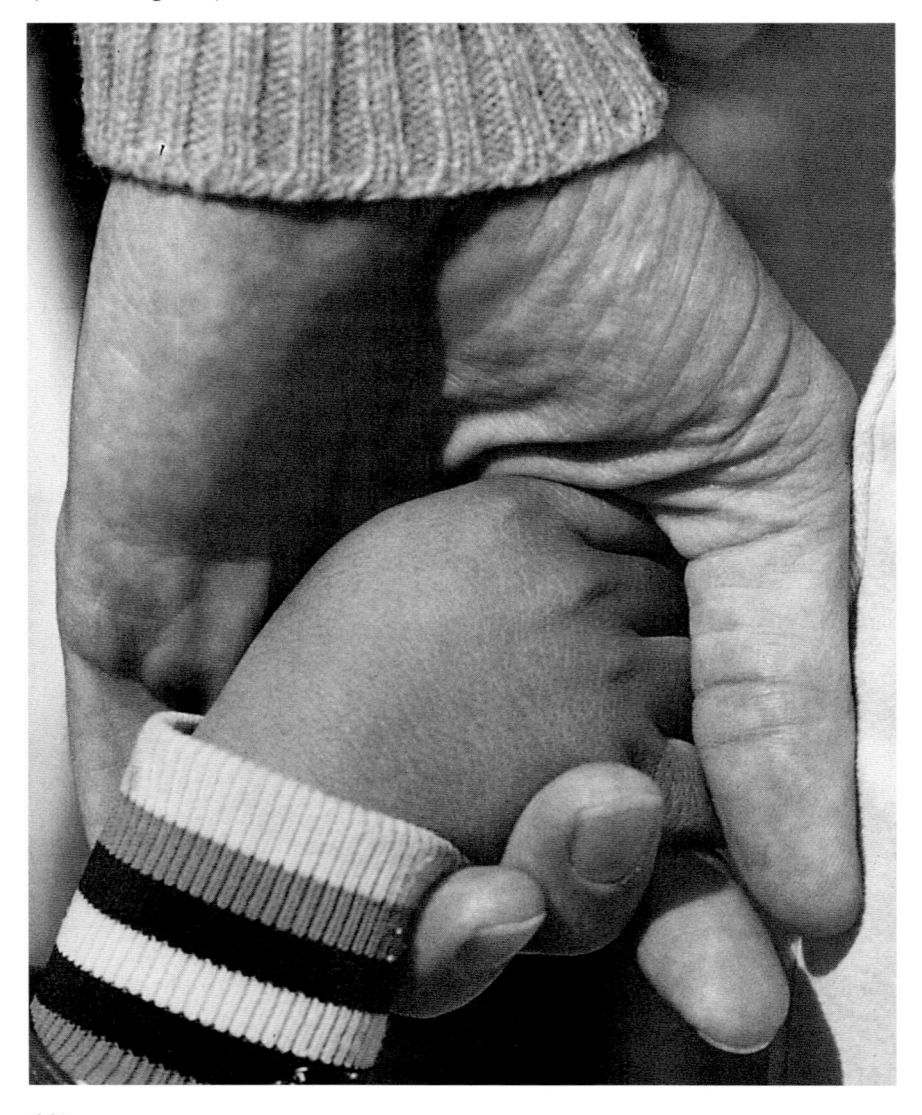

Reibungslose Entbindung

Zur Unterstützung einer natürlichen Entbindung kann die Homöopathie ganz wesentlich beitragen. Sie steht als die ideale Methode zwischen der chemotherapeutisch gesteuerten und der durch meditative Techniken induzierten Geburt, wie sie von READ befürwortet wurde. Die mündige Patientin wird von vornherein eine Klinik wählen, die einer sanften Entbindung unter Miteinbeziehung möglicher homöopathischer Möglichkeiten offen gegenüber steht.

Durch die gut gewählte potenzierte Arznei erreichen wir eine Beschleunigung des Geburtsvorgangs durch Anregung der Wehentätigkeit bei gleichzeitiger Entspannung (*Spasmolyse*) und Schmerzlinderung.

Zunächst ein paar Worte zur

Ultraschall-Diagnostik während Schwangerschaft

Ich empfehle allen werdenden Eltern, ihre Neugier, ob das zu erwartende Baby ein Junge oder Mächen wird, zu bezähmen und demütig das anzunehmen, was eine weisere Hand, die wir Gott nennen, ihnen bescheren wird. Eine *Sonographie* sollte wirklich nur vorgenommen werden, wenn ernsthafte Bedenken wegen des Gesundheitszustands des Foeten (mögliche Mißbildungen oder dergl.) bestehen.
Ich darf HEINRICH PENNEKAMP zitieren, der hierzu nicht ohne einen Schuß Sarkasmus folgendes zu berichten weiß:

„Bevor Ultraschall routinemässig zur medizinischen Diagnostik eingesetzt wurde, war seine Anwendung (außer zu Kriegs- und Rüstungszwecken) in der Metallindustrie und in der Reinigungstechnik verbreitet. Z.B. werden in jedem zahntechnischen Labor solche Ultraschall Reinigungsbäder benutzt. Nachdem nun bei den damit tätigen Arbeitern gehäuft Schäden am Periost festgestellt wurden (Neigung zu Sehnenabrissen etc.), kam es zu arbeitsmedizinischen Untersuchungen, die in schärfere Arbeitsschutzbestimmungen der Berufsgenossenschaften einflossen. So darf heute ein Zahntechniker nicht mehr in das aktivierte Ultraschallbad greifen, um eine der gereinigten Brücken zu entnehmen, ohne das Gerät vorher auszuschalten.

> Nur ein ungeborenes Kind darf gezielt, und wenn für (gebührentechnisch) notwendig erachtet, monatlich beschallt werden, denn das ist ja etwas ganz anderes! Schließlich sind die benutzten Frequenzen mit 2 bis 5 Mhz ja viel höher als der Reinigungsschall von 0.05 Mhz. Und erst der weiße Kittel der Anwender! Daß Eiweiss durch Wärmezufuhr verändert wird, oder daß eine Schwingung mit steigender Frequenz auch energiereicher wird, scheint nach bestandenem Physikum vergessen worden zu sein.
> Die amerikanische Röntgenologin Liebeskind untersuchte 1993 die Veränderungen von beschallten Zellpopulationen und kam zu dem Ergebnis, daß die schwerwiegendsten Veränderungen die an der DNS seien."[20]

Drastischer kann man es kaum ausdrücken und der Leser möge sich hieraus sein eigenes Urteil bilden. Pennekamp schließt mit dem Hinweis, daß von ENDERS für ultraschallgeschädigte Kinder **Cicuta-virosa** - der *Wasserschierling* (in einer D 12) empfohlen wird. Wenn sich dieses Mittel tatsächlich als homöopathisch hierfür erwiesen hat, dann kann man sich eine ungefähre Vorstellung von den Schäden am zentralen Nervensystem nachen, die durch solche Beschallung entstehen, denn die Wirkung des potenzierten Wasserschierlings bei spastischen und epileptiformen Erscheinungen nach Traumen ist ja bekannt.

Auch an **Arnica** sollte man in diesem Fall nicht vorbeidenken, wie dasselbe auch hilft, eventuelle schmerzhafte Kindsbewegungen während der Schwangerschaft besser zu ertragen. Auch Silicea, Conium oder Opium können hierbei von Vorteil sein, vor allem, wenn die Kindsbewegungen den Schlaf der Mutter stören.

Die Geburtseinleitung

Ein nach dem homöopathischen Prinzip wirkendes Primitiv-Mittel, um die Geburt zu erleichtern, besteht nach uralter Volksweisheit und Erfahrungsheilkunde darin, daß 3 gut gereinigte Eier von biologisch gehaltenen Hühnern in einem Liter Wasser etwa eine viertel Stunde gekocht werden, woraufhin die der Entbindung Entgegenblickende, von diesem abgekochten **Aqua-ovi** etwa alle 10 Minuten einige Schlucke zu sich nimmt. PENNEKAMP macht den

---

[20] H. PENNEKAMP: Kinderrepertorium S. 582 (Siehe Bibliographie).

GEBURTS-EINLEITUNG

einleuchtenden Vorschlag, daß man in dieses Wasser auch zusätzlich andere indizierte Arzneien einbringen könne.
Bereits im Jahr 1893 publizierte SAMUEL SWAN eine Prüfung des Eihäutchens **Ovi Gallinae Pellicula,** welche von J.H. CLARKE in seine große Arzneimittellehre aufgenommen wurde. Die Essenz der Erfahrungen mit diesem Mittel ist, daß es den Folgen übermäßiger Anstrengungen entgegenwirkt, also vor allem auch beim Geburtsvorgang gute Dienste tun dürfte, respektive, wenn die Gebärende von Mutlosigkeit und Depression überfallen wird. Wenn also schon die Abkochung von Eierschalen gute Wirkungen zeitigt, was dann, wenn mit dem potenzierten Pharmakon aus der Fruchtblase des Eis gearbeitet wird?[21]

Zur Vermeidung von Dammrissen empfehlen Pennekamp, wie auch RAVI ROY, eine einfache Methode, die nach Hahnemann auch ARTHUR LUTZE schon angewandt haben soll und lange vor ihm die alten Ägypter: Sowohl Perineum, wie auch After und äußere Schamteile seien kurz vor den Preßwehen mit warmem, schwarzem Kaffee einzureiben. Kaffee bewirkt bekanntlich eine Vermehrung der Aktivität aller Organe So werden also auch Nerven und Gefäße in ihrer Funktion angeregt.

Hier nun einige bewährte Mittel zur Einleitung des Geburtsvorgangs: Wenn man den Eindruck gewinnt, daß dieser in Stagnation gerät und die Gebärende sehr erschöpft ist und unter Durst leidet, wird das folgende „kleine" Mittel zu einer unersetzlich wertvollen Hilfe:

Caulophyllum - die *Frauenwurzel,* ein Berberitzengewächs.
SCHLÜREN empfiehlt, schon 2-3 Wochen vor der Entbindung damit zu beginnen und zwar in einer Potenz D 3 oder D 4.
HEINRICH PENNEKAMP empfiehlt eine C 200 während des Geburtsvorgangs selbst. Wie man das handhaben will, ist wohl eine Frage der persönlichen Überzeugung. Das Mittel läuft gut im Wechsel mit

---

[21] Das Mittel kann mit Hinweis auf den Hersteller, (GUDJONS Homöopathisches Labor für handgearbeitete Potenzen orig. nach Hahnemann am Höfatsweg 21, 86391 Stadtbergen-Deuringen) über Apotheken bestellt werden.

Pulsatilla, vor allem, wenn die Gebärende sehr weinerlich ist, nach frischer Luft und viel Zuwendung verlangt.
Zu Beginn einer normalen Wehentätigkeit kann man **Arnica** im Wechsel mit **Bellis-perennis** geben, quasi als „feinstoffliche Streicheleinheiten" für die gequälten Beckenorgane. Das gilt generell auch für den allgemeinen Zustand der Erschöprung nach der Entbindung.

Um die Angst vor der Geburt zu nehmen, empfiehlt sich **Gelsemium,** in extremen Fällen von Todesangst auch **Aconit.**

Sind die Wehen zu schmerzhaft, die werdende Mutter völlig unleidlich und zornig, so hilft **Chamomilla** in einer C 200 fast augenblicklich. Die Potenz sollte aber in diesem Fall nicht zu tief gewählt sein. Verwendet man LM-Potenzen, so können diese während des Geburtsvorgangs auch in kürzeren Abständen wiederholt werden.
Bei seelischer Erregung mit gleichzeitiger Schmerzüberempfindlichkeit kann auch **Coffea** mitunter von Nutzen sein.
Außer den schon genannten Mitteln, kann bei hitzigen, vollblütigen Frauen auch **Belladonna** einen zu starren Muttermund erweitern helfen. Bei Energiemangel im Basis-Chakra kann sogar **Conium** diesbezüglich hilfreich sein.

Hysterische Krampferscheinungen mit Angst, Schwäche und zum Erliegen kommenden Wehen, verlangen nach **Cimicifuga.** Kommt es wegen der Anstrengung in Verbindung mit Angst zu starken tonisch-klonischen Krämpfen (*Eklampsie*) durch lokale Gefäßkonstriktionen im Gehirn, wird der behandelnde Arzt in jedem Fall die schulmedizinische Intensivtherapie vorziehen. Erkennt man den sich anbahnenden Anfall rechtzeitig, (Frontalkopfschmerz mit Flimmern vor den Augen und raschem Blutdruckanstieg), so kann man den weiteren Auswirkungen bisweilen noch durch eine Gabe **Helleborus** - *Christrose* C 200 begegnen, in Verbindung mit **Berberis** und / oder **Solidago** - der *Goldrute* (zur Entlastung der Nieren).

Waden- und Unterschenkelkrämpfen begegnen wir mit **Nux-vomica**, **Cuprum** oder **Magnesium-phosphoricum.** Letzteres kann man auch generell zur Krampflösung verwenden und zwar durchaus auch in relativ massiven Dosen. Zu diesem Zweck löst man 10 Tabletten einer D 6, in Form eines sogenannten biochemischen Funktionsmittels nach SCHÜSSLER, in einem Glas heißen Wassers auf und trinkt dieses in einem Zug leer. Wir erinnern uns dabei an das, was über die Vermittlung von Lichtkräften durch das Magnesium im Kapitel über die Frigidität gesagt wurde.

Ein verzögerter Blasensprung wegen resistenter Fruchtblase in Verbindung mit einem Frösteln der Gebärenden, verlangt nach **Kalium-carbonicum.** Auch **Ovi Gallinae Pellicula** könnte man vermutlich wegen des direkten Bezugs zur Fruchtblase mit großer Aussicht auf Erfolg versuchen.

Bei einem Kreislaufkollaps mit kaltem Schweiß helfen zuverlässig **Veratrum-album** und / oder **Arsenicum-album**.

Steiß- oder Querlage

Nach PENNEKAMP gelingt die „Drehung" am häufigsten und besten durch **Pulsatilla** C 1000, in Verbindung mit einer Fußreflexzonenmassage im Nieren-Blasen-Bereich. Aconit, Arnica und Plumbum sowie die Toxoplasmode-Nosode sind des weiteren von Pennekamp angegeben.

Placenta-Retention

Starke Nachblutungen, ohne daß die Placenta Anstalten macht, sich zu lösen, können nach KENT durch eines der folgenden Mittel behoben werden, wobei hierdurch in der Folge auch der Mutterkuchen ausgestoßen wird:
Belladonna
Cantharis
Carbo-vegetabilis
Caulophyllum
Pulsatilla
Sabina

Secale
Sepia

SCHLÜREN gibt darüber hinaus auch noch Causticum, Ustilago, Viscum-album (die *Leimmistel*) und Zincum als möglich und hierfür günstig an. Allerdings beschränkt er sich bei der Wahl der Potenzen generell auf solche zwischen einer D 6 und D 12, denkt also diesbezüglich rein organbezogen, was sicher kein Fehler ist.

Cimicifuga-racemosa
Der tägliche Zwang

Auch im Bewußtsein, daß Vollständigkeit nicht erreicht werden kann, so würde doch ein Homöopathie-Buch über Erotik und Sexualität eine Lücke aufweisen, lenkten wir nicht zum Ende hin das Augenmerk noch auf ein kleines aber nichtsdestoweniger unersetzliches Mittel, von dem andeutungsweise schon des öfteren die Rede war. Das *Wanzenkraut* - oder *Schlangenkraut,* ist eine 30-60 cm hoch wachsende, weißblühende, schlanke und spitz zulaufende Kerze aus der Familie der Hahnenfußgewächse, deren einzelne Blüten traubig angeordnet sind, weswegen sie auch oft *Silberkerze* genannt wird. Diese Blume tritt meist in größeren Kolonien in den Wäldern Nordamerikas und Kanadas auf. Verwendet wird der knotige, dunkelbraune, bitter schmeckende und scharf riechende Wurzelstock.

Das Thema dieser Arznei rankt sich um die Gemütssymptome der Einschränkung, Unterjochung und Wechselhaftigkeit. Ähnlich **Helonias** geht es um Symptome, wie sie sich aus einer Überforderung durch den täglichen Trott und die Erledigung häuslicher Pflichten entwickeln, welche keinen Raum mehr für eigene Bedürfnisse lassen. Frauen, die sich unter dem Joch der Hausarbeit als Sklaven fühlen und wie in einem engen Drahtkäfig eingesperrt und gefesselt, projizieren diesen seelischen Druck in ihren Körper hinein und hier vozugsweise auf die Beckenorgane. Diese fühlen sich an, als seien sie in einem Schraubstock eingepfercht. Dementsprechend antworten sie mit querverlaufenden, schießenden Schmerzen innerhalb der

Hüften. Besonders während des Klimakteriums kann es sein, daß die gleichermaßen durch gesellschaftliche Zwänge, wie tägliche Fron im Haushalt eingespannten Frauen, sich in eine Traurigkeit und Verzweiflung hineinmanövrieren, mit dem Gefühl, nie mehr hiervon genesen zu können. Dabei dient diese sogenannte Depression einzig und allein dem Zweck, sie von eben diesen Zwängen wenigstens zeitweise zu befreien. Der Lernprozeß würde dann einfach darin bestehen, die Gewichtung der persönlichen Werte-Hierarachie ein wenig zu verschieben, um hin und wieder aus diesem Joch auszubrechen. Dabei kann Cimicifuga in höheren Potenzen entscheidende Anstöße geben. Um sich ihren Schmerz von der Seele zu reden, neigen diese Frauen dazu, ständig zu quasseln und zu seufzen, was ihnen leicht den Ruf einbringt, sie seien ein wenig hysterisch. (Was dieses viele Reden und Weinen angeht, verhalten sich übrigens **Ignatia** und **Lachesis** sehr ähnlich). Leben diese Frauen nicht in einer befriedigenden Partnerschaft und können sie ihre unterdrückten erotischen Bedürfnisse nicht hin und wieder ausleben, so bringt der selbstauferlegte innere Druck auch den Hormonhaushalt durcheinander. Cimicifuga ersetzt oft das Hormonpflaster im Klimakterium. Das Mittel paßt gut zu etwas gewichtigeren Frauen mit hypophysär bedingter *Adipositas*.[22]

Die typischen Leitsymptome im körperlichen Bereich sind Bandgefühle im Beckenbereich, Schmerzen wie elektrische Schockwellen (ähnlich **Agaricus** - dem *Fliegenpilz*) und ein verspannter Nacken, der ankündigt, daß man sich wieder einmal „zuviel aufgeladen" hat oder unter den Folgen einer seelischen Erschütterng leidet. Viel zu starke Menstruationsblutungen zeigen an, daß der Schoß sich gewissermaßen ausweint.

Am auffallendsten ist das Symptom des sprunghaften Wechsels von Gemüts- und Körpersymptomen, das sich Cimicifuga mit drei anderen großen Heilstoffen mit Wirkung auf die Sexualsphäre teilt, worauf schon wiederholt hingewiesen wurde, (zur Erinnerung: **Crocus-sativus, Lilium-tigrinum** und **Platina**).

---

[22] Fettsucht, von lat. *adiposus* = „fett".

„Wer nicht will, wird nie zunichte
Kehrt beständig wieder heim.
Frisch herauf zum alten Lichte
Dringt der neue Lebenskeim.

Keiner fürchte zu versinken,
Der ins tiefe Dunkel fährt.
Tausend Möglichkeiten winken
Ihm, der gerne wiederkehrt."

WILHELM BUSCH
(Wiedergeburt)

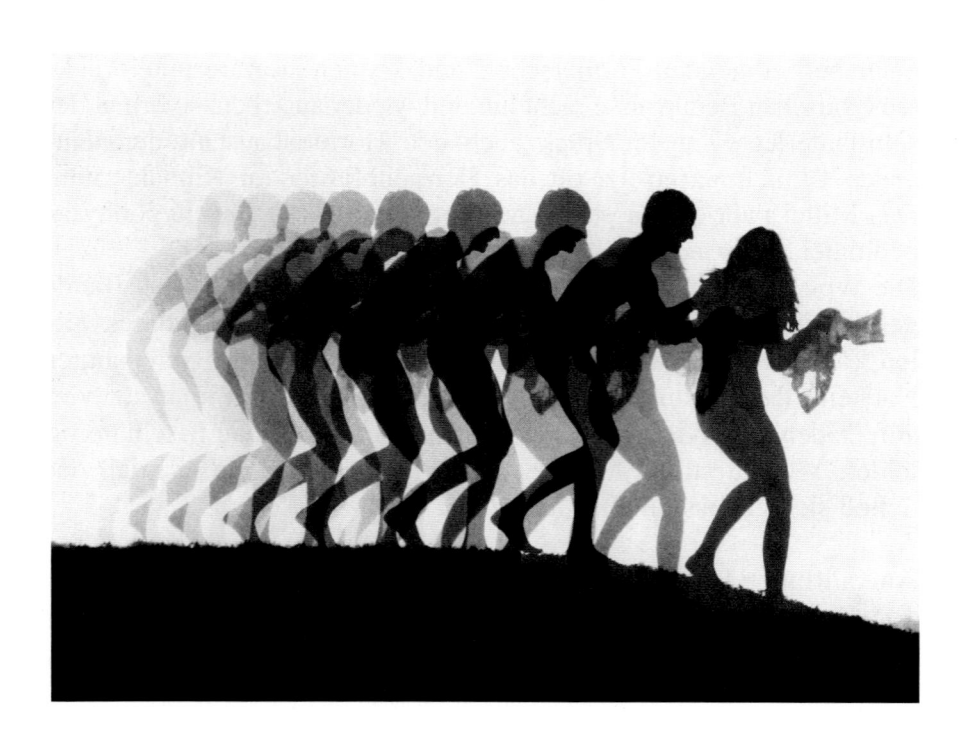

Mutter und Kind nach der Niederkunft

Die vielerlei möglichen Beschwerden der jungen Mutter nach einer Entbindung sind ausführlich bei ERWIN SCHLÜREN beschrieben. Auch RAVI ROY schildert sehr anschaulich die Vorgänge um die Entbindung und nach der Geburt mit präzisen Angaben für zu wählende Arzneien in seinem Buch *Selbstheilung durch Homöopathie*. So will ich hier wieder nur einige besonders häufig auftretende Störungen und die ihnen entsprechenden Pharmaka zur Sprache bringen. Zunächst jedoch ein paar Worte zu dem ebenso wichtigen wie umstrittenen Thema:

Impfen oder Nicht-Impfen

Zum Unfug, der oftmals mit Impfungen getrieben wird, wäre viel zu sagen, wozu wir hier nicht den Platz haben. Generell kann festgehalten werden, daß der Impfgedanke grundsätzlich der homöopathischen Idee folgt, jedoch mit viel zu starken Noxen arbeitet, wodurch das Immunsystem eher geschwächt als gestärkt wird. Sodann hat sich immer wieder herausgestellt, daß oftmals ein Nichtgeimpfter ohne Krankheitserscheinungen blieb, wohingegen die Geimpften trotzdem erkrankten. Die großen Epidemien scheinen also ihrem eigenen Genius zu gehorchen und scheren sich nicht um Impfungen.

Kinderkrankheiten sind als Chance anzusehen, sich von miasmatischen Belastungen zu befreien. Die Beziehungen der verschiedenen Erkrankungen zu den einzelnen Miasmen sowie den ihrer eigentümlichen Natur am ehesten entsprechenden, homöopathischen Haupt-Arzneien, stellen sich nach PENNEKAMP wie folgt dar:

Masern	Pulsatilla	Tuberkulinisches Miasma
Keuchusten	Drosera	Tuberkulinisches Miasma
Scharlach	Belladonna	Syphilitisches Miasma
Diphterie	Mercurius-cyanatus	Syphilitisches Miasma
Mumps	Belladonna	Sycot. Miasma vorwiegend
Windpocken	Antimonium-tartar.	Sycot. Miasma vorwiegend
Röteln	Aconit	Psor. Miasma vorwiegend

NACH DER NIEDERKUNFT

Polio   Lathyrus-sativus   Trimiasmatisch

Unterbindet man die Bestrebungen des Organismus, sich durch das Absolvieren der Kinderkrankheiten von den miasmatischen Belastungen zu befreien, so leistet man späteren chronischen Beschwerden Vorschub. „Gönnt" man gewissermaßen dem jugendlichen Organismus solch ein Geschehen, so scheint er in diesem Fegefeuer psorische Stoffwechselgifte gleichsam zu verbrennen und ersteht danach wie ein Phönix aus der Asche. Schulkinder sind nach einer lediglich durch homöopathische Maßnahmen begleiteten Kinderkrankheit fast immer wacher, aufnahmefähiger und energiegeladener als vorher.

Eines der größten homöopathischen Genies dieses Jahrhunderts, der schweizer Arzt ADOLF VOEGELI schreibt in seinem Buch über die *Homöopathische Therapie der Kinderkrankheiten* hierzu folgendes:

„Wenn ein Kind für solch eine Krankheit empfänglich ist, dann ist es für dasselbe unbedingt notwendig, daß es diese Krankheit auch wirklich durchmacht, indem dieselbe dazu dient, bestehende *herdeditäre Insuffizienzen* zu reparieren und dem Kind durch Herbeiführung von vorher fehlenden Immunreaktionen eine größere Widerstandsfähigkeit zu vermitteln im Vergleich zu der Zeit vor dem Durchmachen der betreffenden Krankheit. Auch das können wir an Hunderten von Beispielen beweisen, nämlich daß nach dem Durchmachen von Masern, Scharlach oder Keuchhusten vorher bestehende Anfälligkeiten und Krankheitssymptome gebessert werden oder verschwinden. Es ist daher abwegig, Kinder vor diesen epidemischen Krankheiten bewahren zu wollen - sei es durch Impfung oder durch Isolation -, denn das Durchmachen dieser Krankheiten liegt im Programm ihres Lebenscyklus, der nur dann vollkommen abläuft, wenn die im Programm vorgesehenen Notwendigkeiten auch tatsächlich erfüllt werden." [23]

Natürlich muß jedes Elternpaar diese Frage in eigener Verantwortung selbst entscheiden und es ist oft garnicht so einfach, sich diesbezüglich gegenüber eingefressenen Denkmustern der Schulmediziner zu behaupten.

---

[23] VOEGELI, ADOLF: *Homöopathische Therapie der Kinderkrankheiten*, S.215 f.

Um innerlich bei dieser Entscheidungsfindung sicherer zu werden, orientiere sich der Leser an den bereits genannten Büchern sowie an den Publikationen des Münchner Hirthammer-Verlags, in denen das Thema Impfung ausführlicher behandelt wird. [24]

„Homöopathische Impfungen" durch die der Krankheit entsprechenden Nosoden sind natürlich möglich. Ob sie sinnvoll sind, ist eine andere Frage, da die Homöopathie ihrem Wesen nach keine prophylaktische Therapie darstellt. Natürlich kann man das auch so ansehen, daß die Verbesserung des Energieflusses in einem Organismus, wie sie durch die homöopathische Therapie nicht selten erreicht wird, sowieso eine vorbeugende Maßnahme ist.

Haben sich nachweislich Schäden oder Störungen durch eine Impfung eingestellt, (Krampfanfälle, Schlafsucht, Reaktionslosigkeit oder aggressive Ausbrüche) so helfen meist folgende Mittel:

Pyrogenium (hauptsächlich bei Folgen von Mehrfach-Impfungen)[25]
Silicea (bei Krampferscheinungen nach Impfungen)
Sulphur (bei starken Hautreaktionen)
Thuja (Generelles Impffolgemittel)

HEINRICH PENNEKAMP spricht sich in den therapeutischen Hinweisen seines *Kinder-Repertoriums* ebenso lapidar wie rigoros gegen jegliches Impfen aus:

„Fernhalten von impfwütigen Ärzten - das Kind nicht aus den Augen lassen, und, am besten vor dem Geburtsvorgang, den verantwortlichen Arzt resp. die Hebamme ein Revers unterschreiben lassen, daß das Baby weder geimpft werden soll noch sonst irgendeine prophylaktische Maßnahme bekommen soll.

---

[24] z.B. DELARUE, SIMONE: *Impfschutz - Irrtum oder Lüge.*
GRÄTZ, JOACHIM: *Sind Impfungen sinnvoll?*
COULTER, HARRIS L.: *Impfungen, der Großangriff auf Gehirn und Seele.*
Derselbe: *Dreifachimpfung,- Ein Schuß ins Dunkle,* Verlag Barthel & Barthel.
[25] Daß sich eine Nosode aus verfaultem Rindfleisch als homöopathisch bei Folgen von Mehrfachimpfungen erwiesen hat, ist durchaus einleuchtend und spricht für sich. Vergl. RAVI ROY: *Selbstheilung durch Homöopathie,* S. 339.

NACH DER NIEDERKUNFT

Baby-Bett mit Hinweiszettel kennzeichnen. Es sind zuviele Fälle vorgekommen, bei denen gegen den ausdrücklichen Wunsch der Eltern verstoßen werden konnte - weil die erschöpfte Mutter schlief, der Vater, so bei der Geburt zugegen, ohnmächtig wurde, das Personal Schichtwechsel hatte und die neue Schicht „das nicht wußte", etc."

Ist eine Impfung aus welchen Gründen auch immer erfolgt, (z.B. weil es den Eltern an Mut gebricht, sich gegenüber eventuell sehr selbstherrlich auftretenden Ärzten zu behaupten), so können, - um einem möglichen Schaden entgegenzuwirken -, nach PENNEKAMP folgende Mittel zum Einsatz kommen:

Hypericum - vorher, in mittlerer Potenz (ev. D12), um Schäden am zentralen Nervensystem herabzusetzen,
Myrtus-communis -, die *mediterrane Myrte,* vorher in C 200, (nach BOERICKE ein „aktives Antiseptikum),
Ledum - nachher in mittlerer Potenz, um einem „nachfolgenden Fieber oder einer entzündlichen Reaktion entgegenzuwirken,"
Thuja - gewissermaßen prophylaktisch kurz nach der Impfung, um Nachwirkungen derselben „möglichst gering zu halten".
Nach den oben getroffenen Feststellungen können wir diese Auflistung wenn es um die berühmt-berüchtigte Dreifachimpfung geht, getrost ergänzen durch **Pyrogenium**.

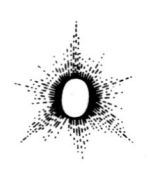

*"Das Stillen ist das physische Band des Nährens –
Die Mutter ist die erste Mahlzeit,
sie ist der Schlüssel zum Leben."*

ALEX GREY

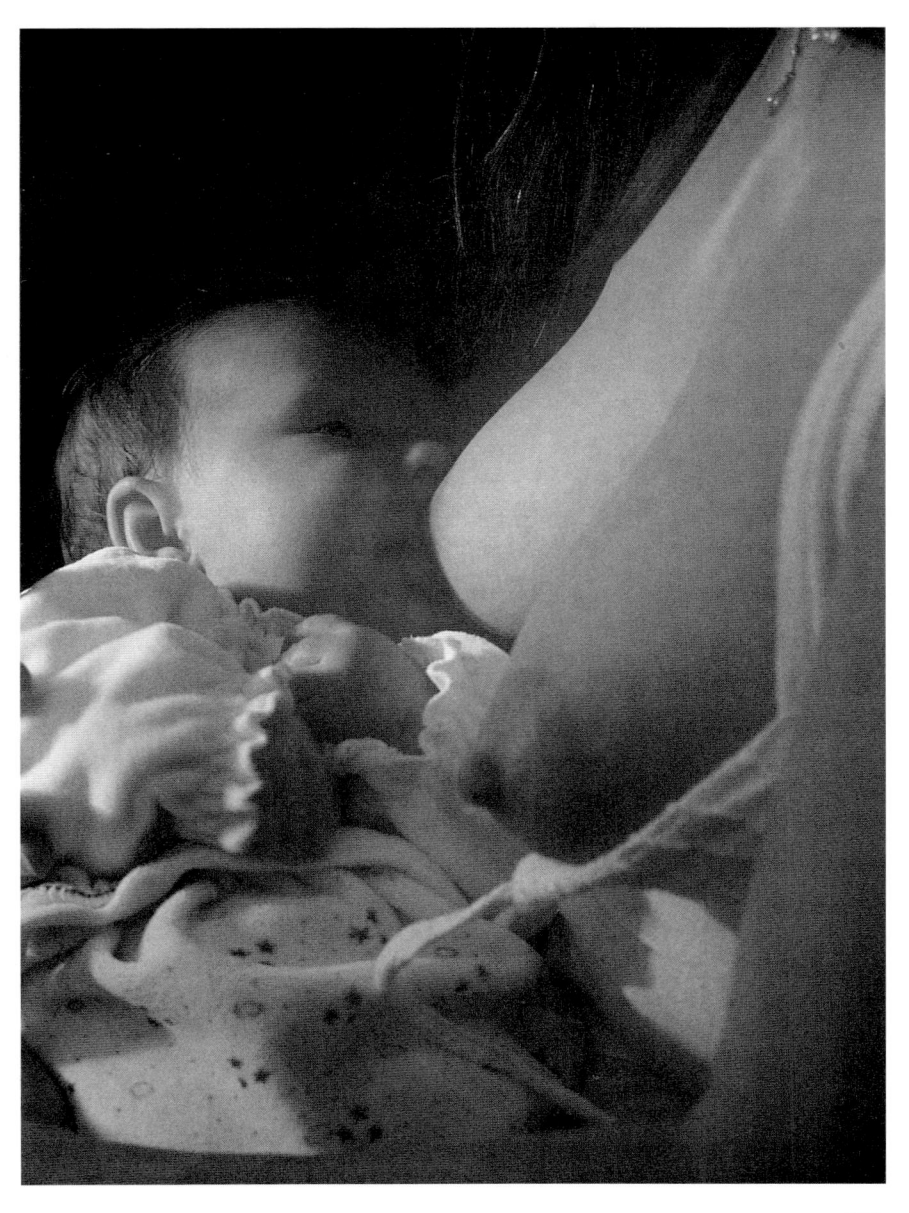

Komplikationen bei der Mutter nach der Entbindung

Alkoholismus

Nux-vomica

Allgemeine Beschwerden

Arnica
Kalium-carbonicum
Diese beiden Heilstoffe im Wechsel nach der Entbindung gegeben, verhindern praktisch immer irgendwelche Komplikationen in Bezug auf die Nachwehen.

Analprolaps

Podophyllum-peltatum - *„Entenfuß"* - ein nordamerikanisches Sauerdorngewächs
Ruta-graveolens - die *Weinraute*

Anämie durch Stillen

Aceticum-acidum - *Essigsäure*
China

Blasenbeschwerden, Blasenentzündung

Staphisagria

Brustwarzen-Entzündung durch Stillen

Castor-equi - die *rudimentäre Pferdezehe*
Brustwarzen von einem roten Hof umgeben, äußerst empfindlich. Innerliches Jucken der Brüste. Kleiderdruck unerträglich.
Graphit - für adipöse Frauen mit Neigung zu Ekzemen. Schmerzhafte Risse der Brustwarzen mit Neigung zur Absonderung von leimartiger Flüssigkeit.

Mercurius-corrosivus - Hinweise auf die Wahl dieses Mittels können schmerzhafte Drüsenschwellungen und eine weißgelb belegte Zunge sein. Heftige Schmerzen beim Stillen, selbst wenn keine Einrisse vorhanden sind.
Nux-vomica - KENT gibt unerwarteterweise auch diese Arznei an. Sie wird besonders gut wirken, wenn es sich um eine Frau von mehr virilem Typus handelt, oder wenn vorher allopathische Mittel im Übermaß eingesetzt wurden.
Phellandrium-aquaticum - der *Wasserfenchel;* Unerträgliche Schmerzen in den Milchgängen beim Stillen.
Phytolacca* - die Kermesbeere hilft fast in jedem Fall von Brustwarzen- und Brustentzündung, sowohl nach einer Entbindung wie ganz generell und wird deshalb von mir persönlich für das Hauptmittel bei dieser Beschwerde angesehen.
Silicea - wird von RAVI ROY angeführt bei stechenden und schneidenden Schmerzen in der Brust und in der Gebärmutter während des Stillens, verbunden mit Blutungen. Auch Einrisse in den Brustwarzen sind möglich.
Sulphur - ist - ebenfalls nach Ravi Roy - vor allem dann angezeigt, wenn starkes Brennen einsetzt, sobald das Baby zu saugen aufhört und die Warze losläßt.

Depression bei und nach Entbindung

Cimicifuga
Ignatia
Lachesis
Natrium-muriaticum
Platina
Pulsatilla
Rhus-toxicodendron
Sulphur
Veratrum-album
Zincum

KOMPLIKATIONEN NACH DER ENTBINDUNG

Diarrhoe nach Entbindung

Chamomilla
Pulsatilla
Secale-cornutum

Diarrhoe nach Stillen

China
Rheum - der *Rhabarber*

Gebärmutterentzündung (*Endometritis*)

Obwohl eine fieberhafte Metritis nach Entbindung beim Stand der heutigen Medizin praktisch kaum noch vorkommt, seien hier einige der hauptsächlich bei septischen Erscheinungen infrage kommenden Arzneien aufgeführt:
Baptisia*
Echinacea-angustifolia* - ein Korbblütler Nordamerikas
Kreosot*
Lachesis*
Pyrogenium*
Sulphur*
Daß trotz aller Vorsicht und der heutzutage selbstverständlichen Asepsis derlei Entzündungen möglich sind, zeigt folgende kleine Begebenheit:
Zirka eine Woche nach der Entbindung von unserer Tochter, vor nunmehr 15 Jahren, klagte meine Frau über leicht fieberhafte Zustände und einen völlig unerklärbaren Schmerz im linken Daumen und meinte, wenn das nicht ganz ausgeschlossen wäre, würde sie befürchten, auf ein Kindbettfieber zuzusteuern. Ich nahm das Repertorium zur Hand, und fand eine kleine aber feine Rubrik EXTREMITÄTEN / SCHMERZ / DAUMEN / LINKER, mit lediglich drei Mitteln, von denen das einzig fett gedruckte **Kreosot** sofort ins Auge stach. Mir dämmerte ein möglicher Zusammenhang und meine Frau schluckte auch sofort begierig diese Medizin in einer LM 12, worauf sich kurze Zeit später ein 5-Mark-Stück-großes,

schwärzliches Reststück der Placenta löste. Danach verschwand der Daumenschmerz fast augenblicklich und die erhöhte Temperatur besänftigte sich.

Haarausfall, Kopfhaare (*Alopezie*)

Mittel im 3. Grad
Lycopodium*
Sulphur*

Mittel im 2. Grad
Calcium-carbonicum
Cantharis
Carbo-vegetabilis
Natrium-muriaticum
Nitricum-acidum
Sepia

Tritt der Haarausfall schon während der Schwangerschaft auf, so hat sich **Lachesis** bewährt.

Haarausfall, Schamhaare

Helleborus
Natrium-muriaticum*
Nitricum-acidum
Rhus-toxicodendron
Selen
Sulphur
Zincum

Haarausfall, Achselhaare

Selen

Harnfluß blockiert (*Anurie*)
(Kleine Auswahl)

Causticum
Equisetum-arvense - der *Ackerschachtelhalm*
Ignatia
Opium

KOMPLIKATIONEN NACH DER ENTBINDUNG

Harnfluß unkontrolliert (*Inkontinenz*)

Arnica
Causticum
Trillium-pendulum - *Nordamerikanisches Liliengewächs*

Hämorrhoiden

Collinsonia - die *Grieswurzel*, ein nordamerik. Lippenblütler
Ignatia
Kalium-carbonicum*
Lilium-tigrinum
Muriaticum-acidum - die *Salzsäure*
Podophyllum
Pulsatilla
Sepia
Sulphur

Krampfadern

Calcium-fluoratum
Hamamelis
Pulsatilla

Menses unterdrückt nach Abstillen

Sepia

Durch langes Stillen

China
Aceticum-acidum

Milch fehlt

KENT führt diesbezüglich eine Fülle von Mitteln an, von denen ich lediglich die 3- und 2-wertigen hier wiedergebe.

Calcium-carbonicum*   **Agnus-castus**
Zincum*   **Asa-foetida**

MUTTERMILCH FEHLT

Belladonna
Bryonia
Causticum
Coffea
Formica-rufa - die *Ameise*
Ignatia
Lac-caninum
Lac-deflorata
Millefolium
Secale-cornutum
Urtica-urens

Es sei besonders darauf hingewiesen, daß allein durch Zufuhr von **Urtica-urens** - der *Kleinen Brennessel*, in Form von Brennesseltee, die Milchbildung stark gefördert wird, sodaß die stillende Mutter praktisch in jedem Fall über genügend Milch verfügen wird.

Über ein besonders wohlschmeckendes indisches Rezept zur Förderung der Milchbildung schreiben RAVI und CAROLA ROY in ihrem bekannten Buch *Selbstheilung durch Homöopathie*.

Ich erlaube mir, es hier zu zitieren, weil das Endprodukt nicht nur in exzellenter Weise dem besagten Zweck dient, sondern darüber hinaus auch besonders gut schmeckt. Es darf also nicht verwundern, wenn der naschsüchtige Ehemann gleichfalls danach verlangen wird, was der Entwicklung seiner Lebenskraft, - wenn auch in anderer Weise -, zugute kommt:

Milchbildungskugeln nach Ravi Roy:

„250g Weizen   1 Handvoll gehackte Cashewnüsse
150g Gerste   150g Butter
100g Hafer   150g Muscovadozucker

Das Getreide wird fein gemahlen. Rösten Sie das Mehl mit den Cashewnüssen in einem Topf an, bis es leicht braun wird und stark duftet. Geben Sie jetzt die Butter hinein und rühren Sie weiter, bis sie ganz geschmolzen ist. Als letztes fügen Sie den Zucker dazu und nehmen jetzt nach 10-15 Sekunden den Topf vom Feuer.

KOMPLIKATIONEN NACH DER ENTBINDUNG

Um die Kugeln gut formen zu können, geben Sie 2-3 Eßlöffel Wasser hinzu. Formen Sie, solange die Masse noch warm ist. Die Kugeln sollen einen Durchmesser von 2,5-3 cm haben."[26]

Die junge Mutter sollte darauf achten, nicht mehr als höchstens 3 dieser Kugeln täglich zu sich zu nehmen, - nicht ganz einfach, denn sie sind von köstlichem Wohlgeschmack. Wir haben sie deshalb aus diesem und anderen Gründen, die unschwer zu erraten sind, in „Liebeskugeln" umgetauft.

Nymphomanie nach Entbindung

Platina
Veratrum-album
Zincum

Nymphomanie nach Stillen

Calcium-phosphoricum (verbunden mit Nervosität, Abmagerung und Appetitlosigkeit)
Phosphor

Obstipation

Bryonia
Collinsonia-canadensis - die *Grießwurzel,* ein nordamerik. Lippenblütler
Lycopodium

Rückenschmerzen

Bellis-perennis
Cocculus
Kalium-carbonicum
Hypericum

---

[26] RAVI und CAROLA ROY: *Selbstheilung durch Homöopathie*, S. 403.

Schlaflosigkeit

Chamomilla
Cocculus
Coffea

Schwäche allgemein

Arnica
Kalium-carbonicum

Schwäche durch Blutverlust und nach Stillen

Calcium-carbonicum
Carbo-animalis
China*
Kalium-carbonicum*
Phosphoricum-acidum*
Oleander
Sepia

Senkungsbeschwerden

Aletris-farinosa - die nordamerikan. „*Kolikwurzel*"
Podophyllum-peltatum - „*Entenfuß*" - ein nordamerik. Sauerdorn
Sepia

Venenbeschwerden (*Phlebitis*)

Crotalus-horridus - *Klapperschlangengift*
Hamamelis - die *virginische Zaubernuß*
Lachesis
Rhus-toxicodendron
Sulfur
Urtica-urens - die *kleine Brennessel*

KOMPLIKATIONEN NACH DER ENTBINDUNG

Weinen ohne erkennbaren Grund

Pulsatilla

Wochenfluß gestört

aussetzend (*intermittierend*)

Calcium-carbonicum
Kreosot - ein *Buchenholzharz-Destillat*
Platina
Rhus-toxicodendron

blutig erneut, nach Hellwerden

Calcium-carbonicum
Erigeron* - das *Kanadische Berufskraut,* ein Korbblütler
Kreosot
Rhus-toxicodendron

braun

Carbo-vegetabilis
Kreosot
Secale-cornutum

dunkel

Chamomilla
China
Crocus-sativus - *Safran,* ein asiatisches Schwertliliengewächs
Kreosot* - ein *Buchenholzteer-Destillat*
Platina
Secale-cornutum* - das *Mutterkorn*
Ustilago-maydis - der *Maisbrand*

klumpig

Cimicifuga
Kreosot*

scharf und stinkend

Baptisia - *Wilder Indigo,* ein nordamerik. Schmetterlingsblütler
Bryonia
Carbo-animalis
Carbo-vegetabilis
China
Crotalus-horridus
Kalium-phosphoricum* - (nervliche Erschöpfung)
Kreosot*
Pyrogenium
Rhus-toxicodendron
Secale-cornutum*
Sepia

milchig

Calcium-carbonicum
Pulsatilla
Sepia

stoßweise

Platina

unterdrückt

Bryonia*	(Erkältung)
Dulcamara	(Unterkühlung)
Cimicifuga	(Aufregung, Unterkühlung)
China	(Erschöpfung)
Colocythis	(nach Ärger)
Hyoscyamus	(Schreck-Lethargie, vergl. Opium)
Ignatia	(durch Kummer)
Nux-vomica	(infolge Chemotherapeutica oder Narkose)
Opium	(Schreckfolgen)
Pulsatilla*	(Entsprechende Konstitution beachten)
Pyrogenium*	(Sepsis und Unterkühlung)
Secale-cornutum	(Zuviel an allopathischen Secale-Präparaten)
Stramonium	(Krampfneigung)
Sulphur*	(Immunschwäche)

KOMPLIKATIONEN NACH DER ENTBINDUNG

weiß
Natrium-muriaticum
Pulsatilla
Sepia
Sulphur

zu spärlich, Stau
Belladonna
Nux-vomica
Pulsatilla*
Secale-cornutum*
Sulphur

zu lange anhaltend
Calcium-carbonicum
Carbolic-acidum* - die *Karbolsäure*
China
Kreosot
Pyrogenium
Natrium-muriaticum*
Platina
Rhus-Toxicodendron
Secale-cornutum*
Senecio-aureus* - das *Kreuzkraut,* ein Korbblütler des trop. Afrika

„*Die Lehre von der Wiederkehr*
Ist zweifelhaften Sinns.
Es fragt sich sehr, ob man nachher
Noch sagen kann: Ich bin's.

Allein was tut's, wenn mit der Zeit
Sich ändert die Gestalt?
Die Fähigkeit zu Lust und Leid
Vergeht wohl nicht so bald."

WILHELM BUSCH

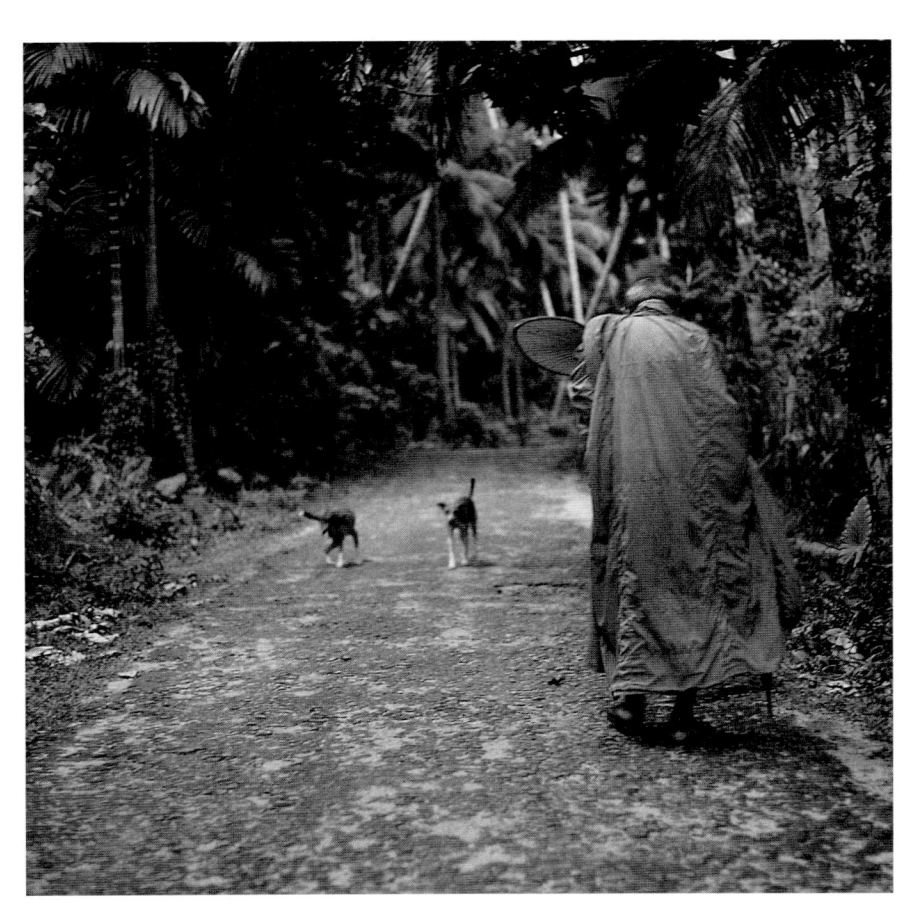

Komplikationen beim Neugeborenen

Noch wichtiger als für den Erwachsenen, ist eine naturgemäße Behandlung für das Baby und Kleinkind, da durch Chemotherapeutica oft schwer reparable Schäden gesetzt werden. ERWIN SCHLÜREN empfiehlt folgendes generell zu beachten:

„Nach schweren Geburten (Zangen, Vakuum-Extraktionen, Becken-Endlagen) sollte man dem Neugeborenen sofort 1 Gabe Cuprum D 200 geben, um Krämpfen vorzubeugen.
Bei Steißlage-Kindern (auch wenn durch Sectio entbunden) 1 Gabe Nosode Toxoplasmose D 200.
Dann kann man frühzeitig zur Konstitutionsaufbesserung 1 Gabe Calcium carb. D 30 - 200 oder Calcium-phosphor. (je nach Konstitution der Mutter) verabreichen.
Später kann man die 'Aufbesserung' dann weiterführen, bei allergischer und Stoffwechselbelastung mit Sulfur D 200, bei stoffwechselgestörten Kindern oder entsprechender Familienanamnese Tuberculin D 200."

Man beachte auch, was in *Homöopathie - das kosmische Heilgesetz* über die Nosode Carcinosinum, speziell in Bezug auf Kleinkinder gesagt wird.

Sehen wir uns im folgenden eine Auflistung der am häufigsten vorkommenden Störungen und der ihnen entsprechenden homöopathischen Heilstoffe für den Neugeborenen an:

Absonderungen / Nabel

Ein ebenso einfaches wie offensichtlich wirkungsvolles Mittel gegen einen blutenden Nabel empfiehlt nach Schlüren, IMHÄUSER: Man gebe einfach ein paar Tropfen Muttermilch darauf.

Das KENT'sche Repertorium gibt in diesem Fall an:
Calcium-carbonicum, Calcium-phosphoricum, Nux-moschata.

Bei Absonderungen aus dem Nabel ganz allgemein, wird diese Auflistung noch ergänzt durch folgende Mittel im 2.Grad:

Abrotanum - die *Eberraute,* **Kalium-carbonicum** und **Natrium-muriaticum.**

Abszesse

Hepar-sulfur
Silicea
Myristica-sebifera - ein brasilianisches Myristica-Gewächs, (dem Muskatbaum, Myristica-fragrans = Nux-moschata, verwandt). Das Mittel gilt als „homöopathisches Messer" zur Eröffnung von entzündlichen Pusteln und ist eine Arznei von tiefwirkender antiseptischer Kraft. Tiefere Potenzen (D3-D6) wirken beschleunigend in Richtung einer Einschmelzung (Eiterung). Myristica-seb. kann auch bei Mittelohr- oder Nagelbettentzündung angezeigt sein.

Appetitlosigkeit und Schwäche

Avena-sativa - der *gemeine Hafer -,* ein großes Mittel zur Beruhigung und Erholung überreizter Nerven und Stärkung des Verdauungsapparats. Es verbessert die Verwertbarkeit der Nahrung und sorgt für gesunden Appetit. Man gibt es vorwiegend in der Urtinktur, 5-10 Tropfen für das Baby, 10-20 Tropfen für die erschöpfte Mutter, aufgelöst in warmem Wasser oder etwas Tee.

Atemnot (*Asphyxie*)

Aconit - der Blaue Eisenhut: Atemnot bei der geringsten Bewegung, verbunden mit Blässe, Angst und raschem Puls.
Antimonium-tartaricum* - der *Brechweinstein*: Rasche schwierige Atmung mit kleinem, schwachem Puls. Schleimrasseln.
Arnica-montana
Belladonna
Camphora* - der *Kampferbaum*: Typisches Bild eines Kollapszustandes mit eisiger Kälte und kleinem, schwachem Puls.
China
Hydrocyanicum-acidum - der *Zyanwasserstoff*: Deutliche Zyanose mit Blauwerden der Lippen und allen Anzeichen einer drohenden Lungenlähmung.

KOMPLIKATIONEN NACH DER ENTBINDUNG

Laurocerasus - der *Kirschlorbeer:* Asphyxie bei Herzklappenfehler.

Opium - Papaver-somniferum, - der *Schlafmohn*: Ihm blieb wegen des Geburtsschocks buchstäblich „die Luft weg."
SCHLÜREN gibt darüber hinaus **Sulphur** an, bei Folgen einer vom Baby nicht verkrafteten Narkose.

Augen verklebt (*Blepharitis neonatorum*)

Dies ist praktisch immer ein Anzeichen für eine *Sykosis* und wird am besten und einfachsten mit einer Dosis **Medorrhinum** C 30 - 200 behandelt. Außer der Tripper-Nosode kommen als weitere dreiwertige antysykotische bzw. antipsorische Arzneien infrage:
Argentum-nitricum*
Calcium-carbonicum*
Hepar-sulfur*
Lycopodium*
Mercurius-solubilis*
Pulsatilla*
Sulphur*

Blähbauch (*Meteorismus*)

Es gibt eine Unzahl homöo-therapeutischer Möglichkeiten. Meist kommt man mit einem der folgenden Mittel zurecht:
Calcium-carbonicum
Carbo-vegetabilis*
China
Lycopodium
Natrium-sulfuricum
Sulphur

Diarrhoe nach Milch

Aethusa   (siehe auch unter Erbrechen)
Arsenicum-album
Bryonia
Calcium-carbonicum*

Kalium-carbonicum
Lycopodium
Magnesium-carbonicum
Magnesium-muriaticum*
Natrium-carbonicum*
Nux-moschata
Sepia*
Silicea
Sulphur

Diarrhoe bei Zahnung

Mittel im 3. Grad:
Calcium-carbonicum*
Chamomilla*
Dulcamara*
Ferrum-metallicum*
Rheum*

Mittel im 2. Grad (Auswahl)
Aethusa
Apis
Argentum-nitricum
Arsenicum-album
Belladonna
Borax (gutes Aphtenmittel)
Calcium-phosphoricum
Cina
Coffea
Colocynthis
Gelsemium
Magnesium-carbonicum
Mercurius-solubilis
Podophyllum
Psorinum
Sepia
Sulphur

Ekzeme

Calcium-carbonicum (der berühmte „Milchschorf")
Graphit (mit dicken gelben Krusten)
Lycopodium (am Kopf)
(Dies sind nur drei Hinweise aus der Fülle sonstiger Möglichkeiten)

KOMPLIKATIONEN NACH DER ENTBINDUNG

Bei Windeldermatitis helfen oft Calcium-carbonicum und / oder Medorrhinum auch ohne nähere wahlanzeigende Symptome, - (so vorhanden, umso besser).

Erbrechen

Aethusa* - die *Hundspetersilie*: Gleich nach dem Trinken von Milch, auch in der Zahnungsphase.
(ängstliche unruhige Kinder)
Antimonium-crudum (dickliche, pummelige Babies)
Calcium-carbonicum (pausbäckig, Kopfschweiß, Milchschorf)
Cuprum („Krampfbabies")
Nux-vomica (Arzneimittelabusus)
Silicea* (sehr zarte Babies)
Valeriana* (Milcherbrechen nach Ärger der Mutter)

Fontanelle gespannt

Apis D 4 in Verbindung mit **Solidago D 2** (nach SCHLÜREN)

Fontanellenschluß spät

Calcium-carbonicum
Calcium-phosphoricum

Harnverhaltung *(Anurie)*
(Geburtsschock)

Aconit
Opium

Haut, Verfärbung blau, *(Zyanose)*

Eine allgemeine Zyanose ist praktisch immer begleitet von Atemnot. Siehe dort:
Cuprum
Opium

Haut, Verfärbung gelb (*Ikterus neonatorum*)

Nach Umstellung von der Placenta-Atmung zur Lungenatmung findet ein vermehrter Abbau von roten Blutkörperchen statt. Kann die Leber dem Ansturm des anfallenden Hämoglobins nicht gerecht werden, so wird dessen nächste Abbaustufe, das Bilirubin über die Haut rückgestaut. Dies ist eine völlig natürliche „Gelbsucht", also ein *physiologischer Ikterus*, wie er in ähnlicher Weise bei Bergsteigern vorkommt, die nach längerer Zeit des Aufenthalts in großen Höhen und dünner Luft, (Anden, Himalaya) ziemlich übergangslos wieder in Talregionen kommen, wo durch den vermehrten Sauerstoffgehalt der Luft, die vorher zu erhöhter Zahl angereicherten Erythrozythen nun wieder abgebaut werden. Neben einer Bestrahlung mit Rotlicht, kommen vor allem die folgenden Mittel infrage, um die Leber in ihren Bemühungen, das Bilirubin auszuscheiden, vorteilhaft zu unterstüzten:

Aconit
Bovista - der mitteleuropäische *Riesenbovist*
China
Natrium-sulfuricum
Sepia

Hoden, Leistenhoden (*Kryptorchismus*)

Die besten Erfolge hat man nach SCHLÜREN mit Aurum D 12 im Wechsel mit Rhododendron D 12, - obwohl das Gold in der entsprechenden KENT-Rubrik garnicht enthalten ist.
Im folgenden gebe ich hier die zwei- und dreiwertigen Mittel aus der bewußten Rubrik wieder. Diese Spalte enthält weitere 17 einwertige Arzneien, die ich hier unerwähnt lasse. Meine persönlichen Erfahrungen gehen dahin, daß in vielen Fällen mit Clematis, Rhododendron und Pulsatilla geholfen werden kann, auch wenn diese Pharmaka durch andere Symptome nicht immer klar bestätigt werden. Rhododendron hilft u.U. auch noch in späteren Jahren, wenn der Hoden beim Laufen in die Leistenspalte zurückschlüpft.

KOMPLIKATIONEN NACH DER ENTBINDUNG

Clematis und Pulsatilla wirken mehr rechtseitig, Calcium, Thuja und Pareira - die *südamerikanische Grießwurz,* - ein großes Nierenmittel - wirken mehr auf der linken Seite. Die Haupt-Arzneien:

Barium-carbonicum
Berberis
Calcium-carbonicum
Cantharis
Clematis* - die *aufrechte Waldrebe,* ein Hahnenfußgewächs
Nux-vomica
Plumbum
Rhododendron
Stramonium
Zincum

Kindstod, plötzlicher

Das plötzliche Hinscheiden des Neugeborenen deutet immer auf einen schweren miasmatischen Schaden hin. Praktisch in jedem Fall steht dahinter entweder das sykotische oder syphilitische Miasma, - bisweilen beide. Auch PENNEKAMP weist darauf hin, daß bei „Nacharbeitung vieler Fälle von plötzlichem Kindstod" auffällig häufig vor allem Mercur und Syphilinum in Erscheinung treten. Will man den Eltern zu einer Chance verhelfen, irgendwann ein gesundes Kind in die Welt zu setzen, sind unbedingt beide Elternteile unter Führung eines erfahrenen homöopathischen Arztes oder Heilpraktikers zu behandeln. Es gelten dabei die gleichen Überlegungen, die schon im Kapitel über die Unfruchtbarkeit angestellt wurden. Primär muß natürlich versucht werden, den Eltern über den Verlust hinwegzuhelfen und das gelingt neben der psychischen Betreuung am besten mit unseren Kummer-Mitteln, allen voran **Ignatia**.

Kopfschweiß, nachts vorwiegend (Kissen naß)

Bovista
Bryonia
Calcium-carbonicum* (Die am häufigsten gebrauchte Arznei)
Carbo-animalis

China
Mercurius-solubilis
Natrium-muriaticum
Rhus-toxicodendron
Silicea

Magenpförtner-Verengung (*Pylorus-Stenose*)

Cuprum (Krampfneigung)
Nux-vomica

Milch, Ablehnung der Muttermilch

Antimonium-crudum - der *Graue Spießglanz*
Cina - die *Zitwerblüten*
Lachesis
Mercurius-solubilis
Silicea*
Stannum
Stramonium

Milch, Ablehnung allgemein

Aethusa-cynapium - die *Hundspetersilie*
Antimonium-tartaricum - der *Brechweinstein*
Arnica
Bryonia
Calcium-carbonicum
Carbo-vegetabilis
Cina
Guajac - das Harz des *südamerikanischen Guajakbaums,* (ein gutes Mittel für sykotischen Gelenk-Rheumatismus)
Ignatia
Lecithin
Natrium-sulfuricum
Pulsatilla
Sepia

KOMPLIKATIONEN NACH DER ENTBINDUNG

Silicea
Sulphur

Milch, Ablehnung, gekochte

Phosphor

Nasenschniefer (*angeborene Rhinitis*)

Syphilinum

Schlaflosigkeit

Calcium-carbonicum
Carcinosinum - (Chronische Schlaflosigkeit, große Anhänglichkeit in Verbindung mit ständigem Weinen oder Schreien, LM 30 jeden 2. oder 3. Tag, oder seltene Gaben einer C 200 oder C 1000, alle vier bis 6 Wochen ein Kügelchen in etwas Wasser)
Causticum (Die Türe muß geöffnet sein und Licht im Gang brennen, damit die Verbindung zu den Eltern gewahrt bleibt)
Chamomilla
Coffea
Jalapa
Pulsatilla

Schluckauf (*Singultus*)

Schluckauf entsteht durch eine unwillkürliche Kontraktion des Zwerchfells, verursacht durch eine Reizung des Magens nach hastiger Nahrungsaufnahme oder durch Druck von Seiten der Leber. SCHLÜREN empfiehlt beim Trockenlegen dem Kind sofort eine warme Windel auf den Bauch zu legen. Im übrigen sollen tiefe Potenzen (D 6) von **Teucrium-marum** - dem *Katzengamander,* einem mediterranen Lippenblütler, den Schluckauf nach dem Stillen zum Erliegen bringen. Ebenso soll **Arnica** bei diesem Symptom helfen, wenn es nach Weinen auftritt und **Aethusa** - die *Hundspetersilie* ist gefragt, wenn der Schluckauf bei Magen-Darm-Beschwerden auftritt.

Das KENT'sche Repertorium weist eine Fülle von Mitteln auf, von denen bei krampfhaftem Schluckauf vor allem die folgenden zwei- und dreiwertigen ins Auge stechen, die natürlich ebenso für Kleinkinder wie für Erwachsene zur Anwendung kommen können.

Chamomilla (durch Zorn)
Gelsemium* (nach Gemütserregung)
Hyoscyamus (Schüttelkrampf nach dem Essen u. nachts)
Ignatia (nach Essen, Trinken oder durch Kummer)
Magnesium-phos. (sehr heftig und krampfartig)
Natrium-muriaticum (sehr heftig, bei introvertierten Kindern)
Nux-vomica (vor allem nach dem Essen oder Trinken)
Stramonium* (sehr heftig)
Teucrium-marum (nach dem Stillen)
Veratrum-album* (nach Erbrechen)

Schrei-Kinder

Apis - (Schmerzhafte Ödeme)
Belladonna - (Erkältungskopfschmerz und Hirnhautreizung)
Carcinosinum - (Wenn gut angezeigte andere Mittel versagen oder deren Wirkung nur vorübergehend anhält)
Chamomilla - (der kapriziöse Zornigl,- will ständig herumgetragen werden, schreit, sobald er abgelegt wird)
Cuprum - (Allgemeine Krampfneigung führt auch zum Kehlkopf- und Stimmritzenkrampf)
Jalapa - die *Jalapenknolle*, ein mexikanisches Windengewächs (Das Kind ist tagsüber gut verträglich, schreit vor allem nachts)
Nux-vomica - (der aggressive Draufgänger)
Lycopodium - (der weinerliche Nörgler und Quengler)
Pulsatilla- (will ständig Gesellschaft und Anlehnung)

Vorhaut-Verengung (*Phimose*)

Diese ist praktisch immer Ausdruck einer Sykosis oder des hereditären, syphilitischen Miasmas. Dementsprechend tauchen in dieser Rubrik die antisykotischen und antisyphilitischen Mittel auf.

KOMPLIKATIONEN NACH DER ENTBINDUNG

Die Behandlung erfordert deshalb etwas Geduld, aber in den meisten Fällen kann man dem Kind den schmerzhaften und traumatisierenden operativen Eingriff ersparen, der überdies nichts an der entsprechenden Grundkonstitution zu verändern vermag. Oft hat man Erfolg mit Nitricum-acidum oder Mercurius, jedoch sollte die junge Mutter wegen der Chronizität der Beschwerde auf jeden Fall den erfahrenen homöopathischen Arzt konsultieren. Die Hauptmittel sind:

Arnica
Calcium-carbonicum
Cannabis-sativa - der *kultivierte Hanf* (leider selbst in potenzierter Form immer noch verboten!)
Cinnabaris - der *Zinnober* - das Ausgangsmaterial für Quecksilber
Digitalis - der *rote Fingerhut*
Hamamelis - die *virginische Zaubernuß*
Hepar-sulfur
Lycopodium
Mercurius-solubilis*
Nitricum-acidum*
Rhus-toxicodendron
Sabina
Sepia
Sulphur

Zuckungen *(Nystagmus)*

Agaricus - der *Fliegenpilz*

*„Der Weg der Übertreibungen
führt zu den Palästen der Weisheit."*

WILLIAM BLAKE

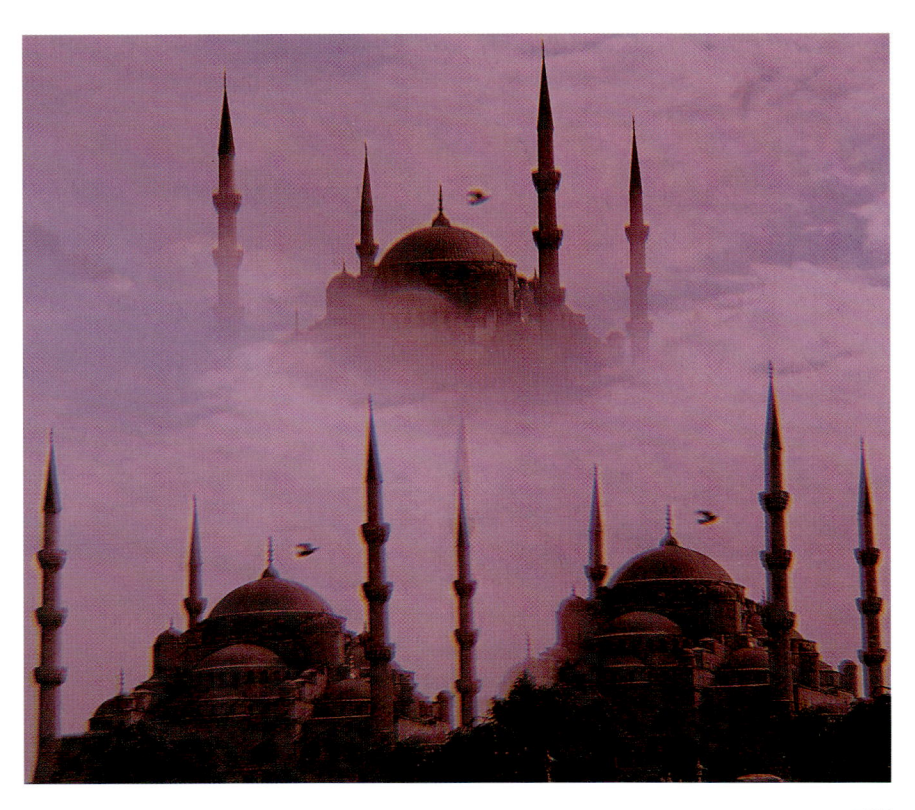

KLIMAKTERIUM

Diese Zeit des Wandels ist nicht nur verbunden mit einem allmählichen Hinschwinden der Jugend und der Kräfte. Sie bietet auch die Chance zu einer Sexualität des reifen Menschen, der jenseits von genitaler Lusterzeugung sein polares Gegenüber auf einer höhergelagerten Ebene begreifen und wirklich zu erkennen beginnt. Das ist eigentlich gemeint, wenn in der Bibel über den Geschlechtsakt gesagt wird: „Und sie erkannten einander".

Zwei Menschen, in Liebe miteinander verbunden, - auch und gerade in reiferem Alter -, sie können stundenlang den Geschlechtsakt ausüben, ohne sich zu verausgaben, im Gegenteil, sie bauen sich gegenseitig dabei auf. Alles was sie tun müssen, ist, dem Fluß der Energie folgen, ohne ihn durch zuviel Eigenwillen zu stören. Der Eros reichert sich an und trägt sie in immer höhere Gefilde der Seligkeit. Die Öffnung der Körpergrenzen über den Mund beim Küssen und das Eindringen und Sich-Umschließen der Genitalien mit dem Ziel der Verschmelzung, ist nur ein Beginn der Möglichkeiten eines gegenseitigen Ineinander-Aufgehens der ätherischen Körper zweier Liebender und dem setzt auch ein fortgeschrittenes Alter keinerlei Grenzen: Die schon erwähnte Schauspielerin EVA EBNER:

„Mein Lebensgefährte stößt sich nicht an meiner altgewordenen Haut. Er streichelt mich, er liebkost mich, er schmiegt sich gern an mich und ich muß sagen, ich genieße es mehr als früher, als es manchmal nur der Übergang zum Liebe-Machen war."

Bei genauer Beobachtung von Eheleuten, die miteinander alt geworden sind, können wir feststellen, daß sie einander nicht nur äußerlich ähnlich geworden sind, - bisweilen könnte man fast glauben, es handele sich um Geschwister. Sie ähneln einander auch in ihrem Verhalten. Offensichtlich ist dabei ganz unbemerkt allmählich der eine für den anderen zum heilsamen Homoion geworden.
Regelmäßige Meditation und ein maßvolles Leben sowohl in der Arbeit wie im Vergnügen, erlauben allmählich die höheren Stufen der Erkenntnis zu berühren. Gelingt es dem Einzelnen bis in diese

Regionen vorzudringen, so gleichen die Berichte derjenigen, die diese Ebenen erreicht haben, einander in auffallendem Maße:

*„So schaff' ich am sausenden Webstuhl der Zeit,
und wirke der Gottheit lebendiges Kleid",*

läßt GOETHE den Erdgeist im *Faust* sagen und eröffnet damit einen Einblick in jene mythischen Schichten, die von dem ehemals der Einheit der Naturreiche bewußten Menschen, als wirkende, gestaltbildende Lebenspotenzen tatsächlich erschaut worden waren.

Dem amerikanischen Maler ALEX GREY gelang es schon in den 70er-Jahren durch meditative Versenkung immer wieder bis zu diesem Urgrund vorzudringen. Seine Bilder sind keine intellektuell erdachten Phantasien, sondern beruhen auf authentischer geistiger Innenschau. Er sieht die feinstofflichen energetischen Bezüge in und um den Menschen herum und hat das mit geradezu röntgenologischem Blick Erfaßte, mit ungeheurer Präzision festgehalten. So entstanden Bilderzyklen von Zeugung, Nährung, Zerstückelung des Alten und Wiederauferstehung zu Neuem, die ihresgleichen suchen.

Im Text zu einem der Bilder, betitelt *Gott und Dämonen trinken aus dem Milchsee,* erkennen wir eine Entsprechung zu dem in Stein gehauenen Mythos von der Weltenschlange Naga, welche den Besucher am Eingang zur Tempelanlage von Angkor Vat empfängt. Links und rechts des Zugangs stehen lange Reihen guter und böser Geister. In ihren Armen ruht langausgestreckt die Schlange. Indem einmal die aufbauenden und dann wieder die zerstörerischen Kräfte den Schlangenkörper rhythmisch zu sich ziehen, bringen sie einen der germanischen Weltesche Ygdrasil entsprechenden, und in den Himmel ragenden Urbaum, in quirlende Bewegung. Aus der auf diese Weise gequirlten Himmelsmilch wird Butter, welche Brahma als Nahrung dient.
Grey beschreibt seine innere Schau folgendermaßen:

„In einer Vision sah ich die Gruppenseele der Menscheit als einen vollkommenen kreisrunden See aus intensivem lebendigem Licht. Rund um den Milchsee fanden sexuelle Rituale in allen Variationen statt, eine Metapher für die gesamte soziale Interaktion. Durchscheinende hinduistische Gottheiten schwebten über den Menschen. Sie nahmen die überströmende Energie aus dem schimmernden See auf und durchfuhren die Menschen als Ekstase und Schmerz. Ich erkannte, daß wir alle zusammengeführt worden waren, um den Göttern und Göttinen ein Festmahl seelischer Energie zu bereiten. Ich sah mein Herz als Achse der karmischen, kosmischen und irdischen Energie, die von den Gegenpolen männlich/weiblich, Geburt/Tod, Gut/Böse und Liebe/Haß geschnitten wurde. Um das Gleichgewicht der Kräfte zu erhalten, speisten wir die Dämonen ebenso wie die Gottheiten."

Die dämonischen Gesichte eines HIERONIMUS BOSCH, die himmlischen Visionen eines WILLIAM BLAKE, waren zu früheren Zeiten lebendiger Ausdruck ähnlicher Erfahrungen. In *The Marriage of Heaven and Hell* schrieb Blake:

„Wenn die Tore der Wahrnehmung gereinigt wären, erschiene jedes Ding dem Menschen, wie es ist, unendlich.
Denn der Mensch hat sich selbst eingesperrt, bis er alle Dinge durch enge Ritzen seiner Höhle sieht." [27]

So geht also wahre Ein-Fühlung in kosmische Welt-und Wirkzusammenhänge weit hinaus über bloßes äußerliches Betasten eines Gegenstandes oder einer Person. Jedoch kann solche Berührung zur Eintrittspforte in eben jene höheren Bereiche werden, wenn sie von Liebe geleitet wird. [28]

In diesem Zusammenhang sei auch auf das bemerkenswerte Buch *Kundalini* hingewiesen, in dem der ehemalige indische Schullehrer GOPI KRISHNA sehr detaillierte und äußerst spannende Schilderungen gibt, über die bei ihm durch meditative Praxis erfolgte Erweckung des Schlangenfeuers mit nachfolgender Transformation der Sexualkraft und die sich daraus für ihn und sein weiteres Leben ergebenden Konsequenzen. [29]

---

[27] Übernommen aus *Sacred Mirrors - Die visionäre Kunst des Alex Grey*, Verlag 2001, S. 14.
[28] Vergl. RABA: *Homöopathie -Das kosmische Heilgesetz*, Kapitel *Sexualität und Spiritualität*.
[29] KRISHNA, GOPI: *Kundalini - Die Erweckung der geistigen Kraft im Menschen*, Siehe Bibliographie.

Die Menopause der Frau

Auf diesem Weg, der durch das innere Fegefeuer führt, stellt sich auch die Hormonproduktion allmählich um. Vielfach werden hierbei von Seiten der Schulmedizin hormonelle Stützen angeboten. Das kann anfangs überraschende und scheinbar verjüngende Effekte hervorbringen. Man muß sich jedoch vor Augen halten, daß die Substitution von Hormonen eine Art Krückstock ist, auf den man sich auf Dauer nicht stützen kann. Läßt man ihn weg, fällt der Organismus umso auffallender in sich zusammen und es entstehen darüber hinaus Entzugserscheinungen. Außerdem behindert eine Hormonbehandlung die Wirkung gut gewählter homöopathischer Mittel.
Es sollte deshalb möglichst von Anfang an versucht werden, ohne Hormonbehandlung auszukommen, da sowohl Androgene wie Östrogene zudem eine Belastung für die Leber darstellen und darüber hinaus Varikosen, Thrombosen, Embolien und Bluthochdruck Vorschub leisten. Auch krebsbegünstigende Wirkungen können nicht ausgeschlossen werden.

Es gibt eine Fülle von Arzneien, die entsprechend der ihnen eigenen und beim Patienten vorherrschenden Symptomatik gewählt werden sollten. Bei guter Mittelwahl kann dabei selbst der häufig auftretenden Neigung zu osteoporotischen Erscheinungen der Knochen wirkungsvoll begegnet werden. Ich beschränke ich mich hier auf einige wenige Arzneien, die relativ häufig für die Frau im Klimakterium infrage kommen können. Im übrigen verweise ich wieder auf ERWIN SCHLÜRENS *Homöopathie in Frauenheilkunde und Geburtshilfe*, wo auch dieses Thema sehr ausführlich behandelt wird.

Bei der nun folgenden kurzen Zusammenstellung werden die Arzneien nicht in alphabetischer Reihenfolge genannt, sondern nach ihrer Wichtigkeit und der möglichen Häufigkeit ihrer Verwendung. Soweit sie hier nicht zum ersten Mal auftauchen, lese man zusätzlich die ausführlichen Beschreibungen an anderer Stelle in diesem Buch nach. Nennen wir diese Pharmaka hier kurz die:

KLIMAKTERIUM

„Wallungsmittel"

Lachesis* - die *Grubenotter* ist wahrscheinlich eine der wichtigsten Medizinen für die Frau im sogenannten Wechsel. Lachesis, - wie auch ihre Schwester **Crotalus-horridus** - die *Klapperschlange* -, kann zum Einsatz kommen bei unregelmäßigen und zu starken Blutungen, bei Hitzewallungen in Verbindung mit häufigen Schweißausbrüchen, bei Engegefühlen an Hals und Taille. Lachesis-Frauen vertragen keine Rollkragen-Pullover und öffnen häufig den Rockbund. Herzbeschwerden mit ausstrahlenden Schmerzen zum linken Arm sind möglich. Ein Druckpunkt unter der Mitte des linken Schlüsselbeins ist typisch und kann die Wahl des Mittels bestätigen. Schwere und geschwollene Beine, Venenbeschwerden und Orangenhaut sind weitere Hinweise. Sehr typisch ist eine Mangeloxidation während der Schlafphase, das heißt, die Frau schläft sich in eine Verschlimmerung ihrer Symptomatik gleichsam hinein und fühlt sich nach Schlaf meist schlechter als vorher. Wein wird ebenfalls nicht gut vertragen. Viele Beschwerden von der Halsentzündung bis zu einer möglichen Reizung der Eierstöcke, ereignen sich auf der linken Körperseite.
Lachesis* kann wohl mit Fug und Recht neben **Sulfuricum-acidum*** als das „Haupt-Wallungsmittel" für die klimakterische Frau angesehen werden. Im 2.Grad gibt KENT hierfür noch **Graphit** und **Kalium-bichromicum** an.
Auch dem öfters auftretenden starken Herzklopfen, kann durch Lachesis oder **Crotalus-horridus** wirkungsvoll begegnet werden.

Sepia - der *Tintenfisch*, paßt meist besonders gut zu dunkelhaarigen Frauen von gelblichem Teint mit Neigung zu Leberflecken, umschatteten Augen (Lycopodium), Traurigkeit, weinerlicher Reizbarkeit und einer ihnen unerklärlichen Abneigung gegen die nächsten Angehörigen.
Sehr typisch sind Senkungsbeschwerden mit ziehenden Schmerzen und nach unten drängenden Gefühlen, ähnlich Lilium-tigrinum, sodaß ständig der Wunsch besteht, die Beine zu kreuzen. Die allgemeine Erschlaffung der Gewebe ist typisch für den Tintenfisch, dessen Gestalt bereits die Ähnlichkeit zu einer Gebärmutter nahe-

legt. Da die „Tintenschnecke" keinen wirklichen Akt vollzieht, sondern das Männchen lediglich sein Samenwölkchen über die vom Weibchen gelegten Eier ausstößt, ist es dem Prinzip der Entsprechung zufolge nicht weiter verwunderlich, daß auch die Sepia-Frau keine Lust auf Geschlechtsverkehr hat. In diesem Punkt gleicht sie am meisten Natrium-muriaticum.

Da sich der ganze Organismus in Stagnation befindet, kommt es häufig zu Gelenkbeschwerden mit Schmerzen z.B. beim Treppen-Abwärtsgehen. Ebenso oft finden wir Neuralgien, Migräneanfälle, Pfortaderstauungen und Hämorrhoiden. Morgens kommt die Sepia-Frau nicht aus dem Bett. Kälte und Nässe verschlechtern die Symptomatik. Nach Bewegung im Freien geht es ihr besser.

Naja-tripudians - die **Kobra,** eine weitere Schlange, hat sich als hilfreich erwiesen auf dem Weg zur Erlösung von Beschwerdebildern wie sie typisch sind für klimaterische „Gipfelerlebnisse" mit allmählich abnehmender Kraft der Drüsen und Organe. Das Gift der Kobra wirkt überwiegend auf Herz und Nerven (*neurotrop*).

So erleben vor allem Frauen mit nervösen Herzbeschwerden in der Menopause Erleichterung durch dieses Mittel. Häufige Blutdruckschwankungen in Verbindung mit Depressionen und Kollapsneigung können einen Versuch mit diesem Heilstoff in potenzierter Form angezeigt erscheinen lassen.

(Was die Art der Herzbeschwerden angeht, hat sich Lilium-tigrinum - die *Tigerlilie* als ähnlich genug erwiesen, um diesbzüglich ebenfalls ihre günstige Wirkung zu entfalten. Wenn dabei starkes sexuelles Verlangen vorhanden ist, neigt sich die Waagschale unter Umständen mehr in diese Richtung).

Sanguinaria-canadensis - die **Kanadische Blutwurzel**, - der Name sagt eigentlich schon alles. Ein stark rechtseitig wirkendes Mittel. Es hilft, - neben Ferrum-muriaticum -, oft bei einem rechtsseitigen Schulterschmerz mit der Unfähigkeit den Arm zu heben. Der Blutandrang zum Kopf läßt das Gesicht rot und hitzig erscheinen. Brennende Handflächen und Fußsohlen, sowie brennende rechtsseitige Brustschmerzen in Verbindung mit Atemnot erinnern ein wenig an Sulphur. Ein periodisch jeden 7. Tag auftretender

KLIMAKTERIUM

Kopfschmerz ist typisch, aber nicht allein wahlbestimmend. Ein immer wieder erscheinender Durchfall nach Schnupfen kann ebenfalls ein Hinweis sein. Bewegung, Kälte, Zugluft, ebenso wie Hitze und Sonnenbestrahlung verschlechtern. Schlaf und Dunkelheit bessern.
Die Sanguinaria-Persönlichkeit ist ungeduldig und leicht reizbar. Alles „brennt ihr auf den Nägeln." Sie liefert uns „ein Gemälde in Rot".

Cimicifuga - die *Kanadische Silberkerze.* Wir haben von ihr gesprochen. Ihr Hauptwesenszug ist die neurotisch-depressive Verstimmung nach Ausbleiben der Regel oder heftigen Gemütserregungen. Eine Wiederkehr der Menses unter der Einwirkung der potenzierten Arznei hat einen verjüngenden Einfluß und bläst die Trübsal fort.
Querschießende, schockwellenartige Schmerzen im Beckenbereich (Uterus-Krämpfe und Ovarialreizungen), rheumatische Schmerzen, eine Neigung zur Osteoporose sowie häufige Migräne-Anfälle sind Teil des Wirkungsspektrums dieses Pharmakons, das manche Therapeuten für eines der wichtigsten überhaupt halten, wenn es um Beschwerden der Wechseljahre geht. Der Ruf dieses Mittels ist bereits bis zu den Gynäkologen der traditionellen Heilkunde vorgedrungen und so wird es selbst von diesen gerne, - wenngleich in Tiefpotenzen oder von der Industrie angebotenen Mischpräparaten, sozusagen als „phytotherapeutische Hormonspritze" -, verordnet.

Sulfuricum-acidum - die *Schwefelsäure,* wird meist gegen Sodbrennen eingesetzt. Als Klimaxmittel eignet es sich, wenn darüber hinaus häufige Schweiße sowie die allen Säuren eigene Schwäche, ein inneres Zittern und allgemeine Erschöpfung vorhanden sind. Die monatliche Blutung erscheint zu früh, ist zu stark und von zu langer Dauer.
Das Mittel paßt zu hastigen, stark durch Stoffwechselgifte gestörten klimakterischen Frauen mit erschöpfenden Schweißen. Diese Frauen sind mürrisch und ungeduldig, immer eilig, nichts kann ihnen schnell genug gehen. Bevor sie zusehen, wie andere etwas für sie erledigen wollen, nehmen sie ihnen die Dinge aus der Hand.

WALLUNGS-MITTEL

Die potenzierte Arznei hat sich darüber hinaus neben Arnica den Ruf erworben, bei Blutergüssen nach mechischen Verletzungen besonders hilfreich zu sein.

Sulphur - der *Schwefel,* wird von vielen Autoren als eines der Hauptmittel für klimakterische Beschwerden angesehen, wohl deshalb, weil es jedweder Unterdrückung und Verdrängung, - welche ja vor allem zu den bewußten unliebsamen Erscheinungen führt -, entgegenwirkt und das Unterste zuoberst kehrt. Das ereignet sich auf anschauliche Weise bisweilen durch stellvertretendes Nasenbluten anstelle der Menstruation. (Auch Bryonia, Graphit, Hamamelis, vor allem aber **Lachesis** und **Sulfuricum-acidum,** zeigen ebenfalls dieses auffällige Symptom).
Der Schwefel ist von Haus aus ein hitziges Mittel. Neben Medorrhinum, Pulsatilla und Sanguinaria bietet er sich an für Frauen, die derart über brennende Fußsohlen klagen, daß sie die Füße sogar nachts aus dem Bett strecken. Über die weiteren Kennzeichen dieses Riesenmittels orientiere man sich an anderer Stelle in diesem Werk.

Psorinum - Diese große Nosode kann Gutes verrichten, wenn sich die Periode bei allmählicher Annäherung an die Menopause zu verändern beginnt. KENT gibt sie als einziges fett gedrucktes Mittel für diesen Tatbestand an. Das ist sicher logisch gedacht, denn auch das mehr oder weniger frühe Einsetzen der Menopause hängt ursächlich mit dem Phänomen zusammen, das HAHNEMANN *psora* nannte und diese steht, wie wir gesehen haben, in engem Zusammenhang mit der Säfteentmischung des HIPPOKRATES.
Hinweise für seine Wahl können Schweiße, große Kälteempfindlichkeit und ein übermäßiger Juckreiz, - vor allem beim Warmwerden im Bett -, sein. Aber auch ohne nähere wahlanzeigende Symptome hilft diese Arznei häufig bei klimakterischen Beschwerden im allgemeinen und bei Wallungen im besonderen.

Aurum-metallicum - *Gold,* - das paßt vor allem für die ebenso gewichtige wie zutiefst schwermütige Patientin mit Selbstmordneigung und Herzbeschwerden, die ständig Fragen stellt, ohne auf

Antworten zu warten. Typische Redewendung: „Ich habe das Gefühl, mein Herz bleibt stehen."

Graphites - der *amorphe Kohlenstoff,* paßt ebenfalls zu schwergewichtigen „Dickhäutern". Im Gegensatz zur äußeren Schwerfälligkeit ist jedoch ihr Gemüt sehr zartbesaitet und kann bereits beim Hören von Musik zu Tränen gerührt sein. Es handelt sich meist um einfach strukturierte, antriebsschwache, in jeder Hinsicht „verstopfte" und frostige Personen, welche häufig an feuchten Ekzemen und rissiger Haut speziell an den Fingern und Handflächen leiden. Der „frierende Speck."

Platina - das *Metall Platin,* paßt ähnlich Lilium-tigrinum zur ständig sexuell übererregten, ebenso hochmütigen wie depressiven Karrierefrau die ebenfalls schnell in Tränen ausbricht und durch extravagante Kleidung auffällt.

Crocus-sativus - der *gelbe Safran,* eignet sich besonders gut für leicht neurotische, vollblütige Frauen, von rapide wechselndem Gemütszustand. Sie lachen gern und fallen vor allem auf durch eine Neigung zu häufigem Singen. Sie werden aber auch übergangslos schnell zornig oder melancholisch. Musik und speziell Gesang spielen eine große Rolle.
Hitzewallungen, Unruhe, Schweiße und ein banges Gefühl auf der Brust wechseln einander ab. Die Blutungen sind dunkel, zäh, klumpig bis fädig-schleimig und begleitet von wehenartigen Schmerzen oder einem Gefühl von etwas Lebendigem im Leib. Das Symptom der fadenziehenden Blutungen teilt sich der Safran mit **Ustilago-maydis**, dem *Maisbrand* und **Lac-caninum** - der *Hundemilch*.

Helonias - die *Nordamerikanische Einkornwurzel,* ist die geeignete Arznei für stark geschwächte Frauen mit Berührungsängsten (geschwollene Brüste mit empfindlichen Warzen und ziehenden Schmerzen im Kreuz), die ihren sexuellen Frust mit einem übertriebenen Ordnungssinn und einem ständigen Bedürfnis das Haus zu putzen, kompensieren. Obwohl sie jammern, fühlen sie sich nur wohl bei „Zerstreuung" oder Arbeit. Die Süße des Lebens, - die

Liebe -, ist „durch-gefallen", was oft zu *Diabetes,* - der zuckerhaltigen „Harnruhr" - führt. Ein Uterus-Vorfall wegen Erschlaffung ähnlich Sepia, ist möglich. Die Blutungen erscheinen zu häufig und reichlich. Darüber hinaus sucht sich der monatliche Blutandrang auf dem Umweg über die Nieren und die Blase einen zusätzlichen Ausweg. Der ganze Mensch weint innerlich und zeigt das an den falschen Stellen. (Vergleiche Ignatia und Natrium-muriaticum).

Magnesium-carbonicum - das *Magnesiumkarbonat* kommt nach VOISIN infrage für „die zusammengebrochene, erschöpfte Frau mit uterinen und klimakterischen Beschwerden." Wie wir bei der Einzelbesprechung des Mittels gesehen haben, kann es sich um Menschen handeln, die bereits in ihrer Kindheit und Jugend im Abseits standen und wenig Zuwendung und Streicheleinheiten erhielten. Die „lichtlose Zimmerpflanze."
Zum Schluß dieser kleinen Übersicht, noch eine Zusammenfassung der von KENT angeführten Hauptmittel bei zu starken Blutungen während des Klimakteriums:

Mittel im 3. Grad	Mittel im 2. Grad
Calcium-carbonicum*	**Aletris-farinosa** - die *„Kolik-Wurzel"*
Lachesis*	**Aloe** - *ind.* u. *afrik. Liliengewächs*
Sepia*	**Carbo-vegetabilis**
Sulphur*	**Crocus-sativus** - der *gelbe Safran*
	Medorrhinum
	Murex - die *Purpurschnecke*
	Nux-vomica
	Plumbum
	Psorinum
	Pulsatilla
	Sabina
	Sanguinaria
	Secale-cornutum
	Trillium-pend.- *nordam.Liliengew.*
	Ustilago-maydis - der *Maisbrand*

KLIMAKTERIUM

Ein anderer Symptomenkomplex ist noch erwähnenswert, im Zusammenhang mit dem älter werdenden weiblichen Organismus und der Sexualität. Das ist die

Erschlaffung der Vagina

Diverse Bücher über tantrische Liebeskunst empfehlen ein tägliches Training der vaginalen Muskeln, durch rhythmische Kontraktion oder auch das Üben derselben mittels Einführen sogenannter Liebeskugeln, wie sie über einschlägige Geschäfte oder den Versandhandel zu erwerben sind. Das mag eine sinnvolle Idee sein, vor allem, wenn dabei der Energiefluß durch wechselweises Anspannen und Entspannen der Dammuskulatur angeregt und den oberen Chakren zugeführt wird.
Das KENT'sche Repertorium gibt eine ganze Reihe von Mitteln an, die einer Erschlaffung des *Sphincter vaginae* zusätzlich entgegenwirken können:

Mittel im 2. Grad	Mittel im 1. Grad
Agaricus der *Fliegenpilz*	Arsenicum-album
Ambra - das *Sekret des Pottwals*	Crocus-sativus
Caladium - das „*Schweigrohr*"	Magnesium-carbonicum
Calcium-carbonicum	Mercurius-solubilis
Ferrum-metallicum	Muriaticum-acidum
Kalium-carbonicum	Natrium-muriaticum
Lycopodium	Silicea
Natrium-carbonicum	Staphisagria
Sepia	
Sulfur	
Tuberculinum	

Die Auswahl erfolgt wie stets nach den Kriterien der vorliegenden Gesamtsymptomatik und es soll kein Neuling, der gerade erst beginnt, sich mit den Möglichkeiten der Homöopathie vertraut zu machen, etwa auf den Einfall kommen, diese Mittel alle zusammenzumischen, in der irrigen Annahme: „Viel hilft viel!" Diese Art Schrotflinten-Homöopathie hat noch nie Hervorragendes geleistet.

Verhärtung der Vagina

Auch das Gegenteil einer Erschlaffung stellt sich sowohl an den äußeren wie inneren weiblichen Geschlechtsteilen immer einmal wieder bei Frauen ein, welche schwere seelische oder körperliche Traumata erlitten haben.

Eine sogenanante *Kraurosis vulvae* beginnt mit extremer und schmerzhafter Trockenheit von Vagina und Labien und kann zu völliger Verkümmerung (*Atrophie*) der Schamlippen führen. Im Anfangsstadium dieses Prozesses helfen meist **Natrium-muriaticum** und / oder **Sepia.** Vor allem kommt es darauf an, die innerseelische Verkümmerung, Verhärtung und Abwehrhaltung aufzulösen, wobei den beiden Mitteln eine wichtige katalysatorische Funktion zukommt.

Im fortgeschrittenen Fall erstreckt sich die Verhärtung auch weiter ins Innere und kann den Gebärmuttermund oder den Uterus selbst befallen. Dieses Stadium ist durchaus schon einer Präcancerose zuzuordnen. Es empfiehlt sich in jedem Fall eine genaue fachärztliche Diagnose einzuholen und darüber hinaus womöglich noch eine spagyrische Blutkristall-Analyse zur Klärung der Gesamtsituation anfertigen zu lassen.[30] Hierbei ergeben sich häufig wichtige Hintergrundinformationen auf mögliche Entartungen durch vorangegangene pathologische Veränderungen oder Toxin-Einwirkungen aus anderen Körperbereichen. Die schulmedizinische Vorgehensweise schließt eine zusätzliche homöopathische, bzw. spagyrische Behandlung nicht aus, welche aber durch den versierten homöopathischen Praktiker erfolgen sollte.

Interessanterweise tauchen diesbzüglich in den Repertorien eine größere Anzahl von Arzneien auf, die unter anderem auch bei krebsartigen Leiden eingesetzt werden, wie z.B. **Aurum, Carbo-animalis, Conium, Kreosot, Lachesis,** etliche Jod-Verbindungen wie **Arsenicum-jodatum, Barium-jodatum** und **Jodum** selbst, um nur einige wenige zu nennen.

---

[30] HSI-Spagyrik-Labor, 38118 Braunschweig, Tel. O531 / 25-647-25.

„Liebe ist wie ein Edelstein im Brillantschliff.
Sexualität stellt mir eine der 57 Facetten dar.
Wer nur eine Facette kennt,
weiß nichts vom Edelstein.
Wer alle kennt, ist erleuchtet."

MEISTER VOM JADEKERG

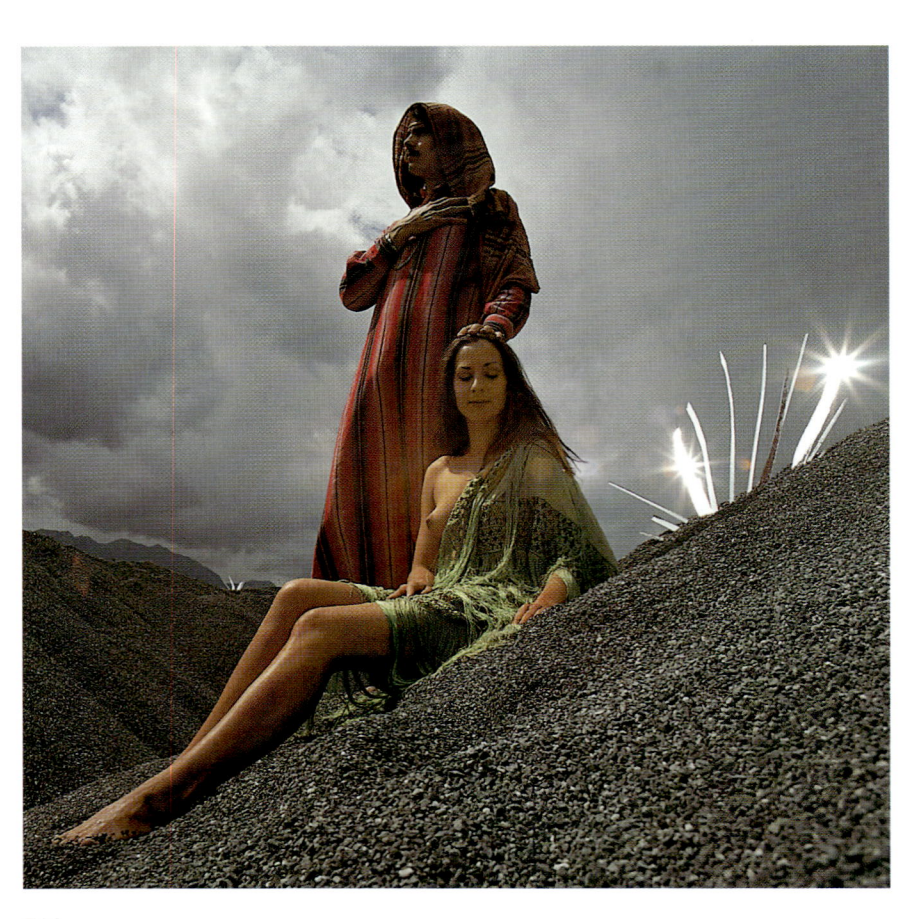

Klimakterium des Mannes

Der „Wechsel" des Mannes ist zwar nicht verbunden mit den unangenehmen Begleiterscheinungen, von denen viele Frauen heimgesucht werden, aber ganz unbemerkt geht diese Phase meist auch beim Mann nicht über die Bühne des Lebens. Deshalb hier ein paar Anregungen, wie sich diese Zeit etwas angenehmer gestalten läßt. Es müssen ja die Herren dieser Schöpfung nicht unbedingt vorzeitig zu sprichwörtlichen Tattergreisen werden, wenn sich das vermeiden läßt, - wobei die nachstehend angeführten Pharmaka auch bei wirklich betagten Personen noch erstaunliche Effekte zeigen können. Die größte Angst des alternden Mannes ist die vor Impotenz. Die hierfür infrage kommenden Mittel wurden bereits an anderer Stelle ausführlich abgehandelt. Um einem allgemeinen Kräfteverfall sowohl körperlich wie geistig entgegenzuwirken, haben sich darüber hinaus folgende homöopathische Heilstoffe besonders bewährt:

Barium-carbonicum
Selig sind die Armen im Geiste

Potenziertes **Bariumkarbonat** ist eine großartige Arznei für nachlassende geistige Kräfte. (Das Mittel ist eventuell sogar geeignet, um einen Versuch bei *Morbus Alzheimer, Autismus* oder *Mongoloismus* damit zu wagen). Herzbeschwerden, Bluthochdruck, (*Hypertonie*), Arteriosklerose, Ausbuchtungen der großen arteriellen Gefäße (*Aneurismen*), Speiseröhrenkrampf (*Oesophagus-spasmus*) und Fettgeschwülste am äußeren Hals - (ein gutes Mittel bei Mumps) - und unterschiedlichen anderen Stellen, rezidivierende Mandelentzündungen (*Tonsillitiden*), sind klinische Indikationen für seine Wahl. Auch ein Pfeiffer'sches Drüsenfieber oder eine hartnäckige Altersbronchitis hat Aussicht auf Besserung oder Heilung durch Barium-carbonicum. Die senile Prostatahypertrophie liefert ebenfalls einen Angriffsfaktor für diesen überragenden antipsorischen Heilstoff.
Beim Barium-Menschen muß alles Schritt für Schritt und in Zeit-lupe ablaufen. Psychisch wie physisch vollziehen sich die Prozesse im

Schneckengang. Unentschlossenheit bei anstehenden Entscheidungen, sowie eine allgemeine Vergeßlichkeit sind auffallend. Rückgestauter oder unterdrückter Fußschweiß kann solch eine Entwicklung begünstigen. Die Verwendung des Bariums als Kontrastbrei zum Zweck röntgenologischer Untersuchung des Magen-Darmtrakts gibt uns einen Hinweis auf die Signatur der „Undurchlässigkeit" von Barium.

Die Entwicklungsstörung beginnt unter Umständen bereits in der Kindheit. Das kann sich in einer Hemmung des äußeren Wachstums kundtun (Zwergenwuchs), wie auch in einem geistigen Zurückbleiben hinter anderen Kindern. Barium-Kinder sind schwer von Begriff und müssen alles auswendig lernen, oft ohne wirklich zu verstehen, was sie da einpauken, die typischen „Schlafmützen". So ist es also immer einen Versuch wert bei einem Kind, das die Sonderschule besuchen muß, längere Zeit Barium in LM-Potenzen einzusetzen. Die kleinen Menschenwesen sind sehr ängstlich, anhänglich und psychisch nicht abgenabelt. Anstatt daß ihnen egal ist, was ihre Klassenkameraden fühlen oder denken, schämen sie sich sogar für diese oder nehmen Schuld für sie auf sich. Sie sind ebenso gutmütig wie gutgläubig und leiden unter einem ausgeprägten Mangel an Selbstbewußtsein. In ländlichen Gegenden wird solch eine Junge später leicht als Dorftrottel abgestempelt. Der bisweilen etwas dümmliche Gesichtsausdruck mit halb offen stehendem Mund tut ein Übriges, um diesen Eindruck zu verstärken. Solch ein Manko versucht Barium gerne durch modische Kleidung auszugleichen, um gegenüber anderen nicht aufzufallen. Auch geistig fühlt sich der Barium-Bedürftige als Zwerg unter Riesen.

Eine Keimddrüsenschwäche von Geburt an, kann zu einer mangelhaften Ausbildung oder einer Rückbildung der Genitalien führen, z.B. nach Mumps.
Eine völlige **Atrophie der Hoden**, zeigt an, - wie wir das schon im Kapitel über die Sterilität beobachten konnten -, daß hier in der Hauptsache jene Mittel einzusetzen sind, welche dem syphilitischen Miasma entsprechen, allen voran **Kalium-jodatum, Jodum** und **Aurum,** sodann Capsicum, Carbo-animalis, Gelsemium, Lyssinum.

Einer **Atrophie des Penis** begegnet man bezeichnenderweise am besten mit **Ignatia** und **Lycopodium,** sodann unter Umständen auch mit Argentum nitricum, Berberis oder sogar Opium - bei „Schreck-Schrumpfung".

Conium-maculatum - der *gefleckte Schierling.* Man denke an SOKRATES und seine präzise Schilderung der von den Beinen aufsteigenden Lähmung, nach Einverleibung des Giftes. So erinnere man sich vor allem an dieses Mittel, wenn die Beine allmählich den Dienst versagen sollten und Hinweise auf präcanceröse Zustände vorliegen. Auch ein Nachlassen des Kurzzeitgedächtnisses kann unter Umständen mittels der längeren Einnahme von LM-Potenzen dieses zum Heilstoff erhobenen potenzierten Giftes aufgehoben werden. Ebenso fühle man sich bei einer senilen Vergrößerung und Verhärtung der Prostata-Drüse immer auch ein wenig an Conium erinnert.

Selenium - das amorphe Element *Selen.* Ein weiteres der großen Mittel für den alternden Menschen mit nachlassender Kraft bei gleichzeitig lebhafter Phantasie, vor allem im sexuellen Bereich. Auch diese Arznei ist gekennzeichnet durch auffallende Schwäche, seelische Betrübnis und Verzweiflung. Ein Ausschlag über dem Lebergebiet verbunden mit Schmerzen der Leber, liefert bisweilen einen zusätzlichen Hinweis für seine Wahl. Bei anhaltender Schwäche nach langem Fieber, führt KENT es als einziges Mittel und noch dazu im 3. Grad an. Auch dieses Pharmakon wirkt einer senilen Prostatavergrößerung, mit ständigem Tröpfeln von Prostatasekret und Samenflüssigkeit, entgegen.

Entzündung und Vergrößerung der Prostata

Das Klimakterium des Mannes ist häufig gekennzeichnet durch eine mehr oder weniger stark ausgeprägte Prostatitis oder Hypertrophie der Vorsteherdrüse. In dem Maße, wie sexuelle Aktivitäten abnehmen und dieses Organ nicht mehr optimal mit Lebensenergie versorgt wird, besteht die Gefahr der Entartung. Regelmäßiger und

KLIMAKTERIUM

beglückender Geschlechtsverkehr ohne Übertreibungen kann deshalb als eine gute Vorsorge gegen dieses Leiden angesehen werden.
Die Möglichkeiten zur Behandlung sind vielfältig. Sie können und sollen hier im einzelnen nicht erörtert werden, da in jedem Fall eine genaue Repertorisation, sowohl nach möglichen Ursachen, wie nach den Symptomen, anzuraten ist. Der Leidende sollte sich also baldmöglichst in fachärztliche wie auch spezifisch homöopathische Behandlung begeben.
Trotzdem sollen der besseren Übersichtlichkeit halber und aus Paritätsgründen zu den Mittelhinweisen zur weiblichen Menopause, hier wenigsten einige Hauptarzneien genannt werden.
Wer sich eingehender informieren möchte, dem empfehle ich wiederum JOCHEN SCHLEIMER's Buch *Naturheilkundliche Behandlung männlicher Sexualstörungen*, das durchaus nicht nur für Fachleute geschrieben ist: „Zugleich informiert es den interessierten Patienten, welche anatomischen Realitäten und sexuellen Leistungen 'in der Norm' liegen und welche Möglichkeiten der Selbsthilfe es gibt."

Ein hervorstechendes Merkmal bei einer Prostatavergrößerung ist die

Verzögerung des Harnflusses

und seine oftmals schmerzvolle, nur tröpfelnde Entleerung. Folgende Mittel können gemäß der KENT-Rubrik BLASE / HARNFLUSS / TRÖPFELND BEI VERGRÖSSERTER PROSTATA versucht werden:

Mittel im 2. Grad:	Mittel im 1. Grad:
Aloe	Arnica
Digitalis	Barium-carbonicum
Nux-vomica	Pareira - die *südamerik. Grieswurz*
Pulsatilla	Selen
Staphisagria	Sepia

Hauptarzneien für die vergrößerte Prostata

Mittel im 3. Grad:
Barium-carbonicum*
Calcium-carbonicum*
Conium*
Digitalis*
Pulsatilla*

Mittel im 2. Grad:
Ammonium-muriaticum
Apis
Aurum-metallicum
Benzoicum-acidum - *Benzoesäure*
Berberis
Chimaphila - das *Wintergrün*
Ferrum-metallicum
Hyoscyamus
Jodum
Lycopodium
Medorrhinum
Mercurius-solubilis
Natrium-carbonicum
Natrium-sulfuricum
Nitricum-acidum
Pareira-brava
Phosphor
Psorinum
Secale-cornutum
Selenium
Silicea
Spongia-tosta
Staphisagria
Sulphur
Thuja

Wie man sieht, eine recht stattliche Liste, die es dem Anfänger in der homöopathischen Kunst schwer macht, das richtige Mittel zu finden. Vielleicht aber auch ein Ansporn, sich eingehender mit den einzelnen Stoffen anhand einer guten Arzneimittellehre zu beschäftigen.

Treffen wir aus diesen Mitteln eine weitere Auswahl nach dem Oberbegriff PROSTATA-HYPERTROPHIE / SENILE, so sieht die Sache schon etwas anders aus, wobei das Wort *senil* durchaus für unsere

KLIMAKTERIUM

Zwecke eingedeutscht werden kann mit VERGRÖSSERUNG DER PROSTATA BEIM ALTERNDEN MANN. So gesehen ergibt sich dann die folgende Aufstellung:

Mittel im 3. Grad:
Barium-carbonicum*
Digitalis*
Selenium*

Mittel im 2. Grad:
Benzoicum-acidum - *Benzoesäure*
(oft gut bei harnsaurer Diathese)
Conium
Jodum
Staphisagria

Mittel im 1. Grad:
Nux-vomica
Sabal-serrulata
Sulphur

Wie wir sehen, steht die für diesen Tatbestand so vielgerühmte *Sägepalme* - Sabal-serrulata, hier nur unter ferner liefen.

Digitalis jedoch ist in potenzierter Form eines der wichtigsten Mittel sowohl bei Prostatitis wie bei Prostatahypertrophie, was aus dem Lager der Schulmediziner kaum einer weiß, weil der Rote Fingerhut allopathisch immer nur in massiven Dosen zur Verbesserung der Kontraktionsleistung des Herzens bei Insuffizienz-Erscheinungen dieses Organs verabreicht wird.

Der Prostatavergrößerung geht nicht selten eine Entzündung dieser Drüse voran, welcher beizukommen ist mit Mitteln wie **Apis, Chimaphila** und **Pulsatilla**.
JOCHEN SCHLEIMER weist auch **Sabal-serrulata**, der *Sägepalme* ebenso wie **Aesculus-hippocastanum** - der *Roßkastanie,* einen sehr bedeutenden Platz bei der Behandlung der chronischen Prostata-Entzündung zu.

Chimaphila-umbellata - das Wintergrün ist ebenfalls eine interessante Arznei in diesem Zusammenhang. Sie wirkt stark auf Nieren und Urogenitalorgane, vor allem bei chronischem Blasenkatarrh mit spärlichem Urin, voll fädig-schleimigen Sediments. Der Patient muß pressen, um Wasser lassen zu können. Einen guten Hinweis für seinen Einsatz bei einer Prostatitis, gewinnt man aus der Beobachtung eines Ballgefühls im Damm und Rektum. Es ist (neben **Dulcamara** oder **Sulphur**) das Mittel der Wahl, bei Folgen von Unterkühlung der Blase bei feuchtkaltem Wetter. Eine Entzündung der Prostata nach Sitzen auf kalten Steinen oder auf dem zu kühlen Boden, ist ebenfalls Grund, an diesen Heilstoff zu denken.

Öfter als vermutet, entsteht eine Prostatitis infolge einer unterdrückten und verschleppten Gonorrhoe, nach antibiotischer Behandlung. Danach ist der Infekt aus schulmedizinischer Sicht zwar ausgeheilt, die Toxine der Gonokokken feiern jedoch fröhliche Urständ und befallen sowohl Gelenke, wie innere Organe. Stellen sich allmählich und schleichend andere Leiden ein, wie z.B. arthritische Beschwerden oder Eierstocksentzündungen oder eben auch einmal eine Prostatitis, so bringt solch eine Symptomatik fast niemand mehr in Zusammenhang mit dem ja schon vor Jahren „auskurierten Tripper".

In solchen Fällen kommen gemäß der KENT-RUBRIK:
PROSTATA / ENTZÜNDUNG / DURCH UNTERDRÜCKTE GONORRHOE, die folgenden Arzneien zum Zug:

Mittel im 3. Grad:
Nitricum-acidum*
Thuja*

Mittel im 2. Grad:
Copaiva - *Harz einer Mimosenart*
Digitalis
Medorrhinum
Mercurius-solubilis
Nux-vomica
Petroleum - das *Steinöl*
Pulsatilla
Sepia
Sulphur

Mittel im 1. Grad:
Belladonna
Cuprum
Staphisagria

Erwünschtes Ziel in diesem Fall, wäre zuerst einmal die Wiederherstellung des ehemals unterdrückten Ausflusses aus der Harn-

KLIMAKTERIUM

röhre. Kommt dieser in Gang und ebbt dann allmählich ab bis zu seinem völligen Verschwinden, so lösen sich Gelenkbeschwerden wie eine eventuell bestehende Entzündung der Vorsteherdrüse ebenfalls in Wohlgefallen auf.

Ist die Prostata schon **verhärtet** und befindet sich in einem Krebsvorstadium, so können folgende Arzneien zur Anwendung kommen:

Als einzige Arznei wurde von KENT für diesen Fall **Thuja*** im 3.Grad angegeben.

Mittel im 2. Grad:
Conium
Copaiva
Jodum
Psorinum
Selenium
Silicea
Sulphur

Gelingt es, eine Prostatitis oder Prostatahypertrophie mit homöopathischen Mitteln auszuheilen, so verschwinden auch andere unliebsame Begleitsymptome wie z.B. chronische Hodenschmerzen.

SCHLEIMER gibt einen Hinweis auf die *Ameisensäure* als einer außerordentlich wichtigen Arznei zur Behandlung des Prostata-Carzinoms. Er verwendet **Formicum-acidum** in ansteigenden LM-Potenzen, wobei die Empfehlung lautet, dieses Mittel in einer **LM 6**, 2x tgl. zu 4 Tropfen in 4 Eßlöffel Wasser zu nehmen, „solange, bis der Tumor schwindet". Dann für jeweils 4 Wochen **Formicum-acidum LM 12, LM 18, LM 30** und **LM 45**, - Anwendung wie vorher. Danach wird wieder der Zyklus mit der LM 12 aufgenommen."
Zusätzlich erfährt man, daß sich „**Abrotanum D 2**, 2 x täglich 4 Tropfen in 4 EL Wasser" als Stärkungsmittel bewährt hat.

*„Früher ging es um die Rettung der Seele,
jetzt nur noch um die der Haut."*

CURZIO MALAPARTE

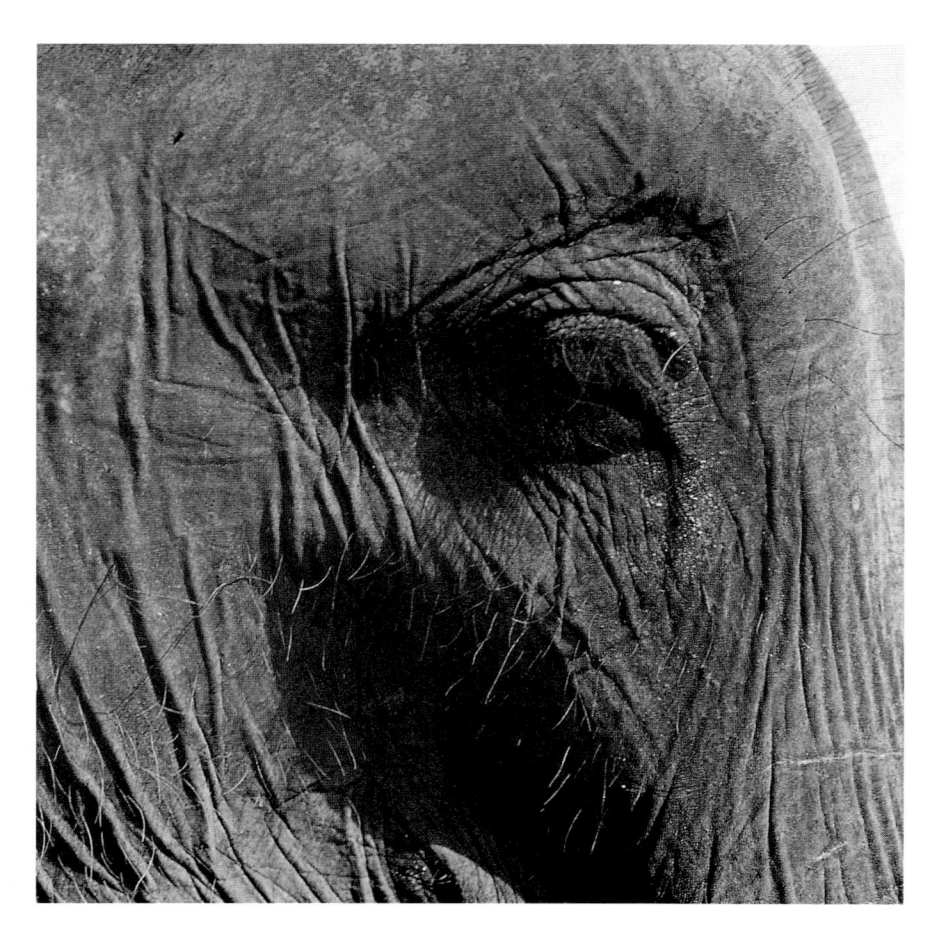

AUSKLANG

Die süsse Haut

So nähern wir uns nun allmählich dem Ende unserer Betrachtungen über Eros und Sexualität und ihrem Bezug zur Homöopathie und kommen dabei zwangsläufig wieder zum Ausgangspunkt zurück: Den Beobachtungen von TSUNEYOSHI KUROIWA bei der Kontaktaufnahme und schließlichen Verschmelzung zweier Einzeller im Urmeer.

Eine Verschmelzung zweier einzelner Lebewesen erfordert eine Berührung und Öffnung ihrer Oberflächen, damit sie ineinander aufgehen können. Wir haben gesehen, daß der Eros die Triebkraft ist, die das bewerkstelligt, - Eros, die durch den gesamten Kosmos fluktuierende, spiralförmig kreisende und pulsierende Lebensenergie.

Die Haut ist nicht nur das größte und schwerste Organ des menschlichen Organismus, sie ist auch unser größtes Kontaktorgan. Das nächstgrößte ist sodann die Lunge, die uns befähigt „die gleiche Luft mit anderen zu atmen". Die Haut grenzt uns ab gegenüber der Umwelt und bietet einen, wenn auch nur bedingten, Schutz:

„Die ganze Lebenstätigkeit verlangt eine Hülle, die gegen das äussere, rohe Element, sei es Wasser oder Luft oder Licht, sie schütze, ihr zartes Wesen bewahre, damit sie das, was ihrem Inneren obliegt, vollbringt", sagte GOETHE über die Haut.

Das Bedürfnis nach Verschmelzung entspringt der ursprünglichen Sehnsucht des Menschen nach Rückbindung an oder Rückfindung in den Urgrund der Schöpfung. Normalerweise entspricht es einem natürlichen Zärtlichkeitsbedürfnis, daß ein Mensch sich gern an sein geliebtes Gegenüber anschmiegt. Die inzwischen 76-jährige Schauspielerin EVA EBNER:

„Eigentlich wollte ich nie Haut haben, - ich wollte immer Fell haben und zwar, damit man mich streichelt und damit ich weich bin und anschmiegsam, wie z.B. Katzen."[1]

Inzwischen taucht nun ein merkwürdiges Phänomen auf, das sich beim modernen Menschen in zunehmendem Maße ausbreitet: Die Sehnsucht nach Kontakt ist zwar vorhanden, aber die Angst, sich in dem erwählten Gegenüber zu verlieren, ist plötzlich größer, als der Wunsch sich mit ihm zu vereinen. Das Ego zieht sich zurück. Wie wir bereits bei der Besprechung von Telphon- und Internet-Sex gesehen haben, herrscht hierbei nicht nur eine auf die Bereiche des Sex ausgedehnte „Fast-Food-Mentalität" vor, sondern auch eine ausgeprägte Angst vor körperlicher und seelischer Nähe.
Diesbezüglich ist interessant, was alles in der bereits an anderer Stelle erwähnten Fernseh-Dokumentation von CARMEN ECKHARDT und FELIX KUBALLA mit dem Titel *Menschen hautnah - Reiz der Haut* zur Sprache kam.[2] Eine in einem Etablissement tätige Prostituierte wußte zu berichten:

„Wir stellen fest, daß Hautkontakt in letzter Zeit immer mehr out zu sein scheint und immer mehr stoffliche Reize gefragt sind. Es geht darum, sich mit einer zweiten Haut zu umgeben. Gummi, aber auch Leder und Lack sind sehr attraktiv und das führt zur Erkenntnis, daß das sexuelle Erleben der Menschen immer stärker autoerotisch wird."

Eben diese Dame berührte und knetete einen vor ihr liegenden Kunden, der bis auf eine Öffnung für Mund und Augen vollkommen von einer Ganzkörperhaut aus Gummi bedeckt war. Sein Kommentar:

„Es ist ein wahnsinniges Gefühl, ganz eingeschlossen zu sein in Gummi. Ich brauche das sehr, als Ersatz für eine Frau. Es ist wie das Eingeschlossensein in einem Embryo vor der Geburt, ein glückseliges Gefühl, geborgen zu sein."

Der Leser beachte das Wort „wahnsinnig". Hier wird der Wahn, die „Einbildung" der Realität vorgezogen, weil diese offensichtlich

---

[1] TV-Dokumentation *Menschen hautnah* von CARMEN ECKHARAD und FELIX KUBALLA.
[2] Die Sendung wurde am 27.4.98 um 22^{30} h, vom WDR ausgestrahlt.

nicht gut auszuhalten ist. Der „Ersatz für eine Frau" vermittelt mehr Glücksgefühl und Geborgenheit als das Risiko einer Begegnung von Mensch zu Mensch. Wenn wir solche Menschen in der Praxis zu behandeln haben, - meist kommen sie primär wegen anderer Beschwerden -, so können wir häufig eine Gesamtsymptomatik feststellen, welche durch schwere frühkindliche Entbehrungen entscheidend mitgeprägt wurde.

„I got you under my skin", sang FRANK SINATRA einst. Heute will kaum noch jemand, daß ihm etwas „unter die Haut" geht. Lieber „rettet man seine Haut" bevor es zu spät ist. Nun hat zwar Erotik viele Facetten, jedoch ist sie letztlich ohne den liebevollen Austausch polarer Energiepotentiale über die Haut nicht gut denkbar. „Etwas berührt mich" ist eine andere Redewendung. Dabei kann man „angenehm" berührt sein oder „unangenehm".

Die Angst vor Berührung kann dazu führen, daß man auch nach außen hin einen Panzer entwickelt. „Das Kind kann Berührung nicht ertragen,- will nicht einmal angeblickt werden." heißt es in der Arzneimittellehre von BOERICKE zu - **Antimonium-crudum.** Nicht von ungefähr ist der *Graue Spießglanz* eine Arznei mit einem besonderen Bezug zur „Hornhaut". **Phosphor** und **Arsen** sind die Hauptmittel bei der gefürchteten aber Gott sei Dank seltenen Fischschuppenkrankheit (*Ichtyosis*), die der Haut keine Möglichkeit mehr zum Atmen läßt. Selten zwar, - jedoch ein Baby meines besten Freundes ist kurz nach der Geburt an dieser Entartung seiner Haut gestorben.

In der KENT-Rubrik GEMÜT / FURCHT VOR BERÜHRUNG finden sich 5 Mittel. Davon ist **Arnica** die einzige zweiwertige Arznei. Des weiteren stehen da noch: Coffea, Kalium-carbonicum, Lachesis und Tellurium.

Das *Synthetische Repertorium* erweist sich diesbezüglich als wesentlich ergiebiger. Es reiht weitere Heilstoffe auf, von denen die wichtigsten hier noch einmal angeführt seien, damit sich der Leser eigene Gedanken dazu machen - sowie weiterführende Studien betreiben - kann:

Mittel im 3. Grad:
Antimonium-crudum*
Arnica*
Chamomilla*
Kalium-carbonicum*
Tarantula*

Mittel im 2. Grad:
Aconit
Agaricus
Antimonium-tartaricum
Belladonna
Bryonia
China
Cina
Kalium-jodatum
Lachesis
Medorrhinum
Silicea
Thuja

Viele der hier genannten Mittel kommen ebenso bei unterschiedlichen Hautaffektionen, wie auch bei einem zornigen Gemüt durch schwelenden Ärger infrage. Wer sich also aufgrund seiner überkommenen Glaubensmuster nicht dazu durchringen kann, hin und wieder „aus der Haut zu fahren", wird unter Umständen seine unterdrückten Aggressionen über die Haut ausleben.

Warum entwickelt ein Mensch ausgeprägte Ängste vor Berührung? Sicherlich durch sogenannte „schlechte Erfahrungen". Das kann allerdings extreme Formen annehmen:

Wenn ich ihren Namen in besagter TV-Dokumentation richtig verstanden habe, so lebt auf einer Rinderfarm in Colorado eine Autistin namens TEMPLE GRANLIN. Ihr war von Kindheit an Hautkontakt derart zuwider, daß jede Berührung wie „kratzendes Sandpapier" wirkte, das ihre „Nervenfasern wundscheuerte". Als sie im Alter von 14 Jahren bei ihrer Tante zu Besuch war und zusah, wie die Kühe durch einen engen Gang in die sogenannte Rinderfalle getrieben wurden,[3] kam ihr plötzlich der Gedanke, sich selbst ein-

---

[3] Zwei Gitter, die mittels einer Hydraulik so gegeneinander bewegt werden können, daß das dazwischen befindliche Rind ruhiggestellt werden kann, z.B. um eine Untersuchung vornehmen, oder ein Brandzeichen anbringen zu können.

mal der Kompression durch diese Vorrichtung auszusetzen. Sie hatte beobachtet, wie die Tiere, die zunächst verängstigt waren, sich unter dem sanft auf sie einwirkenden Druck der Seitenwände zunehmend beruhigten. Gedacht - getan, und tatsächlich: Der Druck der Wände bot offensichtlich eine äußere Entsprechung zu dem ungeheuren inneren Druck, dem sie sich ständig ausgesetzt fühlte: Ihr Gemüt beruhigte sich: „Ich bin reingestiegen, habe starken Druck ausgelöst und bin ruhiger geworden. Es funktionierte gleich doppelt: zum einen gegen meine Angstgefühle, - aber ich wurde auch unempfindlicher gegenüber Hautreizen. Danach konnte ich es zum ersten Mal ertragen, berührt zu werden."

Jedenfalls konstruierte sie daraufhin das Modell einer Drückmaschine aus Brettern, nach welchem sie dann einen Prototyp anfertigte, der im Laufe der Jahre immer mehr verfeinert wurde. Die jüngste Ausführung verfügt über eine lederverkleidete Innenpolsterung und besonders bequeme Vorrichtungen zur Selbstbedienung des Seilzugsystems, das den Kompresssor in Gang setzt.

Temple Granlin erreichte auf physikalisch-mechanische Weise eine homöopathische Entsprechung zu der sie unterbewußt bedrückenden Situation, die übrigens bisher durch Ereignisse aus diesem gegenwärtigen Leben nicht erklärt werden konnte. Daß ihr aufgrund des Analogie-Prinzips Hilfe zuteil wurde, war ihr vermutlich nicht klar, aber das war für sie selbst auch garnicht von Belang. Wichtig war allein, daß hierdurch eine entscheidende Wende in ihrem Befinden herbeigeführt wurde.

Seit nunmehr 30 Jahren begibt sich Temple regelmäßig in das von ihr konstruierte Gerät und hat ihre Berührungsängste überwunden.

Nachdem verschiedentlich in Büchern über ihren extraordinären Fall berichtet worden war, fand sich eine Firma in Illinois, die mittlerweile diese Drückmaschine in Lizenz baut. Therapeuten unterschiedlicher Couleur griffen die Idee auf und konnten bereits vielen innerlich „Bedrückten" damit helfen.

Es ist übrigens auffallend, daß viele Autisten dieses Bedürfnis nach äußerem Druck haben. Manche legen sich deshalb bisweilen unter eine schwere Matratze, weil sich hierdurch ihr Nervensystem beruhigt.

In dem besagten TV-Bericht wurde auch die als Busenwunder zu trauriger Berühmtheit gelangte LOLLO FERRARI vorgestellt. Auf die Frage, warum sie ihre Haut durch mittlerweile 28 kosmetische Operationen derart mißhandelt hätte, erhielt die Interviewerin die für solche Fälle nicht ungewöhnliche Antwort: „Meine Mutter hat mich als Kind nie geliebt." Nachdem sie ihre Monstrosität vor Publikum ausgiebig zelebriert hatte, entrang sich ihrer Brust schließlich der gequälte Aufschrei nach Zuwendung: „Liebt Ihr Lollo? Liebt Ihr mich? - Ich liebe Euch."

Ein weiterer Trend nimmt ständig zu: Man glaubt, die Haut durch kosmetische Zuwendung äußerlich verschönern und schmücken zu müssen und gibt viel Geld für eine „Liebe" aus Schminkkoffer und Steckdose aus. Solange jedoch der innere *Kosmos* des Einzelnen nicht in - kosmisch-kosmetische - Ordnung gebracht ist, nützt die schönste Maskerade nichts. Auch hier erweist sich die Homöopathie als die bessere Kosmetik, weil sie von innen heraus den Bezug zur Schöpfungsordnung wieder herzustellen in der Lage ist und dadurch die jedem Menschen innewohnende natürliche Schönheit fördert. Wenn der Mensch mit sich selbst ins Reine gekommen ist, glättet sich auch die äußere Haut.
Therapie - das heißt eigentlich „behandeln, pflegen". Hand angelegt wird aber auch in der Kosmetik immer seltener. Mit einem enormen Aufwand an Technik wird der - zumeist weibliche - Kunde verkabelt und empfängt stimulierende Reize über Haftelektroden, um Haut und Muskeln am Erschlaffen zu hindern. Dabei sollten wir vielleicht wie der Kosmetologe RENÉ KOCH das formuliert, unserer Haut einfach bisweilen nur ein „Danke" sagen und uns dabei liebevoll übers Gesicht streichen.

Wie man inzwischen weiß, entwickeln sich Brutkastenkinder besser, wenn sie regelmäßigen Hautkontakt mit der Mutter haben. Die liebevolle energetische Stimulierung läßt ihr Gehirn schneller reifen und erhöht insgesamt ihre Chancen zu überleben.
Wie elementar wichtig Hautkontakt für eine normale Entwicklung und ein gesundes soziales Verhalten ist, hat in den 50er-Jahren der amerikanische Wissenschaftler HARRY HARLOW demonstriert. Er

experimentierte mit Rhesusäffchen, die bereits frühzeitig von ihren Müttern getrennt und in eigenen Käfigen untergebracht wurden. Dort fanden sie zwei Attrappen als Ersatz für die Mutter vor. Eine war, - nicht einmal sehr genau -, aus Frotteestoff der Mutter nachgebildet, die andere bestand lediglich aus einem Drahtgittergestell. Die Stoffnachbildung wurde sofort von den Äffchen bevorzugt, weil sie sich dort anschmiegen konnten. Sie beruhigten sich ziemlich schnell und entwickelten einen normalen Spieltrieb. Sobald man sie jedoch mit der Drahtattrappe allein ließ, veränderte sich ihr Verhalten dramatisch. Sie kauerten verstört in den Ecken und verfielen zusehends in Lethargie. Ohne ein Minimum an Eros kann eben kein Lebewesen existieren.

Der Versuch wurde in der oben genannten TV-Produktion vorgeführt. Wer das gesehen hat, der wundert sich nicht mehr über den therapeutisch günstigen Effekt von Kuscheltieren bei verhaltensgestörten, weil oft allein gelassenen Kleinkindern. Das Stofftier wird buchstäblich zum Gefährten, dem allmählich eine Seele eingehaucht wird und mit dem das Kind Dialoge führt.

Um die Jahrhundertwende war es Mode, Heimkinder nicht zu verzärteln. Sie bekamen zwar alles zum Überleben Notwendige, jedoch keinerlei menschliche Zuwendung. Die Sterblichkeitsrate lag bei nahzu 100%. Nachdem man endlich begriffen hatte, daß es so nicht geht, war es in den 30er-Jahren ADOLF HITLER, der wiederum diese Methoden aufgriff und bis zu unglaublicher Brutalität steigerte: „Meine Pädagogik ist hart. Das Schwache muß weggehämmert werden."

Spätestens seit WILHLEM REICH hat sich - zumindest in der Psychotherapie-Szene -, die Erkenntnis durchgesetzt, daß unterdrückte Sexualität das aggressive Verhalten fördert. „Bauch rein - Brust raus"-Parolen gehören deshalb zu den wirkungsvollsten Maßnahmen, um friedliche Bürger allmählich in kriegswütige Soldaten zu verwandeln. Wie jeder leicht an sich selbst feststellen kann, wird die Atmung flach und das Sexual-Chakra nur mangelhaft mit Energie versorgt, wenn man sich ständig unter Druck setzt, den Bauch einzuziehen. Wenn ein innerer Charakterpanzer die Haut gegen Grenzüberschreitungen schützt, und sich Aggression nicht nach außen Bahn bricht, erwacht irgendwann der Wunsch, diese Grenzen durch fremde Hilfe gewaltsam öffnen zu lassen, um dem Energiestau einen Kanal nach außen zu schaffen. Wir haben darüber bei der Behandlung des Sado-Masochismus gesprochen. Will man dabei seine Haut nicht aufschlagen lassen, so kann sie auch durchbohrt werden.

Das in Mode gekommene Piercing kann durchaus nicht nur unter dem Aspekt der Eitelkeit und des Wunsches, sich auf besonders attraktive Art zu schmücken, angesehen werden, sondern auch unter dem Gesichtspunkt einer autoaggressiven Handlung. Das nimmt in letzter Zeit immer groteskere Formen an. Wie man aus besagtem TV- Doku lernen konnte, gibt es inzwischen in Köln eine „Fakir-Show", in der, wer immer dazu Lust verspürt, coram publico ausprobieren kann, was er mit seinem Körper so alles anstellen will, ohne daß es ihm zuviel wird. Die Probanden geben zu, daß es der Kitzel ist, etwas Aufregendes, Beängstigendes zu tun, was in der Folge körpereigenene Endorphine freisetzt. Es ist dieser neue endogene Drogenrausch, den sie suchen wie der Extrembergsteiger die Achttausender. Obwohl die Beteiligten dabei in völliger Nacktheit agieren, - bis auf die Zuschauer, bei denen man bezeichnenderweise viel Leder, Lack und Nieten sieht -, geht es primär nicht um Sexualität. Michael, ein junger Elektroniker ließ sich, - ähnlich Fakiren auf Sri Lanka, die ich einmal bei derlei Handlungen beobachten konnte -, mit langen Nadeln vor allem am Rücken, den Schenkeln und Waden regelrecht spicken. Danach wurden diese mit Stahldrähten verbunden, die an einem darüber befindlichen Eisenrost befestigt waren, an welchem er schließlich nach oben und in die Schwebe gezogen wurde. Bei dieser Prozedur hob sich seine Haut unter dem Gewicht seines Körpers um etwa 10-20 cm von diesem ab, was einen grotesken Eindruck vermittelte. Nach der Vorführung befragt, was er fühle, bekannte Michael: „Ein wenig Euphorie, Erleichterung, etwas Neues betreten zu haben und - ein bischen Spaß dabei." Tobias, ein Glas- und Baumeister: „Was ich jetzt am liebsten machen würde, ist aufstehen und zappeln, nicht hier sitzen bleiben und ruhig reden. Ich möchte mich einfach nur bewegen. Ich fühle mich sauwohl, besser als vorher, - menschlicher, aufgeladen, voller Energie, es reicht für etliche Monate."

*„Ich glaube an das Fleisch und die Gelüste.
Sehen, Hören und Fühlen sind Wunder
und jeder Teil von mir ist ein Wunder.
Göttlich bin ich innen und außen
und ich mache alles heilig was ich anrühre
oder was mich anrührt."*

WALT WHITMANN

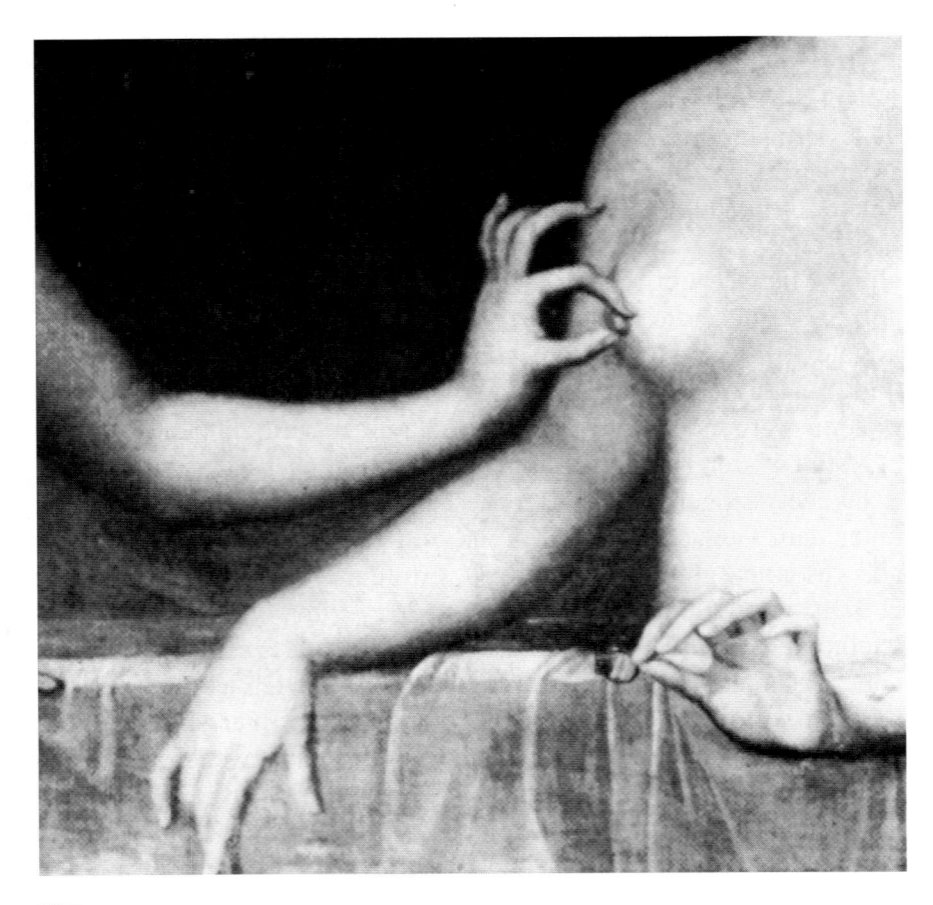

Fühlen als Weltinnenschau

Wir stehen heute am Ende der Weltepoche des reinen Intellekts und eines mechanozentrischen Zeitalters. Eine Besinnung auf die Erschließung der in der Natur okkult vorhandenen biologischen Potenzen bereitet sich vor. Ein biozentrisches Zeitalter steigt herauf und in noch weiterer Ferne kann man ein psychozentrisches Zeitalter ahnen, in dem die Menschen nicht nur die Lebenspotenzen der Natur beherrschen, sondern auch ihre psychischen Kräfte auf eine Art und Weise entfaltet haben werden, daß sowohl im Guten wie im Bösen sofort in Erscheinung tritt, was die schöpferische Vorstellungskraft erschaffen mag.

Mit der Vergötterung des reinen Intellekts sind die Kräfte des Gefühls vorerst in den Hintergrund getreten. Wie wir gesehen haben, ist ein Ende dieser Entwicklung noch nicht erreicht. Jedoch wird, - dem Gesetz der Polarität zufolge -, dieser Gegenpol nicht für immer unterdrückt werden können. Um auf Umwegen wieder an ihre Gefühle heranzukommen, nehmen Menschen - freiwillig oder erzwungenermaßen -, die seltsamsten Leiden auf sich.

Ein in die Körperlichkeit nach außen gestülptes Haupt-Fühlorgan des Menschen, ist die Hand. Die Nervenendigungen der Fingerkuppen gehen in die 10 000ende. Sie können Höhenunterschiede von 1/100 mm wahrnehmen, übertragen ihre „Ein-Drücke" an das Gehirn und machen die Welt auf diese Weise für uns „be-greifbar". Jedoch kann die Wahrnehmungsfähigkeit der Hände darüber hinaus noch in kaum vorstellbare Bereiche gesteigert werden. Die blinde und gehörlose HELEN KELLER wußte ihre Erkenntnisse in die folgenden Worte zu fassen:

> „Ein Mensch, mehrerer Sinne beraubt, ist nicht, wie viele Leute zu glauben scheinen, in eine pfadlose Wildnis hinausgestoßen. Der Taubblinde bringt in seine dunkle Umgebung alle Eigenschaften mit, die notwendig sind, um die sichtbare Welt zu begreifen, deren Tore hinter ihm geschlossen sind.... Die Wunder der Welt werden uns genau in dem Maße enthüllt, wie wir imstande

sind, sie zu begreifen. Die Schärfe der Wahrnehmung beruht nicht darauf, wieviel wir sehen können, sondern wieviel wir fühlen."[4]

ANNELIESE LIEBE, heute 86, eine ehemalige Musikwissenschaftlerin und allmählich erblindet, formuliert:

„Ich habe von vorneherein bei abnehmendem Sehen zunehmend meine Hände gleichsam zum Sehen gebraucht, bewußt weitergebildet und ebenso bewußt geschult. Ich habe dabei immer unterschieden zwischen Sehen und Schauen. Sehen können meine Hände nur in ganz begrenztem Maße. Zum Schauen bieten sie mir die Grundlagen, denn ich verstehe Schauen als ein Erfassen mit den Händen bis zur inneren Wahrnehmung und geistigen Verarbeitung."[5]

„Hätten die Ärzte", - so der bereits erwähnte, große amerikanische homöopathische Krebsspezialist ELI G. JONES - „ihre Augen an den Fingerkuppen, so würden sie nichts anderes brauchen, um korrekte Diagnosen zu erstellen."[6]

Diese Kultivierung von Fähigkeiten zur Weltinnenschau, entspricht bereits einem Fühlen, das über bloßes Tasten weit hinausgeht. Sie führt die Persönlichkeit hin zu tieferem Erkennen von Zusammenhängen, welche über die nach außen gewendeten Augen oder ein Begreifen durch die Hände allein nicht erfaßt werden können. Ein RILKE, ein RHODIN, ein NOVALIS, ein HÖLDERLIN ebenso wie ein VAN GOGH, wußten um diese Möglichkeiten. „Nach innen geht der geheimnisvolle Weg", sagt Novalis, nur muß, - wer sich über seine Grenzen hinaus in diese Innenräume vorwagt, dabei maßvoll und mit der seinem System zuträglichen Geschwindigkeit vorgehen. Die Ebene der Engel ist nicht ohne dementsprechende vorangegangene Übungen zu erreichen. Deshalb weist Rilke gleich zu Eingang seiner *Duineser Elegien* darauf hin, daß der überraschende Anblick eines Engels erst einmal erschreckend ist:

---

[44] TV-Produktion *Menschen hautnah - Reiz der Haut,* von CARMEN ECKHARDT und FELIX KUBALLA, WDR.
[5] dto.
[6] JONES, ELI G.: *Cancer, ist Causes, Symptoms and Treatment,* S. 44, Jain-Publishers, New Delhi.

„Wer, wenn ich schriee, hörte mich denn aus der Engel
Ordnungen? und gesetzt selbst, es nähme
einer mich plötzlich ans Herz: ich verginge von seinem
stärkeren Dasein. Denn das Schöne ist nichts
als des Schrecklichen Anfang, den wir noch grade ertragen,
und wir bewundern es so, weil es gelassen verschmäht,
uns zu zerstören. Ein jeder Engel ist schrecklich."

RAINER MARIA RILKE
(Duineser Elegien)

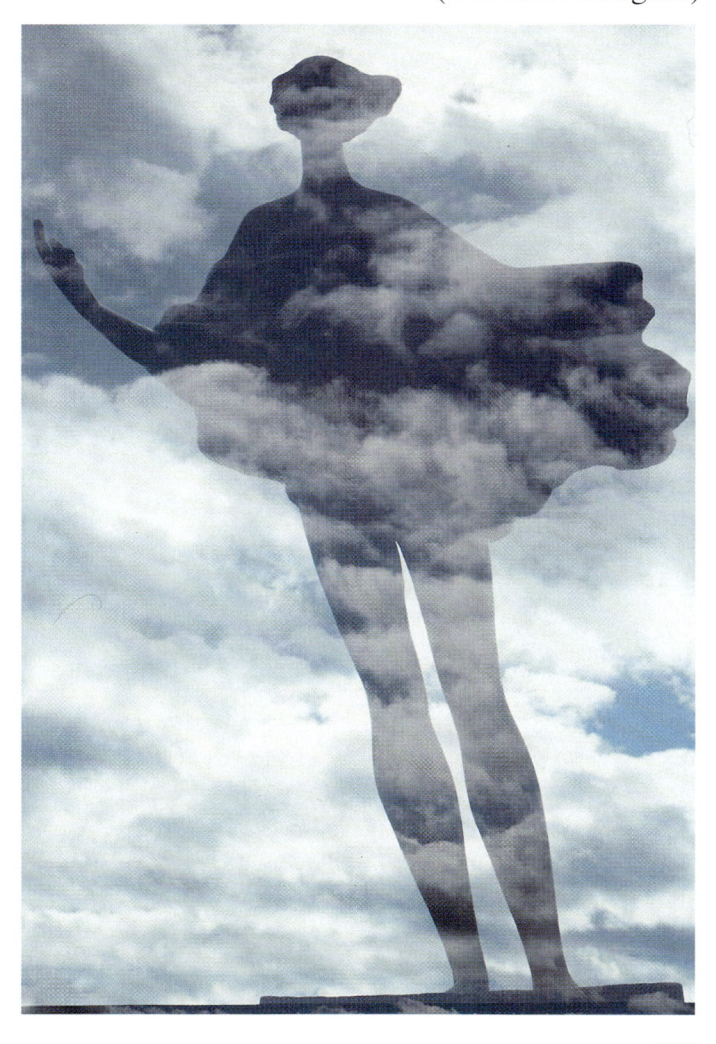

*„Das Wenigste gerade, das Leiseste, Leichteste,
einer Eidechse Rascheln, ein Hauch, ein Husch,
ein Augenblick – wenig macht die Art des besten Glücks."*

Friedrich Nietzsche

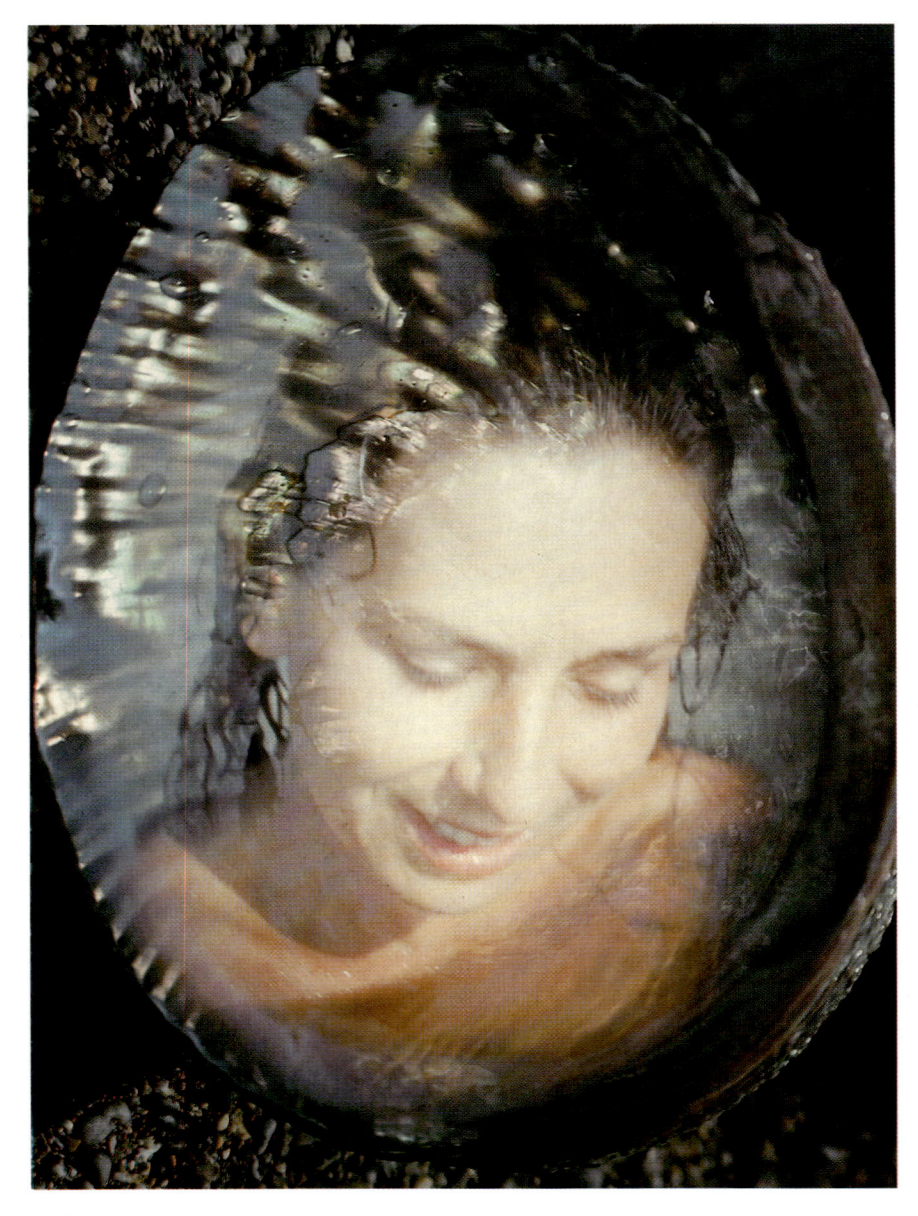

Glück - Eros in Tätigkeit

Glück, - eine sehr schwer zu erfassende Größe, in vielen Facetten schillernd und für jeden etwas anderes bedeutend. Ein prickelnder, irisierender Drogencoctail aus Liebe und Hingabe, Ansporn und Wagemut, Begeisterung und Genügsamkeit, Erregung und Bezähmung, Ekstase und Seligkeit. Auf alle Fälle ein Gefühl der Leichtigkeit des Seins, das jedoch meist nur vorübergehend aufrechtzuerhalten ist.

Die äußeren Umstände - ein trügerischer Schein

Zunächst scheint es uns, als sei das Glück ein äußerst scheues Reh, welches sich zum ersten schlecht einfangen läßt und das zweitens schon wieder entsprungen ist, wenn man glaubt, es endlich erhascht zu haben. Glück läßt sich also nicht berechnend anstreben, es geschieht mehr oder weniger „zufällig": „Happiness happens" - Glück widerfährt dir, - oder auch nicht.

Bei genauerer Betrachtung dessen, was Glück für den Einzelnen bedeutet, wird schnell klar, daß es sich dabei erst einmal für die meisten Erdenbürger um eine spezifische Art von Wohlbefinden handelt, welches ganz entscheidend beeinflußt wird von ihrer persönlich etablierten Wertehierarchie. Erfüllen sich Wertvorstellungen die ganz oben stehen auf dieser Skala, oder kommt ihnen der betreffende Mensch zumindest nahe, so stellt sich sofort das besagte Hochgefühl ein. Diese Rangordnung der Werte, orientiert sich bei sehr vielen Menschen aber an äußeren Umständen, also an Geld, Haus, Auto, Titeln, Prestige, usw. Die inneren Werte kommen dabei meist zu kurz.
Merkwürdigerweise hält nun ein Hochgefühl nach einer Wunscherfüllung trotzdem nicht allzulange an. War es der größte Wunsch eines Menschen, einen hohen Geldgewinn in der Lotterie zu machen und diese Erwartung geht tatsächlich in Erfüllung, so wird der Rausch der Begeisterung sich bei dem einen vielleicht über ein halbes Jahr hinziehen, beim nächsten jedoch nur 2 Wochen anhalten.

AUSKLANG/GLÜCK

Es gehört zu den weit verbreiteten Vorurteilen, daß Reichtum oder auch körperliches Ebenmaß und äußere Schönheit, glücklich machen. Sieht man sich um in den Gefilden der Reichen und Schönen, so herrscht hier keineswegs immer eitel Sonnenschein. Die meisten Finanzgrößen aus Politik und Wirtschaft oder der Welt des Films und der Mode, müssen ständig und eifrig darauf bedacht sein, zu mehren und zu sichern, was sie sich erworben haben. Das frißt viel Energie, die ihnen an anderer Stelle fehlt, sodaß sie nur selten zu einem wirklichen Genuß der von ihnen erworbenen Früchte kommen. Andere, die sich dem Wohlleben hemmungslos hingeben, erschlaffen daran, suchen keinerlei Herausforderungen mehr, verfallen der Trägheit oder Völlerei und werden todtraurig. Garnicht selten ertappt sich der Homöopath bei dem Gedanken, daß dem einen oder anderen dieser scheinbar so Glücklichen, eine Dosis Aurum gut täte.

Je mehr sich jemand leisten kann, umso geringer wird der Ertrag an Glück sein, den er durch jede Neuerwerbung einheimsen kann.

Ich erinnere an die Geschichte *Verkauft und Gekauft* von ALBERTO MORAVIA, in der eine Frau in einen kompensatorischen Kaufrausch gerät und sich selbst zum Verkauf anbietet, weil ihr reicher Mann sie betrügt. Der Kauf dutzender teurer BHs, Schlüpfer und dergleichen mehr, macht sie jedoch keineswegs glücklicher.

Äußerer Wohlstand allein kann's also mitnichten sein, wenn der innere Reichtum an Möglichkeiten weder erkannt noch wahrgenommen wird. Darüber hinaus verfallen vor allem schöne Frauen oft dem Hochmut oder der Eitelkeit und sind ständig bemüht, etwas an sich zu verändern, was sie nicht schön finden. So rennen die meisten Menschen hinter einem vermeintlichen Glück her und bräuchten doch nur hin und wieder still zu werden und nach innen zu lauschen, um es wahrzunehmen. Das brachte BERTOLD BRECHT zu dem ironischen Ausspruch aus der *Dreigroschenoper*:

„*Ja, renne nach dem Glück. Doch renne nicht zu sehr.*
Denn alle rennen nach dem Glück. Das Glück rennt hinterher."

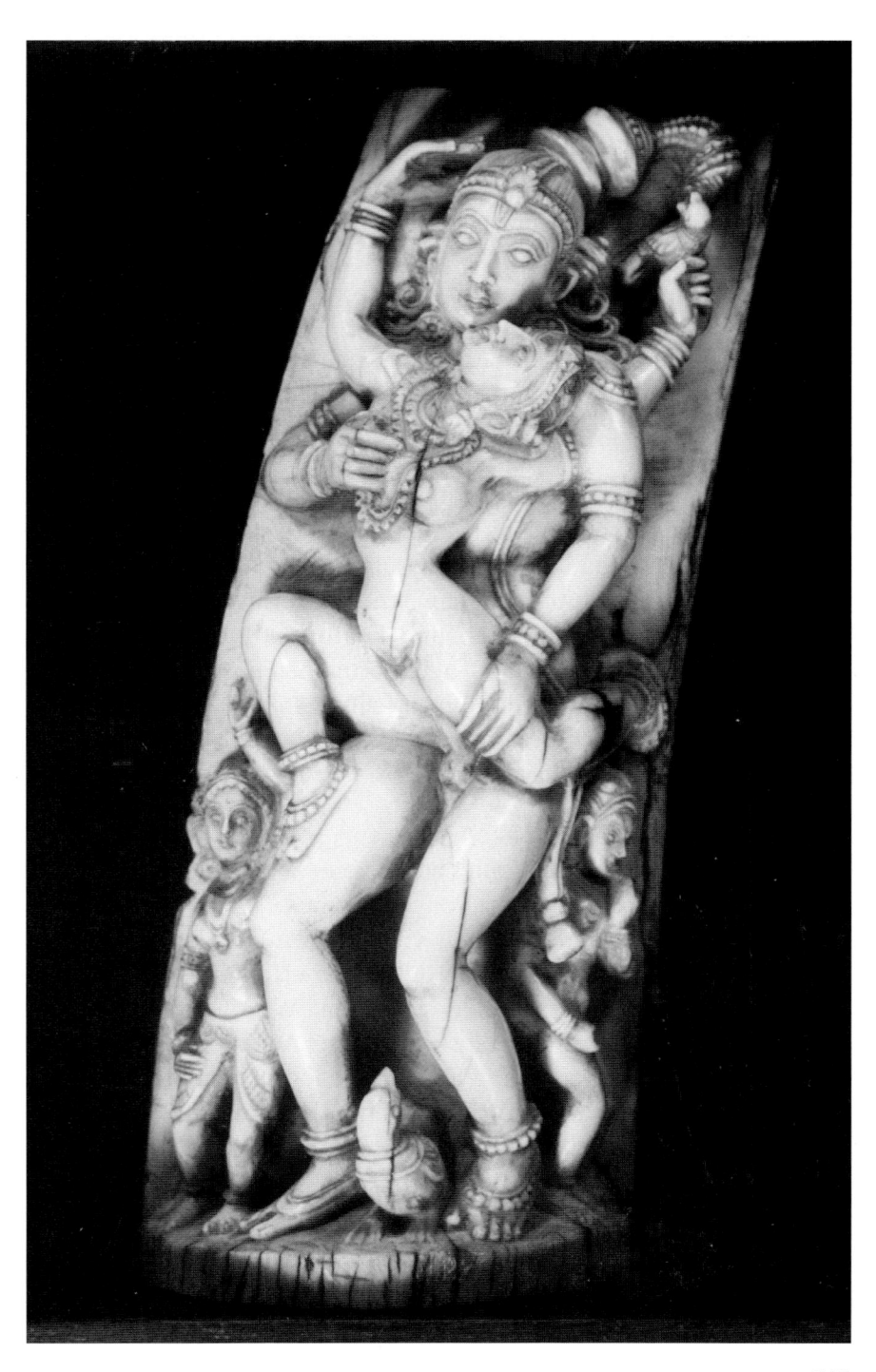

GLÜCK - EROS IN TÄTIGKEIT

Sex allein macht nicht glücklich

Erfüllt sich die größte Sehnsucht eines Mannes, eine besonders schöne und aufregende Frau zu erobern und sie gibt seinem Drängen endlich nach, so hält dieses Glück womöglich auch nicht sehr lange an, bis er feststellt, daß das Objekt seiner Begierde viele Fehler hat, mit denen er überhaupt nicht zurecht kommt.

Eines wird ziemlich schnell klar: Wer dauerhaftes Glück aus häufigen sexuellen Begegnungen, - sei es nun mit einem oder mehreren Partnern -, ziehen will, wird zu den am meisten Enttäuschten gehören.
Heißt das nun, daß Sex überhaupt nicht glücklich machen kann? Auch wieder falsch. Guter Sex kann einen Menschen beflügeln und so erheben, daß das danach von ihm ausgehende Charisma beinahe jeden bezaubert, der ihm begegnet. Das wiederum kann bewirken, daß ihm nach einer erfüllenden und beglückenden Nacht nahezu alles gelingt, was er an diesem Tag zu erreichen anstrebt. Jeder hält sich gerne in seiner Energiehülle auf und ist mehr oder weniger bewußt bemüht, von dieser, seiner „strahlenden Erscheinung", zu profitieren.

Es muß jedoch die Möglichkeit, Sex auf eine besondere Art und Weise zu erleben und zu genießen, bereits in ihm angelegt sein, d.h. wenn seine Seele nicht von Haus aus über eine gewisse Leichtigkeit und Erlebnisfähigkeit verfügt, so wird auch die Nacht mit einer noch so schönen und in der Liebe erfahrenen Frau daran nichts oder nur sehr wenig ändern können. Wo aber hat er diese Fähigkeit, einer Erfahrung einen bestimmten Wert, eine bestimmte Bedeutung zu verleihen, her? Er muß sie sich irgendwann und irgendwo schon einmal erworben haben. Wenn das aber in diesen Leben garnicht möglich war? dann, ja dann - eins zu Null für die Anhänger der Reinkarnationslehre.

Immerhin ermittelte die Münchner Gesellschaft für rationelle Psychologie durch Befragung von etlichen tausend in festen Beziehungen lebenden Paaren - seien sie nun verheiratet oder nicht -, daß nur jede zehnte dieser Gemeinschaften im Bett „wirklich glücklich" war. Von all diesen wurde als größtes Glück angesehen und ersehnt, bei einem „ultimativen Super-Mega-Fick" vollkommen die Kontrolle zu verlieren.

Das zeigt nun wieder einmal in überklarer Deutlichkeit, wovon die Weisen aller Zeiten sprechen, daß nämlich Glück immer dann besonders intensiv erfahren wird, wenn das Ego sich auflöst oder zumindest stark zurücktritt, das heißt, wenn der Eros die Herrschaft ergreift und das Ego auslöscht. Vor nichts aber hat das Ego so sehr Angst, als vor diesem scheinbaren Verlöschen und dem Wahn, daß es dann „nicht mehr da" sei. Das erklärt, warum sexuelle Gipfelerlebnisse relativ selten vorkommen. Sie hängen, wie übrigens jedes überragende Glücksgefühl, von der Hingabefähigkkeit des Einzelnen ab, also davon, wie weit ein Mensch sich selbst „entäußern", - also aus sich heraustreten - kann, welchen rauschhaften Zustand der Verzückung wir sehr richtig mit dem Wort *Ekstase*[7] bezeichnen.

Extreme Zustände der Verzückung sind also selten. In der Praxis sieht es so aus, daß versucht werden muß, sich in ein mehr oder weniger „alltägliches Behagen" zu retten, was am besten gelingt, wenn das rechte Maß zwischen den Polaritäten Nähe und Distanz zweier Liebender gewahrt bleibt. Klebt gewissermaßen ein Paar ständig aneinander, so verbraucht sich logischerweise die Anziehungskraft, da es ja nichts mehr anzuziehen gibt. Glücksmomente werden hingegen gewonnen aus dem Hin-und Her zwischen Entfernung und Annäherung. Daraus haben manche Paare völlig unbewußt ein neurotisches Täter-Opfer-Spiel mit wechselseitigem Rollentausch entwickelt, was zwar bisweilen einen gewissen erotischen Kick auslöst, jedoch auf Dauer ziemlich nervenaufreibend ist. Besser ist es, wenn beide Partner reife und freie Persönlichkeiten sind, wobei jeder auch seinen Eigeninteressen nachgeht. So bleiben Spannung und Vorfreude auf die nächste intime Begegnung auf jeden Fall erhalten.

---

[7] Rauschhafte Verzückung, von griech.: *ek* = „heraus" und *stasis* = „Stand, Stellung".

GLÜCK - EROS IN TÄTIGKEIT

Ein ständiges Zusammenleben bedarf von Zeit zu Zeit der eigenen Supervision von hoher Metaposition auf das gegenwärtige Geschehen. Darüber hinaus sind gute Konfliktlösungsstrategien vonnöten, denn Probleme im Zusammenleben der Geschlechter werden nie ausbleiben. Das gute Endergebnis mit einem Zuwachs an erlernten Fähigkeiten ist natürlich abhängig vom Willen der Partner, auf alle Fälle zusammenzubleiben.

Trotz aller Flucht- und Isolierungstendenzen des modernen Menschen, können wir bei der heutigen Jugend erfreulicherweise auch wieder einen Umschwung feststellen, der von der Quantität an sexuellen Begegnungen weg und hin zu mehr Qualität führt. Diese Qualität wird gesehen in Dauerhaftigkeit und Tiefgang der menschlichen Begegnung, was ARIANE BARTH in den schönen Satz kleidete:

„Ein Begehren, hoch aufgeladen von Erotik, umkleidet von Phantasien, raffiniert gesteigert durch zeitliche Verzögerung, bringt, wenn es denn organisch befriedigt wird, mehr Lustgewinn als ein turnerischer Akt zur Triebabfuhr oder ein labbriger Quickie als Schlafmittelersatz."[8]

Ist Glück erlernbar?

Wenn nun aber gelernt werden kann, bestimmten Erlebnissen eine so oder anders geartete Bedeutung zu verleihen, sie in diesem oder einem anderen Licht zu sehen, könnte dann womöglich auch die Fähigkeit dauerhafter glücklich zu sein, erlernbar sein? Oder geschieht uns Glück nach wie vor mehr oder weniger zufällig?
Wie wir gesehen haben, ist es nur bedingt abhängig von äußeren Gegebenheiten und der Erfüllung unserer Wünsche. Gibt es also Möglichkeiten, zu bewerkstelligen, daß dieses Gefühl des Über-den-Dingen-Schwebens anhält oder sich zumindest als eine Fähigkeit, die Dinge „leichter zu nehmen" erhält? Wir werden sehen.

---

[8] Zs. SPIEGEL 53/1992.

Psychologie des Glücks

Inzwischen gibt es Spezialisten unter den Psychologen, - sogenannte Happyologen - die sich um die Erforschung des Glücks bemühen. Allein, gerade diese werden aller Wahrscheinlichkeit nicht gerade besonders glücklich sein, denn jener unbeständigen und schwer zu fassenden Größe, Glück, ist jede Bemühung abhold. Glück entfleucht einer Anstrengung um dasselbige schneller, als der Grashüpfer der haschenden Hand. Glück geschieht unerwartet. Es überkommt einen, wenn man es am wenigsten erwartet. Es kann durch völlig nebensächlich erscheinende Dinge ausgelöst werden, ein paar Takte Musik, die von ferne an unser Ohr getragen werden und eine schöne Erinnerung wachrufen, durch den Duft einer Blume, einen Windhauch der unsere Haut streichelt, ja sogar durch eine selbsterschaffene Phantasie, die uns ein fernes Ziel vor Augen ruft, das wir bestrebt sind zu erreichen. Eine plötzliche Eingebung, eine Idee für einen Film, ein Buch, eine neue Aufgabe, welche die unter der Asche des täglichen Einerlei dahinschwelende Glut des Eros zu hellen Flammen der Begeisterung schürt, das alles und noch vieles mehr kann uns erheben und beglücken.

So war der englische Psychologieprofesssor MICHAEL ARGYLE mit ungeheurer Akribie „bemüht", mehr als 500 Studien über diverse Gefühls- und Gemütszustände zusammenzutragen, um daraus eine - in „staubtrockenem Englisch"[9] verfaßte *Psychology of Happiness* auf eine vermutlich elitäre Leserschaft loszulassen.

Ein weiterer Gigant der Glücksforschung, der Psychologieprofessor ED DIENER, von der Universität Illinois, sammelte ebenfalls tausende von Glückserfahrungen bei unterschiedlichsten Menschen und fand heraus, daß es weniger um Spitzenerlebnisse geht, als vielmehr um eine Häufung kleiner Glücksmomente, damit der Mensch das Gefühl bekommt, ein glücklicher solcher zu sein. Wenn auf der persönlichen Werteskala die als positiv empfundenen Momente zu

---

[9] nach einem SPIEGEL-Artikel von ARIANE BARTH zur Erforschung des Glücks unter dem Titel *Ein Hauch, ein Fluß, ein Schweben,* vom 28.12.1992.

überwiegen beginnen, stellt sich Wohlbefinden ein, dessen weitere Schwingungserhöhung als Glücksgefühl erfahren wird.

Gemäß den Untersuchungen von BRUCE HEADEY, einem Soziologie-Professor der Universität Melbourne, welcher seine Zeitgenossen nach der Bewertung ihrer im Leben gemachten Erfahrungen einordnete, gibt es vier Grundtypen von Menschen:

Die erste Gruppe stufte ihre Erfahrungen als überwiegend positiv ein. Bei der zweiten Gruppe überwogen die unbefriedigenden Ereignisse die positiven. Die dritte Gruppe berichtete von Extremen, wie wir sie in der homöopathischen Praxis kennen, wenn ein Pulsatilla-Patient sagt, er sei einmal himmelhoch jauchzend und dann wieder zu Tode betrübt. Die vierte Kategorie wußte weder von nennenswerten Erhebungen, noch von katastrophalen Talfahrten zu berichten.
Insgesamt wurde festgestellt, was sich im übrigen tagtäglich beobachten läßt, daß Menschen dazu tendieren, dieselben Fehler wieder und wieder zu machen, entsprechend ihren irgendwann einmal eingelernten und zum Dogma erhobenen Glaubensmustern.

Fazit: Menschen folgen eingefahrenen Denkschienen und erleben dabei ihre sich selbst erfüllenden Prophezeihungen.

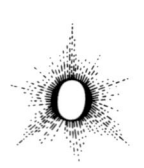

„*Lehr uns Deine Hand fühlen, denn wir wissen nicht zu handeln. Lehr uns Deine Stimme hören, denn wir wissen nicht zu lieben. Lehr uns Deinen Willen kennen, damit wir schweigen.*"

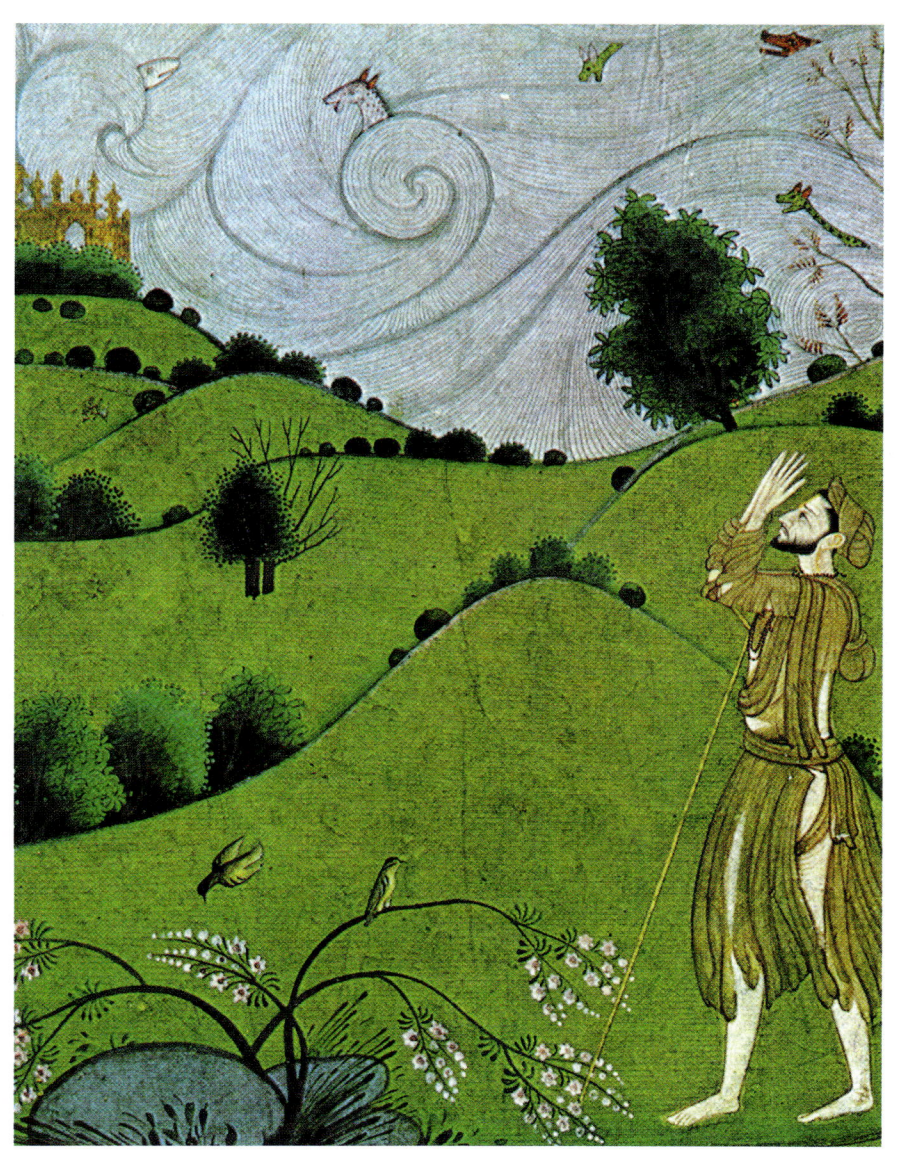

MAHABHARATA

GLÜCK - EROS IN TÄTIGKEIT

Flow" und „Streaming" -
das erhebende Gefühl, „in Fluß" zu sein.

Ein gebürtiger Ungar, mit dem für westeuropäische Gemüter zungenbrecherischen Namen MIHALY CSIKSZENTMIHALYI, scheint dem Wesen des Glücks da schon bedeutend näher zu kommen. An die 20 Jahre lang beschäftigte er zahlreiche Mitarbeiter damit, Aussagen über Gipfelerlebnisse von tausenden von Menschen unterschiedlichster Herkunft und Tätigkeitsbereiche zu erhalten. Die Essenz daraus „floß" regelrecht in ein Buch ein, dessen Titel: *Flow - Das Geheimnis des Glücks*[10] bereits mit einem einzigen Wort ziemlich gut zum Ausdruck bringt, worum es geht: nämlich „in Fluß zu sein" oder wieder „in Fluß zu kommen." Demnach wird Stagnation in jeder Weise vom Menschen als eine die Evolution der Seele hemmende Erfahrung empfunden, wohingegen der Entschluß, einer spontanen Eingebung zu folgen, auch wenn höchst unsicher ist, was letztlich dabei herauskommt, als belebend, beflügelnd und erhebend erfahren wird. Eine „Beglückung" erfolgt also immer dann, wenn wir uns - unter Hintanstellung des Ego - den natürlichen Fließbewegungen des überall im Kosmos waltenden Eros hingeben, wie das sehr schön auf dem, diesem Kapitel vorangestellten Gemälde aus dem alten Indien dargestellt ist. Der Künstler hat dabei diese, das schöpferische All durchströmenden Energiewirbel, sehr eindrucksvoll sichtbar gemacht.

Relativ lang anhaltender *Flow* entsteht, wie Csikszentmihalyi herausfand, durch eindeutig fokusierte Aufmerksamkeit in einer bestimmten Richtung. So entwickelt beispielsweise ein Forscher, der begeistert an seiner Sache arbeitet, sicher nicht weniger Fließkräfte, als ein Goldsucher, der sich kurz vor dem großen Fund weiß und verbissen einen Stollen ins Gestein treibt. Letztlich suchen sie beide einen Schatz, der eine geistiges Gold in Form von Erkenntnis, der andere ganz materiellen Gewinn. Am Fluß gesteigerter Energieaktivierung haben sie beide teil.

Somit sind wir also wiederum beim *panta rhei* des HERAKLIT angelangt. Dem entsprechen auch die Erkenntnisse von WILHELM REICH,

---

[10] Klett-Cotta-Verlag, Stuttgart.

der das „plasmatische Strömen" als die Erfahrung lebendiger Energie im menschlichen Organismus erstmals wissenschaftlich beschrieben hat. Das Strömen kann ausgelöst werden, durch Techniken lebendiger Meditation, welche die Wahrnehmung der Energie vermittelt. JÜRGEN FISCHER hat sie in seinem Buch *Die neuen Pforten der Wahrnehmung* beschrieben.[11] Analog zum „*Flow*" des MIHALY CSIKSZENTMIHALYI sprechen Reich und Fischer von „*Streaming*". Fischer beschreibt diesen Vorgang folgendermaßen:

„*Streaming* ist das grundlegende Gefühl des plasmatischen Strömens, einer Erfahrung, die wie keine andere physisches und geistiges Glück vermittelt. Die Erfahrung des Strömens ist eine reale Körperwahrnehmung und gleichzeitig ein geistiger Zustand der Angstfreiheit, Glückseligkeit und Friedfertigkeit. Dieses Strömen zu vermitteln, - nicht nur als einmalige therapeutische Erfahrung, sondern als jederzeit zugängliches Lebensgefühl - ist Ziel von *Streaming*."

Das Bewußtsein des Strömens kann durch einfache Atem- und Körperübungen sowie Tanz und Meditation erlernt, bzw. wiedererkannt werden, denn wir haben es vielfach nur vergessen.[12]

Die An-REICH-erung des Eros

Dem bereits genannten ehemaligen Schüler FREUDs, WILHELM REICH, gelang eine bahnbrechende Entdeckung, die bis heute weder von der breiten Masse so recht verstanden, noch entsprechend genutzt wird. Unter dem Mikroskop konnte er bei vieltausendfacher Vergrößerung beobachten, daß beim Zerfall von Materie nach einem Kochvorgang, winzige energetisch pulsierende und bläulich erstrahlende Bläschen frei wurden, die er *Bione* taufte, - kleinste biologische Entitäten. Staunend wurde er gewahr, daß - und auf welche Weise - sich Materie in Energie zurückverwandelte. Er stand nicht an, zu vermuten, daß er dabei jenes Phänomen vor Augen hatte, das als *Prana* bei den Indern, als *Pneuma* bei den Griechen und als *Dynamis* bei HAHNEMANN, Einzug in das abendländische Denken gefunden hatte, daß er also die sichtbar gewordene Lebensenergie direkt unter dem Mikroskop betrachtete.

---

[11] Fischer-ORGON-Technik, 27722 Worpswede, siehe auch Bibliographie.
[12] Kurse dieser Art über Fischer-Orgon-Technik, Worpswede, Tel. 04792 / 2503.

GLÜCK - EROS IN TÄTIGKEIT

Interessanterweise kann nun jeder die Erscheinung der *Bione* in Form kleiner, silbrig leuchtender Partikel selbst wahrnehmen, wenn er gegen den - möglichst blauen - Himmel sieht und die Augen dabei auf einen Fokus von etwa 2 Metern einstellt. Bei dem sodann wahrgenommenen Phänomen handelt es sich wohlgemerkt nicht um eine optische Täuschung, noch um eine Störung des eigenen Augenhintergrunds. Jeder der den Versuch unternimmt, kommt zu dem gleichen Ergebnis: Er erblickt winzige, pulsierende und scheinbar unregelmäßig hin- und herschwirrende, silbrig-weiße Pünktchen, die direkt wahrnehmbare Lebensenergie, den Eros in lebendiger Tätigkeit. Allmählich wird man gewahr, daß die Energie dem Gesetz der sich ein- und ausrollenden Spiralen folgt. Es ist die kosmische Urform der Bewegung, die wir in einem Schneckenhaus genauso wiederfinden, wie bei einem Wirbelsturm oder in den weitentfernten Galaxien des Universums. VAN GOGH hat diese Form der Bewegung in den vom ihm gemalten Bildern anschaulich zum Ausdruck gebracht, ja wir dürfen davon ausgehen, daß sein verfeinertes Empfindungsvermögen für die ätherischen Körper der Dinge, deren Strömen wohl tatsächlich wahrgenommen haben muß.

REICH gab der Lebensenergie den Namen *Orgon*, weil er im weiteren Verlauf seiner Forschungen feststellen konnte, daß sie von organischer Materie angezogen und von anorganischer abgestoßen wurde. Das wiederum brachte ihn auf die Idee, einen Akkumulator zu bauen, dessen Wände aus wechselweise geschichteten organischen und anorganischen Materialien bestand, um zu sehen, ob sich die Energie im Inneren dieses Kastens anreichern ließ. Seine Vermutungen bestätigten sich.

Heute werden Orgon-Akkumulatoren nicht nur zur allgemeinen Steigerung des Lebensgefühls benutzt, sondern auch zur Auflösung von krankhaften Zuständen, die auf einem gestörten Energiefluß beruhen, wobei wie immer im Verlauf einer Behandlung der psychische Hintergrund zum Vorschein kommt, der letztendlich zu dieser Stagnation geführt hat.

Da das Gefühl glücklich zu sein, zum großen Teil auch damit zu tun hat, daß sich ein Individuum im Vollbesitz seiner geistigen und körperlichen Kräfte befindet und das ohne guten Energiefluß nicht

möglich ist, möchte ich hier kurz JÜRGEN FISCHER zu Wort kommen lassen, welcher heute wohl als führend in der Herstellung von Orgon-Akkumulatoren angesehen werden kann:
„In erster Linie ist ein Orgon-Akkumulator ein medizinisches Gerät - so hatte Wilhelm Reich ihn vorgestellt. Er selbst aber und seine Mitarbeiter, sowie alle, die die unvergleichliche Erfahrung der Erstrahlung im Akkumulator gemacht haben, nutzten ihn, um die Vitalität zu steigern und um ihrem Leben eine zusätzliche Dimension zu geben. Die Erstrahlung ist eine sehr freudvolle Erfahrung, eine intime 'Berührung', eine Verschmelzung des körpereigenen Energiefeldes mit dem des Akkumulators, die sich nach einer kurzen Gewöhnungsphase einstellt und die sich als 'sanftes Strömen' oder 'Glühen' im Organismus wahrnehmen läßt. Man wird von Wellen atmosphärischer Energie durchdrungen.
Diese Wahrnehmung ist ganz real, unmystisch, da sie auf der Fähigkeit jeder Körperzelle beruht, Energie aufzunehmen und sich prall auszudehnen. Da auch Nervenzellen aktiviert werden, kann es im Orgon-Akkumulator zu den unterschiedlichsten Wahrnehmungen kommen: Prickeln auf der Haut, Wärmeempfindung ohne Temperaturanstieg, Rauschen oder metallischer Geschmack. Es kommt auch zu spezifischen Körperreaktionen wie deutlich hörbarer ange-regter Darmtätigkeit, Vertiefung des Atmens, verstärkte Entgiftung oder Hautrötung. Oft kommt es spontan zu Fieberschüben im Akkumulator - der Organis-mus reagiert auf das höhere Energiepotential, indem er spontan auf bereits bestehende Infekte reagiert. Meßbar ist die Erhöhung der Haut- und Kerntemperatur, der Herzfrequenz und nach längerer Benutzung zeigen sich grundsätzliche Verbesserungen physiologischer Werte, z.B. verlängert sich bei den meisten Benutzern die Blutsenkungsrate erheblich."

Ist nun aber der Fluß des Eros behindert, z.B. nach schwerer Verletzung durch einen Unfall, so signalisiert der Körper durch Schmerz, wo die Lebensenergie nicht frei fließen kann. In solch einem Fall fällt es sehr schwer, glücklich zu sein, da durch Schmerz viel Energie verbraucht wird, die somit nicht zur Verfügung steht, um sich innerlich leicht zu machen. Dann erhebt sich die Seele bisweilen des nachts in beglückendere Gefilde und versucht in erleichternden Träumen, den niederdrückenden Zuständen bei Tage zu entfliehen, bis ein besserer Energiefluß durch Heilung wieder möglich wird.
Der Einsatz eines Orgon-Akkumulators ist unter Umständen auch in solchen Fällen angezeigt, sollte jedoch mit einem verständigen und derlei Neuerungen gegenüber aufgeschlossenen Arzt, abgesprochen werden.

*„Nur durch das Morgenrot des Schönen
dringst du in der Erkenntnis Land!"*
WALTER CLOOS

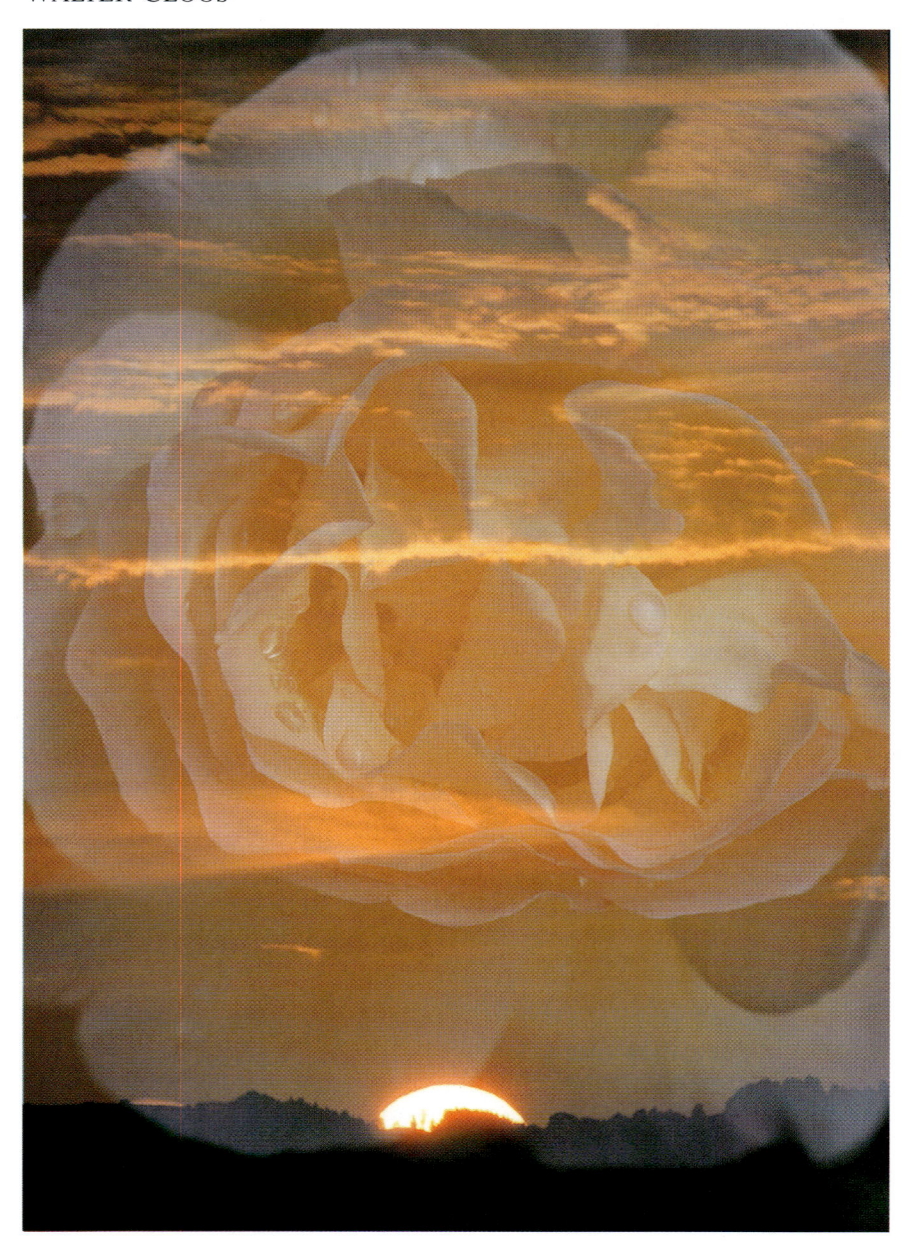

LEVITIERTES WASSER

Schweben im siebten Himmel?

Das Gefühl des Schwebens stellt sich nur ein, wenn wir im wahrsten Sinne des Wortes „erleichtert" sind. Deshalb möchte ich hier völlig unmystisch noch auf eine weitere „technische" Einrichtung hinweisen, die, nach den in mehr als zehn Jahren gesammelten Erfahrungen imstande ist, in außerordentlicher Weise erleichternd auf das gesundheitliche Wohlbefinden einzuwirken. Es handelt sich dabei um ein Verfahren zur Erzeugung von sogenanntem levitierten Wasser. Die Erfindung geht zurück auf den deutschen Physiker und Ingenieur WILFRIED HACHENEY, der sich schon seit den 50er-Jahren mit den Zusammenhängen zwischen Gravitation, Antigravitation und deren Auswirkungen auf Strukturen und Eigenschaften von Substanzen aller Art intensiv befaßt hat.

Insbesondere seine Forschungsarbeiten zur Kolloidbildung von mineralischen Substanzen und Wasser zu Beginn der 80er-Jahre haben das Verständnis, um die Vorgänge innerhalb der molekularen Zusammenhänge des Wassers ganz wesentlich bereichert.

Sozusagen als Nebenprodukt seiner Forschungen zur Steigerung der Zug- und Reißfestigkeit von Zement entstand ein Gerät zur Levitation von Wasser. Bei seiner Entwicklung stützte sich Hacheney auch auf die Erkenntnisse von bedeutenden Vertretern der internationalen Wasserforschung[13] mit denen er regen Gedankenaustausch pflegte. Unter Zuhilfenahme der Gesetze der nichteuklidischen Geometrie, wie sie für offene Systeme gelten, wird dabei das Wasser in einem entsprechend geformten „Komplexzylinder" in Rotation versetzt. Während dieses Vorgangs wird seine Oberfläche ins Riesenhafte aufgespannt, wobei die dabei zur Geltung kommenden Naturphänomene eine Veränderung bis in die feinsten Clusterstrukturen hinein bewirken. Während bestimmter Prozeßphasen oder Zeitqualitäten[14] - die einander in festgelegtem rhythmischen Ablauf folgen -,

---

[13] z.B. LINUS PAULING, I. PRIGOGINE, FEDYAKIN, J.D. BERNAL u.a.
[14] Alte Kulturvölker wie z.B. die Griechen unterschieden noch nach Zeitquantität (*chronos*) und Zeitqualität (*kairos*), was soviel bedeutete wie „Der günstige Augenblick, die besondere Gelegenheit". In der Astrologie spielt dieser Begriff eine bedeutende Rolle.

geht dabei die innere Gravitation des Wasserkörpers gegen Null und stülpt sich quasi um, wobei anti-gravitative Implosionskräfte entstehen, was auch zu dem Begriff „Levitiertes Wasser" geführt hat.

Der Verleger von Hacheneys Werk, GERD GMELIN, schreibt zur Qualität des auf diese Weise hergestellten Wassers:

„Das Ergebnis ist ein Wasser, das simpel gesagt flüssiger und energiereicher ist, wodurch beispielsweise alle Prozesse, in denen Wasser als Lösungsmittel eine Rolle spielt, positiv beeinflußt werden. In der Praxis heißt das beispielsweise, daß kolloidale Flüssigkeitsgemische wie sie in Pflanzen, Tieren und dem Menschen während des gesamten Lebens immer wieder in ihrer gleichmäßigen Durchmischung aufrechterhalten werden müssen, durch die besseren Lösungseigenschaften des Levitierten Wassers stabilisiert werden. Saatgut keimt besser, Pflanzen wachsen schneller und und sind weniger anfällig gegen Parasiten. Haustiere bevorzugen instinktiv das levitierte Wasser und bekommen ein glänzendes Fell etc. Bei der Lebensmittelzubereitung fällt besonders der gesteigerte Reichtum an Geschmacksnuancen auf, Brot wird lockerer und trocknet nicht so schnell aus, ist auch gegen Schimmel nicht so anfällig, alle Speisen werden leichter verdaulich, was immer wieder besonders von älteren Menschen als äußerst angenehm festgestellt wird. Über die Stabilisierung der kolloidalen Situation in den Körperflüssigkeiten kann der regelmäßige und ausreichende Genuß levitierten Wassers sogar unter bestimmten Bedingungen dazu beitragen, daß beispielsweise unerwünschte Oxidationsprozesse im Blutgefüge deutlich weniger auftreten und so die Bildung freier Sauerstoffradikale (sog. ROTS) reduziert wird."

Hacheneys Erfindungen lösten, wie alle revolutionierenden Erkenntnisse, - wenn nicht gerade Widerstand, so doch recht verhaltene Reaktionen von Seiten der etablierten Wissenschaft aus. Kein Wunder, geht es doch auch hierbei wieder einmal um einen fundamentalen Paradigmenwechsel, also einem Anstoß die eingefahrenen Denkschienen zu verlassen, was naturgemäß schwer fällt. In bekanntem Gelände fühlt man sich sicherer und an nichts gewöhnt sich der Mensch so schnell, wie an seine Bequemlichkeit.

Trotzdem bleiben unbequeme Fragen im Raum stehen, an denen die Naturwissenschaft auf Dauer gesehen, nicht vorbeikommt: Warum stabilisiert sich durch den Genuß von levitiertem Wasser sowohl zu niedriger wie zu hoher Blutdruck in den Normalbereich?

Warum bessert sich Asthma, verschwinden Allergien aller Art? Warum werden Stoffwechselschlacken beschleunigt abgebaut und vom Organismus ausgeschleust und vieles mehr?

Da bei der Herstellung von levitiertem Wasser ähnliche strömungsphysikalische Gesetzmäßigkeiten walten, wie bei der rhythmischen Verschüttelung homöopathischer Potenzen, wird die Wirkung homöopathischer Mittel durch gleichzeitige Einnahme von levitiertem Wasser vorteilhaft unterstützt und gesteigert.

Wie man sieht, gibt es also auch ganz handfeste äußere Möglichkeiten, um seine körpereigenen energetischen Potenzen, - in jeder Hinsicht - zu erhöhen, was - wie wir erkannt haben - als eine wesentliche Bedingung zur Verbesserung der Lebensqualität und damit zur Steigerung des Glücksgefühls angesehen werden kann.

Auch wenn wir uns durch die Einnahme levitierten Wassers nicht gleich in den siebten Himmel erheben werden, - (was wesentlich mitbestimmt wird von der Liebesfähigkeit unseres Herzens) -, ein wenig leichter wird uns allemal zumute werden. Schade nur, daß es noch lange dauern wird, bis die Geräte in Großserie gebaut werden; dann wären sie bestimmt um einiges billiger herzustellen und fänden so ihren selbstverständlichen Platz in jedem Haushalt.[15]

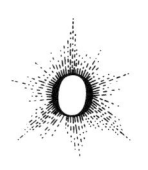

---

[15] Bezugsquellennachweis auf Anfrage beim Verlag.

Glück - ein körpereigenes Opiat

Alles was den Eros bremst und unterbindet, seien es die eigenen Ängste oder gewaltsame Übergriffe von außen, wird erst einmal als bedrückend und glückshemmend erfahren. Trotzdem verfügt die menschliche Seele auch in extrem eingeschränkten Situationen wie z.B. während eines Aufenthalts im Gefängnis oder einer Zwangsarbeit noch über Möglichkeiten, körpereigene Glücks-Opiate, - die sogenannten *Endorphine* -, zu aktivieren und zwar durch eine Flucht in lebensfördernde Phantasiewelten.

So wie unter Umständen der Streß, die Anspannung bei Tempo 300, einen Rennfahrer in den Zustand totaler Wachheit versetzt, welcher als Glücksrausch empfunden wird, so kann eine Beglückung auch erfolgen, wenn wir in Situationen geraten, welche dazu angetan sind, unser System zu entspannen. Das kann geschehen, wenn wir in innere Resonanz mit Ereignissen kommen, mit denen wir sozusagen „auf gleicher Wellenlänge" sind. Man denke an die völlig unkontrollierberen Stürme der Begeisterung, welche ehemals die Beatles bei den Teenies der damaligen Zeit hervorriefen. Das gleiche Phänomen können wir heute, 30 Jahre später wieder beobachten, nur sind die Vermittler solcher Ekstasen beispielsweise die Backstreet-Boys.

Liebeskummer wirkt sich zwar biochemisch gesehen erst einmal aus wie ein Drogenentzug. Im günstigen Fall wird das verlassene Individuum jedoch an diesem Ereignis reifen, manches aus einem veränderten Gesichtspunkt betrachten und vielleicht lernen, die Droge Glück aus anderen Quellen zu beziehen, als aus falschen Hoffungen und Erwartungen.

Glück wirkt sich begünstigend auf die Gesundheit aus. Die Ausschüttung der Endorphine hat einen verjüngenden Effekt auf die Zellen unseres Organismus und einen stärkenden Einfluß auf das Immunsystem. Leider hat diese körpereigene Wunderdroge nur eine begrenzte Lebensdauer von wenigen Minuten. Die Glücks-Enzyme schrumpfen schnell auf die Hälfte ihrer ursprünglichen

Menge zusammen, sodaß neue Stimuli vonnöten sind, um deren Pegel wieder ansteigen zu lassen.

Allerdings hätte es keinen Sinn, dem Körper solche Stoffe von aussen zuzuführen. Zum ersten wird das menschliche Gemüt durch ein höchst kompliziertes Gemisch von an die 1000 solcher „Gemütsmoleküle" gesteuert und zum anderen würde sich das, - selbst wenn es gelänge -, wieder einmal nur als eine Substitutions-Krücke erweisen, welche den Menschen nicht dazu befähigen könnte, geistig-seelisch zu wachsen. Von Bestand ist nur, was wir uns aufgrund einer veränderten Einstellung zum Leben, selbst erworben haben. Wenn wir also glauben, bisher nicht genügend Glück erfahren zu haben, würde das erfordern, eine Revision der Rangordnung unserer Werte vorzunehmen und unser Bewußtsein auf andere Wichtigkeiten als bisher auszurichten: z.B. Glück zu erfahren als eine Droge der Genügsamkeit.

Glück kennt keine Moral

Eine weitere Beobachtung ist auffallend: Glück ereignet sich unabhängig von gängigen Moralvorstellungen. Glück pfeift auf jede Art von Moral. Das Wort Moral leitet sich ab von dem lateinischen *mos,-moris*, was soviel heißt wie die „Sitten und Gebräuche". Diese wiederum sind allerorten verschieden und hängen ab von den jeweiligen Glaubensmustern, denen eine bestimmte Gesellschaftsordnung gerade anhängt. Ein Lustmörder genießt seine ganz spezielle Art von Glück nach vollbrachter Tat genauso wie ein Falschmünzer beim Anblick einer besonders gut gelungenen Banknote, oder ein Meditierender der sich vielleicht gerade dem Zustand des Samadhi nähert.

Von JESUS bis HITLER gab es immer wieder Menschen, die es besonders gut verstanden, verbale Lunten so zu legen, daß Volksmassen, ja ganze Völker auf die eine oder andere Weise in einen Glücksrausch gerieten. Auch das muß völlig ohne moralische Wertung betrachtet werden.

GLÜCK - EROS IN TÄTIGKEIT

Gemäß Csikszentmihalyis Glücksforschung ereignet sich *Flow* verstärkt in Momenten angespannter Aufmerksamkeit, in welcher ein Gut und Böse nicht mehr existent sind. So weiß ein leidenschaftlicher Einbrecher: „Zeig mir was, das ebensoviel Spaß macht, wie nachts in ein Haus einzusteigen und den Schmuck zu klauen, ohne jemanden zu wecken, und ich würde es tun."[16]

Ist der Mensch in Übereinstimmung mit seinen eigenen Wertvorstellungen, so ist er glücklich, ungeachtet dessen, ob diese Vorstellungen sich mit den Moralvorstellungen seiner Umwelt decken. Ist er im Einverständnis mit den Dingen, so wie sie sind und nicht wie ein übersteigertes Ego sie haben will, so ist er ebenfalls zufrieden. Wer sein Leben einer höheren Führung anvertrauen kann, nach dem Muster „nicht wie ich will, sondern so wie Du willst, Vater", bei dem werden wir weit eher jenes überirdisch selige Lächeln um die Mundwinkel spielen sehen, wie wir es von bestimmten Buddha-Statuen und Bildern anderer erleuchteter Meister kennen. Man denke nur an die monumentalen, steinernen Göttergesichter in der Urwaldstadt Angkor Vat im hinterindischen Dschungel.

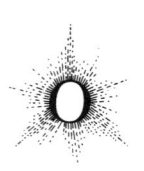

---

[16] Aus Csikszentmihalyi's Buch über das Glück.

„Die Blume wirft alle Blütenblätter ab und findet zur Frucht."

TAGORE

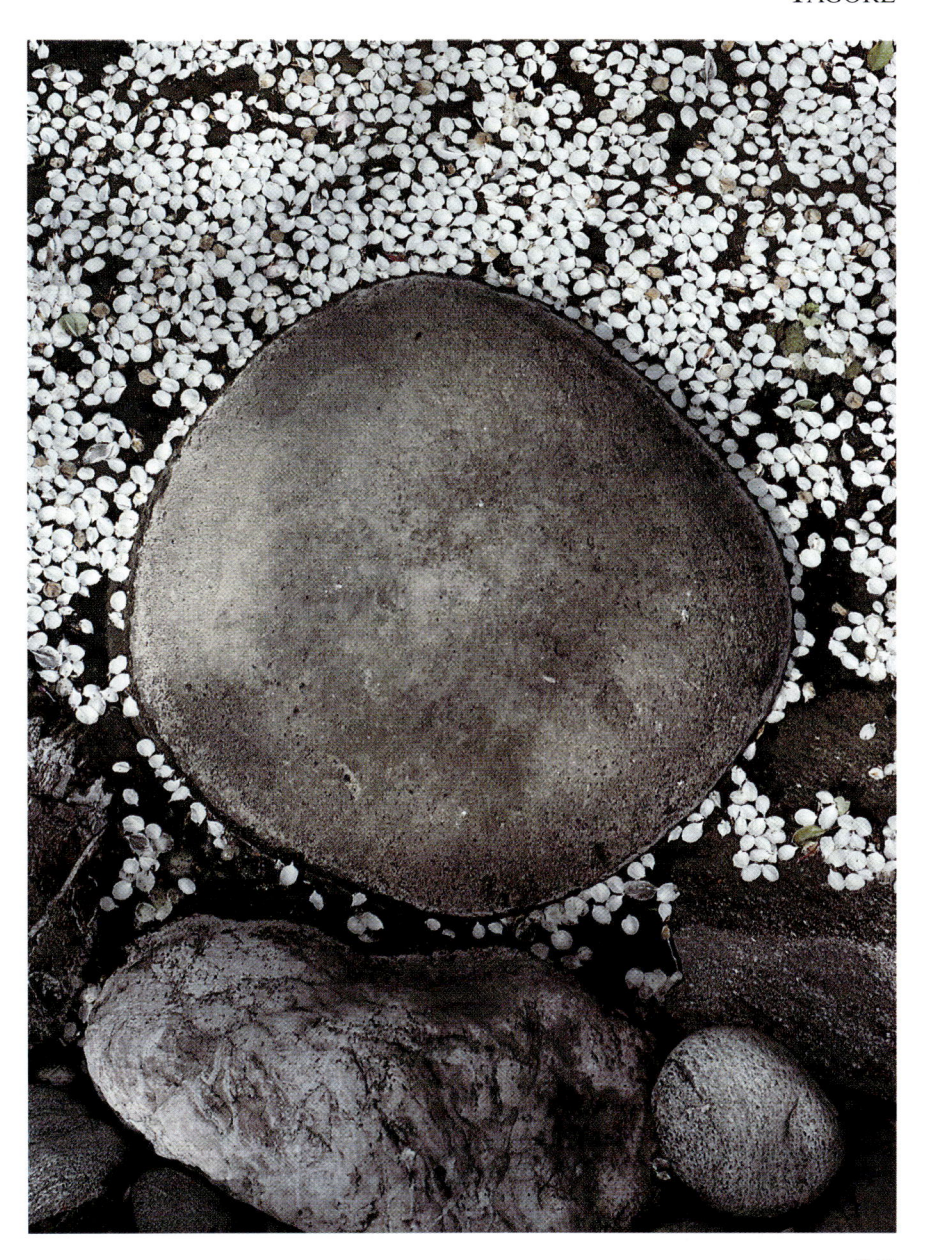

Gesetze des Glücks

Gelassenheit und die Entwicklung der Kraft zur inneren Bezähmung von Gedanken und Wünschen, erweisen sich immer wieder als Schlüssel zu dauerhaftem Glück.
Wollen wir versuchen, weiteren fundamentalen Prinzipien auf die Spur zu kommen, wie Glücksmomente sich fördern oder erzeugen lassen, damit sich letztlich Gesundheit, Freude und Wohlergehen mehr oder weniger von selbst einstellen, dann müssen wir zunächst unterscheiden nach glückerzeugenden äußeren Stimuli und inneren Anstößen, welche zu der begehrten Empfindung hinführen, in Fluß zu sein. Da viele Menschen wie schon besprochen, durch völlig unterschiedliche äußere Anregungen zur Begeisterung erwachen, soll es uns hier im wesentlichen darum gehen, festzustellen, welche Fähigkeiten wir besitzen, um von innen heraus positive Veränderungen zu erzeugen.

Das „Positive Denken" erweist sich dabei als eine äußerst zwiespältige Methode. Es wirkt etwa vergleichbar einer blendenden Abdeckfarbe, die auf verputztes Mauerwerk aufgetragen, die Wand nicht mehr atmen läßt. Nach kurzer Zeit wirft sich die Farbe und blättert ab. Dem vergleichbar werden aus dem Unbewußten Konflikte - z.B. auf dem Umweg über Träume - aufflammen, die gewaltsam durch die positiven Vorstellungen verdrängt wurden und unbearbeitet vor sich hinschwelen. Anderntags - oder erst nach Jahren -, kehren dann die Probleme gut maskiert zurück.

Versuchen wir einmal in Gedanken verschiedene Gefühle in uns zu erwecken, von Zorn über Wehmut, Sehnsucht, Trauer, Lust und Freude. Werden wir uns dabei klar, wie wir genau vorgehen, um solch emotionale Grundstimmungen zu erzeugen. Vermutlich benutzen die meisten von uns ihr visuelles Repräsentationssystem und erinnern sich zuerst an ein Bild, welchem dann das entsprechende Gefühl folgt. Andere hören vielleicht eine Stimme oder erinnern sich an einen Duft oder Geschmack.

Ent-Etikettierung

Es war der Amerikaner STEPHEN WOLINSKY, der beobachtete und erstmals formulierte, daß wir jedes Gefühl mit einem spezifischen Etikett versehen, das da heißt Zorn, Haß, Trauer usw. Entfernen wir gedanklich den unsichtbaren Aufkleber und beobachten den an einer bestimmten Körperstelle in einer besonderen Art und Weise sich artikulierenden Aufruhr ohne jede persönliche Bewertung, so werden wir feststellen, daß es sich dabei lediglich um Energie handelt. Wenden wir diese Vorgehensweise auch auf andere Emotionen an, so zeigt sich überraschenderweise, daß nach einer Ent-Etikettierung der beschriebenen Weise, ebenfalls nur Energie übrigbleibt.

Erste daraus resultierende Erkenntnis: Alle Emotionen bestehen aus Energie - sprich Eros.

Zweite Erkenntnis: Wenn wir die Fähigkeit besitzen, durch bloßes Abnehmen eines innerlich aufgeprägten Schildes, ein Gefühl zu verändern, dann sind wir Meister und nicht mehr Spielball unserer Emotionen. Das gibt uns Macht und die Freiheit, zu entscheiden, wie wir ein Gefühl oder eine Stimmung erleben wollen: Als eben dieses Gefühl oder nur als Energie, oder - indem wir aus einem Zustand (statisch) einen Prozeß (fließend) machen und dieser Energie eventuell sogar ein neues Etikett aufkleben.

Wolinsky empfiehlt, sobald das Etikett von einem Gefühl entfernt ist und dieses nur noch als Energie erlebt wird, genau zu beobachten, welche Form oder Farbe diese Energie in der Vorstellung hat, sie aus dem Körper herauszunehmen, in den Raum zu projezieren und danach in beliebiger Art und Weise schöpferisch auf sie einzuwirken. Hat man sie in Lichtquanten aufgelöst, kann Neues daraus erschaffen werden, was man sich in dieser veränderten Form wieder einverleiben kann. Hierauf fühlt man sich, - je nachdem was in der Vorstellung dabei erzeugt wurde -, sofort besser oder zumindest verändert. Wolinsky gibt genaue Anweisungen zu dieser Vorgehensweise in seinem sehr empfehlenswerten Buch *Quanten-Bewußtsein*.[17]

---

[17] Verlag Alf Lüchow, Siehe Bibliographie.

Entscheiden wir uns dazu, das Etikett nicht abzunehmen und ein Gefühl genauso zu erleben, wie wir von ihm ergriffen sind, dann wissen wir wenigstens, daß es in unserer Entscheidung lag, dieses „Ergriffensein" als solches zu erfahren. Auch das gibt bereits ein gutes Gefühl, denn wir erkennen, daß wir selbst es sind, die sich Glück erlauben müssen.
Das klingt vielleicht fürs erste etwas absurd. Wenn wir jedoch in uns gehen, werden wir erkennen, welchen sekundären scheinbaren Gewinn das Ego bisweilen daraus zieht, Zustände aufrechtzuerhalten, die alles andere als glücklich sind.
Sodann liegt es auch oft an einem unbewußten Glaubensmuster, das da heißt: Ich bin es nicht wert, daß es mir gut geht.

Innerer Sperrmüll

Um unseren inneren Kosmos zu ordnen, ist es erforderlich, zu sichten, was da an Störelementen anliegt und dafür zu sorgen, daß Konflikte versöhnt, sperrige Anschauungen beseitigt oder im Weg stehende Glaubensmuster neu programmiert werden. Techniken wie NLP, Gestalt- und Traumarbeit können hierbei gewinnbringend eingesetzt werden, nach dem Muster: Was brauch' ich noch und was kann ich loslassen? Zu starke Anhaftungen an bestimmte Vorstellungen, Dinge oder Menschen beschweren uns und verhindern den freien Fluß der Energie.

Wie sich immer wieder zeigt, führt es nicht weiter, in vergangenen Wunden herumzustochern, einer verflossenen Liebe nachzutrauern, oder die unglückliche Kindheit ständig aufs neue heraufzubeschwören. Anstatt sich solchermaßen problemorientiert zu verhalten, sollten wir besser lösungsorientierte Verhaltensweisen zu erlernen trachten und immer wieder üben, möglichst wach und aktionsfreudig in der Gegenwart zu leben.

Ist der innere Kosmos eines Menschen in Ordnung, so wird sich das auch in seinem Wesen äußern und darüber hinaus soweit nach außen durchdringen, daß er bestrebt ist, sich eine harmonische und ästhetische Umgebung zu schaffen, welche ihrerseits wieder zurückwirkt auf sein Wohlbefinden. Bereits die Erschaffung einer ästhetischen Umgebung kann vitalisierend wirken und viele kleine oder größere Glücksmomente auslösen.

Liebevolle Kommunikation

Der Austausch liebevoller Botschaften zwischen Mensch und Mensch - beruflich wie auch privat - wird wohl stets das stärkste Stimulans für Wohlbefinden sein. Man wird mehr Kräfte und Begeisterungsfähigkeit für eine Sache in einem Menschen wachrufen, wenn man ihn „dabei erwischt, wie er eine Sache gut macht" [18], wie KENNETH BLANCHARD das nennt, als wenn man ihn ständig tadelt. Dasselbe gilt natürlich auch für das Eheleben. Bei einem guten Gespräch werden ja nicht nur Worte von Hirn zu Hirn übertragen, sondern auch Stimmungen von Gemüt zu Gemüt.

Solange einer den anderen ausreichend mit Energie versorgt, profitieren beide. Versucht auch nur einer aus der Energie des anderen zu leben, verlieren beide.

Liebevolle Kommunikation kann aber auch zwischen Mensch und Tier, sowie zwischen Mensch und Pflanze oder Mensch und Natur ganz allgemein, stattfinden. Sowohl die meditative Versenkung auf eine Pflanze, wie auch die längere Betrachtung eines Wasserfalls kann das Gefühl des *„Flow"* oder *„Streaming"* auslösen. Das durchschreiten einer urwüchsigen Landschaft wirkt energetisch zurück auf den Menschen. Es muß nicht einmal der Grand Canyon sein. Mir selbst genügt es schon, mich mit federnden Schritten von Stein zu Stein in einem Gebirgsbach zu bewegen, um mich „gehobener Stimmung" zu fühlen. Das wirbelnde Fließen des Wassers wirkt dabei zusätzlich belebend für Auge und Gemüt.
Nur jemand der nicht gegen sondern mit der Natur denkt und handelt, dem wird sie letztlich ihre Geheimnisse verraten. Inzwischen gibt es Architekten, die sich an natürlich gewachsenen Formen

---

[18] gemäß dem Buch *Der 1-Minuten-Manager* von KENNETH BLANCHARD und SPENCER JOHNSON, siehe Bibliographie.

orientieren, um Bauten der Natur angemessen und damit für den Menschen angenehmer zu machen, denn, wie man aus der japanischen Raumlehre des Feng-Shui weiß, wirkt auch eine architektonische Form energetisierend oder störend auf das Gemüt zurück. Auch hier wie überall gilt es, den Fluß des Eros nicht zu stören. Einer der das begriffen hat und seit vielen Jahren daran arbeitet, Gebrauchsgegenstände aller Art, von der Kloschüssel bis zum Flugzeug, für den Menschen anschmiegsamer zu machen, ist der italienische Designer LUIGI COLANI. Seine Erfindungen sind der Natur und strömungsphysikalischen Gesetzmäßigkeiten abgelauscht. Wenn man erlebt, mit welcher Begeisterung und Vitalität er über seine Ideen spricht, fällt es nicht schwer zu erkennen, daß man das vor sich hat, was man gemeinhin einen „glücklichen Menschen" nennt.
Inzwischen arbeitet Colani an der Verwirklichung einer ganzen Stadt, die er in der monumentalen äußeren Gestalt eines Frauenkörpers unterbringen will. Er folgt damit dem hermetischen Prinzip der Entsprechung: wie oben, so unten, wie im Großen, so im Kleinen, wie im Himmel, so auf Erden. Wenn Gott den Menschen zu seinem Ebenbilde schuf, dann könnten wir uns vorzustellen versuchen, daß all die Sterne und Sternsysteme des Alls, den Zellen von Gottes atmendem Organismus entsprechen. So gesehen, ist es wiederum schön, zu denken, daß Menschen als winzige Zellen sich im Inneren dieser Stadt bewegen, deren gesamte Anlage einer menschlichen Gestalt entspricht. In dieser Stadt zu leben, würde das Bewußtsein des Menschen vollkommen verändern und alle Bewohner mit Sicherheit zu einem friedvolleren Zusammenleben führen. Allein die Anschriften der Leute gäben zu mancherlei Erheiterung Anlaß, z.B. „Kleiner Zeh, rechts, Nagel-Etage", oder „Mamma, links, Penthouse im Nipple ".

Verlassen wir diese Vorstellung und gehen wir einen Schritt weiter in der jetzigen Realtät, so ist als nächstes wichtig, welche Auswahl wir treffen, bevor wir Informationen in uns aufnehmen. In den täglichen Nachrichten werden wir überschwemmt mit Berichten von Mord, Krieg und Katastrophen. Es scheint ein großes Bedürfnis nach Angst in der Welt zu sein, wenn ein Millionenpublikum nicht müde wird, sich das x-te Remake des *Untergangs der Titanic* anzusehen, ganz zu schweigen von primitiven Horror-Filmen. Dabei ist nicht einmal die Frage von Bedeutung, wie brilliant ein Film gemacht ist.

Wir alle sind ausgestattet mit der Fähigkeit zur „selektiven Wahrnehmung". Es obliegt unserer Entscheidung, auf welche Ereignisse wir unser Aufmerksamkeit bevorzugt ausrichten wollen. Laden wir unser Bewußtsein ständig mit Negativ-Material auf, so nimmt es nicht wunder, wenn wir bedrückt sind. Daß hierdurch kein „*Streaming*" entsteht, ist ebenfalls einleuchtend. Andererseits können wir nicht ständig mit rosaroter Brille herumlaufen, weil wir sonst von den Ereignissen überrannt werden. Negative Nachrichten zwar wahrzunehmen, ohne sich zu sehr davon beeindrucken zu lassen und gleichzeitig nicht als gefühllos zu gelten, das ist Teil jenes Seiltanzes, den ein Lebenskünstler tagtäglich vollbringt.

Noch immer gibt es keine Nachrichtensendung im Fernsehen, die darüber berichtet, was alles an lebensfördernden und beglückenden Entwicklungen auf dieser Erde vonstatten geht. Im Gegenteil: sind Bestrebungen in dieser Richtung vorhanden, so werden sie durch „soziale Ansteckung", - wie Ariane Barth das nennt - sofort niedergemacht.

Herausforderung zum Wachstum

Wollen wir Glücksgefühle erleben, so müssen wir uns Herausforderungen suchen. Sie sollten groß genug sein, um unsere besten Fähigkeiten zu aktivieren und zu steigern, damit wir möglichst bestrebt sind, unser gesamtes Potential einzusetzen. „Weniger sollten wir uns nicht leisten", meint JOHN GRINDER, einer der Begründer des Neurolinguistischen Programmierens. Damit ist jedoch nicht gemeint, daß wir uns ständig zu körperlichen Höchstleistungen anspornen. Das richtige Maß von Anspannung und Entspannung führt auch hierbei am ehesten zu einer freudigen Grundstimmung, die durchaus als Glück bezeichnet werden kann.

GLÜCK - EROS IN TÄTIGKEIT

Eine kalkulierte Risikobereitschaft in Verbindung mit dem Mut, Unbequemlichkeiten in Kauf zu nehmen, erschaffen ebenfalls den begehrten *Flow*. Wir wachsen, wenn wir Dinge tun, von denen wir nicht genau wissen, ob wir sie können, um danach festzustellen, daß wir größer sind, als wir dachten. Und das macht uns glücklich. Ich denke dabei an den Film *City-Slickers*:

BILLY CRISTAL spielt darin den vom täglichen Einerlei abgeschlafften Werbefachmann Mitch, der sich zusammen mit einigen anderen Großstadthelden vor die Herausforderung gestellt sieht, eine Rinderherde von New Mexico nach Colorado, einem ihm unbekannten Ziel zuzuführen, nachdem der erfahrene Treiber Curly unterwegs urplötzlich das Zeitliche segnete.
Als die Herde mitten im größten Tohuwabohu eines Gewittersturms durch einen Fluß getrieben werden muß, wird ein erst vor wenigen Tagen mit Mitchs Hilfe zur Welt gebrachtes Kälbchen von den reißenden Fluten auf und davon getragen. Unter Einsatz seines Lebens gelingt es ihm, das Tier mit dem Lasso einzufangen und anzulanden. Als er nun vollkommen verdreckt im strömenden Regen samt Kalb im Uferschlamm liegt, wird ihm bewußt, daß er noch nie zuvor so glücklich gewesen ist und ein wenig später, als sie ihren Zielort erreicht haben, wird ihm auch klar, daß Glück für jeden Menschen etwas anderes bedeutet.

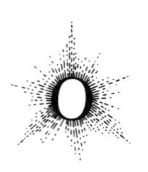

„Laß es Tod sein, aber nicht Erniedrigung.
Laß es geringer sein, aber nicht durch andere.
Die Welt hat zwei Tage;
einen für Dich und den anderen gegen Dich;
wenn der Tag für Dich ist, sei nicht stolz,
doch wenn er gegen Dich ist, ertrage ihn."

Hazreti Ali

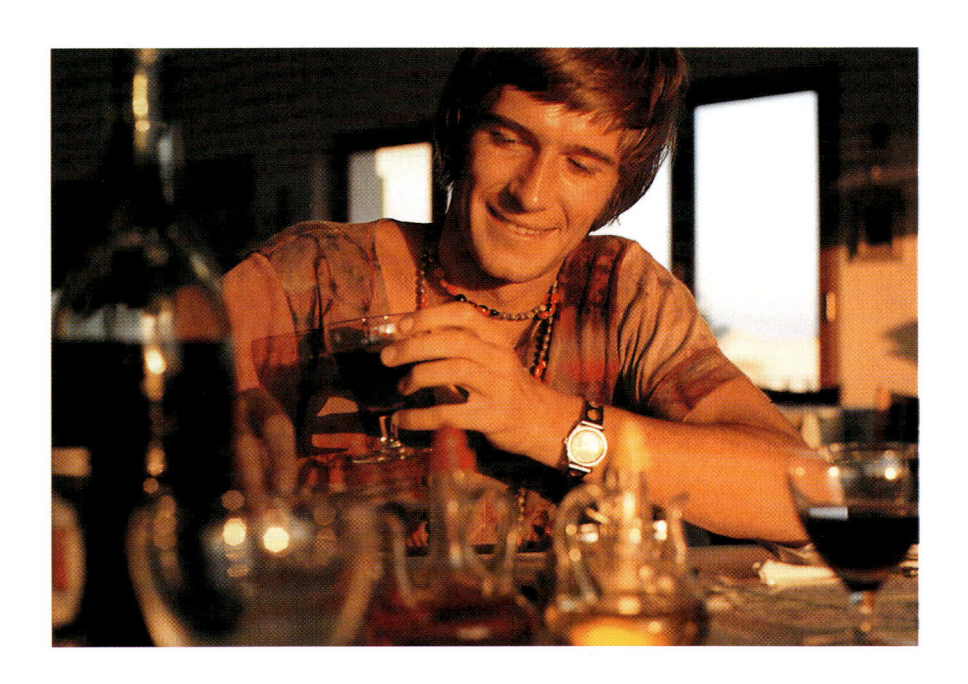

GLÜCK - EROS IN TÄTIGKEIT

Gewinn aus allem ziehen

Die nächste Regel: Wollen wir lernen, dauerhaft glücklich zu sein, dann ist es unbedingt vonnöten, zu versuchen, jedem Ereignis, das uns nicht sehr gut gefällt, die besten Seiten abzugewinnen. Wer konsequent dabei vorgeht, wird feststellen, daß seine Seele letztlich aus jedem Geschehen Gewinn zieht. Es lohnt sich also, Fähigkeiten zu entwickeln, auch scheinbar negative Situationen in einem anderen Licht zu sehen, in einen anderen Rahmen zu stellen, alles an Möglichkeiten herauszuholen, um unser inneres Wachstum anzuregen, unsere Selbstsicherheit und unser Vertrauen zu steigern.

Wer sich dazu diszipliniert hat, aus der halbleeren Flasche in seiner Vorstellung stets eine halbvolle zu machen, gewinnt an innerer und äußerer Wendigkeit und wird damit automatisch auch glücklicher sein als andere Menschen. Er wird auch mehr Dankbarkeit zeigen für das, was das Leben ihm sowohl beschert wie auch erspart hat, denn er wird sich nicht an den Menschen orientieren, denen es - scheinbar - besser geht als ihm, sondern an denen, die vieles von dem nicht genießen können, was ihm zuteil wurde. Wie gesagt - Genügsamkeit ist auch eine Glücksdroge der besonderen Art.

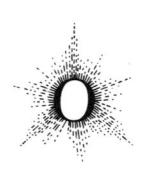

„Lachen ist für die Seele dasselbe wie Sauerstoff für die Lungen."
Louis de Funès

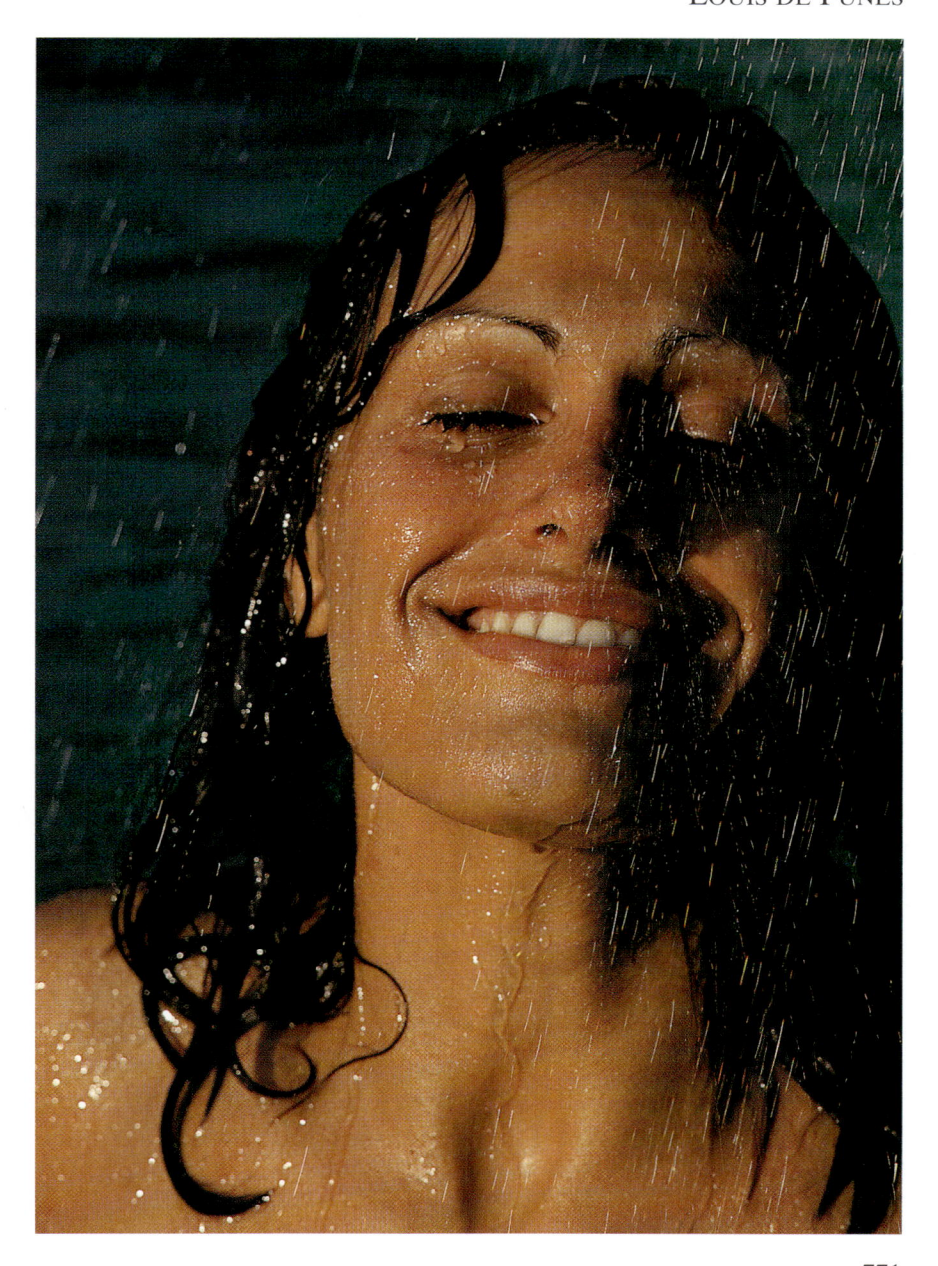

Die Glücksdroge Lachen

Lachen ist die tägliche Droge der Götter. Einen hervorragenden Einfluß auf geistiges und körperliches Wohlergehen hat deshalb erwiesenermaßen ein fröhliches Gemüt. Erinnern wir uns an den ursprünglichen Zusammenhang zwischen den Körpersäften, - den *humores* - und dem Wort Humor. Wer sich erlaubt, des öfteren sein Zwerchfell zu erschüttern, bringt Bewegung in die Tätigkeit seiner innersekretorischen Drüsen und das erhält jung. Lachen ist also beste Garantie für ein langes und gesundes Leben.

Ein gutes Beispiel für diese These ist die authentische Geschichte eines Mannes, dem von Ärzten mitgeteilt worden war, daß er wegen einer Krebserkrankung nur noch wenige Wochen zu leben habe. Nachdem er nichts mehr zu verlieren hatte, wollte er sich in dieser knapp bemessenen Zeit wenigstens noch ein wenig erheitern. Da ihm nichts besseres einfiel, begann er damit, Witze aus aller Welt zu sammeln. Dabei bewirkte sein beständiges inneres Lachen, daß es ihm besser und besser ging, er schließlich vollkommen genas und noch lange Jahre gesund und glücklich lebte.

Der altbekannte Satz vom „Lachen als bester Medizin" ist also garnicht so abwegig. Lachen ist ein energetischer Vorgang, der Erschütterungen in den Körperzellen erzeugt. Selbst wenn wir nur still in uns hineinlächeln, erzeugen wir Mikro-Vibrationen welche die Zellen anregen, sich der in ihrem Inneren angesammelten Schlacken und Giftstoffe zu entledigen. Die oben erwähnte Geschichte ist also durchaus einleuchtend.

Wie der amerikanische Krebsspezialist CARL SIMONTON feststellte, der sich seit vielen Jahren mit spirituell ausgerichteten Therapieformen beschäftigt, ist es weniger eine offen zur Schau getragene Depression, welche sich krebsfördernd auswirkt, als vielmehr die unterdrückte und durch äußeres erzwungenen Lächeln gut maskierte Schwermut. Wie bei jeder Unterdrückung verändert sich die Körperchemie hierdurch auf besonders drastische Weise. Simonton setzt vor allem Visualisierungstechniken ein, um die Seele seiner

Patienten zur inneren Umkehr und weg von zerstörerischen Glaubensmustern zu bringen, um dadurch auch den Körperzellen Signale von Licht und Frohsinn zukommen zu lassen. Es geht darum, eine Wunschvorstellung so bildhaft, deutlich und emotional stark werden zu lassen, daß unser innerer Säftehaushalt nicht mehr anders kann, als diesen Vorgaben zu folgen.

Warum heilt Lachen Krebs? Darauf weiß SIGMUND FEUERABENDT eine einfache Antwort:

„Weil es aus dem Gesetz der Tiefe der Ganzheit des Menschseins kommt. Und weil es nicht an der Oberfläche klebt, wie ein Messer, das Geschwüre abtrennt. Der Instinkt des Lachens besitzt mehr Einsicht in Ursachenzusammenhänge als der 'geschulte' Verstand der Verständigen."

Nun gibt es die Redewendung vom „Sich-Krank-Lachen", welche genau genommen natürlich Unfug ist. Allenfalls käme sie infrage, wenn das Lachen seine Energie aus Spott und Ironie über ein Mißgeschick anderer bezieht. Das wäre Schadenfreude und die ist keineswegs heilsam.

Ebensowenig ist grundloses Lachen geeignet, eine wirkliche Stimmungsveränderung zu bewirken.

Diese verzerrte Art des Lachens ist relativ selten. Wir finden sie bei vollkommen in Depression versunkenen oder schwachsinnigen Menschen, gleichsam als automatisierten, letzten verzweifelten Ausgleichsversuch der gekränkten Seele.

Interessanterweise enthält die KENT-Rubrik: GEMÜT / LACHEN / UNWILLKÜRLICH, **Ignatia*** als einziges dreiwertiges Mittel, während das tränenlösende **Natrium-muriaticum** hier immerhin noch im 2. Grad vertreten ist.

„Lachen ohne Grund verkennt die heilsamen Zusammenhänge", weiß FEUERABENDT:

„Gerade der Grund ist wesentlich für die Heilung. Lachen ist die via-regia der Tiefenseele, um dort Wunsch und Wirklichkeit eins werden zu lassen... Lachen, vom Grundsatz her, ist stets ein Lachen über sich selbst. Ist es das nicht, überwiegen die Anteile der Fremdbelustigung, nimmt die Heilsamkeit ab. Lachen setzt also Selbstehrlichkeit voraus oder läßt dieselbe in uns wachsen. Und so verstehen wir mit Jean Paul auch, wo der Unterschied zwischen Humor und Ironie zu suchen wäre. Während die Ironie irgendeine Wahrheit spöttisch oder pathetisch vorgibt, steht jedoch hinter ihr das Nichts der Lüge oder der Verachtung. Beim Humor ist es umgekehrt. Es setzt eine Lächerlichkeit voraus. Hinter ihm jedoch wirkt der gelassen-heitere tiefe Ernst der Wahrheit."[19]

Mir begegnete dieses dem Willen nicht mehr zugängliche Grinsen bei einem Patienten bis jetzt nur ein einziges Mal und zwar bei einem alten Juden, dessen Gemütskräfte durch furchtbare Erlebnisse im Konzentrationslager vollkommen zerrüttet waren. Die beiden genannten Heilstoffe machten aus ihm binnen 6 Wochen wieder einen lebensbejahenden Menschen, der bereits 14 Tage nach der ersten Einnahme der Tropfen mit seiner Frau eine Abendgesellschaft besuchen konnte, wobei sein Lachen dabei wieder an den „richtigen Stellen" erfolgte.

Sich „gesund-lachen", müßte es also eigentlich heißen. Das echte, das heilsame Lachen kommt aus der Tiefe der eigenen Seele, welche zurückgefunden hat zum Quell des Daseins, weil sie sich ausgesöhnt hat mit der Welt, so wie sie ist. Danach hat der innere Beobachter seinen Blick für die oft versteckte Komik einer Situation geschärft. Er weiß nicht nur mit dem Verstand, daß wir lediglich eine Gastrolle auf dieser Erde spielen, sondern erkennt mit dem Herzen die Fragwürdigkeit all seiner bisherigen krampfhaften Bemühungen. Diese grundlegende Veränderung seiner Lebenseinstellung, läßt ihn die Dinge und Abläufe um ihn herum dann im Licht heiterer Gelassenheit betrachten.

Nun kann einem aber auch bisweilen auf dieser Erde „das Lachen vergehen". Wie finden wir es wieder? Die scheinbar paradoxe Antwort lautet: Indem wir zuerst unsere Tränen zulassen. Das ungehinderte Ausleben des einen Pols, ruft zwangsläufig den anderen herbei. Wer sich nicht scheut, seine eigene Trauer, Wehmut und Dunkelheit anzunehmen, der findet danach auch wieder zu einem

---

[19] Zitiert aus einem Artikel über die *Heilwirkung des Lachens* in einer nicht mehr identifizierbaren Zeitschrift. Es wurde darin auf ein Buch von SIGMUND FEUERABENDT hingewiesen, das unter dem Titel *Lachen heilt - aber wie?* im Jahr 1989 im Verlag Droemer-Knaur, München, erschienen, - jedoch inzwischen vergriffen ist.

befreiten Lachen. „Lachen ist eine Weltanschauung, aber Krankheit auch", sagt Feuerabend.

Alle bisher gewonnenen Erkenntnisse bezüglich des Gefühls, das wir Glück nennen, lassen den Schluß zu, daß wir Glückszustände sowohl spontan erfahren, wie auch willentlich erzeugen können. Es zeigt sich nämlich, daß wir die Denkansätze von Feuerabend durchaus ein wenig erweitern können: Das Erstaunliche ist nämlich, daß es unserem Unterbewußtsein ziemlich egal ist, ob wir lachen, weil wir etwas komisch finden, oder ob wir sozusagen „künstlich das Gesicht verziehen", ohne dafür einen äußeren Anlaß zu haben.

Der Leser möge folgenden Versuch machen: Er vergegenwärtige sich zunächst durch Abruf innerer Bilder eine traurige Situation, was automatisch ein adäquates Gefühl nebst entsprechender Körperhaltung nach sich ziehen wird. Sodann richte er sich innerlich auf, atme langsam aus, ziehe die Mundwinkel nach oben und kontrolliere erneut sein Befinden. Er wird bemerken, daß es ihm außerordentlich schwer fällt, in dieser Haltung und mit der entsprechenden freundlichen Physiognomie, den Zustand einer depressiven Verstimmung aufrechtzuerhalten. Es ist also durchaus empfehlenswert, öfters am Tag für kurze Zeit abzuschalten und willentlich über den Sinn und Unsinn des Lebens zu lächeln. Es verändert sogar meßbar bestimmte Organ-Aktivitäten wie Hirnleistung, Herzschlag, Atem oder Hauttemperatur. Die letztendlichen Auswirkungen sind dabei die gleichen, als nähmen wir eine gut gewählte homöopathische Arznei ein.
Wir werden deshalb nicht gleich über die Qualitäten eines „auferstandenen Meisters" verfügen, jedoch ist ein Zuwachs an „Levitationskraft" unverkennbar.

Das wäre schließlich der Weisheit letzter Schluß: irgendwann überhaupt kein Mittel mehr zu brauchen, sondern uns durch bewußtseinsgesteuerte Beeinflussung der Körperchemie jederzeit selbst und rechtzeitig ins Lot bringen zu können, bevor es zu sicht- oder spürbaren Auswirkungen im Körper kommt.

GLÜCK - EROS IN TÄTIGKEIT

Die amerikanische Schauspielerin SUSAN SARANDON empfiehlt in dem heiteren Film *Annies Männer,* dem von ihr in jeder Hinsicht betreuten Baseballspieler Ebby, vor jedem Wurf des Balls „durch die Augenlider zu atmen - Aztekentrick!" Ebby entwickelt sich daraufhin zu einem Spieler-As, das es bis zur obersten Liga schafft.

Wie verrückt auch immer, - was wir uns ausdenken, um *Flow* oder *Streaming* zu erfahren, obliegt der Phantasie jedes einzelnen. Wichtig ist allein, zu erkennen, daß wir auf vielerlei Art und Weise schöpferisch sein können und viel mehr vermögen, als wir glauben.

Spiel und Meditation

CARL SIMONTON weist auf die Wichtigkeit hin, den Phasen angespannter Arbeit, immer wieder spielerische Tätigkeiten folgen zu lassen. Im einem Interview mit der Zeitschrift *esotera* bekannte er sich zu folgender Ansicht:

„Spiel ist etwas, dessen Ausübung für den Betreffenden mit großer Wahrscheinlichkeit einen Zustand des Glücklichseins bedeutet oder auch Spaß. Allerdings - was an einem Tag 'Spiel' sein kann, ist es am andern Tag nicht unbedingt. Man muß die Verordnung von Spiel in der Therapie also individuell und variabel handhaben. Deshalb lasse ich den Patienten eine Liste von vierzig Aktivitäten erstellen, die er als 'Spiel' empfindet. Jede dieser Aktivitäten sollte jedoch weniger als fünf Dollar für ihre Ausübung kosten, und das Spielen sollte sich auf eine Stunde pro Tag beschränken."

Echtes Spielen geschieht ohne Ausrichtung auf einen Zweck, ein Ziel oder einen Sieg über andere und muß deshalb grundsätzlich von der Idee des Wettkampfs unterschieden werden. Spiel weckt die Fließbewegung von Freude und aktiviert unser inneres Kind. Spielen entspannt und erheitert das Gemüt, weil wir damit nicht unbedingt etwas erreichen wollen oder müssen. Spielen geschieht mit meditativer Aufmerksamkeit.

In Japan, wo durch die enorme Ballung von Menschen auf engstem Raum besonders leicht eine aggressive Aufladung der Atmosphäre entstehen könnte, werden meditative und spielerische „Sportarten" wie Tai-Chi oder Qi-Gong gepflegt, welche durch ihre fließenden

Bewegungsabläufe den Organismus immer wieder in innere Harmonie bringen. Gleichzeitig üben Menschen auf diese Weise auch den Zustand der Selbstvergessenheit, jenes Aufgehen des Bewußtseins in dem, was sie gerade tun, was sich in der Folge auch auf die Qualität der von ihnen verrichteten Arbeit positiv auswirkt.

Meditationspraktiken aller Art werden seit Jahrtausenden von unterschiedlichsten esoterischen Schulen als ein geeigneter Weg zur Überwindung egozentrischen Denkens angesehen und praktiziert. Durch Meditation erlangen wir auch die Fähigkeit zur Spontanität, das heißt zum „Handeln aus freiem Willen".

Eine ganz einfache Art der Meditation wäre z.B., sich von der Beobachtung und Bewegung der vorher beschriebenen Bione in der Atmosphäre anregen zu lassen, diese mittels der Atmung verstärkt aufzunehmen, sie gewissermaßen in sich einzusaugen und sich dabei immer wieder auf die Wahrnehmung der Strömung im eigenen Körper zu konzentrieren. Auch ein leichtes Rauschen kann dabei eventuell im Kopf wahrgenommen werden. Wählt der Einzelne dazu noch seine „homöopathische" Musik aus, welche ihm vielleicht ein Rieseln über den Rücken und wohlige Schauer durch den Körper jagt, dann stellt sich aller Voraussicht nach auch sehr schnell das Gefühl ein, daß er nun „wunschlos glücklich" sei.[20]

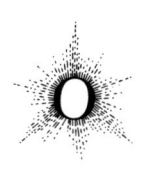

---

[20] Kurse zur *Lebendigen Meditation* dieser Art können gebucht werden über Jürgen Fischer, 27726 Worpswede, Tel. 04792-2503, Fax - 4032.

*„Als Du auf die Welt kamst, weintest du,
und um dich herum freuten sich alle.*

*Lebe so, daß, wenn du die Welt verläßt,
alle weinen und du allein lächelst."*

ÖSTLICHE WEISHEIT

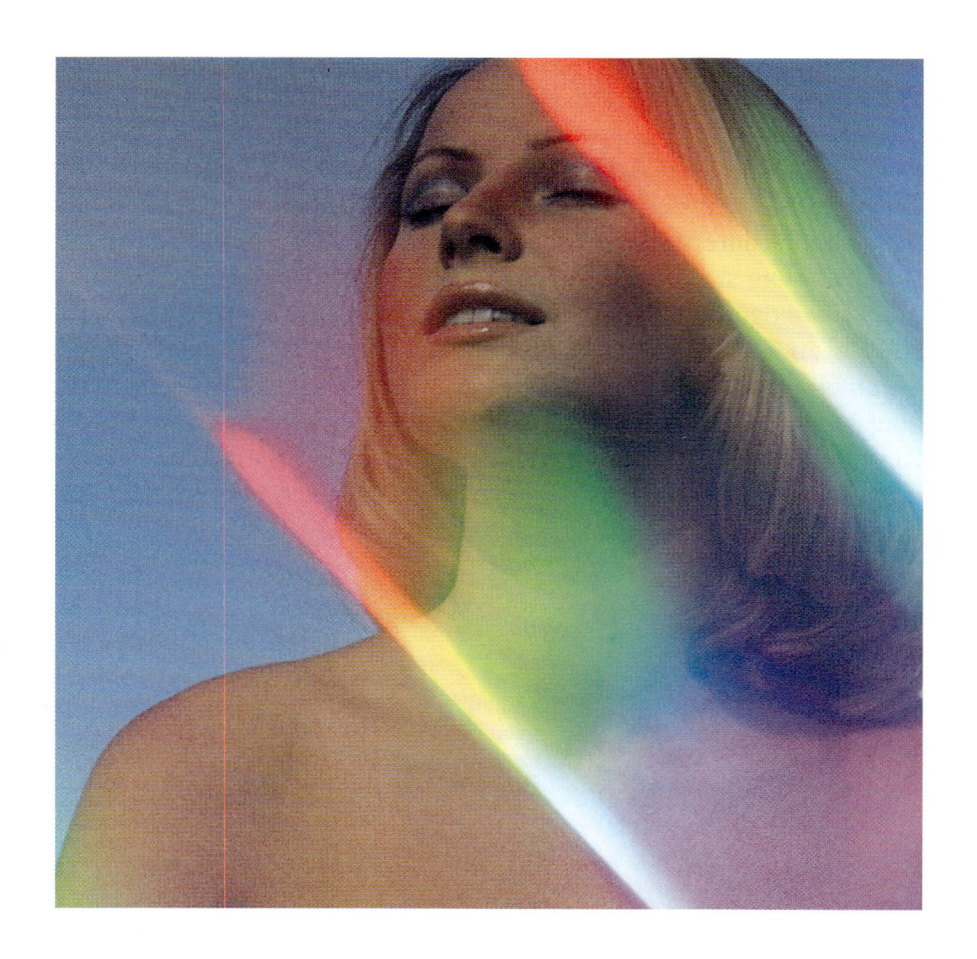

Im Jetzt liegt die Kraft

Auf der Fahrt zu einem meiner Seminare in die Pfalz hatte ich einen kurzen Aufenthalt auf dem Bahnsteig von Mannheim. Von einem Werbeplakat für eine Zigarettenmarke blickte mich mit unergründlichem Lächeln ein Sumo-Ringer in sitzender Stellung an, auf dessen mächtigem Oberschenkel eine grazile Dame in schwarzem Abendkleid Platz genommen hatte. Darunter stand: „The Power is Now". Wer das beherzigen kann, was viele esoterische Disziplinen lehren, nämlich den Augenblick zu pflücken, der kann sogar aus dem Duft einer Zigarette Beglückung ziehen. Aber wer genießt eine Zigarette schon auf diese meditative Art und Weise?
Ich konnte einmal einen Kettenraucher entwöhnen, indem ich ihm empfahl, sich eine sehr exklusive Sorte zu kaufen, die um vieles teurer war, als die üblichen Marken, sich daraufhin einzuschließen, das Telephon abzustellen, und jede kleinste Handlung und all seine Gedanken zu beobachten, während er sich dem Vorgang des Rauchens auf meditative Weise hingab, so wie die Japaner ihr Tee-Ritual begehen. Anstelle von vorher zwei Schachteln am Tag zu leeren, lernte er binnen kurzem, nur noch wenige Zigaretten der besseren Sorte wirklich zu genießen und dadurch seine Nervosität zu bezähmen, für die der mechanische Griff zur Zigarette vorher nur eine Ausgleichsbewegung gewesen war.

Eine weitere wichtige Regel, um glücklich zu sein, ist es also, immer wieder zu üben, ganz „im Hier und Jetzt" aufzugehen, wie es so schön heißt, denn wem es gelingt, sich mehr und mehr dem Augenblick hinzugeben, der wird immer besser jenes innere Fließen wahrnehmen, das ihm das Gefühl vermittelt, ein glücklicher Mensch zu sein. Er akzeptiert, daß sich sein Leben in der Regel nicht auf einer geraden Autobahn erschließen läßt. Oft genug sind Glück und Erfolg nur über Wildwasserfahrten auf gewundenen Flußläufen und Expeditionen auf abenteuerlichen Dschungelpfaden erreichbar.
Auch die Botschaft vieler Zen-Anekdoten ist es, immer wieder ganz in die Gegenwart einzutauchen. Können wir uns dabei beobachten, wie wir jede Tätigkeit voll ausschöpfen und genießen,

GLÜCK - EROS IN TÄTIGKEIT

gleichgültig, was wir gerade tun, dann stellt sich allmählich jene heitere Gelassenheit der Seele ein, die in der Folge jenes verinnerlichte Lächeln auf unsere Lippen zaubert, das wir an den Gesichtern der antiken Statuen so bewundern.

Der Zen-Meister BANKEI wurde gefragt, was er tue, um glücklich zu sein. Er soll gesagt haben: „Ganz einfach, wenn ich gehe, gehe ich, wenn ich esse, esse ich und wenn ich spreche, spreche ich".
Bankei will damit sagen, daß seine Aufmerksamkeit immer liebevoll und gänzlich in dem gegenwärtigen Augenblick aufgeht. Sie bricht weder seitlich aus, noch schweift sie in die Vergangenheit ab oder eilt in die Zukunft voraus. Eine Frage geistiger Disziplin, zweifellos, aber bei errungener Meisterschaft darin, sehr beruhigend und beglückend. Meditation in Bewegung also, oder tätige Meditation.
Wir haben also stets zwei Möglichkeiten, wenn wir uns dabei beobachten, daß wir Dinge unwillig zu tun: Entweder wir geben mehr liebevolle Aufmerksamkeit in unsere Tätigkeit hinein oder wir verlassen diese Tätigkeit. Das kann mitunter dazu führen, rechtzeitig zu überlegen, ob wir unser Leben von Grund auf ändern müssen, bevor uns das durch Schmerz und Krankheit bewußt werden muß.

Versucht man nachzumodellieren, was Führungskräfte auszeichnet, so findet man in sehr vielen Fällen eine Fähigkeit zu spontanen Entscheidungen und zur Improvisation. Eine Führungspersönlichkeit richtet sich überwiegend nach ihren eigenen inneren Eingebungen und handelt aus dem Augenblick heraus. Gibt es Probleme, so richtet sich die gesamte Kraft sofort auf Lösungsstrategien aus und nicht auf ein Herumstochern im Problem. Das schafft ein Gefühl von Souveränität und das wiederum macht stark und glücklich.

*„Die Welt der Menschen geht auf und ab
und Menschen gehen auf und ab mit ihrer Welt;
als Krieger haben wir nichts damit zu tun,
diesem Auf und Ab zu folgen."*

CARLOS CASTANEDA

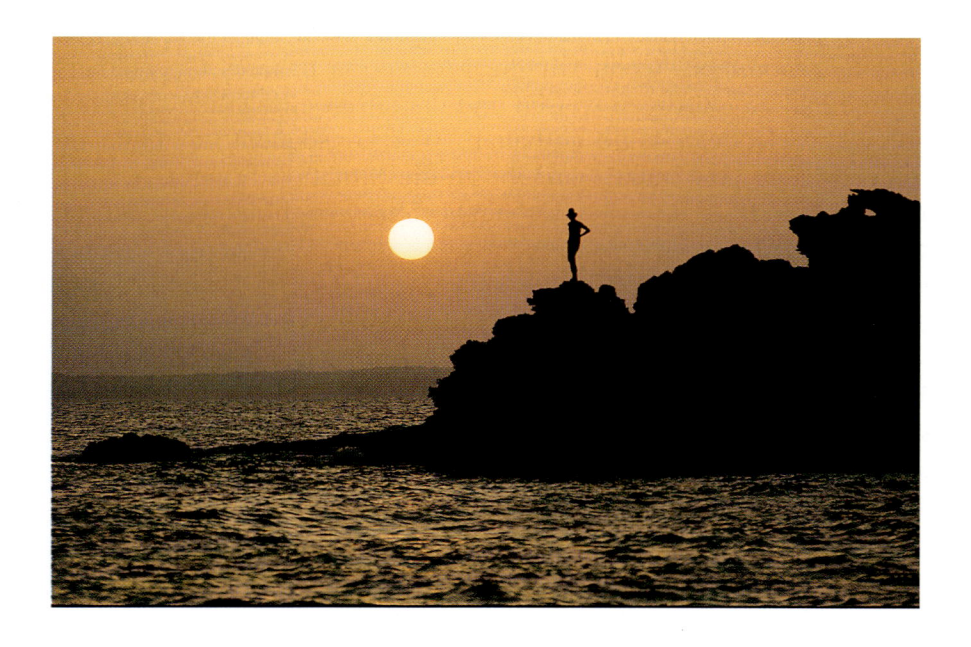

Kampf ist kein Mittel um zu siegen

Glücksfeindliche Gefühle wie Angst, Kummer und Sorgen schwinden in dem Maße, wie wir nicht gegen sie ankämpfen, sie nicht verdrängen, sondern sie annehmen und geradewegs durch sie hindurchgehen.

Das gleiche Prinzip des *Aikido* - des „sanften Weges" läßt sich sowohl in der Kampfkunst anwenden, wie auch rein geistig. Druck erzeugt immer Gegendruck. Hören wir auf zu drücken, so läßt der Druck eines Gegners sofort nach. Verstärken wir eine Ausfallbewegung unseres Gegners, so verliert er die Balance, denn darauf ist er nicht gefaßt. Einem geistigen Angriff wird der Wind aus den Segeln genommen, wenn wir die Motivation unseres Gegenübers erst einmal zu würdigen wissen und daraufhin allmählich eine versöhnliche Gegenstrategie aufbauen. Wer konsequent das Gute im anderen sieht und sucht, wird ihn in die Situation bringen, sich in das geistige Bild, das von ihm entworfen wird, hineinbewegen zu müssen.
Man denke an die Geschichte vom *Kleinen Lord Fountleroy,* in welcher der unvoreingenommene Junge seinen von Gicht und Geiz geplagten Onkel allmählich umformt und wieder in Bewegung bringt. Indem er beständig das idealisierte Bild seiner Vorstellung auf ihn projeziert, bleibt dem verknöcherten Alten garnichts anderes übrig, als sich auf den schmerzlichen Weg der Selbsterkenntnis zu begeben.

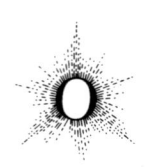

PSYCHE

*„An dem Tag, an dem du aufhörst
gegen deine Instinkte anzukämpfen,
an dem Tag beginnst du zu leben."*

Federico Garcia Lorca

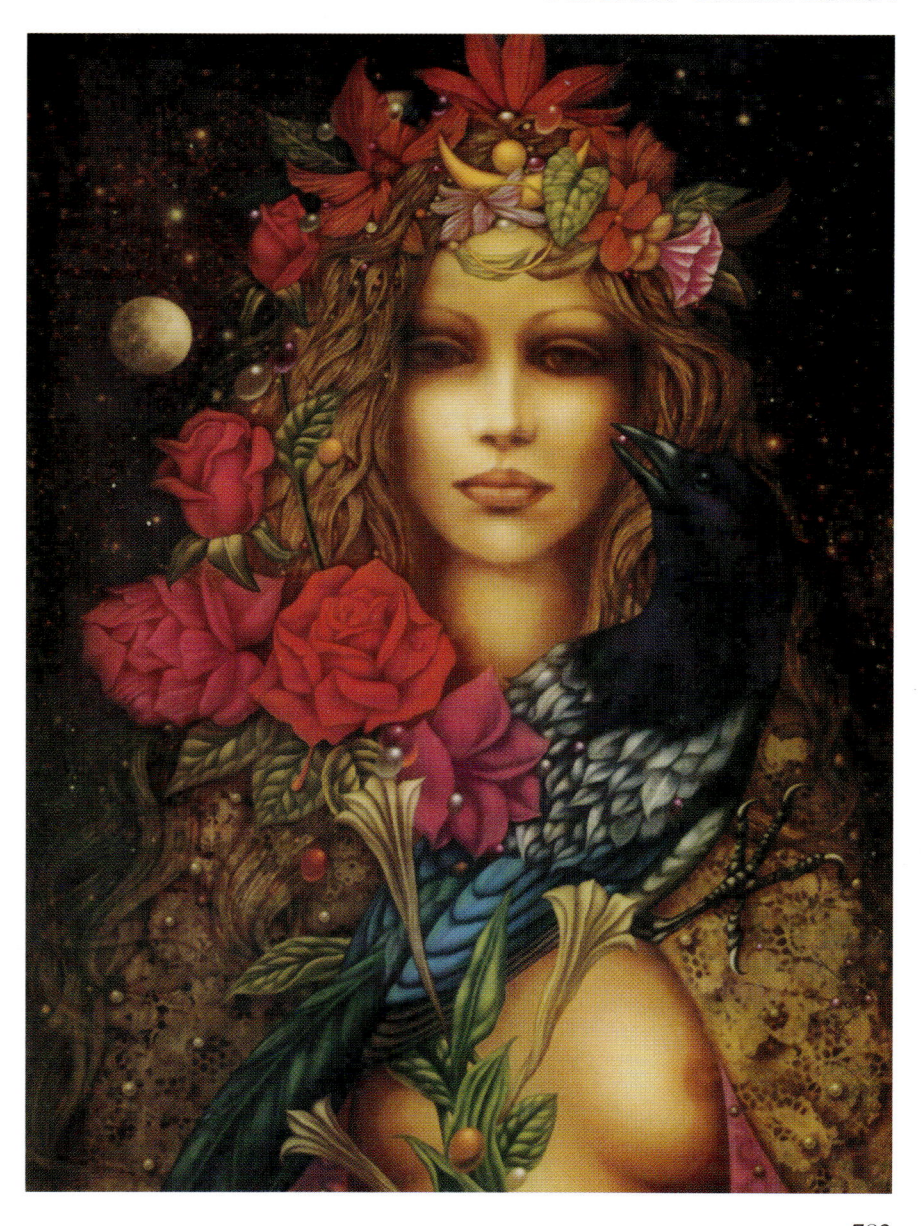

GLÜCK - EROS IN TÄTIGKEIT

Manchmal den Kopf verlieren

Der Prozeß des Werdens verlangt immer wieder von uns, Teile abzustoßen und sterben zu lassen, um zu Größerem, Schönerem und Beglückenderem hinzufinden.
ANGELUS SILESIUS drückte das in seinem Zweizeiler aus:

*„Wer nicht stirbt bevor er stirbt,
der verdirbt, wenn er stirbt."*

Dabei sind uns Kopf und Denken eher hinderlich als förderlich. Deshalb empfiehlt es sich manchmal, alle Ratio über Bord zu werfen und etwas scheinbar „Verrücktes" zu tun. Wem egal ist, was andere über ihn denken und sagen, ist frei und hat die Unschuld eines Kindes wiedererlangt. Jenseits des Verstandes beginnt die Welt der Genies, der Irren, der Betrunkenen und der Verliebten. Wie man weiß, liegen diese Welten eng beieinander, ja gehen bisweilen ineinander über.
Der Dichter GOTTFRIED BENN sprach vom Verstand, vom Intellekt, vom menschlichen Geist, als dem „Gegenglück".
Wer immer nur den Eingebungen seines Intellekts folgt, erfährt auf jeden Fall nicht jenes Fließen, das eben Glücklichsein ausmacht:

*„Wenn Du das Glück begreifen willst,
mußt du es als Lohn und nicht als Ziel verstehen,
sonst hat es keine Bedeutung.
Du wirst kein Zeichen empfangen,
denn das Merkmal der Gottheit
von der du ein Zeichen verlangst,
ist eben das Schweigen."*

ANTOINE DE SAINT EXUPÉRY

*„Glück ist nur dann Glück,
wenn es zum Geber des Glücks führt."*

HUJWIRI
(11. Jahrh.)

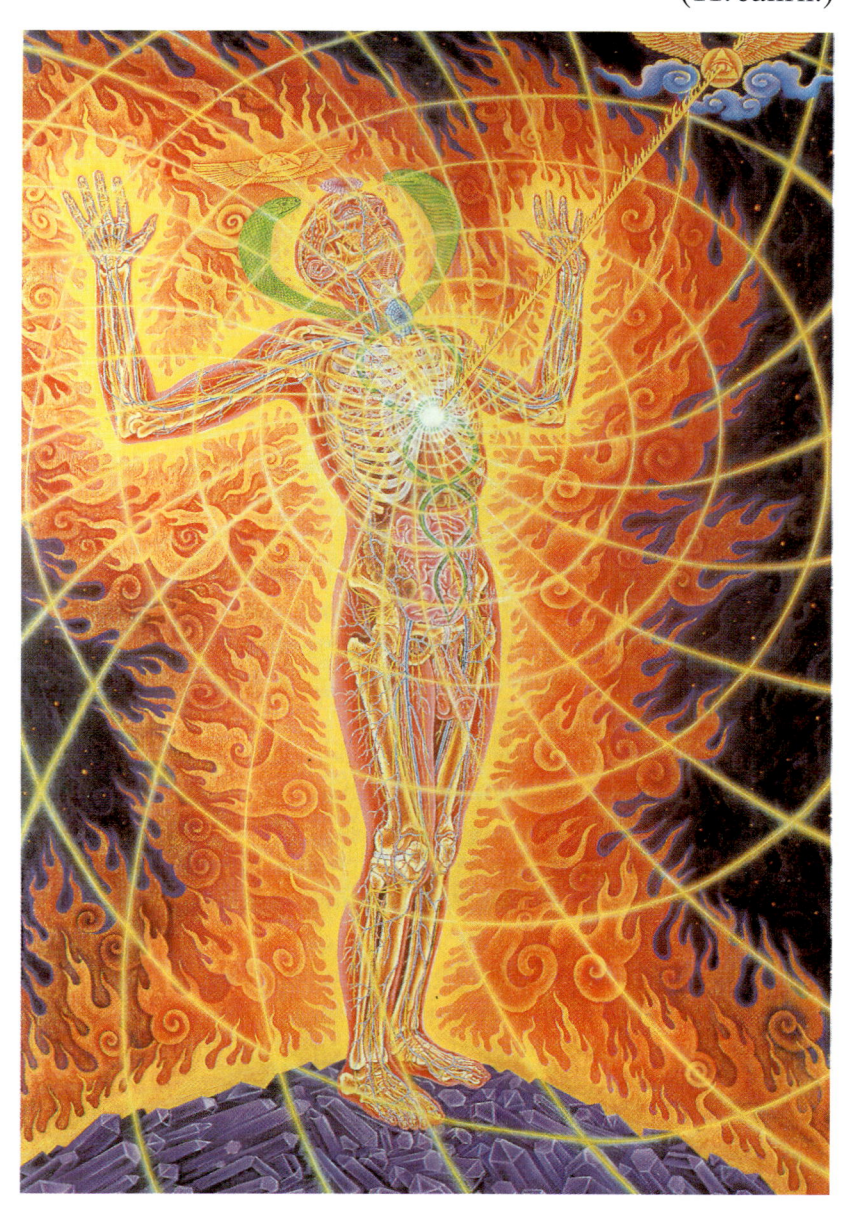

GLÜCK - EROS IN TÄTIGKEIT

Sinnfindung

Bleibt übrig, den Sinn unseres Daseins zu erfassen. Wer sich frühzeitig darüber Gedanken macht, warum er auf diese Erde gekommen ist, und welche Aufgaben er sinnvollerweise hier zu erfüllen hat und wer in diesem Bestreben von Seiten seiner Eltern Unterstützung erfährt, der wird auf jeden Fall glücklicher sein, als ein junger Mensch, dessen eigentliche Natur vergewaltigt wird und dem man vorgeschreibt, was er zu werden und zu sein hat.

Gerade als ich diese Zeilen schreibe, kommt eine Nachricht übers Fernsehen, daß der große italo-amerikanische Sänger und Schauspieler FRANK SINATRA gestorben ist, ein Mann, der an seine Begabung glaubte, der immer wieder alles auf eine Karte gesetzt hat, um seine Ziele zu erreichen, ein Mensch, der sich von keinem Tiefschlag in seinem Leben endgültig bezwingen ließ, der immer wieder große Orchester verließ, wenn er bemerkte, daß sie ihn in seiner Entwicklung eher behinderten, als förderten, der bis zuletzt seinem inneren Stern folgte. Nach einer Karriere von 60 Jahren, die kaum ihresgleichen kennt, überhäuft mit Oscars, Premies und anderen Auszeichnungen, sprach er anläßlich einer erneuten Ehrenbezeugung am Ende seines letzten Konzerts die Worte: „Mein Leben hätte nicht schöner sein können. Ich habe jede Minute genossen. Ich bin einfach glücklich."
So kann nur ein Mensch sprechen, der das beste aus seinen ihm mitgegebenen Anlagen herausgeholt hat.

Wem es sodann über die Verwirklichung seiner inneren Vorstellungen hinaus gelingt, seine Bestimmung, sein Schick-sal (Sal = das ihm zum Heil Geschickte) zu erfüllen, der hat einen entscheidenden Schritt getan, um das Paradies wieder zu betreten.
Die *Theosis*, die Wiedervereinigung mit Gott, ist wohl die höchste Gnade die einem Menschen widerfahren kann. Aber schon auf dem Weg zu den Gefilden der Seligen, kann die Seele eine beglückende Befriedigung erfahren und beim Abschied von dieser Erde auch wirklich Frieden gefunden haben.

SINNFINDUNG

Der Künstler in uns sucht den Weg und in jedem Menschen erwacht früher oder später dieser Künstler. Er ist der Pfadfinder auf dem Heimweg ins Paradies. Jeder geht diesen Weg auf anderen Pfaden, erlebt die Welt durch seine Sicht, welche bestimmt wird durch sein Bewußtsein. Jeder drückt sich dabei auf eine nur ihm eigene Art und Weise aus. Jeder eine Facette in einem unermeßlichen Auge, der ein Stück Welt auf seine ganz besondere Weise erlebt, diesem Auge zurückspiegelt und dadurch zur Bereicherung des allumfassenden Bewußtseins beiträgt. Das Beschreiten dieses Weges, das bedingungslose Aufgehen in ihm ist es, was uns glücklich macht.

Einer, der das Paradies im Außen sucht, wird es nicht oder nur für eine begrenzte Zeitspanne finden. Der Maler PAUL GAUGIN jagte diesem Traum in der Südsee nach, aber die Insel Tahiti, die ihm der Inbegriff des irdischen Paradieses schien, war bereits zu seiner Zeit kein unberührtes Land mehr. Die freie Liebe gab es zwar noch, jedoch saugte die Schmarotzerpflanze Zivilisation bereits mit zahlreichen Wurzelfasern an der Unschuld der Insulaner und der Natürlichkeit ihrer Umgebung.
Jene besondere Sichtweise aber, geboren aus der inneren Anschauung und Fülle unserer Erlebnisfähigkeit ist ein Paradies aus dem wir niemals vertrieben werden können und so konnte Gaugin sagen:

„Ich glaube an die Heiligkeit des Geistes und an die Wahrheit der einzigen und unteilbaren Kunst...Ich glaube, daß diese Kunst göttlichen Ursprungs ist, und daß sie im Herzen aller vom Licht des Himmels erleuchteten Menschen lebt; ich glaube, daß man dieser Kunst, hat man erst einmal von ihren erhabenen Freuden gekostet, unwiderruflich und für immer geweiht ist; man kann ihr nicht abschwören; ich glaube, daß alle mit ihrer Hilfe zur Glückseligkeit gelangen können.“[21]

---

[21] VICTOR SEGALEN: Paul Gaugin in seiner letzten Umgebung. Frankf.a.M. 1991, S. 10.

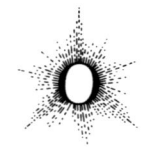

„*Jedes Gottgedenken bedeutet,
mit dem heiligen Universum im Einklang zu sein,
wo der Vogel betet, wenn er seine Schwingen ausbreitet,
und der Baum, wenn er einen Schatten wirft.*"

KORAN

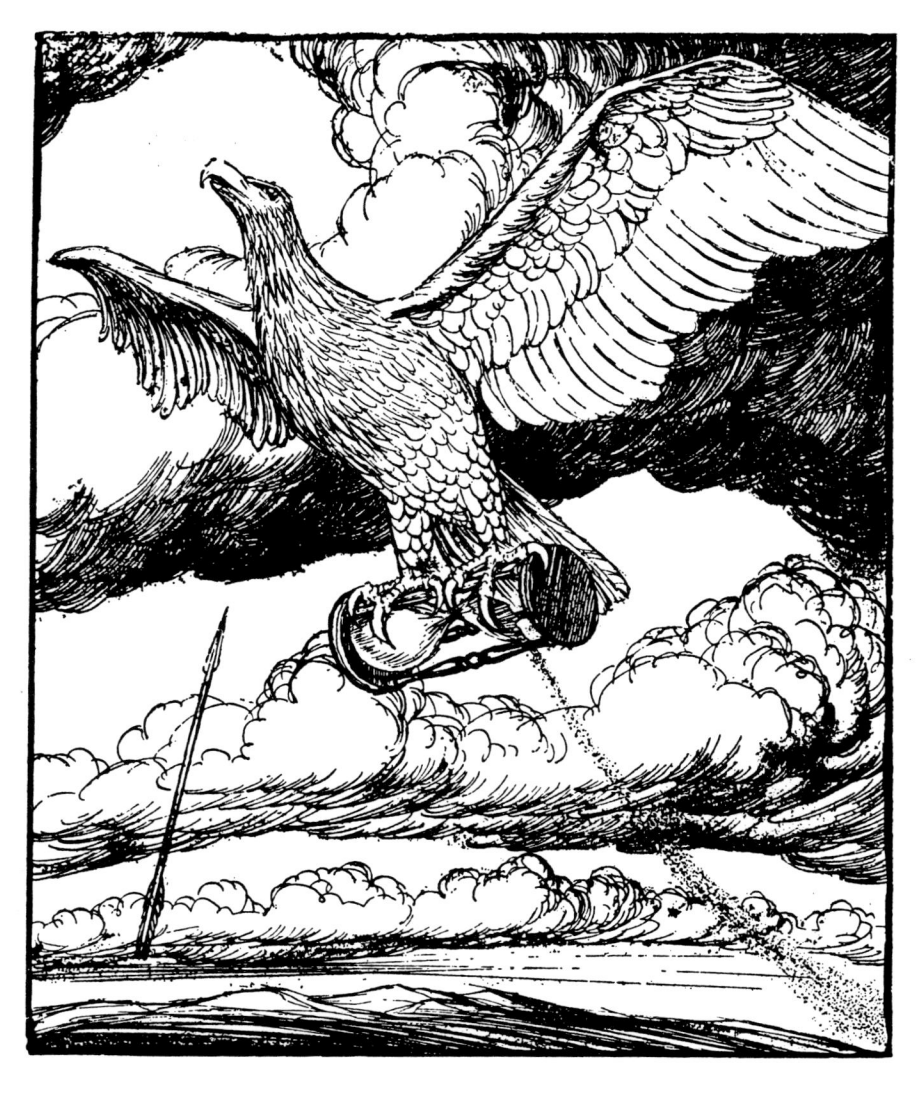

BIBLIOGRAPHIE

Ich beschränke mich darauf, dem Leser aus der unübersehbaren Fülle der Fachliteratur zum Thema Homöopathie und artverwandter Gebiete nur jeweils einige, im Zusammenhang mit unserer Thematik als besonders wichtig oder geeignet erscheinende Werke zu benennen.

Selbstverständlich gehören hierher auch die Werke, die ich selbst zur Unterstützung meiner vorgetragenen Ideen benützt habe.

Fast die gesamte, angeführte Literatur kann, - soweit es sich dabei um Werke über Homöopathie handelt - beim Homöopathie-Vertrieb Peter Irl bestellt werden. Dort erhält der Interessent auch jedes Jahr einen neuen, umfangreichen und sehr schön gestalteten Katalog mit Abbildungen sowie einer guten Beschreibung der vorhandenen und neuerschienenen Bücher.[1]

1. Homöopathie
  A. **Grundlagen**
  B. **Arzneimittellehren**
  C. **Repertorien**
  D. **Signaturenlehre**
  E. **Sexualität**

2. Anthroposophie
3. BACH-Blüten-Therapie
4. Psychotherapie
5. Träume und Traumarbeit
6. Kulturgeschichte - Mythologie - Philosophie
7. Dichtung - Bildende Kunst
8. Erotik und Sexualität

---

[1] Homöopatie-Vertrieb Peter Irl, Auf der Schuchen 23, 82418 Seehausen, Tel. 08841- 5998, Fax - 40383

BIBLIOGRAPHIE

1. HOMÖOPATHIE

A. Grundlagen
Theorie und Praxis

ALLEN, JOHN HENRY	**Die chronischen Krankheiten - Die Miasmen,** 355 S. Verlag René von Schlick, Aachen.
DALLA VIA, GUDRUN	**Phänomen Wasser, - Heilquellen, Lichtwässer und ihre verborgenen Kräfte,** 96 S. 1997, vgs-Verlagsgesellschaft, Köln.
FRITSCHE, HERBERT	**Die Erhöhung der Schlange - Mysterium, Menschenbild und Mirakel der Homöopathie,** 155 S., Verlag Ulrich Burgdorf, Göttingen.
HAHNEMANN, SAMUEL	**Organon der Heilkunst,** 327 S. Haug-Verlag, Heidelberg.
DERSELBE	**Die Chronischen Krankheiten - ihre eigentümliche Natur und homöopathische Heilung,** - Haug-Verlag Heidelberg.
RABA, PETER	**Homöopathie - Das kosmische Heilgesetz,** 738 S., reich bebildert, 1.Aufl. 1997 Andromeda-Verlag, Murnau.
ROY, RAVI u. CAROLA	**Selbstheilung durch Homöopathie,** 1.Auflage, 416 S. 1988, Verlag Droemer Knaur, München.
VOEGELI, ADOLF	**Heilkunst in neuer Sicht.** Ein Praxisbuch. 7.Auf. 1991, Haug-Verlag, Heidelberg.
DERSELBE	**Homöopathische Therapie der Kinderkrankheiten,** 346 S. 1964, Haug-Verlag, Ulm/Donau (heute Heidelberg).

B. Arzneimittellehren

BOERICKE, WILLIAM	**Homöopathische Mittel und ihre Wirkungen.** Materia Medica und Repertorium, 574 S, 5. erweiterte und verbesserte Aufl. 1995, Verlag Grundlagen und Praxis, Leer (eine praktische Taschenbuchausgabe).
DERSELBE	**Handbuch der Homöopathischen Materia Medica**, Quellenorientierte Neuübersetzung, 2. erweiterte Auflage, 855 S., 1997, Haug-Verlag, Heidelberg.
BOMHARDT, MARTIN	**Symbolische Materia Medica**, 2.Aufl. 1994, Verlag Homöopathie + Symbol Martin Bomhardt, Berlin.
CLARKE, JOHN HENRY	**Dictionary of Practical Materia Medica** in three Volumes, New Issue, with Additions, B.Jain Publishers Pvt.Ltd. New Delhi (India).
DERSELBE	**Der Neue Clarke, Eine Enzyklopädie für den Homöopathischen Praktiker** in 10 Bd. à 650 S. Grohmann-Verlag, 32130 Enger, Tel. 05224-3346.
JULIEN, OTHON - ANDRÉ	**Materia Medica der Nosoden**, 7.Aufl. 1991, 171 S., Haug-Verlag, Heidelberg.
HAHNEMANN, SAMUEL	**Reine Arzneimittellehre in 6 Bd.** Typographische Neugestaltung der 2. vermehrten Auflage von 1825, Haug-Verlag, Heidelberg 1995.
STÜBLER, MARTIN WOLFF, OTTO	**Sepia und Spinnentiere** Vorträge Krankenhaus Lahnhöhe, 13./14.10.1984, 56 S. Hrsg. Quadrivium Verein zur Förderung ganzheitlicher Heilkunde e.V. in Lahnstein, Tel. 02621-9150.

BIBLIOGRAPHIE

C. Repertorien

KENT, JAMES TYLER   Kents Repertorium der homöopathischen Arzneimittel, neu übersetzt und hrsg. von Dr.med. Georg von Keller und Künzli von Fimelsberg, 2.Aufl. 1977, Haug-Verlag, Heidelberg
Bd. 1, 532 S.: GEMÜT, SCHWINDEL, KOPF, SCHLAF ALLGEMEINES, EMPFINDUNGEN, MODALITÄTEN
Bd. 2, 728 S.: RUMPF, GLIEDMASSEN, FROST, FIEBER, SCHWEISS, HAUT, GESICHT
Bd. 3, 872 S.: AUGEN, OHREN, NASE, MUND HALS, ATMUNG, HUSTEN, MAGEN, ABDOMEN, REKTUM, STUHL, HARNORGANE ,GENITALIEN.

DERSELBE   **Repertorium der Homöopathischen Arzneimittel,** Taschenausgabe, hrsg. von GEORG von KELLER und JOST KÜNZLI von FIMMELSBERG, 14.überarb. Aufl., 1993, Haug-Verlag, Heidelberg.

BARTHEL, HORST und KLUNKER, WILL   **Synthetisches Repertorium in 3 Bd.**
Bd. 1, Gemütssymptome, 1432 S.
Bd. 2, Allgemeinsymptome, 826 S.
Bd. 3, Schlaf, Träume, Sexualität, 809 S.
1992, Haug-Verlag, Heidelberg.

PENNEKAMP, HEINRICH   **Kinderrepertorium** nebst pädagogischen und therapaeutischen Hinweisen , 668 S. 1. Auflage 1997, Pennekamp Medizinische Daten Technik - Verlag, 21756 Isensee (Osten), Landstr, 24, Tel. su. Fax 04776 - 831043.
Anm.: Dieses Repertorium ist gut für interessierte Laien geeignet. Es ist nach Schlagworten in alphabetischer Reihenfolge gegliedert und gibt darüber hinaus eine Fülle therapeutischer Hinweise.

EROS UND HOMÖOPATHIE

Englischsprachige Repertorien im indischen Nachdruck

KENT, JAMES, TYLER — Repertory of the Homoeopathic Materia Medica with Word Index, Jain-Publishers, New Delhi.
(Anm.: Es ist dies mein „Lieblings-Kent." Sehr hilfreich ist bisweilen das Stichwort-Verzeichnis. Für den auch nur einigermaßen mit der englischen Sprache Vertrauten ist dieser KENT - schon wegen des günstigen Preises - gegenüber den deutschen Ausgaben sehr zu empfehlen).

SRIVASTAVA, G.D. und
CHANDRA, J. — Alphabetical Repertora of Charakteristics of Homoeopathic Materia Medica. 1571 S. 1. Aufl. 1990, Jain-Publishers, New Delhi

D. Signaturenlehre

FURLENMEIER, MARTIN — Mysterien der Heilkunde, 338 S. 1981, Verlag Th. Gut & Co. Stäfa (Schweiz), Darstellung der wissenschaftlichen Grundlagen und Prinzipien aller arzneilichen Therapieformen unter Einbeziehung dessen, was sich der Wissenschaft entzieht.

HAUSCHKA, RUDOLF — Substanzlehre. Zum Verständnis der Physik, der Chemie und therapeutischer Wirkung der Stoffe. 10. Aufl. 1990, Verlag Vittorio Klostermann, Frankfurt a.M.

PABST, G. Hrsg. — Köhler's Atlas der Medizinalpflanzen in naturgetreuen Abbildungen mit kurz erläuterndem Texte, Reprint von Auszügen aus dem Gesamtwerk nach der dreibändigen Orignialausgabe aus den Jahren 1887, 1889 und 1898, Lizenzausgabe mit Genehmigung des Verlags Th. Schäfer, Hannover im Weltbildverlag Augsburg,1997.

PARACELSUS — Sämtliche Werke, nach der 10-bändigen Huser'schen Gesamtausgabe (1589-1591) zum ersten Mal in neuzeitliches Deutsch übersetzt. Mit Einleitung, Biographie und erklärenden Anmerkungen versehen von Bernhard Aschner, 4 Bde. Jena 1926-1932 (Nachdruck).

BIBLIOGRAPHIE

DERSELBE	**Werke,** Hrsg. von Will-Erich Peukert, 5 Bde., 1965, Verlag Schwabe und Co, Darmstadt.
PELIKAN, WILHELM	**Heilpflanzenkunde, Der Mensch und die Heilpflanzen Bd. 1-3,** Auflagen von 1962-88 Philosophisch-Anthroposophischer Verlag Goetheanum/ Dornach (Schweiz).
SCHELLER, EMIL FRITZ	**Langlebigkeit mit Paracelsus-Arzneien.** Versuch einer Geriatrie nach Paracelsus, 2. erw. Auflage, 158 S., 1979, Haug-Verlag, Heidelberg.
SCHLEGEL, EMIL	**Religion der Arznei, - Signaturenlehre als Wissenschaft,** 6.Aufl. 1987, 326 S. Verlag Johannes Sonntag, Regensburg.
VONARBURG, BRUNO	**Homöotanik, - Farbiger Arzneipflanzenführer der Klassischen Homöopathie, Bd. 1, Zauberhafter Frühling,** 286 S. **Bd. 2, Blütenreicher Sommer** (in Vorbereit.) **Bd. 3, Farbenprächtiger Herbst,** 264 S. **Bd. 4, Extravagante Exoten** (in Vorbereit.) Haug-Verlag, Heidelberg.

E. Sexualität

GALLAVARDIN, J.- P.	**Homöopathische Beeinflussung von Charakter, Trunksucht und Sexualtrieb,** 8. Aufl. 1991, 110 S. Haug-Verlag, Heidelberg.
GRAF, FRIEDRICH P.	**Homöopathie für Hebammen und Geburtshelfer,** Teil I-IV, Verlag Elwin Staude, Hannover.
GUERNSEY, HENRY. N.	**Homöopathie in Gynäkologie und Geburtshilfe,** 622 S., 1995, Similimum-Verlag für homöopathische Literatur, Aleksandar Stefanovic, D-53809 Ruppichteroth.
HERING, CONSTANTIN	**Die Gynäkologie und Geburtshilfe - Materia Medica,** 225 S., Verlag Otto Burgdorf, Göttingen.

REIMERS, GUSTAV	**Homöopathie bei weiblicher Sterilität,** Vergleich zwischen homöopathischer und konventioneller Behandlung, 222 S. 1997, Hippokrates-Verlag, Stuttgart.
SCHLEIMER, JOCHEN	**Naturheilkundliche Behandlung männlicher Sexualstörungen,** - Grundlagen und Praxis Sonntag-Verlag, 168 S., Stuttgart 1995.
SCHLÜREN, ERWIN	**Homöopathie in Frauenheilkunde und Geburtshilfe, mit Griffregister für Indikationsgebiete** 7. Aufl. 1992, Haug-Verlag, Heidelberg.

2. ANTHROPOSOPHIE

HAUSCHKA, RUDOLF	**Substanzlehre,** - Zum Verständnis der Physik, der Chemie und therapeutischer Wirkungen der Stoffe, 10. Aufl. 1990, Verlag Vittorio Klostermann, Frankfurt a.M.
PELIKAN, WILHELM	**Sieben Metalle,** - Vom Wirken des Metallwesens in Kosmos, Erde und Mensch, hrsg. von der naturwissenschaftlichen Sektion der Freien Hochschule GOETHEANUM. 232 S., 4. Aufl. 1981, Philosophisch-Anthroposophischer Verlag Goetheanum, Dornach/Schweiz.
DERSELBE	**Heilpflanzenkunde, Der Mensch und die Heilpflanzen Bd. 1-3,** Auflagen von 1962-88, Philosophisch-Anthroposophischer Verlag Goetheanum/Dornach (Schweiz).
SELAWRY, ALLA	**Zinn und Zinn-Therapie,** Wissenschaft der Metalltherapie von Organ und Psyche, Band 1, 288 S. 1963, Haug-Verlag, Ulm/Donau.
SELAWRY, ALLA	**Silber und Silber-Therapie,** Wissenschaft der Metalltherapie von Organ und Psyche, Band 2, 349 S. 1966, Haug-Verlag, Ulm.
STEINER, RUDOLF	**Sämtliche Werke,** Rudolf-Steiner-Verlag CH-4143 Dornach.

BIBLIOGRAPHIE

3. BACH-BLÜTEN-THERAPIE

Die Publikationen zur BACH-Blütentherapie sind inzwischen derartig reichhaltig, daß ich mich darauf beschränke, hier lediglich die Basiswerke der Initiatorin dieser Therapie in Deutschland anzuführen, sowie ein spezielles Werk, das vergleichende Studien von Bach-Blüten und Homöopathica liefert:

HACKL, MONIKA	**Bach-Blütentherapie für Homöopathen,** 126 S., 3. erweiterte Auflage, 1997, Sonntag Verlag, Stuttgart.
SCHEFFER, MECHTHILD	**BACH-Blüten-Therapie,** Theorie und Praxis, 22. Aufl., 303 S. Hugendubel-Verlag, München.
DIESELBE	**Lehrbuch der Original Bach-Blütentherapie** mit über 100 Fallstudien. Jungjohann Verlagsges., Neckarsulm.

4. PSYCHOTHERAPIE

BAILEY, PHILIP M.	**Psychologische Homöopathie - Persönlichkeitsprofile von großen homöopathischen Mitteln** 543 S., 1998, Delphi bei Droemer, München
BANDLER, RICHARD GRINDER, JOHN	**Neue Wege der Kurzzeit-Therapie** Neurolinguistische Programme (NLP), 232 S. 1984, Junfermann-Verlag,, Paderborn.
DIESELBEN	**Reframing, Ein ökologischer Ansatz in der Psychotherapie** (NLP), 241 S., 1985 Junfermann Verlag, Paderborn.
CAMERON-BANDLER, LESLIE	**Wieder zusammenfinden. NLP - Neue Wege der Paartherapie.** 179 S. 1985, Junfermann-Verlag Paderborn.
ERICKSON, MILTON H.	**Meine Stimme begleitet Sie überall hin.** Ein Lehrseminar mit Milton H. Erickson. Hsrg. von kommentiert von Jeffrey Zeig. 377 S., Verlag Klett-Cotta, Stuttgart.
FISCHER, JÜRGEN	**Die neuen Pforten der Wahrnehmung -** Betriebsanleitung für den menschlichen Geist,

EROS UND HOMÖOPATHIE

	vorerst als geb. Fotokopie A4, 92 S. Bestellungen über Fischer-ORGON-Technik, Postf. 1170, 27722 Worpswede, Tel. 04792-2503, Fax - 4032.
GORDON D.	**Therapeutische Metaphern.** 1985, Junfermann-Verlag, Paderborn (Erschaffung von Gleichnissen zwecks psycho-homöopathischer Intervention).
HALEY, JAY	**Die Psychotherpaie Milton H. Ericksons.** 319 S. 1978 Peiffer-Verlag, München. Reihe: Leben lernen 36.
PERLS, FRITZ	**Gestalt, Wachstum Integration.** 267 S. Junfermann-Verlag, Paderborn.
RODEWALD, ROSEMARY	**Magie, Heilen und Menstruation , -** Eine Darstellung der Forschungsarbeit, die zu einer ungewöhnlichen Heilungsmethode führte, zur Linderung körperlicher, geistiger und spiritueller Schwierigkeiten im Zusammenhang mit dem Menstruationszyklus unter Anwendung von Psychokinese und der Macht des Geistes, um Veränderungen im Körper zu bewirken. 1. Aufl. 1978, Verlag Frauenoffensive, München, 240 S. , (vergriffen).
ROBBINS, ANTHONY	**Grenzenlose Energie - Das Power-Prinzip.** Wie Sie Ihre persönlichen Schwächen in positive Energie verwandeln. Das NLP-Handbuch für Jedermann. 490 S. 1993, Heyne-Verlag München, Reihe Esoterik. (Umfassende und für Laien leicht verständliche Einführung in sämtliche NLP-Techniken).
TRENKLE, BERNHARD	**Das Ha-Handbuch der Psychotherapie**, 208 S.1. Auflage 1994, Carl-Auer-Systeme Verlag, Heidelberg.
WHITMONT, EDWARD C.	**Psyche und Substanz.** Essays zur Homöopathie im Lichte der Psychologie C.G Jungs. 270 S., 2.Auflage 1996,Verlag Ulrich Burgdorf, Göttingen.

BIBLIOGRAPHIE

WOLINSKY, STEPHEN	**Quantenbewußtsein.** Das experimentelle Handbuch der Quantenpsychologie. 296 S. 1. Auflage 1994, Verlag Alf Lüchow, Freiburg i. Br.

5. TRÄUME UND TRAUMARBEIT

Auch hier nur ganz wenige Werke aus der großen Fülle vorhandener Literatur, soweit sie von Belang sind für die in diesem Werk vorgetragenenen Methoden des NLP und der Gestalttherapie bei der Traumarbeit.

ARISTOTELES	**Über Träume und Traumdeutung.** In: Kleine Naturwissenschaftliche Schriften, Langenscheidt, Berlin-Schöneberg, Bd. 25.
GARFIELD, PATRICIA	**Kreativ Träumen,** 273 S. Ansata-Verlag, Interlaken, 1980.
DIESELBE	**Der Weg des Traum-Mandala.** 251 S., 1981, Ansata-Verlag.
JUNG, CARL GUSTAV	**Die Wirklichkeit der Seele. Über psychische Energetik und das Wesen der Träume. Von Traum und Selbsterkenntnis** Walter-Verlag, Freiburg i.Br.
PERLS, FRITZ	**Gestalt-Therapie in Aktion.** 292 S. 3. Aufl. 1979, Verlag Klett-Cotta, Stuttgart.
WEINREB, FRIEDRICH	**Traumleben. Überlieferte Traumdeutung,** Bd. I-IV. Thauros-Verlag, 1979. (Eine Lizenzausgabe ist erhältlich beim Diederichs-Verlag, München, unter dem Titel **Kabbala im Traumleben des Menschen.** Diederichs Gelbe Reihe 1994).
WHITMONT, EDWARD C.	**Träume - Eine Pforte zum Urgrund,** 270 S., Verlag Ulrich Burgdorf, Göttingen. (Eine der solidesten Beschreibungen von Möglichkeiten der Traumarbeit nach C.G.Jung.).

6. KULTURGESCHICHTE - MYTHOLGOGIE - PHILOSOPHIE

Ash, David & Hewitt, Peter	Wissenschaft der Götter - Zur Physik des Übernatürlichen, 216 S. 5.Auflage, 1992, 2001- Verlag, Frankfurt a.M.
Berner-Hürbin, Annie	Eros - die subtile Energie, Studie zur anthropologischen Psychologie des zwischenmenschlichen Potentials, 280 S. 1989, Verlag Schwabe & Co AG, Basel.
Blanchard, Kenneth Johnson, Spencer	Der 1-Minuten-Manager, 108 S., Rowohlt - Verlag.
Bloomfield, Lin	The World of Norman Lindsay, Odana Editions 1995, ISBN 0-908154-40-2.
Csikszentmihalyi, Mihaly	Flow - Das Geheimnis des Glücks. Klett-Cotta Verlag, Stuttgart.
Dahlke, Rüdiger Nikolaus	Das Buch vom esoterischen Wissen, 896 S. Klein, 1997, Wilhelm Heyne-Verlag, München.
Dacqué, Edgar	Das verlorene Paradies. Zur Seelengeschichte des Menschen. 452 S., Verlag von R.Oldenbourg, München und Berlin 1938, vergriffen.
Helmrich, Hermann E. Hrsg.	Kybalion. Eine Studie über die hermetische Philosophie des alten Ägyptens und Griechenlands, akasha-Verlagsgesellschaft, München 1981, in Lizenz des Arcana-Verlags, Heidelberg.
Hermann, Ursula	Knaurs etymologisches Lexikon, 1982, Verlag Droemer Knaur, München.
Licht, Hans	Sittengeschichte Griechenlands, Neu hrsg., bearbeitet und eingeleitet von Dr. Herbert Lewandowski, 368 S. 2. Auflage der Neubearbeitung, 1960, Hans E. Günther-Verlag, Stuttgart.

BIBLIOGRAPHIE

LIN YUTANG	**Laotse,** Fischer-Bücherei, Bücher des Wissens, 1956.
PIA, PASCAL	**Charles Baudelaire** in Selbstzeugnissen und Bilddokumenten , 166 S., 1958, rowohlts monographien, Rowohlt-Verlag, Reinbeck bei Hamburg
PLATON	**Gastmahl - Phaidon - Phaidros,** übertragen von Rudolf Kassner, 242 S., 1979 VMA-Verlag Fourier und Fertig oHG, Wiesbaden in Lizenz des Eugen Diederichs-Verlags, Düsseldorf - Köln
RANKE-GRAVES, ROBERT VON	**Griechische Mythologie,** Quellen und Deutung Bd. 1, 337 S. und Bd 2., 396 S. Rowohlt-Verlag, Reinbeck bei Hamburg.
REDFIELD, JAMES	**Die Prophezeihungen von Celestine,** Heyne-Verlag, München.
DERSELBE	**Die Erkenntnisse von Celestine,** Heyne-Verlag.
STERNEDER, HANS	**Der Wunderapostel -** Ein Einweihungsroman, 473 S., 6. Auflage 1998, esotera-TB.,Verlag Hermann Bauer, Freiburg i.Br.
STÖRIG, HANS-JOACHIM	**Kleine Weltgeschichte der Philosophie,** von den altindischen Veden und Laotse bis zum Existentialismus unserer Tage, 734 S., 8.Auflage 1962, W. Kohlhammer Verlag, Stuttgart.
WASSERMANN, JAMES	**Kunst und Symbolik im Okkultismus,** Ein Text-Bildband im Großformat 23x29 cm Müller & Kiepenheuer, Hanau.

7. DICHTUNG - KUNST

ARISTOPHANES	Lysistrate, Komödie, 80 S., in der Übersetzung von Ludwig Seeger, Reclam-Verlag, Stuttgart.
BAUDELAIRE, CHARLES	Sämtliche Werke in 18 Bd. Verlag Klett-Cotta, Stuttgart.
DERSELBE	**Die Blumen des Bösen und kleine Gedichte** Zweisprachige Ausgabe, Winkler-Verlag
DERSELBE	**Die künstlichen Paradiese.** Die Dichtung vom Haschisch, Manesse 14.
BLOOMFIELD, LIN	**The world of Norman Lindsay,** published by the Macmillan Company of Australia 1979, 3rd edition by Odana Editions, 1995, ISBN 0-908154-40-2.
DANTE ALIGHIERI	**Die Göttliche Komödie,** übersetzt und ausgewählt von Eckart Peterich, 1957, Prestel-Verlag, München.
GIBRAN, KAHLIL	**Der Prophet** - Wegweiser zu einem sinnvollen Leben, 72 S., Walter-Verlag Olten und Freiburg im Breisgau.
GOETHE, J. W. V.	**Faust,** in **Goethe's Sämtliche Werke,** 11.Bd. 1851, J.G. Cotta'scher Verlag, Stuttgart und Tübingen.
HOMER	**Odyssee,** nach der Übertragung von Johann Heinrich Voss, 282 S. Goldmann-Verlag, München.
KHAYYAM, OMAR	**Rubáiyát, rendered into English verse by Edward Fitzgerald, with drawings by Edmund J. Sullivan,** Three Sirens Press, New York, ohne Jahreszahl, vermutlich um die Wende zum 20. Jahrhundert. Eine orientalische Dichtung um Sinn und Vergänglichkeit des Lebens in 101 Versen.
LAO TSE	**Tao Te King,** eine neue Bearbeitung von Gia-Fu Feng & Jane English, 2. Auflage 1981, Irisiana-Verlag im Verlag Heinrich Hugendubel, München.

BIBLIOGRAPHIE

MORAVIA, ALBERTO	**Fort mit der Sonne -** Ein Dutzend Geschichten, 156 S. 1.Auflage 1989, Aufbau-Verlag Berlin und Weimar.
OVID	**Liebeskunst,** 236 S. 1957, Goldmann-Verlag, München.
DERSELBE	**Metamorphosen**, übersetzt von Reinhard Suchier, 402 S., Gelbe Reihe, Band 421, Goldmann-Verlag, München.
RUMI DSCHELAL EDIN	**GHASELEN-Gesänge des tanzenden Gottesfreundes,** 1979, Gülistan-Verlag, Stuttgart.
SAPPHO	**Strophen und Verse,** Insel-TB 309.
DIESELBE	**Lieder**: Griechisch-Deutsch, 263 S., 8.Auflage 1991, Artemis-Verlag, München.

8. EROTIK UND SEXUALITÄT

AIVANHOV, OMRAAM MIKHAEL	**Liebe und Sexualität,** 306 S. Bd. 14 der Gesamtwerke, 2.Auflage 1987, Prosveta-Verlag S.A.- B.P.12 - Fréjus, France, oder über Edis-GmbH, Daimlerstr. 5, 82059 Sauerlach, Tel. 08104-6677, Fax - 6677-99 (Edis verfügt über das Gesamtwerk von Meister Aivanhov).
DERSELBE	**Die Sexualkraft oder der geflügelte Drache** TB 205, Prosveta Deutschland Verlag, Gemmiweg 4, Tel. 7427-91035, Fax -91099 oder über Edis GmbH wie oben.
BHAGWAN, SHREE RAJNEESH	**Tantrische Liebeskunst,** 226 S., 2.Auflage 1982 Sannyas-Verlag, Meinhard-Schwebda, Csachen-Mühle, Tel. 036652-25906, Fax - 28029.
DERSELBE	**Vom Sex zum kosmischen Bewußtsein,** 170 S., 1983, New-Age-Verlag, München.
DERSELBE	**Liebe beginnt nach den Flitterwochen,** 146 S., 1985, Rajneesh Services Verlags- und Handels-GmbH, Köln, Venloerstr. 5-7, Tel. 0221-5740743.

EROS UND HOMÖOPATHIE

BÖLSCHE, WILHELM	**Das Liebesleben in der Natur** - Eine Entwicklungsgeschichte der Liebe in 3 Bd., stark vermehrte und umgearbeitete Ausgabe, verlegt bei Eugen Diederichs in Jena 1927. (Eine Suchanzeige über Antiquariate ist vielleicht von Erfolg gekrönt).
CANTIENI, BENITA	**Tiger Feeling** - Das sinnliche Beckenbodentraining 118 S., 2. Auflage 1997, Verlag Gesundheit innerhalb der Ullstein-Buchverlage, Berlin.
CHANG, JOLAN	**Das Tao für liebende Paare,** Leben und Lieben im Einklang mit der Natur, 224 S., 1.Auflage 1983, Rowohlt-Verlag, Reinbeck bei Hamburg.
COLLINS, FRANK	**Viagra - das Ende der Impotenz,** ein Ratgeber für Männer und Frauen, 120 S., Scherz-Verlag.
DAMASKOW, FRIEDRICH	**Verbotene Früchte - Pathologie der Individual- und Kollektiv-Neurosen,** Hsg. von Karl Saller, Universität München, 230 S. 1966, Freya-Verlag, Schmiden bei Stuttgart in Lizenz von Walter Schmitz, München.
DOUGLAS, NIK & SLINGER, PENNY	**Das große Buch des Tantra** - Sexuelle Geheimnisse und die Alchimie der Ekstase, 352 S. 1986, Sphinx-Verlag, Basel.
FISCHER, CAROLIN	**Gärten der Lust** - eine Geschichte erregender Lektüren, 336S., 1997, Metzler-Verlag, Stuttgart - Weimar.
GEHRKE, CLAUDIA & SCHMIDT, UVE	**Mein heimliches Auge** - Das Jahrbuch der Erotik III, 224 S. 1988 konkursbuch-Verlag Claudia Gehrke, PF 1621, Tübingen, Tel. 07071-66551.
GEISSLER, SINA ALINE	**Lust an der Unterwerfung** - Frauen bekennen sich zum Masochismus, 208 S., 4.Auflage 1990, Moewig, Verlag, Rastatt.
DIESELBE	**Mut zur Demut** - Erotische Phantasien von Frauen, 240 S. Moewig-Verlag, Rastatt.

BIBLIOGRAPHIE

GRAY ALEX	**Sacred Mirrors - Die visionäre Kunst des Alex Gray,** mit Essays von Ken Wilber, Carlo Mc Cormick und Alex Grey, 1. Auflage 1996, Großformat 26-34 Zweitausendeins, PF 60381 Frankfurt a.M.
HAICH, ELISABETH	**Sexuelle Kraft und Yoga,** 248 S., 1971, Drei Eichen-Verlag, Engelberg/Schweiz + München.
HIRSCHFELD, MAGNUS	**Geschlechtsverirrungen,** 480 S., 2.Auflage 1977, Carl Stephenson Verlag, Flensburg.
KAPLAN, LOUISE J.	**Weibliche Perversionen** - von befleckter Unschuld und verweigerter Unterwerfung, 602 S. 1.Auflage 1991, Verlag Hoffmann und Campe, Hamburg.
KRISHNA, GOPI	**Kundalini** - Erweckung der geistigen Kraft im Menschen. 5. Auflage, 215 S. 1993, Scherz-Verlag, Bern-München-Wien (Neuausgabe der 1968 erschienenen Erstausgabe im Otto Wilhelm Barth-Verlag).
LAWRENZ, CONSTANZE, ORZEGOWSKI, PATRICIA	**Das kann ich keinem erzählen - Gespräche mit Frauen über ihre sexuellen Phantasien,** 182 S. 1988, Luchterhand Verlag, Frankfurt.
LEWANDOWSKI, HERBERT	**Ferne Länder - Fremde Sitten,** 338 S. 1.Auflage 1958, Hans E. Günther Verlag, Stuttgart.
LICHT, HANS	**Sittengeschichte Griechenlands,** Neu hrsg., bearbeitet und eingeleitet von Dr. Herbert Lewandowski, 368 S. 2. Auflage der Neubearbeitung, 1960, Hans E. Günther-Verlag, Stuttgart.
LO DUCA Hrsg.	**Moderne Enzyklopädie der Erotik in drei Bänden,** Bd. 1 Buchstabe A-L, Bd. 2, Buchstabe M-Z., Bd. 3, Supplement A-Z, 1966, Verlag Kurt Desch, München.
LOWEN, ALEXANDER	**Liebe und Orgasmus** - Ein Weg zu menschlicher Reife und sexueller Erfüllung, 416 S. 1980, Kösel-Verlag München.

EROS UND HOMÖOPATHIE

DERSELBE	**Liebe, Sex und Dein Herz,** 250 S. 1994, Rowohlt Taschenbuchverlag, Reinbeck bei Hamburg.
DERSELBE	**Lust - Der Weg zum kreativen Leben,** 304 S. 2.Aufl. 1980, Kösel-Verlag, München.
MANN, A.T. & LYLE, JANE	**Mystische Sexualität,** 192 S. Großformat, Bild- und Textband, Edition Astroterra, CH-8907 Wettswil.
MARGO, ANAND	**Tantra - Weg der Ekstase, Die Sexualität des neuen Menschen,** 245 S. m. zahlr. Abb. , Sannyas-Verlag, 2. Aufl. 1983, 07343 Csachen-Mühle, Tel. 036652-25906, Fax - 28029.
DIESELBE	**Tantra oder die Kunst der sexuellen Ekstase** 382 S., 1.Auflage 1989, Goldmann-Verlag, München. (Nähere Auskünfte über Anand Margo und den tantrischen Weg erteilt das *Sky-Dancing-Institut,* Feichtstr. 15, 81735 München , Tel. 089-43651601, Fax - 02).
MILES, CHRISTOPHER & NORWICH, JOHN JULIUS	**Liebe in der Antike,** 176 S. Großformat, reich bebildert, 1997, vgs-Verlagsgesellschaft Köln.
REICH, WILHELN	**Die Entdeckung des Orgons I, Funktion des Orgasmus,** Sexualökonomische Grundprobleme der biologischen Energie, Verlag Kiepenheuer & Witsch, Köln-Berlin 1969. Eine Lizenzausgabe ist erschienen im Fischer Taschenbuch-Verlag.
SAITSCHICK, ROBERT	**Schicksal und Erlösung - Der Weg von Eros zu Agape.** 241 S. Verlag Ernst Hofmann & Co. Darmstadt und Leipzig 1927, (vergriffen).
SENGER, GERTI	**Was heißt schon frigid!** Intimsachen, die auch jeder Mann kennen sollte, 210 S. 1983, Ariston-Verlag, Genf.

Bildnachweis

Trotz ausgedehnter und umfangreicher Recherchen war es nicht in allen Fällen möglich, eventuelle Rechteinhaber von Bilden zu ermitteln. Selbstverständlich wird der Verlag berechtigte Ansprüche auch nach Erscheinen des Buches erfüllen.

Von **Adrian Bela Raba** stammt die Portraits von Peter Raba auf S. 4 sowie auf der Klappe des Schutzumschlags. Des weiteren das Infrarotbild eines Ammoniten auf S. 41. Ebenso die Photos zu den 7 Todsünden auf den Seiten 80, 88, 96, 105, 117, 128, 145. Weiterhin die Bilder auf S. 220 (Merlin), S. 293 (weibl. Akt in Bewegung), S. 346 (Kiefer und Efeu), S. 435 (Der Teufel), S. 595 (Phallos, nach einer Holzplastik von Peter Raba).

Aus der legendären Ausstellung *Eva & Er - eine paradiesische Phanstasie* von **Peter Raba**, die 1968 im Stadtmuseum München Premiere feierte und sodann in der Wiener Secession und anderen deutschen Großstädten gezeigt wurde, stammen die S/W-Photos auf den Seiten: 17 (Liebespaar im Laub), 44 (Gebirgsbach), 63 (Quellwasser), 191 (Umarmung), 269 (die Schleierfälle im Eis), 338 (Hände im Laub), 342 (Pärchen im See), 416 (die Verführung), 554 (Ausgeliefert), 599 (Ohrclips), 616 (Umarmung), 642 (die Schleierfälle), 659 (Eva & Er), 676 (Wiedergeburt).

Weitere S/W-und Farbfotos von Peter Raba auf Vor- und Nachsatz (Torsi) sowie auf den Seiten: 27 (Sandwich: Baby in der Seerose), 169 (Aubergine), 255 (Doppelbelichtung: Portrait im Eis), 324 (Sandwich: Hyoscyamus), 328 (Sandwich: Stramonium), 359 (Akt einer Chinesin), 362 (Sandwich: Belladonna), 398 (Bug eines griech. Fischerbootes in Gestalt eines Phallus), 470 (Aphrodite im Netz), 509 (Sandwich: Opium), 515 (der motorisierte PAN), 527 (Kampf der Giganten, Parco dei mostri, Bomarzo, nördlich von Rom), 625 (weibl. Torso), 636 (Delta der Venus), 667 (Pontinische Wölfin), 668 (Schwangerschaft), 681 (Stillen), 693 (Mönch auf Sri Lanka), 705 (Hagia Sophia in Istanbul), 718 (Phantastische Reise ins Licht), 727 (Elephant), 739 (Doppelbelichtung: Engel mit Wolken; Bronzestatue von Prof. Herbert Volwahsen) 740 (Portrait in der Muschel) 754 (Doppelbelichtung: Himmels-Rose), 761 (Apfelblüten im Teich), 769 (Lebenskünstler auf Formentera), 771 (Frauenportrait im Regen), 778 (Frauenportrait mit Spektralfarben), 781 (Der friedliche Krieger, Abendstimmung auf Formentera).

Das Recht zur Reproduktion der Gemälde von **Albert Belasco**, London, wurde mir freundlicherweise zugestanden vom Inhaber der weltweiten Vertretungsrechte für diesen Künstler, **Curt Reich**, Baden-Baden.

Im einzelnen stammen die Bilder der folgenden Seiten von **Albert Belasco:** 354 (Morgana), 374 (Merlin), 388 (Satyr und Nymphe, nach einer 3000 Jahre alten Skulptur im Louvre, Paris), 392 (Circe) 501 (Astrologica), 564 und Titel-bild (Leda mit dem Schwan), 591 (Sappho), 633 (Parzival), 783 (Psyche).

EROS UND HOMÖOPATHIE

Das Copyright an den Bildern von **Fidus** (**Hugo Höppener**) liegt bei der VG-BILD-KUNST, Bonn. Im einzelnen handelt es sich bei Fidus um die Bilder: auf S. 226 (Grabrelief von einem Grabmal für Riga 1907), S. 370 (Mädchen mit Tiger), und S. 536 (Seeleneinzelhaft 1907).

Einem Zyklus von Bildern mit dem Titel *Eros versus Sexus* von Prof. **Kurt Regschek,** Wien, entstammt die Radierung *Sexualität verleiht Flügel* auf S.365. Der Abdruck erfolgt mit freundlicher Genehmigung des Künstlers.

Von **Edmund J. Sullivan**, einem amerikanischen Künstler an der Wende zum 20. Jahrhundert, stammen die Federzeichnungen der folgenden Seiten: 110 (Pflücke den Tag), 303 (Vom Wind entführt zu den Wolken), 449 (Die schwarze Horde von Ängsten und Kümmernissen), 454 (Erschaffen, was das Herz sich wünscht), 460 (Gott weiß), 463 (Das Schicksalsspiel), 480 (Saturn), 788 (Der Vogel Zeit).
Die Bilder entstammen ursprünglich einem von Edward Fitzgerald ins Amerikanische übertragenen, orientalischen, esoterischen Monumentalgedicht mit dem Titel *Rubáiyát* von OMAR KHAYYÁM, das seinerzeit vom Verlag THREE SIRENS PRESS in New York herausgegeben wurde, welcher heute nicht mehr zu existieren scheint.

Von dem englischen Photographen und Filmemacher **Christopher Miles** stammen die folgenden Bilder: S. 178 (Griechischer Mann jagt eine Hetäre) und S. 399 (Herme von Siphnos) sowie S. 521 (Frau mit 2 Dildos auf einem Krug). Die Darstellung war ursprünglich von Epiktet auf den Boden eines Trinkbechers gemalt gewesen, dessen Bruchstücke sich heute in St. Petersburg befinden.
Die 3 Bilder entstammen dem kunstvoll gestalteten Bildband *Liebe in der Antike*, aus der vgs-Verlagsgesellschaft Köln, welche mir freundlicherweise den Nachdruck gestattete.

S.31: Der androgyne Mensch, das Eingangsblatt in die *Aurora consurgens,* als Metapher für die Vereinigung der Gegensätze von Männlich und Weiblich, Intellekt (Wendigkeit des Hasen) und Intuition (traumwandlerische Sicherheit der Fledermaus) durch den großen Adler, der auch als Phoenix gedeutet werden kann: Das Alte wird verbrannt, der neue Mensch steht auf. Die beiden vereinen ihre je zwei Beine zu dreien, auf denen der Androgyn steht. Sie versinnbildlichen den Dreifuß, auf dem eine Retorte zu stehen kommt, um in einem alchemistischen Prozeß der Verwandlung, das Reine vom Unreinen zu trennen und zu sublimieren. Bibliothèque Municipale, Laon.

S. 51: Von der Murnauer Malerin **Sonja McBesch** stammt das Gemälde *Der Kuß*. Der Abdruck erfolgt mit freundlicher Genehmigung der Künstlerin.

BILDNACHWEIS

S. 152: Das „Rad des Lebens und der Liebe" wurde mit freundlicher Genehmigung des **Sky-Dancing-Instituts**, München, dem Buch von Anand Margo: *Tantra - der Weg der Ekstase* entnommen. (Sky-Dancing-Institut: Feichtstr. 15, 81735 München, Tel. 089-43651601) Der Name des französischen Künstlers ließ sich nicht mehr ermitteln. Von ihm stammt vermutlich auch die einem antiken Original nachempfundene Zeichnung eines Paares bei Cunnilingus und Fellatio auf S. 384. (Ursprung: Relief-Plastik auf dem Lakchmana-Tempel im indischen Khajuraho, 10.Jahrh).

S. 159, **Constatin Somoff**, Illustration zu *Das Lesebuch der Marquise*, Weber, München 1908, aus Hans H. Hofstätter: *Jugendstil-Druckkunst*, Holle-Verlag, Baden-Baden, 1968.

S. 169: Die Karikatur *Wie steht's...* stammt von dem polnischen Zeichner **A. Chodoranski** in Abwandlung einer Originalzeichnung seines Landsmannes **Maciej Pietrzyk**. Mit freundlicher Genehmigung von Dipl. Psych. Bernhard Trenkle, Milton H. Erickson Institut Rottweil.

S.283: Das Aura-Bild wurde von dem rumänischen Bildhauer **Geo Goidaci,** der heute in München lebt und arbeitet, am Computer komponiert und mir für diese Publikation zur Verfügung gestellt.

S. 134 *Die Magier,* wohl eines der besten Bilder des berühmten australischen Malers und Zeichners **Norman Lindsay**. Es entstammt dem Buch *The World of Norman Lindsay,* hrsg. von Lin Bloomfeld in Sydney, (Siehe Bibliographie). Der Abdruck sämtlicher Lindsay-Radierungen erfolgt mit freundlicher Genehmigung von Lin Bloomfield, Odana Editions (PO-Box 1007, North Sydney, NSW 2059). Die Bilder sind zum Teil ihrem o.g. Buch entnommen.
Lindsay sagte zu diesem Bild: „*Die Magier, das sind natürlich die Künstler, die Kreativen, deren Aufgabe es ist, das menschliche Bewußtsein zu erweitern indem sie der Menscheit das Leben in seiner ganzen Fülle menschlicher Leidenschaften offenbaren. Die Figur des Lebens ist noch verschleiert, doch ist der Flor durchsichtig, - die Kunst hat bereits für die Enthüllung gesorgt und so entschleiert sich uns das Leben, seit Homer seine ersten Untersuchungen darüber anstellte. Wir kennen die Leidenschaften, welche den Menschen bewegen, aber das Leben selbst wird immer ein Rätsel bleiben, - deshalb diese Verschleierung. Die würdevolle Figur des Magiers steht für die kreativen Künste - der boshafte kleine Magier repräsentiert das zerstörerische Element in der Kunst, von dem heute zahlreiche Beispiele zeugen. Das strahlende Bild des fünfzackigen Sterns verkörpert das Feuer, die von unten auftauchenden, triefenden Figuren stellen das Wasser dar, die Salamander und Najaden - die grundlegenden Symbole der Zeugung des Bios. Die starke Figur, welche den Jungen und das Mädchen umfaßt hält, steht für die bisexuelle Anlage der menschlichen Wesenheit -halb Mann, halb Frau. Umgeben sind all diese von einer Fülle von*

EROS UND HOMÖOPATHIE

Bildern, welche das Schauspiel des Lebens darbieten, aus dem die Kunst ihr Material bezieht - der Bulle in einfacher männlicher Gestalt symbolisiert die Fruchtbarkeit des Lebens."

S. 306: Ein Selbstportrait Norman Lindsays von 1930, S. 315: Eine Radierung von Lindsay mt dem Titel *Der Tanz* sowie die Radierung auf S. 364, mit dem Titel: *Die Ankunft*. Letzteres Bild zeigt eine eindrucksvolle Darstellung niederer Wesenheiten der Astral-Ebene, die wir in dem Maße anziehen, wie wir uns durch Erschaffung entsprechender Elementale ihnen ähnlich machen. Beide Bilder entstammen einer Publikation des amerikanischen PLAYBOY, Ausgabe Dez. 1967 mit dem Titel *art nouveau erotica*. S. 379: *Die Götter auf Erden* (aus dem Buch von Lin Bloomfield über Lindsay): eine der wenigen Federzeichnungen Lindsays, die bei einem Brand in Amerika gerettet werden konnten. Das Blatt wurde lediglich an einer Ecke versengt und zeigt die von Lindsay in den Olymp beförderten Größen der Kompositions- und Dichtkunst: Richard Wagner, Beethoven, Homer, Petronius, Villon, Byron, Burns und Shakespeare.

S.410: Sokrates, Fresko in einem Wohnhaus gegenüber dem Hadrianus-Tempel von Ephesus.

S.475: Der gefesselte Prometheus. Übernahme aus dem Buch *Zinn- und Zinn-Therapie* von ALLA SELAWRY, mit freundlicher Genehmigung des Haug-Verlags, Heidelberg.

S.533: *Die Wasserprobe*. Stratford-apon-the-Avon-Library.

S.543: **Franz von Bayros**, *Die Fessel*.

S. 575: Von dem österreichischen Maler **Gregor Traversa** stammt die Radierung *Daphne*, aus dem Jahr 1969. Die Abbildung erfolgt mit freundlicher Genehmigung des Künstlers.

S.579: Von **Michelangelo** stammt diese Federzeichnung mit einer Darstellung des *Ganymed*.

Die Bilder auf S.162: Krishna und Parvati beim Liebesakt, eine indische Elfenbeinminiatur aus dem 18. Jahrh. von 8 x 8,5 cm, und S.743: Gleichfalls Krishna und Parvati, eine Elfenbeinschnitzerei von 18,5 cm Höhe, ebenfalls Indien, 18. Jahrh., mit freundlicher Genehmigung des DMK-Verlags, Nürnberg.

S. 749: „Auf der Suche nach der Perle der höchsten Weisheit nähert sich der Pilger Sudama der Goldenen Stadt Krishnas". Indien, ca. 1785.

BILDNACHWEIS

Die Bilder auf den Seiten 570 (*Jupiter verführt Olympia*, Gemälde von **Guilio Romano**, ca. 1520) und 785 *(Heiliges Feuer*, von dem amerikanischen Maler **Alex Grey**) entstammen dem Buch: von James Wassermann: *Kunst und Symbolik im Okkultismus* aus dem Müller & Kiepenheuer Verlag, Hanau. Der Nachdruck erfolgt mit Genehmigung des Verlags Werner Dausien, Hanau.

Der Publikation *Sittengeschichte Griechenlands* von Hans Licht, erschienen im Hans E.Günther-Verlag, Stuttgart, 1960 entstammen die folgenden Bilder:
Titel auf dem Hardcover: Griechisches Vasenbild.
S. 1: Liebespaar auf der Innenseite einer rotfigurigen Schale in Newhaven
S. 72: Griechische Jünglinge mit ihren Hetären beim Gelage. Unteritalisches Vasenbild aus Cuma.
S. 207: Flötespielender Silen auf einem rotfigurigen Vasenbild, München.
S. 215: Fragment eines Terrasigillatagefäßes aus der Werkstatt des Perennius, Arezzo, Museo Civico.
S. 242: Frau mit phallischem Fisch auf einem rotfigurigen Vasenbild, Berlin, Antiquarium.
S. 560: Aphrodite und Pan mit geflügeltem Eros. Marmorstatue von Delos, im Nationalmuseum von Athen.
S. 577: Pan und Olympos. Marmorstatue, Rom, Villa Ludovisi.

Der *Modernen Enzyklopädie der Erotik,* erschienen im Verlag Kurt Desch, München, 1963, entstammen die folgenden Bilder:
S. 405: Illustration zu Aristophanes' *Lysistrata*, angeblich von Ivan Grazni, vielleicht ein Pseudonym für Norman Lindsay, der nachweislich die *Lysistrata* illustriert hat. Vom Stil her fühlt man sich bei den Darstellungen an diesen erinnert, wohingegen ein Ivan Grazni selbst in speziellen Kunstlexica nicht zu finden war. Nachforschungen über Lin Bloomfield (Odana-Press, North Sydney NSW 2059), welche die Rechte an den Lindsay-Bildern verwaltet, ergaben, daß diese Federzeichnung tatsächlich von Lindsay stammt und wohl der von Jack Lindsay ins Englische übersetzten Ausgabe der *Lysistrata* entnommen wurde, welche im Jahr 1925 von Fanfrolico-Press, London besorgt worden war.
S. 396: Offensichtlich gleichfalls eine Illustration dieses Künstlers zu *Lysistrata*, die jedoch in Form eines einzelnen Blattes aus einer nicht mehr zu eruierenden Zeitschrift auf mich gekommen ist.
S. 588:Illustration zu *Félicia ou mes fredaines* (Felicia oder meine Ausschweifungen) von Restif de la Bretonne.
S. 608: Die ägyptischen Götter der Erde, der Luft und des Himmelsgewölbes.
S. 736, Schule von Fontainebleau: Gabrielle D'Estrées mit ihrer Schwester, Ausschnitt, Paris, Louvre.

Wollen Sie ein mündiger Patient werden und dabei gleichzeitig Ihre Krankenkasse entlasten, indem Sie diese nur noch im Notfall beanspruchen?

Besuchen Sie eines von Peter Rabas herz- und geisterfrischenden

Wochenend-Seminaren zur Klassischen Homöopathie.

Rufen Sie danach ihre eigene Haus- und Reiseapotheke im Lederetui nach Raba in der Apotheke ab und lernen Sie, mit den Mitteln richtig umzugehen.

Bedenken Sie: Sie bezahlen bereits jetzt einen Eigenanteil auf jedes Rezept in Höhe von DM 9.--, DM 11.-- oder DM 13.-- je nachdem, ob es sich dabei um eine kleine, mittlere oder große Packungsgröße handelt und gleichgültig ob Sie ein allopathisches oder homöopathisches Pharmakon erwerben. Warum also nicht gleich in eigener Verantwortung tätig werden und Neues lernen:

Zu welcher Arznei greife ich im akuten Fall bei

einem Schock, einem Unfall, einem Sonnenstich, einer Fleisch- oder Fischvergiftung um vielleicht den Urlaub zu retten, bei Brand- Schürf- und Stichwunden, Bissen giftiger Tiere, bei Schnupfen, Husten und grippalem Infekt mit seinen mannigfachen, unterschiedlichen Symptomen, bei Brechdurchfall, Alkoholkater, bei Liebes- und sonstigem Kummer, bei Schlaflosigkeit oder einem Herzanfall bis zum Eintreffen des Notarztes.
Lernen Sie die Signaturen und Leitsymptome der wichtigsten homöopathischen Heilstoffe kennen und prägen sich deren Indikationen anhand der anschaulich und humorvoll dargebotenen Fallgeschichten für immer ein.

Trotz aller damit verbundener Vorbehalte wird der Mensch von heute die Sorge um sein seelisches und leibliches Wohlbefinden immer mehr in die eigenen Hände nehmen und das kostbare Instrument seines Körpers entsprechend pflegen müssen. Positive Ansätze hierzu sind vorhanden. Immer öfter werden Anleitungen zur Selbsthilfe von den Menschen ergriffen. Das vorliegende Werk sowie die Einführungs- und Fortgeschrittenen-Seminare von Peter Raba zur angewandten Arzneimittellehre verstehen sich als ein Beitrag hierzu.

Und wenn Sie mehr über Ihre Träume erfahren wollen, mit deren Entzifferung Sie nicht zurecht kommen, verbringen Sie ein ebenso spannendes wie entspannendes Wochenende mit Peter Raba in einem seiner

Seminare zur aktiven Traumarbeit

und erfahren Sie an sich, wie relativ einfach es ist, sich diese Botschaften des Unbewußten selbst auszudeuten, um danach die erforderlichen Korrekturen in Ihrem Leben vorzunehmen.

Nutzen Sie also die unendliche Kapazität Ihres ureigenen Bordcomputers Gehirn, speichern Sie Neues - und erinnern Sie sich an uraltes Wissensgut:

Lernen Sie von, bei und mit Peter Raba und erzielen Sie Resultate!

Seminare können gebucht werden in

Bayern
über Frau Jutta Brandmaier, Flurstr. 26, 83646 Wackersberg/Bad Tölz, Tel. 08041-8830.

Rheinland-Pfalz
über Frau Gisela Kopetschny, Etangerstr. 3, 67480 Edenkoben, Tel. 06323-2053, Fax -2054.

Norddeutschland
über Frau Heike Meyer, Windmühlenstr. 4c, 26160 Bad Zwischenahn, Tel. 04403- 64565, Fax 04403 - 64575.

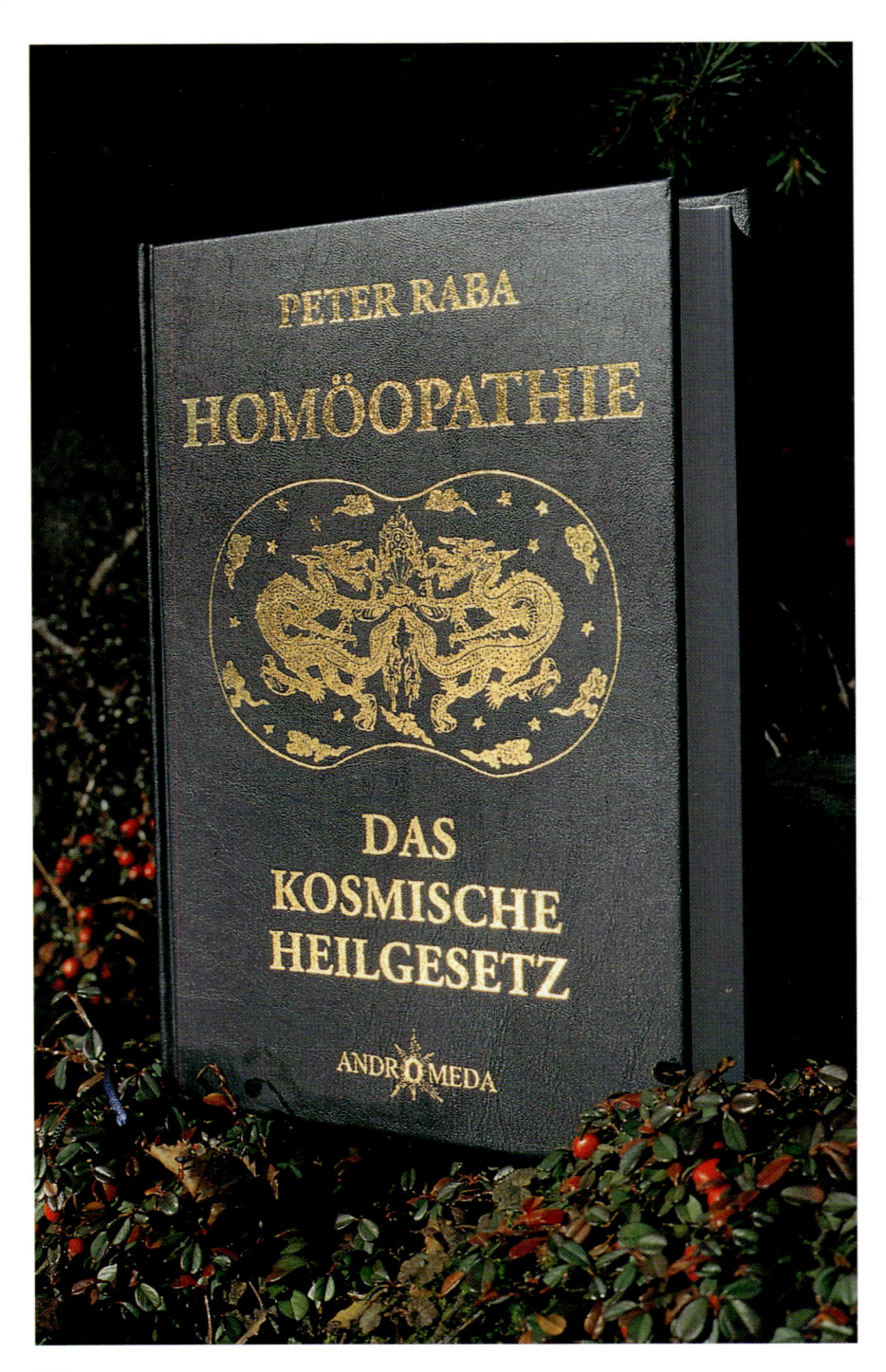

PETER RABA

HOMÖOPATHIE

DAS KOSMISCHE HEILGESETZ

ANDROMEDA

Im

Andromeda-Verlag

ist außerdem erschienen:

Peter Raba

HOMÖOPATHIE - DAS KOSMISCHE HEILGESETZ

1.Aufl.1997, 738 S. gebunden, Prachtvolle Ausstattung in dunkelblauem Balacron mit Goldprägung und drei verschiedenfarbigen Lesebändchen, 30 Farbbildern aus älteren und neueren Quellen, 40 Farbfotografien, 20 S/W-Bildern und 5 Tafeln.
Mit einem Vorwort von Dr.med. Otto Eichelberger, dem Begründer und Ehrenvorsitzenden der Deutschen Gesellschaft für Klassische Homöopathie
ISBN 3-932938-93-3

Trotz zahlreicher Veröffentlichungen zum Thema Homöopathie ist das Phänomen des kosmischen Heilgesetzes der heilenden Ähnlichkeit nach wie vor derart erstaunlich, daß es vielen Menschen schwer fällt, an die phantastischen Möglichkeiten zu glauben, die diese Heilkunst eröffnet.

Durch die Lektüre des allumfassenden Werks HOMÖOPATHIE - DAS KOSMISCHE HEILGESETZ lernen Sie von Grund auf verstehen, was Homöopathie ist und kann. Sie erweitern dabei nicht nur Ihre Weltschau, sondern werden vielfach in eigener Regie hand-lungsfähig. Sie beginnen den Sinn hinter einer bestimmten Krankheit zu erkennen und welche Korrekturen in Ihrem Leben vonnöten sein mögen, damit Seele und Körper wieder ein harmonisches Ganzes bilden.

Das vorliegende Werk präsentiert die erste Zusammenschau vielfältiger homöopathischer Phänomene in Medizin, Psychologie, Kunst und Alltagsleben, bis hinein in die Welt unserer Träume. Es stellt die Quintessenz der über 20-jährigen Erfahrung Peter Rabas mit der „Reinen Lehre" SAMUEL HAHNEMANNs dar, die er uns hier aufs Kunstvollste vorführt.

Das Buch für interessierte Laien und mündige Patienten. Die Grundlage zum Verständnis des Gesetzes der heilenden Ähnlichkeit auf allen Ebenen des Seins. Elegant in der Sprache, wissenschaftlich genau, spannend, witzig, lehrreich. Umfassende Information für den Anfänger, tiefgreifende Bereicherung für den Fortgeschrittenen. Anwendbares Wissen für alle.

Mit vielen Geschichten leidender Menschen - auch von Kindern und Tieren-, die über die Homöopathie dauerhaft Heilung fanden. Schrittweise wird der Leser zur heilenden Arznei geführt. Jeder Fall ein kleiner Krimi. Sogar die apokalyptischen Themen AIDS und Radioaktivität erscheinen in einem völlig neuen Licht. Fast unnötig zu sagen, daß auch die psychologischen und esoterischen Aspekte - im besten Sinne dieses inzwischen etwas abgegriffenen Wortes - ausgelotet werden.

Das Buch darf wohl heute schon als ein künftiges Standardwerk dieser Heilkunde und -Kunst angesehen werden. Die vielen Bilder und nachdenkenswerten Zitate sowie die kostbare Ausstattung lassen es darüber hinaus auch als ein schönes Geschenk erscheinen. Viel Weisheit, Wissen und Erfahrung in komprimierter und künstlerisch aufbereiteter Form.

Dr. med. Otto Eichelberger
Begründer und Ehrenpräsident
der Deutschen Gesellschaft für
Klassische Homöopathie e.V.

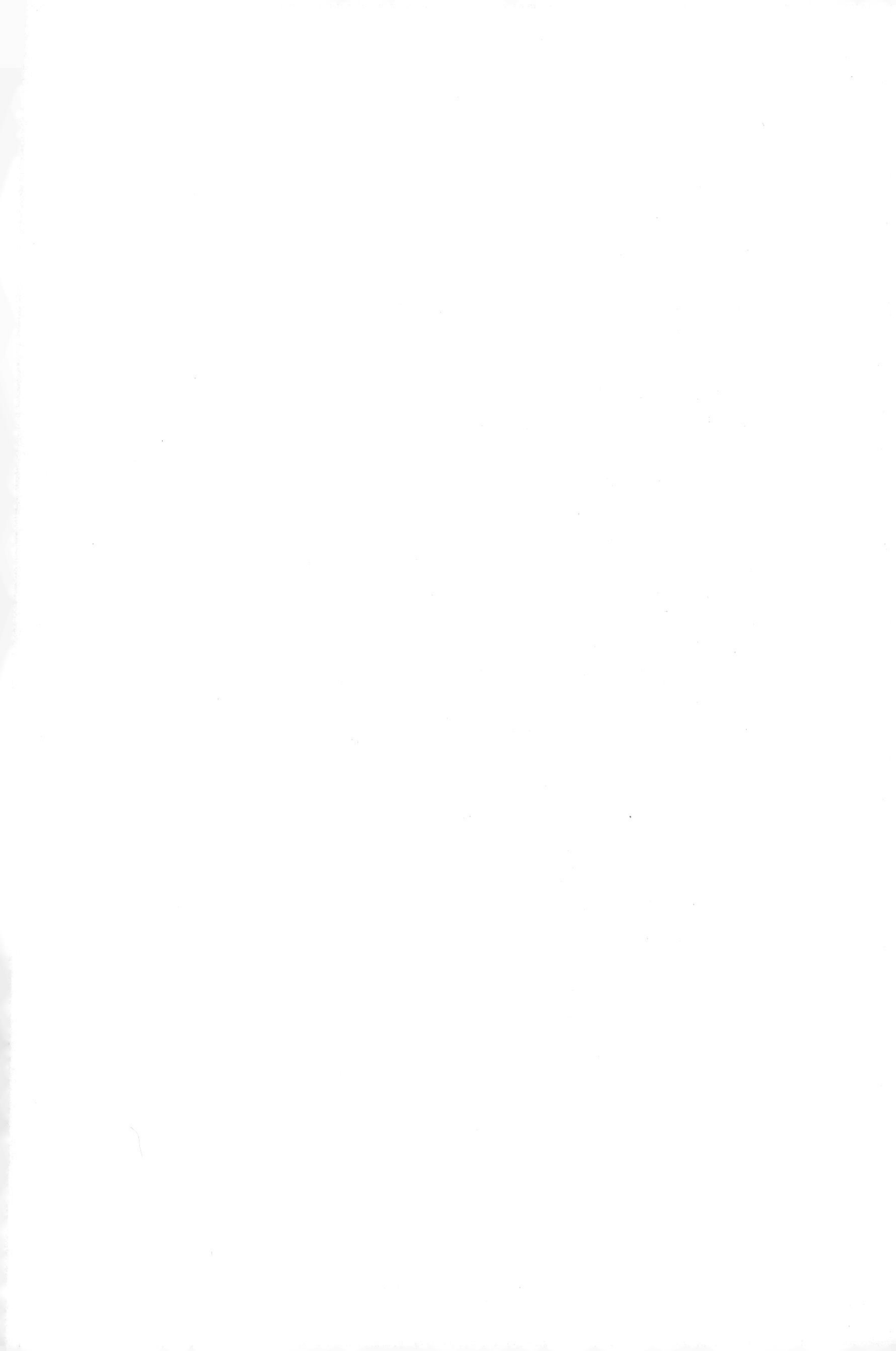

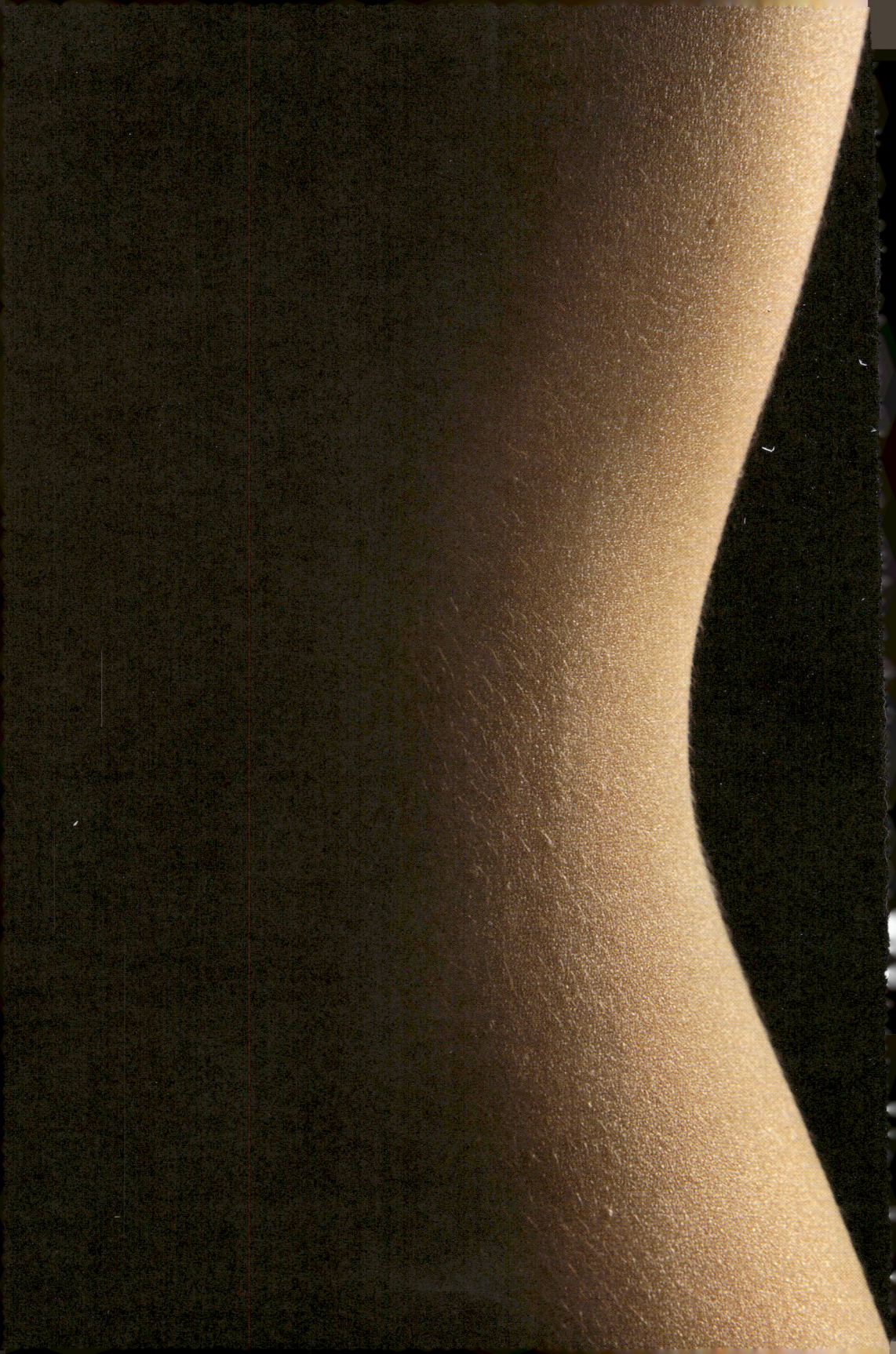